现代临床儿科疾病综合诊治

XIANDAI LINCHUANG ERKE JIBING ZONGHE ZHENZHI

刘晓颖　主编

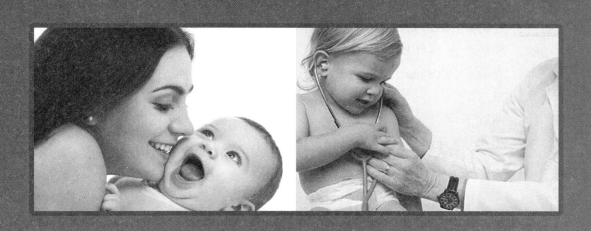

云南出版集团公司
云南科技出版社

图书在版编目（CIP）数据

现代临床儿科疾病综合诊治 / 刘晓颖主编. -- 昆明：
云南科技出版社，2018.3
ISBN 978-7-5587-1252-4

Ⅰ．①现… Ⅱ．①刘… Ⅲ．①小儿疾病－诊疗 Ⅳ.
①R72

中国版本图书馆CIP数据核字(2018)第063003号

现代临床儿科疾病综合诊治
刘晓颖　主编

责任编辑：王建明　蒋朋美
责任校对：张舒园
责任印制：蒋丽芬
装帧设计：庞甜甜

书　　号：978-7-5587-1252-4
印　　刷：廊坊市海涛印刷有限公司
开　　本：889mm×1194mm　　1/16
印　　张：33.75
字　　数：1088千字
版　　次：2020年6月第1版　2020年6月第1次印刷
定　　价：169.00元

出版发行：云南出版集团公司云南科技出版社
地址：昆明市环城西路609号
网址：http://www.ynkjph.com/
电话：0871-64190889

前　　言

　　小儿阶段是人生过程中的基础阶段,儿科常见病的规范治疗是确保儿童身心健康的重要环节。为确保儿科常见病的诊治效果,工作在儿科第一线的医务工作者,特别是基层的儿科医师需要一本资料全、内容新而又简明扼要的儿科书籍,为了满足广大儿科临床医务工作者的需求,本书应运而生。

　　本书从新生儿的特点及护理、新生儿的营养管理、新生儿疾病、产伤、营养性疾病、传染病、呼吸系统疾病、心血管系统疾病、消化系统疾病、泌尿系统疾病、遗传性疾病、内分泌疾病、神经肌肉系统疾病、小儿常见急、危重症及鉴别诊断、急性脏器功能衰竭、儿童健康评估、住院儿童的护理、小儿康复治疗、心理治疗等方面阐述了儿科常见疾病的诊疗。本书突出以临床实用为宗旨,内容全面丰富,是较为全面系统的实用儿科诊疗全书。

　　本书广大编者都是来自儿科临床一线的医务工作者,具有丰富的临床经验和较高的学术水平。但由于时间仓促,加上编者水平有限,以及本专业技术的日新月异,书中不尽完善之处在所难免,敬请读者批评指正,以期再版时加以改进。

目 录

第一章　新生儿的特点及护理

第一节　正常新生儿的特点及护理

新生儿期为出生后自脐带结扎至生后满 28 天;其中绝大多数为足月即胎龄37～40 周的正常新生儿。由于新生儿具有特殊的生理特点,对新生儿的医护要点应遵循其生理特点和规律,以保证新生儿的健康成长。

一、正常新生儿的生理特点

(一)呼吸系统

自新生儿的第一声啼哭开始建立规则的呼吸即宣告了生命的开始。胎儿在宫内时有微弱的呼吸运动,但由于呼吸系统未发育成熟而处于抑制状态,胎儿呼吸无规则,为无效运动。新生儿首次呼吸触发的机制还不清楚,一般认为出生后本体感受器和皮肤感受器受到外界的刺激以及脐带结扎引起交感神经兴奋和颈动脉体敏感性上升,是反射性地兴奋呼吸中枢和触发首次呼吸的主要因素。肺泡内存在的少量液体是新生儿第一呼吸所必须克服的阻力,导致新生儿第一次呼吸时胸腔负压需达到 3.92kPa;以后,由于正常新生儿肺泡Ⅱ型细胞所分泌的肺表面活性物质降低了肺泡表面张力,呼吸所做功大为减少。新生儿的呼吸运动必须依靠膈肌才能完成,这是由于新生儿的肋间肌弱,无法形成胸廓扩张所需的呼吸功,故新生儿以腹式呼吸为主。新生儿呼吸频率较成人快,一般在 35～50 次/分钟,甚至有部分新生儿的呼吸频率在短暂的时间内可以超过 80 次/分,这并不表明新生儿患病。早产儿可以发生呼吸暂停,时间在 10～15 秒以内,称为周期性呼吸,呼吸暂停频繁和时间过长可造成低氧血症。

(二)循环系统

新生儿出生后血液循环发生重大变化,主要是由于脐带的结扎,由母亲来源的氧供被中断,触发了自主呼吸获得氧供,由此导致肺循环阻力和右心压力的下降及左心压力增高,引起卵圆孔的功能性关闭;同时,由于血氧浓度的上升,动脉导管开始收缩,功能上逐步关闭。尽管在新生儿初生的数天内可以听到心脏杂音,但循环模式已由胎儿转变为成人。新生儿左心压力上升的过程中,心脏泵血不能迅速有效地到达肌体的四肢末梢,因此可以出现四肢末梢的青紫,但是对内脏和躯干的血供已经能满足代谢的需求。新生儿的心率波动较大,并且容易受吸奶、哭闹等影响,在新生儿期可以达到 160～180 次/分;同时,由于传导束发育尚未完善,可以有一定程度的窦性心律异常。随着日龄的增加,可以自我调节并逐步达到稳定状态。

(三)泌尿系统

新生儿的肾单位数量与成人相差无几,但是肾小球滤过功能较成人低,同时肾小管容积不足,导致新生儿浓缩功能较差。总体上讲,新生儿的肾功能较成人相对低下。给予新生儿过多的含钠溶液可以导致新生儿水肿;给予新生儿过高浓度的乳方喂养,可以导致肾溶质负荷增高;新生儿肾功能的暂时性相对低下,可导致血氯及乳酸的增高;人工喂养的新生儿易出现钙磷平衡失调,产生低钙血症。

(四)血液系统

新生儿出生时血容量的多少和脐带结扎的早晚有关,平均约为 85ml/kg;以后逐渐下降,在生后 1 个月时达到成人水平,约 73～77ml/kg。出生时血红蛋白中 70%～80% 为胎儿型血红蛋白,随着年龄的增加而转变为成人型血红蛋白。新生儿网织红细胞计数高于成人,并且周围血象中可以见到有核红细胞,一般在出生 4 天后消失。新生儿白细胞计数的变异也较大,在出生第一天,新生儿白细胞计数可以高达 18×10^9/L,不能以常规白细胞计数来判定是否存在感染;默克诊疗手册中认为,新生儿白细胞计数 $>25 \times 10^9$/L 或 $<4 \times 10^9$/L 方能作为新生儿是否存在感染的依据。新生儿白细胞分类中以多形核中性粒细胞为主,可以高达 60% 以上,在出生后第 6 天开始转变为以淋巴细胞为主,以后一直维持到 6 周岁再重新转变为以多形核中性粒细胞为主。新生儿血小板计数基本与成人相同。新生儿血小板计数的下降为存在感染的高危指标。

(五)消化系统

新生儿消化道的面积相对较大,消化道管腔肌层较薄,能适应较大量流质食物的消化吸收。新生儿消化道的运动较快,但是食管下端缺乏括约肌,也缺乏健全的防反流功能,因而容易发生溢乳现象。新生儿消化道的酶对蛋白质和脂肪的消化能力较强,对碳水化合物的消化能力相对较弱,但也有人认为新生儿唾液淀粉酶已开始发育,而胰淀粉酶通过适当的诱导也可较快发育。新生儿生后 12 小时内开始排胎粪,72～96 小时为过渡性大便。若 24 小时内无胎粪排出,应考虑胎粪排出延迟。新生儿肝脏酶系统的发育相对滞后,肝内葡萄糖醛酸转移酶的活力低下,是造成新生儿生理性黄疸的原因之一。

(六)神经系统

新生儿脑相对较大,约占体重的 10%,而成人仅为 2%。但是,新生儿神经系统的发育尚未完善,脑沟和脑回尚未完全形成;脊髓的位置相对较低,约为第 3、4 腰椎水平;脑发育尚未完成,特别是髓鞘形成,造成新生儿容易出现神经信号的泛化而出现不自主运动。新生儿可以有非条件反射的存在,包括吸吮、觅食、伸舌、吞咽、恶心、拥抱和握持等反射。新生儿可以出现病理反射阳性以及浅表反射的不稳定,随着年龄的增加而逐步改善,约在生后 3 个月时可以完善。由于神经系统发育和在母亲宫内胎儿机体呈屈曲状的关系,新生儿屈肌的肌张力较高,四肢呈向心性屈曲,正常新生儿的前臂回缩试验呈阳性。新生儿对光和声音均有反应,表现为皱眉、哭闹、眨眼或拥抱;而痛觉反应比较迟钝,温度觉和触觉却较为敏感。新生儿味觉发育良好,尤其是对甜味,但是嗅觉较为迟钝。

(七)内分泌系统

新生儿有较好的甲状腺分泌功能,甲状旁腺常有暂时性分泌不足。新生儿肾上腺皮质中成人带仅占 20%,生后 1 个月左右增加到 50%;尽管新生儿皮质醇含量较高,但是可能是通过胎盘从母体得到;新生儿肾上腺髓质分泌和储存的激素以去甲肾上腺素为主。

(八)免疫系统

新生儿免疫系统处于暂时性免疫功能低下的状态,可能与胎儿在宫内处于免疫封闭状态有关。新生儿 T 细胞的总数与成人相同或持平,但是其功能(尤其是辅助性 T 细胞)的功能较为低下。由于 IgG 可以通过胎盘,所以新生儿血 IgG 的含量可以高于母体,从而获得对多种传染性疾病的特异性免疫功能;新生儿淋巴细胞的抗原呈递功能较低,对特异性免疫仍然依赖于来自母体 IgG 的被动免疫。由于 IgM 不能通过胎盘以及新生儿某些补体和备解素缺乏,造成新生儿的中性粒细胞对革兰阴性细菌的调理功能较弱,影响中性粒细胞的吞噬功能,对革兰阴性细菌的杀伤功能相对低下。

(九)代谢

新生儿的新陈代谢率相对于成人较高。新生儿出生后来自母体的血糖供应突然中断、糖原储备量较少以及摄食能力相对不足,可以造成新生儿血糖较低,甚至出现低糖血症。新生儿可以动员机体蛋白质和脂肪(特别是棕色脂肪)提供能量,以维持血糖和机体新陈代谢所需。新生儿的水代谢旺盛,体内的水量占体重的 65%～75%,而新生儿肾脏浓缩功能相对不足,造成新生儿水代谢负荷明显高于成人;同时,新生儿在生长的过程中,各种组织的细胞数量明显增加,细胞内液也相对增加,造成对水的需求增加。由于出生后离开多水的羊膜腔,新生儿不显性失水明显增加;同时,摄取的水量相对不足,是新生儿出现"生理性体重下降"原因之一。新生儿的体温调节中枢发育未完善、皮下脂肪层薄、体表面积相对较大、室温一般比宫内温度低,新生儿出生后可以体温不稳定,有明显的体温下降。新生儿寒冷时,不是通过寒战(骨骼肌运动产热),而是通过分解棕色脂肪获得热量,也有一小部分通过动用白色脂肪分解为脂酸产热。新生儿体温调节中有两个值得注意的问题:①室温或周围温度过高时,可以发生水分蒸发过多而引发脱水热,其实质是未及时补充缺乏的水分;②感染的新生儿往往没有发热,或少见类似婴幼儿的高热,相反会出现低体温,尤其在新生儿和早产儿发生败血症时,以低体重儿中多见。

二、正常新生儿的外观特点

(一)整体外观

新生儿头大、躯干长、四肢短,头部和全身的比例为 1:4。初生新生儿往往呈屈曲状,这与胎儿在母亲宫内呈屈曲状姿势有关。

(二)皮肤外观

1.胎脂　出生后皮肤覆盖一层白色脂质物,有保护皮肤的作用;若呈黄色,提示有黄疸、窒息或过期产存在;若呈黄绿色,提示有胎粪污染羊水的可能。

2.黄疸　生理性黄疸多在生后 2～3 天内出现,5～6 天左右为高峰,1 周后消失。

3.水肿　生后 3～5 天在手、足、小腿、耻骨区及眼窝等处有明显的水肿,2～3 天后可以消退,可能与新生儿水代谢有关。

4.新生儿红斑　生后 1～2 天在头面部、躯干和四肢有散在的多形红斑,大小不等,1～2 天退清。

5.粟粒疹　在鼻尖、鼻翼、面颊部因皮脂腺堆积形成针头样黄白色皮疹,蜕皮后自然消退。

6.汗疱疹　因新生儿汗腺功能欠佳,在前胸和前额多见针头样水疱疹,与周围温度过高有关。

7.青记　在新生儿的背部或臀部有蓝绿色色斑,为色素细胞沉着有关,随年龄增加而自动消退。

(三)头面颈部外观

1.头颅　新生儿颅骨较软,骨缝可呈分离状,并可触及未闭合的前后囟;部分新生儿因经过产道时受到挤压而有骨缝重叠,数天后可以自行恢复;另有部分新生儿可有头皮水肿,一般 2～3 天可以自行消退。

2.眼部　新生儿经常闭眼,部分新生儿可以有球结膜毛细血管破裂而出血,数天后自行吸收。

3.鼻　新生儿鼻梁较低,且鼻腔黏膜容易肿胀,造成透气困难而张口呼吸。

4.口腔　新生儿牙龈上可有黄白色小颗粒,俗称"板牙"或"马牙",此系上皮细胞堆积或黏液包裹,不应挑破;在硬腭中线上有大小为 2～4mm 的黄色小结,称为彭氏结,也系上皮细胞堆积,数周后自行消退;新生儿两颊各有一个隆起的黄色脂肪垫,俗称"螳螂嘴",这是新生儿吸吮的重要工具,不可损伤。

5.耳　新生儿耳部的大小、外形、结构和坚硬度,均和遗传及成熟度相关,在新生儿胎龄评分中,耳廓的坚硬程度是其中的一项重要指标。

6.颈部   新生儿颈短,其皱褶处容易潮湿和糜烂,在日常护理中应予以注意。

(四)胸部

新生儿胸部呈圆筒状,剑突有时可以上翘,部分新生儿有肋外翻的现象;新生儿可有乳晕增深,并可触及乳房小结,这是与母体激素经过胎盘到达胎儿所致,2~3周后可以自行消退;也是判定新生儿胎龄的指标之一。

(五)腹部

新生儿腹部有时可以较为膨隆,呈"蛙状腹";由于新生儿肋间肌不能完成呼吸做功,需要膈肌的升降来帮助呼吸,所以新生儿可有腹式呼吸。新生儿脐带结扎后,留有的脐残端经无菌包扎后,一般在7天内自行脱落;部分新生儿脐残端脱落前后,脐部可有浆液性分泌物或渗血,但并不意味着一定存在感染。

(六)肛门与生殖器

为排除新生儿畸形,应做肛指检查,胎粪的排出情况可提示新生儿肛门有无异常。部分新生儿生后可以有会阴部水肿,数天后可自行消退;少数男婴可以有双侧或单侧睾丸未降,其中部分男婴的睾丸在腹股沟处。部分男婴尚有单侧或双侧鞘膜积液,多数新生儿在生后数月内自行吸收。部分女婴可有"假月经",此系母体来源的雌激素撤退后引起,表现为新生女婴在生后2~7天内有灰白色或血性黏液从阴道流出,可持续2周左右。

三、正常新生儿的护理

新生儿病房应宽敞明亮,阳光充足,应按每人2~4m²的面积配备。新生儿病房要做到空气流通,有条件的单位可以使用层流空气。新生儿病房的室温应保持在16~23℃为宜,在冬季可以适当提高室温,同时要保证新生儿病房55%~65%的湿度。新生儿病房应每天予以清洁,定期大扫除和消毒,并对病室进行紫外线消毒,定期空气菌落培养。

进入新生儿病房的医护人员应当做好消毒隔离工作,严格按照消毒隔离制度执行:①手卫生:每检查一位新生儿必须先规范洗手或用消毒液擦拭;切忌在检查患者的过程中用手接触自己的鼻孔、面部和口腔。②更换专用的消毒隔离衣和消毒隔离鞋,留长发的医护人员必须将长发盘起,如近期正患上呼吸道感染等疾病的医护人员必须戴一次性口罩。③物品分开使用和消毒,所有用于新生儿的听诊器、皮尺等物品不能从外界带入,必须使用新生儿病房内已经消毒后的相应物品,尽最大可能减少医源性感染的发生。④医护人员在为新生儿检查时必须注意不能将自己的身体依靠在小床或检查台上,要养成先看病历再检查患者的习惯。⑤每次出入新生儿病房,必须重新更衣和清洗,新生儿病房内所有用品必须定期消毒,及时更换。⑥应该允许健康的父母进入新生儿病房探视新生儿,给新生儿以母乳喂养,但是必须执行更衣、清洗和物品使用的规范。谢绝非相关人员进入新生儿病房,包括新生儿的其他亲属。

新生儿出生后的即刻护理:新生儿出生前,应及时准备好相应的标记牌,写明母亲的姓名和床号,准备给新生儿使用的床号;新生儿出生后立即填写新生儿的性别和出生时间。

气道清理:胎儿娩出后,应立即为其做气道清理,保持呼吸道的通畅。

保暖:新生儿娩出后,应立即将其放在已经预热的远红外暖床上,用干的、温暖的消毒纱布将新生儿身上的羊水擦拭干净,以减少由于水分蒸发造成的降温,并防止皮肤皱褶处潮湿、糜烂甚至感染。

脐带:新生儿娩出后应在1分钟内结扎脐带,脐带结扎过迟可能造成新生儿红细胞增多症,尤其对低出生体重儿。脐带结扎后,可以留有3~5cm的残端,用无菌纱布包扎,现一般不主张使用药品保护脐残端。在娩出时注意将胎儿保持与母亲相同水平高度,防止胎、母间输血的发生,避免新生儿贫血或新生儿红细胞增多症的发生。

眼部:我国疾病预防和控制中心推荐,新生儿娩出后可以使用1‰硝酸银眼药水或0.25%氯霉素滴眼,防止感染,但是这些措施对预防新生儿沙眼衣原体和疱疹病毒感染无效,同时注意硝酸银眼药水对眼部可能造成化学性结膜炎。

新生儿日常护理:其重点在于保暖、喂养和预防感染。但是,近年来,越来越多的新生儿专家主张注重新生儿心理发育和体格发育,所使用的方法为母婴同室和新生儿抚触,

保暖:新生儿病房应保持一定的温度,要防止温度的骤升骤降,尤其在冬季。新生儿病房可以保持通风,但是切忌将新生儿放置在通风口;夏季高热时,切忌将新生儿直接放置在空调器的出风口。

喂养:生后即可直接给新生儿喂母乳,以后按需喂养。在生后2～3天内,可能母乳量较少,可以适当喂些糖水,但应以5%的浓度为宜。若暂时母亲没有乳汁分泌,可以人乳库的人乳喂养,也可以配方奶作人工或混合喂养。使用人工喂养时,应注意对奶瓶、奶头和配方奶调制器的消毒,已经配置好的配方奶可以放在冰箱内保存,但是不能超过24小时,而且从冰箱内取出的配方奶应加热后再给新生儿食用。母乳喂养过程中要注意的问题是:人类免疫缺陷病毒(HIV)阳性的母亲不应母乳喂养;乙型肝炎抗原阳性的产妇根据本人的肝功能及乙型肝炎标记物化验结果新生儿出生后的主动、被动免疫情况而决定可否母乳喂养;活动性肺结核母亲,不应禁止其对新生儿的母乳喂养,诚然后者应注意隔离;母乳喂养前,母亲应注意乳房的清洁,近期正患传染性疾病的母亲应戴口罩。

预防感染:新生儿预防感染的重点在于皮肤护理、脐部护理和空气传播途径。

出生24小时后新生儿可以沐浴,沐浴时所用的水以流动水为宜,但是要注意水温的变化,禁止将新生儿直接放在水龙头下直接冲洗。新生儿沐浴时,应先洗头部,再洗躯干和四肢,尤其对会阴部的清洗过程中要注意水流方向应是从前往后,即从尿道口往肛门,不能逆转。新生儿使用的皂液应是对新生儿皮肤无刺激的,所用的毛巾应是柔软的;对皮肤上的水滴应用毛巾吸干,而不是用毛巾揩擦,否则容易造成新生儿皮肤损伤。新生儿沐浴完成后,可以使用新生儿专用扑粉,在新生儿的颈部、腋下、腹股沟及会阴等皮肤皱褶较多处使用,但是切忌直接向新生儿撒扑粉。沐浴时应注意房间内室温保持恒定。

注意新生儿耳道和鼻孔的清洁,但切忌用硬物挖耳道和鼻孔,可以使用卫生棉签轻轻地擦拭耳道和鼻孔。

一般情况下,对新生儿不做常规的口腔护理,除非新生儿患有鹅口疮,方可以使用棉签蘸取1%的碳酸氢钠溶液擦拭新生儿的口腔黏膜。

新生儿解大便后,应将会阴部擦拭干净,有条件处应予以水洗,然后在会阴部涂以鞣酸软膏,防止尿布疹。

沐浴后要将新生儿脐部用洁净的卫生棉签拭净,必要时可以用75%的乙醇或苯扎溴铵酊擦拭。

新生儿所穿的衣服应是柔软的、相对宽大的,可以配有带子,但不可束缚过紧、过高;新生儿所用的尿布应是柔软的,新生儿内衣和尿布均以纯棉布制品为佳。新生儿内衣和尿布在清洗时,应使用无刺激的肥皂为好,少用其他衣物洗涤添加剂,如柔软剂等。新生儿衣物清洗后可以使用太阳照晒,有条件者可以使用高温灭菌。

新生儿哺乳时间应禁止探望,平时亦应减少亲友的探望,尤其对近期患病的亲友应谢绝探望。新生儿居室内应减少化学性空气清洁剂的使用。

母婴同室:母婴同室的目的不仅仅在于喂养的方便,更重要的是增加母子感情。母亲的心跳可以给新生儿以安全和舒适的感受,让新生儿充分休息;母亲的话语可以开发新生儿的语言能力和智力。

新生儿抚触:国内外多项关于新生儿抚触的多中心临床研究表明,给新生儿以适当的抚触,可以促进新生儿的生长发育。

正常新生儿离开产院前应完成卡介苗和乙肝疫苗的接种。

(边翠英)

第二节　早产儿的特点及护理

世界卫生组织确定的早产儿定义为:任何胎龄小于 37 周的新生儿。美国 1997 年的报道显示早产儿的发生率为 7.5%,国内一般报道早产儿的发生率为 5%～8%。早产儿死亡率与胎龄和体重有关,胎龄愈低,体重愈低,死亡率愈高。近年来,随着医疗护理技术的进步,早产儿死亡率逐年降低。

一、生理与解剖特点

(一)外部特点

1.头面部特点　早产儿头大,头部与身体的比值高于正常新生儿达 1∶3;前后囟宽大,骨缝明显分离(非脑水肿或颅压增高的表现);头发呈短绒毛状,色黄,且缺乏光泽;耳廓软,缺乏软骨,可以紧贴在头颅上,部分低胎龄早产儿的耳廓可以呈折叠状。

2.皮肤　早产儿皮肤薄嫩,呈鲜红色,部分早产儿皮肤有明显的水肿,胎龄愈小的早产儿皮肤下血管愈清晰可见;胎脂多于正常足月儿,胎龄愈小,胎脂愈多;皮下脂肪少,并与胎龄大小呈正比;指、趾甲软,并且不超过指、趾端。足底纹少,仅在足前部可见少数跖纹,足跟光滑。

3.胸腹部　胸部呈明显的圆筒状,肋间肌无力,吸气时可以出现明显的胸壁凹陷,呼吸主要依靠膈肌的升降,呈明显腹式呼吸;乳晕浅,乳房小结较小或不明显,与胎龄大小呈正比;腹部呈较明显的蛙状腹,腹壁肌层薄,部分早产儿可有脐疝。部分早产儿进食后可见肠型(非腹胀或肠梗阻的表现)。

4.生殖器　男婴的睾丸可完全未降或单侧未降,女婴的大阴唇不能遮盖小阴唇。

5.四肢　早产儿的四肢肌张力明显低下,很少呈正常足月儿的屈曲状,随着胎龄的增加,四肢肌张力逐渐增加。

(二)各脏器及系统特点

1.呼吸系统　早产儿呼吸系统及其中枢发育不完善,呼吸功能不稳定,呼吸浅快而不规则,呼吸做功差;呼吸肌发育不完善,肋骨活动差,吸气无力,可引起肺膨胀不全;肺泡数量少,通过加快呼吸频率以弥补通气不足;肺泡 II 型上皮细胞包括功能和数量均不足,容易发生肺表面活性物质产生不足,引起肺泡表面张力增加而发生肺透明膜病。1/3 以上的早产儿发生呼吸暂停,胎龄愈小,发生率愈高。部分早产儿可以发生喂奶后暂时性青紫,可能与进食后腹压升高,膈肌活动减弱,导致腹式呼吸减弱有关。红细胞内碳酸酐酶缺乏,由碳酸分解成二氧化碳的量减少,而体内二氧化碳是刺激呼吸的重要内源性物质,也是导致早产儿呼吸暂停和青紫的原因。咳嗽反射弱,排出气管内分泌物时发生困难,容易导致肺不张或吸入性肺炎,也可在患肺炎后恢复时间延长。

2.循环系统　部分早产儿可发生动脉导管开放(PDA),特别在患呼吸窘迫综合征或呼吸衰竭时多见,重者可引起持续肺动脉高压症(PPHN)。

3.消化系统　胎龄愈小,吸吮能力愈差,胃容量愈小,糖原储备愈少,容易发生低血糖。吞咽反射不协调,贲门括约肌松弛,胃容量小,早产儿容易发生溢乳和呛咳。消化酶发育的结果使早产儿对蛋白质的消化能力较强,而对脂肪的消化能力较弱,对脂溶性维生素的吸收较差。新生儿出血性坏死性小肠结肠炎在早产儿中的发生率较高。肝脏功能不成熟,葡萄糖醛酸转移酶的数量和活性均低,对胆红素的代谢能力低,造成生理性黄疸持续时间长,黄疸程度严重,甚至可以发生核黄疸。肝脏合成蛋白质的能力也不足,容易造成水肿,增加感染和核黄疸发生的危险性。

4.神经系统 胎龄与神经系统的发育呈正比,早产儿的觉醒程度低于正常足月新生儿,对包括光、声音等的外界刺激的反应能力低下,各种反射也较弱或不完全,如拥抱反射不能引出。肌张力低,胎龄愈小,肌张力愈低。脑室管膜下存在着未完全退化的胚胎生发层,其中具有丰富的缺乏支撑的毛细血管,很容易发生脑室管膜下出血;脑内血管床对缺氧的耐受性差,容易发生脑实质内出血。

5.血液系统 胎龄愈小,贫血的发生时间愈早,这与早产儿红细胞的寿命更短、促红细胞生成素水平低下、生长迅速、体内储铁量不多等有关。肝脏内储存的维生素 K_1 量少,各种肝脏依赖的凝血因子合成能力低下,容易导致出血或出血后凝血缓慢;血小板数低于足月新生儿,血管脆弱,也容易造成出血。外周血中红细胞数量较高的持续时间长于足月新生儿。

6.泌尿系统 肾小球和肾小管的发育不成熟,肾小球滤过率低,浓缩功能差,因而需要比足月新生儿更多的水分,以完成对溶质(如尿素、氯、钾、磷等)的排出。肾小管重吸收葡萄糖的阈值低,尿糖阳性率高。

7.代谢 基础代谢率低,体温调节能力差,不能维持稳定的正常体温,故需要在暖箱内生活一段时间。糖原储备少,肝脏将糖原转化为葡萄糖的能力弱,血糖较足月新生儿低;皮下脂肪少,体表面积大,散热量大;摄食能力差,热能供应相对不足。新生儿产热依赖棕色脂肪的分解,但是早产儿棕色脂肪的含量少,同时肌张力低且缺乏活动和寒战反应,均影响产热,所以早产儿容易发生硬肿症。体温中枢发育不完善,汗腺发育不全,均可导致早产儿容易随周围环境温度的变化而出现低体温或高热。酸碱平衡的调节功能差,早产儿容易发生代谢性酸中毒,尤其在生后3~4周,这与肾脏排泄固定酸的能力低下有关。

8.免疫系统 由于提前出生导致早产儿在孕晚期通过胎盘从母体获得的 IgG 量减少,以致对特异性感染的抵抗能力下降。早产儿发生败血症和脑膜炎的机会是足月新生儿的 4 倍,败血症死亡率高达 30%。由于接受较多的侵入性诊治措施,如气管插管、静脉留置针等,容易发生医源性感染。

二、早产儿护理

对早产儿的护理除了和对足月新生儿护理相同部分外,另有其胎龄、体重和生活能力所需的特点。

(一)生后即刻护理

分娩时应提高产房的室温,使温度达到 32~33℃。在娩出后,应将其置于辐射暖床下行脐带结扎、呼吸道黏液清除、体表羊水擦拭干净和其他必需的急救措施,之后应立即放入暖箱,转运回新生儿病房或 NICU,从而减少周围环境对早产儿的不良影响,包括温度、湿度和致病菌。氧气吸入仅在必要时给予,并注意监测给氧浓度和脉氧饱和度(SaO_2,应维持在 88%~93%)。转运过程中要减少震动。

(二)日常护理

早产儿护理的重点在于保暖、喂养、吸氧和预防感染。

1.一般护理 进行喂奶、清洗、更衣、更换尿布、测量体温等操作都应在暖箱内完成。动作一定要轻柔,避免不必要的检查和搬动。每天要定时称量体重,有条件应在暖箱内操作。生理性体重下降的程度和持续时间要比足月新生儿严重,并与胎龄和出生体重呈反比,胎龄愈小,出生体重愈轻,生理性体重下降的程度愈严重,持续的时间愈长。一般早产儿生理性体重下降程度可以达到 15%,持续 10~14 天;但是,出生体重＜1000g，胎龄在 28 周以下，生理性体重下降的程度可以高达 20％，持续时间长达 3～4 周。早产儿恢复出生体重后，每天体重增加的幅度为 30g 左右。

2.保暖　保暖可降低早产儿基础代谢率，也是保证健康生长的重要条件。维持早产儿中性温度就要求适当的周围环境温度，即暖箱温度。出生体重愈低，其所需的周围环境温度就愈接近早产儿的体温。对不同胎龄和体重的早产儿应采用不同的暖箱温度。同时，要注意早产儿所需的适宜相对湿度。一般所需的相对湿度在 55％～65％，出生体重愈轻，所需的相对湿度愈大，甚至可以高达 80％。在将早产儿置放于辐射暖床时可用透明塑料薄膜覆盖，可增加相对湿度，并减少不显性水分的蒸发。

3.氧疗　不必要将氧气作为对所有早产儿的临床常规，而仅在必要时给予，以减少早产儿因用氧诱发损害。确需吸入氧气治疗（如发生呼吸暂停），应监测和控制用氧浓度吸入时间，同时监测血氧饱和度，使其保持在 88％～93％为宜。每周进行眼底检查。氧气吸入可能和早产儿视网膜眼病（ROP）的发生有关。

4.喂养　早产儿出生后应尽早喂养。最好应母乳喂养，同时给予母乳强化剂。不能予以母乳喂养者应给予早产儿专用配方乳。体重过低或一般情况差的早产儿可以推迟喂养，但应防止低血糖的发生。喂养量：应根据早产儿的出生体重，确定每次喂养量，一般以每次 2～5ml 开始喂养，以后逐步增加，每次增加 1～2ml，直至达到每天需要量。喂养频率可以是每 2～3 小时 1 次，过密的喂养频率并未显示其优势。早产儿对热能和水分的需求根据其出生体重各不相同：一般最高热能不能超过 180kcal/(kg·d)，水分最多不超过 150～200ml/(kg·d)。胎龄愈小，其肾脏对机体摄入溶质的代谢能力愈低；胎龄愈小，对水分的要求愈高，因为其水代谢更为旺盛。在营养供应不足或者发生疾病的早产儿易发生宫外生长迟缓（EUGR）。

5.预防感染　预防感染并不是常规使用抗生素，相反是做好消毒隔离工作和感染的监测工作。除了日常的消毒隔离工作，应强调在每次检查或操作前洗手，早产儿的物品应当个人分开、个人专用，不能与其他新生儿混用。感染新生儿应隔离治疗，医护人员中有感染者应暂时调离早产儿病房。早产儿病房的空气菌落监测频率要高于新生儿病房，必要时对早产儿应定期做感染的筛查性检查，包括 C 反应蛋白测定、外周血检查（白细胞计数、白细胞分类、血小板计数）、血糖测定，对可疑的早产儿排泄物、分泌物做细菌学检查。

早产儿出院指标：能自己吸吮进奶，能适应室温而不是箱温，无须吸氧或静脉用药，无心律异常和呼吸暂停的发作，体重增加稳定，每天增长速率为 10～30g，体重达到 2000g 左右。

（宋双生）

第三节　极低出生体重儿的特点及护理

极低出生体重儿（VLBW）是指出生体重小于 1500g 的新生儿，其中绝大部分为早产儿，胎龄小于 32 周。VLBW 的死亡数占新生儿死亡数的很大一部分，而且，即使存活也容易出现神经系统发育的障碍。美国 1981—1997 年 VLBW 的发生率为 1.1％～1.4％，国内 20 世纪 80 年代的资料与之相近。

一、生理特点

（一）呼吸系统

VLBW 呼吸中枢的发育、呼吸器官的发育和相关因子的产生均不完善，很容易发生呼吸暂停和低氧血症的发生。VLBW 的胸壁薄、呼吸肌发育差、小支气管的软骨少，肺泡发育未完成，导致其功能残气量低，肺顺应性差,通气/血流比严重失调;同时,由于其气道的管径小,造成气道阻力高、有效通气量减少。对于胎龄小于 32 周的 VLBW,其肺泡Ⅱ型上皮细胞及其功能的发育尚未完善,缺乏产生肺表面活性物质的能力或数量极少,导致新生儿呼吸窘迫综合征的发生率增高。

(二)循环系统

胎龄小的 VLBW 的心肌纤维胶原含量低而且缺乏张力,心肌处于一种低反应状态,表现为收缩期的收缩力和舒张期张力均较低,对于维持心功能不利。VLBW 发育尚未达到适应外界生活的需要,因而出生后容易发生潜水反射,即全身血流重新分布,以保证重要脏器心、脑、肾上腺的血液供应。神经系统对心血管的调节为副交感神经占优势,在对 VLBW 进行口、鼻腔操作时容易引起迷走神经反射亢进,发生缓脉等情况。对血压自身调节能力的发育尚未完善,如躯体血压的变动直接可影响脑血压的变化。VLBW 的肺动脉缺乏平滑肌,致使肺动脉舒缩困难,容易引发持续性肺动脉高压。出生早期动脉导管处于可开放性状态,容易因缺氧等病理原因造成动脉导管重新开放,甚至在短期内引起充血性心力衰竭。另外,对于部分重度宫内发育迟缓的 VLBW,生后即可发生心功能不全,并在生后 2～3 天开始恶化,发病后 1～2 天达高峰,如能度过这一高峰期,则存活率增高。在部分死亡病例的尸解中发现心肌纤维与相应胎龄比较明显地更细。

(三)中枢神经系统

因发育不完善致反射和协调功能差;四肢肌张力明显低下。脑室室管膜下生发层在侧脑室周围长得很厚,而此处非常容易引起脑室内室管膜下出血,是脑室内出血好发部位。脑血管结构从软脑膜开始,沿很长的小动脉向侧脑室方向行进,终止于深部白质的脑室脚间动脉,与从侧脑室开始向深部白质行进的较短脑室动脉形成终末供血区。这一部位容易受低血压或低血流所伴的缺血性变化的影响,造成脑室周围白质软化症的发生。

(四)泌尿系统

VLBW 的肾功能差,肾小球滤过率较低;肾脏浓缩功能亦差,肾小管对葡萄糖的重吸收阈值低,给予高浓度葡萄糖补液可以造成高血糖和渗透性利尿。新生儿少尿的定义为＜1ml/(kg・h),但是对于 VLBW 在尿量＜2ml/(kg・h)时也要考虑少尿的存在。

(五)消化系统

小肠的自律性活动从胎龄 6～7 个月已经开始,但尚无输送能力,肠道输送能力实际是从胎龄 34 周开始的。VLBW 的消化器官未能正常活动是因为:肠道神经丛处于未成熟阶段,加上低血糖及其他刺激,使交感神经的兴奋性增高;潜水反射使进入肠道的血流减少,导致肠道活动能力低下;母亲的某些用药,如控制妊娠高血压综合征的硫酸镁可以使乙酰胆碱释放减少,并使神经-肌紧张反射功能低下。VLBW 可以在经肠道喂养前就比较容易发生坏死性小肠结肠炎(NEC)。无论是潜水反射造成的缺氧,或是肠道喂养后发生的缺氧(开始肠道喂养后,肠道本身对氧的需求增加,而肠道血流量未明显增加,造成一种肠道组织的低氧状态),都是发生 NEC 的危险因素。感染对发生 NEC 的影响与肠道的局部防御能力有关。VLBW 的胆汁酸分泌量很少,其胆汁酸池也很小,容易造成胆汁排出困难,形成胆汁淤积症。VLBW 在出生前体内已经有蛋白分解酶的活性存在,尽管其浓度与成人比还是处于明显的低水平;胎龄 24 周已经具备对氨基酸等的转运能力。胎龄 25 周时唾液腺已经开始分泌能消化脂肪的脂酶,同时人乳中存在的胆盐刺激脂酶(BSSL)能促使脂肪酸分解和消化脂肪。小肠黏膜绒毛膜刷状缘有活性双糖分解酶在胎龄 10～12 周已经出现,在 26～34 周时几乎达到成人的水平;乳糖酶、β-葡萄糖苷酶的活性在胎龄 24 周才开始增加;但缺乏消化多糖体所需要的淀粉酶,母乳中抗胃酸的淀粉酶直接到达小肠,可以帮助消化多糖体。

（六）水、电解质和酸碱平衡

VLBW 的体表面积相对较大，不显性失水量较大，体重＜1000g 新生儿的不显性失水几乎是 1500g 新生儿的 2 倍。出生后 3 天内，由于不显性失水的增加以及排尿和使用含钠盐溶液，可以造成高钠血症的出现。而对于出生 3 天后的 VLBW，由于其肾小管重吸收功能差，尿中排钠量高，母乳中钠含量随出生后天数的增加而相应地持续减少，如加上利尿剂的使用，可以造成低钠血症。VLBW 在生后 1～2 天内处于一种非少尿性高钾血症状态，并在生后 24 小时达到高峰，高钾血症的原因可能与肾小球滤过率低、肾小管重吸收能力差以及红细胞 Na^+-K^+-ATP 酶的活性较高有关。酸中毒往往发生在生后初期，主要与缺氧有关，通过改善氧供和呼吸循环的功能可以及时纠正；生后 2 周以后发生的晚发性代谢性酸中毒，可能与蛋白质负荷高、尿酸化能力低（肾小管分泌 H^+ 功能差）和排出 HCO_3^- 阈值低有关。代谢性碱中毒的发生，可能与排钠钾性利尿剂的持续使用有关，造成肾小管对钠钾的重吸收障碍，同时利尿剂抑制了对氯离子的重吸收，则发生低氯性代谢性碱中毒。低血钙的发生可能无临床症状，血钙最低可＜3mmol/L，一般在 7 天后可自行纠正。

（七）代谢

VLBW 的基础代谢率比足月新生儿低，但是其糖原、脂肪的储存量很少，能量的摄取能力极差。糖耐受量低，容易引起高血糖和糖尿，高血糖可以造成高渗性利尿，从而有引起颅内出血的危险，并可引起呼吸暂停和大脑抑制。同时，高血糖会造成肝细胞对胰岛素的反应低下。VLBW 发生低血糖情况较少见。VLBW 本身血清蛋白含量低，同时能量供应不足的情况下，蛋白质被用于能量供应，造成负氮平衡。VLBW 的卡泥汀合成能力低，对脂肪酸的分解不利。对静脉给予的脂肪利用度小，容易造成一过性高脂血症。脂肪吸收率低，容易影响脂溶性维生素的吸收。胎龄小于 36 周的新生儿难以从肠道吸收锌，容易存在锌缺乏。VLBW 的体温调节能力低，通常需要 37～38℃ 的环境温度（包括暖箱温度）方能维持其肛门温度为 37℃，否则容易出现低体温。同时，由于汗腺功能发育不完善，环境温度过高，容易产生发热。

（八）其他

感染是造成 VLBW 死亡的重要原因，主要与免疫功能发育不完善有关，包括从母体获得的特异性免疫球蛋白量少于足月新生儿。VLBW 在黄疸程度不高的情况下，由于低蛋白血症和血脑屏障的发育不完善，也容易发生核黄疸，有人认为体重在 1000g 的新生儿，一旦其总胆红素为 10mg/dl 就应换血，以避免核黄疸的发生。

二、护理要点

（一）保温和保湿

VLBW 出生后，应在远红外暖床上立即擦拭干净其体表的水分，送入暖箱，以防止低体温的出现。在保温的同时应注意保湿，因为其不显性失水相对较多，容易出现脱水。用塑料布或薄膜覆盖 VLBW 的全身，可以明显减少不显性失水。有人甚至用水汽雾化的方法，提高暖箱内的湿度达到 100%。通过这些方法，可以将不显性失水的量减少 30%～60%，从而减少输液量，这对 VLBW 而言是有重要意义的。控制液体的供给，是预防动脉导管开放的重要措施之一，并可以减轻肾脏的负担。但是，也有人提出暖箱内如此高的湿度是否会增加感染的机会，尤其是通过水分传播的铜绿假单胞菌感染。高湿度可造成皮肤感染，这种感染对于 VLBW 而言是致命的。其实，只要加强医疗行为中预防感染的措施，并将水汽雾化使用的时间控制在生后 3～7 天内，应当是安全的。

（二）呼吸管理

首先应防止胎龄小于 32 周的早产儿发生因肺表面活性物质的缺乏而出现呼吸窘迫综合征，及时补充肺表面活性物质是有效的措施。密切观察有无呼吸暂停的发作，对已经出现呼吸暂停的新生儿可以使用咖啡因或氨茶碱进行治疗，应以前者为主。如果药物治疗效果不佳，并出现严重低氧血症的，可以使用呼吸机进行治疗。选用的通气模式可以是持续气道内正压（CPAP），也可以是同步间歇指令通气（SIMV）或控制机械通气（CMV）等。

（三）喂养和营养

VLBW 的喂养不应过迟，尽早喂养可以减轻生理性体重下降的程度，防止低血糖的发生，降低核黄疸的危险性。喂养应以母乳为最佳，可以减少坏死性小肠结肠炎的发生率，并给予母乳强化剂。如果没有母乳，可以选用适合早产儿使用的配方奶进行喂养，在用配方奶之前可以先试用糖水，且糖水的浓度不可超过 5%，高渗性糖水对 VLBW 的胃肠道不利，容易引起坏死性小肠结肠炎。喂养的方式尽可能选用让小儿自己吸吮的方式，若有困难，可以使用鼻胃管或鼻肠管的方式。需要注意的是，在使用鼻胃管或鼻肠管喂养时，应注意给奶的速度，切忌快速注入，应根据小儿的体重给予喂养的量，开始剂量为 2～5ml 左右。事实上，大部分 VLBW 需经 2～3 周的全肠外营养（IPN）或部分肠外营养才能防止严重 EUGR 的发生。在给予 TPN 时应注意营养素的全面和均衡。在出院后需要 3～6 个月的强化喂养，可给予早产儿出院后配方（PDF）。

（四）预防感染

对 VLBW 的操作过程应严格执行消毒隔离制度，注意其环境和用具的清洁。对于使用气管插管、鼻胃管或鼻肠管的小儿，应至少每周换管 1 次，并对换下的管道进行细菌学检测，以指导抗生素的应用。对 VLBW 伴有低丙种球蛋白血症的，可以给予静脉输注丙种球蛋白，以提高对感染的抵抗力。

（五）动脉导管开放（PDA）的处理

对存在 PDA 的 VLBW，可以首先控制每天液体的输注量，以降低心脏负荷。其次，可以使用吲哚美辛治疗。在使用吲哚美辛后，应注意肾功能的变化和有无坏死性小肠结肠炎的发生。在使用吲哚美辛关闭动脉导管后 24～72 小时，可有部分小儿的动脉导管重新开放。对于因 PDA 引起的充血性心力衰竭，可以使用洋地黄类药物治疗，但要注意对其血浓度的监测。

（六）预防核黄疸

对于 VLBW，其黄疸的换血胆红素指标应在 10～15mg/dl，要及时纠正低蛋白血症，并尽早开始光疗。

（七）对于脑室内出血的预防和治疗

要防止反复低氧的发生、血压的波动和高渗性补液的输注（VLBW 应用的葡萄糖溶液浓度应低于 8%），同时应用头颅 B 超或 CT 对小儿颅内情况进行连续监测，部分资料显示的应用苯巴比妥或吲哚美辛（消炎痛）及布洛芬都有部分预防脑室内出血的结果，但尚缺乏大样本多中心临床试验结果的支持。最近的资料显示，目前临床上部分应用的连续腰穿疗法，对治疗由脑室内出血所造成的脑积水其疗效难以肯定，需要进一步的论证。

（王薇薇）

第二章　新生儿的营养管理

第一节　早产儿/低出生体重儿的营养需求

欧洲儿科胃肠病、肝病和营养学会 2010 年颁布了最新(2009 年版)早产儿肠内营养支持的建议和早产儿营养需求建议。国内儿童营养专家对该建议做了详细、解读,帮助我们了解了该领域的最新进展,对早产儿重要营养素的需求提出了建议。

一、液体

合理的水入量可降低死亡率,而且有助于减少支气管肺发育不成熟和动脉导管未闭。肠内能吸收的数量在 96～200ml/(kg·d),这是可耐受的下限和上限。但是,在制定水入量标准时要考虑的因素还有渗透压和肾脏溶质负荷。因此,所推荐的水入量,并不是真正的"需要量",而是兼顾上述两项生理功能后的量。因此,建议水入量下限为 135ml/(kg·d),上限为 200ml/(kg·d)。一般常规使用专用配方粉或母乳剂进行母乳喂养时采用 150～180ml/(kg·d)标准可以保证满足各种营养素摄入时所需的水量供应。个别案例须要根据摄入营养素的性质,适当调高水入量。

二、能量

设定能量需求是按宫内生长和营养素存留力来进行估算的。考虑到宫内外的环境和营养供应以及代谢多有不同(例如,胎儿供能仅仅一小部分由脂肪来提供),用宫内生长做参照标准时,不仅要考虑体重,而且要考虑体质成分。近 20 年来认识到足月儿增重过快可能引起负面作用。因此,制定早产儿能量需求应考虑:①孕期长短(24 周早产儿的需求量高于 36 周早产儿);②累积营养缺失(从怀孕起到出生);③体成分改变;④基础代谢率改变。考虑到蛋白质和其他营养素的摄入对新组织合成的影响很大,因此,考虑能量-蛋白比值(P/E)和考虑能量供应同等重要。如果能量摄入少于或等于 418.4kJ/(kg·d),不能满足早产儿出院前住院期间的需要。当蛋白质-能量比适宜,摄入能量＞418.4kJ/(kg·d)时,可使脂肪组织的比例接近宫内参照值和正常足月儿。小于胎龄儿比适于胎龄儿需要更多的能量。此时,调配的重点是有限考虑瘦体重的增长,而不是脂肪组织脂肪组织。短期高能量摄入可能是安全的,而且能促进线性生长,但同时会引起脂肪组织过度积存。综上所述,早产儿能量适宜推荐量是 460.2～564.8kJ/(kg·d)。

三、蛋白质

蛋白质不足阻碍认知发育。目前估计在孕后半期蛋白质的存积为 1.7g/(kg·d)，到孕后期更低。蛋白质的丢失量约为 0.7g/(kg·d)，如果计算氮经皮肤和呼吸的丢失，这个量可能还会高些。从临床上观察，由于喂养方式、耐受性和疾病情况的不同，蛋白质供应不足在生后头几周是很常见的。我们不仅要注重蛋白质的量，还要关注蛋白质的"质"。早产儿不仅需要蛋白质，而且需要某些特殊的氨基酸。经验数据表明，蛋白质入量在 3g/(kg·d) 时可达到宫内增重的速率。蛋白质摄入量在 3~4.5g/(kg·d) 之间增重速率与蛋白质摄入量呈线性关系。如果蛋白质摄入量<3.5g/(kg·d)，但摄入热量很高，仍然能保持宫内增重的速率；但此时，体脂含量百分比大大高于胎儿的比例。早产儿蛋白质供应应补足其累积蛋白质缺失。此时，蛋白质供应量可达 4.5g/(kg·d)。摄入量在 3~4.5g/(kg·d) 之间时可以保证血清白蛋白和转甲状腺素蛋白在可接受水平。鉴于此，对体重不足 1000g 的早产儿蛋白质推荐量为 4.0~4.5g/(kg·d)，对体重在 1000~1800g 的早产儿蛋白质推荐量为 3.5~4.0g/(kg·d)。出院前，上述推荐量可以根据患儿的情况逐步减少，分别为 3.5~4.5g/(kg·d) 和 3.2~4,1g/(kg·d)。

四、脂肪

脂肪的生理功能为供应能量，基本多不饱和脂肪酸和脂溶性维生素。膳食脂肪的摄入量和构成种类影响到生长的状况和个体成分。多不饱和脂肪酸摄入量和代谢状况直接影响到细胞膜功能和是否产生具有生物活性的花生四烯酸。大脑灰质和视网膜都富含多不饱和脂肪酸。复杂的神经功能也取决于能量供应和膳食里脂肪酸的成分。假设宫内脂肪积累为 3g/(kg·d)，考虑到因吸收不良丢失 10%~40%，不可避免地氧化丢失 15%，还有部分吸收的三酰甘油转化为储存在组织里的三酰甘油；依此计算，脂肪最小的供应量为 3.8~4.8g/(kg·d) 才能满足上述需求。因此，专家组建议，膳食脂肪最小的摄入量为 4.8g/(kg·d)。

五、基本脂肪酸

目前尚无亚油酸缺乏或食用早产儿配方粉摄入过量亚油酸副作用的证据。摄入亚油酸的可接受水平是 385~1540mg/(kg·d)。目前已知，基本脂肪酸，α-亚麻酸是合成二十碳五烯酸（EPA）和二十二碳六烯酸（DHA）的前体。早产儿 α-亚麻酸的最低摄入量是 55mg/(kg·d) 占总脂肪量的 0.9%。

临床观察喂以含花生四烯酸和二十二碳六烯酸配方粉的早产儿在生后第一年的视觉和认知发育都有进步，且免疫表达也好，目前还没有不良作用的证据，即使服用二十二碳六烯酸含量高达总脂肪含量0.5%，花生四烯酸达 0.7% 的配方粉的早产儿亦未见不良反应报道。母乳里二十碳五烯酸含量是很低的。由此，建议在早产儿配方粉中应该添加花生四烯酸和二十二碳六烯酸，但应避免使用含有二十碳五烯酸的油。

六、糖类

糖类是主要供能物质，葡萄糖是主要的循环糖类和大脑的唯一供能物质，是脂肪酸和一些氨基酸的重新合成的重要碳源。糖类摄入的上限，是通过计算葡萄糖当量而得；总能量消耗减去蛋白质和脂肪的最小需要量即是葡萄糖当量。早产儿配方粉糖类(包括葡萄糖,双糖,寡糖和多糖)的最大含量为 12.0g/418.4kJ/(kg·d)。最低含量为 10.5g 葡萄糖/418.4kJ/(kg·d)(包括葡萄糖、双糖、寡糖和多糖),这个值的制定是经过考虑以下的能量需求计算出来的:脑和其他葡萄糖依赖器官所需能量,由于糖原异生造成的不可避免的蛋白质和氮丢失,预防酮体产生。

七、钙

钙的吸收取决于钙和磷的吸收以及钙维持力。当钙维持力在 60～90mg/(kg·d)时可以减少骨折危险因素,降低骨发育不全综合征的临床发生,保证极低体重儿骨的适宜矿物质化。当钙的吸收率保持在 50%～60%时,就可以保证钙维持力在 60～90mg/(kg·d),为满足这个生理要求,所推荐的钙摄入量为 120～140mg/(kg·d)。

八、磷和钙磷比

钙磷比是决定钙吸收和钙维持力的重要因素。母乳里的钙磷比约为 2∶1.5。早产儿磷的积存取决于钙和氮维持力。与胎儿相比,早产儿骨的磷存储量较低。无论是母乳喂养还是配方奶粉喂养,婴儿磷的吸收效率是很高的(±90%)。使用很难以吸收的钙盐,像三磷酸钙,伴有磷时吸收下降。目前对早产儿配方粉推荐的钙磷比是 2∶1,但是还应考虑到氮的维持力和钙的生物活性。考虑到氮和钙维持力分别为 350～450mg/(kg·d)和 60～90mg/(kg·d)。在使用高吸收率(90%)且钙磷比为 1.5～2.0 的磷源时,适宜的磷摄入量为 65～90mg/(kg·d)。最近对骨生理学研究有了进一步的认识,钙维持力在 60～90mg/(kg·d)时可以确保适宜的矿物质化和减少骨折的危险性。因此,推荐使用高生物活性钙盐 120～140mg/(kg·d)和磷 60～90mg/(kg·d)。为了计算个体实际需要,可以监测尿中钙和磷的排泄量。

九、维生素 D

维生素 D 在许多基本生理过程中都起到重要的作用,如:神经-肌肉功能,骨的矿物质化。小肠受体依赖性骨化三醇[$1,25(OH)_2D_3$]的活性对钙吸收至关重要。孕 28 周前,胎儿就已启动了维生素 D 吸收和代谢。因此,对极低体重儿和超低体重儿需要量仍在讨论中。成人研究的结果建议,维生素 D 的每日摄入量为 1000～2000IU,循环 25(OH)D 的目标水平是至少 75nmol(30ng/mL)。对于母亲就患有维生素 D 缺乏的早产儿应当摄入 800～1500IU 的维生素 D 才能保证其循环 25(OH)D 水平在 75nmol/L。低体重儿钙吸收与钙摄入量在 40～142mg/(kg·d)和每日高达 2000IU 的维生素 D 成比例相关。目前的共识是:应当调高参照值水平和阈值 25(OH)D>80nmol/L。对孕期缺钙的母亲,摄入高钙可以很快纠正胎儿的低钙状态。推荐出生后第一周摄入 800～1000IU/d 维生素 D。这个剂量既提高了血浆 25(OH)D 水平,又提高了血清 $1,25(OH)_2D$ 水平和钙的吸收率,同时,可降低某些配方粉的高钙含量。这个建议适用于母乳喂养或配方粉喂养的早产儿。

十、铁

铁是脑发育的基本营养素,预防铁缺乏是一个很重要的医学干预。研究表明缺铁性贫血和神经发育滞后高度相关。与其他营养素相比,目前对人体铁排泄的机制尚不清楚。婴儿过度补铁有以下害处:增加感染危险因素,生长迟滞,干扰其他营养素的吸收和代谢。此外,铁还是一个强有力的促氧化剂,非蛋白质结合铁可诱发产生自由基,增加早产儿视网膜损伤。在输血或使用红细胞生成素治疗时使用大剂量铁,此种危险大大增加。因此,在处理铁的问题时,既要防止铁缺乏,又要预防铁过量。以平均出生体重 1.46kg 的早产儿为例,出院时铁摄入量掌握在5.9～3.0mg/(kg·d),3～9 个月时在 3～2mg/(kg·d)为宜。一般而言,铁摄入量高低的两组,在生后第 12 个月时在贫血发生率和神经发育方面没有显著性差别,但在高摄入量组时常见到高谷胱甘肽过氧化酶(指示过度氧化的生物标记物),血清锌和铜水平低以及经常罹患呼吸道感染。

在出生体重<1800g 的早产儿如果铁摄入量<2mg/(kg·d),容易引起铁缺乏。为了防止高铁摄入引起的不良作用,推荐摄入量为 2～3mg/(kg·d)。治疗性肠内补充铁剂。无论是强化在配方粉里或母乳添加剂里,应在出生后 2～6 周开始,超级低体重儿应在出生后 2～4 周开始。接受红细胞生成素治疗和患有较重的、无法补偿的失血患儿除了从配方粉或强化的母乳里摄取铁以外,还应当摄入高剂量的铁剂。对早产儿补充铁剂不应超过 5mg/(kg·d),因为这个剂量有可能损伤视网膜成熟。对多次输血或血浆铁蛋白水平较高的患儿宜暂缓补充铁剂。根据膳食情况,补充铁剂应持续到出院后,至少 6 个月。

十一、益生原和益生菌

益生原和益生菌是国内儿科医师刚刚接触的产品,有关产品繁多,商业上宣传很多。学术讲解和研究不够。有些专业工作者甚至认为酸奶就是益生菌,鼓励大家吃酸奶。对这个领域的问题,国际专家组积极地持谨慎态度。

1.益生原　人乳内含有 130 多种寡糖,在婴儿的结肠里有部分被发酵,其含量随哺乳的时间有所变化。初乳里为 20～23g/L,哺乳第 4 天为 20g/L,哺乳第 120 天为 9g/L。早产儿可以吸收一些人乳里完整的寡糖,在小肠里并不被消化,在结肠里被发酵。人乳里寡糖的成分是固定的,其变异在人群里很大。因此,很难确定人乳里寡糖的准确成分。在婴儿配方粉里主要是Ⅰ型寡糖混合物,这已在足月儿和早产儿进行过系统的研究。Ⅰ型寡糖混合物并不是人乳的寡糖,但它代表了寡糖短链和长链的组成。目前在早产儿配方粉使用Ⅰ型寡糖混合物进行喂养研究的只有 2 种含量,一为 8g/L,一为 9g/L。初步结果显示可以增加粪便里双歧杆菌数量,降低大便 pH 值,减少大便黏度,增加胃肠道传输。目前的认识是Ⅰ型寡糖混合物可能加速食物的向前移动,减少胃肠的并发症,诸如坏死性结肠炎,增强免疫功能,减少医院内获得性感染,改善了远期结局。但是,目前在早产儿身上,还没有证据支持这个假设。今后的研究工作在论证Ⅰ型寡糖混合物的安全性时应关注营养素的生物可获得性,小肠气体产物,小肠水丢失,小肠菌群和其他发酵物质之间的相互反应。

2.益生菌　现有的文献表明,使用不同菌株和剂量的益生菌后明显地减少了坏死性肠炎的发生率。现在相关的知识了解还少,对益生菌是否含有可引发感染的物质也不确定。因此,对免疫功能不成熟的极低体重儿是否使用益生菌还是持谨慎态度。可能的益处和害处要对比评估。由于绝对没有危险的情况尚不明确,因此,益生菌的安全性目前也不敢确定。下一步有关益生菌随机研究的重点,应放在益生菌体内变化危险因素,由益生菌引发的感染,益生菌与抗生素抵抗之间的转变以及益生菌对消化道菌群的持续作用。

总之,目前专家组认为尚无足够的证据支持在早产儿使用益生原和益生菌是安全的。对每个具体产品的效用和安全性需要具体论证。还不能推荐把益生原和益生菌当作食物添加剂给早产儿使用。

(边翠英)

第二节　早产儿宫外生长发育迟缓与营养支持

一、定义及发生率

早产儿出院时生长发育计量指标(包括体重、身长或头围)在相应宫内生长速率期望值的第 10 百分位水平以下(生长曲线的第 10 百分位),即宫外生长发育迟缓。Clark 等对 124 个新生儿重症监护病房中 24371 例胎龄在 23~34 周早产儿的研究发现:在出院时以纠正胎龄的相应百分位数评价,分别有 28%、34%、16%的早产儿在体重、身高、头围低于第 10 百分位。我国报道早产儿体重宫外生长发育迟缓的发生率为 39.22%~80.5%,头围宫外生长发育迟缓的发生率为 23.1%~33.3%。

二、宫外生长发育迟缓的危险因素

1.营养　美国儿科学会提出:早产儿生后营养支持的目标是达到与宫内正常生长速度同步,但达到推荐的营养摄取量需要一定时间,并且在整个住院期间都保持这一摄取量是很困难的,特别对那些患严重疾病的早产儿,营养不良结局不断地增加。

2.胎龄和低出生体重　胎龄越小,体重越低,体重下降幅度越大,恢复至出生体重所需的时间越长。

3.出生后皮质类固醇激素的使用　出生后皮质类固醇激素的使用也会延缓生长发育。研究发现出生后持续使用地塞米松至矫正胎龄 36 周的早产儿,地塞米松治疗组比未使用地塞米松组有着更低的体重和更小的头围。

4.宫内生长受限　大部分原发性宫内生长受限与宫内营养有关。宫内生长受限也是早产儿发生宫外生长发育迟缓的高危因素。

5.疾病影响　生后并发症是发生宫外生长发育迟缓的危险因素。生后有并发症的患儿机体处于高分解状态,能量消耗增加,容易出现负氮平衡,发生宫外生长发育迟缓的危险性增加。

三、宫外生长发育迟缓的影响

1.营养与生长　早产儿的体重生长速率主要受热量摄取量的影响,而身长和头围生长则受喂养中蛋白质含量的影响。热量和蛋白质的摄入不但影响早产儿的体重增长,而且对其体内脂肪和蛋白质的增长比例也有影响。早产儿生后即可耐受积极应用氨基酸和脂肪乳,并不增加其发生代谢性酸中毒、高脂血症的风险。

2.营养与脑发育　动物实验发现,大脑发育阶段的营养可以永久地影响大脑的体积及脑细胞的数目,并影响动物的行为、学习能力和记忆能力。临床研究显示高热量摄入组早产儿的智力水平明显高于低热量摄入组的早产儿。宫外生长发育迟缓的极低出生体重儿会出现神经和感觉发育的迟滞。

3.营养的远期影响　Lucas 提出了"营养程序化"的概念,即在发育的关键时期或敏感时期的营养状况将对机体或各器官功能产生长期乃至终生的影响。研究显示,早期生长迟缓会对身体引起各种长期影响,包括心血管疾病和Ⅱ型糖尿病。直到进入成人期,出生早期的营养水平仍对健康有很大影响,特别是在心血管疾病和内分泌代谢方面。

四、宫外生长发育迟缓防治的策略

1.明确早产儿营养支持的目标 早产儿营养支持的目标是在恢复至出生体重之后,体重增长 20～30g/d,≤1500g 的早产儿应 15～20g/(kg·d),身长每周增长 0.8～1cm,头围每周增长 0.5～0.8cm。

2.早期静脉供给氨基酸和脂肪乳 早产儿出生后 1d 即可输注氨基酸和脂肪乳,应用氨基酸,开始剂量为 0.5～1.0g/(kg·d),每天增加 0.5～3.0g/kg;脂肪乳剂,开始剂量为 0.5～1.0g/(kg·d),按 0.5g/(kg·d)剂量逐渐增加到 3.0～3.5g/(kg·d),24h 内均匀输入是安全的,不会对早产儿 SaO_2、PaO_2、血脂有影响,不会影响肺功能,不会增加感染发生率。

根据循证依据制定了早产儿胃肠道外营养指南,其具体内容如下。

(1)液体量:出生后第 1 天的液体摄取量控制在 60～80ml/kg,逐渐增加补液量至第 1 周末达 120～150ml/kg;对于胎龄＜28 周的早产儿置于最大湿度环境中(90％)至少 7d,出生后每日体重丢失量在 5％～15％为适度。

(2)热量:209.2kJ/(kg·d)的热量摄入可以满足生理消耗量,但不能满足生长需求。推荐热量摄入量为 502.1kJ/(kg·d)(伴有慢性肺部疾病者更高)。

(3)蛋白质:静脉氨基酸可从生后第 1 天开始添加,起始剂量约为最高剂量的 1/2;肠外营养最高摄入量为 3.5g/(kg·d)。

(4)糖类:生后第 1 天起葡萄糖补充量为 6～10g/(kg·d),并适当调整剂量保持血糖水平在 2.6～7mmol/L。胰岛素仅用于葡萄糖摄入量低至 6g/(kg·d)时血糖值持续＞15mmol/L 并伴有糖尿和渗透性利尿表现的患儿;胰岛素静脉维持剂量为 0.05U/(kg·h),在持续高血糖时适当增加剂量。

(5)脂肪乳:与氨基酸同时开始添加,生后 1d 内可从 1g/(kg·d)起始,在之后的 2d 内加至 2g/(kg·d)及 3g/(kg·d)。通过微泵静脉内持续给予 20％的脂肪乳,最好与静脉氨基酸和葡萄糖分开单独输液,注射器及输液管须避光。

(6)矿物质及微量元素:矿物质摄入量包括钠[3～5mmol/(kg·d)]、氯[3～5mmol/(kg·d)]、钾[1～2mmol/(kg·d)]、钙[1.5～2.2mmol/(kg·d)]、磷[1.5～2.2mmol/(kg·d)]、镁[0.3～0.4mmol/(kg·d)];微量元素包括锌[6～8μmol/(kg·d)]、铜[0.3～0.6μmol/(kg·d)]、硒[13～25nmol/(kg·d)]、锰[18～180nmol/(kg·d)]、碘[8nmol/(kg·d)]、铬[4～8nmol/(kg·d)]。

3.微量肠道营养及肠内营养 微量肠道营养一般定义为于生后尽早开始以5～25ml/(kg·d)奶量喂养 5～10d,再增加奶量并于 2 周或更长时间逐渐过渡到全胃肠喂养。肠内营养选择有早产儿母乳和早产儿配方乳。

4.出院后配方乳 美国儿科协会推荐在早产儿生后 9 月龄内服用出院后配方乳。

(宋双生)

第三节 母乳喂养

一、母乳喂养的必要性

母乳喂养可以加强母婴情感交流;可以提供母乳所特有的营养素以支持婴儿正常生长,可以提供非营养性生长因子、免疫因子、激素以及其他生物学成分;还可以减少感染性疾病的发病率并降低严重程度;促进神经系统发展;减少婴儿腹泻和一些慢性疾病的发生率和严重性。减少过敏性疾病的发生率。母乳喂养对母体的健康也是有益的,因为它可以增加母体的代谢,通过规律的母乳喂养可以对母亲产生避孕作用,减少绝经前的乳腺痛和骨质疏松的发生率,而且通过减少疾病消费和婴儿配方奶的花费产生经济效益。

二、母乳喂养的优点

1.对子代的好处

(1)提供孩子同时期生长发育的营养素需求,且易于消化、吸收,有利于子代生长发育。

(2)提供生命最早期的免疫物质,减少子代感染性疾病,特别是呼吸系统及肠道系统疾病。

(3)促进子代胃肠道的发育,提高对母乳营养素的消化、吸收、利用。

(4)母乳所含必需营养素和喂养过程中良性神经系统刺激促进子代神经系统发育。

(5)减少成年后代谢性疾病:母乳喂养儿生后 1～2 年生长发育正常,减少成年后肥胖、高血压、高血脂、糖尿病、冠心病的概率。

2.对母亲的好处

(1)促进乳汁分泌。

(2)协助体型恢复,每天多消耗大于 2092kJ 热量。

(3)促进子宫收缩,减少产后出血、加速子宫恢复。

(4)生育调节,如坚持纯母乳喂养、昼夜喂奶,大部分在 6 月内排卵不恢复。

(5)减少乳腺癌、卵巢癌机会。

(6)促进心理健康,减少产后抑郁的发生。

3.对家庭及社会的好处

(1)减少人工喂养费用及人力。

(2)减少婴幼儿医疗开支。

(3)促进家庭和谐、有利职工情绪稳定、提高工作效率。

(4)减少计划生育(人工流产)等费用。

(5)增加父母对家庭子女的社会责任感,有利于社会和谐。

三、科学合理母乳喂养

健康足月儿母乳喂养的基本原则:①生后早期皮肤接触,早开奶,按需哺乳,纯母乳喂养到生后 6 个月;②当不能直接进行母乳喂养时,可以将母乳吸出使用;③除非有医疗要求,否则,不要给予补充物(如水或者配方奶)和安慰奶嘴;④如果婴儿 4～6 月生长过缓或总是饥饿,则应开始添加辅食;⑤母乳喂养可持续至 2 周岁;⑥口服维生素 D 应该在婴儿生后 2 个月开始给予。

四、成功母乳喂养的指导

1.产后早期　在出院之前所有的母亲都应该给予指导。

(1)婴儿接触乳头的正确姿势。

（2）最小的喂养频率（8 次/24h）。

（3）婴儿饥饿的信号以及母乳摄入充足的信号。

（4）在早期母乳喂养及基础管理阶段中所获得的普遍的母乳条件经验。

（5）适当的工作安排。

2.其他指导　出生后的 3～5d,所有母乳喂养的婴儿都应该有儿科医师或者其他监护人员提供评估,以确保婴儿停止体重丢失,以及体重下降不超过出生体重的 7%。已排黄便,过渡便(大约出生后 3d),没有更多的黏液便;每天至少排尿 6 次。

（1）在产后 3～5d,母亲应该母乳充足;在进行哺乳时,另一侧乳房会有乳汁滴下;显示出母乳喂养的能力;明白婴儿饥饿和饱食的信号;理解较小的乳房/乳头条件的预期处理。

（2）在生后的 12～14d 达到出生体重,在头一个月至少每天增长 14g。

1）如果婴儿生长不充足,在除外任何健康问题之后,母乳喂养是否充分的评价应该包括婴儿接触乳房与喂养的频度,正常乳汁分泌的出现;另外母亲健康的病史也会影响泌乳。

2）可以按照以下指导在母乳喂养前后测量婴儿进食母乳的能力。①在喂乳前后立即称重(不要去掉尿布)。②摄入 1ml 母乳可以提高 1g 的体重。

3）如果母乳摄入不充足,可以予以补充(最好使用吸出的母乳)。

4）可以使用吸奶器将喂完奶后剩下的母乳吸出,这样可以促进母乳的分泌。

五、母乳喂养问题的管理

1.乳头疼痛、敏感　大多数母亲会有不同程度的乳头疼痛的经历,大多数是由于婴儿吸吮动作增加了乳头表面的疼痛。这种疼痛的描述包括在泌乳初期,母乳流出增加导致快速下降的不适。乳头疼痛在头几个星期会减轻,直到哺乳时没有不舒服的感觉。随着保护性角蛋白层的形成,乳头敏感度通常会下降。

2.乳头受伤,疼痛(包括流血、起疤、裂开)　如果哺乳时不适包括上面所描述的情况,需要立即明确原因以及进行合适的处理方式。可能的原因包括:无效的、不良的泌乳;不合适的婴儿吸吮技术;未经第一次吸吮便将婴儿从乳房抱走;以及潜在的乳头疾病或者感染(例如湿疹)。处理方法包括:①摆正婴儿的体位,使婴儿能够正确的吸吮。确保母亲可以掌握摆正婴儿体位的技术并能够进行简单的调整;②诊断乳头疾病,并且给予合适的处理;③在严重的乳头受伤的情况下,可以暂时停止母乳喂养以促进其恢复。但是很重要的一点是,使用器械或者手动方法维持泌乳,直到可以直接喂养为止。

3.乳腺充血　产后 3～5d 会出现,丰富的母乳会导致乳腺肿大,乳腺皮温高。乳腺充血恢复前很难进行哺乳,处理方法包括:①将热敷改为冷敷以减轻乳腺组织水肿;②乳晕肿大会使吸吮困难,手工挤压乳汁或压迫乳晕会使婴儿更容易吸吮;③在喂乳或者泌乳时进行轻柔的按摩;④轻型止痛药(对乙酰氨基酚)或者抗炎药(布洛芬)可以用来缓解疼痛或者减少感染。

4.乳管栓塞　通常表现在有一个可触及的肿块,或者在哺乳或者抽吸乳汁时乳房的某一部位不能变软。可能是由于佩戴不合适的胸罩,穿紧身的衣服,或者是不哺乳以及延迟哺乳或吸出乳汁所致。处理方法包括:①用该侧乳房频繁地哺乳或者间断抽吸。②在喂乳之前以及喂乳过程中反复热敷乳房。③在哺乳时,将婴儿的下颚朝向患侧以达到最大的吸吮压力促进乳汁的排空。

5.乳腺炎　是乳腺感染,通常仅感染一侧乳房。症状和体征包括:表现为乳腺疼痛、发热、肿块,母亲会出现发热、流感样症状。处理方法:①立即卧床休息,同时可以继续哺乳。②频繁而有效地将乳汁吸净,必要时可以使用电动吸奶器。③使用合适的抗菌药,疗程为 10～14d。④使用合适的方法减轻乳房不适以及全身不适(例如,止痛、热敷或者乳房按摩)。

六、特殊情况下的母乳喂养

(一)拒绝母乳喂养

1.拒绝母乳喂养的原因

(1)过多的奶瓶喂养,乳头错觉,母乳产生少。

(2)母乳喂养技术上的困难。

(3)表面上拒奶:①新生儿——寻找乳房;②4~8个月——婴儿分心;③1岁以上——自动断奶。

(4)生病或疼痛:①感染;②挫伤疼痛(吸引器,产钳);③鼻塞;④口腔痛(鹅口疮、长牙);⑤体弱儿吸吮协调困难;⑥脑损伤。

(5)变迁引起婴儿不高兴(特别在3~12个月时)。

2.拒绝母乳喂养处理原则

(1)治疗或去除原因。

(2)改善母亲喂养技术。

(3)帮助母亲再次喂养。

(二)母乳性黄疸

母乳性黄疸是指发生在健康足月的母乳喂养儿中以未结合胆红素升高为主的高胆红素血症。

根据其血清胆红素峰值出现的早晚分为早发型母乳性黄疸(母乳喂养性黄疸)和迟发型母乳性黄疸(母乳性黄疸)。

1.早发型母乳性黄疸　在生后第1周若母乳喂养不足,能加重黄疸。这种由母乳喂养不足引起的黄疸目前称之为母乳喂养性黄疸或母乳喂养不足性黄疸。

(1)原因:①母乳喂养的次数少,摄入不足,肠蠕动减少,肠道正常菌群建立晚,均可使肠道结合胆红素排泄减少。②葡萄糖醛酸苷酶能分解结合胆红素,还原成未结合胆红素,未结合胆红素为脂溶性物质易使小肠重吸收进入血循环,致使胆红素增加。③肠道未结合胆红素增加以及奶量摄入不足而使胎粪排出延迟,增加胆红素的重吸收,加重黄疸。④某些母乳喂养儿胆红素过高时也有其他因素,如母亲患糖尿病及早产等。

(2)临床特点:①单纯母乳喂养。②多见于初产妇,母乳少的原因是开奶晚,喂奶前后添加葡萄糖水,而对母乳需求降低。③喂养次数少。④早期出院,对早发型母乳性黄疸认识不足。⑤黄疸高峰常在生后3~4d。⑥非溶血性未结合胆红素增高,如诊断治疗不及时可发展为重度,有引起胆红素脑病的危险。

(3)防治:①早开奶。对大多数婴儿,较为满意的母乳喂养方式包括母乳喂养在母婴同室内于生后1h开始。②按需喂奶。每侧乳房的哺乳时间不受限制。生后第1天开始每日10~12次哺乳(至少8~9次/d),夜间勤喂,限制辅助液体。胆红素≥256μmol/L或有其他高危因素时应间歇光疗。

2.迟发型母乳性黄疸　多发生在充足的母乳喂养之后,生后2~3周,称为迟发型母乳性黄疸。

(1)原因:①母乳中孕二醇较多,抑制肝脏中葡萄糖醛酰转移酶活性。②母乳中脂肪酶活性较高,使乳汁中三酰甘油水解增加,游离脂肪酸较多,抑制了肝酶或取代蛋白质结合点上的未结合胆红素。③母乳中含有较多葡萄糖醛酸苷酶在发病机制中起重要作用,它能分解胆红素-葡萄糖醛酸酯链,产生未结合胆红素,后者从小肠吸收进入肝肠循环,使血中未结合胆红素增高引起黄疸。

(2)临床特点:①单纯母乳喂养。②胆红素下降较慢,于生后10d左右胆红素浓度达到第2个高峰。大约 2/3 母乳喂养的婴儿胆红素水平持续升高至第 3 周,可能持续数周,在 2 个月开始消退。③无任何临床症状,生长发育良好。④黄疸程度以轻度至中度为主。⑤血清胆红素主要为未结合型,结合胆红素低于 10％,肝功能正常,无贫血。⑥暂停母乳 2～3d,黄疸即可明显减轻,如再喂母乳可有反复,但不会达到原来程度。⑦一般无须特殊治疗,黄疸可渐减退。⑧预后一般良好,很少引起胆红素脑病。

(3)治疗:一般胆红素超过 $342\mu mol/L$,或 28d 后仍＞$256\mu mol/L$ 时可暂停母乳 3d 代以配方奶,或将母乳挤出加热到 56℃ 15min,胆红素于 3d 后可下降 50％,95％有效。以后再喂母乳,胆红素仅轻度升高,不会达到原有水平,待自然消退。如因某些原因不能暂停母乳或停母乳后胆红素下降不满意,则可应用短期光疗使黄疸消退。国外有人提出母乳性黄疸也可导致中枢神经系统损害,可引起脑干听觉诱发电位异常反应,因此对血清胆红素浓度较高的患儿(＞$342\mu mol/L$),尤其是早产儿,应给予光疗。

(三)常见儿科疾病的母乳喂养

1.唇腭裂患儿的喂养　正常情况下,乳汁是通过婴儿吸吮以及乳房的喷乳反射使乳汁进入婴儿的口腔内。而唇、腭裂婴儿吸吮产生的口腔内负压不够,吸吮力不强,有时乳汁可误入气道或鼻腔,甚至发生窒息。

(1)喂养时应让婴儿垂直坐在母亲腿上,母亲用手挤压乳房促进喷乳反射。

(2)如系唇裂,患儿母亲可用手指压住唇裂处,增加婴儿的吸吮力。

(3)由于唇、腭裂患儿吸吮力低下,每次吃进的乳汁可能相对较少,故在每次哺乳后应用手挤空乳房中的乳汁,然后再用小勺或滴管喂给婴儿吃,以确保每日的奶量需求。

2.鹅口疮患儿的喂养　感染途径分为内源性和外源性。外源性主要是经产道感染及乳具污染所致。长期大量应用抗生素、激素、机械通气等也可使菌群失调,引起鹅口疮。

(1)喂养这些孩子,首先要进行治疗,常使用制霉菌素 5 万 U 与甘油 10ml 混合配置成制霉菌素甘油,每次用棉签蘸取少许涂在口腔黏膜上,一日数次。

(2)局部用药可在两次喂奶间隔期间进行,同时要继续母乳喂养,如婴儿口腔或母亲乳头疼痛时也可将奶挤出来,再用匙喂。

(3)平时禁用纱布等物摩擦婴儿口腔黏膜,母亲每次喂奶前要洗净双手,擦洗乳头,尽可能保持乳头干燥。

(四)母亲患病时的母乳喂养

1.甲肝　在急性隔离期时,应暂停母乳喂养,可以挤奶保持泌乳。婴儿可接种免疫球蛋白,待隔离期过后仍可继续母乳喂养,并从母乳中获得免疫抗体。

2.乙肝

(1)两种观点如下。

1)可以母乳喂养:母亲乳汁中病毒的含量远没有血液中多;主要为血液传播,出生后行 HBIG 和乙肝疫苗联合免疫接种后,可以阻断大部分产时和产后 HBV 的传播,不增加婴儿再感染的机会。

2)不母乳喂养:用 HBsAg＋母亲的初乳 HBV-DNA(PCR 法)检出率 38％,HBIG 和乙肝疫苗联合免疫后,母乳喂养 6 月龄和 1 岁时抗-HBS 阳性率低于人工喂养儿,意味着母乳喂养的婴儿抵抗乙肝病毒的能力较弱。

(2)乙肝妈妈在选择母乳喂养应该慎重。

1)单纯乙肝携带者,新生儿出生后接种乙肝疫苗,可以喂母乳。

2)小三阳,检测 HBV-DNA 的病毒复制量,如很低或没有,出生后注射乙肝疫苗后,可母乳喂养。

3)HBV-DNA 阳性或大三阳,特别是肝功能异常者,母乳传染性大。可于妊娠期和产后分别注射乙肝免疫球蛋白,减少宫内垂直感染的机会;并不建议母乳喂养。

(3)乙肝妈妈实行母乳喂养时,应注意:①喂奶前应洗手,用温热的干净毛巾轻轻擦拭奶头后再喂奶。②奶头皲裂或婴儿口腔溃疡,应暂停母乳喂养。③婴儿定期检测乙肝抗原抗体。

3.丙肝　母乳喂养并不会增加新生儿 HCV 感染概率。母乳喂养与婴儿 HCV 感染无关。丙肝病毒还没有显示出可以通过母乳喂养传播。

4.母亲 HIV 感染母乳喂养问题　世界卫生组织近期的推荐:因母乳喂养而传染 HIV 的可能性很小。①只有对能安全使用奶瓶喂养、并买得起足够的配方奶、HIV 阳性的母亲,可停止母乳喂养。②对于不能安全使用奶瓶喂养、不知道自己 HIV 感染状况的母亲,应当正常喂奶。③提倡对母乳喂养的母婴同时进行抗 HIV 的治疗。

HIV 感染的母亲出现乳头出血、乳头或乳房溢乳、乳腺炎/脓肿时,应暂停母乳喂养。因此,鼓励纯母乳喂养的同时,应减少乳腺疾病的发生。

5.妊娠糖尿病　母乳喂养对糖尿病母亲有特殊的好处:①缓解精神上的压力,哺乳时分泌的泌乳素可以让母亲更放松、并有嗜睡感。②减少成年后患糖尿病的风险。③减少母亲治疗所需要的胰岛素用量。④能有效缓解糖尿病的各种症状,许多母亲在哺乳期间病情部分或全部好转。⑤胰岛素分子太大,无法渗透到母乳中;口服降糖药,在消化道可被破坏,不能进入母乳。⑥糖尿病患者容易感染各种病菌,母乳喂养期间要格外注意血糖水平、注重个人卫生、保护好乳头不受感染。

6.甲状腺功能亢进

(1)哺乳期首选:丙硫氧嘧啶(乳汁中浓度低)。哺乳母亲每日服 3.3～10mg 甲巯咪唑,哺乳是安全的。①每 2～4 周监测一次新生儿甲状腺功能(血清甲状腺素和甲状腺刺激激素)。②关注新生儿特异性反应:发热、皮疹、白细胞减少等。③无条件随访婴儿,不强调母乳喂养。

(2)甲亢母亲,产后监测甲状腺功能,调整用药,丙硫氧嘧啶＞300mg/d,或甲巯咪唑＞10mg/d,不建议哺乳。

(3)^{131}I 治疗时,应暂停母乳,定时挤奶;疗程结束后,检验乳汁中放射性物质的水平达正常可哺乳。有些母亲断奶 4 个月以后还可再泌乳。

7.甲状腺功能低下

(1)乳汁中可测出甲状腺素,母乳喂养不是禁忌。

(2)甲状腺功能低下存在遗传倾向。新生儿出生后可测定血清 T_4、TSH 等,除外婴儿先天性甲状腺功能低下,发现婴儿甲状腺水平降低,可给宝宝服用甲状腺增强药物。

(3)服用甲状腺素替代治疗的母亲,仍然可以母乳喂养,可定期检测婴儿的甲状腺功能。

七、不宜母乳喂养的情况

权衡哺乳对母婴的安全和危害性,结合病情对身体健康的影响、母亲身心能否承受哺乳等因素做出正确选择。

1.母亲

(1)母亲正患传染病且处于急性传染期。各型传染性肝炎的急性期,或活动期肺结核的患者,或流行性传染病患者。患有活动性结核的母亲应与其婴儿分离,进行治疗。她可以在治疗阶段排出她的乳汁,保持泌乳量,一旦她可以与她的婴儿接触时就可以开始喂养。

(2)母亲为心脏病患者,而且心功能在 Ⅲ、Ⅳ 级或心力衰竭患者。

（3）乳母为严重的肾脏、肝脏疾病或其他重要脏器功能损害。哺乳有可能增加母亲的负担，导致病情恶化者。

（4）严重精神病、反复发作的癫痫，先天代谢性疾病的患者。

（5）需要进行化疗或放射治疗的乳母。

（6）产后严重并发症须进行治疗的母亲，应暂时不进行哺乳。可在病情允许情况下，由医务人员协助挤奶，以保持泌乳，待病愈后再进行哺乳。

2.婴儿　确诊为先天代谢性疾病患儿，如苯丙酮尿症、和半乳糖血症的患儿，不宜用母乳和其他乳类喂养，须在医师指导下选择适宜营养品。

八、母亲用药时的母乳喂养

大多数药物只能少量进入母乳，只有少数的药物会影响婴儿。很少因母亲用药而必须停止母乳喂养。

1.必须停止母乳喂养（少数药物副作用）　母亲应用抗癌药物或放射性物质治疗者，治疗精神病的药物或者抗惊厥药物，引起哺乳的婴儿嗜睡或衰弱无力，特别是苯巴比妥类和安定（对小于 1 个月婴儿副作用可能大）。

2.避免使用某些抗生素　母乳喂养的母亲所用的抗生素大多数对婴儿是安全的。最好避免用氯霉素和四环素。但如果这几种抗生素中的一种被选为治疗母亲的药物，则继续母乳喂养并观察婴儿，大多数情况是不会出现问题的。

3.避免给母亲用磺胺类药物　可加重新生儿黄疸及粒细胞减少。

4.避免用减少奶量的药物　①含有雌激素的避孕药；②噻嗪类利尿剂。

九、喂养方式的选择与指导

1.原则　为了儿童最佳的生长发育和健康，只要有可能，6 个月以内的婴儿应进行纯母乳喂养。如果婴儿吃不到母乳，6 个月内就需要人工喂养或添加辅食。但必须在人工喂养是可接受、可行、可负担、可持续和安全的条件下。

2.喂奶量

（1）体重≥2500 克：150ml/（kg·d），喂 8 次，每 3h 一次。

（2）体重＜2500 克：从 35ml/（kg·d）开始，随后每天每公斤体重增加 20ml，直至总量达到 200ml/（kg·d），喂 8～12 次，每 2～3h 一次。

（3）婴儿每天奶需要量的近似量见表 2-3-1。

表 2-3-1　婴儿每天需奶量

婴儿年龄	每天喂养次数	每次配方奶量	每天奶/配方奶总量
出生～1 月	8	60ml	480ml
1～2 月	7	90ml	630ml
2～4 月	6	120ml	720ml
4～6 月	6	150ml	900ml

3.混合喂养　出生 2 周后母乳仍不足、婴儿每周体重增长达不到 125g 或满月时体重增长不足 500g 时,可选择混合喂养。

每次喂母乳后给孩子喂其他乳类(如配方奶);如果补喂的其他乳类逐渐减少,可重新采用纯母乳喂养。

十、吸出母乳的保存和处理

可能的时候,直接的母乳喂养对母亲和婴儿都是有益的,特别是足月儿,可以提供母乳营养成分,还可以进行母婴间的交流。然而,当不能进行直接的母乳喂养时,分泌的乳汁应该排出并且注意保存。当由于早产或者疾病使母亲与婴儿在产后立即分离时,应该使用器械启动母乳的分泌。母乳的排出及保存技术会影响母乳的成分以及细菌含量。

1.母乳的排出与收集　住院婴儿母亲使用机械促进母乳分泌的方法包括:①在分娩后的前几个小时使用医院的电动吸奶器进行乳汁抽吸。②在前两个星期常规吸引(8～10 次/d),理论上可以刺激母亲乳腺腺泡的发育,并扩大潜在的泌乳区域。③在头几天可以每次吸 10～15min 直到乳量增加可以将吸引时间调整到 1～2min。④在产后 2 个星期达到每天 800～1000ml 的乳量是理想的。

2.母乳收集

(1)在每次泌乳时母亲应该清洗手和指甲。

(2)所有的收集器在接触乳房和母乳之前应该彻底清洁,然后再使用。

(3)母乳收集器每天都要消毒。

(4)收集的母乳装入灭菌的玻璃瓶或者硬塑料容器中。对于早产儿,不推荐使用塑料袋进行母乳保存。

(5)每个母乳容器都要标明婴儿的信息、日期及泌乳时间。

3.母乳储存

(1)使用新鲜的,未冷冻的,1h 内的母乳。

(2)若婴儿不能在 48h 内进乳,应立即将母乳冷藏。

(3)当婴儿不能喂养或者母亲在泌乳 24h 内不能将母乳送到医院的,将母乳立即冷冻。

(4)当冷冻的母乳完全融化或部分融化时,既可以喂给婴儿也可以丢弃,但不要再次冷冻。

(王薇薇)

第四节　新生儿肠内和肠外营养支持

营养是新生儿生长发育、维持正常生理功能、组织修复的物质基础。正常新生儿能限快适应从持续的官内营养到间断的喂养过程。

新生儿营养支持是通过肠内和(或)肠外支持途径,为患儿提供所需热量与营养素,从而达到维持机体能量与氮平衡的目的,逐步达到 10～20g/(kg·d)的体重增长速率。

肠内营养是指通过胃肠道提供营养,无论是经口喂养还是管饲喂养。

肠外营养是指当新生儿不能耐受经肠道喂养时,须要完全或部分经静脉输注供给热量、液体、蛋白质、糖类、脂肪、维生素和矿物质,以满足机体代谢及生长发育需要。

一、肠内营养支持

通过胃肠道提供营养,无论是经口喂养还是管饲喂养称为肠内营养。

(一)摄入量

1.能量　经肠道喂养达到439.3～543.9kg/(kg·d),大部分新生儿体重增长良好。目前认可早产儿须维持能量供应量才能达到理想体重增长速度。

2.蛋白质　足月儿2～3g/(kg·d),早产儿3～4g(kg·d)。

3.脂肪　5～7g/(kg·d),占总能量的40%～50%。

4.糖类　10～14g/(kg·d),占总能量的40%～50%。

(二)喂养方式

1.母乳喂养　母乳喂养是新生儿肠内喂养的首选。尽可能早期母乳喂养,尤其是早产儿。

2.人工喂养

(1)奶瓶喂养适用于34周以上具有完善吸吮和吞咽能力,又无条件接受母乳喂养的新生儿。

(2)管饲喂养。

1)适应证:①<32周早产儿;②吸吮和吞咽功能不全、不能经奶瓶喂养者;③因疾病本身或治疗的因素不能经奶瓶喂养者;④作为奶瓶喂养不足的补充。

2)管饲方式:有鼻胃管和鼻肠管两种。

鼻胃管喂养:是管饲营养的首选方法。喂养管应选用内径小而柔软的硅胶或聚亚胺酯导管。①推注法:适合于较成熟、胃肠道耐受性好的新生儿,但不宜用于胃食管反流和胃排空延迟者。②间歇输注法:采用输液泵输注,每次输注时间可以持续0.5～2h,根据患儿肠道耐受情况间隔1～4h输注。适用于胃食管反流、胃排空延迟和有肺吸入高危因素的患儿。③持续输注法:连续20～24h用输液泵输注喂养。此方法仅建议用于上述两种管饲方法不能耐受的新生儿。

鼻肠管喂养:新生儿一般不采用本喂养途径。

3)管饲喂养的用量与添加速度见表2-4-1。

表 2-4-1　新生儿管饲喂养用量与添加速度

出生体重(g)	开始用量[ml/(kg·d)]	添加速度[ml/(kg·d)]
<1000	10	10～20
1001～1250	10～20	10～20
1251～1500	20	20～30
1501～1800	30～40	30～40
1801～2500	40	40～50
>2500	50	50

建议最终喂养量达到140～160ml/(kg·d)。

3.肠道喂养禁忌证　先天性消化道畸形等原因所致消化道梗阻,怀疑或明确诊断为坏死性小肠结肠炎者为绝对禁忌证;此外,任何原因所致的肠道组织缺氧缺血性变化,在纠正之前暂缓喂养。

4.微量肠道喂养

(1)适应证:适用于无肠道喂养禁忌证,但存在胃肠功能不良的新生儿,其目的是促进胃肠道功能成熟,改善喂养耐受性,而非营养性喂养。

(2)应用方法:生后第1天即可开始。以输液泵持续或间歇输注法经鼻胃管输注稀释/标准配方乳或母乳 0.5～1.0ml(kg•h)[5～20ml(kg•d)],5～10d 内维持不变。

(三)肠内营养的制剂选择

母乳和婴儿配方乳适合新生儿各种方法和途径的肠道喂养。

1.母乳　首选母乳。

2.早产儿配方乳　适用于胎龄在 34 周以内或体重<2kg 的早产低体重新生儿,34 周以上的可以选用婴儿配方乳。

3.婴儿配方乳　适用于胃肠道功能发育正常的足月新生儿。

4.以水解蛋白为氮源的婴儿配方乳　适用于肠道功能不全(如短肠和小肠造瘘)和对蛋白质过敏的婴儿。

5.免乳糖配方乳　适用于腹泻>3d,乳糖不耐受的新生儿及肠道功能不全(如短肠和小肠造瘘)患儿。

6.特殊配方乳粉　适用于代谢性疾病患儿(如苯丙酮尿症患儿专用奶粉)。

(四)配方乳配制与保存

配方乳配制前所有容器须高温消毒处理,配制应在专用配制室或经分隔的配制区域内进行,严格遵守无菌操作原则。病房内配置应即配即用。中心配制,应在配置完毕后置 4℃ 冰箱储存,喂养前再次加温。常温下放置时间不应超过 4h。若为持续输液泵胃肠道喂养或间歇输液泵输注,应每 8h 更换注射器,每 24h 更换输注管道系统。

二、肠外营养支持

肠外营养是指当新生儿不能耐受经肠道喂养时,完全由静脉供给热量、液体、蛋白质、糖类、脂肪、维生素和矿物质等来满足机体代谢及生长发育需要的营养支持方式。

(一)肠外营养液的组成

胃肠道外营养是新生儿治疗学、营养学的一次革命,使不能耐受胃肠道营养或不能进行胃肠道营养的新生儿成活成为可能,大大提高了早产儿及低出生体重儿的成活率,并提高了这些孩子以后的生活质量。肠外营养液基本成分包括氨基酸、脂肪乳剂、糖类、维生素、电解质、微量元素和水。

1.液体入量　因个体而异,须根据不同临床条件,如光疗、暖箱、呼吸机、心肺功能、各项监测结果等而进行调整。新生儿的成熟程度、日龄、不显性失水在不同的环境差别很大,置于辐射台或接受光疗时,不显性失水可增加 30%～50%,如用闭式暖箱、湿化氧吸入、气管插管辅助呼吸时不显性失水下降 20%～30%。计算液体量须要考虑多种因素配制成 1/5～1/6 等张液体,总液体在 20～24h 内均匀输入,建议应用输液泵进行输注。

2.热量　热量需要取决于日龄、体重、活动、环境、入量、器官成熟程度、食物种类等。热量主要是维持基础代谢及生长需要。

如在中性环境,≤1 周的小儿,全静脉营养每日可供 209～335kJ/kg;环境温度对新生儿能量消耗影响很大,稍低于中性温度即可增加 29.3～33.5kJ/(kg•d);如需长期静脉营养者,应考虑生长发育需要,机体每生长 1g 新组织,需 20.9kJ 热量,达到宫内生长速度即每日增加 10～15g/kg,因此热量需要量为每日 418～502kJ/kg,以满足生长需要。

需要注意的是,单独增加热量并不能使体重成比例增加,必须在热量、蛋白质、维生素等均匀增加时体重可成比例增加。

3.葡萄糖　在胃肠道外营养液中，非蛋白的能量来源极为重要，可以节省氮的消耗，葡萄糖是理想的来源。但新生儿，尤其是早产儿，对输入葡萄糖的速度和量耐受性差，不同体重及日龄的新生儿葡萄糖的剂量和速度可参考表2-4-2，开始剂量为4～8mg/(kg·min)，按1～2mg/(kg·min)的速度逐渐增加，最大剂量不超过11～14mg/(kg·min)。注意监测血糖。新生儿不推荐使用胰岛素。

表2-4-2　新生儿葡萄糖的剂量和速度

| 用量 | 开始的速度 | 增加量 | 第2周用量 | |
[g/(kg·d)]	[mg/(kg·min)]	[g/(kg·d)]	用量 [g/(kg·d)]	速度 [mg/(kg·min)]
足月儿	12	8	2	18～20	12～14
早产儿	6～8	4～6	2	16～18	11～13

用周围静脉输液时，葡萄糖浓度一般不超过12.5%。

4.氨基酸　推荐选用小儿专用氨基酸。生后12～24h即可应用(肾功能不全者除外)。从1.0～2.0g/(kg·d)开始[早产儿建议从1.0g/(kg·d)开始]，按0.5g/(kg·d)的速度逐渐增加，足月儿可增至3g/(kg·d)，早产儿可增至3.5g/(kg·d)。

目前常用的是两类晶体氨基酸营养液。

(1)小儿氨基酸液：含18～19种氨基酸，含足量胱氨酸、酪氨酸及牛磺酸。

(2)成人氨基酸液：甘氨酸、蛋氨酸及苯丙氨酸含量很高，早产儿用后易产生高苯丙氨酸、高蛋氨酸血症及高氨血症，对早产儿不利。

5.脂肪乳剂　脂肪乳剂热量高而渗透压不高。即可满足热量需要又可降低所需葡萄糖的浓度，且提供必需脂肪酸，可防止体重不增和生长迟缓，治疗脂肪酸缺乏症。脂肪乳剂出生24h后即可应用，早产儿建议采用20%脂肪乳剂。中长链混合型脂肪乳剂(是一种热量足够，清除较快而不在体内积累和对免疫功能无不良影响的脂肪乳剂)优于长链脂肪乳剂。剂量从0.5～1.0g/(kg·d)开始。足月儿无黄疸者从1.0～2.0g/(kg·d)开始，按0.5g/(kg·d)的速度逐渐增加，总量不超过3g/(kg·d)。

三大营养物质的分配：糖类40%～45%，脂肪40%～50%，蛋白质15%。

6.电解质　应每天供给，推荐需要量见表2-4-3。

表2-4-3　肠外营养期间新生儿每日所需电解质推荐

电解质	早产儿[mmol/(kg·d)]	足月儿[mmol/(kg·d)]
钠	2.0～3.0	2.0～3.0
钾	1.0～2.0	1.0～2.0
钙	0.6～0.8	0.5～0.6
磷	1.0～1.2	1.0～1.3
镁	0.3～0.4	0.4～0.5

7.维生素　肠外营养时需补充13种维生素，包括4种脂溶性维生素和9种水溶性维生素。临床上一般应用维生素混合制剂。目前还没有含所有维生素的制剂，目前国内常用的有水乐维他，含10种水溶性维生素，使用时加入葡萄糖液中，维他利匹特为婴儿专用，含4种脂溶性维生素，加入脂肪乳液中使用。

8.矿物质及微量元素　由于体内微量元素储存很少，静脉营养应加微量元素。但如静脉营养仅1～2周，或部分静脉营养则只需加锌，如长时间静脉营养则需补充其他微量元素。若无静脉营养的微量元素溶液则可每周给血浆 10ml/kg。目前常用的制剂为派达益儿,用于新生儿和婴儿,含锰、镁、铁、锌、铜、碘等,用量为 4ml/(kg·d)。

(二)监测

目的是评价疗效并及时发现并发症。

体重每周测 1~3 次,头围每周 1 次,出入量每日 1 次,血常规每周 1~2 次。血葡萄糖、电解质、PCO_2、pH 开始 2~3d 每日测 1 次,以后每周 2 次。

血:血尿素氮、肌酐、钙、磷、镁、白蛋白、ALT、AST、AKP、总胆红素、胆固醇、三酰甘油,血细胞比容每周或隔周测一次。尿比重、尿量每天测。

营养摄入不当表现:能量摄入不足,体重不增。

蛋白质摄入过高:血尿素氮升高,代谢性酸中毒。

蛋白质摄入不足:血尿素氮降低,白蛋白降低。

钙和磷摄入不足或维生素 D 不足:AKP 升高,血钙、磷正常或降低。

脂肪不耐受:三酰甘油升高,胆固醇升高。

胆汁淤积:直接胆红素升高,AKP 升高,转氨酶升高。

(三)肠道外营养的适应证和禁忌证

1.适应证

(1)经胃肠道摄入不能达到所需总热量 70%,或预计不能经肠道喂养 3d 以上。例如先天性消化道畸形:食管闭锁肠闭锁等。

(2)获得性消化道疾病:短肠综合征、坏死性小肠结肠炎、顽固性腹泻等。

(3)早产儿(低出生体重儿、极低或超低出生体重儿)。

(4)宫外发育迟缓等。

2.禁忌证　　出现下列情况慎用或禁用肠外营养。

(1)休克,严重水电解质紊乱、酸碱平衡失调未纠正时,禁用以营养支持为目的的补液。

(2)严重感染、严重出血倾向、凝血指标异常者慎用脂肪乳剂。

(3)血浆 TG>2.26mmol/L 时暂停使用脂肪乳剂,直至廓清。

(4)血浆胆红素>170μmol/L 时慎用脂肪乳剂。

(5)严重肝功能不全者慎用脂肪乳剂与非肝病专用氨基酸。

(6)严重肾功能不全者慎用脂肪乳剂与非肾病专用氨基酸。

(四)支持途径

1.周围静脉　　由四肢或头皮等浅表静脉输入的方法,适合短期(<2 周)应用。

优点:操作简单,并发症少而轻。

缺点:不能耐受高渗液体输注,长期应用会引起静脉炎。须注意,葡萄糖浓度应≤12.5%。

2.中心静脉

(1)经周围静脉进入中心静脉。

由肘部贵要静脉、正中静脉、头静脉或腋静脉置管进入上腔静脉。

优点:具有留置时间长,减少穿刺次数的优点,并发症发生率较低。

缺点:护理不当,可能引起导管阻塞、感染等并发症。

注意:①须由经培训的护士、麻醉师或医师进行,置管后须摄片定位;②置管后严格按护理常规操作与护理。

（2）经颈内、颈外、锁骨下静脉置管进入上腔静脉。

优点：置管时间长，可输入高渗液体。

缺点：易引起与导管有关的败血症、血管损伤、血栓等。

注意：①导管须专人管理；②不允许经导管抽血或推注药物；③严格无菌操作，每24～48h更换导管穿刺点的敷料。

（3）脐静脉插管。

优点：操作简单，可迅速建立给药通道。

缺点：插管过深易造成心律失常，引起门静脉系统产生压力增高，影响血流，导致肠管缺血及坏死可能。

注意：①插管须由经培训有经验的医师进行，置管后须摄片定位；②置管时间不超过10d。

（五）输注方式

1.多瓶输液　氨基酸与葡萄糖电解质溶液混合后，以Y型管或三通管与脂肪乳剂体外连接后同时输注。优点：适用于不具备无菌配制条件的单位。缺点：工作量相对大，易出现血糖、电解质紊乱，不利于营养素充分利用。注意：脂肪乳剂输注时间应>16h。

2.全合一　将所有肠外营养成分在无菌条件下混合在一个容器中进行输注。新生儿肠外营养支持输注方式建议采用全合一方式。

优点：易管理，减少相关并发症，有利于各种营养素的利用，并节省费用。

缺点：混合后不易临时改变配方。

配制：肠外营养支持所用营养液根据当日医嘱在层流室或配制室超净台内，严格按无菌操作技术进行配制。

混合顺序：①电解质溶液（10% NaCl、10% KCl、钙制剂、磷制剂）、水溶性维生素、微量元素制剂先后加入葡萄糖溶液或/（和）氨基酸溶液；②将脂溶性维生素注入脂肪乳剂；③充分混合葡萄糖溶液与氨基酸溶液后，再与经步骤②配制的脂肪乳剂混合；④轻轻摇动混合物，排气后封闭备用。保存：避光、4℃保存，无脂肪乳剂的混合营养液尤应注意避光。建议现配现用。国产聚氯乙烯袋建议24h内输完。乙烯乙酸乙酰酯袋可保存1周。

注意：①全合一溶液配制完结后，应常规留样，保存至患者输注该混合液完毕后24h；②电解质不宜直接加入脂肪乳剂液中，注意全合-溶液中-价阳离子电解质浓度不高于150mmol/L，二价阳离子电解质浓度不高于5mmol/L。③避免有肠外营养液中加入其他药物，除非已经过配伍验证。

（六）肠道外营养的并发症

1.胆汁性肝炎　肠道外营养应用2周以上常见，但多为一过性，临床表现为黄疸，直接胆红素、AKP、转氨酶升高。

处理：①排除其他原因引起的肝功能不全；②尽量给予肠道营养，即使量极少亦可促进胆汁分泌；③减少氨基酸输入量；④降低葡萄糖输注速度；⑤继续输入脂肪乳，维持血浆三酰甘油在2.26mmol/L或以下；⑥可试用熊去氧胆酸治疗。

2.代谢异常　高血糖、低血糖、过量氨基酸输入可产生代谢性酸中毒、氮血症、血、尿氨基酸水平增高，并可影响神经系统发育。

3.代谢障碍　①高胆红素血症，游离脂肪酸可与胆红素竞争白蛋白，增加核黄疸危险。②影响肺功能，大量脂肪输入，电镜下可见脂肪滴沉积于毛细血管、肺泡巨噬细胞、肺小动脉。在严重肺功能不全和低氧血症，需FiO_2>0.6者，可影响肺功能，应限制使用。③高脂血症和高胆固醇血症，与患儿成熟度有关，宜减量并监测。④感染,脂肪输入增加感染机会:脂肪使中性粒细胞功能受抑制;细菌、霉菌易在脂肪乳中生长;无菌技术不严格。

目前认为输入脂肪的并发症与输入速度有关,如速度$>0.2g/(kg \cdot h)$,将发生 PaO_2 下降,肺动脉压力升高,右向左分流,中性粒细胞功能降低。

三、肠内联合肠外营养支持

生后第 1 天即可开始肠内喂养(存在肠内喂养禁忌证者除外),不足部分由肠外营养补充供给。

肠外营养补充热量计算公式 $PN=(1-EN/110) \times 70$。

式中,PN、EN 单位均为 $kcal/(kg \cdot d)$(110 为完全经肠道喂养时推荐达到的热量摄入值)。

(王薇薇)

第三章　新生儿疾病

第一节　新生儿疾病概论

新生儿学是研究新生儿生理、病理、保健医疗等方面的一门学科,目的在于提高新生儿质量和降低新生儿死亡率。由于新生儿是胎儿的继续,与胎儿和孕母的关系密切,因此新生儿学又是围产医学的一部分。

新生儿期是从断脐至满 28d 的一段时间。可将新生儿按以下类别分类:

一、根据胎龄分类

1.足月儿　胎龄满 37 周至不满 42 足周(260～293d)的新生儿。

2.早产儿　胎龄满 28 足周至不满 37 足周(196～259d)的新生儿。其中第 37 周的早产儿因成熟度已接近足月儿,故也称过渡足月儿。

3.过期产儿　胎龄满 42 周(294d)以上的新生儿(包括足 42 周)。

二、根据体重分类

1.低出生体重儿　出生 1h 内体重不足 2500g,不论是否足月。

2.极低出生体重儿　出生体重在 1500g 以下者。

3.正常出生体重儿　出生体重在 2500～3999g 之间。大多数是正常新生儿。

4.巨大儿　出生体重等于或超过 4000g 者。包括正常和有疾病的新生儿。

三、根据出生体重与胎龄的关系分类

1.小于胎龄儿　出生体重在同胎龄平均体重第十百分位以下的婴儿。我国将胎龄已足月,但体重在 2500g 以下的婴儿称足月小样儿。

2.适于胎龄儿　出生体重在同胎年龄平均体重第十至九十百分位者。

3.大于胎龄儿　出生体重在同胎龄平均体重第九十百分位以上者。

四、根据新生儿期的早晚分类

1.早期新生儿　出生后一周以内的新生儿。

2.晚期新生儿　出生后 2～4 周的新生儿。

五、高危儿

是指已发生危重疾病或可能发生危重病情的新生儿。

1.高危妊娠孕妇分娩的新生儿,或孕母过去有死胎、死产史或孕母在妊娠期有疾病史。

2.异常分娩的新生儿,如各种难产和手术产儿。

3.新生儿出生时 Apgar 评分低于 7 分者。

4.兄姐中有新生儿期因严重畸形或其他疾病死亡者。

5.正常新生儿以外的其他各种类型新生儿。

6.有疾病的新生儿。

（王薇薇）

第二节　　新生儿窒息

新生儿窒息是指由于产前、产时或产后的各种病因,在生后 1 分钟内无自主呼吸或未能建立规律呼吸,导致低氧血症和高碳酸血症,若持续存在,可出现代谢性酸中毒。在分娩过程中,胎儿的呼吸和循环系统经历剧烈变化,绝大多数胎儿能够顺利完成这种从子宫内到子宫外环境的转变,从而建立有效的呼吸和循环,保证机体新陈代谢和各器官功能的正常,仅有少数患儿发生窒息。国外文献报道活产婴儿的围生期窒息发生率约为 1‰～1.5‰,而胎龄大于 36 周仅为 5‰。我国多数报道活产婴儿窒息发生率约为 5‰～10‰。

【病因】

窒息的本质是缺氧,凡能造成胎儿或新生儿血氧浓度降低的因素均可引起窒息,一种病因可通过不同途经影响机体,也可多种病因同时作用。新生儿窒息多为产前或产时因素所致,产后因素较少。常见病因如下:

1.孕母因素　①缺氧性疾病:如呼吸衰竭、青紫型先天性心脏病、严重贫血及 CO 中毒等;②障碍胎盘循环的疾病:如充血性心力衰竭、妊娠高血压综合征、慢性肾炎、失血、休克、糖尿病和感染性疾病等;③其他:孕母吸毒、吸烟或被动吸烟、孕母年龄≥35 岁或<16 岁、多胎妊娠等,其胎儿窒息发生率增高。

2.胎盘异常　如前置胎盘、胎盘早剥和胎盘功能不全等。

3.脐带异常　如脐带受压、过短、过长致绕颈或绕体、脱垂、扭转或打结等。

4.分娩因素　如难产、高位产钳、臀位、胎头吸引不顺利;产程中麻醉药、镇痛药及催产药使用不当等。

5.胎儿因素　①早产儿、小于胎龄儿、巨大儿等;②各种畸形如后鼻孔闭锁、喉蹼、肺膨胀不全、先天性心脏病及宫内感染所致神经系统受损等;③胎粪吸入致使呼吸道阻塞等。

【病理生理】

大多数新生儿生后 2 秒钟开始呼吸,约 5 秒钟啼哭,10 秒钟～1 分钟出现规律呼吸。若由于上述各种病因导致窒息,则出现一系列病理生理变化。

(一)窒息后细胞损伤

缺氧可导致细胞代谢及功能障碍和结构异常甚至死亡,是细胞损伤从可逆到不可逆的演变过程。不同细胞对缺氧的易感性各异,其中脑细胞最敏感,其次是心肌、肝和肾上腺细胞,而纤维、上皮及骨骼肌细胞对缺氧的耐受性较强。

1.可逆性细胞损伤 细胞所需能量主要由线粒体生成的 ATP 供给。缺氧首先是细胞有氧代谢即线粒体内氧化磷酸化发生障碍,使 ATP 产生减少甚至停止。由于能源缺乏,加之缺氧,导致细胞代谢及功能异常:①葡萄糖无氧酵解增强:无氧酵解使葡萄糖和糖原消耗增加,易出现低血糖;同时也使乳酸增多,引起代谢性酸中毒。②细胞水肿:由于 ATP 缺乏,钠泵主动转运障碍,使钠、水潴留。③钙离子内流增加:由于钙泵主动转运的障碍,使钙向细胞内流动增多。④核蛋白脱落:由于核蛋白从粗面内质网脱落,使蛋白和酶等物质的合成减少。本阶段如能恢复血流灌注和供氧。

2.不可逆性细胞损伤 若窒息持续存在或严重缺氧,将导致不可逆性细胞损伤:①严重的线粒体形态和功能异常:不能进行氧化磷酸化、ATP 产生障碍,线粒体产能过程中断;②细胞膜严重损伤:丧失其屏障和转运功能;③溶酶体破裂:由于溶酶体膜损伤,溶酶体酶扩散到细胞质中,消化细胞内各种成分(自溶)。此阶段即使恢复血流灌注和供氧,上述变化亦不可完全恢复。存活者多遗留不同程度的后遗症。

3.血流再灌注损伤 复苏后,由于血流再灌注可导致细胞内钙超载和氧自由基增加,从而引起细胞的进一步损伤。

(二)窒息发展过程

1.原发性呼吸暂停 当胎儿或新生儿发生低氧血症、高碳酸血症和代谢性酸中毒时,由于儿茶酚胺分泌增加,呼吸和心率增快,机体血流重新分布即选择性血管收缩,使次要的组织和器官(如肺、肠、肾、肌肉、皮肤等)血流量减少,而主要的生命器官(如脑、心肌、肾上腺)的血流量增多,血压增高,心输出量增加。如低氧血症和酸中毒持续存在则出现呼吸停止,称为原发性呼吸暂停。此时肌张力存在,血压仍高,循环尚好,但发绀加重,伴有心率减慢。在此阶段若病因解除,经过清理呼吸道和物理刺激即可恢复自主呼吸。

2.继发性呼吸暂停 若病因未解除,低氧血症持续存在,肺、肠、肾、肌肉和皮肤等血流量严重减少,脑、心肌和肾上腺的血流量也减少,可导致机体各器官功能和形态损伤,如脑和心肌损伤、休克、应激性溃疡等。在原发性呼吸暂停后出现几次喘息样呼吸,继而出现呼吸停止,即所谓的继发性呼吸暂停。此时肌张力消失,苍白,心率和血压持续下降,出现心力衰竭及休克等。此阶段对清理呼吸道和物理刺激无反应,需正压通气方可恢复自主呼吸。否则将死亡,存活者可留有后遗症。

窒息是从原发性呼吸暂停到继发性呼吸暂停的发展过程,但两种呼吸暂停的表现均为无呼吸和心率低于 100 次/分,故临床上难以鉴别,为了不延误抢救时机,对生后无呼吸者都应按继发性呼吸暂停进行处理。

(三)窒息后血液生化和代谢改变

在窒息应激状态时,儿茶酚胺及胰高血糖素释放增加,使早期血糖正常或增高;当缺氧持续,动用糖增加、糖原贮存空虚,出现低血糖症。血游离脂肪酸增加,促进钙离子与蛋白结合而致低钙血症。此外,酸中毒抑制胆红素与清蛋白结合,降低肝内酶的活力而致高间接胆红素血症;由于左心房心钠素分泌增加,造成低钠血症等。

【临床表现】

（一）胎儿缺氧表现

先出现胎动增加、胎心增快，胎心率≥160次/分；晚期则胎动减少（<20次/12小时），甚至消失，胎心减慢，胎心率<100次/分，严重时甚至心脏停搏。窒息可导致肛门括约肌松弛，排出胎便，使羊水呈黄绿色。

（二）窒息程度判定

Apgar评分是临床评价出生窒息程度的经典而简易的方法。

1.时间　分别于生后1分钟和5分钟进行常规评分。1分钟评分与动脉血pH相关，但不完全一致，如母亲分娩时用麻醉药或止痛药使新生儿生后呼吸抑制，Apgar评分虽低，但无宫内缺氧，血气改变相对较轻。若5分钟评分低于8分，应每5分钟评分一次，直到连续2次评分大于或等于8分为止；或继续进行Apgar评分直至生后20分钟。

2.Apgar评分内容　包括皮肤颜色、心率、对刺激的反应、肌张力和呼吸。这样，Apgar也与上述5个英文单词的字头对应。评估标准：每项0～2分，总共10分。

3.评估标准　每项0～2分，总共10分。1分钟Argar评分8～10为正常，4～7分应密切注意窒息的可能性，0～3分为窒息。

4.评估的意义　1分钟评分反映窒息严重程度；5分钟及10分钟评分除反映窒息的严重程度外，还可反映复苏抢救的效果。

5.注意事项　应客观、快速及准确地进行评估；胎龄小的早产儿成熟度低，虽无窒息，但评分较低；单凭Apgar评分不应作为评估低氧或产时窒息以及神经系统预后的唯一指标。

（三）并发症

由于窒息程度不同，发生器官损害的种类及严重程度各异。常见并发症有如下几种：①中枢神经系统：缺氧缺血性脑病和颅内出血；②呼吸系统：胎粪吸入综合征、呼吸窘迫综合征及肺出血；③心血管系统：缺氧缺血性心肌损害（三尖瓣闭锁不全、心力衰竭、心源性休克）；④泌尿系统：肾功能不全或衰竭及肾静脉血栓形成等；⑤代谢方面：低血糖、低钙及低钠血症等；⑥消化系统：应激性溃疡和坏死性小肠结肠炎等。上述疾病的临床表现详见相应章节。

【辅助检查】

对宫内缺氧胎儿，可通过羊膜镜了解胎粪污染羊水的程度，或在胎头露出宫口时取胎儿头皮血进行血气分析，以估计宫内缺氧程度；生后应检测动脉血气、血糖、电解质、血尿素氮和肌酐等生化指标。

【诊断】

目前，我国新生儿窒息的诊断及程度判定仍依赖单独Apgar评分，但由于Apgar评分受多种因素的影响，单凭Apgar评分并不能准确诊断窒息及预测神经发育结局。因此，1996年，美国儿科学会（AAP）和妇产科学会（ACOG）将围生期窒息定义为：①严重的代谢性酸中毒（pH<7）；②5分钟后Apgar评分仍≤3分；③有新生儿脑病表现；④伴有多器官功能障碍。

【治疗与预防】

复苏必须分秒必争，由儿科医生和助产士（师）合作进行。

（一）复苏方案

采用国际公认的ABCDE复苏方案：①A：清理呼吸道；②B：建立呼吸；③C：恢复循环；④D：药物治疗；⑤E：评估和环境（保温）。其中评估和保温（E）贯穿于整个复苏过程中。

执行ABCD每一步骤的前后，应对评价指标即呼吸、心率（计数6秒钟心率然后乘10）和皮肤颜色进行评估。根据评估结果做出决定，执行下一步复苏措施。即应遵循：评估→决定→操作→再评估→再决定→再操作，如此循环往复，直到完成复苏。

严格按照 A→B→C→D 步骤进行复苏，其顺序不能颠倒。大多数经过 A 和 B 步骤即可复苏，少数则需要 A、B 及 C 步骤，仅极少数需要 A、B、C 及 D 步骤才可复苏。复苏初期建议用纯氧（目前证据尚不足以证明空气复苏的有效性），以后通过监测动脉血气值或经皮血氧饱和度，逐步调整吸入气的氧浓度。

随着复苏理论和实践的进步，已证实一些复苏方法存在很多弊端，临床复苏时应予注意：①气道未清理干净前（尤其是胎粪污染儿），切忌刺激新生儿使其大哭，以免将气道内吸入物进一步吸入肺内。清理呼吸道和触觉刺激后 30 秒钟仍无自主呼吸，应视为继发性呼吸暂停，即刻改用正压通气。②复苏过程中禁用呼吸兴奋剂。③复苏过程中禁用高张葡萄糖，因为应激时血糖已升高，给予高张葡萄糖可增加颅内出血发生的机会，同时糖的无氧酵解增加，加重代谢性酸中毒。

（二）复苏步骤

将出生新生儿置于预热的自控式开放式抢救台上，设置腹壁温度为 36.5℃。用温热毛巾揩干头部及全身，以减少散热；摆好体位，肩部以布卷垫高 2～3cm，使颈部轻微伸仰，然后进行复苏。

1.清理呼吸道（A）　新生儿娩出后，应立即吸净口和鼻腔的黏液，因鼻腔较敏感，受刺激后易触发呼吸，故应先吸口腔，后吸鼻腔（图 3-2-1）；如羊水混有胎粪，无论胎粪是稠是稀胎儿一经娩出后，立刻进行有无活力评估，有活力的新生儿继续初步复苏，无活力者应立即气管插管，吸净气道内的胎粪，然后再建立呼吸（有活力的定义是呼吸规则、肌张力好及心率>100 次/分，以上三项中有一项不好即为无活力）。

2.建立呼吸（B）　包括触觉刺激和正压通气：

（1）触觉刺激：清理呼吸道后拍打或弹足底 1～2 次或沿长轴快速摩擦腰背皮肤 1～2 次（图 3-2-2、3-2-3）（切忌不要超过 2 次或粗暴拍打），如出现正常呼吸，心率>100 次/分，肤色红润可继续观察。

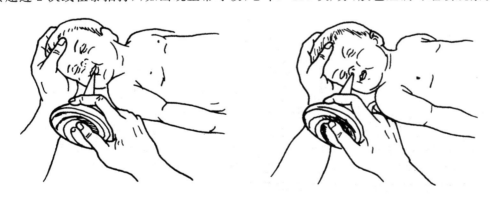

图 3-2-1　吸引先口腔后鼻腔

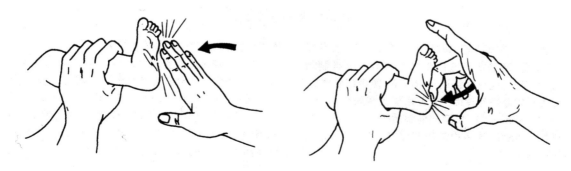

图 3-2-2　拍打足底及弹足底

（2）正压通气：触觉刺激后仍呼吸暂停或抽泣样呼吸，或心率＜100 次/分，或持续的中心性发绀，需用面罩正压通气（图 3-2-4）。通气频率 40～60 次/分，吸呼比 1：2，压力 20～40cmH₂O，即可见胸廓扩张和听诊呼吸音正常为宜。气囊面罩正压通气 30 秒后，如自主呼吸不充分或心率＜100 次/分，需继续气囊面罩或气管插管正压通气。

3.恢复循环（C）　即胸外心脏按压。如气管插管正压通气 30 秒后，心率＜60 次/分或心率在 60～80 次/分不再增加，应在继续正压通气的同时，进行胸外心脏按压。方法是：采用双拇指或中食指按压胸骨体下 1/3 处，频率为 90 次/分，胸外按压和正压通气的比例为 3：1（每按压 3 次，正压通气 1 次），按压深度为胸廓前后径的 1/3（图 3-2-5）。按压或抬起过程中，双拇指或中食指指端不能离开胸骨按压部位，也不宜用力过大以免损伤。

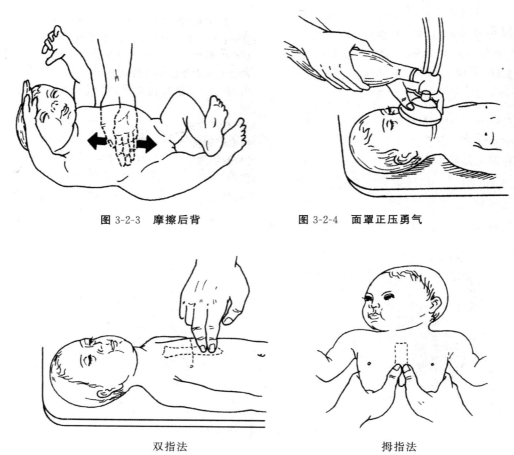

图 3-2-3　摩擦后背　　　　图 3-2-4　面罩正压勇气

双指法　　　　　　　　　　拇指法

图 3-2-5　胸外心脏按压

4.药物治疗（D）　目的是改善心脏功能、增加组织灌流和恢复酸碱平衡。

（1）肾上腺素：①作用：可直接兴奋心肌起搏组织和传导系统的 β 受体，使心率加快，心输出量增加，同时兴奋血管 α 受体，使血管收缩，血压增高；②指征：心率为 0 或胸外心脏按压 30 秒后，心率仍持续＜60 次/分；③方法：给予 1：10000 肾上腺素，0.1～0.3ml/kg 静脉注入，或 0.3～1ml/kg 气管内注入，3～5 分钟重复一次；④疗效评价：给药 30 秒后，有效者心率≥100 次/分；无效者应考虑是否存在代谢性酸中毒和有效血容量减少等。

（2）扩容剂：①作用：增加血容量，改善循环。②指征：有急性失血的病史，疑似失血或休克（伴有血容量减少表现)。③方法:可给予等渗透晶体液,如生理盐水,对大量失血者可选择红细胞悬液。剂量为每次 10ml/kg,静脉输注,对早产儿扩容速度不要太快。④疗效:有效者脉搏有力、血压上升、皮肤转红及代谢性酸中毒减轻。

(3)纳洛酮:①作用:是半合成吗啡拮抗剂,阻断吗啡样物质与其受体结合,从而拮抗所有吗啡类镇痛药的呼吸抑制、缩瞳、胆总管痉挛及致幻作用,并降低镇痛效应。半衰期为 1~1.5 小时,无习惯性和成瘾性,无明显不良反应。②指征:生后有呼吸抑制表现,其母亲产前 4 小时内用过吗啡类麻醉镇痛药者。③方法:应给予纳洛酮,每次 0.1mg/kg,静脉或肌内注射或气管内注入,均应快速输入。④疗效:有效者自主呼吸恢复,如呼吸抑制重复出现,可反复给药。但应注意,纳洛酮不选择作为产房有呼吸抑制新生儿开始复苏的措施,应在保证通气情况下,使用该药物。

(三)复苏后的监护与转运

复苏后需监测肤色、体温、呼吸、心率、血压、尿量、血气、血糖和电解质等。如并发症严重,需转运到 NICU 治疗,转运中需注意保温、监护生命指标和予以必要的治疗。

【预防】

1.加强围生期保健,及时处理高危妊娠。

2.加强胎儿监护,避免和及时纠正宫内缺氧。

3.密切监测临产孕妇,避免难产。

4.培训接产人员熟练掌握复苏技术。

5.医院产房内需配备复苏设备,高危妊娠分娩时必须有掌握复苏技术的人员在场。

(王华春)

第三节　新生儿呼吸窘迫综合征

新生儿呼吸窘迫综合征多见于早产儿,以生后不久出现进行性呼吸困难、发绀和呼吸衰竭为主要临床特征,为肺表面活性物质缺乏所致。

【病因】

新生儿呼吸窘迫综合征的病因为各种原因导致的肺表面活性物质合成减少。其中早产是最主要的因素,胎龄越小,新生儿呼吸窘迫综合征的发病率越高。糖尿病母亲婴儿、表面活性物质基因缺陷等原因较为少见。

【临床表现】

1.病史　非常重要。早产儿尤其是胎龄<35 周者患病风险高。其他高危因素有宫内窘迫行剖宫产、出生时窒息或母亲患有糖尿病。

2.症状和体征　此病具有非常典型的症状和体征。患儿多在生后 6~12h 起病,表现为呼吸困难、气促、发绀、吸气性三凹征和呼气呻吟,进行性加重。一般在第 2~3 天达到高峰,重者可有呼吸不规则、呼吸暂停和呼吸衰竭,病死率高。肺部听诊呼吸音减低,吸气时有细湿啰音。

【辅助检查】

1.X 线胸片　是确诊和评估病情轻重的重要依据。按病情程度分四级:Ⅰ级为网状颗粒状阴影;Ⅱ级是在Ⅰ级的基础上出现支气管充气征;Ⅲ级,心影已模糊不清;Ⅳ级为白肺。

2.胃液泡沫稳定实验　可初步估计患者肺表面活性物质的产生量。生后 30min 内(越早越好)抽取胃液或气管内分泌物 1ml 加 95％乙醇 1ml,震荡 15s,静置 15min 后沿管壁仍有一圈泡沫为阳性,发生本病的可能性小。如阴性,提示本病的可能,但有部分假阴性。

3.其他非特异性检查项目　对确诊疾病无明显帮助,但可协助判断病情的严重程度。血气分析可呈不同类型呼吸衰竭,心脏超声也可有不同程度的肺动脉高压表现。

【诊断】

根据临床表现和辅助检查便可确诊。

【鉴别诊断】

1.急性呼吸窘迫综合征　主要继发于严重窒息和感染,常在原发病后 1～3d 出现气促、发绀、呼吸循环衰竭,X 线胸片以浸润性、肺气肿改变为主,严重者融合成大片状,肺泡萎陷不明显。

2.湿肺　多见于足月剖宫产儿,一般呈自限性。X 线表现以肺泡、间质、叶间胸膜积液为主。

3.吸入性肺炎　常有宫内窒迫史,生后即呼吸困难、呻吟,X 线表现除斑块阴影外,肺气肿较明显。

4.B 组溶血性链球菌感染　孕妇往往有羊膜早破史或感染表现,X 线胸片除支气管充气外,常有较粗糙的点、片状阴影,有不同程度的融合趋势,应用抗生素治疗有效。

【治疗】

1.一般治疗

(1)保暖和营养供给:维持体温在 36.5～37℃,供给充足热量,液体量不宜过多。

(2)纠正酸中毒和电解质紊乱。

(3)抗生素:对有明确感染征象者使用抗生素治疗。

2.对症治疗

(1)氧疗:合理的氧疗是治疗的关键。由于大部分患者为早产儿,过度的氧疗容易导致氧损伤。因此,供氧时应做血氧饱和度和动脉血气监测,使 PaO_2 维持在 7.32～10.64kPa(55～80mmHg)、SaO_2 维持在 85％～95％。如供氧浓度已达 70％,PaO_2 仍<6.65kPa(50mmHg)时,应改用鼻塞持续气道正压通气(CPAP),开始压力为 0.39～0.59kPa(4～6cmH₂O),可调至 0.49～0.78kPa(5～8cmH₂O)。如 CPAP 压力>0.78kPa(8cmH₂O),PaO_2 仍<6.65kPa(50mmHg)或 $PaCO_2$>7.89kPa(60mmHg),或频发呼吸暂停时,应行气管插管机械通气。根据血气分析结果调节呼吸机参数。严重呼吸衰竭患儿用常频通气无效时,可考虑改用高频通气。

(2)一氧化氮吸入疗法:肺动脉高压是新生儿呼吸窘迫综合征的致病环节之一,如有条件,可给予一氧化氮吸入以扩张肺血管,降低肺动脉压力,对改善氧合有明显帮助。

(3)关闭动脉导管:可用吲哚美辛(消炎痛),每次 0.1～0.2mg/kg。隔 12h、24h 后再各用 1 次。静脉滴注效果较好,口服较差,生后 3d 内用药效果较好,若无效可行外科手术结扎。

3.对因治疗　新生儿呼吸窘迫综合征是单病因疾病,临床上现普遍采用表面活性物质替代疗法。表面活性物质分为天然制剂、半合成制剂和人工合成制剂三类,天然制剂疗效优于合成制剂。已确诊为本病时应尽早使用,剂量根据不同制剂而定,经气管内给药,可用 2～4 次,一般首次用药后 12h 重复 1 次即可。

4.预防　胎龄 24～31 周有高危因素的早产儿,可在生后即刻(15～30min)应用表面活性物质,而不用等待症状出现后再应用。

【并发症及处理】

1.颅内出血　早期的床边头颅 B 超可及时发现这一情况。确诊后主要采用止血等对症处理。

2.肺出血　严重病例常发生肺出血,常发生在病程的第 2～4 天。治疗措施为合理调整呼吸机参数以及止血等处理。

3.肺部感染　长时间机械通气,易发生肺部感染。表现为血白细胞和(或)C反应蛋白水平上升,一经发现应给予抗感染治疗。

4.支气管肺发育不良　因长时间吸入高浓度氧和机械通气,造成肺损伤、肺纤维化,导致支气管肺发育不良。表现为特征性的肺影像学改变和氧依赖、机械通气依赖。目前无行之有效的治疗措施。

【分级及诊治指引】

新生儿呼吸窘迫综合征分级及诊治指引见表 3-3-1。

表 3-3-1　**新生儿呼吸窘迫综合征分级及诊治指引**

分级	发绀	吸气三凹征	呼吸衰竭	X线胸片	责任医师
Ⅰ级	有	可有	有	Ⅳ级	专科三线医师＋ICU医师
Ⅱ级	有	可有	有	Ⅲ级	专科三线医师(副主任医师或主任医师)
Ⅲ级	无	可有	无	Ⅱ级	二线医师(主治医师或副主任医师)
Ⅳ级	无	无	无	Ⅰ级	一线医师(住院医师或主治医师)

【入院标准】

达到以下标准之一需入院治疗。

1.确诊的新生儿呼吸窘迫综合征。

2.胎龄＜35周,无论是否确诊也应住院治疗。

【特殊危重指征】

1.血气分析提示Ⅰ型或Ⅱ型呼吸衰竭。

2.X线胸片显示Ⅳ级呼吸窘迫综合征。

3.气道或气管插管内吸出或涌出血性液体。

4.严重的肺动脉高压。

【出院标准】

1.无呼吸困难,非吸氧状态下无发绀,血气分析正常,胸部X线表现基本正常。

2.体重超过 2kg,达到全肠道喂养。

【出院指导】

1.出院后 2～3d 到新生儿专科门诊复查,主要了解出院后数日的生活能力和呼吸状况。

2.紧急就诊指征:如出现反应差、拒奶、咳嗽加重、气促、发绀、发热等情况需紧急就诊。

3.健康宣教

(1)合理喂养,对早产儿最好选用母乳＋母乳强化剂喂养。

(2)室内空气要新鲜,适当通风换气,保持适当室温、湿度。

(3)注意呼吸道护理:穿衣、盖被均不要影响孩子呼吸,须经常给宝宝翻身变换体位。

(4)护理新生儿时注意洗手。患感冒的成年人要尽量避免接触新生儿,若乳母感冒,应戴口罩照顾孩子和喂奶。

(王华春)

第四节　新生儿肺出血

新生儿肺出血又称出血性肺水肿,是指病理检查在气道恶化肺间质出现红细胞。间质出血主要发生于出生 24h 以上的婴儿,主要见于出生体重小于 1500g 发生 PDA 的早产儿。可表现为点状肺出血、局灶性肺出血及弥漫性肺出血三种病理类型。

【病因】

1.缺氧性肺出血

(1)低体温/寒冷损伤(硬肿症):为导致肺出血的最常见病因。

(2)各种围生期缺氧:常见疾病有吸入性肺炎、青紫型复杂心脏畸形、呼吸窘迫综合征,少见疾病有缺氧性颅内出血、破伤风喉痉挛致严重窒息、重度新生儿窒息。

(3)孕母患妊娠期高血压疾病:常引起胎儿缺血缺氧、宫内窘迫,并形成恶性循环,最终引起胎儿/早期新生儿肺出血。

2.感染性肺出血　常见感染有感染性肺炎、败血症、坏死性小肠结肠炎、腹膜炎,少见感染有化脓性脑膜炎、中毒型细菌性痢疾、坏死性咽峡炎等。

【临床表现】

1.肺出血前　临床表现随不同的原发病而异,一般多有全身症状:低体温、皮肤苍白、发绀、活动力低下甚至呈休克表现;常伴有呼吸障碍:呼吸增快、呼吸暂停、呼吸困难、吸气性凹陷或呻吟。

2.肺出血时　临床表现可突然加重,肺部听诊呼吸音降低或有粗大湿啰音。且病理检查发现仅 26.78%(211/788)于鼻腔、口腔流出或喷出血性液,或于气管插管后流出或吸出血性液。三种不同病理类型的肺出血,临床表现无差异,但在数天内仅反复小量肺出血者,多为点状或小局灶性肺出血,大量肺出血者,80.5%于肺出血 12h 内死亡。

【辅助检查】

1.X 线检查　典型肺出血胸部 X 线表现为:①广泛分布的斑片状影,大小不一,密度均匀,有时可有支气管充气征;②可见肺血管淤血影;两肺门血管影增多,两肺或呈较粗网状影或伴斑片影;③大量出血时或呈"白肺"征;④可见到原发性肺部病变(图 3-4-1)。

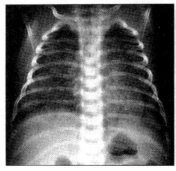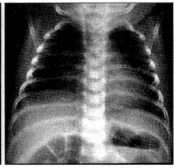

A.　　　　　　　　　　　　B.

图 3-4-1　新生儿肺出血

A.新生儿肺出血急性期;B.新生儿肺出血恢复期

2.实验室检查 主要反映心肺失代偿情况。①血气分析可见 PaO_2 下降，$PaCO_2$ 升高；酸中毒多为代谢性，少数为呼吸性或混合性。②外周血红细胞减少。

【诊断】

当突发心肺动能失代偿、呼吸道出现血性液体时临床诊断肺出血。新生儿肺出血，一向以病理诊断为标准，即肉眼见肺出血总面积占全部肺面积的两叶以上，镜下能见到大片肺出血者，亦称为弥漫性肺出血。为避免误诊及减少漏诊，临床诊断标准应"以气道内有血性液流出而食管内无血性液者为诊断依据"，胸片和实验室检查可协助诊断。

【治疗】

病因不明，故多支持性治疗。治疗上必须针对四个环节：①抗失血性低血容量性休克；②抗内窒息引起的血气交换障碍；③抗导致肺出血的有害因素；④PVEC 的修复。目前肺出血的治疗手段除抗休克外，主要仍是抗内窒息所引起的血气交换障碍。

1.常规治疗

(1)注意保暖，保持呼吸道畅通，输氧，限制输液量为 60ml/(kg·d)，滴速为 3~4ml/(kg·h)。

(2)碳酸氢钠应用：早期应用碳酸氢钠静注，使血 pH≥7.25，既可纠正严重酸中毒，亦可降低肺动脉高压。

2.补充血容量 对肺出血致贫血的患儿可输新鲜血，每次 10ml/kg，维持血细胞比容在 45% 以上。

3.抗失血性低血容量性休克 弥漫性肺出血常致失血性低血容量性休克，可做抗休克治疗。对部分败血症休克伴轻度肺出血患儿，做双倍量交换输血或有一定疗效，既治疗原发病，亦控制了肺出血。对弥漫性肺出血，无论是输血或换血，均无多大效果。

4.抗内窒息治疗

(1)常规机械通气(CMV)。呼吸机参数可选择 FiO_2(吸氧浓度)0.4~0.6，PEEP(呼吸末正压)6~8cmH_2O，RR(呼吸次数)35~45/min，PIP(最大吸气峰压)25~30cmH_2O，I/E(吸呼比)1:1~1:1.5，FL(气体流量)8~12U/min，早期每 30~60min 测血气 1 次，以做调整呼吸机参数的依据，在肺出血发生前，如发现肺顺应性差，平均气道压(MAP)高达 15cmH_2O，应注意肺出血可能，在肺出血治疗期间，当 PIP<20cmH_2O，MAP<7cmH_2O，仍能维持正常血气时，常表示肺顺应性趋于正常，肺出血基本停止。若 PIP>40cmH_2O 时仍有发绀，说明肺出血严重，患儿常常死亡。呼吸机撤机时间，必须依据肺出血情况及原发病对呼吸的影响综合考虑。

(2)高频振荡通气(HFOV)。HFV 使用指征：在 CMV 治疗后，PEEP 仍≥8cmH_2O，a/APO_2<0.2，和(或)有呼吸性酸中毒(PaCO_2≥60mmHg，pH<7.25)。若原 FiO_2≤0.4，HFOV 的 MAP 应比停用 CMV 前高 2.0cmH_2O，若原 FiO_2>0.4.则 MAP 直接调为 14cmH_2O。在上述 MAP 基础上临时加 4cmH_2O，构成叹息压，然后连续给予 3~4 次、每次<1s 的叹息呼吸后，若 PaO_2 升高，则原 FiO_2≤0.4 者，MAP 在原有基础上再增加 2cmH_2O(即共增加 4cmH_2O)，并维持到病情稳定。若原 FiO_2>0.4 者，MAP 再加 2cmH_2O，即达 16cmH_2O，当氧合改善后，可再行叹息试验，若有效，MAP 可再升至 18cmH_2O(通常不大于 18cmH_2O)并维持此水平。

(3)外源性肺表面活性物质(exPS)：国外认为 exPS 可降低肺泡表面张力，防止肺泡萎陷，改善通气/血流比例；增加组织氧供，减少酸中毒；补充 PS 不足及清除 OFR，抑制局部炎症介质而治疗肺出血。对肺出血儿采用 CMV 或 HFOV 的同时气管内滴入 exPS：Survanta 4ml/kg 每 6h 1 次，最大剂量为 4 次，均取得良效。

【经验心得】

肺出血往往是疾病的晚期表现,预防原发病的发生是最有效的预防方法,窒息及早产、低出生体重、新生儿呼吸窘迫综合征、感染、低体温等均为肺出血的高危因素。因此,对于极低或超低出生体重儿,尤其在出生后1周内,需注意给予积极有效的复苏。积极治疗RDS,注意保暖,纠正低氧血症,预防酸中毒,以预防肺出血的发生。

（边翠英）

第五节　湿肺

新生儿湿肺又称暂时性呼吸增快或暂时性呼吸困难。是由于肺内液体吸收及清除延迟所致,以生后不久即出现呼吸困难为临床特征。本病为自限性疾病,一般2～3天症状缓解消失,多见于足月或近足月的剖宫产儿。

【病因和病理生理】

胎儿肺泡内含有一定量的液体(约30m/kg),其主要作用促进胎肺发育及有利于出生后肺泡的充气扩张。出生前由于血中儿茶酚胺等激素水平升高,肺液分泌受到抑制;出生时胎儿通过产道,由于胸部受到挤压,约1/3肺泡液经气道由口、鼻排出;出生后其余肺液经肺淋巴和(或)静脉吸收。一般在出生后6小时左右肺液即可完全清除,但由于某些产科因素、孕母状态,以及分娩方式的影响,可导致肺液吸收清除障碍,发生湿肺。

影响肺液吸收清除障碍的常见原因如下:

1.剖宫产儿特别是选择性剖宫产儿,不仅缺乏分娩时的胸部挤压,更缺乏应激反应,儿茶酚胺浓度低下,使肺液潴留过多而更易发生湿肺。

2.出生后肺泡充气扩张受限如围产期窒息,大量吸入羊水,以及孕妇在分娩中使用大量麻醉镇静剂等。

3.其他因素如孕妇产程中或新生儿出生后输液过量、脐带结扎延迟、胎盘-胎儿输血或胎-胎输血,均可使中心静脉压升高,阻碍了胸导管回流,导致肺液清除延迟。动脉导管未闭、低蛋白血症,也不利于肺液的吸收。

此外,对于早产儿,由于肺发育不成熟,肺表面活性物质缺乏,血浆蛋白含量更低,也可导致肺液吸收延迟而发生湿肺。

【诊断】

1.常见于足月儿或近足月儿,病史中多有上述高危因素。

2.临床表现

(1)生后很快出现呼吸急促(>60次/分),甚至达100～120次/分,多数体温正常、吃奶佳、哭声响亮、反应好,但重者也可有发绀、呻吟、拒乳及反应差等。查体可见胸廓前后径增加呈"桶状胸",听诊呼吸音减低,可闻及湿啰音,还可伴有心动过速,但血压一般正常。

(2)本病属自限性疾病,预后良好。轻者临床表现可持续12～24小时,重者可达72小时,甚至4～5天才能恢复。

3.辅助检查

(1)动脉血气分析:轻症pH、$PaCO_2$和BE,一般都在正常范围,重症者可有低氧血症、呼吸性和代谢性酸中毒。

（2）X线检查：以肺泡、肺间质、叶间胸膜积液为特征：①肺泡积液征：肺野呈斑片状、面纱样或云雾状阴影，重者出现类似 RDS 的毛玻璃样，甚至白肺的改变；②肺间质积液征：肺野可见网状条索影；③叶间胸膜积液征：呈毛发线样改变，多在右肺上叶与中叶之间，严重者可呈胸腔积液改变。此外，还可见肺野过度通气、肺门周围血管影增强及心影轻度增大等改变。

【鉴别诊断】

本病需与下列疾病相鉴别：

1.RDS　是由于肺表面活性物质缺乏所致，生后数小时出现进行性呼吸窘迫，多见于早产儿。近年来随着选择性剖宫产的增加，足月儿 RDS 发病率有不断上升趋势，其临床表现及 X 线征象有时与重度湿肺难以鉴别。但足月儿 RDS，起病稍迟，症状可能更重，且易并发 PPHN，使用肺表面活性物质后，呼吸困难及胸片均会有不同程度的改善，此点更有助两者鉴别。

2.大量羊水吸入　常有胎儿宫内窘迫或产时窒息史，症状轻重与羊水吸入量多少有关，呼吸急促大多在复苏后即发生，12～36 小时达高峰。而湿肺大多数无窒息史，呼吸急促出现一般晚于羊水吸入者，且 X 线征象及动态观察也助于两者鉴别。

3.脑性过度换气　常见于足月儿伴窒息，或其他原因（如先天性的代谢性疾病）所致的脑水肿，患儿呼吸急促，常伴有呼吸性碱中毒，且胸片很少有异常改变。

【治疗】

1.一般治疗　加强监护，注意保温，保证适当的液体量及热量供给，早期可给予 10% 葡萄糖，可按 70mU(kg · d) 静滴。

2.氧疗及机械通气　对仅有呼吸增快，而无低氧血症的患儿，切忌常规给氧治疗。对有低氧血症者，轻症可选用鼻导管、头罩或面罩等方式给氧。若 $FiO_2 > 0.4$ 时，可给予鼻塞 CPAP 通气。个别患儿达机械通气指征，应尽早给予呼吸机治疗。

3.抗生素治疗　本病原则上不主张使用抗生素，但在排除败血症及肺炎之前，建议给予广谱抗生素。

4.利尿　对肺内水泡音密集，并伴有明显的液体潴留者，可考虑使用利尿剂，如呋塞米(1mg/kg)。但有研究显示，本病使用利尿剂对减轻呼吸症状及缩短住院时间并无显著效果。

（宋双生）

第六节　新生儿胎粪吸入综合征

胎粪吸入综合征(MAS)是指胎儿在宫内或分娩的过程中吸入被污染的羊水，发生气道阻塞、肺内炎症和一系列的全身症状和体征的严重新生儿疾病，多见于足月儿和过期产儿。

【病因】

主要原因为胎粪吸入后引起的气道阻塞、肺内炎症等不均匀肺部病变，常并发肺动脉高压和急性肺损伤。

【临床表现】

1.有急、慢性宫内窘迫或产时窒息史。出生时 Apgar 评分偏低（常＜6 分）。

2.羊水呈胎粪，皮肤、指甲、口腔被胎粪污染，从婴儿口腔及管内吸出 1ml 以上含胎粪的羊水。

3.新生儿出生后很快出现呼吸困难，三凹征，发绀明显，严重者伴呻吟、胸廓呈桶状隆起，呼吸音减弱或有啰音。

4.依据病情严重程度可分为3型。①轻型:无症状或症状较轻,无并发症发生。②重型:症状重,可并发呼吸衰竭、肺不张、肺气肿或肺气漏等。③极重型:病情危重,合并急性呼吸窘迫综合征、新生儿持续肺动脉高压、弥散性血管内凝血、大量肺出血等。

【辅助检查】

1.实验室检查

(1)血常规:血红蛋白浓度正常。白细胞总数通常升高,但对评估感染没有帮助,合并感染时中性粒细胞如杆状核增高,白细胞下降。合并DIC者血小板减少。

(2)血液生化检查:有重度窒息者,抗利尿激素升高,低钠血症;肾小管坏死致肾衰竭可发生高钾血症和尿素增高。危重患儿可出现低钙血症。

(3)血气分析:低氧血症,轻、中度患儿$PaCO_2$可能下降、正常或轻度增高。肺部病变严重者,$PaCO_2 \geq 60mmHg$,常需机械通气。早期可出现代谢性酸中毒。

(4)病原学证据:喉分泌物或气管内吸出物,送细菌、支原体、衣原体培养,了解有无感染。

2.影像学及超声检查

(1)胸部X线片检查:①轻型,诊断困难,仅表现为肺纹理,轻度肺气肿,横膈轻度下降,心影正常。②中型,肺野有密度增加的粗颗粒或片状、团状云絮状阴影,可有肺不张及泡型气肿,心影缩小。③重型,两肺有广泛的粗颗粒阴影或片状云絮影,透亮的泡型气肿及肺气肿,并出现气胸或纵隔积气。

(2)心脏彩超检查:出现严重低氧血症需行该检查,以排除外持续胎儿循环。

【诊断】

根据临床表现和辅助检查即可做出诊断。

【鉴别诊断】

1.心源性肺水肿　围生儿心源性肺水肿多由于宫内感染病毒性心肌炎,或先天性心脏病合并心力衰竭,或因输液过多、过快引起,出现呼吸急促、发绀,肺部有粗湿啰音,肺部X线示心脏扩大,羊水无胎粪污染可做鉴别。

2.新生儿呼吸窘迫综合征　以早产儿多见,肺表面活性物质(PS)缺乏为原发性,无羊水污染史。

3.感染性肺炎　MAS继发感染时病情恶化,需肺炎鉴别,肺部感染时可有体温波动,痰培养及胸部X线可做鉴别。

【治疗】

1.一般治疗

(1)护理:保持中性环境温度,密切观察呼吸窘迫症状和体征,监测血压、尿量、血糖、血钙,限制液体入量及监测肾功能,雾化湿化气道有利于胎粪排出。

(2)疼痛和康复管理:由护士对患儿的关节疼痛和康复情况进行初始评估,存在风险时,应及时报告医师,进行相应处理和请会诊。

(3)心理治疗:针对监护人的焦虑和(或)抑郁情绪做好安抚工作,取得监护人的信任和配合甚为重要。

2.对症治疗

(1)氧疗:一般可用头罩吸氧,给予温暖、湿润的氧气,如无效给予持续正压通气(CPAP)。

(2)机械通气治疗:出现呼吸衰竭时,给予气管插管机械通气。

(3)肺表面活性物质的应用:对严重病例,两肺呈白肺者,用外源性肺表面活性物质治疗有一定疗效。猪肺表面活性物质(固尔苏),每次100～200mg/kg;或牛肺表面活性物质(珂立苏),每次40～70mg/kg。

(4)体外膜肺:对少数重症病例可用体外膜肺(ECMO)治疗。

(5)抗感染:合并细菌感染应用抗生素治疗。

3.对因治疗　支气管肺泡灌洗术。

【并发症及处理】

1.气漏　少量不予处理,压缩肺组织超过30%者行胸腔穿刺术,必要时同时行胸腔闭式引流。

2.持续肺动脉高压　处理原则为降低肺动脉压力、治疗引起肺动脉高压的原发疾病、维持有效的体循环。

3.继发感染　积极抗感染治疗,选择适当的抗生素。

【分级及诊治指引】

新生儿胎粪吸入综合征分级及诊治指引见表3-6-1。

表 3-6-1　新生儿胎粪吸入综合征分级及诊治指引

分级	休克	DIC	X线胸片表现	临床分型	责任医师
Ⅰ级	失代偿	有	重型	极重型	专科三线医师+ICU
Ⅱ级	代偿性	无	重型	极重型	专科三线医师(副主任医师或主任医师)
Ⅲ级	无	无	中型	重型	二线医师(主治医师或副主任医师)
Ⅳ级	无	无	轻型	轻型	一线医师(住院医师或主治医师)

【入院标准】

凡有羊水胎粪污染病史者均需入院观察、监护,合并下列情形者收入新生儿监护病房(NICU)。

1.吸氧下持续发绀、血氧饱和度<90%,低氧血症需吸入氧浓度(FiO_2)>50%以维持PaO_2>60mmHg或PaO_2/FiO_2<300mmHg。

2.急性呼吸衰竭伴PCO_2>50mmHg及pH<7.30。

3.呼吸急促、不规则,频繁呼吸暂停。

4.伴休克、嗜睡、惊厥、昏迷或出现多脏器功能衰竭。

5.发生新生儿持续肺动脉高压。

6.需呼吸机支持。

7.气胸。

【特殊危重指征】

1.血气分析提示Ⅰ型或Ⅱ型呼吸衰竭。

2.合并休克和(或)DIC。

3.气道或气管插管内吸出或涌出血性液体。

4.呼吸困难突然加重或气促、发绀、氧饱和度经氧疗持续不改善,应警惕气胸、肺动脉高压的发生。

【出院标准】

体温正常,感染指标正常,呼吸平顺,无发绀。血PaO_2和$PaCO_2$正常;胸部X线表现基本正常。

【出院指导】

1.出院后2～3d,携带门诊病历、出院小结等临床资料至新生儿专科门诊或高危儿门诊复查。主诊医师将全面评估患儿的情况,必要时开具相应的检查项目,并根据患儿当时的情况确定下次复诊的时间。

2.复诊科室:新生儿科,有并发症者需在相关专科定期随诊。

3.紧急就诊指征:如出现反应差、拒奶、咳嗽加重、气促、发绀,以及再次发热等情况应紧急就诊。

4.健康宣教

(1)尽量母乳喂养,按需哺乳。

(2)室内空气要新鲜,适当通风换气,保持适当室温、湿度。

(3)注意呼吸道护理:穿衣、盖被均不要影响孩子的呼吸,须经常给宝宝翻身变换体位以促进痰液排出。宝宝鼻腔内有分泌物时,应帮助排出,防止鼻腔阻塞而引起呼吸不畅。

(4)接触孩子时注意洗手。患感冒的成年人要尽量避免接触新生儿,若母亲感冒,应戴口罩照顾孩子和喂奶。

（宋双生）

第七节　新生儿感染性肺炎

新生儿感染性肺炎是新生儿时期最常见的一种严重呼吸道疾病,以弥漫性肺部病变及不典型的临床表现为其特点。

【病因】

1.新生儿感染性肺炎　可发生在宫内、分娩过程中和出生后。

2.病原体　细菌以金黄色葡萄球菌、大肠埃希菌多见,近年来许多条件致病菌亦有增加趋势,如肺炎克雷伯杆菌、铜绿假单胞菌、枸橼酸杆菌、表皮葡萄球菌等。病毒以呼吸道合胞病毒、腺病毒、流感病毒感染多见。

【临床表现】

1.病史　母亲可有妊娠晚期感染史和(或)有胎膜早破史。患儿可吸入污染羊水、皮肤感染史,或有感染接触史等。

2.症状　体温不升或发热、反应低下、拒奶、气急、口吐白沫、呻吟、鼻扇、吸气三凹征、呼吸暂停、发绀及进行性呼吸衰竭等。

3.体征　肺部闻及干、湿啰音,疾病早期可无。

【辅助检查】

1.胸部 X 线片:表现为肺纹理增粗,两肺中下野见斑片状阴影,也可融合成大片状阴影,可合并肺气肿或肺不张。

2.白细胞计数及分类、C 反应蛋白、降钙素原检查对感染的诊断有帮助。

3.病原学检查结果阳性。

【区分出生前与出生后感染性肺炎】

1.出生前感染性肺炎　尤其是 B 组 β 溶血性链球菌感染常在出生后 3d 内起病,表现为迅速进展的循环和呼吸衰竭,其临床过程和胸部 X 线表现都难以与新生儿呼吸窘迫综合征鉴别。

2.出生后感染性肺炎　常有呼吸道感染前驱症状,后出现咳嗽和呼吸困难,可无发热。胸部 X 线表现为局灶性或弥漫性间质炎症。

【诊断】

根据临床表现、辅助检查即可做出诊断。

【鉴别诊断】

1.肺透明膜病　多见于早产儿,由于缺乏肺表面活性物质,呼吸困难发生在出生后 12h 以内,逐渐加重,病情进展较产前肺炎稍慢。

2.新生儿湿肺　无羊水污染史及吸入史。症状轻,胸部 X 线片示肺泡、肺叶间或胸腔积液。

3.胎粪吸入综合征　有宫内窘迫、羊水污染史。生后即呼吸困难。胸片 X 线表现为肺纹理增粗、斑点状阴影或肺气肿。可与产时感染性肺炎合并存在,两者不易严格区别。

4.横膈疝　腹腔内脏经过疝孔进入胸腔,压迫心肺,引起肺发育不良,出现气促,胸部 X 线片可帮助鉴别。

【治疗】

1.一般治疗

(1)护理:注意保暖,经常翻身、拍背、吸痰,保持呼吸道通畅;必要时给予吸氧、超声雾化吸入。尽量经胃肠道供给营养,重症不能耐受喂养者给予静脉营养,补液按 60～80ml/(kg·d)给予。

(2)由护士对患儿的关节疼痛进行初始评估,存在风险时,应及时报告医师,进行相应处理和请会诊。

(3)心理治疗:针对监护人的焦虑和(或)抑郁情绪做好安抚工作,取得监护人的信任和配合甚为重要。

2.对症治疗

(1)气管内冲洗:气道分泌物多影响通气,导致 CO_2 潴留,$PaCO_2>50mmHg$,经反复雾化吸痰症状仍不能改善者可进行气管内冲洗。

(2)呼吸支持:低氧血症时给予头罩或箱内吸氧(氧疗时要严格控制吸入氧浓度、监测动脉氧分压和血氧饱和度);吸氧不能改善或呼吸衰竭或严重呼吸困难者,给予持续正压通气(CPAP)或气管插管机械通气。根据临床及血气分析结果调整呼吸机参数。

(3)合并心功能不全者酌情应用洋地黄、多巴胺、多巴酚丁胺、呋塞米等。

(4)静脉丙种球蛋白:重症感染或病程长者可加用静脉丙种球蛋白 300～500mg/(kg·d),连用 1～3d。

(5)止咳、化痰、平喘:可选用盐酸氨溴索(沐舒坦 7.5mg,静脉滴注;或氨溴特罗口服溶液 1～2ml,口服;或沐舒坦 15mg 加入生理盐水 20ml 中雾化吸入)等,有喘息者酌情加用氨茶碱,每次 3mg/kg,喘乐宁＋令舒雾化吸入能改善气道痉挛。

(6)退热:发热者首先给予温水擦浴,如无效可酌情使用布洛芬混悬液(每次 5～10mg/kg)或对乙酰氨基酚混悬液,每次 10～15mg/kg,或两种药物序贯交替使用。

(7)肺表面活性物质:重症肺炎并发急性肺损伤或急性呼吸窘迫综合征患儿,可选用肺表面活性物质,如固尔苏 100～200mg/kg 气管内滴入,或珂立苏 40～70mg/kg 气管内滴入。

3.对因治疗

(1)抗生素应用:细菌感染性肺炎如病原菌明确,根据药敏试验结果选择抗生素;对病原不明而病情危重者根据经验选择可能敏感的抗生素;对院内感染性肺炎,可选用第三代头孢菌素或万古霉素,对支原体或衣原体感染则用大环内酯类抗生素如依托红霉素口服液,30mg/(kg·d),分 3 次日服;红霉素,每次 10mg/kg,<7d 者,每 12 小时 1 次,口服或静脉滴注;>7d 者,每 8 小时 1 次,口服或静脉滴注;或阿奇霉素,10mg/(kg·d),连用 3～5d 等。

(2)抗病毒药物:对于病毒性肺炎可用利巴韦林 10～15mg/(kg·d),口服或静脉滴注。

【并发症及处理】

1.呼吸衰竭　予以机械通气支持呼吸,维持正常血气状态。

2.心力衰竭　应用洋地黄等强心药纠正心力衰竭。

3.脓胸或脓气胸　及时行胸腔穿刺或胸腔闭式引流。

4.肺动脉高压　应用一氧化氮(NO)、保达新、伊洛前列腺素、硫酸镁等降低肺动脉压力。

5.休克　应用液体复苏、血管活性药物治疗。

6.弥散性血管内凝血　纠正凝血功能异常。

7.肺出血　肺部及全身应用止血药物治疗,机械通气支持呼吸。

【分级及诊治指引】

新生儿感染性肺炎分级及诊治指引见表3-7-1。

表 3-7-1　新生儿感染性肺炎分级及诊治指引

分级	气促	发绀	三凹征	呼吸衰竭	责任医师
Ⅰ级	有	有	可有	有	专科三线医师＋ICU医师
Ⅱ级	有	有	可有	有	专科三线医师(副主任医师或主任医师)
Ⅲ级	有	无	可有	无	二线医师(主治医师或副主任医师)
Ⅳ级	无	无	无	无	一线医师(住院医师或主治医师)

【入院标准】

新生儿感染性肺炎患者达到以下标准之一需入院治疗。

1.门诊治疗2d或以上症状无改善的轻度肺炎。

2.中度或以上程度的新生儿肺炎。

【特殊危重指征】

1.血气分析提示Ⅰ型或Ⅱ型呼吸衰竭。

2.合并休克和(或)弥散性血管内凝血。

3.气道或气管插管内吸出或涌出血性液体。

4.呼吸困难突然加重或气促、发绀、氧饱和度经氧疗持续不改善,需警惕气胸或肺动脉高压的发生。

【出院标准】

体温正常,反应活泼,能自行吸吮,呼吸系统症状消失,非吸氧状态下无发绀,血 PaO_2 和 $PaCO_2$ 正常,肺部啰音消失,胸部X线表现基本正常。

【出院指导】

1.出院后2~3d,携带门诊病历、出院小结等临床资料至新生儿专科门诊或高危儿门诊复查。主诊医师将全面评估患儿的情况,必要时开具相应的检查项目,并根据患儿当时的情况确定下次复诊时间。

2.复诊科室:新生儿科,有并发症者需在相关专科定期随诊。

3.紧急就诊指征:如出现反应差、拒奶、咳嗽加重、气促、发绀,以及再次发热等情况应紧急就诊。

4.健康宣教

(1)尽量母乳喂养,按需哺乳。

(2)室内空气要新鲜,适当通风换气,保持适当室温、湿度。

(3)注意呼吸道护理:穿衣、盖被均不要影响孩子呼吸,须经常给宝宝翻身变换体位,促进痰液排出。宝宝鼻腔内有分泌物时,应帮助排出,防止鼻腔阻塞而引起呼吸不畅。

(4)接触孩子时应注意洗手。患感冒的成年人是尽量避免接触新生儿,若母亲感冒,应戴口罩照顾孩子和喂奶。发现孩子有脐炎或皮肤感染等情况时,应立即去医院治疗,防止病菌扩散。

(王华春)

第八节 新生儿持续性肺动脉高压

【病因】

1.原发性 由于肺小动脉中层肌肉增厚,造成肺血管的管腔狭窄及肺小动脉失松弛,或肺血管床面积减少,致肺动脉阻力增加及肺动脉压力升高。发生原因不明,可能为先天性或与宫内慢性缺氧有关。

2.继发性 所有引起宫内或出生后缺氧、酸中毒的因素都可引起肺小动脉痉挛,引起肺血管阻力增加及肺动脉高压。

【临床表现】

1.症状 多为足月儿或过期产儿,常有羊水被胎粪污染的病史。在生后 12h 内可出现发绀、气急,发绀为全身性、持续性,吸高浓度氧多数不能好转。虽发绀重,但没有明显的呼吸困难,发绀往往与呼吸困难、X 线胸片表现不平行。临床上与发绀型先天性心脏病不易区别。

2.体征 肺部无明显体征。心脏听诊无特异性,部分患儿心前区搏动明显,肺动脉瓣区第二心音亢进分裂。围生窒息者胸骨下缘有时可闻及粗糙的收缩期杂音。心功能不全者可有心音低钝、循环不良和低血压。

【辅助检查】

1.超声多普勒检查 该项检查已作为 PPHN 诊断和评估的主要手段,可排除先天性心脏病的存在;证实心房或动脉导管水平右向左分流;提供肺动脉高压程度的定性和定量诊断证据,并可进行一系列血流动力学评估。小儿肺动脉高压分度:肺动脉收缩压 30～40mmHg 为轻度,41～70mmHg 为中度,＞70mmHg 为重度。也有学者认为婴幼儿应以肺动脉压/体动脉压比值作为分度指标更有意义,0.35～0.45、0.46～0.75、＞0.75 分别为轻、中、重度。

2.高氧试验 吸 100％氧 10min 后患儿发绀不缓解,此时取左桡动脉或脐动脉血(动脉导管后血)做血气分析,如 PaO_2＜50mmHg,提示存在 PPHN 或发绀型先天性心脏病所致的右向左血液分流。

3.动脉导管前、后 PaO_2 差异试验 同时取右、左桡动脉(或右桡动脉、脐动脉)血,前者为导管前血,后者为导管后血,如两份血 PaO_2 差异≥15～20mmHg 或两处的经皮血氧饱和度差＞10％,且导管前血高于导管后血,说明在动脉导管水平有右向左分流,但仅有卵圆孔分流者差异不明显。

4.高氧通气试验 用呼吸器吸 100％氧,以 100～150/min 的呼吸频率,吸气峰压为 30～40cmH_2O,使 $PaCO_2$ 下降至 20～30mmHg,pH 上升至 7.5 左右时,则肺血管扩张,阻力降低,右向左分流逆转,PaO_2 明显上升。此方法可用于鉴别 PPHN 和先天性心脏病,后者 PaO_2 不上升。

5.心电图 与年龄一致的右心室占优势。可能有心肌缺血 ST-T 波的改变。

6.X 线片 部分肺动脉高压的患儿肺血管影减少,继发于肺部疾病者(胎粪吸入,肺透明膜病)可发现相应的肺部改变。心胸比例可稍增大。

【诊断】

根据临床表现和辅助检查便可确诊。

【鉴别诊断】

主要与引起发绀的以下两种情况进行鉴别。

1.呼吸系统疾病 可引起发绀,但多数发绀与呼吸困难一致,而 PPHN 两者不一致,发绀重而呼吸困难多不明显,高氧试验两者为相反的结果。

2.发绀型先天性心脏病 为 PPHN 的主要鉴别疾病,主要靠超声心动图可发现先天性心脏畸形。胸部 X 线片、心电图及高氧通气试验可做参考。

【治疗】

治疗的目的是降低肺血管阻力、维持体循环血压、纠正右向左分流和改善氧合。

1.一般治疗

(1)护理:注意保暖、镇静、保持呼吸道通畅,严密监测生命体征、SpO_2、尿量变化。

(2)由护士对患儿的疼痛进行初始评估,存在风险时,应及时报告医师并进行相应的处理和请会诊。

(3)心理治疗:针对监护人的焦虑和(或)抑郁情绪做好安抚工作,取得监护人的信任和配合甚为重要。

(4)保持安静、体温正常,纠正低血糖、低血钙、酸中毒及其他代谢紊乱。

2.对症治疗

(1)降低肺动脉压力:吸入一氧化氮可选择性扩张肺血管,降低肺血管阻力和肺动脉压力,开始吸入 NO 5~10ppm,有效者吸入不久经皮氧饱和度即上升,若 NO 吸入治疗 30min 经皮氧饱和度仍<85%,逐渐提高 NO 吸入浓度,大部分在 20ppm 以内即有效。肺动脉压力下降,氧合情况稳定 10~12h,逐步调低 NO 吸入浓度。NO 与氧结合形成 NO_2,过高 NO_2 对肺组织有害;NO 本身为自由基,大量吸入可造成损伤;NO 与血红蛋白结合形成高铁血红蛋白,当高铁血红蛋白>3%时会造成缺氧。此外,NO 尚可抑制血小板凝聚功能。虽临床所用上述 NO 吸入浓度是安全的,但仍应监测。

(2)药物降低肺血管阻力:可试用下列药物,但应用时应注意这些药物有降低体循环压的不良反应。①前列腺素 E_1,常用维持量为 0.05~0.1μg/(kg·min)。②前列环素(PGI_2),开始剂量为 0.02μg/(kg·min),在 4~12h 逐渐增加到 0.06μg/(kg·min),并维持,可应用 3~4d。③西地那非或称万艾可(Viagra):口服剂量为 0.3~1mg/kg,每 6~12 小时 1 次。④硫酸镁,首剂 200mg/kg,稀释成 10%浓度 20~30min 静脉注射,继以每小时 20~50mg/kg 静脉滴注维持(血浓度 2.88~5.67mmol/L),待肺动脉压力下降,氧合情况稳定后 10~12h 起逐渐减量,可连续应用 1~3d,但需监测血钙和血压。

(3)机械通气:高氧高通气,维持 $PaCO_2$ 至 35~45mmHg,以期达到扩张肺动脉、降低肺动脉压力。呼吸器参数初调值,FiO_2=1.0,呼吸频率 80~100/min,吸气峰压(PIP)25cmH_2O 左右、呼气末正压(PEEP)20~25cmH_2O、吸气时间与吸、呼时间比(I∶E)为 1∶1,流量为 20~30L/min。待右向左分流消失,氧合情况稳定后,缓慢调低呼吸器参数;逐次调低 $FiO_2$1%~2%,PIP 1~2cmH_2O。由于高通气易并发气胸,应提高警惕。亦可用高频震荡通气。

(4)纠正酸中毒及碱化血液:若高通气模式仍不能使 pH 达 7.45,可酌情使用 5%碳酸氢钠,使血液 pH 轻度偏碱,有利于肺血管扩张。必须强调,应避免过度碱化而加重脑损伤。

(5)维持正常血压:应使血压高于肺动脉压力,一般保持收缩压>60mmHg。对血容量不足者输注白蛋白(1g/kg)或血浆(10ml/kg);无血容量不足或输注血浆后血压仍不稳者可用正性肌力药;多巴胺 5~10μg/(kg·min)静脉滴注,效果不理想者合用多巴酚丁胺 10μg/(kg·min)静脉滴注。

3.对因治疗　积极治疗基础疾病。

(边翠英)

第九节　新生儿黄疸

黄疸为一种重要的临床症状,是由于体内胆红素的增高引起皮肤、黏膜或其他器官黄染的现象。成人血清胆红素>34μmol/L(2mg/dl)时,巩膜和皮肤可见黄染。新生儿由于毛细血管丰富,胆红素>85μmol/L(5mg/dl)时才出现皮肤黄染。婴幼儿和成人若出现黄疸是病理表现,而新生儿出现黄疸则分生理性黄疸和病理性黄疸。

一、生理性黄疸

新生儿生理性黄疸是单纯由新生儿胆红素代谢的特点所致而无各种致病因素的存在,除黄疸外无临床症状,肝功能正常,血清未结合胆红素的增加在一定范围以内。但由于有些极低出生体重儿在胆红素水平不甚高的情况下仍有可能发生胆红素脑病,因而此情况下不能认为仅仅是生理性的;而且,生理性黄疸和病理性黄疸在某些情况下难以截然分开,故有人建议将生理性黄疸改为发育性高胆红素血症,也有人认为应命名为"新生儿暂时性黄疸"。

约有 50%～60%的足月儿和 80%的早产儿出现生理性黄疸,一般于生后 2～3 天出现,4～5 天达高峰,足月儿于生后 7～10 天消退,早产儿可延续到 2～4 周左右。传统的诊断标准为足月儿血清胆红素不超过 220.6μmol/L(12.9mg/dl),早产儿不超过 255μmol/L(15mg/dl)。事实上,对于早产儿这一标准只是意味着早产儿胆红素水平明显较高,由于早产儿血脑屏障等发育不成熟,即使胆红素水平较低,也与胆红素脑病有较高的相关性。近年来,国内外许多学者通过大量的临床研究和调查,认识到生理性黄疸的程度受许多因素的影响,不仅有个体差异,也与种族、地区、遗传、性别、喂养方式等有关。东方人比西方人高,美国印第安人比白种人要高。我国有不同地区的学者通过对正常新生儿血清胆红素水平的动态监测,证实我国正常新生儿生理性黄疸时其血清胆红素峰值高于传统的诊断水平,故需要进行更大样本的前瞻性研究,才能得出我国新生儿生理性黄疸的诊断标准。

生理性黄疸的发生与新生儿胆红素代谢的特点有关:

1.胆红素产生增加　新生儿红细胞容积相对大而寿命短,如出生前后血氧分压的改变使红细胞过剩,加上出生后的髓外造血灶的吸收,都可造成胆红素的增加。

2.血清蛋白联结运送不足　新生儿刚出生后存在或多或少的酸中毒,故常显示胆红素与清蛋白的联结不足,特别是早产儿清蛋白水平偏低,如用药不当,医源性地加入了争夺清蛋白的物质,使胆红素运送受阻。

3.肝脏的处理能力不足　新生儿出生不久其肝内 y、z 蛋白极微,故对胆红素的摄取能力不足。喂养延迟、呕吐等引起葡萄糖不足均可影响胆红素的结合。在肝内胆红素与葡萄糖醛酸结合的过程中一系列酶均需能量与氧气,若新生儿产时或产后缺氧、寒冷损伤、酸中毒以及感染时产生毒素等情况发生,则酶功能受抑制。特别是起重要作用的葡萄糖醛酸转移酶在刚出生新生儿的肝内含量甚低,因而造成对胆红素的处理不良。

4.肝肠循环负荷较大　刚出生新生儿因肠内葡萄糖醛酸苷酶的作用,使结合胆红素水解成未结合胆红素在肠腔内被重新吸收。新生儿每天形成胆红素约 20mg,若胎粪排出延迟则胆红素的肝肠循环负荷增加。

生理性黄疸不需特殊处理,适当提早喂养、供给葡萄糖可使生理性黄疸有所减轻。

二、病理性黄疸

新生儿病理性黄疸是新生儿早期除胆红素代谢的特点外,同时有使黄疸加重的疾病或致病因素存在。当血清胆红素超过生理性黄疸的水平,临床诊断为高胆红素血症(高胆)。但广义的病理性黄疸还包括已过生理性黄疸时期而血清胆红素仍超过正常水平者。部分病理性黄疸可致中枢神经系统受损,产生胆红素脑病。我国新生儿高胆的发病率各家报道不一,为 9.1%～50.0%,甚至更高。学者统计 164 所医院共收治患病新生儿 39621 例,其中黄疸患儿 13918 例,占患病新生儿总数的 35.13%;高胆红素血症患儿共收治 10365 例,占患病新生儿总数的 26.16%,黄疸患儿的 74.47%;发生胆红素脑病 216 例,为高胆患儿的 2.08%。新生儿黄疸有下列情况之一时要考虑病理性黄疸:①生后 24 小时内出现黄疸,血清胆红素>102μmol/L(6mg/dl);②足月儿血清胆红素>220.6μmol/L(12.9mg/dl),早产儿>255μmol/L(15mg/dl);③血清结合胆红素>34μmol/L(2mg/dl);④血清胆红素每天上升$>85\mu mol/L(5mg/dl)$；⑤黄疸持续时间较长，超过$2\sim 4$周，或进行性加重。

新生儿病理性黄疸按发病机制可分为红细胞破坏增多（溶血性、肝前性）、肝脏胆红素代谢功能低下（肝细胞性）和胆汁排出障碍（梗阻性、肝后性）三类。按实验室测定总胆红素和结合胆红素浓度的增高程度可分为高未结合胆红素血症和高结合胆红素血症，如两者同时存在则称混合性高胆红素血症。

（一）高未结合胆红素血症

引起的原因有：①胆红素产生过多：如母婴血型不合、遗传性球形红细胞增多症、红细胞酶的缺陷（如G-6-PD、丙酮酸激酶、已糖激酶等）、血管外溶血、红细胞增多症等；②肝细胞摄取和结合低下：如肝脏酶系统功能不全引起的黄疸、甲状腺功能低下、进食减少等；③肠-肝循环增加：如胎粪排出延迟等。

1.新生儿溶血病　因母子血型不合而引起的同族免疫性溶血称为新生儿溶血病。临床上以Rh及ABO系统不合引起溶血者多见。Rh系统血型不合的溶血病以D因子不合者多见，此病一般在第2胎以后发生，但若Rh阴性妇女在孕前曾接受Rh阳性的输血，则第一胎新生儿也可以发病。ABO血型不合者较Rh不合多见，大多数母亲为O型，子为A或B型，本病可见于第一胎，可能因其母孕前已受其他原因的刺激，如寄生虫感染，注射伤寒疫苗、破伤风或白喉抗毒素等，均可使机体发生初发免疫反应，当怀孕时再次刺激机体产生免疫抗体，即可通过胎盘进入胎儿引起溶血。

2.母乳性黄疸　其特征为新生儿以母乳喂养后不久即出现黄疸，可持续数周到数月，而其他方面正常。20世纪60年代，文献报道发生率为$1\%\sim 2\%$，随着对母乳性黄疸的认识的提高，从20世纪80年代报道的发生率有逐年上升的趋势。分为早发型（母乳喂养性黄疸）和晚发型（母乳性黄疸）。其发生的原因目前认为主要是因为新生儿胆红素代谢的肠-肝循环增加有关。

早发型母乳喂养性黄疸的预防和处理：鼓励尽早喂奶。喂奶最好在每天10次以上，血清胆红素达到光疗指征时可光疗。晚发型母乳性黄疸，血清胆红素$<257\mu mol/L(15mg/dl)$时不需停母乳；$>257\mu mol/L(15mg/dl)$时暂停母乳3天，$>342\mu mol/L(20mg/dl)$时则加光疗，一般不需用清蛋白或血浆治疗。

（二）高结合胆红素血症

新生儿结合胆红素增高的疾病，其临床均以阻塞性黄疸为特征，即皮肤、巩膜黄染，大便色泽变淡或呈灰白色如油灰状，小便深黄，肝脾大及肝功能损害等，亦称之为肝炎综合征。主要有新生儿肝炎和胆道闭锁。

1.新生儿肝炎　多数为胎儿在宫内由病毒感染所致，国际上所指的CROTCHS或TORCH感染（即巨细胞病毒、风疹病毒、弓形虫、柯萨奇和其他肠道病毒、单纯疱疹和乙肝病毒、HIV以及其他病毒）均可为新生儿肝炎的病因。感染可经胎盘传给胎儿或在通过产道娩出时被感染。常在生后$1\sim 3$周或更晚出现黄疸，经过一般处理后好转，病程约$4\sim 6$周。

2.胆道闭锁　其病因尚不清楚，发病率在亚洲比白种人为高，多在生后2周始显黄疸并呈进行性加重，粪色由浅黄转为白色，肝脏进行性增大，边缘硬而光滑；肝功能以结合胆红素升高为主。3个月后可逐渐发展至肝硬化。

3.代谢性疾病　由先天性代谢障碍所引起的一类疾病，部分可以在新生儿期间出现黄疸。

（三）混合性高胆红素血症

感染是引起混合性高胆红素血症的重要原因，细菌和病毒都可引起黄疸。患儿多伴有发热或体温不升、食欲缺乏、呼吸不规则、嗜睡和烦躁不安等症状。如感染伴有溶血，则可出现贫血。治疗主要是积极控制感染，加强支持疗法。

表3-9-1示新生儿黄疸干预标准，主要针对非结合胆红素升高引起的黄疸（中华医学会儿科学分会新生儿学组，2000年9月）。

表 3-9-1　不同出生时龄的足月新生儿黄疸干预推荐标准

时龄(h)	血清总胆红素水平(μmol/L)			
	考虑光疗	光疗	光疗失败换血	换血加光疗
~24	≥103(≥6)	≥154(≥9)	≥205(≥12)	≥257(≥15)
~48	≥154(≥9)	≥205(≥12)	≥291(≥17)	≥342(≥20.)
~72	≥205(≥12)	≥257(≥15)	≥342(≥20)	≥428(≥25)
>72	≥257(≥15)	≥291(≥17)	≥376(≥22)	≥428(≥25)

注:括号内数值为 mg/dl,1mg/dl=17.1μmol/L

（边翠英）

第十节　新生儿呕吐

呕吐是新生儿期常见症状,是一系列复杂的神经反射活动。新生儿胃容量小、胃呈横位、贲门括约肌发育不孝善、幽门括约肌发育较好、肠道蠕动的神经调节功能较差,由于这些解剖生理特点,新生儿容易发生呕吐。

【病因】

（一）消化系统疾病

各种消化系统疾病都可引起呕吐,主要有消化道先天畸形、梗阻、炎症、感染、出血、功能失调等。

1.消化系统功能紊乱　如吞咽功能不协调、胃食管反流、贲门失弛缓症、幽门痉挛、胎粪性便秘、胎粪排出延迟等。

2.消化道黏膜受刺激　如咽下综合征、胃出血、应激性溃疡、牛奶过敏等。

3.消化系统感染及炎症　如急性胃炎、急性肠炎、坏死性小肠结肠炎、腹膜炎等。

4.消化道梗阻　多数为先天畸形所致。①上消化道梗阻:食管气管瘘、食管闭锁、食管裂孔疝、胃扭转、幽门肥厚性狭窄、环状胰腺、先天性膈疝等;②下消化道梗阻:如肠旋转不良、小肠重复畸形、肠狭窄、肠闭锁、先天性巨结肠、肛门闭锁等。少见疾病有嵌顿疝、肠套叠等。

（二）全身性疾病

许多全身性疾病可引起呕吐,常见的有以下几方面:

1.感染　新生儿感染常引起呕吐,如败血症、呼吸道感染、泌尿系统感染等。

2.颅内压增高　引起颅内压增高的疾病多会导致呕吐,如中枢神经系统感染、脑水肿、脑积水、颅内出血、颅内肿瘤等。

3.先天性代谢性疾病　一些先天性代谢性疾病由于代谢紊乱而导致呕吐,如氨基酸代谢疾病(高氨血症、苯丙酮尿症、甘氨酸血症)、糖代谢疾病(半乳糖血症、枫糖尿症)、肾上腺皮质增生症等。

（三）其他因素

一些疾病因素也可引起新生儿呕吐。

1.喂养不当　是引起新生儿呕吐的常见原因。

2.药物　许多药物可引起消化道反应,发生呕吐,如红霉素、两性霉素 B 等。

【临床特点】

(一)溢乳和喂养不当

1.溢乳　新生儿溢乳比较常见,但溢乳没有神经反射参与,不属于真正的呕吐。溢乳的原因与食管弹力组织和肌肉发育不完善有关。溢乳多发生在喂奶后不久,乳汁从口角边溢出,喂奶后体位改变可引起溢乳。

2.喂养不当　新生儿喂养不当非常多见,主要原因有:喂奶次数过于频繁,喂奶量太多,浓度不适合,牛乳太热或太凉,配方乳多变;奶嘴孔过大或过小,乳母乳头下陷;喂奶后平卧,体位多动。喂养不当呕吐时,新生儿一般情况较好,改进喂养方法后呕吐可停止。

(二)与内科疾病有关的呕吐

1.吞咽功能不协调　喂奶时即呕吐,常伴有呛咳或吸入,一部分乳汁从鼻孔流出。

2.胃食管反流(GER)　是新生儿呕吐的常见原因,尤其是早产儿。主要与新生儿食管下端括约肌较松弛、胃排空延迟、腹内压增高等因素有关。常在喂奶后不久出现呕吐或表现为溢乳,呕吐物常为不带胆汁的奶液。许多患儿无临床呕吐表现,而发生呼吸暂停、心动过缓、反复吸入甚至猝死。

3.胃黏膜受刺激　出生时咽下羊水或产道血液,刺激胃黏膜引起呕吐。未开奶前即可出现呕吐,开奶后呕吐加重,呕吐物为泡沫样黏液或带血性,用生理盐水洗胃1~2次,呕吐即可停止。

4.幽门痉挛　为幽门神经肌肉功能暂时性失调所致,解剖结构无异常。呕吐常发生在生后2~3周,呈间隙性,可为喷射状,呕吐物不含胆汁,与幽门肥厚性狭窄较难鉴别,试用1:1000阿托品可缓解。

5.胎粪延迟排出　正常新生儿在生后24小时内开始排胎粪,3天排完。如生后数天排便很少,或胎粪排空时间延迟,患儿可出现呕吐,呕吐物为黄绿色,常伴有腹胀,腹壁可见肠型,用生理盐水灌肠排出胎粪后,呕吐即可缓解。

6.感染性疾病　肠道内感染或肠道外感染均可引起新生儿呕吐,常伴有感染表现如神萎、食欲缺乏,肠道内感染伴有腹泻、腹胀。

7.先天性代谢性疾病　发生呕吐时间无规律性,一般呕吐较频繁和剧烈,常伴有其他代谢病的临床表现,如酸中毒、电解质紊乱、脱水、肝脾大等。

(三)与外科疾病有关的呕吐

1.食管闭锁和食管气管瘘　食管闭锁者第一次喂奶(或喂水)时即发生呕吐,伴食管气管瘘者喂奶时出现呼吸困难、青紫,肺部闻湿啰音,每次喂奶时均出现类似情况。有些患儿出现类似螃蟹吐泡沫,插胃管时胃管受阻折返。

2.幽门肥厚性狭窄　常于生后第2周左右开始出现呕吐,呕吐量多,呕吐物为乳汁或乳凝块,酸臭味,无胆汁。呕吐常呈进行性加重,伴脱水、电解质紊乱、营养不良。腹部可见明显的胃型,右上腹可触及枣核大小的肿块。

3.十二指肠和小肠疾病　患儿常有严重呕吐,呕吐物有绿色胆汁,位置较高者生后不久即呕吐,腹胀不明显,位置较低呕吐出现晚一些,呕吐物为棕色粪便样物质,混有深色胆汁,腹胀明显,肠鸣音活跃,可见肠型、肠蠕动波。

4.直肠肛门疾病　一般先有腹胀,后出现呕吐,肠鸣音活跃,腹部平片显示肠腔扩张,多个液平。先天性巨结肠患儿生后便秘,灌肠后腹胀减轻。

(四)呕吐所致的并发症

新生儿呕吐时常发生一些并发症,需密切注意。

1.窒息与猝死　新生儿呕吐会使呕吐物进入呼吸道,发生窒息,如呕吐物多、没有及时发现可导致猝死。

2.吸入综合征　呕吐物进入气道可发生吸入性肺炎,出现咳嗽、呼吸困难,长时间反复吸入可使吸入性肺炎迁延不愈。

3.呼吸暂停　早产儿呕吐可发生呼吸暂停。

4.出血　剧烈呕吐可导致胃黏膜损伤,发生出血,呕吐物呈血性。

5.水电解质紊乱　呕吐较频繁者,因丧失大量水分和电解质,导致水电解质平衡紊乱,患儿出现脱水、酸中毒、低钠血症等。

【诊断与鉴别诊断】

要详细询问病史,了解分娩时情况、发生呕吐的时间、呕吐特点、伴随症状等,仔细体格检查,初步考虑呕吐的定位和性质,并做进一步的检查,以明确诊断。

（一）定位

根据呕吐发生的时间、呕吐特点、呕吐物、是否有腹胀、肠型、便秘等情况,初步判断消化道疾病的位置。

1.上消化道　呕吐出现时间早,呕吐物为乳汁或乳凝块,不含胆汁,腹胀不明显。

2.下消化道　生后1～2天即呕吐,呕吐物含较多胆汁,腹胀不明显,提示病变在十二指肠或空肠上段。如呕吐物含黄绿色粪便样物质,腹部有较细的肠型和肠蠕动,提示病变在空肠下段或回肠。而直肠病变的呕吐常发生在出生3天以后,呕吐物含棕色粪便样物质,腹胀明显,肠型较粗大,可触及粪块。

（二）定性

为使呕吐原发病得到及时治疗,要鉴别是内科疾病还是外科疾病所致。

1.内科疾病　呕吐症状不剧烈,呕吐次数不频繁,呕吐物常不含胆汁或粪便,有较明显的消化系统以外的症状和体征,常提示呕吐为内科疾病所致。

2.外科疾病　呕吐出现早,频繁,较剧烈,呕吐物含胆汁、血液或粪便,伴脱水和电解质紊乱,常提示呕吐为外科疾病所致。

（三）进一步检查

对呕吐原发病的位置和性质有初步判断后,应及时做进一步的检查,以明确诊断。

1.消化道影像学检查　对消化道先天畸形的诊断有很大的帮助。对吞咽功能不全、食管气管瘘可行碘油造影。对胃食管反流,可做放射性核素检查。对胃十二指肠、小肠部位的先天畸形,钡餐造影可帮助诊断,须注意检查结束时应洗胃,将胃内钡剂洗出,防止呕吐时钡剂吸入。对幽门肥厚性狭窄,可做腹部超声检查。对肠道炎症、感染、低位肠梗阻,可摄腹部X线平片。对结肠疾病如先天性巨结肠,可做钡剂灌肠造影检查。

2.中枢神经系统检查　如怀疑中枢感染,应查脑脊液,对颅内出血或其他占位病变,应做头颅B超或CT检查。

3.血气分析及生化检查　可了解患儿是否存在酸中毒、电解质紊乱。

4.内分泌及遗传代谢病检查　如已排除消化道、中枢神经等疾病,而患儿仍然频繁呕吐,应进一步做内分泌、代谢病方面检查,如血氨、血糖等。

【治疗】

（一）对症治疗

1.禁食　对一些病因未清楚、怀疑外科疾病、消化道出血,可先行禁食,以免加重病情,同时给予补液,保证营养供给。

2.洗胃　对咽下综合征可先洗胃,用温生理盐水,一般洗2～3次即可,如洗胃后仍呕吐,应考虑其他疾病。

3.胃肠减压　对外科疾病、呕吐较频繁、腹胀者,可先行胃肠减压,缓解症状,同时做有关检查。

4.解痉止吐　对病因诊断为胃食管反流,可用胃动力制剂或解痉剂。

5.体位　对呕吐患儿,应提高头部和上身的体位,一般300左右。

6.纠正水、电解质紊乱　呕吐导致水、电解质紊乱,应及时纠正。

(二)病因治疗

1.手术　对外科疾病需手术治疗,手术时机根据病情而定。

2.抗感染　对消化道感染或其他部位感染所致者,应给抗生素治疗。

3.止血　消化道出血者,可用维生素 K_1、酚磺乙胺等止血。

4.解除颅内高压　脑水肿者用 20% 甘露醇每次 0.5g/kg,每 6~8 小时 1 次,呋塞米每次 0.5mg/kg,每天 1~2 次。颅内占位病变行手术治疗,脑积水行引流术。

(王薇薇)

第十一节　新生儿流行性腹泻

新生儿流行性腹泻是指在产科婴儿室或医院新生儿病房中暴发流行的腹泻。由于新生儿免疫功能不完善及环境因素,易发生感染。病原以细菌、病毒、真菌、寄生虫较为常见,主要通过孕母产道、被污染的乳品、水、乳头、食具、成人带菌者等传播。

【病因及流行病学】

(一)细菌

以大肠埃希菌较为常见,致病性大肠埃希杆菌(EPEC)、产毒性大肠埃希菌(ETEC)和出血性大肠埃希菌(EHEC)都曾发生过新生儿流行性腹泻,尤以 EPEC 是常见的病因,流行性强,有时可引起整个病区婴儿腹泻的流行,甚至传至院外,引起整个地区婴儿的流行。流行开始的第一例,多来自孕母分娩前后的腹泻,或宫颈存在大肠埃希杆菌,新生儿在分娩过程中得到感染。也可能在分娩后从母亲处得到感染,于生后 1~6 天发病,先传给婴儿室中附近的新生儿,范围逐渐扩大成为流行。另一种传播方式是曾与流行性腹泻的新生儿有过直接或间接接触,或从工作人员的手或带菌者间接感染到疾病,但尚在潜伏期,作为正常婴儿出院,回家后不久发生腹泻,被送至另一医院的新生儿病室,引起该病室的腹泻流行。

鼠伤寒沙门菌也是流行性腹泻的重要病原,鼠伤寒菌分布广泛,对人和某些动物都可引起疾病,病愈后带菌率又高,因此细菌来源多,发病率高。腹泻的流行常来自孕妇或工作人员的带菌者或患者。有报道工作人员的鼻腔也可带菌,经手的媒介传给新生儿,因此在鼠伤寒发病率高的地方要特别注意新生儿腹泻的流行。新生儿感染沙门菌后带菌率比儿童或成人要高,因此新生儿患者腹泻控制后要多次作大便培养,至少连续 3 次阴性后方可出院。

其他一些细菌,如空肠弯曲菌、耶尔森菌、产气单胞菌、铜绿假单胞菌、金黄色葡萄球菌、志贺菌、产气杆菌、嗜盐菌等也可引起新生儿腹泻。

(二)病毒

轮状病毒是引起新生儿流行性腹泻的最常见病原之一,主要经粪口途径传播,健康成人可作为带毒者,已感染的新生儿也是重要感染源。轮状病毒在环境中较稳定,不易自然灭活,可通过护理人员传播。也有报道轮状病毒可经过呼吸道、胎盘传播。但大便中找到轮状病毒,不可认为是腹泻的病原,因正常大便中也可找到该病毒。在流行中,如大部分患儿大便中轮状病毒的核苷酸或基因构型相同,方可认为是流行的病因。柯萨奇病毒、埃可病毒、肠道腺病毒等也可引起新生儿流行性腹泻。

(三)真菌

长时间使用抗生素可继发真菌感染,以白假丝酵母较多见。

（四）寄生虫

滴虫、梨形鞭毛虫、隐形孢子虫等也可引起新生儿流行性腹泻。

【临床表现】

（一）消化道症状

腹泻每天数次或十多次，大便性状与病原有关，可呈稀水样便、黏液便、血样便，患儿常有食欲缺乏、腹胀、呕吐。

（二）全身症状

常有发热、精神萎靡、哭吵不安，严重者出现嗜睡、面色苍白、唇周发绀。

（三）水、电解质平衡紊乱

新生儿腹泻常在短时间内发生脱水、酸中毒、低钠血症、低钾血症等并发症，严重者面色发灰、皮肤花纹、四肢发凉、尿少，出现休克。

（四）其他

有些患儿同时伴有其他部位感染，如肺炎、中耳炎、尿路感染、鹅口疮、败血症等。

不同病原所致的新生儿流行性腹泻各有一定特点：

1.大肠埃希菌肠炎　　致病性大肠埃希菌肠炎的大便为水样、蛋花汤样，有腥臭味；产毒性大肠埃希菌肠炎的大便为稀水样；侵袭性大肠埃希菌肠炎的大便呈黏液脓血样，有腥臭味，大便量不多。

2.鼠伤寒沙门菌肠炎　　大便性状多变，可呈水样、黏冻样、黑绿色或灰白色，有明显的腥臭味。

3.轮状病毒肠炎　　起病急，常发热，大便稀水样，量多，腥臭味可不明显。

4.金黄色葡萄球菌肠炎　　大便多为黄绿色、暗绿色、水样，有腥臭味。

5.真菌性肠炎　　大便呈黄绿色稀水样，或豆腐渣样，泡沫多。

【诊断】

（一）病史及流行情况

要详细询问病史，了解流行病学情况，有助于诊断。

（二）临床表现

要详细观察大便性状。同时要密切观察病情发展，新生儿脱水程度较难估计，尤其对早产儿，皮下脂肪少，用皮肤弹性估计脱水并不准确，最好根据连续的体重记录、尿量测量。

（三）病原学检查

要及时留取标本做细菌培养。如怀疑轮状病毒感染，要同时查病毒抗原。如怀疑真菌感染，大便镜检可见真菌孢子和菌丝。

（四）血气分析和电解质检查

新生儿腹泻易发生酸中毒和电解质紊乱，应及时做血气分析和电解质检查，做到及时治疗。

【预防】

新生儿流行性腹泻的预防主要是消毒隔离和治疗患者，以切断感染源。一旦发现新生儿腹泻就应立即隔离患儿和其父母，并积极治疗患者。如发现流行已难避免，立即将直接或间接接触过的婴儿集中在一个病房，每天做大便培养，严密观察腹泻的发生。对大便培养阳性者再另集中隔离。

有作者认为，凡大便培养阳性者，不论有无腹泻都给予抗生素预防，疗程5天。但也有反对药物预防，因为药物预防后带菌率更高，症状可能推迟出现，有时还可能使症状反复发作，延长流行时间。

腹泻流行的婴儿室都应检疫，不收新婴儿或新患者，将已康复的婴儿集中在一起，大便培养阴性3次后出院，未发生腹泻的新生儿也另集中在一间,经过潜伏期(1~6 天)后大便培养阴性 3 次后方可出院。任何患儿出院后,原床位上的用品(如被褥、被单、枕头)及病床都应消毒。

婴儿室和病室在流行期间应每天消毒,地板湿拖,家具湿揩.不让灰尘飞扬,定时作空气、地板、墙壁和家具拭子培养。

工作人员应特别注意手的刷洗,每接触一患儿后应再洗手,方可接触另一婴儿,定时作手拭子、鼻腔拭子和大便培养,阳性者暂脱离病室或婴儿室。喂奶前需戴消毒手套,然后装奶头。对有粪便污染的尿布和床单需集中在一起,消毒后才可送出病室。

【治疗】

(一)控制感染

根据病原及药敏结果,选用抗生素,对革兰阴性杆菌,可选用头孢第三代抗生素或安美汀。病毒性腹泻不必使用抗生素。真菌性肠炎应停用抗生素,用制霉菌素口服。

(二)纠正水电解质紊乱

对新生儿腹泻要随时观察是否有脱水、酸中毒和电解质紊乱,要及时予以纠正。

1.补液量　新生儿个体差异较大,不同出生体重,不同日龄,需要量均不同,要个体化,对轻、中度脱水补液量不宜过多。对重度脱水,有循环衰竭者,先给 2∶1 等张液 20ml/kg,静脉滴注。

2.补液性质　等渗脱水补 1/2 张,低渗脱水补 2/3 张,高渗脱水补 1/3 张。

3.补液速度　输液总量的 1/2,以 8~10ml/(kg·h)速度静脉滴注,约需 8 小时,另 1/2 以 5~6ml/(kg·h)速度静脉滴注。早产儿补液速度应<7ml/(kg·h)。

4.纠正酸中毒　用碳酸氢钠,根据血气分析 BE 值计算,5%碳酸氢钠(ml)=BE×体重(kg)×0.5,先用计算量的 1/2,用 5%葡萄糖等量稀释静脉滴注。纠正酸中毒的目标是使 pH 不低于 7.25。

5.纠正电解质紊乱　新生儿腹泻易发生低钠血症和低钾血症。补钾不宜操之过急,如血钾<3.5mmol/L,可给氯化钾 1.5~3mmol/(kg·d),用 10%氯化钾 1~2ml/(kg·d),稀释成 0.15%~0.2%,持续静脉滴注。

(三)其他治疗

可用思密达,每次 0.5g,每天 2~3 次。腹泻时间较长者需用微生态调节剂,如丽珠肠乐口服。

(王薇薇)

第十二节　新生儿溶血病

新生儿溶血病主要是指母婴血型不合引起的同族免疫性溶血病。人类血型系统有 40 多种,但以 ABO 和 Rh 血型系统母婴不合引起溶血者为多见,其他如 MNS、Kell、Duffy、Kidd 等血型系统不合引起的溶血病极为少见。某儿科医院曾对 1985~1996 年收治的 218 例新生儿溶血病进行分析,ABO 血型不合占 85.8%,Rh 血型不合占 14.2070。在 ABO 溶血病中,59.4%为抗 A 抗体,40.6%为抗 B 抗体。在 Rh 溶血病中,58.1%为抗 D 抗体,19.4%为抗 E 抗体,12.9%为抗 cE 抗体,9.6%为抗 Ce 抗体。

【发病机制】

胎儿由父亲方面遗传来的显性抗原恰为母亲所缺少,在妊娠后期,胎儿血因某种原因进入母体,母体被致敏产生相应的 IgM 抗体。如母亲再次怀孕,胎儿血再次进入母体,母体发生次发免疫反应,产生大量 IgG 抗体,通过胎盘进入胎儿,使胎儿、新生儿发生溶血。只要 0.1~0.2ml 的胎儿红细胞进入母体循环就足以使母亲致敏,特别是反复的胎母输血。

(一)Rh 血型不合溶血病

Rh 血型系统共有 6 个抗原,即 C、c、D、d、E 和 e。其中 D 抗原最早被发现且抗原性最强,故有 D 抗原者称 Rh 阳性,无 D 抗原者称 Rh 阴性;杂合子只有一个 D 抗原,纯合子有两个 D 抗原。d 抗原纯属理论上的推测,迄今尚未能证实其存在。Rh 阴性的频率在种族中有很大差异,白种人群中约占 15%,而在我国汉族人群中仅占 0.34%,我国某些少数民族(如维吾尔族)人群中 Rh 阴性可占 5%以上。Rh 溶血病的母亲多数是 Rh 阴性,可引起死胎和新生儿严重溶血病的发生率也最高,Rh 阳性母亲的婴儿同样也可以发病,以抗 E 较多见,因为在我国汉族人群中无 E 抗原者几乎占 1/2。

Rh 溶血病在第一胎发病率很低,因为初次免疫反应产生 IgM 抗体需要 2～6 个月,且较弱,不能通过胎盘进入胎儿体内,而胎儿红细胞进入母体多数发生在妊娠末期或临产时,故第一胎常处于初次免疫反应的潜伏阶段。当再次妊娠第二次发生免疫反应时,仅需数天就可出现主要为 IgG 能通过胎盘的抗体,并能迅速增多,故往往第二胎才发病。Rh 系统的抗体只能由人类红细胞引起,若母亲有过输血史,且 Rh 血型又不合,则第一胎也可发病。母亲的母亲(外祖母)为 Rh 阳性,母亲出生前已被致敏,则第一胎也可发病,此即外祖母学说。

(二)ABO 血型不合溶血病

以母亲 O 型、胎儿 A 型或 B 型最为多见,但母亲 A 型、胎儿 B 型或 AB 型;或母亲 B 型、胎儿 A 型或 AB 型时,亦同样可以发病,但较少见。因为 A 或 B 型母亲的天然抗 A 或抗 B 抗体主要为不能通过胎盘的 IgM 抗体,而存在于 O 型母亲中的同种抗体以 IgG 为主,因此 ABO 溶血病主要见于 O 型母亲、A 或 B 型胎儿。

ABO 溶血病可发生在第一胎,这是因为食物、革兰阴性细菌、肠道寄生虫、疫苗等也具有 A 或 B 血型物质,持续的免疫刺激可使机体产生 IgG 抗 A 或抗 B 抗体,怀孕后这类抗体通过胎盘进入胎儿体内可引起溶血。由于 A 和 B 抗原也存在于红细胞外的许多组织中,通过胎盘的抗 A 或抗 B 抗体仅少量与红细胞结合,其余都被其他组织和血浆中的可溶性 A 和 B 血型物质中和和吸收。因此,虽然母婴 ABO 血型不合很常见,但发病者仅占少数。

【临床表现】

新生儿溶血病的临床表现轻重不一,取决于抗原性的强弱、个体的免疫反应、胎儿的代偿能力和产前的干预措施等因素。Rh 溶血病临床表现较为严重,进展快,而 ABO 溶血病的临床表现多数较轻。Rh 溶血病一般不发生在第一胎,而 ABO 溶血病可发生在第一胎。

(一)胎儿水肿

严重者表现为胎儿水肿,主要发生在 Rh 溶血病,在胎儿期有大量红细胞破坏,患儿全身水肿、苍白、皮肤淤斑、胸腔积液、腹水、心音低、心率快、呼吸困难、肝脾大。胎盘也明显水肿,胎盘重量与新生儿体重之比可达 1∶3～1∶4,严重者可发生死胎。胎儿水肿的原因与严重贫血所致的心力衰竭、肝功能障碍所致的低蛋白血症和继发于组织缺氧的毛细血管通透性增高等因素有关。

(二)黄疸

溶血病患儿黄疸出现早,一般在生后 24 小时内出现黄疸,并很快发展,血清胆红素以未结合胆红素为主。但也有少数患儿在病程恢复期结合胆红素明显升高,出现胆汁黏稠综合征。部分 ABO 溶血病黄疸较轻,与生理性黄疸相似。

(三)贫血

溶血病患儿有不同程度的贫血,以 Rh 溶血病较为明显。如血型抗体持续存在可导致溶血继续发生,患儿在生后 3～5 周发生明显贫血(Hb<80g/L),称晚期贫血,多见于未换血者和已接受换血的早产儿中。

(四)肝、脾大

严重病例因髓外造血,出现肝、脾大。

（五）胆红素脑病

新生儿溶血病可发生胆红素脑病，足月儿胆红素超过 18～20mg/dl，早产儿胆红素超过 8～10mg/dl 就要警惕发生胆红素脑病。开始表现为神萎、吸吮反射和拥抱反射减弱、肌张力低下，历时 0.5～1 天，如病情进展，出现发热、两眼凝视、肌张力增高、抽搐、角弓反张等，此时常称核黄疸，可因呼吸衰竭或肺出血死亡，存活者在数月后出现后遗症。

【诊断】

对疑有新生儿溶血病者应立即做以下实验室检查：

（一）血常规

如红细胞及血红蛋白下降（脐血＜13g/dl）、网织红细胞增高（＞6%）、外周血有核红细胞增高（＞10/100 个白细胞）等均提示患儿可能存在溶血。

（二）血清胆红素

主要为未结合胆红素升高。溶血病患儿生后黄疸逐渐加深，胆红素水平呈动态变化，需每天随访 2～3 次。

（三）定血型

ABO 溶血病者母亲为 O 型，新生儿为 A 或 B 型。Rh 溶血病者母亲为 Rh 阴性（D 抗原阴性），新生儿为 Rh 阳性。如母亲为 Rh 阳性（但 C 或 E 抗原阴性，胎儿 C 或 E 抗原阳性）、婴儿 Rh 阳性，也可发生抗 E、抗 C、抗 e、抗 c 引起的溶血病。

（四）抗人球蛋白试验

即 Coombs 试验，检查特异性血型抗体，可证实患儿红细胞是否被血型抗体致敏，如直接试验阳性说明患儿红细胞已被致敏，再做释放试验阳性，即可诊断。ABO 溶血病者需做改良法。

【治疗】

（一）光疗

如怀疑溶血病，首先给予积极光疗，同时进行各项检查，确定诊断，评价病情，做好换血疗法的准备工作。光疗指征：应根据不同胎龄、出生体重、日龄的胆红素值而定。光疗方法：轻中度黄疸可行单面光疗或光纤毯光疗，严重黄疸者需双面光疗。

（二）药物治疗

包括：①IVIC：1g/kg，于 4～6 小时静脉滴注，用 1 次即可。IVIG 封闭新生儿网状内皮系统巨噬细胞 FC 受体，抑制溶血。②清蛋白：如胆红素明显上升，足月儿达到 18mg/dl，可给清蛋白 1g/kg，加 10～20ml 葡萄糖液，静脉滴注，或血浆 10ml/kg。最好在换血前 1～2 小时用 1 次清蛋白。③锡原卟啉（SnPP）和锡中卟啉（SnMP）：剂量 $0.5\mu mol/kg$（0.25ml/kg）。用 1 次，疗效持续 1 周。SnMP 对血红素加氧酶（HO）的抑制作用是 SnPP 的 5～10 倍。

（三）其他治疗

缺氧、酸中毒、感染可促使核黄疸的发生，应积极治疗。保持水电解质平衡，供给足够能量，维持体温正常，改善循环功能。

（四）换血疗法

如病情继续发展，尤其是确诊为 Rh 溶血病，需进行换血疗法，防止发生核黄疸。换血疗法是治疗新生儿严重高胆红素血症的有效方法。

1.换血指征　血清胆红素超过换血标准（表 3-12-1），出现胎儿水肿或早期胆红素脑病表现应予以换血。如有缺氧、酸中毒、低蛋白血症、前一胎为 Rh 溶血病者，应放宽指征。

表 3-12-1　足月新生儿黄疸干预推荐标准

生后时间(h)	血清总胆红素水平(μmol/L)			
	考虑光疗＊	光疗	光疗失败后换血＊＊	换血＋光疗
≤24	≥103	≥154	≥205	≥257
～48	≥154	≥205	≥291	≥342
～72	≥205	≥257	≥342	≥428
＞72	≥257	≥291	≥376	≥428

＊:根据患儿的具体情况判断;＊＊:光疗 4～6 小时,血清胆红素不能降低 1～2mg/dl,为光疗失败

2.血源选择　Rh 血型不合:采用与母亲相同的 Rh 血型,ABO 血型与新生儿相同。ABO 血型不合:采用 AB 型血浆和 O 型红细胞混合的血。宜用新鲜血液,库血时间不宜超过 3 天,以免发生高钾血症。

3.换血前准备　换血量为新生儿血容量的 2 倍,新生儿血容量通常为 80ml/kg,因此换血量为 160ml/kg 左右。血液先置室内预热,使之与体温相近。器械准备:大字形五通活塞 2 支,20ml 换血注射器 5 副,换血导管 2 根,盛器 3 支,长针头 4 支等。器械放入肝素生理盐水(200ml 生理盐水加肝素 6～8mg)抽注湿润。

4.换血途径　传统方法为通过脐血管换血,近年多采用周围血管同步换血。

5.操作步骤　脐血管换血的方法为:新生儿置远红外保暖床上,仰卧位。保留脐静脉者,导管直接插入脐静脉,导管插入时,方向偏右上方约 30°,导管插入脐轮 5cm 时,血流顺利抽出,即可扎紧固定导管。如脐带已脱落,则在脐孔上方 1cm 处腹壁上作腹壁脐静脉切开,在正中线偏右处找到灰白色脐静脉,进行脐静脉插管。每次交换血量开始为 10ml,如能耐受可增至 15～20ml。同时监测静脉压,如＞0.78kPa,要考虑血量过多,宜多抽少注;如静脉压过低,宜多注少抽。换血开始及结束时各留取血标本,测胆红素、红细胞计数、血红蛋白、血糖、血清电解质(钾、钠、钙)。记录每次抽出和注入的血量、时间、静脉压、用药等,每 15 分钟测心率、呼吸及病情变化。

6.换血并发症　库血未经复温而立即输入,可致低体温、心血管功能异常。导管穿刺脐静脉可致出血,进入腹腔、损伤肝脏;如导管接触心脏可致心律失常和心脏停搏。输血量过多可致心力衰竭。如有空气、血凝块进入,可致空气、血栓栓塞。还可并发感染、低钙血症、肠穿孔、坏死性小肠结肠炎,肝素过量引起出血等。

7.换血后处理　脐带消毒包扎,脐上切口消毒。患儿继续光疗,密切观察患儿有无嗜睡、烦躁、抽搐及拥抱反射、心率、呼吸等情况。术后 3 天内用抗生素预防感染。监测血胆红素及血常规。

(王薇薇)

第十三节　新生儿坏死性小肠结肠炎

【概述】

新生儿坏死性小肠结肠炎(NEC)是新生儿特别是早产儿常见消化系统急症。临床以腹胀、呕吐、腹泻、便血为主要表现,腹部 X 线平片以肠壁囊样积气为特征,病理以回肠远端和结肠近端坏死为特点。随着 NICU 的建立发展以及机械通气的应用,发病率近几十年有增加趋势,与早产儿存活增加有关,是新生儿尤其是早产儿死亡的重要原因。存活者常留有短肠综合征。

【病因】

NEC 的确切病因和发病机制目前还不肯定,但普遍认为该病是多因性疾病。主要与下列因素有关:

1.感染及炎症　感染是 NEC 的主要原因之一,大多为克雷伯杆菌、大肠埃希杆菌、铜绿假单胞菌等肠道

细菌。

2.早产　是 NEC 的重要发病因素,因免疫功能差,肠蠕动差,加之出生时易发生窒息,造成肠壁缺氧损伤,使细菌侵入。

3.缺氧和再灌注损伤　各种原因使肠壁缺血缺氧,如在新生儿窒息、呼吸疾病、休克等缺氧缺血情况时肠壁血管收缩,导致肠黏膜缺血缺氧、发生坏死,随着恢复供氧,血管扩张充血,扩张时的再灌注会增加组织损伤。

4.喂养　加奶速度过快,奶液渗透压过高,高渗药物溶液进入胃肠道等。

【临床诊断及分期】

本病多见于早产、低体重儿,男多于女,发病时间与病因和孕周有关。通常生后 2～3 周内发病,<28 周早产儿由于开奶迟多在生后 3～4 周发病,最迟可至生后 2 个月。当围产期窒息是主要因素时,常在生后很快发生。典型症状是腹胀、黏液血便和呕吐。

1.腹胀　首发症状,先有胃排空延迟,后全腹胀,肠鸣音减弱或消失。

2.呕吐、血便　呕吐可有胆汁或咖啡样物,腹泻、血便。

3.病情进展　迅速、感染中毒症状严重。

4.其他　隐匿发生者表现非特异性症状,早期表现类似新生儿败血症。

改良的 Bell 分期标准是目前国际上公认的 NECI 临床分期如表 3-13-1。

表 3-13-1　改良 Bell 分期标准

分期	分期	全身表现	胃肠道表现	X 线特点
IA	早期 NEC	体温不升,呼吸暂停,心动过缓,嗜睡	胃潴留,轻度腹胀呕吐,便潜血阳性	正常或肠扩张轻度,肠梗阻征象
IB	早期 NEC	同IA	鲜血便	同IA
IIA	典型 NEC-轻度	同IA	同IA＋肠鸣音消失伴或不伴腹部压痛	肠扩张,肠梗阻征象,肠壁积气
IIB	典型 NEC-中度	同IA＋轻度代谢性酸中毒,轻度血小板减少	同IA＋肠鸣音消失,明确的压痛,伴或不伴腹壁蜂窝织炎或右下腹包块	同IIA＋门静脉积气伴或不伴腹水
IIIA	进展 NEC-重度(肠损伤)	同IIB＋低血压,心动过缓,严重呼吸暂停呼吸性和代谢性酸中毒,DIC,血小板减少同IA＋弥漫性腹膜	炎征象,明显的压疼和腹胀	同IIB＋明确腹水
IIIB	进展 NEC-重度(肠穿孔)	同IIIA	同IIIA	同IIB＋气腹

【辅助检查】

1.大便潜血　早期大便潜血阳性。

2.血小板和 C-反应蛋白(CRP)　血小板降低和 CRP 升高对判断病情很有帮助。

3.X 线检查是确诊 NEC 的重要条件　一旦怀疑本病立即拍腹部 X 线,每隔 6～12 小时动态观察其变化。拍片的体位主要是仰卧、立侧、水平侧位。禁做钡餐或钡灌肠,有肠穿孔的危险。肠穿孔常发生在诊断后的最初 2 天内。

典型的 X 线早期改变为胃泡扩张,轻或中度肠管胀气,肠间隙增厚,肠黏膜粗厚、模糊,部分病例有肠管内气液面,如果有少量或局限性肠壁积气则可确诊。病变进展时肠腔积气加重,部分肠管形态不规则,僵直固定,肠管内可有气液面。继而腹腔出现渗液并逐渐增多,腹部密度增高。部分病例可见门静脉积气,提示预后不良。如果出现肠袢固定扩张,提示肠道全层坏死,动力消失。

4.超声检查　NEC 时腹部超声可见肠壁增厚、肠壁积气、门静脉积气、腹水和胆囊周围积气。其中门静脉积气和腹水的诊断敏感性优于 X 线。近年彩色多普勒超声(CDS)检测和定量肠壁血流应用可发现有患儿肠壁局部或多处血流灌注不良,是评价肠道血循环状况的手段。

5.磁共振成像(MRI)　MRI 可看到泡沫样肠壁、肠腔中异常液平面等现象,可作为肠坏死的非损伤性诊断手段,有助于 NEC 手术时机的选择。

【诊断】

1.疑似 NEC　腹胀,突然出现喂养不耐受,但 X 线检查没有肠壁积气、门静脉积气、膈下游离气体等。

2.明确 NEC　腹胀伴有 X 线检查肠壁积气或门静脉积气,或两者同时存在。X 线检查其他征象可有肠袢固定扩张,肠梗阻,肠壁穿孔有膈下游离气体等。

【鉴别诊断】

1.中毒性肠麻痹　原发病为腹泻或败血症时,易将坏死性小肠结肠炎误诊为中毒性肠麻痹,但后者无便血,X线平片上无肠壁间积气等。

2.机械性肠梗阻　X 线腹平片上液平面的跨度较大,肠壁较薄,无肠壁间隙增宽模糊,无肠壁积气,结合临床不难区别。

3.肠扭转　机械性肠梗阻症状重,呕吐频繁,腹部 X 线平片示十二指肠梗阻影像,腹部阴影密度均匀增深,并存在不规则多形气体影,无明显充气扩张的肠曲。

4.先天性巨结肠　有腹胀,X 线平片上有小肠、结肠充气影,需与早期坏死性小肠结肠炎鉴别。前者有便秘史,无血便,X 线平片动态观察无肠壁积气征。

5.自发性胃穿孔　多由于先天性胃壁肌层缺损引起,常见于胃大弯近贲门处。患儿生后 3～5 天突然进行性腹胀,伴呕吐、呼吸困难和发绀,X 线平片腹部仅见气腹,无肠壁积气或肠管胀气。

【治疗】

1.禁食　怀疑本病时即开始禁食,腹胀明显者同时行胃肠减压,禁食时间 7～10 天。恢复胃肠道喂养指征为一般情况好转,腹胀消失,肠鸣音恢复,大便潜血阴性。

2.支持疗法　全胃肠道外营养和足量液体。

3.抗生素应用　一旦出现 NEC 应静脉给予抗生素 10～14 天。

4.腹膜引流与外科手术治疗　NEC 单纯合并气腹也可先采用腹膜引流,需手术病例生命体征稳定后进行。有报道对极低出生体重儿发生 NEC 合并穿孔、不能耐受手术者,可作腹膜引流。

【预防】

1.合理喂养　对极低体重儿首选母奶,早期微量喂养,不应增奶过快。不能喂母乳者可选用早产儿专用奶粉,并按照指南所示方法进行喂养。避免过度及高渗喂养。

2.益生菌　口服益生菌可抑制肠内致病菌的过度繁殖,使异常的肠通透性、失衡的肠微生态系统恢复正常。还可提高肠道屏障免疫功能、减低炎症反应。

3.表皮生长因子　近年发现补充外源性 ECJF 对于 NEC 患者十分重要,临床尚未普遍开展。

4.糖皮质激素　产前应用激素对 NEC 预防作用还需进一步临床研究。

【预后】

本病病死率高,特别是胎龄<28 周,出生体重<1000g 者。有败血症、DIC、持续腹水者预后差。5%～30%存

活者有肠狭窄。切除回肠终端可以导致维生素 B_{12} 缺乏和贫血,肠切除广泛者引起短肠综合征和营养不良。严重 NEC 存活后可以留有残疾,需要进行长期神经发育的随访。

(王薇薇)

第十四节　新生儿败血症

新生儿败血症是指新生儿期细菌或真菌侵入血液循环并在其中生长繁殖,产生毒素所造成的全身性感染。

【病因】

1.母亲病史　母亲妊娠有感染史或母亲产道特殊病原菌定植。

2.产科因素　胎膜早破、产程延长、羊水浑浊或发臭、不洁接生史、侵入性操作等。

3.胎儿或新生儿因素　各种高危因素、对新生儿的不良行为、新生儿皮肤感染。

4.病原菌　在我国以葡萄球菌和大肠埃希菌为多见,铜绿假单胞菌、肺炎克雷伯菌、沙门菌也日趋增多,皮肤感染所致败血症以金黄色葡萄球菌多见。医源性感染通常由多重耐药菌引起。念珠菌在晚发型败血症也可见。

【临床表现】

1.全身表现　早期表现精神差,自发性活动减少,吸吮无力,哭声减弱,很快可进入不吃不动,面色差,精神萎靡,嗜睡,四肢凉;发热多于体壮儿,体温不升多见于早产儿;黄疸有时是败血症的唯一表现,生理性黄疸消退延迟或退而复现,黄疸迅速加重与无法解释的黄疸,严重时可发展为胆红素脑病。

2.各系统表现　皮肤硬肿、皮下坏疽、脓疱疮、脐周或其他部位蜂窝织炎、甲床感染、淤点、淤斑、口腔黏膜有挑割伤等;厌食、腹胀、呕吐、腹泻或便秘,严重时出现中毒性肠麻痹,后期可出现肝、脾大;气促、发绀、呼吸不规则或呼吸暂停;合并化脓性脑膜炎时出现嗜睡、激惹、惊厥和烦躁不安、前囟紧张及四肢肌张力增高;累积心血管系统引起心律失常、感染性心内膜炎和感染性休克;累及血液系统可合并血小板较少、出血倾向,表现为淤点、淤斑,甚至弥散性血管内凝血(DIC);泌尿系统和骨关节的感染有时也见到。

【辅助检查】

1.细菌学检查　细菌培养是诊断该病的金标准。血液、脑脊液、感染的脐部、浆膜腔液以及所拔取的导管头均应送培养。必要时可取清洁尿培养。疑为肠源性感染者应同时做厌氧菌培养,有较长时间用青霉素类和头孢类抗生素者应做L型细菌培养。怀疑产前感染者,生后 1h 内取胃液及外耳道分泌物培养。除此之外,还可进行病原菌抗原及 DNA 检测,用已知抗体测体液中未知抗原,对链球菌和大肠埃希菌抗原可采用对流免疫电泳、乳胶凝集试验及 ELISA 等方法,对已使用抗生素者更有诊断价值;采用 16SrRNA 基因的 PCR 分型、DNA 探针等分子生物学技术,以协助早期诊断。

2.非特异性检查

(1)白细胞(WBC)计数、分类和涂片:出生 12h 后采血结果较为可靠,白细胞减少($<5\times10^9/L$)或白细胞增多($\leqslant$3d 者 WBC$>25\times10^9/L$;$>$3d 者 WBC$>20\times10^9/L$)。分类杆状核/中性粒细胞之比值(I/T)$\geqslant$0.16;中性粒细胞有中毒颗粒,Dohle 小体可提示败血症。

(2)C 反应蛋白(CRP):阳性。

(3)血小板计数:血小板计数在临床败血症发生前数小时至数日出现下降,$<100\times10^9/L$。

(4)微量红细胞沉降率:>15mm/h。

(5)血清前降钙素(PCT)或白细胞介素 6(IL-6)测定。

【诊断标准】

1.确诊败血症 具有临床表现并符合下列任一条。

(1)血培养或无菌体腔液培养出致病菌。

(2)血培养 1 份阳性,病原菌为条件致病菌,则必须与另次(份)血、或无菌体腔液、或导管头培养出同种细菌。

2.临床诊断败血症 具有发生败血症的病史和临床表现且具备以下任一条。

(1)非特异性检查≥2 条。

(2)血标本病原菌抗原或 DNA 检测阳性。

【鉴别诊断】

1.出血性疾病 有些新生儿败血症出血倾向明显,甚至发展为弥散性血管内凝血,易与出血性疾病混淆。所以,应当设法为所有的出血性疾病患者检查感染指标,以防漏诊。

2.中枢神经系统感染 由于新生儿的结构特点,败血症易发展为细菌性脑炎或脑膜炎。因此,对全部败血症患者均要密切观察是否出现神经系统症状,有时即使未出现症状,对感染指标明显异常的患者也应果断进行腰椎穿刺和头颅影像学检查,以便早期诊断。

3.不同病原菌引起的新生儿败血症相互之间的鉴别 实际上不同地区、不同日龄,不同条件下致病菌是不一样的,各种败血症的临床经过也各不相同。唯有细菌学检查才能将其区分开来。

【治疗】

1.一般治疗

(1)护理:主要包括静脉输液,维持血糖、电解质、酸碱平衡;注意保暖、纠正缺氧;黄疸严重时及时光疗;对破损皮肤加强护理。强调隔离,不同致病菌者也要分开隔离。强调接触患者前后手卫生。尤其是对于体液、分泌物大量带菌的患者应安置在单人隔离病房内,由专人护理,医疗废物应单独存放、处置。

(2)由护士对患儿的疼痛进行初始评估,存在风险时,应及时报告医师并进行相应的处理和请会诊。

(3)心理治疗:针对监护人的焦虑和(或)抑郁情绪做好安抚工作,取得监护人的信任和配合甚为重要。

2.对症治疗

(1)处理发热、贫血、出血、休克等症状。

(2)处理病灶:包括皮肤黏膜、脐部、骨关节等部位。

(3)粒细胞降低者,可给予粒细胞 1×10^9/kg;或非格司亭,每日 $5\mu g$/kg,皮下注射。血小板降低者输注血小板 $1 \sim 2U$/5kg。

(4)换血:用新鲜肝素化全血(150~180ml/kg)可供给粒细胞 1×10^9/kg,还可供给特异性抗体、补体、调理素等;可去除感染的细菌、毒素和异常血凝物质,纠正异常凝血过程,消除 DIC 潜在危险,可试用于难治的新生儿败血症。静脉注射免疫球蛋白的效果尚未得到充分肯定。

3.对因处理 在等待细菌学检查结果时,即及时经验性选用抗生素,根据病原菌可能来源初步判断病原菌种,选用既针对革兰阳性菌(G^+)又针对革兰阴性菌(G^-)的抗生素。而一旦有药敏结果,应做相应调整,尽量选用敏感药;如果临床疗效好,虽然药敏结果不敏感,可暂不换药。静脉注射疗程为 10~14d,合并化脓性脑膜炎者或真菌感染者疗程可长达 1 个月。

(1)主要针对 G^+ 菌的抗生素。

①青霉素与青霉素类:链球菌属(包括链球菌、肺炎链球菌、D 组链球菌如粪链球菌等)感染,首选青霉素 G;葡萄球菌属如金黄色葡萄球菌和凝固酶阴性葡萄球菌(CNS),宜用耐酶青霉素如苯唑西林、氯唑西林(邻唑青霉素)等。

②第一、二代头孢菌素。

③万古霉素：二线抗 G$^+$ 菌抗生素，主要针对耐甲氧西林葡萄球菌(MRS)。

(2)主要针对 G 菌的抗生素

①第三代头孢菌素：对肠道杆菌最低抑菌浓度低，极易进入脑脊液，常用于 G$^-$ 菌引起的败血症和化脓性脑膜炎，对金黄色葡萄球菌、李斯特杆菌作用较弱，对肠球菌完全耐药，所以不宜经验性地单用该类抗生素；头孢哌酮不易进入脑脊液；头孢他啶常用于铜绿假单胞菌所致败血症并发的化脓性脑膜炎；头孢曲松可作为化脓性脑膜炎的首选药，但新生儿黄疸时慎用。

②哌拉西林：对 G 菌及链球菌均敏感，易进入脑脊液。

③氨曲南：对 G 菌作用强，β-内酰胺酶稳定，不良反应少。

(3)针对厌氧菌：甲硝唑，每次 15mg/kg，每日 2 次，24h 后改为每次 7.5mg/kg，静脉滴注。

(4)其他广谱抗生素

①亚胺培南+西司他丁：新型 β-内酰胺类抗生素(碳青霉烯类)，对绝大多数 G$^+$ 需氧菌种 G 需氧菌及厌氧菌有较强的抗菌活性，常作为第二、三线抗生素。但不易通过血-脑脊液屏障，且有引起惊厥的不良反应。

②帕尼培南+倍他米隆：另一种新型碳青霉烯类抗生素，抗菌谱与亚胺培南十西司他丁相同，可通过血-脑脊液屏障。

③头孢吡肟：第四代头孢菌素，抗菌谱广，但对耐甲氧西林葡萄球菌不敏感。

(5)怀疑真菌败血症时，选用氟康唑或两性霉素 B 脂质体治疗。

【并发症及处理】

1.感染性或失血性休克　根据休克的处理原则治疗，但在新生儿，应用糖皮质激素时要格外慎重。

2.凝血功能障碍或弥散性血管内凝血　可表现为不同程度的出血倾向，全身多部位出血。两者的实验室检查各具特征性。因此，临床上应密切监测凝血功能和血小板，出现缺乏时及时补充。

（王薇薇）

第十五节　新生儿破伤风

新生儿破伤风是由破伤风厌氧芽孢梭状杆菌由脐部侵入引起的一种急性感染性疾病。常在生后 7 天左右发病，临床上以全身骨骼肌的强直性痉挛、牙关紧闭为特征，故有"脐风"、"七日风"、"锁口风"之称。

【临床流行病学】

(一)发病率和病死率

新生儿破伤风在世界各国的发病率有很大差异，自 19 世纪 80 年代无菌接生法和妊娠期破伤风免疫预防的推广，其发病率和死亡率已有所下降。据 WHO 调查，在 1994 年每年有约 51 万名新生儿死于破伤风，其中约 80% 发生于东南亚和非洲的国家。全球有 83 个国家的发病率低于 1‰，57 个国家为 1‰～5‰，24 个国家大于 5‰，与 1985 年相比，病死率下降了 29%。最近又有报道在某些地区通过改变一些传统的接生方法，其发病率又有所下降。我国新中国成立前每年约 100 万新生儿死于破伤风，之后发病率和死亡率显著下降，但在边远农村、山区及私自接生者新生儿破伤风仍不罕见。

(二)病原学

1.病原菌特点　破伤风杆菌为革兰染色阳性、产芽孢的、梭形厌氧菌，长 2～5μm，宽 0.3～0.5μm，无荚膜，有周身鞭毛，能运动。本菌广泛分布于自然界各地的土壤、尘埃和各种动物的消化道内。它的一端形成芽孢，形似鼓槌状或网球拍状，抵抗力极强，在无阳光照射的土壤中可几十年不死，能耐煮沸 60 分钟、干热 150℃1 小时、5%

苯酚 10~15 小时,需高压消毒,用碘酒等含碘的消毒剂或气体消毒剂环氧乙炔才能将其杀灭。破伤风杆菌不是组织侵袭性细菌,仅通过破伤风痉挛毒素致病;破伤风毒素是已知毒素中排位第二的毒素,仅次于肉毒毒素,其致死量约 10~6mg/kg。

2.感染方式　用未消毒的剪刀、线绳来断脐、结扎脐带;接生者的手或包盖脐带残端的棉花纱布未严格消毒时,破伤风梭菌即可由此侵入。新生儿破伤风偶可发生于预防接种消毒不严之后。

【发病机制】

坏死的脐残端及其上的覆盖物使该处氧化还原电势降低,有利于破伤风梭菌出芽繁殖并产生破伤风痉挛毒素而致病。随着毒素的释放,产生毒素的细菌死亡、溶解。破伤风毒素经淋巴液中淋巴细胞入血,附在球蛋白到达中枢神经系统;也可由肌肉神经结合处吸收,通过外周神经的内膜和外膜间隙或运动神经轴上行至脊髓和脑干。此毒素一旦与中枢神经组织中的神经节苷脂结合,抗毒素也不能中和。毒素与灰质中突触小体膜的神经节苷脂结合后,使它不能释放抑制性神经介质(甘氨酸、氨基丁酸),以致运动神经系统对传入刺激的反射强化,导致屈肌与伸肌同时强烈地持续收缩。活动越频繁的肌群,越先受累,故咀嚼肌痉挛使牙关紧闭,面肌痉挛而呈苦笑面容,腹背肌当痉挛较强后,形成角弓反张。此毒素亦可兴奋交感神经,导致心动过速、高血压、多汗等表现。

【临床表现】

潜伏期大多 4~8 天(3~14 天)。潜伏期与出现症状到首次抽搐的时间越短,预后越差。一般以哭吵不安起病,患儿想吃,但口张不大,吸吮困难。随后牙关紧闭,眉举额皱,口角上牵,出现"苦笑"面容,双拳紧握,上肢过度屈曲,下肢伸直,成角弓反张状。强直性痉挛阵阵发作,间歇期肌肉收缩仍继续存在,轻微刺激(声、光、轻触、饮水、轻刺等)常诱发痉挛发作。呼吸肌与喉肌痉挛引起呼吸困难、青紫、窒息;咽肌痉挛使唾液充满口腔;膀胱及直肠括约肌痉挛可导致尿潴留和便秘。

患儿神志清醒,早期多不发热,以后体温升高可因全身肌肉反复强直痉挛引起,亦可因肺炎等继发感染所致。经及时处理能渡过痉挛期者,其发作逐渐减少、减轻,数周后痊愈。否则,因越发越频,缺氧窒息或继发感染而死亡。

【实验室检查】

常规实验室检查多正常,周围血象中白细胞可因脐带继发感染或持续痉挛引起的应激反应而升高。脐部分泌物培养仅部分患儿阳性。

【诊断】

破伤风的症状最有特征性,根据消毒不严的接生史、出生后典型发作表现,一般容易诊断;早期尚无典型表现时,可用压舌板检查患儿咽部,若越用力下压,压舌板反被咬得越紧,也可确诊。

【预防】

1.大力推广新法接生和在医院内出生。

2.如遇紧急情况,应将剪刀用火烧红、冷却后或用 2%碘酒涂剪刀待干后断脐,线绳也应用 2%碘酒消毒后结扎脐带,并多留脐带残端数厘米,争取在 24 小时内脐带按严密消毒方法重新处理。剪去残留脐带的远端再重新结扎。同时,肌注青霉素 3~4 天及破伤风抗毒素 1500~3000U 或人体破伤风免疫球蛋白 75~250U。

3.对不能保证无菌接生的孕妇,于妊娠晚期可注射 2 次破伤风类毒素 0.5ml,相隔 1 个月,第二次至少在产前 2 周(最好 1 个月时)肌注。

【治疗】

(一)一般治疗

1.护理保持室内安静、避光,减少刺激,避免扰动,必需的操作(如测体温、翻身等)尽量集中同时进行。及时清除痰液,保持呼吸道通畅及口腔、皮肤清洁。

2.保证营养和水分供给后期可鼻饲乳品,如痉挛频繁不能鼻饲,可用静脉营养。

3.有缺氧及青紫时给氧,如窒息、呼吸衰竭者应用呼吸机辅助通气。气管切开在新生儿一般不如气管插管使用呼吸机安全。有脑水肿者应用甘露醇等脱水剂。

(二)控制痉挛

是治疗本病的成败关键。

1.地西泮　有松弛肌肉及抗惊厥作用,每次 0.2～0.3mg/kg,缓慢静注,4～6 小时 1 次,若止痉效果不佳,可逐渐增加至每次 1mg/kg,痉挛好转后再鼻饲给药,可每次 0.5～1mg/kg,必要时还可加大剂量,口服地西泮的半衰期长达 10 余小时～3 天。近年来,国内有报道应用大剂量地西泮治疗重症新生儿破伤风有较好疗效,即患儿入院后先用地西泮 3～5mg 注射,15 分钟后未达"地西泮化"者加用 7.5mg,静脉缓推,最大量每次 10mg,达"地西泮化"后每 2～3 小时给"地西泮}化量的地西泮 1 次维持,一般要求用量达到"地西泮化"标准,即患儿浅睡,咳嗽吞咽反射存在,体检时无抽搐,在注射、穿刺或吸痰时出现短暂肌强硬,下次给药前可有轻微而短暂的抽搐,但无明显发绀。

2.苯巴比妥(鲁米那)　负荷量 10～20mg/kg,静脉或肌内注射,12 小时后维持量 5mg/(kg·d)。

3.氯丙嗪　每次 0.5～1mg/kg,稀释后静滴,每 6～8 小时可重复一次。但剂量过大或持续时间过长可出现软瘫或体温下降,故不宜多用。

4.水合氯醛　止痉作用快,作为痉挛发作时临时性增加药物。常用 10％溶液每次 0.5ml/kg,灌肠或鼻饲注入。

5.副醛　止惊效果快而安全,但主要由肺排出刺激呼吸道黏膜,有肺炎时不宜采用。多为临时使用一次,每次 0.1～0.2ml/kg(稀释成 5％溶液)静注或 0.2～0.3ml/kg 每次肌注或灌肠。

6.泮库溴铵　神经肌肉阻滞药或肌松药,每次 0.05～1mg/kg,静脉注射,2～3 小时 1 次,对重症患儿在使用人工呼吸机的情况下可以采用。

一般认为,大剂量地西泮和鲁苯巴比妥交替鼻饲,止痉效果确切,可作为新生儿破伤风止痉的首选搭配,临时可增加水合氯醛或副醛,以上治疗无效时,可给予普鲁卡因 6～8mg/(kg·d),稀释后缓慢静脉滴入。

(三)破伤风抗毒素的应用

只能中和尚未与神经组织结合的毒素。精制破伤风抗毒素(TAT)1 万～2 万 U 肌内注射或静脉注射,用前须作皮试。人体破伤风免疫球蛋白(TIG)不会产生血清病等过敏反应,其血浓度较高,半衰期长达 24 天,故更理想,但其价格昂贵不易获得,新生儿肌注 500～1500U 即可。

(四)抗生素

青霉素:能杀灭破伤风梭菌,10 万～20 万 U/(kg·d),每天分 2 次,疗程 10 天左右。甲硝唑:首剂 15mg/kg,然后 15mg/(kg·d)或 30mg/(kg·d),分 2 次静滴,1 个疗程 7 天,有报告其疗效略优于青霉素。

(五)脐部处理

用氧化消毒剂(3％过氧化氢或 1∶4000 高锰酸钾溶液)清洗脐部,再涂以碘酒以消灭残余破伤风梭菌。

(王薇薇)

第十六节　新生儿缺氧缺血性脑病

【概述】

新生儿缺氧缺血性脑病(HIE)是指在围产期窒息而导致脑的缺氧缺血性损害,本症不仅严重威胁着新生儿的生命,并且是新生儿期后病残儿中最常见的病因之一,其导致的后遗症占婴幼儿神经伤残的 25%～28%。

【病因】

新生儿 HIE 病因较为复杂,围产期窒息是主要原因。凡是造成母体和胎儿间血液循环和气体交换障碍,使血氧浓度降低者均可造成窒息。由宫内窒息引起者占 50%,娩出过程中窒息占 40%,先天疾病所致者占 10%。

1.母亲因素　主要有妊娠高血压综合征、大出血、心肺疾病、严重贫血或休克;

2.胎盘因素　如胎盘早剥、前置胎盘、胎盘功能不良或结构异常;

3.胎儿因素　常见的有胎儿生长受限(FGR)、早产儿、过期产、先天畸形;

4.脐带因素　如脐带脱垂、压迫、打结或绕颈;

5.分娩过程因素　如滞产、急产、胎位异常,手术或应用麻醉药等;

6.新生儿因素包括反复呼吸暂停、RDS、心动过缓、重症心力衰竭、休克及红细胞增多症等。

【诊断】

中华医学会儿科学分会新生儿学组于 1989 年于济南首次制定了新生儿缺氧缺血性脑病的诊断标准。最近于 2004 年 11 月在长沙发布了第二次修订的我国新生儿 HIE 诊断标准如下(本诊断标准仅适用于足月新生儿 HIE 的诊断):

1.临床表现　是诊断 HIE 的主要依据,同时具备以下 4 条者可确诊,第 4 条暂时不能确定者可作为拟诊病例。

(1)有明确的可导致胎儿宫内窘迫的异常产科病史,以及严重的胎儿宫内窘迫表现[胎心<100 次/分,持续 5 分钟以上;和(或)羊水 Ⅲ 度污染],或者在分娩过程中有明显窒息史。

(2)出生时有重度窒息,指 Apgar 评分 1 分钟≤3 分,并延续至 5 分钟时仍≤5 分,和(或)出生时脐动脉血气 pH≤7.00。

(3)出生后不久出现神经系统症状,并持续至 24 小时以上,如意识改变(过度兴奋、嗜睡、昏迷),肌张力改变(增高或减弱),原始反射异常(吸吮、拥抱反射减弱或消失),病重时可有惊厥,脑干征(呼吸节律改变、瞳孔改变、对光反应迟钝或消失)和前囟张力增高。

(4)排除电解质紊乱、颅内出血和产伤等原因引起的抽搐,以及宫内感染、遗传代谢性疾病和其他先天性疾病所引起的脑损伤(表 3-16-1、表 3-16-2)。

表 3-16-1　Apgar 评分标准

体征	评分标准 0	评分标准 1	评分标准 2
皮肤颜色	发绀或苍白	身体红,四肢发绀	全身红
心率(次/分)	无<100	>100	
弹足底或插鼻反应无反应	有些动作,如皱眉	哭、喷嚏	
肌张力	松弛	四肢略屈曲	四肢活动
呼吸	无	慢,不规则	正常,哭声响

注:8～10 分为正常、4～7 分为轻度窒息、0～3 分重度窒息。分别于生后 1 分钟、5 分钟和 10 分钟进行。如新生儿需复苏,15 分钟、20 分钟仍需评分。1 分钟仅是窒息诊断和分度的依据,5 分钟及 10 分钟评分有助于判断复苏效果及预后。Apgar 评分的扣分顺序为:反应、心率、呼吸、肌张力

表 3-16-2　新生儿 HIE 分度

分度	轻度	中度	重度
意识	过度兴奋	嗜睡、迟钝	昏迷
拥抱反射	稍活跃	减弱	消失
吸吮反射	正常	减弱	消失
惊厥	无	常有	频繁发作
中枢性呼吸衰竭	无	无或轻	常有
瞳孔改变	无	无或缩小	不对称或扩大
前囟张力	正常	正常或微稍饱满	饱满紧张

2.辅助检查

(1)脑电图:在生后 1 周内检查。振幅整合脑电图则可连续监测,与常规脑电图相比,具有经济、简便、有效和可连续监测等优点。

(2)B超:可在病程早期(72 小时内)开始检查。具有可床旁动态检查、无放射线损害、费用低廉等优点。

(3)CT:待患儿生命体征稳定后检查,一般以生后 7 天为宜。有病变者,建议 3～4 周后复查。

(4)MRI:可多轴面成像,分辨率高,无放射性损害,生后 1 天即可显示脑损伤表现。但检查时间长、噪声大、费用较高。

【治疗】

(一)原则

1.争取早治疗　窒息复苏后出现神经症状即应开始治疗,最好在 24 小时内。

2.中重度 HIE　应采用以亚低温治疗为主的综合措施,确保内环境稳定,对症处理和恢复神经细胞的能量代谢,以及促使受损神经细胞的修复和再生。

3.足够的疗程　中度 HIE 需治疗 10～14 天,重度 HIE 需治疗 20～28 天,甚至延至新生儿期之后。轻度 HIE 不需过多干预。

(二)急性期治疗

此阶段主要针对窒息缺氧所致多器官功能损害,维持机体内环境稳定,控制各种神经症状,采取相应的支持对症疗法。亚低温是目前唯一公认能改变中重度 HIE 预后的治疗手段。其他治疗目前均有争议,疗效不确定。

1.亚低温疗法　目前主要的方式有选择性头部亚低温(冰帽系统)和全身亚低温(冰毯系统)两种方式。选择性头部亚低温使鼻咽部温度维持在 33.5～34℃(目标温度),可接受温度为 33～34.5℃,同时直肠温度维持在 34.5～35℃。全身亚低温使直肠温度维持在 33.5～34℃(目标温度),可接受温度为 33～34.5℃。亚低温治疗开始愈早愈好,最好在生后 6 小时以内,治疗时间多为 72 小时。治疗期间,严密监测生命体征及血液、呼吸、循环等系统功能。

(1)适应证:胎龄≥36 周和出生体重≥2500g,并且同时存在下列情况:①有胎儿宫内窘迫的证据;②有新生儿窒息的证据;③有新生儿 HIE 或 aEEG 脑功能监测异常的证据。

胎儿宫内窘迫的证据至少包括以下 1 项:①急性围产期事件,如胎盘早剥或脐带脱垂或严重胎心异常变异或迟发减速;②脐血 pH<7.0 或 BE>16mmol/L。

新生儿窒息的证据(满足以下 3 项中的任意 1 项):①5 分钟 Apgar 评分≤5 分;②脐带血或生后 1 小时内动脉血气分析 pH≤7.0 或 BE≤−16mmol/L;③需正压通气至少 10 分钟。

新生儿 HIE 诊断依据中华医学会儿科学分会新生儿学组制定的新生儿 HIE 诊断标准。

aEEG 脑功能监测异常的证据,至少描计 20 分钟并存在以下任意 1 项:①严重异常:上边界电压≤10μV;②中度异常:上边界电压>10μV 和下边界电压<5μv;③惊厥。

(2)具体用法:

1)临床实施前的准备:新生儿放置在远红外辐射式抢救台或暖箱中。关闭远红外辐射式抢救台或暖箱电源。新生儿尽量裸露,除去新生儿身体部位一切可能的加温设施。监测心电、氧饱和度、血压和体温,aEEG 监测脑功能。建立动、静脉通路。完善治疗前检查。

2)置温度探头-直肠温度探头:插入直肠 5cm 左右,并固定于定于大腿一侧。鼻咽部温度探头:放置长度相当于鼻孔至耳垂的距离,蝶形胶布同定。食道温度探头:放置长度相当于鼻孔至耳垂,然后向下至剑突的距离再减去 4cm,蝶形胶布固定。放置皮肤温度探头于腹部,监测皮肤温度。特别提示温度探头放置后应标记位置,作为操作后无滑脱的检验指示。

3)选择合适的冰帽或冰毯:冰帽应大小适中,覆盖头部,应不遮盖眼睛;冰毯应大小适中,覆盖躯干和大腿。特别提示冰帽或冰毯均不能覆盖新生儿颈部。

4)初始治疗:如果新生儿体温已经在亚低温治疗的可接受温度范围内,直接进入维持治疗状态;如果新生儿体温没有达到可接受的温度范围,开始诱导亚低温治疗,1~2 小时达到亚低温治疗的目标温度(33.5~34℃);直肠温度降至可接受温度范围的最低限度(33℃)时,应开启暖箱或远红外辐射式抢救台电源给予维持体温。

5)维持治疗:达到亚低温治疗的目标温度后转为维持治疗 72 小时。连续监测皮肤、鼻咽部或食道温度:开始每 15 分钟记录 1 次,直至达到目标温度后 1 小时,然后每 2 小时记录 1 次,复温期间每小时记录 1 次。监测新生儿体温低于或高于目标温度 1℃以上或新生儿出现烦躁、颤抖等应通知主治医师。每 4 小时检查新生儿皮肤 1 次,每 2 小时变动 1 次体位。冰毯或冰帽应保持干燥。测定血气的化验单应标注当时新生儿的体温。亚低温治疗期间,根据临床需要可继续给予其他对症支持治疗措施。亚低温期间新生儿皮肤可能发暗或呈灰色,如果氧饱和度正常,不需特殊处理。如果新生儿存在持续低氧血症(经过积极呼吸支持治疗后,SaO$_2$ 仍低于 80%)或持续低血压(积极支持治疗和给予血管活性药物后,平均动脉压仍低于 35mmHg),应考虑停止亚低温治疗。亚低温治疗期间,心率会降至 90 次/分以下,亚低温治疗仪报警设置应调整为低于 80 次/分,如果心率持续降低或出现心律失常,应及时处理或停止亚低温治疗。开始亚低温治疗后出现不良反应,应终止亚低温治疗,按照复温流程进行复温。

6)复温方法:自然复温法:关闭亚低温治疗按钮,关闭远红外辐射式抢救台电源或暖箱电源,逐渐开始复温。人工复温法:设定鼻咽部温度或直肠温度为每 2 小时升高 0.5℃。复温期间每小时记录 1 次鼻咽部温度或直肠温度,直至温度升至 36.5℃。

2.支持疗法

(1)维持良好的通气、换气功能,使血气和 pH 值保持在正常范围。

(2)维持周身和各脏器足够的血液灌流,使心率和血压保持在正常范围。

(3)维持血糖在正常范围,以保证神经细胞代谢所需。

在此期间加强监护,如生命体征、血气、电解质、血糖。

3.对症疗法

(1)控制惊厥:HIE 惊厥常在 12 小时内发生,首选苯巴比妥,负荷量为 20mg/kg,维持量为 5mg/(kg·

d)静滴或肌内注射。

(2)降低颅内压:颅压增高最早在生后 4 小时出现,一般在 24 小时更明显,首选呋塞米 1mg/kg,可选用甘露醇,但甘露醇可损伤肾脏功能,故在有明显肾功能损害的患者,甘露醇应慎用。

(三)新生儿期后治疗

可使用神经营养药物,对出现神经系统发育异常的患儿,早期进行神经康复治疗和功能训练。

【预防】

由于该病无特效治疗方法,应着力预防胎儿宫内窘迫,进行孕产期监护,提高新生儿窒息复苏水平。对窒息复苏后的新生儿要密切观察神经症状和监护各项生命体征,一旦发现有异常神经症状及早给予治疗,以减少存活者中后遗症的发生率。

(宋双生)

第十七节　新生儿化脓性脑膜炎

新生儿化脓性脑膜炎系指生后 4 周内化脓菌引起的脑膜炎。一般新生儿败血症中 25% 会并发化脓性脑膜炎。其发生率占活产儿的 0.2‰~1‰,早产儿可高达 3‰。

【病因】

1.出生前感染　极罕见。

2.出生时感染　患儿多有胎膜早破、产程延长、难产等分娩史。

3.出生后感染　病原菌可由呼吸道、脐部、受损皮肤与黏膜、消化道、结合膜等侵入血液循环再到达脑膜。

【临床表现】

对早产、胎膜早破、产程延长、脑脊膜膨出、皮肤窦道的新生儿,要特别警惕脑膜炎的发生。难以解释的体温不稳定,精神、哭声、吸吮、面色不好可能是该病的早期表现,可逐渐发展成激惹、易惊、尖叫、嗜睡、凝视或前囟紧张、饱满,骨缝增宽等典型表现。

1.一般表现　反应低下,精神、面色欠佳,哭声减弱,吸乳减少、呕吐,体温异常等。

2.特殊表现　嗜睡、易激惹、惊跳、突然尖叫、感觉过敏,双眼凝视、眼球震颤或斜视、落日眼。颅内压增高征(囟门的隆起或饱满、骨缝增宽)等出现晚或不典型。30%~50% 的患儿可有惊厥,亦可阵发性面色改变、呼吸暂停。也可发现脑神经异常(特别是涉及第 3、第 6、第 7 对脑神经)征象。脑脓肿的早期症状是颅内压增高,通常表现为呕吐、囟门饱满和头围增大。新生儿脑膜炎病情趋于稳定后又突然恶化,提示进行性脑积水或脑脓肿破裂脓液流入脑室系统。

【辅助检查】

1.实验室检查　血培养和(或)血常规、C 反应蛋白检查可能有异常,但确诊需通过腰椎穿刺做脑脊液检查。脑脊液细菌培养阳性是诊断新生儿化脓性脑膜炎的金标准。新生儿尤其是早产儿脑脊液常规的正常值尚未完全统一。

2.颅骨透照检查　在暗室用手电筒作光源,罩上中央有圆孔的海绵,紧按头皮上,有硬膜下积液时手电外圈光圈较对侧扩大,积脓时较对侧缩小。

3.头颅影像学检查　B 超或 CT 检查对诊断脑室膜炎、硬膜下积液、脑脓肿、脑积水等有很大帮助。MRI 对多房性及多发性小脓肿诊断价值较大。

4.脑电图检查　对合并惊厥患者或脑形态与功能改变不同步的患者有诊断价值。脑电图异常提示局部脑皮质受损。

【诊断】

根据临床表现和辅助检查便可确认。

【鉴别诊断】

1.病毒性脑膜炎　临床表现与化脓性脑膜炎相似,但根据脑脊液常规、血生化检查及病毒学检查可以鉴别。脑脊液细胞数正常或升高,淋巴细胞为主,蛋白正常或增高,血糖正常,病毒抗体及病毒分离阳性。

2.结核性脑膜炎　有明确的结核接触史,病情进展缓慢,根据脑脊液常规、生化检查及涂片检查可以鉴别。关键是脑脊液涂片抗酸染色及结核菌培养阳性。

3.胆红素脑病　也可以出现同样的神经系统症状及体征,但在神经系统表现出现前有严重的皮肤黄染,血清胆红素显著增高。

【治疗】

1.一般治疗

(1)护理:让新生儿处于合适的温度、湿度下。每天要测量头围。对于惊厥或有可能惊厥的患儿要尽量减少触碰和声、光刺激。对有开放性伤口的患儿要注意隔离,避免发生交叉感染。

(2)由护士对患儿的疼痛进行初始评估,存在风险时,应及时报告医师并进行相应的处理和请会诊。

(3)心理治疗:针对监护人的焦虑和(或)抑郁情绪做好安抚工作,取得监护人的信任和配合甚为重要。

2.对症治疗　对有颅内压增高或惊厥的患者进行相应的处理;糖皮质激素、静脉用丙种球蛋白的疗效不确定。

3.对因治疗　病因明确的脑膜炎,根据药敏结果结合临床调整抗生素。否则应经验性早期使用大剂量易进入脑脊液的抗生素,一般要求 2～3d 复查腰椎穿刺,脑脊液细胞数、细菌涂片应转为阴性。对革兰阳性菌脑膜炎的全程治疗至少为 14d,对严重的革兰阳性菌脑膜炎或革兰阴性菌脑膜炎至少治疗 21d。病原不明的脑膜炎,多用头孢哌酮-舒巴坦、头孢曲松、头孢呋辛或头孢噻肟加耐酶青霉素,铜绿假单胞菌不能除外时,采用头孢哌酮-舒巴坦、头孢他啶或碳青霉烯类加耐酶青霉素。

【并发症及处理】

1.脑室膜炎　诊断标准(《实用新生儿学》第 4 版)为:

(1)脑室液细菌培养或涂片获阳性结果,与腰椎穿刺液一致。

(2)脑室液白细胞≥$50×10^6$/L,以多核细胞为主。

(2)脑室液糖<1.66mmol/L 或蛋白质>0.4g/L。

(4)腰椎穿刺脑脊液已接近正常,但脑室液仍有炎性改变。前两条是确诊的必备条件。可由侧脑室控制性引流,注入抗生素。

2.硬脑膜下积液诊断标准(《实用新生儿学》第 4 版)为硬脑膜下腔的液体超过 2ml,蛋白定量>0.6g/L,红细胞<$100×10^6$/L。并发率 10%～60%。少量硬膜下积液可自行吸收,多量需硬膜下穿刺放液,反复穿刺放液无效者需手术治疗。

【分级及诊治指引】

新生儿化脓性脑膜炎分级及诊治指引见表 3-17-1。

表 3-17-1　新生儿化脓性脑膜炎分级及诊治指引

分级	惊厥	意识障碍	中枢性呼吸衰竭	责任医师
Ⅰ级	有	有	有	专科三线医师＋NICU 医师
Ⅱ级	有	有	无	专科三线医师(副主任医师或主任医师)
Ⅲ级	有	无	无	二线医师(主治医师或副主任医师)
Ⅳ级	无	无	无	一线医师(住院医师或主治医师)

【入院标准】

达到以下标准之一者需入院治疗。

1.伴有惊厥、意识障碍、中枢性呼吸衰竭之一表现,病情危重的新生儿化脓性脑膜炎患者。

2.合并败血症的新生儿化脓性脑膜炎患者。

3.需接受外科处置的新生儿化脓性脑膜炎患者。

【特殊危重指征】

1.伴有意识障碍和(或)中枢性呼吸衰竭。

2.合并严重败血症,甚至休克和(或)DIC。

3.伴有惊厥持续状态或脑疝表现。

4.治疗 3d 复查腰椎穿刺,脑脊液细菌涂片或细胞数仍明显升高。

【出院标准】

1.症状消失、血感染指标正常、脑脊液正常。

2.抗生素治疗已达到了相应的疗程。

3.神经发育功能已进行了初步评估。

【出院指导】

1.出院后 2～3d 至新生儿专科门诊复查。主要了解出院短期内病情有无反复。

2.每 1～2 个月到神经科门诊进行神经发育随访。

3.紧急就诊指征:如出现反应差、严重惊厥、昏迷等情况应紧急就诊。

4.健康宣教

(1)预防感染:尽量母乳喂养,按需哺乳;室内空气要新鲜,适当通风换气,保持适当室温、湿度;父母和其他接触孩子的亲属在护理新生儿时注意洗手;患感冒的成年人要尽量避免接触新生儿,若母亲感冒,应戴口罩照顾孩子和喂奶;发现孩子有脐炎或皮肤感染等情况时,应立即去医院治疗,防止病菌扩散。

(2)了解疾病的早期表现:如吃奶差、发热、嗜睡等,一经发现应及时就医。

(3)家中发生惊厥的紧急处理:不要随意停止服用止惊药;观察发作表现,必要时录像;发作时将患者头侧到一边以保持气道畅通,按压眶上神经或人中穴,有条件时吸氧。

(王薇薇)

第十八节　早产儿视网膜病

【定义】

早产儿视网膜病变(ROP)原称晶状体后纤维增生症,1942 年由 Terry 首先报道,当时发现早产患儿晶状体后有纤维组织而命名。研究表明本病与早产低出生体重以及吸高浓度氧气有密切关系,是由于早产儿视网膜血管尚未发育完全,产生视网膜新生血管及纤维组织增生所致。晶状体后纤维增生是严重 ROP 的晚期瘢痕改变,1984 年世界眼科学会正式将该病定名为早产儿视网膜病变。

早产儿视网膜病为多因素所致视网膜血管增生性疾病,随着胎龄下降其发生率升高,许多早产儿因发生 ROP 导致失明或严重视力障碍。约 65% 的极低出生体重儿、80% 的超低出生体重儿会发生不同程度的 ROP。出生体重越低,胎龄越小,ROP 的发病率越高。

【病因】

(一)正常发育

巩膜、脉络膜发育后,视网膜成分,包括神经纤维、神经节细胞和光感受器,由眼睛后极视盘移行向周围。孕 28 周,光感受器在视网膜锯齿缘附近已发育 80%。在视网膜血管发育前,无血管视网膜由脉络膜血管弥散供氧。视网膜血管由视盘侧玻璃体外膜梭形细胞发出,在孕 16 周时开始向外移行。在 36 周完成鼻侧移行,在 40 周完成颞侧移行,

(二)可能的损伤机制

损伤的发生可分两个阶段:

1.第一阶段　视网膜血管阻塞或发育受阻、停止。在视网膜血管形成关键时期最初的损伤,如高氧、缺氧或低血压,导致发育中的视网膜血管收缩及血流下降,可以造成以后血管的发育不良。有人假设,出生后相对高氧影响调控某些生长因子,如血管内皮生长因子,它们在视网膜血管正常发育中起关键作用。

2.第二阶段　视网膜缺氧继发新生血管形成。目前多认为视网膜异常血管生成在 ROP 的发病机制中起主导作用,缺氧可以诱导无血管视网膜释放的过量血管源因子(如血管内皮生长因子),刺激新生血管形成,并进入玻璃体。这些新生血管均伴有纤维组织增殖,可发生渗出、出血和水肿。广泛严重视网膜外纤维血管增生可致视网膜剥离及功能异常,严重时可导致眼球萎缩、失明。但大多数受累儿病情轻或自行缓解。

(三)危险因素

与 ROP 一致相关的高危因素包括:早产、低出生体重、过度用氧。其他可能或确定的风险因素不仅是新生儿疾病严重性的标记,而且还包括对氧需求不稳定,如机械通气、全身感染、贫血、输血以及脑室内出血。

【诊断】

(一)筛查

由于早产儿存在发生 ROP 的风险,而且 ROP 无特异的早期临床症状体征提示病情进展,早期诊断显得非常重要。ROP 的发生时间与视网膜血管的成熟度相关,因此在出生后发生。在一项冷凝治疗 ROP 研究中,体重<1250g 婴儿发生 1 期 ROP、阈前病变和阈病变的中位产后年龄分别是 34、36 和 37 周。据报道,首次检查有 17% 的婴儿患 ROP,最早阈前病变在孕 29 周。由于 ROP 可能在出生后任何时刻达到治

疗指征,所有达到筛查标准、出院时 ROP 无缓解或无成熟视网膜血管早产儿必须持续进行门诊眼科检查随访。

(二)诊断

一般使用间接眼底镜或眼底数码相机检查。使用间接眼底镜诊断 ROP,应由熟悉 ROP 的眼科医师来做检查。国际上一般将出生体重<1500g 或胎龄<32 周的所有早产儿,不管是否吸过氧都列为筛查对象。胎龄>32 周婴儿,如果患病(如严重 RDS、需升压治疗的低血压、前几周手术治疗)应考虑进行筛查。由于 ROP 的发作时间与出生后的年龄有关,初次筛查的时间最好同时考虑生后日龄和矫正胎龄,在出生时胎龄越小者发生 ROP 的时间相对越晚。因此胎龄<26 周应在出生后 6 周,胎龄 27～28 周在出生后 5 周,胎龄 29～30 周在出生后 4 周,胎龄>30 周在出生后 3 周检查。根据第 1 次检查结果确定随访时间,如双眼无病变,可每 2 周检查 1 次,直至视网膜血管长至锯齿缘。如果诊断为 ROP,检查频率依赖于病情的严重性及进展程度。

【分级和定义】

(一)分级

1.**按区域定位** 分区指发育中的视网膜血管生长的距离有多远。视网膜分成 3 个同心圆或带。

(1)1 区:包括一假想圆,以视盘为圆心,以视盘至黄斑距离 2 倍为半径的圆内区域。

(2)2 区:从Ⅰ区边缘延伸到赤道(在鼻侧),至锯齿缘距离的一半(在颞侧)。

(3)3 区:2 区以外的至颞侧半月形区域。

2.**分期疾病严重性参照其分期**

(1)1 期:视网膜后极部有血管区与周边未发育的无血管区之间出现一条白色平坦的细分界线。

(2)2 期:增高、增宽的纤维血管组织代替 1 期线,向内超过视网膜表面形成嵴形隆起。

(3)3 期:视网膜外纤维血管增生,呈粉红色嵴形隆起,异常血管及纤维组织在嵴边发育长入玻璃体。

(4)4 期:疤痕组织牵拉视网膜导致部分视网膜剥离。根据是否累及黄斑可分为两级:A 为周边视网膜部分剥离,未累及黄斑,尚有恢复良好视力可能。B 为视网膜剥离,并累及黄斑,限制了此眼睛有良好视力的可能性。

(5)5 期:完全视网膜剥离。视网膜呈漏斗状,在前后部分开放或变狭窄。此期有广泛结缔组织增生和机化膜形成,导致晶状体后纤维膜。

3.**附加病变** 另一种命名法,指至少有 2 个 1/4 象限出现后极部视网膜血管扩张、屈曲。这提示 ROP 更严重,可伴虹膜血管充血,瞳孔固定及玻璃体混浊。附加前病变指后极部血管异常(轻度静脉扩张、动脉屈曲),但不足以诊断为附加病变。附加病变是 ROP 活动期的指征,一旦出现常意味预后不良。

4.**范围** 指病变环形定位,在适当区按照钟表报告。

(二)定义

1.**进行性后 ROP(既往指 Rush 病变)** 指少见的、进展迅速的严重 ROP,特征为后部定位(一般Ⅰ区),周围视网膜外明显附加病变。3 期 ROP 可表现扁平、视网膜内新生血管网。Rush 病变进展迅速,一旦发现应提高警惕,如不治疗,一般进展到 5 期。

2.**阈值 ROP** 指Ⅲ期 ROP,位于Ⅰ区或 2 区,新生血管连续 5 点,或病变虽不连续,但累计 8 点(300),同时伴有 plus。此期至少 50% 会失明,冷凝治疗可降低至 25%。

3.**阈前病变** 包括两种情况。病变局限于 1 区:低于阈值病变的任何期;病变位于 2 区,有 3 种可能:2 区+2 期+附加病变;2 区+3 期且无附加病变;2 区+3 期+附加病变数少于 3 期阈值病变数量。ROP 早期治疗研究提示对有高危阈前病变 ROP 的眼睛,早期治疗可降低失明危险性 15%。

【治疗时机】

1.目前考虑治疗"Ⅰ型"阈前病变ROP,包括:1区,任何ROP及附加病变,或3期伴或不伴附加病变;2区,2期或3期伴附加病变。建议观察"2型"阈前ROP,包括Ⅰ区,1期或2期无附加病变;或2区,3期无附加病变。

2.当ROP由2型进展至1型,或达到阈值病变应考虑进行治疗。

【预后】

1.**短期预后**　须治疗ROP危险因素包括:位置靠后(1区或后2区),首次检查即有ROP,分期严重性增加,波及周边,出现附加病变,进展迅速。大多数1期或2期病变婴儿可自行缓解。冷凝治疗研究提示体重＜1250g婴儿ROP总发生率达66％,1期最高达25％,2期最高达22％。阈前病变有18％,阈值病变有6％。任何3区病变有完全恢复的良好预后。

2.**远期预后**　明显ROP婴儿发生以下问题危险性升高:高度近视,屈光不正及其他折射异常。斜视、弱视、散光、晚发视网膜剥离、青光眼、瘢痕病变指视网膜残余瘢痕、可能在数年后造成视网膜剥离。4期ROP预后依赖于是否累及黄斑,未累及者视力恢复良好可能性大。一旦视网膜剥离,即使手术缝合,虽然可能恢复一定程度的视觉,但很难有良好视力。所有达到筛查标准早产儿不管是否诊断ROP,均有包括眼睛或神经异常的远期视力问题。建议由熟悉新生儿眼睛筛查的眼科医师在约1岁时进行评估,如有眼睛或视觉异常,应缩短检查间隔时间。

【预防】

目前尚无明确预防方法。可相应性地针对ROP的发病因素,采取预防措施,而早产儿视网膜发育不成熟是公认的关键因素。多项大型预防ROP的临床研究应用预防性维生素E,减少亮光刺激,以及使用青霉胺,但均无明确益处。非随机研究表明在新生儿早期更低或更严格用氧会降低ROP严重程度,而且无死亡、BPD或神经后遗症等副作用。

【治疗】

1.**激光治疗**　光凝治疗早期ROP可取得良好效果,目前认为,对阈值ROP首选光凝治疗。间接眼底镜发出激光进行治疗,用在视网膜外纤维血管增生边界前无血管视网膜360°。每只眼睛平均1000点,范围在几百到2000点。氩及二极管激光均可成功用于严重ROP儿。可在新生儿重症监护病房治疗,一般须局部麻醉、镇静,避免全身麻醉的某些不良影响。临床观察及对照研究提示激光治疗至少达到有些视觉效果方面与冷凝治疗一样有效:有报道激光、冷凝治疗后可发生白内障、青光眼或眼前节缺血。

2.**冷凝治疗**　冷凝刀用于虹膜外表面,对缺血性眼底前节全部治疗后才可以对ROP嵴的外周进行冷凝,通常在局麻下进行,也可在全麻下操作。冷凝治疗渗出更多,更需要止痛治疗,但在某些特殊病例必须冷凝治疗,如瞳孔扩张差或玻璃体积血,二者均妨碍充分的激光治疗。

3.**视网膜缝合**　一旦在4期B或5期ROP黄斑剥离,一般需要手术粘贴视网膜。包括玻璃体摘除术和(或)晶状体摘除术,必要时撕裂膜以缓解引起视网膜剥离的牵引力。发展至4期或尚能看清眼底的5期ROP,可采用巩膜环扎术,在更靠近视网膜外周剥离者更有效,引流视网膜下液体防治渗出导致的剥离。常用视网膜粘贴术,如能使视网膜成功粘贴,几乎都可恢复视觉。即使视力低,对儿童也是有益的。5期未治疗ROP多采用玻璃体切除手术,但患儿最终视功能恢复极其有限,很少能恢复至有用视力。

4.**氧疗**　大型临床试验对有阈前病变儿用氧是否会限制由阈前病变到阈值病变的进展进行了研究。结果表明,进展至阈值ROP的新生儿数目并没有显著降低。但亚组研究提示用氧对阈前病变但无附加病变儿可能有帮助。

(边翠英)

第四章　产伤

【概述】

产伤是指在分娩过程中因不利因素对胎儿或新生儿身体功能或结构造成损伤。损伤可以发生在产前,产时或在复苏过程中,有的可以避免,也可能避免不了。

1.发病率　产伤发生率为1‰～7‰。近年来随着围产医学的发展和产科技术的进步,产伤的发生几率已大幅度下降,但仍然是危害新生儿健康的常见因素。

2.部位种类　产伤可发生于身体的任何部位,种类多样,与胎儿的大小、胎位、骨盆的形态及接生方式等有关。目前临床上常见的产伤包括皮肤软组织损伤、头颅血肿、锁骨骨折等。有报道产伤发生率由高到低依次为头颅血肿、颅内出血、皮肤软组织损伤、骨折和神经损伤。

3.风险因素　胎儿过大、早产或胎位不正造成难产,分娩时的按压、扭曲都可导致新生儿损伤,有人认为臀位难产会造成风险最大的损伤。产科仪器可能会增加机械力,扩大损伤范围。而剖宫产并不能避免所有损伤。

可能会导致产伤风险增加的常见因素有:

(1)初产。

(2)产妇身材小。

(3)产妇骨盆异常。

(4)长期或异常迅猛的劳动。

(5)羊水过少。

(6)胎儿胎位不正。

(7)使用中位产钳或胎头吸引助娩。

(8)倒转和牵引术。

(9)极低出生体重儿或超早产儿。

(10)巨大儿或胎儿头大。

(11)胎儿畸形。

4.评估　对有产伤风险的新生儿应该做全面的检查,包括详细的神经系统评估。对需做产房复苏的婴儿也应评估,因可能存在隐匿性损伤。应特别注意婴儿身体结构和功能的对称性,脑神经、各关节的活动范围、头发和皮肤的完整性。

第一节　臂丛神经损伤

臂丛神经损伤一般表现为臂丛神经麻痹,发病率为活产儿中0.13‰～3.6‰,所有初生儿中,臂丛神经损伤的发病率为 0.1%～0.2%。是分娩过程中多种原因导致臂丛神经根牵拉性损伤引起的上肢运动障碍。

【病因及发病机制】

国内数据显示,肩难产和臀位分娩是臂丛神经损伤的主要原因。高危因素分别为巨大儿、胎位不正、肩难产、第二产程延长、仪器助产、初产、高龄产妇及多胎。损伤机制为在出生时头部、颈部和手臂向一侧过度侧屈及牵拉造成牵拉性损伤。损伤通常涉及神经根,尤其是神经根形成的神经干。在过度牵拉上肢时,导致 C_5～T_1 神经根磨损及破裂,部分病例无牵拉头部及侧屈的病史。经阴道分娩的头位产中 50% 臂丛产伤因肩难产。

【临床表现】

患儿常在出生后不久发现一侧上肢运动障碍。

1.根据神经损伤部位及临床表现,臂丛神经麻痹分为三型

(1)上臂型-Erb 瘫:臂丛神经损伤最常见的类型,发生率约占全部病例 90%,损伤 $C_{5～7}$ 神经,多数为 $C_{5～6}$ 损伤,少数为 $C_{5～7}$ 损伤,上臂型受累肢体呈现"服务员指尖"位的姿势,肩外展及屈腕不能,肩关节内旋及内收,肘关节伸展,前臂旋前,手腕及手指屈曲。肱二头肌肌腱反射消失,拥抱反射不对称,握持反射存在。有 5% 可伴膈神经损伤所致的横膈膜麻痹。

(2)下臂型-Klumpke 瘫:是最少见的一型,在臂丛神经损伤中比例<1%。累及 C_7/C_8 到 T_1,致使手内收肌及手腕与手指长屈肌无力。握持反射消失,但肱二头肌和桡骨的反射仍存在。下壁型导致第一胸神经根容易受损,交感神经纤维受到损伤,从而引发身体同侧的霍纳综合征,除Ⅱ型表现外还有眼睑下垂、瞳孔缩小及半侧面部无汗。

(3)全臂型-全上肢瘫:为所有臂丛神经根均受损。占臂丛神经损伤比例约为 10%,临床表现为全上肢松弛无力,包括握持和感觉在内的所有反射活反射消失。如果第一胸椎上的交感神经纤维受损,有可能会引发霍纳综合征。并发症可同时存在胸锁乳突肌血肿,锁骨或肱骨骨折。

2.根据臂丛神经损伤的损伤程度可分为 4 种类型

(1)神经功能性麻痹伴暂时性传导阻滞。

(2)轴突断伤伴重度轴突损伤,但周围神经元成分完整。

(3)神经断伤伴完全性节后神经破坏。

(4)撕脱伴伤及脊髓节前的连接。

神经功能性麻痹与轴突断伤预后较好。

【诊断】

有肩难产与上肢被牵拉等病史,出生后即出现一侧上肢部分或完全软瘫,结合神经-肌电图检查,诊断不难。

【鉴别诊断】

包括出现脑损伤和其他神经系统的相关症状。例如锁骨、肱骨上端及颈椎下端损伤可能会引起类似于臂丛损伤的症状。

1.肩胛和上臂的 X 线平片结果排除骨损伤。

2.胸部 X 线平片仔细查看是否有膈肌麻痹表现,存在呼吸窘迫高度提示伴有膈神经损伤。

3.脑损伤观察有无其他相应的神经症状以排除。

4.损伤波及臂丛下部时注意同侧 Horner 综合征。

【治疗】

最初采用保守治疗。第 1 周将前臂固定在上腹部以减少不适。出生 1 周以后用物理治疗和被动活动

锻炼来避免挛缩,待脊索的神经炎治愈后,物理治疗和被动活动锻炼疗法应持续 7～10 天。对肩关节、肘关节及手腕关节进行移动度活动训练。指导父母亲进行移动度活动练习。2～3 个月不恢复,应转诊到专科中心进行进一步检查。3～6 个月不恢复,考虑手术探查,修补损伤神经。对手术作用的评价尚未统一。当考虑手术时,电学诊断及影像学诊断如 CT 脊髓造影术或 MRI 有一定帮助。

【预后】

若神经根受损不重并未被撕裂,完全康复的几率很大,90% 臂丛神经损伤会自动恢复。局限于 C_5、C_6 神经根损伤者预后最好。完全性臂丛损伤及下部臂丛损伤的预后差。根据出生后前两周临床表现的显著改善可以看出功能恢复正常或接近正常,大多数在 3 个月可以痊愈。如在生后 3 个月内出现二头肌抗重力运动及肩外展运动,预后良好。对恢复缓慢的婴儿,通过肌电图和神经传导的检查可以将撕裂损伤和拉伸损伤区分开来。如果在 3 个月时,肱二头肌的功能还缺乏,一般都推荐手术治疗。近年采用神经显微镜修补技术使臂丛神经麻痹的预后有了明显改善。

(王薇薇)

第二节　面神经损伤

【概述】

新生儿面神经(脑神经Ⅶ)损伤最常出现的是面神经麻痹,是最常见的外周神经损伤,在活产婴儿中的发生率可达 1%,准确的发病率不清。

【病因】

产钳助产及第二产程延长为其高危因素。使用产钳压迫面部神经(尤其是中位产钳),也可于产钳或滞产时被骶骨峡压迫。无产钳因素时,骶骨峡压迫是一个重要因素。损伤为从乳突-茎突孔出来的外周部面神经受压,或面神经下颌支受压。由于受压神经周围组织肿胀而不是神经纤维断裂引起症状。偶见原因有子宫的压力异常如,纤维瘤压迫。

【临床表现】

多数患儿头面部有挫伤、裂伤等外伤表现。

面神经损伤造成面神经麻痹引起面瘫,主要有三种类型:

1.外周神经损伤　涉及整个一侧面部肌肉为典型面神经下运动神经损伤。患侧鼻唇沟变浅,病变侧口角下垂。哭叫时,同侧前额不起皱纹,口角歪向对侧,且眼不能完全闭上,舌头不受影响。

2.外周神经分支损伤　导致的面瘫涉及一组面部肌肉,表现局限于前额、眼睑或口。

3.中枢性面神经麻痹　发生率低于外周神经损伤。瘫痪仅限于患侧下部或 2/3 处,表面光滑且鼻唇沟变浅,口角轻度下垂,额头和眼睑运动不受影响。

【鉴别诊断】

外伤性面神经损伤需与发育障碍所致面神经瘫区别。鉴别诊断包括:

1.非外伤性面瘫伴综合征　如 Mobius、Goldenhar、Poland、DiGeorge 综合征,13、18-三体综合征等。除了面瘫常有其他畸形或为双侧性面瘫。有报告单侧性、非外伤性先天性面瘫,病因不明,往往恢复不佳。

2.口角提肌先天性发育不良　其特征为哭叫时口角不对称,患侧口角不能向下与向外侧运动,不存在面瘫其他表现如两侧鼻唇沟不对称、前额不起皱及眼不能闭合等。

3.歪嘴哭综合征　是一种先天畸形的特殊面容,其歪嘴不是面瘫所致,而是一种由于单侧口角降肌发育不良所致的先天性面部畸形且合并其他器官畸形。多有染色体 22qll(22q11.2)微缺失,这种染色体的改变与遗传、基因突变、胎儿宫内感染、孕母疾病及服用药物等多种因素有关。患儿多伴有眼、耳等畸形,同时伴有先天性心脏病,诊断可做面部肌电图及染色体检查。

4.莫比斯综合征　是十分罕见的先天性神经疾病。患者的面部神经彻底瘫痪,无法闭眼、控制眼球转动或产生脸部表情。常伴随着肢体畸形,如棒状脚和手指短缺。大多数智力正常,但面无表情有时被错误地认为是由于迟钝。

5.颅内出血　面瘫伴颅内损伤多为中枢性,伴有其他神经系统异常,头颅影像学检查有助诊断。

【治疗】

治疗包括使用人工泪液及眼罩保护眼睛。由于恢复机会很大,神经外科修复术只在完整的临床和电生理检测瘫痪,并且 5 周时毫无改善的婴儿。

【预后】

获得性面部神经损伤的预后良好,90％以上可完全恢复,其余可部分恢复,通常 3 周完成。肌电描述法有助于预测恢复或潜在的残余影响。

（王薇薇）

第三节　骨折

【概述】

产伤性骨折常发生在产程延长、难产、巨大儿或胎儿窘迫需要快速娩出时。国内报告自然分娩时产伤性骨折发生率为 0.096％,难产时为 1.7％。最常见的部位为长管状骨如锁骨、肱骨或股骨,在密质骨部位常呈完全性骨折,而骨骺部则导致骨骺与干骺端分离。骨折后虽有明显移位和成角畸形,但疼痛往往不重,畸形也可不明显,可自行恢复。骨折后骨痂出现较早,愈合也较快,塑形功能很强,临床往往在骨痂隆起时方被发现,常常漏诊,故出生后仔细的查体非常重要。

一、颅骨骨折

【病因】

颅骨骨折有 5％合并头颅血肿。新生儿颅骨弹性好,颅缝未闭,蛛网膜下腔较宽,在产道中均匀受压出现骨缝重叠,颅骨骨折并不多见。在使用产钳、胎头吸引器、骨盆狭窄或不当用力牵引等导致颅骨不均匀受力时可发生颅骨骨折。骨折可以是线性骨折,多发生于顶骨,如胎头吸引时。产钳助娩则易导致顶骨额骨或颞骨凹陷性骨折。臀位分娩可发生多种骨折。引发颅骨骨折的机械力也可引起脑挫伤与颅内血管破裂。

【临床表现】

临床有难产病史,伴头颅软组织损伤表现。骨折常为线性与非凹陷性,以顶骨线性骨折最为常见,方向多与矢状缝垂直,其次为凹陷性骨折。大多数婴儿发生线性或凹陷性骨折时并无症状,除非有颅内出血(例如:硬膜下血肿或蛛网膜下腔出血)。若额或顶部有较深的骨折,局部凹陷且有骨摩擦感,可有前囟饱满,病侧瞳孔扩大或局部受压迫的神经症状。如前颅底骨折,可见眼眶周围发绀、肿胀、淤斑、球结膜下瘀血,鼻腔、口腔血性脑脊液,并造成额叶底部脑损伤。中颅底骨折,可有颞肌下出血及压痛,常合并面神经及听神经损伤。后颅底骨折,可有枕部或乳突部及胸锁乳突肌部位的淤斑,颈肌有强直压痛,偶有第9~12脑神经损伤,脑脊液外漏至胸锁乳突肌及乳突后皮下,并引起该部肿胀、淤斑及压痛,可并发延脑损伤。线性骨折若有硬脑膜撕裂,可能会导致脑膜脑疝等并发症。

【诊断】

难产病史,若有头颅软组织损伤,应注意排除颅骨骨折。如出现神经症状或怀疑存在凹陷性骨折,需摄头颅X线平片、头颅CT或磁共振检查以排除颅内病变。

【治疗】

凹陷性骨折需要神经外科评估确定。伴有神经系统异常表现的颅骨骨折需要立即经神经外科评估。如果注意到有脑脊髓液从鼻孔或耳朵流出,则应使用抗生素,同时进行神经外科咨询。在8~12周时应进行影像跟踪,以评估可能的脑膜囊肿形成。

二、锁骨骨折

锁骨骨折是在分娩过程中极易发生的骨损伤,是产伤性骨折中最常见的一种,发生概率高达3%,但近40%的婴儿直到出院后才被发。多发生于体重较大的新生儿。

【病因及发病机制】

锁骨细长而弯曲,呈横"S"形,其内侧2/3向前凸出而外侧1/3向后上方凸出,这两个不同弯曲的交界点较脆弱,受挤压时易发生骨折。尤其是阴道分娩肩难产或是臀位分娩时候,但正常产时也可发生。骨折多发生在娩出时的前肩一侧,因胎儿迅速下降时,前肩胛部挤向产妇的骨盆耻骨联合处,使锁骨极度弯曲而发生骨折。骨折多发生于中央或中外1/3处,呈横形骨折,并有移位,也有不完全性骨折(青枝骨折)者。两侧锁骨发生的几率相近,多为单侧性。5%新生儿锁骨骨折合并臂丛神经损伤。

【临床表现】

患侧手臂不动,动作减少或运动不灵活。患臂由于活动所带来的疼痛,可能会引起假瘫。局部有压痛及骨摩擦感或捻发音,移动时哭叫,触诊锁骨局部肿胀,锁骨上凹可消失。由于胸锁乳突肌痉挛,致使骨折向上、后移位,呈重叠或成角畸形。拥抱反射减弱或消失,如为青枝骨折和不完全骨折可能无症状,7~10天局部骨痂隆起时才被发现。

【诊断】

根据难产病史及临床表现可考虑新生儿锁骨骨折。

检查时将患儿平卧于床上,站在小儿足端和小儿面部相对,置患儿头于中心位,检查者从外向内沿锁骨进行扣诊,仔细体会局部软组织有无肿胀及压痛,"S"型两侧锁骨是否轮廓清楚、光滑、对称。若锁骨双侧不对称,患侧锁骨有增厚模糊感;局部软组织可能肿胀、压痛;双上肢活动度不一致,患侧上肢呈现"假性麻痹",紧贴胸部;有骨摩擦感或骨痂形成。

确诊依靠X线平片,可证实骨折及移位情况。

【鉴别诊断】

需与肱骨的骨折、臂丛神经麻痹和肩关节脱位相鉴别,X线平片可明确诊断。

【治疗】

青枝骨折一般不需处理。对无症状不完全锁骨骨折只需同定同侧肢体。对完全性骨折者,最早采用"8"字绷带固定2周,通常能完全恢复而不留后遗症。国外采用将患儿衣袖和衣服钉在一起来限制婴儿的运动,直到骨痂的形成。也有认为不作特殊处理,骨折可随小儿的生长发育,锁骨错位及畸形可自行修复。

三、肱骨骨折

肱骨骨折发生率约 0.5%,为较常见的一种骨折。

【病因】

多发生于难产、臀位分娩、剖宫产、低出生体重儿或进行内倒转术操作时,骨折多发生在中段和中上 1/3 处,以横形或斜形骨折多见。

【临床表现】

在娩出胎儿时听到骨断裂声及感觉断裂。第一个迹象通常为娩出后患臂不能自然活动,接着是被动运动所致疼痛及骨摩擦感,局部肿胀,骨折部缩短弯曲变形。X 线检查常见骨折移位或成角畸形。在严重病例,骨膜大片剥离,周围形成大的血肿,且很快发生钙化。可并发桡神经受损,出现垂腕及伸指障碍。可能合并桡神经的损伤者,出现神经损伤表现。

【诊断】

根据难产史和临床表现,以及 X 线检查可以明确诊断。

【鉴别诊断】

臂丛麻痹。

【治疗】

肱骨骨折一般需要用夹板固定 2 周,移位性骨折需要进行闭合复位铸型。

1.绷带固定法　肱骨中上段骨折多采用将上臂固定于躯干侧,在胸廓与上臂间置一软垫,肘关节屈曲 90°,固定 10~14 天后即有明显骨痂形成。

2.小夹板固定法　肱骨下段或尺桡骨骨折,采用小夹板固定。患儿仰卧,患侧上臂伸展,前臂旋前位,掌心向上,助手拉住患儿的腋窝作相对牵引术,术者一手拉住患肢肘部渐渐向远心牵拉,拉开骨折端重叠,并进行按捺整复,以矫正移位,然后在上臂前后左右用 4 块小夹板固定。内侧置一软垫,外侧板放置 2 个软垫,用布条绷紧,并屈肘 90°悬挂,固定 10~14 天。

3.疼痛明显者　应当止痛药进行治疗。

【预后】

愈合良好,遗留骨折重叠和成角畸形,一般可自行矫正。

四、股骨骨折

股骨骨折包括股骨干骨折和股骨近端、远端骨骺损伤,是产伤中最常见且较重的下肢骨折之一,发生率约 0.13%。

【病因】

大多有胎位不正,臀位、横位产难产史。由于用手勾出下肢握住牵引或以器械牵拉而造成骨折,偶尔发生在剖宫产者,胎儿骨质薄脆者更易发生。

【临床表现】

骨折多见于股骨中上段,呈斜形骨折。有时出现肿胀、运动减少以及触诊疼痛才表现出来。部分局部有剧烈疼痛及肿胀,出现假性麻痹,两断端间出现骨摩擦感,患肢短缩。由于新生儿处于屈膝屈髋姿势,易出现骨折近端屈曲外展,远端向上内移位,表现为向前成角畸形。若股骨与骺端分离可能会被误认为臀部的发育不良。触诊时的压痛比起脱位,更明显。

【诊断】

根据新生儿娩出情况、临床表现及 X 线检查或超声检查可以明确诊断。

【治疗】

1.pavlik 吊带　同定双侧股骨,10～14 天,至局部骨痂丰富、症状消失。

2.悬垂牵引法　下肢贴上胶布,外用纱布包扎后向上牵引于架上,使臀部离床 2.5cm 距离,固定 10～14 天。

3.绷带同定法　将患肢伸直紧贴于胸腹壁,之间置软垫或纱布,用绷带将下肢固定于躯干约 10～14 天。此法固定不宜太紧,因可影响患儿呼吸。

4.疼痛明显者　应药物止痛。

(边翠英)

第四节　头颅血肿

头颅血肿多由分娩时损伤引起的颅骨骨膜和颅骨之间静脉破裂导致血液积聚,故血肿边缘清晰,有波动感,病变范围限于骨缝。活产儿中发生率高达 2.5%,阴道自然分娩发生率为 1‰～2‰,胎吸术助娩为 6%～10%,而在产钳助产中约 4%。

【病因】

头颅血肿常伴发于胎头吸引、产钳助产。

【临床表现】

多在顶、枕部出现局限性边缘清晰的肿块,不超过颅缝,有波动感,局部头皮颜色正常。大量出血的血肿可能导致显著的高胆红素血症。感染是罕见的并发症,通常与败血症和化脓性脑膜炎有关。5% 的头颅血肿会合并颅骨骨折。头颅血肿应与产瘤鉴别(表 4-4-1)。

表 4-4-1　头颅血肿与产瘤的鉴别

	头颅血肿	产瘤(头皮水肿)
病因	骨膜下血管破裂	头皮血循环受阻,血管渗透性改变,淋巴亦受阻,形成皮下水肿
出现时间	生后几小时至数天	出生时就发现
部位	位于骨上、顶骨或枕骨骨膜下	头先露部皮下组织
形状	稍隆起,圆形,境界清楚	明星隆起,边界不清
范围	不超过骨缝界限	不受骨缝限制,可蔓延至全头
局部情况	肤色正常,稍硬有弹性,压之无凹陷,同定,不易移动,有波动感	头皮红肿,柔软,无弹性,压之下凹,可移动位置,为凹陷性水肿,无波动感
消失时间	需 2～4 个月	生后 2～4 天

【治疗】

一般仅需观察,早期的切口和抽吸血肿可能会因压力的减低引起出血加重,同时易引起感染。

头颅血肿数周后缓慢吸收,无并发症的头颅血肿无须治疗。巨大头颅血肿因失血过多造成贫血、低血压需要输。黄疸过重并持续不退需退黄治疗。怀疑感染时,应穿刺以确诊。继发感染时头颅血肿迅速增大则需切开引流。虽然少见,但出现神经系统症状,则应做脑部 CT 扫描。

【预后】

大多数血肿 8 周内就会消失。有时血肿钙化,在数月内呈骨性肿块,并持续数月或数年。

（边翠英）

第五章　营养性疾病

第一节　儿童营养需要

人类的健康主要受遗传和环境这两大因素影响,环境因素中营养则起到了非常重要的作用。人体的生存和活动、小儿的生长发育、各种生理功能的维持、各种合成和分解等代谢过程,每时每刻都在消耗热能,都需要各种营养素的参与。所以,人体必须由外界摄入足够的能产生热能和含有各种营养素的食物,方能达到能量摄入和热能消耗的动态平衡及维持生命活动的整个过程。这些营养素各自都有独特的营养生理功能,在代谢过程中又相互密切联系、共同参与和调节生命活动。除此之外,人体还需要做一些储存,以备饥饿或创伤应激时利用。

一、营养、能量和儿童生长

(一)三大营养素及其能量在儿童生长发育中的重要性

生命首先在于营养,营养是生命的物质基础。人体要不断地从外界摄取食物,经过消化、吸收、运输和新陈代谢以维持人的生命活动。食物可提供人类所需的一切营养素,但自然界中各种食物所含营养素的质和量千差万别,总的可归纳成以下六大类,即蛋白质、脂肪、碳水化合物、矿物质和微量元素、维生素和水。通常指的三大营养素是碳水化合物、脂肪和蛋白质,也是产生热能的物质(或称为能量底物)。其中 1g 碳水化合物或 1g 蛋白质在氧化分解中能产生 4kcal(1kcal＝4.184kJ)的热能,1g 脂肪能产生 9kcal 的热能。小儿每天摄入的热能被以下几方面所消耗,即基础代谢占 60%,生长需要占 25%~30%,食物特殊动力作用占基础代谢的 6%~10%,排泄占基础代谢的 10%,而体力活动消耗的差异则很大。众所周知,正处于生长发育阶段的儿童,由于新陈代谢旺盛,对热能、蛋白质、脂肪、碳水化合物和其他重要营养素相对地与成人来比,需要量大、质量要求高。目前已有大量研究显示,在生命早期和生长期的儿童,无论是营养缺乏还是营养过剩,或者营养不均衡,都会引起疾病或影响疾病的预后,并且还与成年期的多种疾病的发生、发展,甚至与死亡率密切相关。因此,只有恰到好处地满足了儿童的营养需求,才能保证其体格与智力的正常发育。合理的营养既是小儿某些疾病综合治疗的重要环节,也是防治小儿某些疾病的有效途径。为此,用现代科学医学技术对不同年龄阶段、不同疾病状态下的儿童建立合理的临床营养支持是促进我国儿科医学事业发展、提高我国儿童健康的重要保证,也是社会进步和家庭幸福的基础。

(二)营养素的主要功能和角色

营养素主要功能除了作为能源物质外,其次还作为"建筑"材料,构成和修补机体组织、满足生长发育以及合成机体的免疫物质和激素等。再则,又作为调节物质,维持正常的生理功能和机体内环境的稳定,使机体正常生理活动能协调进行。各营养素主要承担的功能见表5-1-1。

表 5-1-1　主要营养素的主要功能

主要营养素	主要功能	担任角色
碳水化合物、脂肪及蛋白质	提供热能，维持体温，保持正常生理活动和体力	提供能源
蛋白质、脂类	满足生长发育、组织更新和修复的需要，合成体内主要活性物质（激素、抗体和酶等）	提供原料
维生素、矿物质	参与体内所有代谢过程，维持正常生理功能，是保持内环境稳定协调的重要保证	辅助与调控

二、三大营养素和能量的需要量

从出生体重仅 3kg 左右的小婴儿渐渐长大成为一个接近成年人体重的健康少男或少女，人体的巨大变化都要以充足的营养物质作为基础。如较长时期的营养摄入不足或营养素摄入不平衡就会导致营养性疾病。蛋白质或热能缺乏可抑制儿童的正常生长发育，包括智力的发育。同样，营养过剩也会对人体构成危险。目前，我国大部分地区儿童肥胖的发生率已超过 10%，有些经济快速发展地区已超过 30%，儿童肥胖是成人期糖尿病、高血压、冠心病、脂肪肝、痛风等慢性代谢性疾病的潜在危险因素，这将严重影响我国人群的健康素质。因此，合理的营养供给是小儿健康成长的基本保证。

【热能的需要】

参照我国营养学会 2000 年制定的膳食营养素参考摄入量（DRIs），按千克体重计算，从出生到 1 周岁的婴儿所需要的热能要比成人高出 3～4 倍。初生时最高，以后随着月龄的增加逐渐降低。从初生至 1 岁以内为 95kcal/kg（非母乳喂养增加 20%）。而 1～10 岁儿童的能量与成人相比增加 50%～100%，随年龄的增加，热能的需要量从 95kcal/kg 下降到 60kcal/kg。11～18 岁男孩每天需 2400～2900kcal，女孩为 2200～2400kcal。18 岁以后则与成人的热能需要相同。但这个推荐量尤其在青少年阶段不够准确，每天实际的热能供给还需要考虑体力活动情况及静息能量消耗值的差异进行调整，以免引起营养过剩或热能不足而影响健康。

【蛋白质的需要】

20 种氨基酸分子的不同组合、排列构成各种不同种类的蛋白质，不仅是作为构成机体组织的"原料"，如组织、细胞等；同时也是许多生理活性物质的主要成分，如激素、免疫物质和酶等；另外，还作为运输载体，担任着吸收、交换和储存的功能；构成体液的渗透压、维持体液的正常分布；参与遗传信息的传递等重要功能。因此，若蛋白质缺乏，不仅会影响儿童体格和智力的生长发育，还会扰乱生理功能，降低抗病能力。总之，儿童期的蛋白质营养极其重要，是儿童营养的关键。

儿童每天蛋白质的需要量：从初生至 1 岁的婴儿为 1.5～3g/kg，1～2 岁为 35g，2～3 岁为 40g，3～4 岁为 45g，4～5 岁为 50g，5～7 岁为 55g，7～8 岁为 60g，8～10 岁为 65g，10～11 岁为 70g（男）和 65g（女），11～14 岁为 75g，14～18 岁为 85g（男）和 80g（女）。提高蛋白质营养价值的措施包括：摄入足量的蛋白质，供给蛋白质的量最好占总摄入能量的 12%～15%；动物蛋白占总摄入蛋白的 1/2 左右（年龄越小比例越高）；设法提高蛋白质的消化和利用，可通过食物加热和充分发挥食物蛋白质的互补作用。

【脂肪的需要】

广义上脂肪又称脂类，包括中性脂肪（即含有脂肪酸的甘油三酯，如动、植物油）和类脂（包括磷脂、胆固醇和脂蛋白等）。其主要的生理作用有：提供热能；隔热保温和支持保护作用；类脂是多种组织和细胞的组成部分，尤其是脑组织含磷脂最多，是生长发育不可缺少的；膳食中的脂肪能改善食物的感官性状，使食欲增加；促进脂溶性物质和脂溶性维生素的吸收。由于婴幼儿正处于快速生长阶段，如过多的脂肪摄入和累积会同时增加脂肪细胞的体积和数目，很易导致儿童肥胖，乃至成人期的肥胖病。

通常脂肪酸分为饱和脂肪酸（不含双键）、不饱和脂肪酸（含有双键）和多不饱和脂肪酸（含有 2 个或 2 个以上的双键）。多不饱和脂肪酸中有些是必需脂肪酸，人体不能合成，如亚油酸。当必需脂肪酸缺乏时会出现脱屑样皮疹、生长迟缓和肝脏、肾脏、神经等多种损害。推荐膳食中亚油酸的含量不少于摄入总热能的 1%，以 1%～3%为宜，且 n-6 与 n-3 多不饱和脂肪酸的摄入比值为 4～6∶1。婴儿每天每千克体重约需脂肪 4g，占总能量的 35%～50%；幼儿的脂肪供给量占总热能供给量的 30%～35%；儿童的脂肪供给量占总热能供给量的 25%～30%。

【碳水化合物的需要】

碳水化合物又称糖类，根据分子结构分为单糖（葡萄糖、果糖、半乳糖和甘露醇）、双糖（蔗糖、乳糖和麦芽糖）和多糖（淀粉、糊精、糖原和膳食纤维）。其主要生理功能是提供生长发育、蛋白质合成所需的热能，其代谢产物（草酰乙酸）又有助于脂肪氧化产能；也是神经组织唯一的供能物质；同时还是体内重要物质的组成成分，如糖蛋白是抗体等免疫物质、激素和某些酶的组成部分，糖脂是细胞膜和神经组织的结构成分之一；膳食纤维有促进胃肠道正常功能的作用。

婴儿出生后即能消化乳糖、葡萄糖和蔗糖，以后各种消化酶功能逐渐完善成熟。由于 3 个月以内婴儿胃肠道内的淀粉酶是缺乏的，故这时不宜喂淀粉类的食物。

儿童膳食中碳水化合物的提供量占总热能的 55%～65%。6 个月以前的婴儿主要来源是乳类中的乳糖。

三、矿物质及微量元素的需要量

人体是一个整体，需要各种营养物质的参与才能完成生命活动过程，缺一不可。占人体重量 6%的矿物质就是其中的一大类。这些矿物质还可以分为两大类，一类为组成人体结构和在新陈代谢上含量比较大的矿物质，包括钙、磷、镁、钠和钾等；另一类在代谢上同样重要，同样不可缺少，但其占人体重量万分之一以下，每天需要量在 100mg 以下者称为微量元素，包括铁、锌、碘、硒、铜、铬等。下面主要介绍一些在小儿生长过程中比较重要的矿物质。

【钙】

钙是人体内含量最多的元素之一，其中 99%的钙集中在骨骼和牙齿，只有 1%的钙以游离或结合的离子状态存在于其他组织和体液内，正常情况下，后者与骨骼内的钙维持动态平衡。

钙主要在小肠内吸收，维生素 D、乳糖和蛋白质可促进钙的吸收，而植物中的植酸、草酸、膳食纤维和脂肪酸与钙结合可影响钙的吸收。粪便是钙的主要排泄途径，其次是尿液，少量经汗液排出。

钙不仅是小儿骨骼和牙齿生长发育不可缺少的，而且还是维持肌肉神经兴奋性的重要物质，当血钙过低时，小儿容易哭闹和夜惊，甚至于出现手足抽搐等兴奋性增高的现象。另外，钙还能激活体内多种酶的活性，如激活凝血酶原，使之成为凝血酶而发挥凝血功能。

由于我国传统膳食是以含钙量很少的谷类食物为主要来源，其含影响钙吸收的植酸成分高；而含钙量多、吸收率高的奶类及其制品的摄入一直处于较低水平，所以应特别注意钙的补充。我国 DRIs 提出各年龄每天钙元素的适宜摄入量：出生至 6 个月为 300mg，7～12 个月为 400mg，1～3 岁为 600mg，4～10 岁为

800mg,11～17 岁为 1000mg。

【磷】

磷也是人体内含量很多的一种元素,仅次于钙。体内磷元素约 80% 存在于骨骼和牙齿中,是构成核酸、磷脂、酶等的原料,参与重要的生理代谢活动。

磷广泛存在于植物或动物性食物中。维生素 D 有助于磷的吸收。在一般喂养情况下不会发生磷的缺乏,只要摄入的饮食中有充足的蛋白质和钙,那么,磷的摄入量也是不会少的。因此,通常也不强调磷的供应量。我国目前推荐每天磷的适宜摄入量:1 岁以内 150～300mg,1～6 岁 450～500mg,7～17 岁 700～1000mg。

【铁】

铁虽然在人体内含量很少(不足体重的 0.01%),属微量元素类,但到目前为止,铁缺乏的患病率仍遍及世界各地。我国 2000 年全国学生体质健康调研显示 6～18 岁人群中缺铁性贫血的患病率为 18.4%～22.4%。2 岁以下的婴幼儿患病率则更高。缺铁不仅会引起小细胞低色素性的贫血,不利于儿童正常的行为和生长发育,影响胃肠道的消化吸收功能和机体免疫功能,还易导致铅元素的吸收增加。

新生婴儿由于体内铁元素的储存少,但此期生长发育快,因此,早产儿在出生 2 个月后,足月儿在出生 4 个月后,体内储存的铁元素已基本耗尽,再加上母乳中的铁含量低,牛奶中的铁吸收率低,很容易发生缺铁性贫血,故需及时补充铁元素。我国 DRIs 提出各年龄每天铁元素的适宜摄入量:出生至 6 个月为 0.3mg,7～12 个月为 10mg,1～10 岁为 12mg,11～18 岁为 15～20mg(男)和 18～25mg(女)。

【锌】

微量元素锌分布于人体所有组织、器官、体液和分泌物中,95% 以上存在于细胞内。其主要的生理功能有:促进小儿正常的生长发育和组织修复,保护皮肤的健康,促进正常的物质代谢和内分泌功能,增进食欲,维持机体正常的免疫功能。缺锌表现为生长发育落后,性发育障碍,情绪冷漠,厌食、味觉异常和异食癖,皮肤易感染,伤口愈合延迟,母孕期如缺乏锌会引起胎儿畸形等。

锌也主要经小肠吸收,动物食物中的锌比植物食物中的锌容易吸收,铁可与锌竞争肠黏膜细胞上的受体而抑制其吸收。我国营养学会 2000 年 DRIS 提出的推荐摄入量:6 个月以内的婴儿每天供给量为 1.5mg,7 个月～1 岁为 8mg;1～3 岁为 9mg,4～6 岁为 12mg,7～10 岁为 13.5mg;11～17 岁为 18～19mg(男)和 15～15.5mg(女)。食物中海产品和肉类是锌元素的良好来源。

【碘】

碘是组成甲状腺素的重要成分,甲状腺素有调节人体能量代谢以及三大营养素的合成和分解的作用,促进小儿生长发育。胎儿和新生儿缺碘不仅使生长发育迟缓,还可导致智力低下。

一般人体所需要的碘可从饮水、食物和食盐中获得,但也存在地区土质上的差别,国家已采取食盐中添加碘的措施,通常不会发生碘的缺乏。但生长旺盛期的小儿、青少年、孕妇和乳母、重体力劳动者如不注意补充则会引起缺乏。我国 DRIs 要求 3 岁以内的婴幼儿每天碘的适宜摄入量为 50μg。每天推荐:7～10 岁儿童的摄入量为 90μg,11～17 岁为 120～150μg,成人 150μg;孕妇和乳母为 200μg。

【硒】

近 20 年来,硒被认为是一种人体不可缺少的微量元素。硒广泛分布在脂肪组织以外的所有组织,是机体内一种非特异抗氧化物质谷胱甘肽过氧化酶的重要成分之一,有清除体内过氧化物和自由基的作用,从而保护细胞膜和细胞器(如线粒体、微粒体和溶酶体)的膜。许多动物和临床流行病学研究显示硒对心血管和眼的健康有保护作用;而且与维生素 E 有重要的协同作用。血硒浓度受土壤、水质和食物中硒含量的影响;海产品、动物肝脏、肾和肌肉及整粒谷类、洋葱等是硒的良好食物来源。我国 DRIs 制定每天推荐的摄入量:1 岁以内为 15~20μg(适宜摄入量),1~3 岁为 20μg,4~6 岁为 25μg,7~10 岁为 35μg;11~17 岁为 45~50μg;成人为 50μg,乳母为 65μg。

【铜】

铜也是一种人体不可缺少的微量元素,它的生物学作用也逐渐被揭示。铜的生理功能有:参与结缔组织的合成,对骨骼、血管壁的健全起重要作用;参与铁代谢和造血功能;与中枢神经系统正常结构和功能有关;也与黑色素合成有关。

铜广泛分布在食物中,如动物肝、肾、贝类、坚果类、豆类及谷类等是含铜较丰富的食物,正常膳食的人一般不会缺乏。我国目前提出每天铜的适宜摄入量:1 岁以内为 0.4~0.6mg,1~6 岁为 0.8~1.0mg,7~13 岁为 1.2~1.8mg,大于 13 岁为 2mg。

【铬】

铬在人体内的含量仅 6mg,其主要的生理功能是促进胰岛素的作用,从而影响糖、脂肪和蛋白质的代谢。铬缺乏时会引起生长发育迟缓,糖耐量下降和血脂增高等。食物中的铬来源以动物中的肉类和海产品中含量最为丰富,植物中的谷类、豆类、坚果类和菌藻类中含铬较为丰富,通常饮食一般不会发生缺铬。铬缺乏多发生在蛋白质,能量营养不良的儿童和应用全肠外营养的患者。

我国 DRIs 提出的每天适宜摄入量为:0~6 个月 10μg;7 个月~1 岁 15μg;1~3 岁 20μg;4~10 岁 30μg;11 岁以上至成人为 40~50μg。

四、维生素的需要量

维生素是一类能促进生长发育、调节生理功能、维护人体健康和维持人体生命活动过程的有机化合物。它既不参与组织的构成,也不提供热能,但在机体吸收利用大量能源和各种新陈代谢过程中却起到了至关重要的类似酶和激素样的作用。尽管每天的需要量甚微,但由于大多数维生素不能在人体内自身合成,只能由膳食中获得或额外补充。维生素有脂溶性和水溶性两大类,各种维生素的结构不同,各有其特殊的生理功能。近年来,对于维生素的作用又有不少新的发现。发现维生素 E、维生素 C、维生素 A 和 β-胡萝卜素具有较强的抗氧化作用,可清除体内自由基及其所致的氧化损伤。另外,对机体的免疫功能也有一定促进和保护作用。例如,维生素 E 是生物膜和脂蛋白最重要的氧自由基清除剂,抑制脂质过氧化作用,对预防动脉粥样硬化和婴幼儿视网膜病变很重要;维生素 C 可抑制膳食中亚硝胺的致癌作用;许多流行病学调查证明,体内 β-胡萝卜素水平的增加,可减少癌症和心血管疾病的危险性。

【脂溶性的维生素】

包括有维生素 A、D、E、K 四种。

(一)维生素 A

主要功能是促进生长发育、维持表皮的完整性和视觉功能、促进生殖功能和维持骨细胞的代谢平衡等,近年研究表明其还有抗肿瘤作用。自然界中,维生素 A 只存在于动物食物中,而植物中的胡萝卜素被人体吸收后可转变为维生素 A,因此,称其为维生素 A 的前体。而维生素 A 和 β-胡萝卜素均具有清除氧自由基的抗氧化作用。

1994 年,全世界仍有 50 万学龄儿童的失明是由于维生素 A 缺乏。另外,随着维生素 A 强化食品的发展或大量滥用维生素 A 制剂而导致维生素 A 中毒的现象也有增多的趋势。

动物肝脏、鱼子、奶油、蛋类是维生素 A 的很好来源;含 β-胡萝卜素丰富的植物有芒果、西兰花、胡萝卜、菠菜、豆苗、橘子和柿子等。DRIs 建议每天维生素 A 的推荐摄入量:0~12 个月为 400μg;1~11 岁为

$500\sim700\mu g$；青春期、成人为 $700\sim800\mu g$；孕妇为 $800\sim900\mu g$，乳母为 $1200\mu g(1\mu g=3.3U)$，其中 $1/3\sim1/2$ 来自动物食物。UL 可耐受最高摄入量，为 $2000\mu g$。

（二）维生素 D

主要功能是促进钙和磷在肠道内的吸收（钙和磷的比例为 $1\sim2:1$ 时吸收最佳）、增加肾脏对钙的重吸收，对骨骼形成极为重要，促使骨的生长和软骨骨化，与甲状旁腺一起维持血钙正常水平，防止骨质疏松和低钙痉挛。维生素 D 缺乏可致佝偻病、骨软化和骨质疏松；而维生素 D 中毒则表现为：高钙血症、高尿钙症和软组织内的钙沉积（肌肉乏力、关节疼痛），临床上还表现为消化道症状和烦躁等。

维生素 D 在海鱼肝脏中含量最为丰富，通常单靠日常食物难以获得足够的需要量，而通过日光照射则很容易在体内获得。我国 DRIs 建议每天维生素 D 的推荐摄入量：$0\sim10$ 岁为 $400U(10\mu g)$；$11\sim18$ 岁为 $200U(5\mu g)$。

每天 2 小时的日照，可维持正常的维生素 D 血液浓度。食物主要是鱼肝油、奶油和动物肝脏等含维生素 D 较多。但我国的膳食习惯通常不能满足维生素 D 的需求。

（三）维生素 E

又称生育酚，与生长发育、延缓衰老有着密切的关系。其保护血管内皮屏障、改善微循环的作用，有利于预防动脉粥样硬化及相关的心血管疾病；另外，还能保持红细胞膜的完整性和抑制血栓的形成，并有一定的抗风湿和抗癌作用；其抗氧化作用与硒相互协同，共同防止多不饱和脂肪酸被氧化成过氧化脂质。

维生素 E 主要存在于各种植物油、奶油、乳类、蛋类、谷类和绿叶菜中。天然的维生素 E 是不稳定的，在储存和烹调加热过程中易发生明显的破坏。与维生素 C 有协同作用，而当多不饱和脂肪酸摄入增加时需同时增加维生素 E 的摄入量。适宜摄入量为：1 岁以内 $3mg/d$；$1\sim10$ 岁为 $4\sim7mg/d$；青少年至成人为 $10\sim14mg/d$。UL 值为 $200\sim800mg$。

（四）维生素 K

维生素 K 是凝血酶原的主要成分，还能促使肝脏合成凝血酶原，临床上常作为止血药应用。一部分维生素 K 可由人体回肠内细菌合成被吸收利用；另一部分由食物获得，主要来源于绿叶蔬菜、动物内脏、肉类和奶类。估计每天总的需要量为 $2mg/kg$，如肠道功能不正常或长期应用抗生素者，有时需要补充一定量的维生素 K 来预防出血倾向。

【水溶性的维生素】

包括维生素 C、维生素 B_1、维生素 B_2、维生素 B_6、维生素 B_{12}、烟酸、泛酸、生物素和叶酸九种。

（一）维生素 C

维生素 C 又称抗坏血酸，有广泛的生理功能。主要概括为以下方面：促进胶原和神经递质的合成，类固醇化合物羟化，抗体生成，促使叶酸的活化；可防治坏血病，保护细胞膜，提高铁的吸收和利用，无论在治疗缺铁性还是巨幼红细胞性贫血时均有协同作用；有抗氧化和清除自由基作用；另外，还可促进胆固醇的排出，防止动脉粥样硬化形成，并有提高机体免疫、增加白细胞的吞噬功能。新鲜蔬菜和水果中维生素 C 含量丰富，尤其是猕猴桃之类的野果。小儿推荐的摄入量为每天 $40\sim100mg$。

（二）维生素 B_1

维生素 B_1 又称硫胺素，是构成脱羧酶的辅酶，参与丙酮酸等的氧化脱羧反应，如缺乏可使丙酮酸在神经组织和末梢血管沉积而致脚气病。含量丰富的食物有全谷类、豆类、酵母、干果、坚果以及动物内脏、瘦猪肉和蛋类等。维生素 B_1 的需要量与热能摄入有密切的关系，推荐的每天适宜摄入量：7 岁以内为 $0.2\sim0.7mg$，7 岁以上 $0.9\sim1.5mg$，在代谢增高的情况下均应适当提高供给量。

（三）维生素 B_2

维生素 B_2 又称核黄素,其主要功能是构成核黄素辅酶参与体内多种物质的氧化还原反应,是一种重要的营养素,如缺乏将影响物质和能量代谢,会出现多种临床症状,常见的有舌炎、口角炎、口腔溃疡、脂溢性皮炎等。维生素 B_2 的主要来源是动物性食物,尤其是动物内脏、蛋类和奶类。素食者较易引起维生素 B_2 的不足和缺乏。其补充剂量也与热能的摄入有关。每天推荐摄入量 0~10 岁为 0.4~1.0mg,10 岁以上为 1.2~1.7mg。

（四）维生素 B_6

维生素 B_6 又称吡哆素,在体内与磷酸结合构成多种酶的辅酶,参与三大营养素的代谢,并与血红素的合成有关,缺乏时可引起低色素性贫血。正常情况下不会缺乏,但当妊娠、高热和电离辐射等特殊情况下可出现维生素 B_6 的不足,需注意补充。其在食物中分布较广泛,蛋黄、鱼类、奶类、谷类、豆类中含量较丰富。我国推荐每天的适宜摄入量为:婴幼儿 0.1~0.5mg,儿童 0.6~0.8mg,11 岁以后 0.9~1.1mg。

（五）维生素 B_12

维生素 B_{12} 又称钴胺素,是唯一含金属的维生素。主要生理功能是提高叶酸的利用率,促进红细胞的发育和成熟;还与神经髓鞘的物质代谢密切相关。故缺乏时可导致巨细胞性贫血并出现神经系统症状。维生素 B_{12} 主要存在于动物性食物中,人体肠道内细菌也能大量合成,由于其吸收需在胃壁细胞分泌的内因子作用下在回肠部被吸收,故当胃或回肠切除后等胃肠功能减退时会发生缺乏,也可见于严格素食者和老年人中。我国推荐的每天适宜摄入量:婴幼儿为 0.4~0.9μg,儿童和少年为 1.2~1.8μg,14 岁以后 2.4μg。

（六）烟酸

又称尼克酸或维生素 PP,经小肠吸收后形成脱氢酶辅酶,在体内代谢中起着递氢的作用。严重缺乏时会出现皮炎、腹泻和痴呆的癞皮病典型症状。皮肤症状表现为肢体暴露部位的对称性皮炎,包括急性红斑和褶烂、慢性肥厚和萎缩、色素沉着等;消化系统症状包括舌炎、口角炎、恶心呕吐、慢性胃炎、便秘或腹泻等;神经系统症状可产生精神错乱、神志不清甚至痴呆等。由于抗结核药异烟肼与烟酸拮抗,故应用该药时需注意烟酸的补充。烟酸虽然广泛存在于动植物中,但大多含量较少,以酵母、花生、全谷类、豆类及肉类、肝脏含量较丰富,部分烟酸还可以由色氨酸在体内转化而来。我国最近推荐的每天摄入量:婴儿为 2~3mg(适宜摄入量),1~10 岁为 6~9mg,11 岁以后为 12~15mg。

（七）泛酸

因其广泛存在于食物中而得名。泛酸是辅酶 A 的组成部分,与三大营养素的代谢密切相关。除了食物中很易得到外,肠内细菌也能合成,故通常不会缺乏。每天适宜摄入量:婴儿为 1.7~1.8mg,1~10 岁为 2~4mg,11 岁以后 5mg。

（八）生物素

生物素也称维生素 H,是三大营养素代谢的辅酶成分,是作为羟化酶的辅助因子而发挥作用的。生物素也广泛存在于动植物食品中,尤其酵母、肝和肾中含量最高,而且肠内细菌也能合成,故除婴儿外缺乏者非常少见。缺乏时表现为皮炎、舌乳头萎缩、恶心呕吐和食欲减退等。生物素的每天适宜摄入量:婴儿为 5~6mg,1~10 岁 8~16mg,11 岁以后 20~30mg。

（九）叶酸

在体内的主要生理功能是促进红细胞的生成,缺乏时红细胞的发育和成熟会受到影响,引起巨幼红细胞性贫血;还与胎儿的神经管的发育有关,孕妇叶酸缺乏时可致胎儿神经管的发育畸形。WHO 提出孕前及孕后初 3 个月的每天摄入量达 $400\mu g$ 即可预防这种畸形的发生。近年研究发现叶酸缺乏可引起高同型半胱氨酸血症,被认为是心血管疾病的危险因素,可影响胚胎早期心血管的发育。

食物来源广泛,以肝、肾、绿叶及黄叶蔬菜、酵母等含量丰富,婴儿因乳汁中叶酸含量低,易发生缺乏。我国 2000 年 DRIs 适宜摄入量<6 个月婴儿为 $65\mu g/d$,6～12 个月为 $80\mu g/d$,1～3 岁的推荐摄入量为 $150\mu g/d$,4～10 岁为 $200\mu g/d$,11～13 岁为 $300\mu g/d$,14 岁以后为 $400\mu g/d$。

五、水的需要量

众所周知,水是生命的源泉,是所有生命的必需物质。它在生命活动中起着重要作用,且必须从日常的饮食中得到。

【水在体内的分布】

水是人体中含量最多的成分,其含量与年龄和性别有关。成人体重的 50%～60% 是水分,年龄越小,含水量越多。胚胎含水量可达体重的 98%,新生儿约 80% 左右,青春期后逐渐接近成人水平。40 岁以后随体内肌肉组织的减少,含水量也下降,约为体重的 45%～50%。

体内水与蛋白质、碳水化合物或类脂相结合,形成胶体状态,主要分布在细胞内和细胞外。其中,细胞内含水量占总水量的 2/3,细胞外含水量约为 1/3。各组织器官的含水量相差很大,以血液中最多,肌肉其次,脂肪组织中最少。因此,女性体内的含水量不如男性高;肥胖者体内含水量相对较低,而运动员体内的含水量相对较高。

【水的平衡】

水的来源不仅限于摄入的液体,还来自于固体食物中的水分以及食物氧化和组织细胞代谢所产生的水分(即内生水,混合饮食每 100kcal 热量产生的水为 12g)。

水的排出主要通过肾脏,约占 60% 左右;其次由肺和皮肤,约占 30%;正常情况下由消化道排出仅占 10% 以下。随着生长发育的速度不同,尚有 0.5%～3% 的水分潴留在体内。

【水的生理功能】

1. 构成细胞和体液的重要组成部分,是保持每一个细胞外形和组成每一种体液不可缺少的物质。如血液中含水分高达 83%,肌肉含水 76%,骨骼含水 22%,脂肪组织含水 10%。

2. 水在体内直接参加物质代谢、促进各种生理活动和生化反应。不溶于水的蛋白质和脂肪分子可形成胶体或乳糜液,有利于营养素的消化、吸收和利用。

3. 作为营养物质的载体。摄入体内的各种营养物质,都必须通过水运送到机体各个部位进行代谢利用。

4. 作为代谢产物的溶剂。通过大小便、汗液以及呼吸等途径把代谢产物和有毒物质排出体外。

5. 调节体温。水的比热大,可通过蒸发和出汗使皮肤散热,调节体温保持不变。

6. 是机体的润滑剂。水可使皮肤滋润,眼泪、唾液、关节囊液和浆膜腔液则是相应器官的润滑剂。

【水的需要量】

水的需要量决定于机体的新陈代谢率和热量的需要。婴儿新陈代谢旺盛,热量需要较多,但因肾脏浓缩功能尚未完善,因此所需的水分相对较多。此外,小儿的活动量、外界气温和食物性质也影响水的需要量;活动量大的小儿散热较多;多食蛋白质和矿物质时,排泄这些物质及其代谢产物需水量增多,这就需要增加水的供应量。年龄越小,每千克体重所需的水分越多。通常情况下,婴幼儿每天需水量为 100～

155ml/kg,4～6岁的儿童则需90～110ml/kg,7～12岁为70～85ml/kg,13岁以上为50～60ml/kg。假如婴幼儿每天摄入水量少于60ml/kg,即可出现脱水症状。反之,若过多地供给水分,超出心肾功能的代偿能力时,则也会引起水中毒,导致水肿、水和电解质紊乱、抽搐和循环衰竭。

附:膳食营养素参考摄入量(DRIs)

DRIs是在RDAs基础上发展起来的一组每天平均膳食营养素摄入量的参考值,包括4项内容:平均需要量(EAR)、推荐摄入量(RNI)、适宜摄入量(AI)和可耐受最高摄入量(UL)。

1.平均需要量(EAR)　EAR是制定RNI的基础。EAR是指某一特定性别、年龄及生理状况群体中对某营养素需要量的平均值。摄入量达到EAR水平时可以满足群体中50%个体的需要。

2.推荐摄入量(RNI)　RNI相当于传统使用的RDA。它可以满足某一特定群体中绝大多数(97%～98%)个体的需要。长期摄入RNI水平,可以维持组织中有适当的储备。RNI是健康个体每天摄入该营养素的目标值,RNI＝EAR＋2SD。

3.适宜摄入量(AI)　AI是通过观察或实验获得的健康人群某种营养素的摄入量。AI应能满足目标人群中几乎所有个体的需要,主要用作个体的营养素摄入目标,同时用作限制过多摄入的标准。

4.可耐受最高摄入量(UL)　UL是平均每天摄入营养素的最高限量。"可耐受"指这一剂量在生物学上大体是可以耐受的,但并不表示可能是有益的。健康个体摄入量超过RNI或AI是没有明确益处的。

(穆福荣)

第二节　蛋白质-能量营养不良

【疾病概述】

蛋白质-能量营养不良(PEM)是因蛋白质、热能摄入不足或消耗过多所导致的营养缺乏症,常伴有多种器官功能紊乱,多见于3岁以下儿童。临床上以热能供应不足为主的营养不良称为热能营养不良(或称消瘦型),表现为体重明显减轻,皮下脂肪减少;以蛋白质供应不足为主者称为蛋白质营养不良(或称水肿型、恶性营养不良、夸希奥科),凹陷性水肿为其主要表现。其病因包括长期摄入不足、疾病因素、先天营养基础差等因素。PEM是发展中国家及贫困地区5岁以下儿童患病及死亡的主要原因之一。联合国儿童基金会专项调查报告指出全世界每年大约有560万儿童死于营养不良。在我国,重度营养不良已属罕见,但轻、中度营养不良仍多见,并对儿童的生长发育产生不利影响。我国目前的营养不良,以热能缺乏者多见,蛋白质热能混合型次之,单纯严重的蛋白质缺乏者较少见。

【临床特点】

1.症状

(1)消瘦型营养不良:主要由于热能缺乏所致,多见于1岁以内婴儿。以消瘦为特征,体重不增是最早出现的症状,继之体重下降,低于同年龄、同性别参照人群均值的2个标准差以上。皮下脂肪减少,顺序为:腹部、躯干、臀部、四肢、面颊部。常伴皮肤干燥、苍白、弹性减退,头发干枯、体弱无力、活动少、易疲劳、肌肉发育不良,脉搏缓慢,低血压、低体温。

(2)水肿型营养不良:主要由于缺乏蛋白质所致,多见于单纯糖类喂养的1～3岁幼儿。特点为水肿,多从内部脏器开始,后涉及下肢踝部,进展时可延至躯干、腹壁、面部、眼睑,严重时可发生胸腔积液、腹水。皮下脂肪不减甚至增多,外观呈虚胖,皮肤干燥、光泽度差,肝大,毛发稀疏,易脱落,伴肌肉变薄、萎缩,肌张力低下,甚至不能站立或行走。

(3)消瘦-水肿型营养不良:介于上述二者之间,兼有体重下降和水肿。

2.体征

(1)消瘦型营养不良:体重不增、下降,皮下脂肪减少,腹部皮褶厚度<0.8cm。

(2)水肿型营养不良:凹陷性水肿。

3.症状加重及缓解因素

(1)加重因素:喂养不当、不良饮食习惯,腹泻等疾病影响。

(2)缓解因素:合理喂养。

4.并发症

(1)营养性贫血:常伴有营养性缺铁性贫血、营养性巨幼细胞性贫血。

(2)维生素及微量营养素缺乏:以维生素A缺乏最常见,常有锌缺乏。

(3)感染:抵抗力下降,易患各种感染,发生腹泻时加重营养不良,并形成恶性循环。

(4)自发性低血糖:突然发生,表现为体温不升,面色苍白,脉搏减慢,呼吸暂停等。

【诊断】

1.诊断标准

(1)多有长期喂养不当或长期偏食、营养摄入不足等病史,或继发于消化系统疾病(如腹泻、肠吸收不良综合征等)、先天畸形(如唇裂、腭裂);急慢性消耗性疾病(如肝炎、结核、痢疾、肠寄生虫病)、先天营养基础差(如早产、多胎)等疾病。

(2)体重下降,低于同年龄、同性别参照人群均值2个标准差以上。

(3)皮下脂肪减少,腹部皮褶厚度<0.8cm。

(4)凹陷性水肿。

(5)血浆总蛋白和清蛋白明显降低,总蛋白<45g/L,清蛋白<25g/L。

(6)常伴活动减少,易疲劳,食欲减退,烦躁不安,头发干枯,体温低,心率慢,病久者身高亦低于正常。

2.分型诊断

(1)消瘦型:具备上述第(1)、(2)项或第(1)、(3)项,伴或不伴第(6)项,可诊断。

(2)水肿型:具备上述第(1)、(4)、(5)项,伴或不伴第(6)项,可诊断。

(3)混合型:兼有以上两型特点,患儿体重下降明显又有水肿。

3.分类诊断

(1)体重低下:年龄别体重低于同年龄、同性别参照人群的中位数(或均值)减2个标准差,但高于或等于中位数(或均值)减3个标准差,为中度体重低下;如低于参照人群的中位数(均值)减3个标准差为重度体重低下。此指标反映儿童过去或现在有慢性或急性营养不良,单凭此指标不能区分属急性还是慢性营养不良。

(2)生长迟缓:年龄别身高低于同年龄、同性别参照人群的中位数(或均值)减2个标准差,但高于或等于中位数(或均值)减3个标准差,为中度生长迟缓;如低于参照人群的中位数(或均值)减3个标准差为重度生长迟缓。主要反映过去或长期慢性营养不良。

(3)消瘦:身高别体重低于同性别、同身高参照人群的中位数(或均值)减2个标准差,但高于或等于中位数(或均值)减3个标准差,为中度消瘦;如低于参照人群的中位数(或均值)减3个标准差为重度消瘦。此指标反映儿童近期、急性营养不良。

4.疗效判定 体重恢复至参照人群参考值范围,皮下脂肪增加,水肿消失,实验室检查指标正常为治愈。

【辅助检查】

血生化检查:水肿性营养不良变化明显。血浆总蛋白、清蛋白、胰岛素样生长因子Ⅰ降低,其中,清蛋白降低为特征性改变。血清必需氨基酸、牛磺酸、支链氨基酸水平明显降低,血脂、微量元素、电解质、血糖水平均有不同程度的降低。

【治疗】

1.紧急情况处理

(1)纠正水及电解质平衡失调:在营养不良的急救治疗中,脱水和电解质平衡失调的处理特别重要,尤其在腹泻伴营养不良的患儿中,需注意以下几点:①营养不良儿的脱水程度常易过高估计,补液总量按体重计算应酌减 1/4~1/3,以防发生心力衰竭。②调整和维持体内电解质平衡:营养不良患儿常严重缺钾,在尿量排出正常时,可给钾 6mmol/(kg·d),至少维持 4~6d,镁 2~3mmol/(kg·d),补钠量宜保守以免心力衰竭,为 3~5mmol/(kg·d)。

(2)抗感染:营养不良和感染的关系密不可分,最常见的是患胃肠道、呼吸和(或)皮肤感染,败血症也很多见。均需用适当抗生素治疗。

(3)营养支持:在液体和电解质不平衡纠正后,营养不良的治疗取决于肠道吸收功能的损害程度,如果肠道吸收功能不良,可以根据需要采用中心静脉营养或外周静脉营养,前者保留时间长,输入的营养液浓度较高.而后者不能超过 5d。肠道外营养液的成分和量应以维持儿童的液体需要为基础,一般 100ml/(kg·d)。蛋白质一般 2g/(kg·d)。脂肪是热能的主要来源,可提供总热能的 60%。在应用肠道外静脉营养时,应监测血清葡萄糖,每 6 小时 1 次,以防高血糖症发生。每周均应随访肝功能。

2.病因治疗　及早祛除病因,积极治疗原发病。

3.营养治疗

(1)提供足量的热能和蛋白质极为重要:在计算热能和蛋白质需要时应按相应年龄的平均体重计算,而不是患儿的实际体重。由于营养不良患儿的消化功能较差,对食物的耐受性差,重症患儿尤为明显。治疗开始时热量供给应从小量开始,轻度营养不良每日 502kJ/kg(120kcal/kg),中、重度营养不良每日 167~250kJ/kg(40~60kcal/kg)开始,如耐受较好,排便正常,无不适反应,逐渐增至每日 585kJ/kg(140kcal/kg)。体重恢复正常后,每日热量再渐减至生理需要量。蛋白质摄入量从每日 1.5~2g/kg 开始,逐步增加至 3.0~4.5g/kg。

(2)食物的选择:要选择易消化且营养价值高的食物,尽量增加热量及蛋白质、适量维生素的摄入。蛋白质:脂肪:糖的供热比例为 15%:35%50%,对生长发育快,伴有感染、外伤的患儿可增加蛋白质需要量。对活动较多的患儿可增加热量。蛋白质可选择肉类、豆类、粮食等混合食物,脂肪摄入主要来源于乳类、植物油等。食品的品种增加要遵循由少到多,由简到繁,循序渐进,逐渐充实的原则。

(3)促进消化和改善代谢功能:给予各种消化酶如胃蛋白酶、胰酶、胰岛素以助消化。适当应用蛋白同化类固醇制剂如苯丙酸诺龙,每次肌内注射 0.5~1.0mg/kg,每周 1~2 次,连续 2~3 周,可促进机体蛋白质合成,增进食欲,但在用药期间应供应足够的热能和蛋白质。血锌降低者每日可口服元素锌 0.5~1mg/kg。

4.并发症治疗

(1)低血糖:消瘦型多见,一般在入院采完血后即可静脉滴注 50% 葡萄糖 1ml/kg 予以治疗,然后以10% 的葡萄糖电解质液维持。

(2)低体温:严重消瘦型伴低体温时病死率高,主要由于热能不足引起。应注意环境温度(30~33℃),并用热水袋或其他方法保温(注意烫伤)同时监测体温,如需要可 15min 1 次。

(3)贫血:严重贫血如 Hb<60g/L 可输血,贫血愈严重,输血量愈应少些。Hb 在 30～60g/L 者,每次可输注浓缩红细胞 5～10ml/kg。轻、中度贫血可用铁剂治疗,2～6mg/(kg·d),血红蛋白恢复正常后再继续服用铁剂6～8 周。

【注意事项】

治疗过程中要防止心力衰竭的发生,水肿型患儿在治疗后常因水肿消退而液体大量进入血液循环,易使心脏负荷加重而发生心力衰竭。此外,水、钠量过多或补液速度过快也可导致心力衰竭。

（张华静）

第三节　维生素 A 缺乏病

【疾病概述】

维生素 A 缺乏病是指体内缺乏维生素 A 而引起的以眼和皮肤、黏膜病变为主的全身性疾病,多见于 1～4 岁小儿。眼部病变是最早出现的症状,初为暗适应时间延长、眼结膜及角膜干燥,以后发展为角膜软化且有皮肤干燥和毛囊角化,故又称"夜盲症、眼干燥症、角膜软化症"。轻度维生素 A 缺乏时,仅表现为免疫功能下降而无典型的临床表现,又称"亚临床状态维生素 A 缺乏"。2000 年调查资料显示,我国维生素 A 缺乏发生率为 11.2%,亚临床缺乏发生率为 40.6%,1995 年 WHO 将我国列为中度亚临床维生素 A 缺乏国家。

维生素 A 以动物肝脏含量为最多。维生素 A 原类胡萝卜素以 β 胡萝卜素为代表,主要存在于绿色或黄、红色蔬菜和水果中,在体内可转化为维生素 A。维生素 A 在体内氧化后转变为视黄酸,它是维生素 A 在体内发挥多种生物作用的重要活性形式。维生素 A 在维持人体正常代谢、细胞分化、生殖、视觉及抗感染等多种生理功能中发挥重要作用。

【临床特点】

1.症状　饮食中长期缺乏维生素 A 和胡萝卜素,或有慢性消化道疾病、肝脏疾病等病史。

(1)眼部表现:畏光,暗适应时间延长,黄昏视物不清,继之夜盲,眼干无泪,结膜、角膜干燥,角膜混浊或软化。

(2)皮肤表现:多见于年长儿,皮肤干燥、脱屑及毛囊角化,状似"鸡皮",以肩部、臀部及四肢伸面为著。毛发干枯易脱落,指甲脆薄。

(3)其他表现:生长发育落后,全身免疫力低下,易反复呼吸道、消化道及泌尿道感染。

2.体征　球结膜干燥有皱褶,形成与角膜同心的皱纹圈,在近角膜旁有泡沫状银灰色斑块,称毕脱斑。

3.症状加重及缓解因素

(1)加重因素:缺乏蛋白质和锌可影响维生素 A 的转运和利用。

(2)缓解因素:食用富含维生素 A 的食物。

4.并发症

(1)夜盲症:暗光下视力减退,黄昏时视物不清。

(2)眼干燥症:眼泪少,眼干不适。

(3)角膜软化症:角膜干燥、混浊、软化,甚至形成溃疡,继发感染。

【诊断】

1.诊断标准　结合喂养史、病史、症状与体征可做出诊断,对于早期或亚临床状态维生素 A 缺乏可测定血浆中维生素 A 含量,<0.70μmol/L(20μg/dl)为缺乏,其中,介于 0.35～0.70μmol/L(10～20μg/dl)之间为亚临床状态缺乏,>0.70μmol/L 而<1.05μmol/L(20～30μg/dl)为可疑缺乏,可进行相对剂量反应试验(RDR)进一步确诊:RDR>20%,可确诊为亚临床状态维生素 A 缺乏。

2.疗效判定　治疗有效 2～3d 后夜盲恢复,干眼症 3～5d 消失,角膜病变亦迅速好转。

【辅助检查】

有条件者可进行血浆中维生素 A 含量测定。暗适应能力测定:年长儿暗适应能力降低。

【治疗】

1.一般治疗　祛除病因,治疗原发病如慢性腹泻、寄生虫等。调整饮食,给予含维生素 A 丰富的食物,如猪肝、蛋黄、乳制品、胡萝卜、西红柿等。在治疗继发感染时,同时治疗并存的营养缺乏症。

2.维生素 A 治疗

(1)亚临床型状态维生素 A 缺乏:每日口服维生素 A 1500μg(1μg=3.3U)即可。

(2)轻症者可每日口服维生素 A 3000μg(10000U),症状可很快消失,血浆维生素 A 水平可达正常。重症有角膜软化者,每日维生素 A 15000～25000μg 分 3 次口服,症状减轻后减少用量。如有腹泻等疾病影响吸收者,可肌内注射维生素 A,每日 1 次,剂量同上,症状减轻后改为口服。一般夜盲于治疗 2～3d 后恢复,干眼症 3～5d 消失,角膜病变可迅速好转,皮肤角化需 1～2 个月恢复。

3.眼部处理　眼干燥症可用消毒鱼肝油滴眼及用 0.5%红霉素或金霉素眼膏以防止继发感染。有角膜溃疡时,用消毒鱼肝油及抗生素眼药水(膏)等防止感染,并用 1%阿托品扩瞳防止虹膜脱出及粘连。为保护角膜软化损伤,眼睛可用眼罩保护。对婴幼儿要限制其手臂运动,以免损伤眼睛。

【注意事项】

治疗过程中应注意避免维生素 A 过量而中毒。

重点做好预防,应供给富含维生素 A 的食物,婴儿每日需 500μg,年长儿 600～1500μg 或胡萝卜素。患有慢性消化道疾病、麻疹等消耗性疾病的儿童每日应补充维生素 A 1500～3000μg。

(袁　强)

第四节　营养性维生素 D 缺乏性佝偻病

营养性维生素 D 缺乏性佝偻病是由于儿童体内维生素 D 缺乏引起体内钙、磷代谢异常,导致生长期的骨组织钙化不全,产生以生长着的长骨干骺端和骨组织矿化不全等骨骼病变为特征的全身慢性营养性疾病。

【病因】

1.胎儿期储存不足　如早产、双胎。

2.阳光照射不足　户外活动少、冬季日光照射减少。

3.摄入不足　天然食物维生素 D 含量少,如乳类(包括人乳及牛、羊乳等)、禽蛋黄、肉类等维生素 D 含量较少,谷类、蔬菜、水果几乎不含维生素 D。

4.需要量增多　佝偻病多见于生长发育旺盛的时期,如婴儿早期、早产及双胎婴儿期。

5.疾病影响　慢性胃肠道疾病与肝胆系统疾病均会影响维生素 D 的吸收和利用;长期服用抗癫痫药物可使体内维生素 D 不足;糖皮质激素有对抗维生素 D 对钙的转运作用。

【临床表现】

临床表现包括非特异症状、骨骼特征性改变和其他系统改变。

1.非特异症状 常为神经兴奋性增高的表现,如多汗、易惊、夜啼、烦闹、汗多刺激头皮而摇头等,但这些并非佝偻病的特异症状,仅可作为诊断佝偻病的参考依据。需要注意在维生素 D 过量与中毒时也可有同样症状。

2.骨骼病变体征 维生素 D 缺乏性佝偻病可以看成是机体为维持血钙水平而对骨骼造成的损害。维生素 D 长期、严重缺乏造成肠道吸收钙、磷减少和低钙血症,以致甲状旁腺功能代偿性亢进,甲状旁腺素分泌增加以动员骨钙释出使血清钙浓度维持在正常或接近正常的水平;但甲状旁腺素也使肾小管重吸收磷减少,继发机体钙、磷代谢失常,导致骨基质不能正常矿化,成骨细胞代偿性增生,碱性磷酸酶分泌增加,使机体出现骨骼的相应改变。如骨样组织堆积造成"方颅""串珠""手足镯"等,骨质疏松,负重出现下肢弯曲。

(1)6 个月以内的小儿以颅骨改变为主,颅骨外层变薄而见颅骨软化,前囟边较软(乒乓感)。

(2)6 个月后的小儿出现方颅(常见于 7~8 个月),头围也较正常增大,前囟较大且关闭晚。还可出现肋串珠、肋膈沟、手镯、足镯、鸡胸、(1 岁左右出现)等。

(3)小儿开始站立与行走后双下肢负重,可出现膝内翻("O"形腿)或膝外翻("X"形腿)。小儿会坐与站立后,因韧带松弛可导致脊柱畸形。

3.其他系统改变 免疫功能降低,易患呼吸道、消化道感染,并使感染加重。

【佝偻病分期】

佝偻病分为 4 期,即初期、活动期、恢复期、后遗症期。各期的症状与体征如下。

1.初 期 多见于 6 个月以内的婴儿,主要表现为非特异症状。

2.活 动 期 出现骨骼病变体征。

3.恢 复 期 初期和活动期经治疗或日光照射后,临床症状消失,体征逐渐减轻或消失。

4.后遗症期 多见于 3 岁以后的儿童,因婴幼儿期严重佝偻病,可遗留不同程度的骨骼畸形,骨骼畸形的修复需要几年的时间。一般无临床症状。

【辅助检查】

1.骨骼 X 线检查

(1)初期:干骺端 X 线片可正常或钙化带稍模糊。

(2)活动期:长骨干骺端增宽,临时钙化带消失,呈毛刷状、杯口状改变,骨皮质变薄,可有骨干弯曲畸形。

(3)恢复期:治疗 2~3 周,骨骺 X 线改变有所改善,出现不规则的钙化线,以后钙化带致密增厚,逐渐恢复正常。

(4)后遗症期:干骺端病变消失。

2.血生化检查 常用指标包括血钙、血磷、碱性磷酸酶、血清 25-(OH)D 等。

(1)初期:血钙、血磷正常或降低,碱性磷酸酶正常或稍高,血清 25-(OH)D 降低。

(2)活动期:血钙正常或降低,血磷下降,碱性磷酸酶升高(如患儿蛋白质或锌严重缺乏,碱性磷酸酶可不升高),血清 25-(OH)D 显著降低。

(3)恢复期:血钙、血磷、碱性磷酸酶、血清 25-(OH)D 逐渐恢复正常。

(4)后遗症期:血生化各项指标正常。

【诊断要点】

维生素 D 缺乏性佝偻病的诊断需要依据维生素 D 缺乏的病因、临床表现、血生化及 X 线检查。应该注意营养性维生素 D 缺乏佝偻病的症状无特异性,骨骼改变可靠,但也要注意营养性维生素 D 缺乏佝偻病的恢复期与后遗症期还会有骨骼改变。因此,仅依据临床表现的诊断准确率较低。血清 25-(OH)D 水平测定为安全、可靠的诊断标准。维生素 D 缺乏性佝偻病诊断的"金标准"是血生化检查与 X 线检查。

【鉴别诊断】

鉴别诊断主要与其他非维生素 D 缺乏性佝偻病(如维生素 D 依赖性佝偻病、肾小管性酸中毒、低血磷抗维生素 D 佝偻病、肾性佝偻病、肝性佝偻病等)以及内分泌、骨代谢疾病(如甲状腺功能减退症、软骨营养不良、黏多糖病)等鉴别。

1.先天性甲状腺功能减退症　出生后 2～3 个月开始出现甲状腺功能不足的现象,并随月龄增大症状日趋明显,如生长发育迟缓、体格明显矮小、出牙迟、囟门大且闭合晚等体征与营养性维生素 D 缺乏性佝偻病相似,但患儿智能低下,有特殊面容,血促甲状腺激素测定可资鉴别。

2.软骨营养不良　本病头大,前额突出与营养性维生素 D 缺乏性佝偻病相似,根据特殊的体态(四肢短,腰椎前突,臀部后突)以及骨骼 X 线片可做出诊断。

3.黏多糖病　多发性骨发育不全、多脏器功能受累、智力发育落后等,根据 X 线变化及尿黏多糖测定可鉴别。

4.低血磷抗维生素 D 佝偻病　本病多为性连锁遗传,少数为常染色体显性或隐性遗传,也有散发病例。为肾小管重吸收磷和肠道吸收磷的原发性缺陷所致。佝偻病症状多发生在 1 岁后,2～3 岁后仍有活动性佝偻病表现。血钙多正常,血磷明显降低,尿磷增加。对常规剂量维生素 D 治疗无效。

5.远端肾小管性酸中毒　为远曲小管泌氢不足,从尿中丢失大量钠、钾、钙,导致继发性甲状旁腺功能亢进症,骨质脱钙,出现佝偻病的骨骼改变,患儿骨骼畸形明显,身材矮小,代谢性酸中毒,多尿,碱性尿(尿 pH>6),血钙、磷、钾均低,血氯高.且伴低钾血症。

6.维生素 D 依赖性佝偻病　常染色体隐性遗传,可分为两型。两型在临床上均表现为严重的佝偻病体征,血钙、血磷降低,碱性磷酸酶明显升高,并继发甲状旁腺功能亢进症。Ⅰ型患儿可有高氨基酸尿症;Ⅱ型患儿的一个重要特征为脱发。

对于体格生长落后或神经行为发育落后的有佝偻病体征的患儿,需注意鉴别是否是非维生素 D 缺乏性佝偻病以及内分泌或骨代谢疾病。

【治疗】

治疗目的在于控制活动期,防止骨骼畸形。药物治疗原则应以口服为主,强调个体化给药。

1.一般治疗　①坚持每日户外活动;②加强营养,保证足够奶量;③不宜过早站立与行走。

2.药物治疗　维生素 D 2000～4000U/d,1 个月后改为预防量(400U/d)。患儿口服困难或腹泻等影响吸收时,可采用大剂量突击治疗,肌内注射维生素 D(15～30)万 U 1 次,3 个月后改为预防量。如治疗后临床表现、辅助检查均无改善时应考虑其他疾病,注意鉴别诊断,避免盲目治疗造成维生素 D 过量或中毒。对于膳食中缺钙者可口服适量钙剂。

3.其他治疗　有严重骨骼畸形的后遗症患者,可考虑骨科矫正治疗。

(林朝霞)

第五节 维生素 D 缺乏性手足搐搦症

【概述】

维生素 D 缺乏性手足搐搦症是由于维生素 D 缺乏而甲状旁腺功能代偿不全,血中钙离子浓度降低,出现手足肌肉抽搐或喉痉挛等神经肌肉兴奋性增高症状。多见于 6 个月以下婴儿,又称为婴儿性手足搐搦症。

【临床特点】

1.症状

(1)惊厥:婴儿以无热惊厥为主。患儿突然发生手足节律性抽动,面肌颤动,两眼上窜,神志不清,每日发作1~10次不等,每次持续时间数秒至数分钟。小婴儿有时只见面肌抽动即为本症的初期症状。发作间隙病儿神志基本正常。

(2)手足搐搦:见于较大婴儿或儿童,表现为手腕部屈曲、手指伸直、拇指内收贴近掌心,足趾强直而跖部略弯呈弓状。

(3)喉痉挛:为最严重的表现,喉部肌肉及声门突发痉挛,呈吸气性哮吼,吸气困难,严重时可因窒息而死亡。

2.体征

(1)面神经征:用指尖轻叩耳前面神经处,可见眼睑或上唇抽动。新生儿期可呈假阳性。

(2)腓反射阳性:用叩诊锤叩击膝外侧腓骨头上的腓神经,足部向外侧收缩为阳性。

(3)陶瑟征(人工手痉挛征):血压计袖带包裹上臂,打气加压使桡侧脉搏暂停,5min 内出现手痉挛者为阳性。

3.症状加重及缓解因素

(1)加重因素:发热、感染、新生儿窒息、人工喂养儿食用含磷过高的奶制品等可致高血磷、低血钙。

(2)缓解因素:酸中毒或碱中毒纠正时离子钙增加,症状减轻。

4.并发症 喉痉挛可发生呼吸困难,严重者发生窒息、死亡。

【诊断】

1.诊断标准 婴儿期突发无热惊厥,反复发作,发作后神志清醒,无神经系统感染体征,有佝偻病病史,总血钙<1.75~1.88mmol/L(7~7.5mg/dl),或离子钙<1.0mmol/L(4mg/dl)。

2.疗效判定 治愈:抽搐停止,不再发作。好转:抽搐控制,发作次数减少,持续时间缩短。

【辅助检查】

血生化检测:血<7mg/dl),或离子钙<1.0mmol/L(4mg/dl),碱性磷酸酶升高,血磷可正常、降低或升高。

【治疗】

1.急救处理 喉厥可致呼吸暂停,均有生命危险,应尽快急救。①保持呼吸道通畅:严重者先将舌尖拉出,进行人工呼吸或加压给氧,必要时气管插管;②止惊:立即足量肌内注射苯巴比妥钠 8mg/kg,或 10%水合氯醛 40~50mg/kg 保留灌肠,或地西泮每次 0.1~0.3mg/kg 肌内或静脉注射。

2.钙剂治疗 尽快补充钙剂,应立即用 10%葡萄糖酸钙 5~10ml 加 10%~20%葡萄糖液 10~20ml 稀释后缓慢静注(不可皮下或肌内注射,因可致局部坏死)并监测心率,如发生心动过缓即应减慢注入速度或停止,1～3/d,必要时连用 2～3d。痉挛停止后改口服 10％氯化钙(既补钙又酸化血)5～10ml,3/d,7～10d 后改用乳酸钙、葡萄糖酸钙或碳酸钙,以钙元素计每日至少 200mg。氯化钙应用时间不宜过长,以免发生医源性酸中毒。

3.维生素 D 治疗　补充钙剂 3～5d 后可给维生素 D 剂,治疗方法同维生素 D 缺乏病。

4.其他　如按上法治疗后发作仍不停止,应测血清镁,如血清镁＜0.75mmol/L,可用 25％硫酸镁每次 0.1ml/kg 肌内注射,每 6 小时 1 次。1d 后改用镁 3mg/(kg·d),分 3～4 次口服。

【注意事项】

为严重的手足搐搦患儿进行肌内注射时有可能诱发喉痉挛,因此,应注意避免过多刺激。

(林朝霞)

第六节　维生素 K 缺乏症

维生素 K 分为两大类:一类是脂溶性维生素 K_1(从植物中提取)和 K_2(从微生物中提取,也可由肠内细菌制造),另一类是水溶性维生素 K_3 和 K_4(由人工合成),其中以 K_1 和 K_2 最为重要。维生素 K 是促进血液凝固的化学物质之一。

【流行病学】

维生素 K 缺乏是婴儿和新生儿出血性疾病的主要原因,其发病急,病死率高,严重危害婴儿健康,1991 年城市颅内出血死亡率 71.5/105,1993 年为 106.6/105。本病发病高峰年龄为 4～8 周,发病的男女比例为 2.62∶1,纯母乳喂养者占 89％,92％患儿并发颅内出血;农村多于城市。根据死亡率推算:我国婴儿颅内出血每年死亡 2.5 万人。近几年来,随着母乳喂养率不断提高,母乳维生素 K 相对不足,可能导致婴儿维生素 K 缺乏,因此维生素 K 缺乏已是危害我国婴儿健康的严重疾病之一。

各地众多有关婴儿维生素 K 缺乏性出血症的研究表明,维生素 K 缺乏是世界性婴儿发病和死亡的重要原因。文献报告 1981 年日本厚生省组织全国性普查,其发病率为 1/4000,母乳喂养儿为 1/1700,而发展中国家较高,大约在 0.6‰～3‰。1995 年,Sutor 等报道,该病病死率为 19％～33％,21％～67％的患者遗留神经系统后遗症。1997 年,首都儿科研究所和全国维生素 K 协作组在 7 省自治区调查了 31649 名婴儿维生素 K 缺乏出血症的情况,其发生率为 2.4‰。

【病因】

本病的发病原因是于体内维生素 K 缺乏,使凝血因子 Ⅱ、Ⅶ、Ⅸ、Ⅹ 在肝内合成不足,从而引起出血。

【分类】

(一)早发型

多见于新生儿出生后 24 小时内发病。在婴儿出生后第一小时内即可出现,可导致致命性出血。发病原因如下:

1.母体缺乏维生素 K,维生素 K 经胎盘转运不足,经放射免疫方法检测大部分新生儿脐血中维生素 K 缺乏。

2.孕期药物影响母亲怀孕期间服用影响维生素 K 代谢及合成的药物能导致新生儿期维生素 K 缺乏。如果长期应用抑制肠道内细菌生长的药物,如广谱抗生素和肠道内不易吸收的磺胺类药物,能抑制肠道内寄生的非致病菌,减少肠道内维生素 K 的合成,导致维生素 K 的缺乏。摄入过量的维生素 A,也能抑制维生素 K_2 的肠内合成,并且因为维生素 K_1、K_2 均为脂溶性物质,其他脂溶性维生素(如 A 和 D)都能影响其吸收。口服抗凝药物(如双香豆素)的结构与维生素 K 相似,可与维生素 K 竞争,减少凝血酶原在肝脏内的合成;孕妇服用抗惊厥药物后,可经胎盘输送,并以类似抗凝药物的作用来抑制维生素 K 的生成,引起新生儿维生素 K 的缺乏。

(二)经典型

生后 2~3 天发病,早产儿可迟 2 周。其原因为:

1.单纯母乳喂养　母乳喂养是婴儿最佳的喂养方式已得到公认,应该大力提倡和推广,但由于人乳中含维生素 K 的量极低,平均为 15μg/L(牛奶中含量为 60μg/L)。故如单纯母乳喂养的婴儿未给予适当量的维生素 K 的补充,很容易导致维生素 K 的缺乏。据相关文献报道,90%以上的维生素 K 缺乏出血是发生在母乳喂养的婴儿中。

2.吸收利用功能不良　新生儿(特别是早产儿)胆汁分泌有限,且胆汁中胆酸含量低,脂肪及脂溶性维生素的吸收有限,影响维生素 K 的吸收;新生儿及早产儿肝脏功能未发育成熟,使凝血因子 Ⅱ、Ⅶ、Ⅸ、Ⅹ 在肝内合成不足,以至维生素 K 依赖因子生成减少。

肠道细菌可合成一部分维生素 K,但新生儿出生时肠道内无细菌,维生素 K 合成减少。

(三)迟发型

多发生于出生后 1 个月。发病原因如下:

1.摄入不足　新生儿吃奶量少且母乳中维生素含量低,初乳中几乎不含维生素 K,如长期单纯母乳喂养,未及时添加辅食,未添加含维生素 K 丰富的蔬菜、水果,均可引起维生素 K 缺乏。

2.吸收不良　因慢性腹泻、溃疡性结肠炎、肠切除、囊性纤维化等疾病引起的小儿肠道吸收不良,均可引起维生素 K 吸收障碍;胆道阻塞、胆瘘等胆道梗阻性疾病、胆汁缺乏性疾病,也可影响维生素 K 的吸收。

3.利用障碍　新生儿肝炎、新生儿败血症及病毒感染等任何原因引起的肝脏损害均可影响维生素 K 依赖因子的合成。

4.合成减少　肠道细菌也可合成部分维生素 K,在婴儿于肠道菌落出现后,维生素 K 缺乏则明显减少,长期应用抗生素抑制肠道内的正常细菌的生长。

【临床表现】

临床上以出血为主要表现。早发型者可有头颅血肿和颅内、胸腔内出血。经典型者往往首发症状是脐带出血及胃肠道出血。脐部出血不能用脐带结扎不良来解释,轻者为渗血,重者则出血不止;胃肠道出血则表现为不同程度吐血和便血。其次是皮肤出血,多见于分娩时挤压处,轻者为淤点和紫癜,重者可形成大片淤斑和血肿;也可见于采血及注射部位、术后伤口处渗血不止。颅内出血少见,但早产儿由于毛细血管脆性增加,往往预后不良。迟发型者约 90%以上见于单纯母乳喂养儿,单纯母乳喂养儿维生素 K 缺乏性出血的机会是人工喂养儿的 15~20 倍,如合并腹泻、使用抗生素、肝胆疾病和长期禁食患儿更易发生,常见急性或亚急性颅内出血,以蛛网膜下腔、硬膜下、硬膜外出血为多见,脑室、脑实质出血少见,临床上有严重的中枢神经系统功能失常及颅内高压的表现,表现为高声尖叫、频繁呕吐、反复抽搐,严重的患儿可出现昏迷。同时可伴有出血性贫血。

【实验室检查】

凝血酶原时间延长,多数延长至正常对照的 2 倍以上,轻度维生素 K 缺乏只有凝血酶原时间延长,临床无出血倾向。陶土部分凝血活酶时间延长,凝血因子 Ⅱ、Ⅶ、Ⅸ、Ⅹ 因子活性明显降低,第Ⅶ因子首先降至最低,第Ⅶ因子减低后凝血酶原水平即下降但较缓慢,第Ⅸ、Ⅹ因子也有不同程度地减少。凝血酶原检测是维生素 K 缺乏的可靠证据。

如疑有颅内出血者应进行 B 超、CT 或 MRI 检查,以了解出血情况。必要时可行维生素 K 的检测。

【诊断】

根据病史、症状、体征及临床表现、辅助检查可做出诊断。

（一）详细询问病史

了解患儿的喂养情况及辅食添加情况。多见于单纯母乳喂养儿，生后3个月内的婴儿，未接受过维生素K预防。

（二）观察病情

新生儿出血症多见于出生后1～7天，以胃肠道出血为多见，病情较轻，凝血酶原时间延长，血小板、出血时间均正常，予维生素K治疗效果良好，数小时或24小时后出血倾向明显好转。

迟发性新生儿出血症，大多表现为颅内出血、烦躁不安、脑性尖叫、拒奶、嗜睡。体检发现前囟饱满，颅缝增宽，Moro反射、觅食反射消失。不伴其他部位出血的患儿，易误诊为颅内感染，而迟发性新生儿出血症表现为突然起病，无明显感染中毒症状，贫血发展迅速而严重，故可与颅内感染相鉴别。辅助检查也有助于该诊断，脑脊液检查呈现均匀一致的血性和皱缩红细胞，但脑脊液检查正常也不可以完全排除此病，且病情危重者不宜进行该项检查。进行B超、CT及MRI检查有助于诊断，不仅可确定出血部位、范围，还可随访疗效，进行预后判断。

【治疗】

有出血现象时，应立即注射维生素K 2mg，可迅速改善出血，胃肠道出血者应暂禁食，给予静脉营养支持，止血后应根据适当情况纠正贫血，严重者可输全血或血浆10～20ml/kg。

如有颅内出血，首先要加强护理，保持安静，维持通气，抬高头肩部，推迟喂奶，控制补液；如有高声尖叫、频繁呕吐、反复抽搐等表现，应对症止惊，降低颅内压，恢复脑细胞功能；同时要及时止血、纠正贫血。严重者可手术清除血肿。

【预防】

预防新生儿维生素K缺乏症应从孕妇开始，分娩前数周即可口服维生素K 20mg，能预防新生儿维生素K缺乏所致的低凝血酶原血症。乳母应多吃蔬菜、水果以提高乳汁中维生素K的含量。自从1961年美国儿科学会营养委员会提出所有新生儿应在出生后肌内注射维生素K 10.5～1mg作为预防新生儿出血以来，维生素K₁用来预防和根治新生儿维生素K缺乏性出血已在许多国家得到广泛应用。荷兰CornelissenEA等人实验证明，在新生儿出生后3个月内，每周口服维生素K 1mg可有效纠正维生素K缺乏且不会引起维生素K在体内的积聚。加拿大儿科协会建议足月产的新生儿应在出生后6小时内口服或肌注维生素K 1mg；早产儿、低体重儿及难产儿均需在产后6小时内肌注维生素K 1mg；因脂肪吸收不良而有迟发性出血性疾病危险性的新生儿需每天口服维生素K 12g或每月肌注维生素K一次以预防维生素K缺乏性出血症。我国林良明等于2002年报道中国7省协作对19751例活产婴儿进行对照研究发现，采用给婴儿出生后口服维生素K 12mg，以后每隔10天1次，服满3个月，共10次，对预防维生素K缺乏性出血有相当好的效果。

（任海龙）

第七节　维生素 B₁ 缺乏症

维生素B₁又称硫胺素、抗脚气病因子或抗神经炎因子，它是最早发现的维生素之一。维生素B₁在高温、特别是高温碱性溶液中易被破坏，在酸性溶液中，稳定性较好。在体内硫胺80%是以硫胺素焦磷酸盐

(TPP)的形式存在,10%是以硫胺素三磷酸盐的形式存在,其余的为硫胺素单磷酸盐或游离的硫胺素。维生素 B_1 缺乏将引起一种典型的疾病,被称为脚气病。

【流行病学】

18～19 世纪,脚气病在中国、日本(尤其在东南亚一带)广为流行,当时每年约有几十万人死于脚气病。早在公元前 2600 年,古人已对本病作过描述。第一个记录脚气病的是 1592 年荷兰医生 JacobBontius。1897 年,一名驻爪哇的荷兰医生 Eijkman 以小鸡做实验,发现用精白米饲养小鸡,即出现一种类似脚气病的多发性神经炎,如用糙米饲养小鸡,则能预防这种疾病。1911 年,Funk 和 Suzuki 等从稻米碾磨物种分离出一种具有生物活性的结晶化合物。1936 年,Williams 公布了硫胺素的化学结构,它是由含硫噻唑环联结氨吡啶环组成,并开始人工合成。

本病多发生于 2～5 月龄的婴儿。近年,随着生活水平的提高,人们食不厌精、脍不厌细,使维生素 B_1 缺乏发病率有升高趋势,使乳母及婴幼儿体内的维生素 B_1 严重不足。有学者抽样选择包头郊区 4 个地区的 6～8 岁儿童 409 名,采用荧光法测定其 4 小时负荷尿中维生素 B_1 的含量,结果缺乏率为 14.42%,不足率为 18.58%。其医院对 25 例以夜寐不安为主要表现,同时伴有烦躁、食欲缺乏的<2 岁小儿进行临床观察和红细胞转酮醇酶活力(TPP 效应)的测定,结果显示 16%的小儿属边缘型维生素 B_1 缺乏,20%属严重缺乏。

【病因】

(一)摄入不足

母乳中维生素 B_1 的含量较牛乳低,母乳中的含量为 $16\mu g/ml$,牛乳中的含量为 $42\mu g/ml$,但母乳中的维生素 B_1 含量,对婴儿的生长需要已足够。但如果乳母膳食中维生素 B_1 的摄入量缺乏,则会引起母乳中的维生素 B_1 不足,如不及时补充,也将引起婴儿维生素 B_1 缺乏症。对于已添加辅食的小儿,如长期使用精白米、面以及淀粉为主食,或煮饭时为增加其黏稠度而加入少量的碱,将破坏维生素 B_1。故淘米时不应淘洗过分,做饭时不应去米汤,切碎的蔬菜不应过久浸泡。

(二)吸收障碍

如患有消化系统疾病,如慢性腹泻、慢性痢疾、胆囊纤维化、肠道感染等疾病,均可减少维生素 B_1 的吸收。肝、肾疾病将影响 TPP 的合成,造成维生素 B_1 缺乏。维生素 B_1 缺乏使胃液中酸度降低,从而在胃肠道中维生素 B_1 复合物内的维生素 B_1 释放减少,影响了维生素 B_1 的吸收。

(三)维生素 B_1 的需要量增加

儿童生长发育速度较快,需要量也相对较多;如小儿患结核、麻疹、水痘、肺炎以及高热时,或患有如甲状腺功能亢进等代谢率增加的疾病时,维生素 B_1 的消耗增加,如此时未予及时补充,则造成维生素 B_1 的缺乏。

(四)遗传代谢障碍

遗传性维生素 B_1 代谢与功能障碍引起的维生素 B_1 缺乏症,一般具有高度的家族性遗传性疾病史,或父母近亲结婚史。

【病理生理】

在身体中,硫胺 80%是以 TPP 的形式存在,它是丙酮酸氧化脱羧酶系的辅助因子,也是磷酸己糖氧化支路中转羧乙醛酶的辅酶。因此,维生素 B_1 与糖代谢密切相关,其缺乏使糖代谢受阻,能量产生减少,会产生一系列的病理变化。

（一）神经系统

尤其是末梢神经受损严重、髓鞘退化及色素沉着。中枢神经系统和周围神经系统的神经纤维的髓鞘发育不良,因此表现为易激惹。重者神经轴被破坏,以坐骨神经及其分支受累较为常见,并且出现较早。其他如前臂神经等亦可累及。

（二）心血管系统

由于能量缺乏,心肌无力,严重时发生心力衰竭,周围血管平滑肌张力下降,小血管扩张。心脏扩张肥厚,尤以右心明显。心肌水肿,其心肌纤维粗硬。血管充血,但组织结构正常。

（三）组织水肿及浆膜腔积液

组织水肿多见于下肢,当体腔浆液渗出时,可见心包腔、胸腔及腹腔积液。

（四）肌肉萎缩

出现于受累神经支配的肌肉。镜下可见肌纤维横纹消失、混浊肿胀及脂肪变性。

（五）消化系统

消化道平滑肌张力下降,影响胃肠蠕动,消化功能减弱。

【临床表现】

维生素 B_1 缺乏将导致脚气病。脚气病是维生素 B_1 摄入不足的最终结果。本病主要影响心血管和神经系统。主要表现为多发性神经炎、肌肉萎缩、组织水肿、心脏扩大、循环失调及胃肠症状。

婴儿型脚气病多发生于数个月的婴儿,发病急、突然,较成人型难以捉摸,可出现多种临床表现,但以心血管症状占优势。

消化系统症状:发病初期主要表现为消化系统症状,如食欲缺乏、厌食、恶心、呕吐、腹痛、便秘或腹泻。

神经系统症状:消化道系统症状出现后不久就出现神经系统症状,神经系统症状突出者可分为脑型或神经炎型。脑型表现主要为发作型哭叫似腹痛状,烦躁不安,前囟饱满,头后仰。严重者可发生脑充血、颅内高压、昏迷而死亡。神经炎主要表现为周围性瘫痪,早期表现为四肢无力,其后症状加重,同时足趾的背屈运动受限。跟腱反射和膝反射初期增强,随后减弱,最后消失。软腭反射障碍,吃奶出现呛咳,吞咽困难。

心血管症状:出现心悸、心动过速,婴儿可出现奔马律,呼吸困难,晚期出现发绀、心脏扩大、心力衰竭、肺充血及肝淤血。如不及时治疗,很快死亡。

水肿及浆膜腔积液:水肿可遍及全身,多发生于下肢,浆膜腔积液,可发生于心包腔、胸腔和腹腔。由于喉的水肿而出现失声,或出现特殊的喉鸣(脚气病哭声)。

先天性维生素 B_1 代谢缺陷有关的遗传性疾病包括枫糖尿症、婴儿慢性乳酸酸中毒、婴儿及儿童的亚急性坏死性脑病及对维生素 B_1 有反应的巨幼红细胞贫血。

1.枫糖尿症　枫糖尿病的病因是由于缺乏支链 α-酮酸脱氢酶复合物,患者的相应 α-酮酸不能通过氧化脱羧作用而降解,而引起支链氨基酸(亮氨酸、异亮氨酸、缬氨酸)代谢异常。此病是常染色体隐性遗传性疾病,可出现精神及身体发育延迟、嗜睡、喂养困难、注意力减退、肌张力交替性升高和减弱。给予口服大剂量维生素 B_1 治疗,可减轻临床症状,血清支链氨基酸水平恢复正常,如停止给予维生素 B_1 时,血清支链氨基酸水平再度升高。

2.婴儿慢性乳酸酸中毒　主要以乳酸和丙酮酸酸中毒、神经性异常以及发育迟缓为特征。对大剂量维生素 B_1 治疗有效者考虑为维生素 B_1 代谢有缺陷,对维生素 B_1 无效者可能为丙酮酸脱羧酶缺少。但有文献报道,丙酮酸脱羧酶缺少的婴儿,接受大剂量维生素 B_1 治疗后好转。

3.婴儿及儿童的亚急性坏死型脑病(Leighs 脑病)　是婴儿期和儿童发育早期的一种致命性疾病,伴有虚弱、厌食、说话和眼球震颤、抽搐、瘫痪及复合感觉障碍,甚至生长停止。其血中的乳酸和丙酮酸升高,机制目前仍不详,考虑与 TPP 降低有关。

4.对维生素 B_1 有反应的巨幼红细胞贫血 是婴儿期和儿童期的一种罕见疾病,其特点是巨幼红细胞性贫血,并伴有感觉神经性耳聋和糖尿病,也可能出现心脏异常。此病与继发于维生素 B_1 在细胞内的转运和吸收障碍所引起的维生素 B_1 缺乏状态有关。

【维生素 B_1 营养水平评价】

评价维生素 B_1 的营养状况,可通过测定维生素 B_1 负荷前后的尿维生素 B_1 排泄量,血清维生素 B_1 水平、红细胞转酮醇酶(ETK)活性及空腹一次测定尿液中维生素 B_1/肌酐比率进行评价。

(一)维生素 B_1 负荷前后的尿维生素 B_1 排泄量

摄入过多的维生素 B_1 会从尿中排出,故可利用测定尿中的维生素 B_1 来估计体内维生素 B_1 的状态,因为维生素 B_1 的需要量与其尿排泄量之间具有一定的关系,因此维生素 B_1 负荷试验可以测定维生素 B_1 的营养状况。通常用荧光法或微生物法进行维生素 B_1 的测定,被测者于清晨排尿后禁食,给维生素 B_1(口服 5mg 或肌注 1mg),然后饮水 200ml,收集 4 小时尿,测定尿中维生素 B_1 量,若在 $100\mu g$ 以上者为正常,脚气患病常低于 $50\mu g$。

(二)血清维生素 B_1 水平

因为血中的游离维生素 B_1 及其磷酸盐的含量很低,故测血中的维生素 B_1 水平作为维生素 B_1 营养状况的指标一直未被广泛采用,但是,最近采用灵敏的高效液相色谱法,此方法简单而可靠,易于标准化,但因其参考值幅度较广,血中含量不稳定,不能及时反映早期缺乏状况,故临床很少采用。正常参考值为 $103\sim306nmol/L(3.1\sim9.2\mu g/dl)$,如血清维生素 B_1 水平<$100nmol/L(3\mu g/dl)$,则提示维生素 B_1 缺乏。

(三)红细胞转酮醇酶(ETK)活性

这是测定维生素 B_1 营养状况的特异性指标,也是评价维生素 B_1 营养状况的最有效指标。在临床维生素 B_1 缺乏的症状出现之前,ETK 已有改变,故称为亚临床诊断或边缘状态的检查。通过测定溶解的红细胞中戊糖消失率或己糖出现率来测量 ETK 活性。采用体外不加(基础)或加入 TPP(刺激)后测定 ETK 的活性,通常以基础活性(ETKA)或以刺激后活性与基础活性之差占基础活性的百分率(ETK-AC 活性系数或 TPP 效应)来表示。硫胺素缺乏与 ETKA 的降低与 ETK-AC 的增加有联系;ETK-AC 值越高,则维生素 B_1 缺乏越严重。TPP 效应的正常参考值为 $0\%\sim15\%$,维生素 B_1 低水平时为 $16\%\sim20\%$,缺乏时>20%。

(四)空腹一次测定尿液中的维生素 B_1/肌酐比率

其正常值为 $176\mu g/g$ 肌酐,幼儿如低于 $120\mu g/g$ 肌酐,4~12 岁小儿低于 $60\mu g/g$ 肌酐则为维生素 B_1 缺乏。

【诊断】

依靠病史、临床症状和体征、实验室检查和实验性维生素 B_1 治疗可做出可靠诊断。

(一)病史

患儿是否有维生素 B_1 摄入不足,已添加辅食的小儿,是否有长期食用精白米、面及有无偏食。有无妨碍维生素 B_1 吸收和利用的疾病,如慢性消耗疾病、胃肠道疾病、肝胆系统疾病等。患者是否存在硫胺素需要量增加的因素,如生长发育阶段、发热及甲状腺功能亢进等。

(二)临床特点

有无周围神经炎的表现,如肌肉萎缩、感觉异常、跟腱及膝反射异常。有无进行性水肿、心脏扩张肥厚、心率增加、脉压加大。能除外其他心脏病的心力衰竭。有无其他营养缺乏的征象。

（三）实验室检验

可通过测定维生素 B_1 负荷前后尿维生素 B_1 排泄量、血清维生素 B_1 水平、红细胞转酮醇酶（ETK）活性及空腹一次测定尿液中的维生素 B_1 /肌酐比率等实验室检查帮助诊断。

【治疗和预防】

（一）去除病因

仔细询问病史，查明缺乏维生素 B_1 的原因，治疗造成维生素 B_1 缺乏的原发性疾病，如发热、感染、甲状腺功能亢进等。

（二）饮食

增加含维生素 B_1 丰富的食物的摄入量，并注意合理配合。如果乳母维生素 B_1 缺乏，应及时予以补充，避免婴儿发生维生素 B_1 缺乏症。未精制的粮谷类中维生素 B_1 丰富，故碾磨精度不宜过度。豆类、坚果类、瘦肉及内脏维生素 B_1 也较为丰富。蛋类、绿叶菜（芹菜叶、莴笋叶）等也是维生素 B_1 的良好来源，应充分加以利用。

（三）应用维生素 B_1 治疗

小儿症状较轻，一般维生素 B_1 的剂量为 5mg/d；重症则需 10mg/d 静脉注射，每天 2 次，如症状缓解，则可改为口服。用维生素 B_1 治疗，神经症状一般于 24 小时内缓解，心脏症状一般于 24～48 小时缓解，而水肿则需 48～72 小时缓解，运动无力的恢复一般时间较长，需 1～3 个月。如口服有严重不能耐受的不良反应；长期腹泻、呕吐或大部分小肠切除后需要全肠外营养维持者可通过肠外途径予以补充。

（刘晓颖）

第八节　维生素 B_6 缺乏症

维生素 B_6 有三种形式，即吡哆醇（PN）、吡哆醛（PA 或 PL）和吡哆胺（PM）。这三种形式通过酶可互相转换。PL 及 PM 磷酸化后变为辅酶磷酸吡哆醛（PLP）及磷酸吡哆胺（PMP）。吡哆醇为人工合成的产品，在植物中也有；在动物体内，多以辅酶 PLP 及 PMP 的形式存在。

【流行病学】

1934 年，Gyorgy 首次证实吡哆醇即维生素 B_6 ，并于 1938 年阐明其化学结构与人工合成方法。原发性缺乏罕见，因为大多数食物中都含有维生素 B_6 ，但是人工喂养儿因配制奶中维生素 B_6 缺乏可致病。继发性缺乏可由吸收障碍或使用药物等引起，消耗过多和代谢活动增加也可引起缺乏。血液生化分析的结果显示维生素 B_6 缺乏率约为 12％～19％。

【病因】

（一）膳食组成的影响

因为 5-磷酸吡哆醛是氨基酸代谢中许多酶的辅酶，故蛋白质代谢需要维生素 B_6 的参与，当膳食中蛋白质的摄入量高时，维生素 B_6 的需要量也多，如以蛋白质摄入量为基础计算，摄取 100g 蛋白质，每天需摄入维生素 B_6 1.5～2.5mg。每天适宜摄入量：婴儿为 0.1～0.3mg，儿童为 0.5～1.5mg。

（二）摄入不足

婴儿由于母亲维生素 B_6 摄入不足，引起乳汁中维生素 B_6 的分泌量减少，或者人工喂养的婴儿，牛乳经过多次加热、煮沸，造成维生素 B_6 的破坏，均可造成婴儿的维生素 B_6 缺乏。

（三）需要量增加

儿童生长发育速度较快,需要量也相对较多。如小儿患结核、水痘、肺炎以及高热时,维生素 B_6 的消耗增加,如未予及时补充,则造成维生素 B_6 的缺乏。患甲状腺功能亢进时,维生素 B_6 辅酶活力降低,维生素 B_6 的需要量增加。

（四）药物影响

异烟肼、环丝氨酸、L-多巴、肼苯达嗪、D-青霉胺、四环素等均可导致维生素 B_6 缺乏。异烟肼、肼苯达嗪与维生素 B_6 形成非活性衍生物,加速了维生素 B_6 排泄;青霉胺、环丝氨酸是维生素 B_6 的抗代谢剂,均会加重维生素 B_6 缺乏。

（五）吸收障碍

如患有消化系统疾病,如慢性腹泻、肠道感染、肠吸收不良综合征等疾病均可减少维生素 B_6 的吸收。

【临床表现】

虽然明显缺乏维生素 B_6 的症状较为少见,但是轻度缺乏却比较多见。当人体缺乏维生素 B_6 时,常伴有其他营养素的缺乏,尤其是其他水溶性维生素的缺乏,特别是维生素 B_2 ,因维生素 B_2 参与维生素 B_6 的代谢。

（一）生长发育不良

维生素 B_6 缺乏的患儿,氨基酸、蛋白质代谢异常,在婴儿期表现为生长发育迟缓。还可出现贫血。

（二）皮肤脂溢性皮炎

维生素 B_6 缺乏可致眼、口腔和鼻周围皮肤脂溢性皮炎,并可向面部、前额、耳后等扩展。也可导致舌炎、口炎、口唇干裂。

（三）神经精神系统症状

个别伴有神经系统症状,如兴奋性增高、尖声哭叫、全身抽搐。6 个月内的小儿可因频繁抽搐而导致智力发育障碍。

（四）消化系统症状

常伴有一些胃肠道症状,如恶心、呕吐、腹泻等。

（五）感染

维生素 B_6 对免疫系统也有影响。维生素 B_6 缺乏,细胞介导免疫系统受损。Talbot 和 Meydani 等人研究发现,如补充吡哆醇,对淋巴细胞增殖会产生有利的作用。研究表明,维生素 B_6 缺乏会损害 DNA 的合成,故对维持免疫功能很重要。因此,如维生素 B_6 缺乏,抗体生成减少,容易发生感染。

【营养状况评价】

评价体内维生素 B_6 水平的方法包括直接法(如血浆磷酸吡哆醛浓度、血浆总维生素 B_6 浓度或尿维生素 B_6 浓度测定)和间接法(尿色氨酸降解产物的水平、红细胞内依赖性维生素 B_6 酶活性或血浆高半胱氨酸含量的测定)。

（一）直接法

1.血浆磷酸吡哆醛(PLP)浓度测定　　血浆 5-磷酸吡哆醛是肝脏维生素 B_6 的主要存在形式,并且反映组织中的储存,但是血浆 5-磷酸吡哆醛对该种维生素摄入量的反应相当缓慢,需要 10 天才能达到一个新的稳定状态。但在评价时应考虑可能影响 PLP 浓度的各种因素,如蛋白质的摄入增加、AKP 的活性升高都可使血浆 PIP 浓度下降。目前是以 20nmol/L 血浆 PLP 浓度为评价维生素 B_6 营养状况的指标。但胎儿体内 5-PIP 浓度非常高,出生后第一年内迅速降低,然后降低缓慢。所以,评价新生儿及婴儿维生素 B_6

的营养状况较困难。

2.血浆总维生素 B_6 浓度测定(包括游离维生素 B_6 及吡哆醇磷酸盐) 本方法较为简单,是了解体内维生素 B_6 营养状况的敏感指标,但是测定值的波动较大,因此限制了它的使用价值。

3.尿中维生素 B_6 浓度测定 尿中维生素 B_6 排泄,特别是 4-吡哆酸的排泄,已被广泛用于研究维生素 B_6 的需要量。吡哆酸的排泄量约占维生素 B_6 摄入量的 50%,4-吡哆酸的排出量反映近期膳食维生素 B_6 摄入量的变化,正常尿内排泄 4-吡哆酸量大于 0.8mg/d,如果少于 0.2mg/d,即表明维生素 B_6 缺乏。

(二)间接法

1.尿中色氨酸降解产物的水平(尿色氨酸负荷试验) 尿中黄尿酸的排出量是维生素 B_6 缺乏的最早标记物之一。正常情况下,黄尿酸是一种微量的色氨酸降解产物,色氨酸降解的主要途径是通过 5-磷酸吡哆醛依存的犬尿氨酸酶。微量黄尿酸也涉及 5-磷酸吡哆醛依存的酶。维生素 B_6 缺乏时,色氨酸的代谢产物及衍生物生成增加,由尿排出体外。黄尿酸能可靠地反映维生素 B_6 的营养状况,给予色氨酸负荷剂量(色氨酸 50~100mg/kg,配成溶液,总量<2g),通过测定色氨酸降解产物来评价维生素 B_6 的营养状况,维生素 B_6 缺乏患者的尿中黄尿酸排出量>50mg。

2.红细胞内依赖性维生素 B_6 酶活性的测定 红细胞内需要 PLP 酶,如谷丙酮酸转氨酶(EGPT)、谷草酰乙酸转氨酶(EGOT)、天门冬氨酸转氨酶(α-EAST)等,也是评价体内维生素 B_6 营养状况的敏感指标。常将红细胞加和不加 PIP 之比作为评价维生素 B_6 营养状况的指标,加上 PLP 测定谷丙或谷草转氨酶的活性,如活性上升 20% 以上,表明维生素 B_6 缺乏。

$$EGOT 指数 = ECOT + PLP/EGOT-PLP$$
$$EGPT 指数 = EGPT + PLP/EGPT-PLP$$

EGOT 活性指数≤1.80 为正常,ECPT 活性指数≤1.25 为正常。最近也有人测定天门冬氨酸酶的活性作为评价维生素 B_6 营养状况的指标,但测定数值变异较大,使其应用受到了限制。

3.血浆高半胱氨酸的含量 最近提出以血浆高半胱氨酸作为评价维生素 B_6 营养状况的指标。因为高半胱氨酸的降解开始于转硫化到半胱氨酸的过程,涉及 5-PLP 依存酶。但最近有研究表明,叶酸和维生素 B_{12} 与血浆高半胱氨酸的水平关系更密切。

【诊断】

(一)病史

仔细询问病史。患儿是否有摄入不足、偏食厌食;是否合理膳食,各营养素的比例是否合理;有无妨碍吸收和利用的疾病,如慢性消耗疾病、胃肠道疾病等影响吸收的疾病;患者是否存在需要量增加的因素,如生长发育速度较快、发热等;近来是否服用影响维生素 B_6 活性的药物。

(二)临床表现

婴儿有无生长发育不良,惊厥、抽搐等神经系统表现,以及末梢神经炎、皮炎、口腔、鼻周围皮肤脂溢性皮炎和贫血等表现。

(三)实验室检验

可通过测定血浆中磷酸吡哆醛(PLP)浓度、血浆总维生素 B_6 浓度、尿中的维生素 B_6 浓度、尿中色氨酸降解产物的水平、红细胞内依赖性维生素 B_6 酶活性、血浆高半胱氨酸的含量等方法帮助诊断。

【预防及治疗】

(一)去除病因

询问病史,了解患儿喂养情况及辅食添加情况,查明缺乏维生素 B_6 的原因,治疗消化道疾病、慢性消耗性疾病及感染等造成维生素 B_6 缺乏的疾病,以去除病因。

(二)调整饮食

维生素 B_6 推荐的每天适宜摄入量:6 个月以下的婴儿为 0.1mg,较大婴儿增加为 0.3mg;1~3 岁为 0.5mg,4~6 岁为 0.6mg,7~13 岁为 0.7~0.9mg,14 岁以后为 1.1~1.2mg,乳母为 1.9mg。合理补充含维生素 B_6 丰富的食物,并注意合理搭配。高蛋白质、低碳水化合物饮食时,应适当增加维生素 B_6 的摄入,如果乳母维生素 B_6 缺乏,应及时予以补充,避免婴儿发生维生素 B_6 缺乏症。人工喂养的婴儿,牛乳不宜经过多次加热、煮沸,避免造成维生素 B_6 的破坏,造成婴儿的维生素 B_6 缺乏。如存在维生素 B_6 缺乏,应多摄入含维生素 B_6 丰富的食物,如肉类、水果、蔬菜、谷类食物,都含有一定量的维生素 B_6。

(三)维生素 B_6 治疗

通常用维生素 B_6 10~20mg/d 足量治疗,连续 3 周,症状好转后,减量为 2~5mg/d,根据症状连续用数周即可。婴儿如静脉注射 10mg 维生素 B_6,可立即缓解由维生素 B_6 缺乏所引起的抽搐;如用 10mg/d 口服,需 1~2 周方可缓解。如辅用异烟肼,应按照 100mg/d 异烟肼补充 10mg/d 维生素 B_6 的比例进行补充;如服用如青霉胺、环丝氨酸等维生素 B_6 拮抗剂,应补充 2mg/kg 的维生素 B_6。如口服有严重不能耐受的不良反应;长期腹泻、呕吐或大部分小肠切除后需要全肠外营养维持者可通过肠外途径予以补充。

【维生素 B_6 依赖症】

(一)维生素 B_6 依赖性惊厥

这种疾病可能由于在神经系统中,PLP 与谷氨酸脱氨酶的辅基酶蛋白不能合成,使 γ-氨基丁酸(GABA)合成减少,GABA 是中枢神经系统抑制性神经递质,其脑内浓度降低,造成惊厥阈降低。多发生于出生数小时~3 个月的婴儿,出现反复惊厥,抗癫痫药物治疗无效,静脉注射维生素 B_6 后可缓解,通常使用维生素 B_6 5~10mg 静脉注射,维持剂量为 10~25mg/d,该病治疗需维持终身。如患儿出生后不积极予以治疗,可能出现智力低下。

(二)维生素 B_6 依赖性小细胞低色素性贫血

5-磷酸吡哆醛是血红蛋白合成的第一步反应(甘氨酸与琥珀酸结合生成 δ-氨基乙酰丙酸)过程中不可缺少的辅酶,该疾病可能由于 δ-氨基乙酰丙酸合成缺陷,从而导致血红蛋白合成障碍。其血液学表现为低色素性贫血,骨髓中红细胞增生活跃,骨髓和肝内有含铁血红素沉着。贫血很少发生周围神经病变。用维生素 B_6 0.1~1.0g/d 治疗 3~4 天后网织红细胞迅速增加。

(三)高胱氨酸尿症

患儿表现为智力低下、骨骼畸形、肌肉发育不良,其中 80% 患儿伴有视力障碍,30% 患儿有类似 Marfan 综合征的心脏病。部分病例给予大剂量维生素 B_6 治疗,高胱氨酸尿消失,但也有部分病例无效。

(四)胱硫醚尿症

胱硫醚酶是维生素 6 依赖酶,如维生素 B_6 缺乏,胱硫醚酶的活性降低,胱硫醚不能分解,积聚在体内,患儿表现为智力迟滞、肢端肥大、耳畸形、耳聋、血小板减少、肾性尿崩症,易发肾结石。应用大剂量维生素 B_6 治疗,具有一定的疗效。

(刘晓颖)

第九节　铁缺乏症

作为人体所需的微量元素铁,不仅是血色素分子的组成,在氧和电子输送中起着核心作用,而且也是肌红蛋白、骨骼肌和脑等细胞中的一系列氧化脱氢酶所不可缺少的组成部分。另外,还参与一些具有清除、中和有毒基因及化学物质的铁依赖性酶的合成,在免疫防御中起重要作用。

【流行病学】

世界卫生组织(WHO)将缺铁性贫血列为全球四大营养性疾病之一。在中国,缺铁性贫血也是卫生部重点防治的儿童四大疾病之一。尽管近20年我国关于儿童缺铁性贫血的防治工作已取得了较大成绩,然而,贫血患病率在一些地区仍然较高。铁缺乏是普及全世界的最常见的营养缺乏症,以生后6个月~3岁的小儿发生率最高。20世纪80年代初,我国16个省市流行病学调查表明,6个月~7岁儿童营养性贫血总患病率高达43%,其中多数为缺铁性贫血。根据1994年调查结果显示,美国仍有9%的小于3岁的小儿存在着铁的缺乏,其中1/3患有缺铁性贫血。1995年,我国报道发生率仍很高,上海地区小于2岁小儿患缺铁性贫血为32%;全国3岁以下小儿贫血发生率达50%,主要原因是膳食营养不平衡、膳食中铁摄入量不足引起。2000~2001年"中国儿童铁缺乏症流行病学的调查研究"发现,我国7个月~7岁儿童铁缺乏总患病率为40.3%,缺铁性贫血患病率为7.8%。尽管缺铁性贫血患病率已显著降低,但缺铁(不伴贫血的铁缺乏)仍很严重,其中婴儿缺铁和缺铁性贫血患病率分别为44.7%和20.5%,显著高于幼儿和学龄前儿童,而农村儿童缺铁性贫血总患病率为12.3%,显著高于城市儿童(5.6%)。2002年,北京报道该市顺义区12个月以前的婴儿缺铁性贫血的发生率仍达30%。2006~2008年期间,按早产儿贫血诊断标准,某医院未输血的早产儿在住院期间1周、2周、3周、4周的发生率分别为14.2%、47.8%、62.2%、86.5%。缺铁可影响儿童生长发育、运动和免疫等各种功能,甚至不能被补铁所逆转。所以,进一步防治铁缺乏性营养不良具有重要的意义。

【小儿体内铁的分布及生理功能】

体内含铁总量随性别、体重、血红蛋白浓度等而异。成年男子约含50mg/kg,成年女子则为35mg/kg,正常新生儿为60~70mg/kg,胎儿为75mg/kg。体内铁按其功能分为两大类:一类是参与代谢,含铁酶类、辅助因子的合成和运输铁,约占总铁的70%;另一类则是储存铁,约占总铁30%,主要是以铁蛋白和含铁血黄素形式储存于单核-吞噬细胞系统,肝、骨髓、脾和其他组织,各约占1/3。感染时,在白细胞内源性介质即细胞因子,如白介素1和肿瘤坏死因子等作用下,血循环中的铁被重新分布进入肝脏。

铁在体内的生理功能主要是作为血红蛋白、肌红蛋白、细胞色素、细胞色素氧化酶、过氧化酶、过氧化氢酶、单胺氧化酶等的组成部分而参与机体氧的运送和组织呼吸等很多代谢过程。血红蛋白能可逆性地结合氧,当血液流经氧分压较高的肺泡时,血红蛋白能与氧结合成氧合血红蛋白;而当血液流经氧分压较低的组织时,氧合血红蛋白又离解成血红蛋白和氧,从而完成氧从肺泡送至组织。肌红蛋白能在组织内储存氧;细胞色素能在细胞呼吸过程中起转运电子的作用;一系列含铁酶或铁依赖酶参与机体的代谢,在缺铁的早期即在贫血发生以前,此类酶的功能就受影响;储存铁与血浆铁保持平衡状态,其中铁蛋白内的铁比含铁血黄素中的铁易于被动用;运转铁在血浆中和运铁蛋白结合,被运转到组织之间。

【缺铁的分期】

缺铁是指机体含铁量低于正常。根据铁耗竭的不同阶段,理论上可分为三期:

1.铁减少期(ID)　本期为缺铁的最早期,也称隐匿前期,此期仅有储存铁减少,除骨髓细胞外铁减少、血清铁蛋白低于正常外,其他如骨髓铁粒幼细胞、血清铁、转铁蛋白饱和度、血红蛋白等均正常。

2.红细胞生成缺铁期(IDE)　也称为无贫血缺铁期,此期特点为储存铁减少或消失,血清铁蛋白低于正常,骨髓铁粒幼细胞减少(一般<10%),红细胞原卟啉高于正常,血清铁及转铁蛋白饱和度可降低,总铁结合力可增高,但血红蛋白及红细胞比积正常,红细胞为正色素。

3.缺铁性期贫血(IDA)　除上述指标异常外,血红蛋白或红细胞比积也下降,出现不同程度的低色素性贫血。

【缺铁对机体的影响】

体内含铁化合物中,血红蛋白及肌红蛋白具有带氧功能,细胞色素、琥珀酸脱氢酶及 NADH 脱氢酶等能运送电子,过氧化氢酶能分解过氧化氢。铁除包含在上述含铁化合物中外,尚与很多酶的活性有关,如单胺氧化酶、酪氨酸羟化酶、核糖核苷酸还原酶等,此类酶控制着体内主要的氧化、水解和转运过程。因此,铁与组织呼吸、氧化磷酸化、卟啉代谢、胶原合成、淋巴细胞与粒细胞功能、神经介质的合成与分解、躯体与神经组织的发育都有密切关系。

(一)对造血系统的影响

铁是合成血红蛋白的原料。血浆中转运的铁到达骨髓造血组织时,铁即进入幼红细胞内,被线粒体摄取与卟啉结合而形成正铁血红素,后者再与珠蛋白合成血红蛋白。当体内缺铁时,正铁血红素形成不足,使血红蛋白合成减少,新生的红细胞中血红蛋白量不足。明显缺铁时,由于影响到 DNA 的合成,对幼红细胞的分裂增殖也有一定影响,但远不如对血红蛋白合成的影响明显,故新生的红细胞体积变小,胞质中血红蛋白减少,而形成小细胞性低色素性的贫血。

(二)对精神运动系统和生长发育的影响

大量研究证明,缺铁最主要的影响是不利于儿童的行为和生长的发育。缺铁可能是行为异常,如易怒、注意力不集中等的原因。患有缺铁性贫血的婴儿和儿童存在着明显的精神运动测试的障碍,在某种程度上能通过铁剂治疗被纠正,而相当一部分患儿已不能用铁剂来逆转,婴幼儿期如果患了较严重的缺铁性贫血,虽经积极补铁纠正,到儿童期的智商测定结果仍低于正常儿童,所以强调预防铁营养缺乏而致的不可逆性的精神运动是至关重要的。小儿在缺铁时还可出现屏气发作,待纠正后屏气发作即会消失。

另外,铁缺乏将促使铅中毒,动物和人的研究证明严重铁缺乏常伴有胃肠道铅的吸收上升,而且吸收人体内的铅又抑制铁络合酶,阻止铁与原卟啉的络合过程,使原卟啉在体内堆积,使血红蛋白的合成更加减少。临床和流行性病学调查结果也显示了血铅水平和缺铁的相关性。由于儿童铅中毒是神经系统和发育障碍的主要原因,故铁缺乏又直接或间接地通过增加铅的吸收而促成这一病变。

(三)对消化系统的影响

缺铁后胃酸可下降,口腔黏膜有异常角化,口腔黏膜变薄,色素减退,可发生萎缩性舌炎和胃炎,吞咽困难,小肠黏膜绒毛可变宽、变钝、融合,上皮下可有炎症,在小儿可产生渗出性病变和吸收不良综合征,导致脂肪泻。

(四)对免疫系统功能的影响

近年来,很多研究证实,缺铁时,与杀菌有关的很多含铁酶或依赖铁的酶活性明显下降;铁还可直接影响淋巴组织的发育和对感染的抵抗力;抗原刺激后淋巴细胞转化率及巨噬细胞移动抑制因子的产生均下降;中性粒细胞吞噬功能减低,皮肤过敏试验应答下降,对细胞免疫功能有一定程度的损害。

但另有作者从临床和实验证明缺铁性贫血患者的抵抗力和细胞免疫反应等均正常,在试管和动物实验中,加入铁元素能促进细菌和白假丝酵母等繁殖和毒力增强,用转铁蛋白螯合后又可抑制细菌繁殖。出现这些矛盾的原因是否与选择病例等其他影响因素和操作方法上的差异有关还不能肯定。

【实验室检查】

（一）生化方法

1.血清铁蛋白（SF）　是反映体内铁储存的一个较正确和灵敏的指标,体内缺铁时 SF 下降。当 SF<12μg/L 时,表明机体已处于缺铁状态。

2.红细胞内游离原卟啉（FEP）　正常值为 50μg/dl,IDE 或 IDA 时 FEP 上升,FEP/Hb 较敏感,其比值>3μg/g 则考虑为异常,若在 5.5～17.5μg/g 之间,如能排除铅中毒,即可诊断为缺铁性贫血,有条件时可作为筛查铁缺乏的手段。

3.血清铁（SI）　常降低（正常值为 8.95～21.48μmol/L）。

4.运铁蛋白（TF）　正常成人为 2～4g/L,初生时低,2 个月后逐渐上升,至 2 岁达成人水平。

5.总铁结合力（TIBC）　常上升（正常值为 54～64μmol/L）。

6.运铁蛋白饱和度（TS）　常下降至 15％以下（正常值为 35～40％）,炎症时也可下降,但与铁缺乏不同,总铁结合力也下降。

（二）血象血红蛋白（Hb）

较红细胞计数（RBC）减低更明显,故红细胞平均容积（MCV）、红细胞平均血红蛋白量（MCH）较正常为小或低。红细胞平均血红蛋白浓度（MCHC）正常或下降。

（三）其他

肝细胞储铁和组织含铁量的测定,铁吸收及铁动力学等的测定,但这些都不实用或不敏感,不能常规应用。

【诊断标准】

（一）缺铁诊断标准

1.具有导致缺铁的危险因素,如喂养不当、生长发育过快、胃肠疾病和慢性失血等。

2.血清铁蛋白<15μg/L,伴或不伴血清转铁蛋白饱和度降低（<15％）。

3.Hb 正常,且外周血成熟红细胞形态正常。

（二）缺铁性贫血诊断标准

1.Hb 降低　符合 WHO 儿童贫血诊断标准,即 6 个月～6 岁<110g/L;6～14 岁<120g/L。由于海拔高度对 Hb 值的影响,海拔每升高 1000m,Hb 上升约 4％。

2.外周血红细胞呈小细胞低色素性改变　平均红细胞容积（MCV）<80fl,平均红细胞血红蛋白含量（MCH）<27pg,平均红细胞血红蛋白浓度（MCHC）<310g/L。

3.具有明确的缺铁原因　如铁供给不足、吸收障碍、需求增多或慢性失血等。

4.铁剂治疗有效　铁剂治疗 4 周后 Hb 应上升 20g/L 以上。

5.铁代谢检查指标符合缺铁性贫血诊断标准　下述 4 项中至少满足 2 项,但应注意血清铁和转铁蛋白饱和度易受感染和进食等因素影响,并存在一定程度的昼夜变化。①血清铁蛋白（SF）降低（<15pg/L）,建议最好同时检测血清 CRP,尽可能排除感染和炎症对血清铁蛋白水平的影响;②血清铁（SI）<10.7μmol/L（60μg/dl）;③总铁结合力（TIBC）>62.7μmol/L（350μg/dl）;④转铁蛋白饱和度（TS）<15％。

6.骨髓穿刺涂片和铁染色　骨髓可染色铁显著减少甚至消失、骨髓细胞外铁明显减少（0～±）（正常值:＋～＋＋＋）、铁粒幼细胞比例<15％仍被认为是诊断缺铁性贫血的"金标准";但由于为侵入性检查,一般情况下不需要进行该项检查。对于诊断困难或诊断后铁剂治疗效果不理想的患儿,有条件的单位可以考虑进行,以明确或排除诊断。

7.排除其他小细胞低色素性贫血　尤其应与轻型地中海贫血鉴别,注意鉴别慢性病贫血、肺含铁血黄素沉着症等。

凡符合上述诊断标准中的第1和第2项,即存在小细胞低色素性贫血者,结合病史和相关检查排除其他小细胞低色素性贫血,可拟诊为缺铁性贫血。如铁代谢检查指标同时符合缺铁性贫血诊断标准,则可确诊为缺铁性贫血。基层单位如无相关实验室检查条件可直接开始诊断性治疗,铁剂治疗有效可诊断为缺铁性贫血。骨髓穿刺涂片和铁染色为侵入性检查,不作为缺铁性贫血常规诊断手段,在诊断困难和治疗无效情况时可考虑进行。

【治疗和预防】

（一）去除病因

查明缺铁原因,除膳食中铁不足外,还需注意钩虫和消化道隐性出血性疾病的存在。

（二）饮食疗法

增加膳食含铁量并注意合理配合。母乳中含铁量虽不高(0.3～0.5mg/L),但吸收率高达50%;血红素含铁高(含3.4mg铁/g),其吸收率也较高(10%～26%);黄豆比其他植物类食物的含铁量高(11mg铁/100g),吸收率也有7%,上述食品和铁强化食品(1升奶中含铁12mg,1kg面粉中含铁13～15mg)是较理想的防治缺铁的食品。

（三）铁剂治疗

1.口服　常用制剂有硫酸亚铁、富马酸亚铁、葡萄糖酸亚铁、琥珀酸亚铁、枸橼酸铁胺等。剂量为元素铁2～6mg/(kg·d),一般治疗后3～4周有效,可维持巩固4～8周。同时服用维生素C可使铁吸收率增加3倍。不良反应有食欲下降、恶心、呕吐、腹痛、腹泻等。

2.肠外途径　应用需严格掌握应用指征:①口服有严重不能耐受的不良反应;②长期腹泻、呕吐或大部分小肠切除后需要全肠外营养维持者。右旋糖酐铁含铁量50mg/ml,总补铁量的计算公式:

总补铁量(mg)＝[标准血红蛋白值(g/dl)－目前血红蛋白值(g/dl)]×3.5×体重(kg)。

肌内注射时每1～3天注射一次,首次可用12.5～25mg,若无不良反应,再增加至50mg,直至总量用完。现实验研究已得到肯定,右旋糖酐铁可以加入TPN混合液中进行输注。足月新生儿一般出生后4个月内,不需额外补充外源性铁。然而,早产或低出生体重儿由于在胎儿期铁储存有限,需要提前给予补充,James等建议小儿剂量为0.7mg/(kg·d)。Friel等也对一种小儿多种微量元素制剂进行了评价,在一组平均体重为910g的超低出生体重儿中,给予铁120μg/(kg·d),平均可使体内储存铁93μg(kg·d)。对于低出生体重儿和极低出生体重儿,虽然精确的应用剂量没有确定,但补充的最终目的应该允许储存铁达到足月新生儿在胎儿期通过胎盘所得到的铁的储存量。目前有全量补充法和小剂量每天或周期性(隔天或每周一次)补充法两种,前者往往用于铁严重耗竭或严重缺铁性贫血者,后者用于轻度铁缺乏或作为一般生理量的维持。

静脉应用的不良反应有局部疼痛、局部皮肤变色、面部潮红、头痛、肌肉关节痛、腹痛、呕吐、腹泻、发热、淋巴结肿大,偶有心律失常、惊厥和过敏休克。但低剂量应用尚无过敏反应报道,而对于快速输注(25mg/100ml葡萄糖液)会引起严重变态反应的患者,改用1～2mg/d右旋糖酐铁常规维持还是成功的。

静脉补充时的注意事项:①在全量补充法前,先予小剂量5mg(0.1ml静脉输注)试验来筛查过敏者。在全量补充时,需备有复苏设备和包括麻醉师在内的一组技术熟练的急救成员以防意外。②肠外途径补充铁剂,不能忽视小肠对机体铁需要量的调节作用,小肠不仅吸收铁,也是排泄铁的重要器官,故长期应用添加铁剂的广泛小肠切除的TPN支持患者,应注意血清铁的生化监测,避免和防止铁负荷过多或铁中毒。③有潜在的促使铁依赖性病原体感染的播散作用,有报道新生儿肌注右旋糖酐铁可增加败血症的发生率。

（穆福荣）

第十节　锌缺乏症

【概述】

锌缺乏症是由于体内血清锌浓度降低所引起的一种临床疾病状态,主要表现为食欲降低、异食癖,经久不愈的皮炎,免疫功能降低,易于感染、反复发作口腔溃疡,生长发育减慢,青春期缺锌可致性成熟障碍。

【临床特点】

1.症状　往往不具有特异性。

(1)厌食:缺锌时味蕾功能减退,味觉敏锐度降低,食欲缺乏,含锌消化酶活力降低,消化能力减弱。

(2)生长发育落后:缺锌妨碍核酸及蛋白质合成,影响小儿生长发育,缺锌小儿身高、体重常低于正常同龄儿,严重者可影响认知能力发展。

(3)异食癖:喜食泥土、墙壁、纸张或其他异物。

(4)易感染:免疫功能降低,易患各种感染。

(5)皮肤黏膜表现:皮肤干燥,反复发作性口腔溃疡。

(6)青春期性发育延迟:男性睾丸与阴茎过小,睾酮含量低,性功能低下。女性乳房发育及月经来潮晚,男、女阴毛出现晚。

2.体征　表现为生长发育落后及性发育延迟。

3.症状加重及缓解因素

(1)加重因素:营养不良、长期偏食、慢性消耗性疾病、消化系统疾病均可影响锌的摄入和吸收。

(2)缓解因素:平衡膳食可提供充足的锌。

4.并发症

(1)夜盲症:锌缺乏会影响维生素 A 的运转而导致夜盲症。

(2)感染性疾病:因免疫功能低下而引起腹泻、肺炎等。

【诊断】

1.诊断标准　具备下列 5 项中 3 项即可确诊。

(1)膳食调查显示每日锌摄入量少于推荐供给量的 60%。

(2)有食欲缺乏、生长发育迟缓、皮炎、反复感染、免疫功能低下、异食癖等典型锌缺乏临床表现中的 2 个或 2 个以上。

(3)空腹血清锌浓度<11.47μmol/L(原子吸收法)。

(4)餐后血清锌浓度反应试验(PZCR>)15%。即:先测空腹血清锌浓度 A。作为基础水平,然后给予标准饮食,2h 后复查血清锌浓度 A_2,并计算 PZCR=$(A_0-A_2)/A_0×100\%$。

(5)单独用锌剂治疗 1 个月后有显效。

具备下列 5 项中 2 项者为可疑。

(1)空腹血清锌浓度介于 11.47~13.74μmol/L(原子吸收法)。

(2)另 4 项与上述(1)、(2)、(4)、(5)项相同。

2.疗效判定　低锌所致厌食、异食癖一般服锌剂 2~4 周好转,生长落后 1~3 个月见效。非缺锌所致者锌剂治疗无效。

【辅助检查】

血清锌检测：浓度<11.47μmol/L(原子吸收法)，餐后血清锌浓度反应试验>15％。

【治疗】

1.病因治疗　祛除起起缺锌的病因。

2.补锌治疗　可在下述方法中任选一种，疗程以2～3个月为宜。

(1)按体重：每日 0.5～1.5mg/kg 元素锌口服(相当于每日 2.5～7.5mg/kg 的硫酸锌，或 3.5～10.5 mg/kg的葡萄糖酸锌)。

(2)按年龄：每日给予 2 倍于供给量的锌口服(每日元素锌供给量标准为 0～6 个月 3mg，7～12 个月 5mg，1～10 岁 10mg，10 岁以上 15mg，孕妇及乳母为 20mg)。

补锌的同时，可加服维生素 D，每日 400U，有助于锌的吸收。

3.饮食治疗　提倡平衡膳食，并积极补充各种富含锌的动物性食物如牡蛎、肝、瘦肉、蛋黄、鱼类和坚果类食品如核桃、板栗、花生、豆类、玉米等。组氨酸或谷氨酸有助于锌的吸收，植酸或纤维过多可影响锌的吸收。

【注意事项】

补锌过量可引起锌中毒，其症状与铅中毒相似。服锌过量尚可抑制硒的吸收，而引起维生素 E 缺乏类似症状。

（任海龙）

第十一节　碘缺乏病

碘是人体不可缺少的一种营养素，是甲状腺素的必需成分。甲状腺利用碘和酪氨酸合成甲状腺激素，故当碘摄入不足时，机体会出现一系列的障碍，由于机体缺碘的程度和时期不同，机体出现障碍的严重程度也不同。这些障碍，统称为碘缺乏病。碘缺乏病除了较为典型的地方性甲状腺肿、地方性克汀病以外，尚存在大量亚临床患者。

【流行病学】

碘缺乏病的最大危害就是对胎儿、新生儿、婴幼儿和儿童的脑发育造成损害，尤其是在胎儿和婴幼儿时期，即使是轻微的碘缺乏，也会引起一定程度的智力损害，造成轻度智力低下。

碘缺乏病是当今世界上严重的公共卫生问题之一，全世界约有 10 亿人生活在缺碘地区。病区涉及人类居住的各大洲，亚洲、欧洲、大洋洲、非洲和拉丁美洲都存在病情严重流行区。由于社会经济问题，目前比较严重病区主要在发展中国家。1990 年，世界儿童首脑峰会上确定了到 2000 年消除碘缺乏病的目标。虽然这个目标并没有达到，但是通过食盐加碘工程，取得了巨大的进步。在发展中国家，居民户的合格碘盐食用率已经由 1990 年的低于 20％上升到目前的接近 70％。现在，每年大约有 9100 万儿童得到了保护，从而使他们免受由碘缺乏所致的学习能力的损伤以及丧失。还有 30％的居民户没有食用加碘食盐，其中包括 4100 万婴儿和新生儿没有得到碘的保护，4100 万新生儿仍然没有得到由碘缺乏所致学习能力损伤的保护，其中南亚和亚撒哈拉非洲地区占了 2/3。

【生理功能】

碘的生理功能主要是作为甲状腺激素的合成原料，因此碘的生理功能也是通过甲状腺素的作用得以表现。

（一）促进体格生长

出生后的体格生长和骨骼成熟依赖于正常量的甲状腺激素分泌。在儿童发育期，促进身高、体重、骨骼和肌肉的增长和性发育，当碘供应不足时，这些都可出现延迟。

（二）参与能量代谢

甲状腺激素也主要参与机体细胞的能量代谢，最熟悉的指标就是基础代谢率。甲状腺激素可以增强机体基础代谢率，促进物质的分解代谢，增加氧耗量，产生能量，维持基本生命活动，保持体温。

（三）神经系统的发育

甲状腺激素可影响脑神经细胞的生长、迁移和树突的发育。它还可促进外周组织的生长和成熟。在脑组织发育的临界期（从妊娠开始至出生后 2 岁），神经系统的发育依赖于甲状腺素的存在。神经元的增殖、分化和髓鞘化，特别是树突、树突棘、突触及神经联系的建立，都需要甲状腺素的参与，它的缺乏会导致脑发育障碍，导致永久性的、不可逆转的脑功能不全。

（四）参与垂体的调节

垂体的正常生理功能有赖于甲状腺激素的支持和保证。如甲状腺激素的合成、释放不足，对垂体负反馈抑制减弱，垂体分泌促甲状腺激素（TSH）过多而导致甲状腺组织增生、腺体肿大。

【发病机制】

妊娠期间，如碘的摄入不足，孕妇血浆中无机碘离子浓度降低，尽管孕妇甲状腺处于代偿性吸碘率增高的状态，但甲状腺产生的 T_3、T_4 仍相对较少。血液中的 T_3、T_4 大部分与甲状腺结合球蛋白等结合存在，仅有少量的游离 T_3、T_4，而结合的 T_3、T_4 不能通过胎盘屏障。孕妇雌激素分泌增加，血液中的甲状腺结合球蛋白减少，游离 T_3、T_4 减少，以致通过胎盘的 T_3、T_4 不能满足胎儿的需要，胎儿的生长发育即出现了一系列的障碍，中枢神经系统首先出现症状。出生以后（尤其断乳后），小儿才可直接从饮食中摄取碘，所以碘缺乏有所好转，但如饮食中缺碘严重，不能满足儿童合成甲状腺素的最低要求，儿童也可出现生长发育落后。如长期缺碘，甲状腺组织发生了由代偿到病理损伤的过程。碘不足，甲状腺激素水平降低，垂体分泌 TSH 增加，刺激甲状腺滤泡上皮增生。甲状腺组织中可见增生的滤泡，滤泡上皮增多，滤泡腔小，胶质储存减少，甲状腺体积增大，功能增强，如时间持续长，反复这样进行，则出现弥漫性甲状腺肿大。

【碘缺乏病的病因】

（一）环境因素

其流行的原因是世界大部分地区的土壤中缺碘，尤其是冰川冲刷地带和洪水泛滥的平原。人类活动对土壤的破坏，滥砍滥伐，水土流失，也造成了环境缺碘。山区缺碘的文献报道众多。我国地方性甲状腺肿也多分布在山区，主要因为山区坡度大，雨水冲刷，碘从土壤中丢失所致。我国东北地区黑龙江的三江平原缺碘可能因为历史上频繁的泛滥以及地下水的运动活跃造成。

（二）膳食因素

膳食因素也可加重碘的缺乏。人体碘的供给有约 60% 来源于植物性食品，如土壤中的碘缺乏可导致植物性食品中碘含量不足。低蛋白、低能量可使血清中 T_3、T_4、血浆蛋白结合碘（PBI）降低，血清促甲状腺素（TSH）升高，使酪氨酸分泌减少，降低碘的有机化。低蛋白、高碳水化合物可影响甲状腺对碘的吸收和利用。关于碘缺乏的膳食因素，目前研究较多的是葡糖硫苷棉豆苷，它是木薯中的一种成分，蔬菜（如甘蓝、卷心菜、大头菜、荠菜）中也含有葡糖硫苷棉豆苷的水解产物，可抑制碘的有机化过程。人们普遍认为玉米、小米、甜薯及各种豆类中在肠道中可释放出氰化物，进而被代谢成硫氰酸盐，可抑制甲状腺摄取碘化物。钙、磷含量高的食物可妨碍碘的吸收，抑制甲状腺素的合成，加速碘的排泄。

（三）饮水因素

部分地区水中碘的含量较低,与碘缺乏病的发病率有关。在我国的西安、宝鸡、石泉及蓝田等地区,饮水中的碘含量较低,甲状腺肿的发病率也较高。

（四）药物因素

硫脲类抗甲状腺药物、四环素、磺胺类、咪唑类等药物可干扰酪氨酸的碘化过程,也有一定导致甲状腺肿作用。

【临床表现】

碘缺乏病的临床表现取决于缺碘的程度、缺碘时机体所处发育时期以及机体对缺碘的反应性或对缺碘的代偿适应能力。如碘的缺乏时发生在胚胎脑组织发育的关键时期(从妊娠开始至出生后 2 岁),则主要影响智力发育,并有身体发育及性发育障碍,即为克汀病。如碘缺乏是在儿童期,即可发生甲状腺肿。

（一）地方性甲状腺功能减退症的临床表现

本病可分为三型:神经型、黏液性水肿型、混合型。大多数患儿表现为混合型。

1.神经型 智力呈中度及重度减退,甲状腺轻度肿大,身高可正常,表情淡漠,聋哑,多有精神缺陷,眼多斜视,四肢痉挛或瘫痪,膝关节屈曲,膝反射亢进,可出现病理反射,甲状腺功能正常或轻度低下。

2.黏液性水肿型 轻度智力低下,有的能说话,侏儒状态明显,生长发育和性发育落后,有甲状腺肿大和严重的甲状腺功能低下表现,有典型的面容,便秘及黏液性水肿较突出,某些患者呈家族性发病。

3.混合型 其临床表现两者均有。两种类型地方性甲状腺功能减退症的临床表现比较见表 4-11-1。

表 4-11-1 两种类型地方性甲状腺功能

神经型	黏液性	水肿型
黏液性水肿	++++	
身材矮小,骨骼与其他软组织的分化发育落后	+	++++
性发育落后	+	+++
智力低下	++++	++
聋哑	++++	+
运动神经障碍	++	
甲状腺肿	±	

（二）地方性甲状腺肿的临床表现

主要表现为甲状腺肿大,甲状腺常呈轻度或中度弥漫性肿大,质地较软,无压痛。随着病情进展,甲状腺可逐渐增大,甚至引起压迫症状。正常甲状腺呈"H"型,分左右两叶,附着于喉及气管起始部的两侧,于皮肤外较难触到或看到。

当甲状腺肿大时,可根据临床诊断分度:

正常:甲状腺看不见,摸不着。

生理增大:头部保持正常位置时,甲状腺容易摸到,相当于人拇指末节,特点是"摸得着"。

Ⅰ度:头部保持正常位置时,甲状腺容易看到。由超过本人拇指末节到相当于 1/3 个拳头,特点是"看得见"。甲状腺不超过本人拇指末节,但摸到结节时也算 1 度。

Ⅱ度:由于甲状腺肿大,脖根踢显变粗,大于本人 1/3 个拳头到相当于 2/3 个拳头,特点是"脖根粗"。

Ⅲ度:颈部失去正常形状,甲状腺大于本人 2/3 个拳头到相当于一个拳头,特点是"颈变形"。

Ⅳ度：甲状腺大于本人一个拳头，多带有结节。

根据甲状腺肿中是否有结节，临床上又可分为三型：①弥漫型：甲状腺均匀增大，摸不到结节；②结节型：在甲状腺上摸到一个或几个结节；③混合型：在弥漫肿大的甲状腺上，摸到一个或几个结节。

甲状腺如肿大明显，可压迫气管引起咳嗽和呼吸困难，压迫食管引起咽下困难，压迫喉返神经引起声音嘶哑，胸骨后甲状腺肿可使头部、颈部、上肢静脉回流受阻，表现为面部青紫、水肿。

除了明显的甲状腺功能减退症和地方性甲状腺肿外，还存在着许多亚临床患者。DeQuarrain 与 Wegelin 首先用类甲状腺功能减退症来描述亚临床患者。并作如下规定：如有可疑甲状腺功能低下、可疑智力低下或两者均有，只要有其中一项，则考虑为类甲状腺功能减退症。亚临床体格发育落后综合征：主要是身高和体重低于正常儿童，某些生理检查指标（如握力、肺活量和血压等）也偏低，少数人还有轻度骨龄发育落后，性发育落后一般不明显。

【营养状况评价】

1.尿碘　习惯上根据尿碘的排出量来评价机体碘的营养状况，儿童尿碘低于 100pLg/24h，提示碘营养不良。

2.激素水平　包括 T_3、FT_3、T_4、FT_4、TSH 的水平。其中，T_4 和 FT_4 下降、TSH 升高是碘缺乏的表现。

3.地区儿童甲状腺肿大率　如地区儿童甲状腺肿大率大于 5％，则提示该地区存在碘营养不良。有些甲状腺肿可能是过去碘缺乏所造成，碘缺乏予以纠正以后，甲状腺肿可能需数月甚至数年才能消退，而此时尿碘则已在正常水平。

【诊断】

（一）地方性甲状腺功能减退症的诊断标准

1.出生、居住于低碘地方性甲状腺肿病地区。

2.有精神、神经发育不全，主要表现为不同程度的智力障碍、语言障碍和运动神经障碍。

3.不同程度的体格和性发育障碍，特殊的典型面容。

4.辅助检查　包括 T_3、T_4、TSH 的水平异常。X 线表现为骨龄落后，以成骨中心及骨骺不能按时出现为突出，颅骨脑回压迹增多，颅底短小，蝶鞍偶见增大。

如具有上述任何一项症状或体征，再加上一项辅助检查指标者，而又可排除分娩损伤、脑炎、脑膜炎及药物中毒等病史者，即可诊断为地方性甲状腺功能减退症。

（二）地方性甲状腺肿的诊断标准

居住在地方性低碘甲状腺肿病的流行区，有甲状腺肿大的临床表现及相关的压迫症状，排除甲状腺肿大的其他甲状腺疾病，实验室检查表现为尿碘偏低，血浆中 TSH 可有不同程度增高，血浆中 T_4、T_3 浓度多属于正常，但严重患者 T_4 低于正常，T_3 稍高，甲状腺扫描也可见弥漫型或结节性甲状腺肿大。

【预防和治疗】

（一）去除病因

首先去除病因，由膳食因素引起，应先调整饮食，如为药物引起，要停药或换另一种药物代替。

（二）饮食疗法

每天碘的推荐摄入量：3 岁以内为 $50\mu g$，7～10 岁的儿童为 $90\mu g$，11～17 岁的儿童为 $120～150\mu g$，成人 $150\mu g$；孕妇和乳母为 $200\mu g$。如碘摄入不足，可适当补充含碘高的食物，海产品中的碘的含量较高，如海带、紫菜、干贝等。食盐中加碘比例 1：50000 可有效地预防地方性甲状腺肿，1：20000 可预防地方性甲状腺功能减退症。现在,我国大部分地区食盐中已经加碘,明显减少了碘缺乏病的发生率。

(二)药物治疗

可能过碘化没的口服或注射来满足机体对碘的需要。碘化油是一种长效、经济、方便、副作用小的防治药物,目前常用的巴黎 Guerter 实验室的产品,名为 Lipolol UF 的产品用于肌注,Oridol 的产品用于口服。但在剂量方面,仍存在分歧。需根据碘的程度和具体条件予以补充,一般来说,推荐剂量是 1ml,每 6个月需重复一次口服剂量。如补碘后,甲状腺肿大仍不能控制,可采用甲状腺素制剂治疗,以补充内源性甲状腺激素不足,可以甲状腺减少或消失。

(二)手术治疗

一般不采取手术治疗,但甲状腺肿大严重,引起压迫症状且内科治疗无效时,可行手术治疗。

(林朝霞)

第六章　传染病

第一节　麻疹

【病因病机】

本病病因是麻疹时邪。病机为正气与时邪交争,其主要病变在肺脾。麻疹时邪侵袭肺卫,郁阻于脾,外泄于肌肤,发为麻疹,是为麻疹顺证。若邪毒炽盛,或正气不足,毒邪传变内陷,则发生麻疹逆证。

【辨证论治】

麻疹的辨证,首先辨别顺证、逆证,顺证辨表里,逆证辨脏腑,以掌握疾病的轻重和预后。治疗以辛凉透疹解毒为基本法则。

1.邪犯肺卫证(初热期)

(1)主症:发热咳嗽,微恶风寒,喷嚏流涕,两目红赤,泪水汪汪,畏光,咽喉肿痛,神烦哭闹,纳减口干,小便短少,大便不调。发热第2～3天口腔两颊黏膜红赤,贴近第一臼齿处可见麻疹黏膜斑,周围绕以红晕。舌质偏红,舌苔薄白或薄黄,脉象浮数。

(2)治法:辛凉透表,清宣肺卫。

(3)处方:宣毒发表汤。3剂,每日1剂,分2次煎服。组成:升麻5g,葛根10g,荆芥6g,防风6g,薄荷3g,连翘6g,前胡6g,牛蒡子6g,桔梗3g,甘草3g。加减:发热咳嗽,加金银花6g,浙贝母5g;咽喉疼痛,乳蛾红肿加射干6g,马勃6g;大便稀溏,加苍术5g、薏苡仁10g,马鞭草6g;麻疹欲透未出者,可另加浮萍20g,芫荽20g煎水外洗。

2.邪入肺脾证(见形期)

(1)主症:壮热持续,起伏如潮,肤有微汗,烦躁不安,目赤眵多,咳嗽阵作,皮疹泛发,疹点由稀少而逐渐稠密,疹色先红后暗,压之退色,抚之稍碍手,大便干结,小便短少,舌质红赤,舌苔黄腻,脉数有力。

(2)治法:清凉解毒,透疹达邪。

(3)处方:清解透表汤。4剂,每日1剂,分2次煎服。组成:金银花6g,连翘6g,桑叶6g,菊花6g,西河柳6g,葛根10g,蝉蜕3g,牛蒡子6g,升麻6g,紫草根6g。加减:壮热烦渴者,加栀子5g,石膏10g,知母5g;皮疹稠密,疹点红赤,紫暗成片,加牡丹皮6g、红花3g;咳嗽气粗,喉间痰鸣,加黄芩3g,桑白皮6g,鱼腥草6g;神志昏沉,加石菖蒲3g,郁金6g;壮热抽搐,加羚羊角粉1.5g(另吞服),钩藤6g;鼻衄、齿衄加藕节炭6g,仙鹤草6g,白茅根10g;疹稀色淡,加黄芪6g,太子参5g。

3.阴津耗伤证(收没期)

(1)主症:皮疹出齐,发热渐退,神宁疲倦,咳嗽减轻,胃纳增加,皮疹依次渐回,皮肤可见糠麸样脱屑,并有色素沉着,舌红少津,舌苔薄净,脉细无力或细数。

(2)治法：养阴益气，清解余邪。

(3)处方：沙参麦冬汤。4剂，每日1剂，分2次煎服。组成：沙参6g，麦冬6g，天花粉5g，玉竹6g，桑叶6g，扁豆6g，甘草3g。加减：潮热盗汗，手足心热加地骨皮6g，银柴胡6g，白薇6g；纳谷不香，加山药6g，谷芽6g，麦芽6g；大便干结，加瓜蒌仁6g，火麻仁10g；神倦自汗，加太子参5g，五味子3g。

4.邪毒闭肺证

(1)主症：高热不退，烦躁不安，咳嗽气促，鼻翼扇动，喉间痰鸣，唇周发绀，口干欲饮，大便秘结，小便短赤，皮疹稠密，疹点紫暗，或疹出未齐，或疹出骤没，舌质红赤，舌苔黄腻，脉数有力。

(2)治法：宣肺开闭，清热解毒。

(3)处方：麻杏石甘汤。3剂，每日1剂，分2次煎服。组成：麻黄3g，石膏15g，杏仁3g，前胡6g，黄芩3g，虎杖6g，甘草3g，芦根10g。加减：频咳痰多，加浙贝母5g，天竺黄5g，鱼腥草6g；咳嗽喘促，加桑白皮6g，葶苈子6g；皮疹稠密，疹色紫暗，口唇发绀，加丹参6g，紫草6g，桃仁5g；大便干结，舌质红绛，苔黄起刺，加黄连3g，大黄5g。

5.邪毒攻喉证

(1)主症：咽喉肿痛，或溃烂疼痛，吞咽不利，饮水呛咳，声音嘶哑，喉间痰鸣，咳如犬吠，甚则吸气困难，胸高胁陷，面唇发绀，烦躁不安，舌质红赤，舌苔黄腻，脉象滑数。

(2)治法：清热解毒，利咽消肿。

(3)处方：清咽下痰汤。4剂，每日1剂，分2次煎服，组成：玄参6g，射干6g，桔梗3g，甘草3g，牛蒡子6g，金银花6g，板蓝根6g，葶苈子6g，全瓜蒌6g，浙贝母5g，马兜铃5g，荆芥6g。加减：咽喉肿痛，加服六神丸清利咽喉；大便干结可加大黄5g，玄明粉3g；若出现吸气困难，面色发绀等喉梗阻征象时，应采取中西医结合治疗措施，必要时需做气管切开。

6.邪陷心肝证

(1)主症：高热不退，皮疹稠密，聚集成片，色泽紫暗，喉间痰鸣，烦躁谵妄，甚至昏迷抽搐，舌质红绛，苔黄起刺，脉数有力。

(2)治法：平肝息风，清心开窍。

(3)处方：羚角钩藤汤。3剂，每日1剂，分2次煎服。组成：羚羊角粉(另吞服)1.5g，钩藤6g，桑叶6g，菊花6g，茯神6g，竹茹5g，浙贝母5g，生地黄5g，白芍6g，甘草3g。加减：痰涎壅盛者，加石菖蒲3g，陈胆星2g，郁金6g，鲜竹沥5g；腹胀便秘者，加大黄5g，玄明粉3g。

其中邪犯肺卫证，邪入肺脾证，阴津耗伤证为顺证，邪毒闭肺证，邪毒攻喉证，邪陷心肝证为逆证。

【中成药处方】

1.桑菊银翘散　1~3岁每服2g，3~6岁每服3g，6岁以上每服5g，2次/d。组成：桑叶、菊花、金银花、连翘、薄荷、荆芥、淡豆豉、牛蒡子、蝉蜕、僵蚕、绿豆、桔梗、苦杏仁、川贝母、淡竹叶、芦根、滑石、甘草。功效：辛凉解表，清热解毒。主治：麻疹前期，病邪在表。

2.小儿羚羊散　1岁每次服0.3g，2岁每服0.375g，3岁以上每次服0.5g，3次1d。组成：牛黄、羚羊角、水牛角、紫草、赤芍、黄连、连翘、川贝母、天竺黄、冰片、朱砂、甘草。功效：清热透疹。主治：小儿麻疹初起，发热持续，疹出不畅。

3.葛蒡合剂　1岁以内每次服3ml，1~3岁每次服5ml，3~7岁每次服10ml，3次/d。组成：葛根、牛蒡子、荆芥、薄荷、金银花、连翘、蝉蜕。功效：辛凉发散，透疹解毒。主治：麻疹初期，麻毒之邪犯及肺卫之证。

4.小儿肺热咳喘合剂　1岁以下每次服4g，1~3岁每次服6g，3~6岁每次服8g，6岁以上每次服12g，3次/d。组成：麻黄、杏仁、生石膏、甘草、金银花、连翘、知母、黄芩、板蓝根、麦冬、鱼腥草。功效：宣肺平喘，清热解毒。主治:麻毒闭肺之证。

5.栀子金花丸　1～3岁每服2g,3～6岁每服3g,6岁以上每服5g,2～3次/d。组成:栀子、黄连、黄芩、黄柏、大黄、金银花、知母、天花粉。功效:清热泻火,凉血解毒。主治:麻疹出疹期,疹毒炽盛,耗伤阴气,阴虚内热之证。

(郭小燕)

第二节　风疹

【病因病机】

风疹的病因是感受风疹时邪。其主要病变在肺卫。肺主皮毛,开窍于鼻,属卫司表。时邪自口鼻而入,与气血相搏,正邪相争,外泄于肌肤。

【辨证论治】

本病以卫气营血辨证为纲,主要分辨证候的轻重。疏风清热是治疗风疹的基本法则。

1.邪犯肺卫证

(1)主症:发热恶风,喷嚏流涕,轻微咳嗽,精神倦怠,纳呆,皮疹先起于头面、躯干,随即遍及四肢,分布均匀,疹点稀疏细小,疹色淡红,一般2～3天渐见消退,肌肤轻度瘙痒,耳后肿大触痛,舌质偏红,舌苔薄白,或见薄黄,脉象浮数。

(2)治法:疏风解表清热。

(3)处方:银翘散。组成:金银花10g,连翘10g,荆芥穗3g,牛蒡子5g,薄荷3g,桔梗3g,蝉蜕6g,淡竹叶10g,芦根10g,板蓝根10g,玄参10g,甘草3g。加减:耳后、枕部肿胀疼痛者,加蒲公英、夏枯草、玄参;咽喉红肿疼痛者,加僵蚕、木蝴蝶、板蓝根;皮肤瘙痒者,加蝉蜕、僵蚕。

2.邪入气营证

(1)主症:壮热口渴,烦躁哭闹,疹色鲜红或紫暗,疹点稠密,甚至可见皮疹融合成片,小便短黄,大便秘结,舌质红赤,舌苔黄糙,脉象洪数。

(2)治法:清气凉营解毒。

(3)处方:透疹凉解汤。组成:桑叶、薄荷、牛蒡子、蝉蜕;连翘、黄芩、紫花地丁、赤芍、紫草。加减:口渴多饮加石斛、天花粉、鲜芦根;大便干结加大黄、荷叶;皮疹稠密,疹色紫暗加生地黄、牡丹皮、丹参。

【中成药处方】

1.板蓝根颗粒　每服1包,2～3次/d。组成:板蓝根。功效:清热解毒,凉血利咽,消肿。主治:邪犯肺卫证。

2.小儿双清颗粒　每服:1岁以内,0.5～1袋;1～3岁,1～1.5袋;4～6岁,2袋。2～3次/d。组成:人工牛黄、羚羊角、水牛角浓缩粉、冰片、荆芥穗、板蓝根。功效:清热解毒,表里双解。主治:外感发热,表里俱热证。

3.小儿羚羊散　每服:1岁0.3g;2岁0.375g;3岁0.5g。3次/d。组成:牛黄、羚羊角、水牛角、紫草、赤芍、黄连、连翘、川贝母、天竺黄、冰片、朱砂、甘草。功效:清热透疹。主治:邪入气营证。

4.清开灵颗粒　每服1包,2～3次/d。组成:胆酸、水牛角粉、黄芩提取物、珍珠母粉。功效:清热解毒,镇静安神。主治:邪入气营证。

(郭小燕)

第三节　水痘

【病因病机】

本病病因为外感水痘时邪。其病变主要在肺脾二经。盖肺主皮毛,脾主肌肉,时行邪毒由口鼻而入,蕴郁肺脾,与内湿相搏,蕴蒸于肌表,则发为水痘。根据病情的轻重可分以下两种类型:

1.风热夹湿属轻型　证见发热,咳嗽,流涕,水痘红润,分布稀疏,内含水液清澈明亮,伴有瘙痒,纳差,二便调和,舌苔薄白,脉浮数。

2.湿热炽盛属重证　多见于体质虚弱的患儿。发热重,表现为壮热烦渴,唇红面赤,精神萎靡,痘疹稠密色紫暗,痘液浑浊不透亮,甚至口腔亦见疱疹,伴有口干欲饮,大便干结,小便短赤,舌苔黄厚而干,脉洪数或滑数。

【辨证论治】

1.风热夹湿证

(1)主症:无发热或发热较轻,1～2天内出疹,先于躯干、头面部见红色小丘疹,疹色红润,疱浆清亮,根盘红晕不明显,疱疹稀疏,可伴有鼻塞流涕,咳嗽喷嚏等。脉浮数,舌质淡红,苔薄白。

(2)治法:疏风透表,清热解毒,或佐以利湿。

(3)处方:银翘散。7剂,每日1剂,分2次煎服。组成:金银花15g,连翘15g,牛蒡子12g,薄荷10g,桔梗10g,荆芥6g,竹叶6g,鲜茅根20g,紫花地丁15g,板蓝根15g,甘草6g。加减:咳嗽有痰者加桑叶、杏仁、浙贝母;咽喉肿痛加板蓝根、马勃;疱疹痒甚加白鲜皮、地肤子。

2.湿热炽盛证

(1)主症:发热较高,或壮热不退,烦躁不安,口渴欲饮,面红目赤,水痘过密,疹色紫暗,疱浆浑浊;或伴有口舌生疮,牙龈肿痛,大便燥结,小便短黄,脉洪数或沉实,舌质红或、绛,舌苔黄燥而少津。

(2)治法:清热解毒,凉营滋阴。

(3)处方:清营汤合清胃散。7剂,每日1剂,分2次煎服。组成:水牛角10g,生地黄15g,丹参10g,玄参10g,麦冬12g,黄连6g,金银花15g,连翘12g,当归12g,牡丹皮15g。加减:口舌生疮,大便干结者加生大黄、全瓜蒌;口干唇燥,津液耗伤者加麦冬、芦根。

【中成药处方】

1.双黄连口服液　每次1支,3次/d。组成:金银花、黄芩、连翘。功效:清热解毒。主治:治疗水痘,外可祛邪风毒;内可清除湿热,对水痘出疹期、脓疱期、恢复期有效用。脓疱期局部外用有收敛固痂及抗病毒作用。

2.复方大青叶合剂　每次10ml,3次/d。组成:菘蓝、金银花、大黄、羌活。功效:清热解毒、泻火祛风。主治:适用于风热感冒、流行性感冒、腮腺炎及肝炎等病毒感染性疾病。对水痘病毒有良好的杀灭作用。

3.清开灵口服液　口服,每次1支,3次/d。组成:胆酸、珍珠母、栀子、水牛角、板蓝根、黄芩苷、金银花。功效:清热解毒。适用于外感风热、火毒内盛所致发热、咽喉肿痛、舌质红绛苔黄,脉数者。主治:凡上呼吸道感染、病毒性感冒、急性咽炎、化脓性扁桃体炎、急性支气管炎、水痘皆可使用。

4.清热解毒口服液　口服,每次10ml,3次/d。组成:生石膏、金银花、玄参、地黄、连翘、栀子、紫花地丁、黄芩、龙胆草、板蓝根、知母、麦冬。功效:清热解毒。主治:用于热毒壅盛所致的发热面赤、烦躁口渴、咽喉肿痛、流感等,尤对水痘有很好疗效。

(郭小燕)

第四节 流行性腮腺炎

【病因病机】

引起本病的原因为感受腮腺炎病毒,其病变部位在足少阳胆经和足厥阴肝经。足少阳之脉起于目外眦,上抵头角,下耳后,绕耳而行,腮腺位于足少阳胆经循行所过之处。若风温邪毒蕴结少阳经脉,气血壅滞不散,则耳下腮部肿痛。

【辨证论治】

中药对本病有很好的疗效,只要辨证正确,及时治疗,可以治愈。本病以清热解毒,软坚散结为治疗原则。在内服药物的同时,配合外治疗法,有助于腮部肿胀的消退。

1.温毒在表证

(1)主症:轻微发热,一侧或两侧腮部肿胀疼痛,边缘不清,触之痛甚,咀嚼不便,或伴头痛,咽痛,纳少,舌红,苔薄白或淡黄。

(2)治法:疏风清热,散结消肿。

(3)处方:柴胡葛根汤。3～4剂,每日1剂,分2次煎服。组成:柴胡5g,黄芩3g,牛蒡子5g,葛根5g,桔梗5g,金银花5g,连翘5g,板蓝根5g,夏枯草5g,赤芍3g,僵蚕3g。加减:热甚加石膏;咽喉肿痛加马勃、玄参、甘草;纳少呕吐加竹茹、陈皮;发热恶寒加白芷、紫苏叶;咳嗽加前胡、浙贝母。

2.热毒蕴结证

(1)主症:高热不退,两侧腮部肿胀疼痛,坚硬拒按,张口、咀嚼困难,烦躁不安,口渴引饮,或伴头痛,呕吐,咽部红肿,食欲不振,尿少黄赤,舌红,苔黄,脉滑数。

(2)治法:清热解毒,散结消肿。

(3)处方:普济消毒饮。3剂,每日1剂,分2次煎服。组成:黄芩8g,黄连8g,陈皮3g,玄参5g,柴胡5g,桔梗3g,连翘3g,板蓝根3g,马勃3g,牛蒡子3g,薄荷3g,僵蚕3g,蒲公英3g,夏枯草3g,升麻2g。加减:热甚者加生石膏、知母;腮部肿胀甚,坚硬拒按者加海藻、昆布、牡蛎、赤芍、牡丹皮;呕吐加竹茹;大便秘结加大黄、玄明粉;口渴唇燥伤阴者,重用玄参加天花粉。

3.邪陷心肝证

(1)主症:高热不退,神昏嗜睡,项强,反复抽搐,腮部肿胀疼痛,坚硬拒按,头痛,呕吐,舌红,苔黄,脉洪数。

(2)治法:清热解毒,息风开窍。

(3)处方:清瘟败毒饮。3剂,每日1剂,分2次煎服。组成:栀子5g,黄连3g,连翘5g,板蓝根5g,水牛角10g,生地黄10g,生石膏10g,牡丹皮5g,赤芍5g,竹叶5g,玄参5g,芦根5g,钩藤6g,全蝎3g,僵蚕3g。加减:头痛剧烈者加用龙胆草、石决明;恶心呕吐甚者加竹茹、代赭石;神志昏迷者加服至宝丹;抽搐频作者加服紫雪丹。

4.毒窜睾腹证

(1)主症:腮部肿胀渐消,一侧或两侧睾丸肿胀疼痛,或伴少腹疼痛,痛甚者拒按,舌红,苔薄黄,脉数。

(2)治法:清肝泻火,活血止痛。

(3)处方:龙胆泻肝汤。3剂,每日1剂,分2次煎服。组成:龙胆草3g,栀子5g,黄芩5g,黄连3g,蒲公英3g,柴胡5g,川楝子3g,延胡索3g,荔枝核5g,桃仁5g,赤芍3g。加减:睾丸肿大明显者加青皮、莪术、皂角刺;伴腹痛呕吐者加郁金、竹茹、半夏;少腹痛甚者加香附、木香、红花;伴腹胀便秘者加大黄、枳壳。

其中温毒在表证、热毒蕴结证为常证,邪陷心肝证、毒窜睾腹证为变证。

【中成药处方】

1.腮腺炎片　口服,每次6片,3次/d。组成:蓼大青叶、板蓝根、连翘、蒲公英、夏枯草、牛黄。功效:清热解毒,软坚消肿。主治:温热疫毒所致的腮腺炎。

2.犀羚解毒丸　温开水送服,每次2丸,2次/d。组成:玄参、连翘、薄荷、牛蒡子(炒)、荆芥穗、板蓝根、金银花、地黄、麦冬、栀子、淡竹叶、桔梗、甘草、犀角粉(代)、水牛角浓缩粉(代)、羚羊角粉、冰片。功效:辛凉解表,清热解毒。主治:流行性腮腺炎。

3.抗腮灵糖浆　口服,每次20～30ml,2次/d。组成:夏枯草、柴胡、枳壳、甘草、竹茹、大青叶、大黄、牛蒡子、生石膏。功效:清热解毒,消肿散结。主治:流行性腮腺炎。

(郭小燕)

第五节　流行性乙型脑炎

【病因病机】

中医学认为本病的发生多由感受暑温时邪致病。暑温邪毒具有以下特点:盛行于夏暑;邪气性质为火热,但多夹湿;首客阳明气分;暑喜归心,暑易深入心营;易伤津耗气;具有传染性,可造成流行。

【辨证论治】

临证时,应按照温病卫、气、营、血的规律发展变化,结合全身症状、舌脉来辨别卫气同病、气营同病、营血同病。治疗以祛邪、扶正为基本治则,恢复期及后遗症期可配合针灸推拿治疗。

1.邪犯卫气证

(1)主症:突然发热,头痛项强,微恶风或但热不寒,恶心呕吐,神疲嗜睡,烦躁不安,舌质偏红,苔薄白或黄,脉浮数或滑数。

(2)治法:清热解毒,辛凉透表。

(3)处方:新加香薷饮合白虎汤。7剂,每日1剂,分2次煎服。组成:香薷10g,薄荷5g,连翘10g,葛根10g,生石膏20g,白僵蚕8g,金银花10g,厚朴10g,扁豆10g,知母10g,黄连3g。加减:若呕吐者,加姜半夏5g,姜竹茹10g;便结者,加生大黄10g;嗜睡明显者,加石菖蒲10g,郁金10g。

2.邪在气营证

(1)主症:持续高热,神志昏迷或狂躁谵语,反复抽搐,甚则喉间痰鸣辘辘,呼吸不利,口渴引饮,大便秘结,小便短黄,舌质红绛,舌苔黄燥或灰黄,或舌尖芒刺,脉洪数或弦大。

(2)治法:清气凉营,泻火涤痰。

(3)处方:清瘟败毒饮。7剂,每日1剂,分2次煎服。组成:生石膏10g,知母10g,水牛角30g,生地黄10g,赤芍10g,牡丹皮10g,黄连3g,黄芩10g,大黄10g,栀子10g,大青叶10g,天竺黄10g,胆南星10g。加减:若抽搐不止,加蝉蜕10g,钩藤10g,地龙10g;痰涌者,加鲜竹沥10g;口干唇燥,小便短赤者,加芦根10g。

3.邪在营血证

(1)主症:发热起伏,朝轻暮重,夜间为甚,神志模糊,面色灰暗,频频抽搐,肢端厥冷,胸腹灼热,二便失禁,或有衄血、皮肤斑疹,唇舌紫暗焦干或光滑少津,甚则舌体卷缩僵硬,状如猪肝色,脉沉伏而细。

（2）治法：凉血清心，增液潜阳。

（3）处方：犀角地黄汤合增液汤。7剂，每日1剂，分2次煎服。组成：水牛角30g，生地黄10g，牡丹皮10g，赤芍10g，玄参10g，麦冬10g，羚羊角（代）10g，钩藤10g。加减：若高热不退，加龙胆草10g，黄连3g，知母10g；频繁抽搐者，加全蝎10g；喉间痰鸣，神志模糊者，加天竺黄10g，石菖蒲10g。

4.邪恋正虚证

（1）余热未尽证

主症：阴虚发热证见低热易汗，两颧潮红，虚烦少寐，偶有惊惕，质红起刺，舌苔光净，舌脉细数。营卫不和证见汗出不温，精神萎靡，溲清便溏，舌质胖嫩，舌苔薄，脉细软。治法：养阴清热或调和营卫。处方：阴虚发热用青蒿鳖甲汤。7剂，每日1剂，分2次煎服。组成：青蒿10g，鳖甲10g，生地黄10g，地骨皮10g，石斛10g，丝瓜络10g，鲜荷叶10g。营卫不和用桂枝汤。7剂，每日1剂，分2次煎服。组成：桂枝3g，白芍10g，炙甘草5g，生姜3片，大枣3枚。加减：若虚烦不宁，加胡黄连5g，莲子芯10g；惊惕不安者，加珍珠母10g，钩藤10g；大便秘结者加瓜蒌仁10g，火麻仁10g。

（2）痰蒙清窍证

主症：痰浊内蒙症见意识不清或痴呆、失语、失聪，吞咽困难，或喉间痰鸣。痰火内扰症见狂躁不宁，嚎叫哭闹，舌苔黄或无苔，舌质红或红绛。

治法：开窍泄浊或豁痰清心。

处方：痰浊内蒙用苏合香丸；痰火内扰用龙胆泻肝汤。苏合香丸每服1/3~1/2丸，每日2次。龙胆泻肝汤7剂，每日1剂，分2次煎服。组成：龙胆草10g，山栀子10g，黄芩10g，柴胡10g，泽泻10g，木通10g，车前子10g，当归10g，生地黄10g，甘草3g。加减：若肢体抽搐，加地龙10g，全蝎10g。

（3）内风扰动证

主症：肢体强直性瘫痪，震颤，不自主运动，癫痫样发作，舌质红绛，少苔，脉细数。

治法：搜风通络或养阴息风。

处方：虚中夹实用止痉散。研末吞服，每次0.6~1g。组成：全蝎（冲服）4g，蜈蚣（冲服）4g，天麻10g，僵蚕10g。肝肾阴虚用大定风珠。7剂，每日1剂，分2次煎服。组成：白芍20g，阿胶15g，龟甲（先煎）30g，地黄20g，麻仁15g，五味子10g，牡蛎30g，麦冬15g，鳖甲（先煎）30g，鸡子黄2枚，炙甘草10g。加减：若角弓反张，加葛根15g；癫痫发作者，加羚羊角（代）10g，胆南星10g。

【中成药处方】

1.安宫牛黄丸　口服，1~3g/次，2~3次/d。组成：牛黄、郁金、犀角（用代用品）、黄连、朱砂、冰片、麝香、珍珠、山栀子、雄黄、金箔衣、黄芩。功效：清热开窍、豁痰解毒。主治：乙脑极期热毒炽盛者。

2.紫雪丹　口服，1.5~3g/次，2次/d。周岁小儿0.3g/次，每增1岁，递增0.3g，1次/d，5岁以上小儿1~3丸/次，食后薄荷汤送下。组成：石膏、寒水石、磁石、滑石、犀角（代）、羚羊角（代）、青木香、沉香、玄参、升麻、甘草、丁香、朴硝、硝石、麝香、朱砂。功效：清热解毒，镇痉息风，开窍定惊。主治：乙脑极期抽搐频繁者。

3.至宝丹　口服，1~3g/次，2次/d。组成：水牛角、朱砂、雄黄、生玳瑁、琥珀、麝香、金箔、银箔、牛黄、冰片、安息香。功效：清热开窍，化浊解毒。主治：乙脑极期昏迷较重者。

4.苏合香丸　口服，1/3丸~1/2丸/次，2次/d。组成：白术、青木香、乌犀屑（用代用品）、香附子、朱砂、诃黎勒、白檀香、安息香、沉香、麝香、丁香、荜茇、龙脑、苏合香油、薰陆香。功效：芳香开窍，行气止痛。主治：乙脑痰浊蒙窍，神昏不醒者。

5.清开灵注射液　静脉滴注,5～10ml/次,加入 10％葡萄糖注射液 100～250ml 中,1 次/d。组成:胆酸、珍珠母、猪去氧胆酸、栀子、水牛角、板蓝根、黄芩苷、金银花。功效:清热解毒,化痰通络,醒神开窍。主治:用于急性期各证。

（郭小燕）

第七章　呼吸系统疾病

第一节　急性上呼吸道感染

急性上呼吸道感染系由各种病原引起的上呼吸道的急性感染(俗称"感冒"),是小儿最常见的疾病。该病主要侵犯鼻、鼻咽和咽部,根据主要感染部位的不同可诊断为急性鼻炎、急性咽炎、急性扁桃体炎等。

【病因】

90%以上为病毒感染,主要有鼻病毒、呼吸道合胞病毒、流感病毒、副流感病毒、腺病毒、冠状病毒等。病毒感染后可继发细菌感染,最常见为溶血性链球菌,其次为肺炎链球菌、流感嗜血杆菌等。肺炎支原体也可引起上呼吸道感染。

婴幼儿时期由于上呼吸道的解剖和免疫特点而易患本病。营养障碍性疾病,如维生素 D 缺乏性佝偻病、亚临床维生素 A、锌或铁缺乏症等,或免疫缺陷病、被动吸烟、护理不当、气候改变和环境不良等因素,则易发生反复上呼吸道感染或使病程迁延。

【临床表现】

症状可轻可重。一般年长儿症状较轻,婴幼儿症状较重。

1.一般类型上呼吸道感染

(1)症状:①局部症状有鼻塞、流涕、喷嚏、干咳、咽部不适和咽痛等。②全身症状有发热、烦躁不安、头痛、全身不适、乏力等。部分患儿有食欲缺乏、呕吐、腹泻、腹痛等消化道症状。

婴幼儿起病急,全身症状为主,常有消化道症状,局部症状较轻。多有发热,体温可高达 39～40℃,热程 2～3d 至 1 周,起病 1～2d 可因高热引起惊厥。

(2)体征:可见咽部充血,扁桃体肿大。可有下颌和颈淋巴结肿大。肺部听诊一般正常。肠道病毒感染者可见不同形态的皮疹。

2.两种特殊类型上呼吸道感染

(1)疱疹性咽峡炎:①由柯萨奇 A 组病毒引起,好发于夏、秋季。起病急骤。②症状有高热、咽痛、流涎、厌食、呕吐等。③体征有:咽部充血,咽腭弓、软腭、腭垂黏膜上可见数个至十数个 2～4mm 灰白色的疱疹,周围有红晕,1～2d 破溃形成小溃疡。疱疹也可发生于口腔的其他部位。④病程为 1 周左右。

(2)咽结合膜热:①病原体为腺病毒 3 型和 7 型,好发于春、夏季,散发或发生小流行。②症状有高热、咽痛、眼部刺痛,有时伴消化道症状。③体征有咽部充血,可见白色点块状分泌物,周边无红晕,易于剥离;一侧或双侧滤泡性眼结膜炎,可伴球结膜出血;颈及耳后淋巴结增大。④病程 1～2 周。

【辅助检查】

1.病毒感染者外周血白细胞计数正常或偏低,中性粒细胞减少,淋巴细胞计数相对增高。

2.病毒分离和血清学检查可明确病原。

3.免疫荧光、免疫酶及分子生物学技术可做出早期诊断。

4.细菌感染者外周血白细胞计数可增高,中性粒细胞增高,在使用抗菌药物前行咽拭子培养可发现致病菌。

5.C反应蛋白(CRP)和前降钙素原(PCT)有助于鉴别细菌感染。

【鉴别诊断】

1.流行性感冒　简称流感,由流感病毒、副流感病毒引起,最大的特点是突然发生和迅速传播。临床症状较重,表现为发病急骤、发热、寒战、头痛、肌痛、乏力等不适,体温在39～41℃,流感的流行病史对诊断有重要意义。

2.急性传染病早期　上呼吸道感染常为各种传染病的前驱症状,如麻疹、流行性脑脊髓膜炎、百日咳、猩红热等,应结合流行病史、临床表现及实验室资料等综合分析,并观察病情演变加以鉴别。

3.婴幼儿上呼吸道感染　往往有呕吐、腹痛、腹泻等消化系统症状,可能被误诊为胃肠道疾病,必须慎重鉴别。

4.急性阑尾炎　伴腹痛者应注意与急性阑尾炎鉴别。急性阑尾炎腹痛常先于发热,腹痛部位以右下腹为主,呈持续性,有固定压痛点、反跳痛及腹肌紧张、腰大肌试验阳性等体征,白细胞及中性粒细胞计数增高。

5.变应性鼻炎　有典型的过敏症状、病史,常与吸入变应原有关。常打喷嚏、鼻痒、鼻塞、流清水样鼻涕,但一般不发热,鼻黏膜苍白、水肿,鼻腔分泌物涂片示嗜酸性粒细胞计数增多和(或)血清特异性IgE含量增高,上述表现支持变应性鼻炎的诊断。

【并发症】

1.以婴幼儿多见。

2.病变若向邻近器官组织蔓延可引起中耳炎、鼻窦炎、咽后壁脓肿、扁桃体周围脓肿、颈淋巴结炎、喉炎、支气管炎及肺炎等。

3.年长儿若患A组溶血性链球菌咽峡炎,以后可引起急性肾小球肾炎和风湿热,其他病原体也可引起类风湿病等结缔组织病。

【治疗】

1.一般治疗

(1)护理:充分休息,保持室内空气新鲜和适当的温度与湿度,防止交叉感染。

(2)营养管理:由护士对患者的营养状况进行初始评估,记录在《住院患者评估记录》中。总分≥3分,有营养不良的风险,需在24h内通知营养科医师会诊,根据会诊意见采取营养风险防治措施;总分<3分,每周重新评估其营养状况,病情加重时应及时重新评估。

病毒性上呼吸道感染者,应注意多饮水、给予有营养而易消化的食物、补充大量维生素C等。

2.对症治疗

(1)高热者可口服对乙酰氨基酚或布洛芬,亦可进行温水擦浴、洗温水澡降温。

(2)发生高热惊厥者可予以镇静、止惊等处理。

(3)鼻塞:轻者不必处理,影响哺乳时,可于授乳前用5%麻黄碱1～2滴,滴鼻;咽痛时可含服咽喉片。

(4)中成药亦有较好的治疗效果。

3.抗感染治疗

(1)抗病毒药物:大多数上呼吸道感染由病毒引起,可试用利巴韦林10～15mg/(kg·d),口服或静脉滴注;或 2mg 含服,每 2 小时 1 次,每天 6 次,3～5d 为 1 个疗程。若为流感病毒感染,可用磷酸奥司他韦口服。合并结膜炎者,可用 0.1％阿昔洛韦滴眼液滴眼。

(2)抗生素:细菌感染者可选用青霉素类、头孢菌素类、复方磺胺甲口恶唑及大环内酯类抗生素。咽拭子培养阳性结果有助于指导抗菌治疗。若证实为链球菌感染或既往有风湿热、肾炎病史者,青霉素疗程应为 10～14d。

【并发症的处理】

1.并发咽后壁脓肿、扁桃体周围脓肿者,可切开引流,并根据药敏结果给予相应的抗生素治疗。

2.并发心肌炎者,应注意休息,加强心肌营养,控制心功能不全,纠正心律失常,防止继发感染。

3.并发脑炎、脑膜炎者,积极纠正脑水肿,给予镇静止痉、营养脑细胞、促进脑功能恢复、稳定内环境等治疗。

【入院标准】

1.5 岁以上儿童及成年人。新收入院患者具有以下 4 项临床表现:①急性起病;②腋下体温≥38℃;③咳嗽或咽痛;④气促(呼吸频率≥25/min)或呼吸困难。

正在住院治疗的患者如出现上述 4 项临床表现,视为严重急性呼吸道感染。

2.5 岁及以下婴幼儿。新收入院患儿具有以下 3 项临床表现:①急性起病;②咳嗽或呼吸困难;③伴以下症状或体征之一。a.气促。呼吸频率＞60/min(＜2 个月的婴儿);呼吸频率＞50/min(2～11 月龄婴儿);呼吸频率＞40/min(1～5 岁)。b.拒食或呛奶。c.严重呕吐。d.抽搐。e.嗜睡或昏迷。f.胸壁凹陷或平静时喘鸣。

正在住院治疗的患儿如出现上述 3 项临床表现,视为严重急性呼吸道感染。

【特殊危重指征】

1.吸氧下持续发绀、血氧饱和度＜90％,低氧血症需 FiO_2＞50％以维持 PaO_2＞60mmHg 或 PaO_2/FiO_2＜300mmHg。

2.急性呼吸衰竭伴 PCO_2＞50mmHg 及 pH＜7.30。

3.呼吸不规则、呼吸骤停、窒息。

4.伴休克、嗜睡、惊厥、昏迷。

5.需呼吸机支持。

【会诊标准】

1.出现反复呼吸暂停、呼吸不规则、休克、意识模糊、严重发绀等或生命体征不稳需生命支持时,可请 ICU 医师会诊。

2.出现心肌炎或呼吸困难加重、烦躁、面色苍白、发绀及不能用肺炎解释的心率快、肝短期内肿大时可请心内科医师会诊。

3.出现严重腹胀、肠鸣音消失、呕吐咖啡样物时可请消化外科医师会诊。

4.出现神经系统症状,如呕吐、惊厥、嗜睡、昏迷、瞳孔改变等表现时可请神经科医师会诊。

5.出现血钠、血浆渗透压降低及 ADH 异常时可请内分泌科医师会诊。

6.出现血压下降,四肢凉,脉速而弱,皮肤、黏膜及胃肠道出血等 DIC 表现时可请血液科医师会诊。

(王华春)

第二节　小儿急性喉炎

【概述】

小儿急性喉炎多见于 5 岁以下的儿童。由于小儿抵抗力低,喉腔狭小,黏膜下淋巴组织丰富,声门下组织疏松,故易于发生水肿,引起气道阻塞。若诊断及处理不及时,常可危及生命。

【临床特点】

1.症状　起病常较急,患儿多有发热,常伴有咳嗽、声嘶等。炎症侵入声门下区,则呈哮吼样咳嗽,夜间症状常见加重。病情重者可出现吸气期喉鸣及呼吸困难,胸骨上窝、锁骨上窝、肋间隙及上腹部软组织吸气时下陷(临床上称为三凹征),烦躁不安、鼻翼扇动,出冷汗,脉搏加快等症状。

2.体征　直接喉镜检查(小儿不合作,不能行间接喉镜检查),可见喉黏膜充血肿胀,尤以声门下区为重,使声门下区变窄。黏膜表面有时附有黏稠性分泌物。

喉梗阻分为以下 4 度:

(1)Ⅰ度喉梗阻:安静时如常人,但活动(或受刺激)后可出现喉鸣及吸气性呼吸困难。胸部听诊,呼吸音清晰。

(2)Ⅱ度喉梗阻:即使在安静状态也有喉鸣及吸气性呼吸困难。听诊可闻喉鸣传导或气管呼吸音,呼吸音强度大致正常。心率稍快,一般状况尚好。

(3)Ⅲ度喉梗阻:吸气性呼吸困难严重,除上述表现外,因缺氧严重而发绀明显,患儿常极度不安、躁动、恐惧、大汗。胸廓塌陷,呼吸音明显减低。心率增快.常大于 140/min。心音低钝。

(4)Ⅳ度喉梗阻:由于呼吸衰竭以及逐渐体力耗竭,患儿极度衰竭,呈昏睡状或进入昏迷。三凹征反而不明显,表面安静、呼吸微弱。面色由发绀变成苍白或灰白。胸廓塌陷明显,呼吸音几乎全消。心率或慢或快,心律不齐,心音微弱。

3.症状加重及缓解因素

(1)加重因素:冬季寒冷、气候干燥。吃刺激性食物和油腻、烧烤、燥热食品。

(2)缓解因素:保持空气新鲜流通,让患儿安静休息,减少哭闹。在饮食上要清淡、温软、易消化、富营养。

4.并发症　呼吸困难,呼吸衰竭,甚至心力衰竭危及生命。

【诊断】

(一)诊断术语

本病俗称"锁喉风"。

(二)诊断标准

1.诊断标准　根据发热、犬吠样咳嗽、声嘶、喉鸣、吸气性呼吸困难等可做出临床诊断。

2.疗效判定痊愈　体温正常,声嘶及犬吠样咳嗽消失,咽充血消失;好转:体温正常,声嘶及犬吠样咳嗽减轻,吸气性呼吸困难减轻,咽充血减轻;无效:治疗后仍发热,声嘶及犬吠样咳嗽无减轻,吸气性呼吸困难持续,咽充血无好转。

【辅助检查】

1.血常规　白细胞多,明显升高,中性粒细胞比例增多,可有核左移。

2.血气分析　Ⅱ度以上喉梗阻有低氧血症表现;Ⅲ、Ⅳ度时可有二氧化碳潴留。

3.痛原体检查　咽拭子或喉气管吸出物可作细菌培养,作为调整抗生素应用的参考。

4.行直接喉镜检查　可见喉黏膜充血肿胀,尤以声门下区为重,使声门下区变窄。黏膜表面有时附有黏稠性分泌物。小儿不合作,不能行间接喉镜检查。

【治疗】

1.一般治疗　烦躁不安者可用水合氯醛、苯巴比妥、地西泮等镇静药使患儿保持安静,饮食清淡易消化,保持室内通风,保持呼吸道通畅,吸氧防止缺氧加重。

2.病因治疗

(1)控制感染:可用青霉素、红霉素及头孢类抗生素以杀灭病原菌。

(2)肾上腺皮质激素:激素有抗炎及抑制变态反应的作用,治疗急性喉炎有较好的效果。急重症可静脉滴注氢化可的松 5～10mg/kg,4～6h 滴完;或用地塞米松 2～5mg,静脉滴注,继用 1mg/(kg・d)静脉维持;或口服泼尼松 1～2mg/(kg・d),分成 3～4 次口服。

3.对症治疗

(1)超声雾化吸入:超声雾化 3～4/d,雾化液包括:生理盐水 20ml,加糜蛋白酶 2.5～5mg,地塞米松 1mg 及抗菌药物,后者药量为每日全身用量的 1/4。

(2)气管切开:第Ⅲ度以上喉梗阻者可考虑气管切开术,并配合全身综合治疗。

【注意事项】

1.发病时　①尽量避免让患儿哭闹,以防缺氧症状加重。②不可随意给孩子服用镇咳、镇静类药物,这些药物可引起排痰困难,从而加重孩子的呼吸道阻塞。③小儿急性喉炎也可以是某些传染病的前驱症状,如流行性感冒、肺炎、麻疹、水痘、百日咳、猩红热等疾病,故应及时到医院就诊检查。

2.日常时　①小儿急性喉炎是呼吸道疾病,所以婴幼儿应避免到人多、空气浑浊的场所,即使是冬天,房间也应多开窗通风。②天气骤然转冷时,要注意给孩子及时增加衣服,避免受凉。③尽快纠正孩子的偏食习惯,偏食可引起营养不良,继而可引起喉炎反复发作。

(袁　强)

第三节　气管、支气管疾病

一、先天性气道畸形

(一)气管软化

气管软化因气管软骨先天发育不良所致,可同时伴有喉软化,两者是先天性喉喘鸣的主要原因。偶伴支气管软化。其病因尚不明确,可能与遗传有关。动物实验表明,多柔比星诱发的食管闭锁常伴气管软化,说明两者可能存在共同的致病因素。

由于气管软骨支撑作用不足,吸气时随着气道内压力的改变导致气管壁的塌陷,引起功能性气道狭窄阻塞,出现呼吸困难、喘鸣、发绀等。多数于生后不久即出现症状,哭闹时加重,睡眠或安静时减轻。少数患儿可延迟至少年甚至青年期才发病。易并发呼吸道感染。支气管软化主要表现为喘鸣,如病变发生在一侧(左侧多),可发生病侧喘鸣音更响、气体进入延迟。Finder 报道 17 例原发性支气管软化,均在 6 个月内发病,以喘鸣为主,均有左主支气管受累,两侧支气管受累 1 例,伴喉软化 1 例,轻度气管软化 2 例。25%

患儿伴有反应性气道疾病。

婴儿持续喘鸣应考虑到本病可能。气管镜检查可做出诊断。在气管镜直视下可看到气管的前后壁随着呼吸运动而相互贴近,深呼吸时更为明显。当气管镜探入隆突的下方时,由于支气管受到支撑,可使呼吸困难有所缓解。本症亦可继发于其他原因,如气管插管时间过长、损伤、肿瘤和淋巴结压迫等。

本病以保守疗法为主,包括增强营养、适当补充维生素 D 及钙剂,保持呼吸道通畅。多数患儿俯卧位更为舒适。喂养时奶孔不宜过大,必要时胃管喂养。一般在 6 个月后开始好转,1～2 周岁以后症状可自行消失。支气管软化者应注意体位引流,可应用色甘酸、溴化异丙托品,但应避免使用 β 受体激动剂。安静时喘鸣一般在 5 岁内消失。对严重呼吸困难、常规治疗无效、尤其是气管切开后不能拔管者,可采用大血管固定、气管悬吊术、气囊扩张金属支架等方法。

(二)气管狭窄或闭锁

气管狭窄或闭锁按病因主要分为两类:一类是由气管软骨环发育不全或畸形所引起,往往涉及较长范围。另一类主要为气管纤维性狭窄或闭锁,仅累及较短的一段气管,可同时有气管内隔膜形成。此外心脏上方大血管畸形所形成的血管环,亦可压迫气管或引起气管软骨环的破坏而造成局部狭窄。

先天性气管闭锁多于生后迅速窒息死亡。气管狭窄的表现视其程度而定。轻度狭窄常无症状,较严重时,可出现气急,发绀,吸气时可闻喘鸣音。并发急性呼吸道炎症时,则出现严重呼吸困难、烦躁、鼻扇、口唇及面部发绀、三凹征等。气管镜下可以直视狭窄的部位、范围及程度。

轻度狭窄易被漏诊,重度狭窄患儿生后即有明显症状。在排除肺部及心脏疾患、喉部狭窄后应想到本病,经 X 线或气管镜检查可确诊。螺旋 CT 三维重建可清楚地显示气管结构。年长儿应排除其他病因所致的后天性气管狭窄,如炎症后纤维化、瘢痕挛缩及气管周围肿块压迫等原因产生的狭窄。

轻度狭窄无须治疗,重度狭窄严重影响呼吸及生长发育者,可视其情况进行手术。狭窄段短者行气管狭窄段切除、端-端吻合术。长段狭窄者可采用自体或人胚胎气管移植、气管成形术、球囊扩张、金属支架等方法。

(三)气管食管瘘

胚胎 3 周时,原始前肠由其两侧壁向管腔内生嵴,至第 5～6 周融合成隔,此隔将前肠分为腹侧及背侧两部分,分别形成气管和食管。如分隔过程中受血管功能不全、感染、溃疡或某些物质缺乏及遗传因素影响而发生异常,即形成气管食管瘘。85％以上患儿伴有食管闭锁。

主要表现为新生儿流涎及吐沫、生后第一次喂养时出现呛咳,甚至发生窒息。将口腔与鼻咽部分泌物清除后,呼吸情况迅速改善。但以后每次喂奶或喂水后均发生同样现象,并导致吸入性肺炎。食管下段气管瘘者伴明显腹胀。气管和食管畸形多伴有其他畸形,如脊柱、肛门直肠、心脏、肾脏、桡侧、肢体畸形,称之为 VATER 或 VACTERAL 综合征。

当新生儿生后早期出现上述症状时,应疑及本病,结合 X 线检查所见,诊断并不困难。导管经鼻或口腔插入,至食管自动返回无法进入胃时,应怀疑此病。禁忌用钡剂造影,以防吸入引起化学性肺炎。

本病是外科急症。术前应特别注意避免胃内容物吸入肺部。取平卧或侧卧位,定时翻身、拍背和吸痰,亦可留置导管持续吸引食管盲端内的分泌物。注意体温、呼吸功能和伴随畸形。

(四)Kartagener 综合征

本病 1933 年由 Kartagener 首次报告,包括支气管扩张、鼻窦炎或鼻息肉、内脏转位(主要为右位心)。只具备内脏易位和支气管扩张者,称为不全性 Kartagener 综合征。

病因尚未肯定,可能与遗传及原发性纤毛动力障碍(PCD)即纤毛不动综合征有关。50％PCD 患儿伴发本病。由于纤毛轴丝臂缺乏,引起纤毛活动能力丧失,黏液纤毛运输功能障碍,引起分泌物和细菌的潴留,导致持续感染,日久即演变为支气管扩张和鼻窦炎,亦可表现广泛性毛细支气管炎。

本病多在婴儿期发病,90%在15岁前发病。主要症状为随年龄增加而加重的咳嗽、咳痰和咯血,以早晨更明显,伴头昏、流涕等。易患感冒及肺炎,出现呼吸困难、发绀、说话带鼻音,体格检查可发现杵状指趾、肺部啰音等。心脏及胃泡在右侧,肝浊音区在左侧。常合并先天性心脏病、脑积水、肛门闭锁、尿道下裂、重复肾等畸形。

早期诊断较为困难。如出现典型症状,则易于辨认。胸片及支气管造影可协助诊断。断层X线片有时可见到支气管扩张和变形。支气管造影显示支气管呈柱状或囊状扩张。支气管黏膜活检组织电子显微镜下可观察到纤毛超微结构缺陷或有纤毛功能异常的证据。

本病以对症治疗为主。应鼓励咳嗽,肺部物理治疗有助于排痰。如有鼻窦炎或下呼吸道感染,应积极给予抗生素治疗。对局灶性支气管扩张伴反复感染、咯血等严重症状,且不易控制者可考虑手术切除。

二、支气管炎

(一)急性支气管炎

急性支气管炎多继发于上呼吸道感染,并经常同时累及气管。

凡可引起上呼吸道感染的病原体均可引起支气管炎。常为细菌或病毒。在病毒感染的基础上,易继发细菌感染,常见的致病菌为肺炎链球菌、流感嗜血杆菌等。营养不良、佝偻病、特异体质患儿易发生本病。

多数患儿先有上呼吸道感染症状,3～4天后逐渐出现明显的咳嗽。重者可有发热、头痛、乏力、胸骨后不适或胸前疼痛、腹痛、呕吐、腹泻等消化道症状。开始为干咳,数天后咳嗽有痰,呈白色黏液痰或黄色脓痰,一般持续7～10天。如不及时治疗,可向下蔓延导致肺炎。胸部听诊可闻不固定干啰音及大、中水泡音,咳嗽或体位变化后可减少或消失。细菌感染者周围血白细胞数可升高;胸部X线检查多阴性或仅见两肺纹理增粗、紊乱。

根据症状、体征,结合辅助检查诊断多不困难。值得注意的是,本症也可能是某些传染病(如麻疹、百日咳、白喉等)早期的一种临床表现。

以化痰治疗为主。年幼患儿、尤其是小婴儿应经常变换体位,以利排痰。适当增加卧室湿度。干咳严重,妨碍休息者可谨慎使用镇咳药物(包括可待因)。抗组胺药可使分泌物干燥,不宜服用。细菌感染者适当选用抗生素。

(二)慢性支气管炎

成人慢性支气管炎是指反复有痰咳嗽,每年发作3个月或3个月以上,连续2年或2年以上。儿童尚缺乏统一公认的诊断标准。有人甚至对其存在与否提出疑问。

儿童慢性或反复有痰咳嗽常提示潜在肺部疾病或有全身疾病基础,应特别注意有无哮喘、免疫缺陷、被动吸烟、解剖畸形、慢性鼻-鼻窦炎、支气管扩张、囊性纤维化、纤毛功能障碍、环境污染等。因而对慢性支气管炎的诊断应慎重。处理上应积极寻找并设法去除病因。慢性支气管炎急性发作时,治疗原则同急性支气管炎。

(三)哮喘性支气管炎

哮喘性支气管炎又称喘息性支气管炎,是一种以喘息为主要表现的急性支气管炎。对其本质的认识尚有争论,有人认为它仅属一个临床概念。

本症可由多种病因或诱因引起,如婴幼儿气道解剖生理特点、感染(尤其是呼吸道合胞病毒)、过敏体质等。因感染或其他病理刺激使黏膜肿胀充血,引起管腔狭窄、阻力增加,炎症时分泌物增多且黏稠不易咳出,产生喘鸣。

临床特点包括:多见于3岁以下小儿,常有湿疹或其他过敏史和家族史;喘息症状明显,可闻及少许中水泡音;易复发,且多与感染有关,但大多预后良好,一般至入学前,复发次数逐渐减少而痊愈,也有少数患儿反复发作,发展成为支气管哮喘;可伴低热,抗生素治疗效果不显著。

根据患儿有过敏史和反复发作史,结合临床上的喘息性发作多可诊断,但应注意与婴幼儿哮喘相鉴别。

本症以病毒引起者居多,因而一般可不用广谱抗生素。但婴幼儿或伴发热、周围血白细胞明显增高者,应选择适当的抗生素。适当止咳化痰,喘息明显者可加用解痉药,如氨茶碱、β₂-受体激动剂,严重者给予激素治疗。针对免疫功能低下、过敏体质等诱因可给予免疫调节剂或抗过敏治疗。

三、急性喉、气管、支气管炎

急性喉气管支气管炎为一常见的气道梗阻性疾病,多见于喉部急性感染以后,炎症急速下行蔓延至气管、支气管,甚至延及小支气管、毛细支气管。

本病的初始病原体为病毒(主要为副流感病毒1、2、3型,呼吸道合胞病毒及腺病毒次之),在病毒感染的基础上易继发细菌感染。

本病常累及3岁以内小儿。起病急骤。常先有上呼吸道感染症状,1~2天后出现吸气性喉鸣,声音嘶哑和犬吠样咳嗽及鼻扇、三凹征等呼吸困难症状,随炎症向下蔓延,可出现呼气性呼吸困难。夜间症状尤为明显,病情减轻数天后又可加重。年长儿症状常较轻。病程中可有发热,但很少超过39℃。听诊可闻及喘鸣音和湿啰音,重者因支气管管腔阻塞导致呼吸音减弱或消失。血气分析可出现低氧血症和高碳酸血症。胸部X线检查可表现肺纹理改变、肺不张或肺气肿。

根据病史及临床表现可做出诊断。必要时行直接喉镜和支气管镜检查,镜下可见喉、气管和支气管黏膜高度红肿,声门及声门下狭窄,气管和支气管内有稠厚分泌物或痂皮阻塞。值得注意的是,严重缺氧患儿咽喉部检查,甚至用压舌板检查咽部可引起心跳呼吸骤停。

应立即将患儿放置在高湿度和适当温度的环境中,相对湿度90%,室温18~20℃为宜。雾化吸入,稀化痰液,并及时吸出。肾上腺素雾化吸入可暂时缓解症状,必要时重复使用。早期应用肾上腺皮质激素如口服或肌内注射地塞米松0.15~0.60mg/kg有助于减轻炎症水肿和纤毛上皮坏死,亦可雾化吸入地塞米松、布地奈德等表面皮质激素。合并细菌感染者适当选用抗生素。及时供氧,减少不必要的刺激,一般不宜使用镇静剂。供给适量液体。经上述治疗后,呼吸困难仍不缓解,缺氧继续加重者,应气管切开或鼻气管插管。

本病应与细菌性气管炎相鉴别。后者主要病原是金黄色葡萄球菌,亦可由副流感病毒、卡他莫拉菌、不定型流感嗜血杆菌、厌氧菌引起。症状与喉、气管、支气管炎相似,但中毒症状重,伴高热,一般治疗无效。气道分泌物呈脓性,周围血白细胞计数明显升高,出现杆状核细胞。常需气管切开或插管。

四、毛细支气管炎

毛细支气管炎是婴儿期常见的下呼吸道炎症性疾病。好发于2岁以内,尤以6个月以内婴儿最多见。多发于冬春两季,呈散发性或流行性发病,后者称为流行性毛细支气管炎,又因该病是以喘憋为主要特征的一种特殊类型的肺炎,故又称喘憋性肺炎。

本病主要由病毒引起,呼吸道合胞病毒占 50% 以上,其次为副流感病毒 3 型、肺炎支原体、腺病毒等。细菌感染的地位尚不明确。以 3～6 个月男性婴儿好发,高危因素包括人工喂养、居住环境拥挤、被动吸烟等。

多数患儿先有上呼吸道感染症状,伴发热、食欲缺乏。逐渐出现呼吸困难、阵发性喘憋,发作时呼吸快而浅,并伴有呼气性喘鸣,明显鼻扇及三凹征。严重病例有明显梗阻性肺气肿,常有极度烦躁不安、面色苍白及发绀。胸部叩诊呈过清音,毛细支气管接近完全梗阻时,呼吸音明显减低或完全听不到,或仅有呼气延长及哮鸣音,喘憋时常听不到湿啰音,趋于缓解时则可有弥漫性中小水泡音、捻发音。因肺过度充气,常将肝脏推向下方。由于过度换气引起不显性失水量增加和液体摄入量不足,可伴脱水、酸中毒(包括呼吸性及代谢性酸中毒),特别严重病例可合并急性呼吸衰竭、脑水肿、心力衰竭、虚脱,甚至出现窒息等导致死亡。

胸片可见不同程度的梗阻性肺气肿,可伴支气管周围炎影像,部分患儿可有散在点片状阴影。后者可能是肺泡炎症或阻塞性肺不张的结果。周围血白细胞总数及分类多属正常;鼻咽分泌物病毒抗原检测、病毒分离或病毒核酸检测可阳性。亦可通过测定血清特异 IgM 或双份血清抗体效价得出病原学诊断。

根据发病年龄偏小,发病初期即出现明显的喘憋,体格检查及 X 线检查在初期即出现明显肺气肿,诊断不难。本病应与哮喘相鉴别。如有哮喘家族史、反复发作、无前驱感染而突然发作、嗜酸性粒细胞增多、对单剂 β_2 激动剂吸入反应良好而且迅速提示哮喘可能。病毒感染诱发本病反复发作者少于 5%。其他需鉴别的疾病包括囊性纤维化、心力衰竭、气管异物、百日咳、细菌性支气管肺炎伴广泛阻塞性肺气肿等。

本病以支持治疗为主。可应用利巴韦林,无继发细菌感染者抗生素治疗作用不大。应放置在冷湿化环境中,或冷湿化给氧,以缓解低氧血症、减少不显性失水。避免使用镇静剂。及时补充液体,维持水、电解质、酸碱平衡。肾上腺皮质激素一般无效,但对防止严重腺病毒毛细支气管炎造成的后遗症有无作用尚缺乏评价。如对激素反应良好,不能排除哮喘。可试用 B2 激动剂或肾上腺素雾化吸入。病情严重伴呼吸衰竭时应行气管插管进行机械通气。

本病病程 2～3 天达高峰,但一般预后较好。死亡率小于 1%。如有先天性心脏病、早产、支气管肺发育不良、免疫缺陷、囊性纤维化者死亡率明显增高。有些患儿可发展成为反应性气道疾病。

五、支气管扩张症

支气管扩张症以亚段支气管持续扩张为特征,伴支气管壁及支气管周围组织的炎症性破坏和管腔内渗出物积聚。根据其发生原因分为先天性(婴儿多为支气管软骨发育缺陷,年长儿多为支气管肌肉及弹力纤维发育缺陷)和后天性两类,后者多由慢性肺部感染引起,如麻疹、百日咳和重症肺炎等。百日咳患儿可伴支气管扩张,但数个月后常可恢复正常。国外报道囊性纤维化和 HIV 感染是儿童支气管扩张的重要原因。其他因素包括异物吸入、支气管淋巴结结核、哮喘、肿瘤、各种原因引起的慢性肺炎等。免疫缺陷的患儿,尤其是低免疫球蛋白血症者反复细菌性肺炎和支气管炎后可发生支气管扩张。其确切机制尚不明确,一般认为感染和支气管阻塞是支气管扩张的两个根本致病因素,感染后剧烈咳嗽、管腔内分泌物的淤滞等可促使损伤软化的支气管壁扩张。

根据支气管扩张的形态分为 4 型:①圆柱状:较局限,常见于轻症;②囊状:分布范围较广,多为重症;③核状:介于两者之间;④混合型:兼有以上两种形态,较常见。

主要症状为咳嗽,多由变换体位时引起,急性感染时伴大量黏液脓痰。发热少见。易患反复下呼吸道感染,尤其在同一部位反复发生肺炎,甚至肺脓肿。病程久者多有不同程度咯血、贫血、营养不良等。肺部检查可在肺底部闻及水泡音或哮鸣音。如病变广泛,常因肺不张或纤维性病变致纵隔移向患侧。杵状指(趾)的出现提示病程常在 1 年以上。

轻症患儿胸片仅见肺纹理增粗,病变明显时可见中下肺。大小不等的环状透光阴影,呈卷发状或蜂窝状,常伴肺段、肺叶不张影及周围炎性浸润影。支气管造影显示支气管呈柱状、梭状或囊状扩张。

根据上述典型症状和 X 线表现,结合支气管造影不难诊断。近年来支气管造影在很大程度上已被 CT、尤其是高分辨 CT 替代。柱状支气管扩张症,CT 表现为"轨道征"或"印戒征"。当扩大的支气管走行与 CT 扫描层面平行时,即表现为"轨道征";相垂直时,即构成"印戒征"。囊状支气管扩张症,呈簇集蜂窝状分布,诊断准确率较高。

支气管扩张患儿的治疗应重视体位引流,以排除气道分泌物;雾化吸入疗法对稀化黏痰有良好效果。急性恶化期全身应用抗生素 2~3 周,囊性纤维化患儿适当延长疗程,但盲目延长可能会增加耐药性和耐药菌株的产生。最好根据痰培养和药物敏感试验结果选择相应抗生素。清除分泌物后雾化吸入抗生素可能有益,但过长疗程也会增加耐药性。应每年接种流感疫苗。如病变限于一肺段或肺叶,经上述治疗病情无改善甚至恶化者,可考虑肺段或肺叶切除。

六、气道异物

气道异物是小儿常见危重急症。多见于 5 岁以内小儿。异物误吸入气道后,表现突然阵发性剧烈呛咳、憋气,继而呕吐及呼吸困难。上述症状活动时加重,安静或睡眠后减轻。其病情严重程度取决于异物大小、性质、嵌顿部位和气道阻塞程度,重者可造成窒息迅速死亡。急性期过后常伴数小时至数周的平静期,因而易被漏诊。

(一)喉部异物

患儿突然发生剧烈呛咳、憋气及发绀。如异物较大,阻塞喉腔,可迅速窒息死亡。较小尖锐异物,嵌顿于喉部者,出现喉鸣、吸气性呼吸困难、声音嘶哑、疼痛、咯血等。

(二)气管异物

可表现咳嗽、声音嘶哑、呼吸困难、青紫等,但以喘鸣、听诊有气管拍击声、触诊有气管撞击感为特点。

(三)支气管异物

以右侧较为多见。初始症状与喉异物、气管异物相似。异物进入一侧支气管后,症状可暂时减轻,仅表现轻度喘鸣和咳嗽。非刺激性、非阻塞性异物吸入可长时间保持无症状。如异物阻塞程度较轻,可仅表现喘鸣;不完全阻塞形成活瓣时造成肺气肿;完全阻塞则造成肺不张。上述情况持续存在,极易继发感染。此外,如长时间植物(如花生)异物停留,可由于化学刺激而发生植物性支气管炎,后者以咳嗽、败血性发热、呼吸困难为特征。亦可发生慢性化脓性病变。

根据异物吸入史、典型症状、体征,结合胸部 X 线检查,一般诊断不难。必要时做支气管镜检查,以确定诊断。有些患儿无法追问到异物吸入史,因而对任何急性或慢性肺疾患者均应注意排除异物吸入,尤其是呼吸道感染治疗效果不佳、局部气道有阻塞征象、肺部体征多变者。胸部 X 线检查诊断价值较大,对不透光异物,能直接确定异物的部位、大小或形状;对透光异物,则可根据呼吸道梗阻情况而做出判断,如局灶性肺气肿或肺不张。此外应在透视下反复观察纵隔、横膈运动情况,如有纵隔移位与摆动,常提示支气管异物。

当发现有异物吸入时,应立即抢救。1 岁以内婴儿突然发生窒息伴失音时,应立即将患儿头部放低,用掌根叩打患儿背部(肩胛骨间)4次,以松动异物;继而患儿取仰卧位,用心肺复苏同样手法按压胸部4次(婴儿按压胸骨中部,年长儿按压部位略低);随后观察口腔内有无异物,并取出;意识不清者立即复苏。如不成功,可重复上述叩背、压胸、观察口腔、复苏环节。1岁以上患儿应平卧,从中腹部开始,向上、向内用力挤压6～10次;随后观察口腔内有无异物,并取出;意识不清者复苏。如不成功,可重复以上压腹、观察口腔、复苏步骤。

如患儿能咳嗽和呼吸,无须上述操作。应尽快进行硬质支气管镜检查和治疗,延迟处理可增加感染机会。纤维支气管镜对深部或上叶支气管异物及深部植物性残渣有较好的诊断和治疗效果。异物取出前不宜应用肺部物理治疗及支气管扩张剂,以免引起异物移位至大气道引起窒息。继发感染者选用适当抗生素。少数情况下,如植物性异物停留时间过长,可能需要肺叶切除。

七、囊性纤维化

囊性纤维化(CF)是一种常染色体隐性遗传性疾病。种族差异很大,法国Brittany半岛活产婴儿发病率高达1/377,而夏威夷岛亚洲婴儿仅1/90000。美国白人活产婴儿发病率为1/3500,黑人婴儿为1/17000。我国尚无相关的流行病学资料,文献报道甚少。

研究已发现700多种基因突变与CF有关,但均定位于第7号染色体长臂单一位点。这一基因编码一种1480个氨基酸的蛋白质,称为CF跨膜调节蛋白(CFTR)。后者表达于气道、胃肠道(包括胰、胆道系统)、汗腺、泌尿生殖道上皮,具有离子通道和调节功能。CF基因突变可能影响上皮细胞Cl分泌,而Na^+吸收过量,导致气道表面水分不足,分泌物变得干燥黏稠、不易排出,因而易发生金黄色葡萄球菌和铜绿假单胞菌的呼吸道定植和继发感染。全身黏液分泌腺阻塞扩张,继而萎缩纤维变性。由于胰腺外分泌不足,导致脂肪吸收障碍和营养不良。新生儿可由于胰液消化力弱,致胎粪呈硬性灰白色油状物,引起胎粪性肠梗阻。由于汗腺导管的功能是吸收Cl^-而不是分泌Cl^-,因而CF患儿汗液中Cl重吸收障碍,导致汗液中Cl^-和Na^+水平升高。

本病是引起儿童慢性严重肺部疾病的主要原因,并与胰腺外分泌功能不全有关。临床上以气道梗阻和感染及消化不良为特征。根据美国20000例CF患者的调查,表现急性或持续呼吸道症状者占50.5%,生长发育障碍、营养不良者占42.9%,大便异常(如脂肪泻)占35.0%,胎粪性肠梗阻为18.8%,有家族史者占16.8%。新生儿期可因胎粪性肠梗阻、腹膜炎而引起注意并得到诊断。持续咳嗽是最常见的症状,开始为干咳,以后伴黏稠痰或脓痰,不易咳出。年长儿晨起或活动后尤为明显。婴儿可表现广泛喘鸣。有些患儿可长时间无症状,或仅有反复肺炎或急性呼吸道感染迁延不愈。随病情进展,出现气急、活动耐力差、生长发育障碍等。常见并发症包括肺不张、咯血、气胸、肺动脉高压、呼吸衰竭等。早期可出现肺气肿体征,散在或局部粗大啰音,伴杵状指(趾)。婴儿常闻哮鸣音。晚期可出现发绀。

婴儿反复呼吸道感染若伴有消化不良,须考虑本病之可能。长期以来根据汗液试验进行确诊。用毛果芸香碱电离子透入法收集并测定汗液中Cl^-含量,如超过60mmol/L,结合下列一项或一项以上可诊断本病:典型慢性阻塞性肺疾病,胰腺外分泌功能不全,阳性家族史。近年来推荐新的诊断标准:典型临床特征(呼吸道症状、胃肠道、泌尿生殖系统症状),或同胞中有CF患儿,或新生儿筛查试验阳性,加下列CFTR功能紊乱的实验室证据之一即可诊断:两个不同日期采集的汗液Cl含量升高,鉴定出两种CF突变,鼻上皮电位差测定异常。

CF患儿的治疗应着重于对呼吸道感染的防治。设法去除呼吸道内黏稠分泌物,加强肺部物理治疗,尤其是胸部叩打和体位引流,根据病情每天1～4次;注意口服补液或静脉补液,尤其是炎热季节及伴发急性胃肠炎时,防止脱水和气道分泌物干燥黏稠;雾化吸入 0.45～0.9％氯化钠可湿化气道、稀化痰液,亦可加用人重组 DNA 酶(2.5mg,每天 1 次)雾化吸入。N-乙酰半胱氨酸可溶解黏液,但可损害纤毛上皮,应避免反复使用。伴可逆性气道梗阻可应用 β 受体兴奋剂或色苷酸钠、盐酸异丙托品。适当放宽抗生素应用指征,剂量为一般轻症感染的 2～3 倍。轻症感染可口服给药,主要针对常见病原如金黄色葡萄球菌、不定型流感嗜血杆菌、铜绿假单胞菌等,最好根据细菌培养和药物敏感试验结果选用。严重感染者应静脉给药,疗程不少于 2 周。为控制炎症过程,延缓肺部病变的发展,有人提出应用皮质激素吸入治疗,但迄今尚缺乏肯定有效的证据,常规应用仅限于伴有严重反应性气道疾病者。非甾体类抗炎药物如布洛芬可用于肺部病变较轻、一秒用力呼气量(FEV$_1$)在预计值 60％以上的 5～12 岁儿童。有黏液气道阻塞者可进行气管支气管吸引,或在纤维支气管镜下用生理盐水或黏液溶解剂进行灌洗。此外,应给予高热量、高蛋白饮食,并注意补充多种维生素。一些新的治疗手段目前正在积极研究中,如基因治疗、突变 CFTR 的药物上调、刺激其他 Cl$^-$ 转运机制等。

（袁　强）

第四节　肺部感染性疾病

肺炎是儿科常见病、多发病,而且有资料表明,小儿肺炎是目前我国婴幼儿死亡的首位原因,迄今仍严重威胁着小儿的生命和健康。

肺炎可由各种微生物引起,其中以细菌和病毒最为多见。不同地区之间,其病原学分布存在较大差异。在美国等发达国家,病毒感染者占社区获得性肺炎的 80％左右,而在发展中国家,细菌感染的比例仍居高不下。我国尚无确切数字,据估计细菌、病毒及混合感染的比例各占 1/3 左右。细菌感染中,以肺炎链球菌和流感嗜血杆菌为常见,葡萄球菌感染发生率已明显减少。免疫功能缺陷、病程迁延的婴儿,大肠埃希菌、肺炎克雷伯杆菌、卡他莫拉菌等条件致病菌感染亦不容忽视。病毒感染中,以呼吸道合胞病毒(RSV)最为常见,其次为流感病毒、副流感病毒、腺病毒等。麻疹病毒、水痘病毒、巨细胞病毒等亦可引起。近年来对其他病原的关注程度不断提高,尤其是非典型菌(炎支原体、衣原体、军团菌)感染的报道逐渐增多。同时发现一些新的病毒与小儿呼吸道感染密切相关,如人偏肺病毒、博卡病毒、新型 H1N1 流感病毒。

此外,年龄亦是小儿肺炎病原学预测的重要指标,如 2 个月内的小婴儿以 B 组溶血性链球菌、肺炎链球菌、流感嗜血杆菌为主,其次是金黄色葡萄球菌、肺炎克雷伯杆菌和肠道杆菌、沙眼衣原体、百日咳杆菌、呼吸道合胞病毒(RSV)等;2 个月至 2 岁患儿以 RSV、肺炎链球菌、流感嗜血杆菌为主,其次是副流感病毒、腺病毒、流感病毒、金黄色葡萄球菌;3～5 岁儿童与 2 个月至 2 岁婴幼儿相似;5 岁以上患儿则以肺炎支原体和肺炎链球菌、肺炎衣原体等最为常见。

对肺炎的分类目前尚无统一的方法。根据其感染病原,可将肺炎分为细菌性肺炎、病毒性肺炎、支原体肺炎等,对临床治疗有重要的指导意义。但在无法确定病原的情况下,常根据其病灶范围分为大叶性肺炎、支气管肺炎(小叶性肺炎)和间质性肺炎等。小儿肺炎多数表现为支气管肺炎,约占 90％以上。

一、支气管肺炎

【病因】

凡能引起上呼吸道感染的病原均可诱发支气管肺炎,但以细菌和病毒为主,其中肺炎链球菌、流感嗜血杆菌、RSV 最为常见。20 世纪 90 年代以后,美国等发达国家普遍接种 b 型流感嗜血杆菌(Hib)疫苗,因而因流感嗜血杆菌所致肺炎已明显减少。

【发病机制】

由于气道和肺泡壁的充血、水肿和渗出,导致气道阻塞和呼吸膜增厚,甚至肺泡填塞或萎陷,引起低氧血症和(或)高碳酸血症,发生呼吸衰竭,并引起其他系统的广泛损害,如心力衰竭、脑水肿、中毒性脑病、中毒性肠麻痹、消化道出血、稀释性低钠血症、呼吸性酸中毒和代谢性酸中毒等。一般认为,中毒性心肌炎和肺动脉高压是诱发心力衰竭的主要原因。但近年来有研究认为,肺炎患儿并无心肌收缩力的下降,而血管紧张素 Ⅱ 水平的升高、心脏后负荷的增加可能起重要作用。重症肺炎合并不适当抗利尿激素分泌综合征亦可引起非心源性循环充血症状。

【临床表现】

典型肺炎的临床表现包括:①发热:热型不定,多为不规则发热,新生儿可不发热或体温不升;②咳嗽:早期为干咳,极期咳嗽可减少,恢复期咳嗽增多、有痰,新生儿、早产儿可无咳嗽,仅表现为口吐白沫等;③气促:多发生于发热、咳嗽之后,呼吸频率加快(2 个月龄内>60 次/分,2~12 个月>50 次/分,1~4 岁>40 次/分),重症者可出现发绀;④呼吸困难:鼻翼翕动,重者呈点头状呼吸、三凹征、呼气时间延长等;⑤肺部固定细湿啰音:早期可不明显或仅呼吸音粗糙,以后可闻及固定的中、细湿啰音,叩诊正常;但当病灶融合扩大累及部分或整个肺叶时,可出现相应的肺实变体征。

重症肺炎:除呼吸系统严重受累外,还可累及循环、神经和消化等系统,出现相应的临床表现。

1.呼吸系统　早期表现与肺炎相同,一旦出现呼吸频率减慢或神经系统症状应考虑呼吸衰竭可能,及时进行血气分析。

2.循环系统　常见心力衰竭,表现为:①呼吸频率突然加快,超过 60 次/分;②心率突然加快,>160~180 次/分;③骤发极度烦躁不安,明显发绀,面色发灰,指(趾)甲微血管充盈时间延长;④心音低钝,奔马律,颈静脉怒张;⑤肝脏迅速增大;⑥少尿或无尿、颜面眼睑或双下肢水肿。以上表现不能用其他原因解释者即应考虑心力衰竭。

3.神经系统　轻度缺氧表现为烦躁、嗜睡;脑水肿时出现意识障碍、惊厥、呼吸不规则、前囟隆起、脑膜刺激征等,但脑脊液化验基本正常。

4.消化系统　轻症肺炎常有食欲缺乏、呕吐、腹泻等;重症可引起麻痹性肠梗阻,表现腹胀、肠鸣音消失,腹胀严重时可加重呼吸困难。消化道出血时可呕吐咖啡渣样物,大便隐血阳性或排柏油样便。

【辅助检查】

(一)特异性病原学检查

病毒性肺炎早期、尤其是病程在 5 天以内者,可采集鼻咽部吸出物或痰(脱落上皮细胞),进行病毒抗原或核酸检测。病程相对较长的患儿则以采集血标本进行血清学检查为宜。病毒分离与急性期/恢复期双份血清抗体测定是诊断病毒感染最可靠的依据,但因费时费力,无法应用于临床。目前大多通过测定鼻咽部脱落细胞中病毒抗原、DNA 或 RNA 或测定其血清特异 IgM 进行早期快速诊断。

肺炎患儿的细菌学检查则较为困难。由于咽部存在着大量的正常菌群,而下呼吸道标本的取出不可避免地会受到其污染,因而呼吸道分泌物培养结果仅供参考。血和胸水培养阳性率甚低。通过纤维支气管镜取材、尤其是保护性毛刷的应用,可使污染率降低至 2% 以下,有较好的应用前景。肺穿刺培养是诊断细菌性肺炎的金标准,但患儿和医生均不易接受。最近 VuoriHolopainen 对肺穿刺进行了综述评价,认为该技术有着其他方法无法比拟的优点,而且引起的气胸常无症状,可自然恢复,在某些机构仍可考虑使用。

支原体的检测与病毒相似。早期可直接采集咽拭子标本进行支原体抗原或 DNA 检测,病程长者可通过测定其血清特异 IgM 进行诊断。

(二)非特异性病原学检查

如外周血白细胞计数和分类计数、血白细胞碱性磷酸酶积分、四唑氮蓝试验等,对判断细菌或病毒可能有一定的参考价值。细菌感染以上指标大多增高,而病毒感染多数正常。支原体感染者外周血白细胞总数大多正常或偏高,分类以中性粒细胞为主。血 C 反应蛋白(CRP)、前降钙素(PCT)、白细胞介素-6(IL-6)等指标,细菌感染时大多增高,而病毒感染大多正常,但两者之间有较大重叠,鉴别价值不大。如以上指标显著增高,则强烈提示细菌感染。血冷凝集素试验>1：32 对支原体肺炎有辅助诊断价值,但是不能作为确诊支原体感染的依据。

(三)血气分析

对肺炎患儿的严重度评价、预后判断及指导治疗具有重要意义。

(四)影像学检查

早期见肺纹理增粗,以后出现小斑片状阴影,以双肺下野、中内带及心隔区居多,并可伴有肺不张或肺气肿。斑片状阴影亦可融合成大片,甚至波及整个节段。

【并发症】

若延误诊断或病原体致病力强者(如金黄色葡萄球菌感染)可引起并发症。如在肺炎治疗过程中,中毒症状或呼吸困难突然加重,体温持续不退、或退而复升,均应考虑有并发症的可能,如脓胸、脓气胸、肺大疱等。支原体肺炎患儿可由于病原体本身直接侵犯或变态反应引起肺外损害,如心肌炎、心包炎、溶血性贫血、血小板减少、脑膜炎、吉兰-巴雷综合征、肝炎、胰腺炎、脾肿大、消化道出血、各型皮疹、肾炎、血尿、蛋白尿等。

【诊断与鉴别诊断】

根据典型临床症状,结合 X 线胸片所见,诊断多不困难。但需与肺结核、支气管异物、哮喘伴感染相鉴别,同时应对其严重度、有无并发症和可能的病原菌做出评价。

【治疗】

(一)一般治疗

保持室内空气新鲜,并保持适当的室温(18～20℃)及湿度(60%左右)。保持呼吸道通畅,经常翻身更换体位,利于排痰。不同病原体肺炎宜分室居住,以免交叉感染。供给充足水分,宜给热量高、富含维生素并易于消化吸收的食物。少量多餐,重症不能进食者给予静脉营养。合并佝偻病者应注意补充维生素 D 和钙剂,伴维生素 A 缺乏症或麻疹肺炎,应给予维生素 A 治疗。

(二)病因治疗

绝大多数重症肺炎由细菌感染引起,或混合感染,需采用抗生素治疗。使用原则:①根据病原菌选用敏感药物。肺炎链球菌感染首选青霉素 G,青霉素耐药者可选用头孢曲松等第三代头孢霉素类或万古霉素;金黄色葡萄球菌感染首选苯唑西林,耐药者用万古霉素;支原体、衣原体和军团菌感染首选大环内酯类抗生素。②早期治疗。③联合用药。④选用渗入下呼吸道浓度高的药。⑤足量、足疗程,重症宜经静脉途径给药。用药时间应持续至体温正常后 5～7 天,临床症状基本消失后 3 天。支原体肺炎至少用药 2～3 周,以免复发。葡萄球菌肺炎比较顽固,易于复发及产生并发症,疗程宜长,一般于体温正常后继续用药 2 周,总疗程 6 周。

针对流感病毒感染可选用奥司他韦、金刚烷胺等,巨细胞病毒感染选用更昔洛韦,RSV 感染可雾化吸入利巴韦林。其他病毒感染尚缺乏明确有效的药物。

（三）对症及支持疗法

1.氧疗　凡具有明显低氧血症、$PaO_2<60mmHg$ 者，或临床上有呼吸困难、喘憋、口围发绀、面色苍灰等缺氧指征者应立即吸氧。一般采取鼻导管给氧，氧流量为 0.5～1L/min；氧浓度不超过 40%。保持血氧浓度 80mmHg 左右为宜。氧气应湿化，以免损伤气道纤毛上皮细胞和痰液变黏稠。缺氧明显者可用面罩给氧，氧流量 2～4L/min，氧浓度为 50%～60%。若出现呼吸衰竭，则应使用人工呼吸器。

2.保持呼吸道通畅　包括：①保证足够液体量的摄入，以免痰液黏稠；②雾化吸入药物，裂解黏蛋白；③口服或静脉应用祛痰剂；④喘憋严重者可选用支气管解痉剂；⑤胸部物理治疗：体位引流、震荡、拍背、吸痰。

3.心力衰竭的治疗　①给氧。②镇静。③增强心肌的收缩力：常用洋地黄类强心药。心力衰竭严重者或伴有先天性心脏病者，宜先用毛花苷丙饱和，量为 0.02～0.04mg/kg，首剂给总量的 1/3～1/2，余量分两次，每隔 4～6 小时给予。洋地黄化后 12 小时可开始给予维持量，常用地高辛口服。维持量的疗程视病情而定。心力衰竭较轻者可用毒毛花苷 K，每次 0.007～0.010mg/kg。④利尿：常用呋塞米（速尿）每次 1mg/kg。⑤血管活性药物：常用酚妥拉明（立其丁）或疏甲丙脯酸等。⑥限制液体总量和输入速度。

4.腹胀的治疗　伴低钾血症者应及时补钾。如系中毒性肠麻痹，应禁食、胃肠减压、皮下注射新斯的明，每次 0.04mg/kg；亦可联用酚妥拉明 0.5mg/kg 及间羟胺（阿拉明）0.25mg/kg，加入 10% 葡萄糖注射液 20～30ml 中静脉滴注，1 小时后可重复应用，一般 2～4 次可缓解。

5.激素疗法　中毒症状明显或喘憋较重者，可用甲基泼尼松龙 1～2mg/kg、氢化可的松 4～8mg/kg 或地塞米松每次 0.2～0.4mg/kg，每日 1～3 次，一般用 3～5 天，病情改善后停药。

6.伴有脓胸、脓气胸者应及时处理　包括胸腔抽气、抽脓、闭式引流等。

7.液体疗法　肺炎患者常有钠、水潴留趋势，故液体量及钠盐均应适当限制。总液体量 60～80ml/(kg·d)，以 1/5～1/3 张为宜。如伴有严重呕吐腹泻，应根据血清钾、钠、氯及血气分析测定结果给予补液。单纯呼吸性酸中毒的治疗以改善通气功能为主，但当血 pH<7.20，已失代偿并合并代谢性酸中毒时，可给 5% 碳酸氢钠每次 2～3ml/kg，适当稀释后静脉输入。所需碱性液体量最好根据血气分析结果进行调整。必须指出，在通气未改善前使用碳酸氢钠，有加重 CO_2 潴留的可能，因此，保证充分通气和氧合是应用碳酸氢钠纠正酸中毒不可忽视的前提。

8.其他　病情较重、病程较久、体弱、营养不良者可酌情应用丙种球蛋白、胸腺肽等免疫调节剂，以提高机体抵抗力。肺部理疗有促进炎症消散的作用；适当补充维生素 C、维生素 E 等氧自由基清除剂，可促进疾病康复。

【预防】

为预防肺炎，应着重注意下列措施：

（一）加强护理和体格锻炼

防止佝偻病及营养不良是预防重症肺炎的关键。提倡母乳喂养，及时增添辅食，培养良好的饮食及卫生习惯，多晒太阳。从小锻炼体格，提高机体耐寒能力。室温不宜过高或过低。随气候变化适当增减衣服。

（二）尽可能避免接触呼吸道感染的患者

对免疫缺陷性疾病或应用免疫抑制剂的婴儿更要注意。

（三）预防并发症和继发感染

积极治疗小儿上呼吸道感染、气管炎等疾病。已患肺炎的婴幼儿，应积极预防可能发生的严重并发症，如脓胸、脓气胸等。病房应注意空气消毒，预防交叉感染。

（四）接种疫苗

Hib 疫苗的广泛接种,可有效预防 Hib 所致肺炎。肺炎链球菌多糖疫苗对健康儿童可有效地预防侵袭性肺炎链球菌感染,但在婴儿缺乏免疫性。结合疫苗突破了传统肺炎球菌多糖疫苗的局限性,可以满足 2 岁以下儿童免疫预防的需要。肺炎支原体灭活疫苗及减毒活疫苗的应用正处于研究阶段。

（五）药物性预防

在高危人群中应用红霉素作为肺炎支原体、百日咳等感染的预防。卡氏肺孢子虫肺炎高危儿应用磺胺甲基异口恶唑(SMZ)加甲氧苄啶(TMP)预防性口服可显著减少其发生率。

二、细菌性肺炎

（一）肺炎链球菌肺炎

肺炎链球菌常引起以肺大叶或肺节段为单位的炎症,但在年幼儿童;由于免疫功能尚不成熟,病菌沿支气管播散形成以小气道周围实变为特征的病变(支气管肺炎)。

年长儿童肺炎链球菌肺炎的临床表现与成人相似。可先有短暂轻微的上呼吸道感染症状,继而寒战、高热,伴烦躁或嗜睡、干咳、气急、发绀及鼻扇、锁骨上、肋间隙及肋弓下凹陷等。可伴有铁锈色痰。早期常缺乏体征,多在 2～3 天后出现肺部实变体征。重症患儿可并发感染性休克、中毒脑病、脑水肿甚至脑疝。

婴儿肺炎链球菌肺炎的临床表现多变。常先有鼻塞、厌食等先驱症状,数天后突然发热、烦躁不安、呼吸困难、发绀,伴气急、心动过速、三凹征等。体格检查常无特征性,实变区域可表现叩诊浊音、管性呼吸音,有时可闻啰音。肺部体征在整个病程中变化较少,但恢复期湿啰音增多。右上叶累及时可出现颈强直。

外周血白细胞计数常增高,达 $15 \times 10^9 \sim 40 \times 10^9/L$,以中性粒细胞为主。多数患儿鼻咽分泌物中可培养出肺炎链球菌,但其致病意义无法肯定。如能在抗生素应用前进行血培养或胸水培养,具有一定的诊断意义。X 线改变与临床过程不一定平行,实变病灶出现较肺部体征早,但在临床缓解后数周仍未完全消散。年幼儿童实变病灶并不常见。可有胸膜反应伴渗出。

肺炎链球菌肺炎患儿 10%～30% 存在菌血症,但由于抗生素的早期应用,国内血培养阳性率甚低。血清学方法,如测定患儿血清、尿液或唾液中的肺炎链球菌抗原可协助诊断,但也有研究者认为此法无法区别肺炎链球菌的感染和定植。最近有报道通过测定血清 Pneumolysin 抗体,或含有针对肺炎链球菌种特异荚膜多糖、型特异荚膜多糖复合物、蛋白抗原 Pneumolysin 抗体的循环免疫复合物进行诊断,但在婴儿,其敏感性尚嫌不足。亦可通过聚合酶链反应检测胸水或血中的肺炎链球菌 DNA 协助诊断。

肺炎链球菌肺炎的临床表现无法与其他病原引起的肺炎相鉴别。此外,年长儿右下叶肺炎常由于刺激横膈引起腹痛,需与急性阑尾炎鉴别。

肺炎链球菌耐药性问题已引起普遍关注。在一些国家及我国台湾地区耐青霉素菌株已高达 50%～80%。我国内陆各地区肺炎链球菌耐药情况有较大差异,2000 年监测资料表明,北京为 14%,上海35.7%,而广州高达 60%。对青霉素敏感株仍可选用青霉素 G 10 万 U/(kg·d)治疗,但青霉素低度耐药株(MIC 2.0～4.0μg/ml)应加大青霉素剂量至 10 万～30 万 U/(kg·d),以上治疗无效、病情危重或高度耐药者(MIC>4.0×g/ml)应选用第三代头孢霉素,如头孢噻肟、头孢曲松或万古霉素。

（二）流感嗜血杆菌肺炎

流感嗜血杆菌(Hi)肺炎常见于 5 岁以下婴儿和年幼儿童。应用特异性免疫血清可将 Hi 分为 a～f6 型,其中以 b 型(Hib)致病力最强。由于 Hib 疫苗的接种,20 世纪 90 年代以后美国等发达国家 Hib 所致肺炎下降了 95%。近年来也有较多非 b 型 Hi 感染的报道。

本病临床表现无特异性。但起病多较缓慢,病程可长达数周之久。幼婴常伴有菌血症,易出现脓肿、心包炎等化脓性并发症。外周血白细胞计数常中度升高。多数患儿 X 线表现为大叶性或节段性病灶,下叶多受累。幼婴常伴胸膜受累。本病诊断有赖于从血、胸水或肺穿刺液中分离到病菌。由于 Hi 在正常人群的咽部中有一定的携带率,托幼机构中更高,因而呼吸道标本诊断价值不大。

治疗时必须注意 Hi 的耐药问题。目前分离的 Hi 主要耐药机制是产生 β-内酰胺酶,美国、我国香港等地 Hi 菌株产酶率已高达 30% 以上。国内各地关于氨苄西林耐药率和产酶率差异较大。如对病菌不产酶,可使用氨苄西林,如不能明确其是否产酶,首选头孢噻肟、头孢曲松等。如最初反应良好,可改为口服,疗程为 10~14 天。在大环内酯类中,阿奇霉素、克拉霉素对 Hi 有较好的敏感性。

(三)葡萄球菌肺炎

葡萄球菌肺炎多发生于新生儿和婴儿。Goel 等报道 100 例患儿中,1 岁以内占 78%,平均年龄 5 个月。金黄色葡萄球(金葡菌)和表皮葡萄球菌均可致病,但以前者致病最强。由于金葡菌可产生多种毒素和酶,具有高度组织破坏性和化脓趋势,因而金葡菌肺炎以广泛出血性坏死、多发性小脓肿形成为特点。

临床上以起病急、发展快、变化大、化脓性并发症多为特征。一开始可有 1~2 天的上呼吸道感染症状,或皮肤疖肿史,病情迅速恶化,出现高热、咳嗽、呻吟、喘憋、气急、发绀,肺部体征出现较早。易出现脓胸、脓气胸、肺大疱等并发症。外周血白细胞计数常明显升高,以中性粒细胞为主。可伴轻至中度贫血。胸片改变特点:发展快、变化多、吸收慢。肺部病灶可在数小时内发展成为多发性小脓肠或肺大疱,并出现脓胸、脓气胸等并发症。X 线改变吸收缓慢,可持续 2 个月或更久。

1 岁以下、尤其是 3 月龄以内的小婴儿,如肺炎病情发展迅速,伴肺大疱、脓胸或肺脓肿形成者应高度怀疑本病。在抗生素使用前必须进行痰、鼻咽拭子、浆膜腔液、血液或肺穿刺物的培养。痰或胸水涂片染色可发现中性粒细胞和革兰阳性球菌呈葡萄串链状排列。血清中磷壁酸抗体测定可作为病原学诊断的补充。

合适的抗生素治疗和脓液的引流是治疗的关键。在获取培养标本后应立即给予敏感的杀菌药物,并足量、联合、静脉用药。疗程不少于 4~6 周,有并发症者适当延长。宜首选耐青霉素酶窄谱青霉素类,如苯唑西林等,可联合头孢霉素类使用。如为耐甲氧西林金葡菌(MRSA)引起,应选用万古霉素治疗。

(四)链球菌性肺炎

A 组链球菌(GAS)主要引起咽炎等上呼吸道感染,但在出疹性疾病、流感病毒感染等情况下可发生链球菌肺炎,多发生于 3~5 岁的儿童。B 组链球菌(CBS)则是新生儿肺炎的主要病原。

GAS 所致肺炎与肺炎链球菌肺炎的症状体征相似。常起病突然,以高热、寒战、呼吸困难为特点,也可表现为隐袭起病,过程轻微,表现咳嗽、低热等。

外周血白细胞计数常升高,血抗 O 抗体滴度升高有助于诊断。确定诊断有赖于从胸水、血或肺穿刺物中分离出链球菌。

首选青霉素 G 治疗,临床改善后改口服,疗程 2~3 周。

(五)其他革兰阴性杆菌肺炎

常见的革兰阴性杆菌包括大肠埃希菌、肺炎克雷伯杆菌、铜绿假单胞菌等。主要见于新生儿和小婴儿,常有以下诱因:①广谱抗生素的大量应用或联合应用;②医源性因素如气管插管、血管插管、人工呼吸机等的应用;③先天性或获得性免疫功能缺陷,如营养不良、白血病、恶性淋巴瘤、长期使用皮质激素或免疫抑制剂等。因而本病多为院内感染。

本病临床过程难以与其他细菌性肺炎鉴别。原有肺炎经适当治疗好转后又见恶化,或原发病迁延不愈,应怀疑此类肺部感染。诊断主要依靠气管吸出物、血或胸水培养结果。

多数革兰阴性杆菌耐药率较高,一旦诊断此类感染,宜首选第三代头孢霉素或复合 β-内酰胺类(含β-内酰胺酶抑制剂)。如致病菌株产生超广谱 β-内酰胺酶(ESBL),应选用头孢霉素类、复合 β-内酰胺类,严重者选用碳青霉烯类抗生素如亚胺培南。

(六)沙门菌肺炎

由伤寒、副伤寒、鼠伤寒或其他非伤寒沙门菌引起,发生于沙门菌感染的病程中,较为少见。多发于幼小婴儿。

可表现为大叶性肺炎或支气管肺炎症状。较为特殊的表现为痰常呈血性或带血丝。在沙门菌感染的病程中,如发生呼吸道症状如咳嗽、气急,即使无肺部体征,也应进行摄片。如有肺炎改变应考虑为沙门菌肺炎。

在美国,约 20%沙门菌株对氨苄西林耐药。如病情严重、耐药情况不明,宜首选第三代头孢霉素,如头孢曲松、头孢噻肟等,如为敏感株感染则可用氨苄西林或 SMZ-TMP 治疗。

(七)百日咳肺炎

百日咳肺炎由百日咳杆菌引起,多为间质性肺炎,亦可因继发细菌感染而引起支气管肺炎。患儿在百日咳病程中突然发热、气急,呼吸增快与体温不成比例,严重者可出现呼吸困难、发绀。肺部可闻及细湿啰音,或出现实变体征。剧烈咳嗽有时可造成肺泡破裂引起气胸、纵隔气肿或皮下气肿。

有原发病者出现肺炎症状较易诊断。继发细菌感染者应送检痰培养及血培养。

治疗首选红霉素,10～14 天为一疗程。必要时加用氨苄西林或利福平等。有报道用阿奇霉素 10mg/(kg·d) 5 天或克拉霉素 10mg/(kg·d) 7 天亦取得了良好疗效。百日咳高价免疫球蛋白正处于研究阶段,常规免疫球蛋白不推荐使用。

(七)军团菌肺炎

军团菌病可暴发流行,散发病例则以机会感染或院内感染为主。多见于中老年人,但年幼儿也可发生。

军团菌肺炎是一种严重的多系统损害性疾病,主要表现为发热和呼吸道症状。外周血白细胞计数常明显升高,伴核左移。但由于其临床表现错综复杂,缺乏特异性,与其他肺炎难以区别。确诊必须依靠特殊的化验检查,如应用特殊培养基从呼吸道标本或血、胸水中分离出病菌;应用免疫荧光或免疫酶法测定上述标本中的军团菌抗原或血清标本中的特异抗体。β-内酰胺类抗生素治疗无效有助于本病的诊断。

首选大环内酯类,如红霉素及阿奇霉素、克拉霉素、罗红霉素等,疗程为 2～3 周。可加用利福平。喹诺酮类和氨基糖苷类虽有较好的抗菌活性,但儿童期尤其是年幼儿童禁用。

(九)厌氧菌肺炎

厌氧菌肺炎主要为吸入性肺炎,多发生于小婴儿,或昏迷患者。起病大多缓慢,表现为发热,咳嗽、进行性呼吸困难、胸痛,咳恶臭痰是本病的特征。也可有寒战、消瘦、贫血、黄疸等。本病表现为坏死性肺炎,常发生肺脓肿和脓胸、脓气胸。当患儿咳恶臭痰、X 线有肺炎或肺脓肿或脓胸时应考虑到本病可能。化验检查常有外周血白细胞计数和中性粒细胞比例的升高。确诊需做气管吸出物厌氧菌培养。

抗生素可选用青霉素 G、克林霉素、甲硝唑等。应加强支持治疗。脓胸者需及时开放引流。

(十)Ⅰ型菌肺炎

Ⅰ型菌肺炎是临床上难治性呼吸道感染的病原体之一。患儿常有肺炎不能解释的迁延发热,或原发病已愈,找不到继续发热的原因。病情多不重,β-内酰胺类抗生素治疗无效。外周血白细胞计数大多正常。X 线改变无特异性,多呈间质性肺炎改变。普通培养阴性,Ⅰ型高渗培养基上培养阳性可确诊。治疗应采用兼治原型和Ⅰ型菌的抗生素,如氨苄西林或头孢霉素类加大环内酯类。一般需治疗至体温正常后 10~14 天,培养阴性为止。

(十一)肺脓肿

肺脓肿又称肺化脓症,由多种病原菌引起。常继发于细菌性肺炎,亦可为吸入性或血源性感染。由于抗生素的广泛应用,目前已较少见。

起病急剧,有畏寒、高热,伴阵咳、咳出大量脓痰,病程长者可反复咯血、贫血、消瘦等。外周血白细胞计数和中性粒细胞升高,结合 X 线后前位及侧位胸片,诊断多不困难。痰培养、血培养可明确病原。

怀疑金葡菌者宜首选苯唑西林或万古霉素;厌氧菌感染给予青霉素 G、克林霉素、哌拉西林钠、甲硝唑等。最好根据细菌培养和药物敏感试验结果选用。疗程要足,一般需 1~2 个月。

三、病毒性肺炎

(一)呼吸道合胞病毒性肺炎

呼吸道合胞病毒(RSV)是婴儿下呼吸道感染的主要病原,尤其易发生于 2~4 月龄的小婴儿。一般以冬季多见,持续 4~5 个月。某儿童医院观察,冬春季节 RSV 感染占 3 岁以下婴幼儿肺炎的 35% 左右。RSV 毛细支气管炎的发病机制尚不明确,但有证据表明,免疫损伤可能参与了其发病过程。

初期上呼吸道感染症状突出,如鼻塞、流涕,继而咳嗽、低热、喘鸣。随病情进展,出现呼吸困难、鼻扇、呼气延长、呼吸时呻吟和三凹征等。易并发急性心力衰竭。年龄小于 2 个月的患儿、低体温、高碳酸血症者易发生呼吸暂停。初期听诊呼吸音减弱、哮鸣音为主,而后可闻细湿啰音。X 线检查见肺纹理增粗或点片状阴影,部分见肺不张或以肺气肿为主要表现。外周血白细胞计数和分类一般无异常。鼻咽部脱落细胞病毒免疫荧光或免疫酶检查,均可在数小时内获得结果。急性期可有 RSV 特异 IgM 升高。年龄小、喘憋出现早是本病的特点,但确诊要靠血清学和病毒学检查。

(二)腺病毒肺炎

腺病毒肺炎以腺病毒 3 型和 7 型为主。多发生于 6 个月至 2 岁的婴幼儿。近年来发病率已明显降低,病情减轻。起病大多急骤,先有上呼吸道感染症状,随后出现持续高热,咳嗽出现早,呈单声咳、频咳或阵咳,继而出现呼吸困难。肺部体征出现迟,多在高热 3~4 天后出现湿啰音。早期可出现中毒症状和多系统受累表现,如肝、脾肿大、嗜睡或烦躁不安,甚至中毒性脑病。外周血白细胞计数大多轻度减少。X 线改变以肺实变阴影及病灶融合为特点,其范围不受肺叶的限制。约 1/6 的病例可有胸膜炎。病灶吸收较慢,一般要 1 个月或更久。

根据上述临床表现,结合 X 线特点,诊断不难。根据血清学和病毒学检查结果可确诊。

(三)流感病毒肺炎

流感病毒肺炎大多骤起高热,伴明显咳嗽、呼吸困难,肺部可闻细湿啰音。多数患儿有呕吐、腹泻,严重者可出现胃肠道出血、腹胀、甚至神经系统症状。X 线检查肺部可有斑片状或大片状阴影。

流行性感冒流行期间,有呼吸道症状和体征;非流行期间持续高热、抗生素治疗无效的肺炎均应考虑到本病可能。确诊有赖于血清学和病毒学检查。

(四)副流感病毒肺炎

副流感病毒肺炎易感对象为 3 个月至 1 岁的婴儿。其发病率仅次于 RSV。多有 3~5 日的中等程度发热或高热及呼吸困难、哮吼样咳嗽、三凹征、肺部干湿啰音等,但多数患儿表现较轻,一般无中毒症状,病程较短。X 线检查肺野可有小片状阴影。临床上无法与其他病毒性肺炎相区别,根据血清学和病毒学检查结果确定诊断。

(五)巨细胞病毒肺炎

巨细胞病毒(CMV)感染各年龄组均可发生,但巨细胞病毒肺炎以小婴儿居多。因属全身性感染,呼吸道症状常被掩盖。临床上常以呼吸、消化和神经系统症状为主。可有发热、气急、咳喘、腹泻、拒奶、烦躁等,伴肝、脾肿大,重者及新生儿患者可有黄疸、细小出血性皮疹、溶血性贫血等表现。肺部 X 线改变以间质性和小叶性病变为主。可通过测定呼吸道标本中的 CMV、血清中的 CMV 抗原或特异 IgM 确诊。

(六)麻疹病毒肺炎

在麻疹过程中多数患儿存在不同程度的肺炎改变。可由麻疹病毒本身引起,常表现为间质性肺炎。在麻疹极期病情很快加重,出现频繁咳嗽、高热、肺部细湿啰音等。在出疹及体温下降后消退。如继发细菌感染,多表现为支气管肺炎。常见致病菌为肺炎链球菌、金黄色葡萄球菌、流感嗜血杆菌等,易并发脓胸或脓气胸。

麻疹发病初期和出疹前出现的肺炎多为麻疹病毒引起,以后则多为继发感染引起的细菌性肺炎。有报道,麻疹相关肺炎中混合感染者占 53%。麻疹流行期间,麻疹易感儿具有肺炎的症状和体征,不管有无皮疹,均应考虑到本病可能。确诊有赖于病毒分离、免疫荧光或免疫酶检测、双份血清抗体测定等方法。

(七)腮腺炎病毒肺炎

腮腺炎病毒肺炎常因其呼吸道症状不明显,易为腮腺肿大及其并发症所掩盖,以及极少进行 X 线肺部检查而漏诊。临床表现大多较轻,一般无呼吸困难和发绀。肺部呈局限性呼吸音粗糙,少数可闻水泡音。外周血白细胞计数多不升高。X 线表现肺野斑片状或大片状阴影,或呈毛玻璃样改变。根据典型腮腺炎表现,加上述 X 线改变,可考虑本病。

(八)EB 病毒肺炎

3～5 岁为感染高峰年龄。EB 病毒感染后可累及全身各系统。在呼吸系统可表现为反复间质性肺炎、持续性咽峡炎等。除一般肺炎的症状和体征外,可有时隐时现的咳嗽和反复发热,常伴有肝、脾和淋巴结肿大。胸部 X 线检查以间质性病变为主。急性期外周血白细胞计数常明显增高,以淋巴细胞为主,并出现异常淋巴细胞。确诊常需依赖特异性抗体测定。

(九)水痘肺炎

水痘肺炎由水痘—带状疱疹病毒引起,为全身性疾病,可发生支气管炎和间质性肺炎。年龄越小越易发生肺炎。多在水痘发生 1 周内,表现咳嗽,肺部有湿性啰音,X 线检查呈现双肺野结节性浸润阴影。水痘患儿如出现呼吸道症状和体征,应考虑本病。部分年幼婴儿,水痘肺炎可出现在皮疹之前,极易误诊和漏诊。因而有明确水痘接触史者,如发生肺炎,亦应考虑本病,并予以隔离。

(十)肠道病毒所致下呼吸道感染

主要由柯萨奇病毒 B 组和埃可病毒引起。多见于夏秋季,呼吸道症状一般较轻,但婴幼儿肠道病毒感染大多较重,年龄愈小,病情愈重。常并发其他系统的症状,如腹泻、疱疹性咽炎、皮疹等。

(十一)轮状病毒性下呼吸道感染

多见于秋冬季寒冷季节。好发于婴幼儿,其呼吸道症状体征常较轻。在轮状病毒感染流行期间,如患儿具有典型秋季腹泻特点,同时有呼吸道症状和体征,应考虑到本病可能。

(十二)病毒性肺炎的药物治疗

目前尚缺乏理想的抗病毒药物。对呼吸道病毒治疗功效较肯定的仅限于流感病毒神经氨酸酶抑制剂和 M2 蛋白抑制剂(金刚烷胺、金刚乙胺)及雾化吸入利巴韦林。

1.利巴韦林　为广谱抗病毒剂,已广泛用于各类病毒性感染。早期应用雾化吸入或静脉给药,有一定疗效,但对重症病毒性肺炎单独使用作用尚不可靠。10～15mg/(kg·d),必要时 30～40mg/(kg·d),分 2 次静脉滴注,也可肌内注射,或 0.1%溶液喷雾吸入;国外主要通过雾化吸入治疗严重 RSV 感染。

2.金刚烷胺或金刚乙胺　可用于流感病毒 A 感染的防治。后者活性比前者强,呼吸道药物浓度亦较高。但由于神经系统不良反应、对 B 型流感病毒无效及耐药株的出现,限制了其在临床的应用。

3.神经氨酸酶抑制剂　是一类新型的抗流感病毒药物。目前已用于临床的神经氨酸酶抑制剂包括扎那米韦、奥司他韦(达菲),可选择性抑制 A 型和 B 型流感病毒的神经氨酸酶活性,从而改变病毒正常的凝集和释放功能,减轻受感染的程度,缩短病程。前者只能吸入给药,因而婴幼儿患者常无法使用。奥司他韦则口服给药,每次儿童 2mg/kg,2 次/天。

4.免疫球蛋白　近年来有报道 RSV 免疫球蛋白静脉使用可显著减轻病情、缩短住院时间,取得较好疗效。

5.干扰素　可使受感染细胞转化为抗病毒状态,不断生成具有高度抗病毒活性的蛋白质,从而发挥抗病毒作用。可肌内注射、静脉注射或静脉滴注,也可滴鼻或喷雾吸入。

6.阿昔洛韦(无环鸟苷)　主要适用于单纯疱疹病毒、水痘-带状疱疹病毒及 CMV 感染者。一般情况下每次 5mg/kg,静脉滴注,3 次/天,疗程 7 天。

7.更昔洛韦(丙氟鸟苷)

是抑制 CMV 作用较强的药物。诱导期 10mg/(kg·d),2 次/天,连用 14～21 天,静脉滴注;维持量 5～7.5mg/(kg·d),1 次/天,每周 5～7 次,静脉滴注,或每次 5～10mg/kg,2 次/天,口服。

8.其他　白细胞介素-2(IL-2)、胸腺肽、阿糖腺苷、双嘧达莫、聚肌胞、泰瑞宁和丙基乙磺酸及中药制剂。

四、支原体肺炎

支原体肺炎由肺炎支原体(MP)引起。多见于儿童和青少年,但近年来发现婴幼儿并非少见。全年均可发病,以秋、冬季多见。北京首都儿科研究所报道,MP 肺炎占住院儿童肺炎的 19.2%～21.9%。北美和欧洲的研究表明,MP 占肺炎的 15.0%～34.3%,并随年龄增长而增多。

【病因】

该病病原体为 MP,它是介于细菌和病毒之间的一种微生物,能在细胞外独立生活,具有 RNA 和 DNA。但没有细胞壁。

【临床表现】

潜伏期一般为 2～3 周。一般起病较缓慢,但亦有急性起病者。患儿常有发热、畏寒、头痛、咽痛、咳嗽、全身不适、疲乏、食欲缺乏、恶心、呕吐、腹泻等症状,但鼻部卡他症状少见。体温多数在 39℃左右,热型不定。咳嗽多较严重,初为干咳,很快转为顽固性剧咳,有时表现为百日咳样咳嗽,咳少量黏痰,偶见痰中带血丝或血块。婴幼儿可表现为憋气,年长儿可感胸闷、胸痛。年长患儿肺部常无阳性体征,这是本病的特点之一。少数病例呼吸音减弱,有干、湿啰音,这些体征常在 X 线改变之后出现。此外,可发生肺脓肿、胸膜炎、肺不张、支气管扩张症、弥漫性间质性肺纤维化等。本病尚可并发神经系统、血液系统、心血管系统、皮肤、肌肉和关节等肺外并发症,如脑膜脑炎、神经根神经炎、心肌炎、心包炎、肾炎、血小板减少、溶血性贫血、噬血细胞综合征及皮疹,尤其是 Stevens-Johnson 综合征。多发生在呼吸道症状出现后 10 天左右。

【实验室检查】

X 线胸部摄片多表现为单侧病变,大多数侵犯下叶,以右下叶为多,常呈淡薄片状或云雾状浸润,从肺门延伸至肺野,呈支气管肺炎的改变。少数呈均匀的实变阴影,类似大叶性肺炎。有时两肺野可见弥漫性网状或结节样浸润阴影,呈间质性肺炎的改变。大部分患儿有肺门淋巴结肿大或肺门阴影增宽。有时伴胸腔积液。肺部 X 线变化较快也是其特点之一。

外周血白细胞计数大多正常,但也有白细胞减少或偏高者。血沉轻、中度增快。抗"O"抗体滴度正常。部分患儿血清转氨酶、乳酸脱氢酶、碱性磷酸酶增高。早期患儿可用 PCR 法检测患儿痰等分泌物中 MP-DNA,亦可从痰、鼻分泌物、咽拭子中分离培养出 MP。血清抗体可通过补体结合试验、间接血球凝集试验、酶联免疫吸附试验、间接免疫荧光试验等方法测定,或通过检测抗原得到早期诊断。冷凝集试验＞1:32 可作为临床诊断的参考。

【诊断与鉴别诊断】

根据以下临床特征可初步诊断:①多发年龄 5～18 岁;②咳嗽突出而持久;③肺部体征少而 X 线改变出现早且严重;④用青霉素无效,红霉素治疗效果好;⑤外周血白细胞计数正常或升高;⑥血清冷凝集阳性。确诊必须靠呼吸道分泌物中检出 MP 及特异性抗体 IgM 检查阳性。早期诊断法有 ELISA 法、单克隆抗体法检测 MP 抗原,特异 IgM 及 PCR 法检测 DNA 等。

【治疗】

首选大环内酯类抗生素如红霉素,疗程一般较长,不少于 2 周,停药过早易于复发。近年来研究表明新合成的大环内酯类抗生素阿奇霉素、克拉霉素等具有与红霉素同等的抗菌活性,而且耐受性较好。

对难治性患儿应关注并发症如胸腔积液、阻塞性甚至坏死性肺炎的可能,及时进行胸腔穿刺或胸腔闭锁引流,必要时进行纤维支气管镜下支气管灌洗治疗。近年来有人认为重症 MP 肺炎的发病可能与人体免疫反应有关,因此,对急性期病情较重者,或肺部病变迁延而出现肺不张、肺间质纤维化,支气管扩张者,或有肺外并发症者,可应用肾上腺皮质激素口服或静脉用药,一般疗程为 3～5 天。

五、衣原体肺炎

衣原体是一种细胞内寄生的微生物,含 DNA 和 RNA。有沙眼衣原体、肺炎衣原体和鹦鹉热衣原体三种,均可引起上呼吸道感染和肺炎。

(一)沙眼衣原体肺炎

沙眼衣原体肺炎为沙眼衣原体(CT)引起。多由受染的母亲传染或眼部感染经鼻泪管传入呼吸道。国内研究表明,CT 占婴儿肺炎的 18.4%。本病潜伏期 2～3 周,症状多在出生后 3～12 周出现,起病缓慢,先有鼻塞,然后出现咳嗽和气促,一般不发热。肺部可有湿啰音。部分患儿有新生儿期患结合膜炎的病史。如病变侵犯细支气管,可出现喘息,偶见呼吸暂停。病程可持续数周或 1 个月以上,多可自愈。胸部 X 线检查可表现为肺间质性病变、斑片状浸润和肺气肿。血象中白细胞总数正常,50%～70%患儿可有轻、中度嗜酸性粒细胞增多。血 IgG、IgM 和 IgA 可增高。鼻咽拭子可分离到沙眼衣原体,经酶联免疫吸附试验和微量免疫荧光试验可检测沙眼衣原体抗体。PCR 或 DNA 杂交技术可直接检测沙眼衣原体 DNA,或通过 ELISA 等方法检测衣原体抗原。

新生儿出生后 3～12 周发生肺炎、尤其是无热性肺炎者应考虑本病,并及时送鼻咽部分泌物或血标本作病原学检测。治疗首选大环内酯类抗生素。重症或不能口服者静脉给药。疗程约 2 周。

（二）肺炎衣原体肺炎

肺炎衣原体能引起多种呼吸系统疾病，但以肺炎为主。已公认肺炎衣原体是 5 岁以上儿童肺炎的重要病原。其表现与肺炎支原体肺炎极为相似。起病缓慢，病程较长，一般症状轻，常伴发咽、喉炎及鼻窦炎为其特点。再感染和合并感染多见。如遇到不能以病毒、细菌或支原体解释的年长儿肺炎，应想到本病。治疗同沙眼衣原体肺炎。

（三）鹦鹉热衣原体肺炎

鹦鹉热衣原体肺炎属人畜共患性疾病。鸟、猫等为终末宿主。多由吸入含衣原体的鸟类干燥排泄物或污染的尘埃等引起。多见于成人和年长儿。本病临床症状与支气管肺炎相似，但起病较急，全身症状明显如寒战、头痛、肌痛、乏力、发热等，咳嗽剧烈。肺部体征早期常不明显或缺如。胸部 X 线检查早期即有肺浸润，呈非典型性肺炎变化。如有上述症状及与鸟类、猫等密切接触史，应怀疑本病，并进行相应的病原学检查。本病国外首选四环素治疗。但由于其对小儿骨骼和牙齿发育的不良影响，8 岁以内小儿仍首选红霉素治疗，疗程延长至 3 周左右。

六、真菌性肺炎

引起真菌性肺炎的病原有白色念珠菌、隐球菌、曲菌、毛霉菌、放线菌、组织胞质菌、芽生霉菌等，其中以白色念珠菌最常见，致病力最强。由于该菌广泛存在于自然界，可寄生在正常人的皮肤、口腔、肠道、阴道等处黏膜上，在正常情况下不致病，当人体抵抗力低下时可致病。常见促使发病的因素包括早产儿、新生儿、营养不良及久病虚弱，慢性消耗性疾病如恶性肿瘤，影响免疫功能的单核-吞噬细胞系统疾患及血液病，代谢性疾病及肾衰竭，长期使用肾上腺皮质激素及其他免疫抑制剂，先天性免疫功能缺陷，长期使用广谱抗生素等。有学者报道经病理解剖证实的真菌性肺炎 35 例，以念珠菌最常见（48.5%），曲菌次之，其中新生儿 14 例（占 40%），继发于其他疾病 19 例，胸腺发育异常 25 例（71%）。

真菌性肺炎的症状和体征无特异性，但可有以下特点：①持续高热不退；②明显烦躁不安；③咳痰无色透明、黏稠；④肺部可闻及粗细不等湿啰音，也可引起脓胸或肺实变体征；⑤同时伴有其他部位真菌感染的表现，如鹅口疮、大便呈豆渣样、肛周有白膜等；⑥病程迁延不愈，抗生素治疗无效，且病情日益加重。胸部 X 线检查有点片状阴影，可似粟粒性结核，以两肺中下部多见，或肺门阴影增浓、肺纹理增多，可有大片实变病灶，少数有胸腔积液及心包积液等。

有基础疾病的患儿，肺炎病程迁延不愈，抗生素治疗无效甚至恶化，应考虑本病可能。从痰等下呼吸道标本中找到真菌孢子及假菌丝，或培养阳性可诊断。

治疗方法为停止使用抗生素及肾上腺皮质激素，酌情选择抗真菌药物治疗。两性霉素 B 对绝大多数真菌均有较强的抗菌活性，多年来广泛用于治疗各种真菌感染，具有较好的临床疗效。但不良反应多，如发热、氮质血症、低钾血症、低镁血症、血栓性静脉炎等。两性霉素 B 脂质体可提高疗效，减少不良反应。广谱抗真菌药氟康唑对念珠菌、隐球菌抗菌活性最强，但对曲菌的作用差，可用于治疗念珠菌、隐球菌感染。伏立康唑、卡泊芬净、伊曲康唑等对曲菌有良好的疗效。同时应加强支持疗法，去除诱因。可酌情加用转移因子等免疫调节剂。

七、卡氏肺孢子虫肺炎

卡氏肺孢子虫肺炎又称为间质性浆细胞肺炎，是宿主存在免疫缺陷的基础上发生的机会感染性疾病。

卡氏肺孢子虫是原虫的一种。本病通过空气和飞沫传染。人和动物的卡氏肺孢子虫感染率很高,但通常仅少数虫体寄生于肺泡内(隐性感染),如遇到虚弱乳幼儿、未成熟儿、先天性免疫缺陷及用免疫抑制剂治疗的白血病等免疫功能低下、尤其是 T 淋巴细胞功能缺陷的病儿,可引起本病。

临床表现可分为两个类型:①婴儿型:主要发生于 1～4 个月虚弱婴儿及未成熟儿,起病缓慢,全身症状突出,主要表现为吃奶不好、烦躁不安,早期出现呼吸加快和发绀,1～2 周内逐渐加重,出现咳嗽、鼻扇及三凹征,但肺部几乎听不到啰音。病程 4～6 周,如不治疗约 25％～50％患儿死亡。②儿童型:主要发生于获得性免疫功能低下和应用大量免疫抑制剂者。起病急骤,常见症状为发热、咳嗽、呼吸加快、发绀、鼻扇及腹泻等,但肺部亦多无啰音。病程发展快,呈进行性,如不治疗死亡率可达 100％。

外周血白细胞计数正常或稍高,偶见嗜酸性粒细胞增高,血气分析示 PaO_2 显著降低,而 $PaCO_2$ 不增高。呼吸道分泌物或肺组织,用环六亚甲基四胺硝酸银染色,可查见直径 4～6μm 的黑褐色圆形或椭圆形囊体。

胸部 X 线摄片早期改变轻微,主要为肺纹理增多、肺门周围及下肺野可出现斑片状阴影。次日肺内迅速出现广泛融合小片影、肺透亮度减低,可见支气管充气征、泡性肺气肿、病变密度不均匀,肺门影不大。胸膜少受累,但可发生气胸、纵隔气肿。肺部阴影自肺门向周围伸展,两上肺病变较少。

在早产婴儿、新生儿和先天或后天性免疫缺陷或抑制的患儿,如出现重度呼吸困难而肺部体征极少,X线胸片出现上述改变时,应考虑为本病。确诊有赖于痰或气道吸出物中查到病原体。亦可用 PCR 法检测痰及气道分泌物中卡氏肺孢子虫的 DNA。高度可疑病例可试验性治疗,如有效,有助于诊断。

本病治疗首选 SMZ 100mg/(kg·d),加 TMP 20mg/(kg·d),每日 4 次口服,亦可静脉滴注。艾滋病患儿疗程 3 周,其他患儿 2 周。SMZ/TMP 还可用于本病高危儿的预防。以上药物无效或无法耐受者可选用喷他脒,但副作用较大。

八、肺吸虫病

肺吸虫病由肺吸虫寄生于人体所引起。在流行地区内,小儿患者也比较多见。

临床症状以咯血为主。但因虫体在胸腔内移行的途径及病变部位不同而异。初期仅有轻度咳嗽、胸闷、胸痛及咳痰。若囊性空洞已形成并与支气管相通时,出现血痰和少量咯血,但大量咯血少见。典型的痰液呈饴糖样、巧克力样或黏稠的铁锈色。转为慢性时,呈脓性痰伴血丝;咳嗽、咳痰逐渐加剧,活动后或晨起时可出现呼吸困难。虫体寄生部位可涉及多处,尤以肺下叶多见。叩诊可呈浊音,听诊多能闻及啰音或呼吸音粗糙。有时伴胸水或气胸。此外可累及中枢神经系统、肠壁、肝、脾、腹膜及皮下组织等,并引起相应症状。

外周血白细胞计数正常或稍高,嗜酸性粒细胞增高,血沉增快。有时可在痰和粪便中找到虫卵,对流免疫电泳、琼脂扩散、放射免疫电泳、酶联免疫吸附试验等方法有一定的诊断参考价值。

胸部 X 线摄片特征性的表现为小指甲乃至拇指甲大小、界限鲜明的结节状阴影 1～2 个,见于下肺野,多伴有环状透亮影,亦有呈毛囊状影,有时阴影直径可达 5～6cm。

主要依靠流行病学特点及临床特征,遇有可疑病例必须仔细检查粪便、痰液的虫卵。在流行地区对临床症状不明显的患者,应做皮内试验和补体结合试验以助诊断。

治疗首选吡喹酮 75mg/kg,分 3 次口服,1 日即可,具有效果好、疗程短、服用方便、副作用少等优点。亦可酌情选用硫氯酚、硝氯酚等。

(孙晓柏)

第五节　肺部非感染性疾病

一、先天性肺部畸形

（一）先天性肺叶气肿

先天性肺叶气肿是由于支气管软骨减少或缺乏、支气管腔内炎症渗出物淤滞、支气管外异常血管、肿瘤或支气管囊肿压迫等导致支气管树的部分阻塞，使病肺吸气后不能将气体排出所致。病变多仅限于一肺叶，以左上叶最常见，其次为右中叶和右上叶，下叶罕见。

半数以上患儿出生时即可有症状。主要表现为呼吸困难、喘息、发绀，部分患儿呈持续进展趋势，很快出现呼吸窘迫、休克而危及生命。死亡率与影响范围及基础状况有关。多数于新生儿期发病，但约5％患儿迟至5～6个月发病，后者可以呼吸系统感染为主要表现。体格检查可见胸部不对称、病侧膨隆，叩诊呈高度鼓音、听诊呼吸音降低，可有哮鸣音。

胸部X线检查可确诊。胸片可见患侧肺野透亮度增加，但可见肺纹理。如上肺叶气肿充满胸腔，被压缩的下叶在心缘下旁呈现小三角形阴影。如为右中叶气肿，则上叶在胸腔顶部内侧呈现密度增高。应注意与先天性肺囊肿、肺大疱和局限性气胸的鉴别，必要时进行CT检查。

本病一旦确诊须急诊手术，将气肿的肺叶切除。尽管手术危险性稍大，但切除后恢复较快，效果良好。同时应积极防治呼吸道感染。

（二）先天性肺囊肿

先天性肺囊肿是常见的肺发育异常，系胚胎期肺芽发育障碍所致。病变肺组织可出现单个或多个囊肿，累及一个或多个肺叶。若一侧或一叶肺组织大部分或全部被多发的囊肿占据，称为多囊肺。当囊肿黏液潴留过多或继发化脓性感染时，囊腔易与支气管相通，常形成单向活瓣样通气，导致肺泡腔内压力不断升高，形成张力性气囊肿，出现严重压迫症状。其病因尚未明确。

囊肿小者可长期不出现任何症状，直至胸部X线检查时被发现。囊肿大者可压迫气管或主支气管引起阵发性咳嗽、气促、喘息甚至发绀等症状，伴反复肺部感染。肺部叩诊鼓音或实音，听诊呼吸音减低或消失。1岁以内患儿多因呼吸困难就诊，而肺部感染是年长儿的主要临床特征。

胸部X线检查是诊断本病的主要依据。单发闭合性肺囊肿在X线下显示一个圆形或类圆形阴影，密度均匀，边缘清晰，周围一般无明显浸润病灶。多发性肺囊肿在X线平片上显示多数大小不等的圆形或类圆形阴影，阴影内可出现液平面，周围可伴炎性浸润。巨大的张力性气囊肿，有时易与张力性气胸相混淆，但张力性气囊肿在肺野的边缘如肺尖或肋膈角处仍可看到肺组织，而张力性气胸患侧肺组织被压到肺门区，肺野边缘部分看不到肺组织，且往往伴有胸膜反应。

本病治疗以手术切除为主。较大囊肿应尽早切除，早期手术可预防气胸、肺动脉高压、呼吸道感染等并发症。术前应结合囊肿的部位、大小、单发或多发及有无并发症等不同情况决定手术方法。对已出现张力性病变而引起严重压迫症状者，可先行胸腔减压，然后再手术。如有胎儿肺囊肿伴纵隔移位，有必要进行胎儿胸腔穿刺，防止心血管功能不全。

（三）囊性腺瘤样畸形

囊性腺瘤样畸形可能由于胚胎早期（胎龄35天前）受到损害，影响终末细支气管结构的发育所致。组织学检查正常肺组织很少,以腺体成分及囊肿为主。常累及一叶,扩大的病变肺叶压迫正常肺组织,并可能导致其发育不良。

临床表现为新生儿呼吸困难,反复呼吸道感染和气胸。多数患儿在新生儿期死亡。体格检查肺呼吸音减弱,伴纵隔向健侧移位。胸片表现囊性肿块伴纵隔移位,如有气液平提示肺脓肿。

治疗为手术切除受累肺叶或段。有报道术后长期存活,但原发性肺肿瘤发生率增高。

目前通过超声波检查在产前即可诊断出本病,从而为产后及时治疗甚至宫内手术提供了可能。但最近有资料表明,43%产前诊断患儿在宫内自行缓解,因而认为无胎儿水肿和羊水过多的胎儿可保守观察。

(四)肺隔离症

肺隔离症的特征为一部分胚胎性囊性肺组织与正常的肺组织相隔离,其血供来自体循环。按其病理解剖特点分为:

1.肺内型　较常见,学者等报道42例中,37例(88%)为肺内型。病变在某肺叶中,由共同的胸膜包被。病变内的囊腔可与支气管相通。其血液供应来源于胸主动脉或腹主动脉,通过肺韧带进入肺内。多发生于左肺下叶,少数位于右下叶。

2.肺外型　隔离的肺组织位于肺叶外,且不与支气管相通,其血液供应多来源于腹主动脉异常分支,跨过横膈的食管裂隙或主动脉裂隙进入隔离的肺组织。多发生于左侧肺下叶后基底部与横膈之间,常伴有横膈缺损。

本病可能系胚胎发育异常所致,但亦有人认为肺内型可能是感染和炎症的结果或是一种囊腺瘤样畸形。两型隔离肺均易并发其他先天性畸形,如膈疝、肠重复畸形、先天性心脏病等。

肺外型及与支气管不相通的肺内型肺隔离症,一般不出现症状,常由于并发症或其他原因进行肺X线检查时才发现有阴影而疑及本病。肺内型隔离肺多与支气管相通,易引起肺部感染,主要表现为反复发作的肺部感染。

胸部X线检查往往显示病变区出现大片致密阴影,其间可见单个或多个囊性透光区,囊壁厚薄不等,周围常有炎性浸润。囊内如出现液平,提示囊腔与支气管相通。X线侧位片或CT能更清楚地显示病变的确切部位和范围,以及与邻近组织器官的关系,并可排除局灶性慢性脓胸等其他肺部疾病。

支气管造影显示造影剂不能进入病变区,邻近的正常支气管阴影受到挤压出现移位。选择性血管造影可显示隔离肺、异常血管及其途径,有助于诊断并判断异常血管的方位。

肺隔离症一般应考虑手术切除,肺外型一般做病灶切除即可,肺内型则需做肺叶切除。Lopoo等随访14例胎儿隔离肺,2例因张力性水胸行宫内胸腔羊膜腔分流术,4例出生前病变完全退缩,10例择期手术均获成功。

(五)肺未发育或肺发育不全

肺未发育或肺发育不全是由胚胎期肺组织发生和发育障碍而引起。肺未发育是指气管隆突以下肺实质、支持结构和气道均完全缺如。肺发育不全则伴有肺泡及气管分支数量的减少,后者几乎都继发于其他先天性畸形,如先天性横膈疝、先天性心脏病等。

双侧肺发育不全或不发育常无法存活,生后迅速出现严重呼吸困难和呼吸衰竭。单侧肺发育不全或不发育以左侧多见,特异症状少,仅1/3患儿生前得到诊断;部分于新生儿期出现肺活量不足表现,常伴有持续肺动脉高压。体格检查显示患侧肺部叩诊浊音,呼吸音减低,尤以腋下及肺底部为明显,气管和心脏向患侧移位。

胸部X线检查显示均匀一致的致密阴影,纵隔及心脏明显向患侧移位,且常伴有纵隔气疝及患侧横膈升高。支气管镜及支气管造影检查可确定诊断。CT和MRI可准确反映气道整体情况和血管解剖畸形。

通过超声测量胎儿肺直径可在 24 周胎龄诊断出严重肺发育不全。

本病无特异治疗，以保守疗法为主。必要时给氧和机械通气，保持正常呼吸功能。一旦合并感染，要及时应用抗生素。对于肺叶发育不全并发反复感染，或已形成慢性感染灶的患者，可考虑做肺叶切除术。

（六）先天性肺淋巴管扩张症

先天性肺淋巴管扩张症系胚胎期肺淋巴管弥漫性囊性扩张，压迫邻近肺组织所致。偶可局限于一叶。有三种类型：Ⅰ型病变仅限于肺部，报道有家族性；Ⅱ型继发于肺静脉阻塞；Ⅲ型伴有全身性、尤其是胃肠道淋巴管扩张。前两型婴儿期后很少存活。Ⅲ型肺部病变较轻，可存活至儿童期。

多在新生儿期出现呼吸困难及发绀。体格检查可见胸部呼吸运动减弱，心率加快，心前区易听到收缩期杂音。胸部 X 线摄片示肺野网状或颗粒状细小斑点影，偶可出现一侧肺异常透亮。根据本病临床表现及 X 线所见可做出临床诊断，确诊需靠病理组织学证实。

本病无特效疗法。以对症疗法和支持疗法为主，尤应加强呼吸监护，保持呼吸道通畅，防止继发感染。

（七）先天性膈疝

先天性膈疝是由于胚胎期膈肌发育缺陷，出现较大的裂隙或缺损，致生后一部分腹腔脏器疝入胸腔，压迫胸腔内组织，引起呼吸、循环障碍，或胃肠道梗阻、绞窄、出血甚至坏死。

按发生部位及临床特点分为三型：①胸腹裂孔疝（即 Bochdalek 疝），约占 90%，症状出现早，多于婴儿期就诊；②胸骨后疝（又称 Morgagni 疝），较少见，约占 3%；③食管裂孔疝，多见于中老年人，儿童偶见。

临床症状的严重程度和出现时间与下列因素有关：①进入胸腔的腹部脏器的种类和容量；②是否有肺发育不全和肺动脉高压；③是否有肠道梗阻或其他先天性畸形。多数患儿在生后 24 小时内出现呼吸困难，喂奶及哭闹时加重，患侧卧位或半坐位时则稍减轻；反复发生肺炎、呕吐及营养不良；体格检查时可发现患侧胸壁呼吸运动减弱，心界向对侧移位，患侧叩诊呈鼓音，肺呼吸音减低或消失，肺部可闻肠鸣音，并呈舟状腹。同时可伴呕吐、胸痛、吞咽困难、消化道出血及肠梗阻症状。

产前超声波检查多数可做出诊断。新生儿期出现呼吸困难及阵发性发绀时，应考虑到本病可能。X 线检查是确诊先天性膈疝的依据。胸片可发现有疝入侧的胸部出现胃或肠管阴影、或透亮的团块状阴影、纵隔和心脏向对侧移位等。对于不易确诊的病例，须做钡餐检查以明确其类型和位置，然后决定手术方法。

本病均需手术治疗，一旦确诊应尽早手术。有文献报道对危重症患儿，术前先采取体外膜肺（ECMO）、允许性高碳酸血症、NO 吸入、表面活性物质等控制持续肺动脉高压，改善氧合，病情稳定后再手术可改善预后。

二、特发性弥漫性肺间质纤维化

特发性弥漫性肺间质纤维化又称 Hamman-Rich 综合征，是一种弥漫性进行性肺间质纤维化状态，病因尚未明确，可能是各种炎症未控制的结果。肺泡巨噬细胞可释放纤维化相关的趋化因子和刺激素，如纤维连接蛋白、肺泡巨噬细胞源性生长因子等起到重要作用。有些病例有明显家族史。

较多见于成人，亦可发生在婴幼儿及儿童，起病多隐匿。6 个月以前发病者，病程多为急性，较少见；6 个月～2 岁发病者，可为急性或慢性；发生在 2 岁以后者多为慢性。临床症状以干咳、气短、进行性呼吸困难、发绀为主，一般不发热，可有体重下降、乏力、食欲差。合并感染时有发热、咳脓痰、气急等。体格检查见患儿发育极度不良、肺叩诊清音，在肺底部可闻细小捻发音或高调"爆裂"性啰音。

诊断主要根据临床、胸片及肺功能测定。胸部 X 线变化往往与病理变化一致，显示中下肺野弥漫性网点状阴影,随纤维化加重,出现粗条索状阴影。当肺间质纤维组织收缩时,肺泡及细支气管扩大,形成蜂窝状肺。肺门淋巴结不肿大,肺活量减低。肺泡灌洗液中有较多炎症细胞和肥大细胞。部分患者类风湿因子及抗核抗体可为阳性。确诊有赖于肺活检。

以对症治疗为主,吸氧、抗感染、控制心力衰竭等。皮质激素可缓解部分症状,但不能阻止其病情进展和改善肺功能。无效者可试用免疫抑制剂或氯喹。本病预后不良,急性者数月内死亡。进行性者多于2年内死于呼吸衰竭及肺心病,慢性者可存活20余年。

三、特发性肺含铁血黄素沉着症

特发性肺含铁血黄素沉着症病因尚不肯定。可能与抗原抗体反应选择性地作用于肺泡,引起局部损伤、出血,或肺部组织先天结构异常、遗传因素、肺循环压力周期性增高、药物中毒、接触农药、有机溶剂吸入造成肺部损伤、牛奶过敏等因素有关。

多见于10岁内小儿。临床表现与肺泡内出血及慢性失血有关。反复出现咳嗽、呼吸困难、喘息、咳血痰或咯小量鲜血;幼儿多吞咽入胃而表现为呕血、黑便。急性期一般持续2~4天,可伴发热。肺部可闻及干性或湿性啰音,有的可闻及哮鸣音或仅表现呼吸音粗糙。肺部体征往往与显著的临床症状和典型的X线改变不相符合。几乎全部出现贫血症状,可有面色苍白、乏力、心率增快,心前区可闻及吹风样收缩期杂音。有时贫血可作为唯一的首发症状。严重者可出现心力衰竭和呼吸衰竭。多数伴有肝、脾肿大,少数有黄疸,晚期可出现杵状指(趾)。临床症状可反复发作与自发缓解交替。

典型X线胸片所见为双肺网状纹理及密度较高的点片状阴影。一般可分为4个类型:①早期静止期:仅表现肺纹理增多;②急性出血期:肺有片絮状阴影或毛玻璃样改变;③慢性反复多次出血,可出现粟粒状、网状、点状阴影,如慢性合并急性出血,则同时混有片状出血灶或毛玻璃样改变,其间杂以密度较高的网状或点状阴影;④迁延后遗症期:以纤维化、支气管扩张、肺气肿等为主。CT诊断准确率更高。

发病时有小细胞低色素性贫血,网织红细胞显著增高,嗜酸性粒细胞数增高,血沉多增快。血清铁和铁饱和度下降,血清铁结合力升高,以此可与溶血性贫血鉴别。有的患儿血清胆红素升高,Coomb试验可有一过性阳性,少数患者冷凝集试验阳性。胃液及痰液于光镜下可找到含铁血黄素巨噬细胞,但1~2次阴性不能排除本病,有时需反复多次细致查找,必要时进行纤维支气管镜下支气管肺泡灌洗液查找含铁血黄素巨噬细胞。

凡婴幼儿或儿童有反复发作的咳嗽、咯血及呼吸困难,同时伴有原因不明的缺铁性贫血,胸部X线片有弥漫性点状、网状或云雾状阴影,即应考虑本病。如遇不易解释的低色素性贫血,同时网织红细胞增高,应怀疑本病。确诊有赖于急性期自痰液、胃液或支气管肺泡灌洗液中找到含铁血黄素巨噬细胞。注意排除继发性肺含铁血黄素沉着症,如继发于二尖瓣狭窄以及任何原因引起的左心衰竭,或肺内毛细血管压力长期增高的心脏病患者及结缔组织疾病如结节性多发性动脉炎、类风湿病、过敏性紫癜。本病尚有两种特殊类型:①Goodpasture综合征:是一种免疫复合物病,具体病因不明,病变同时累及肺和肾脏,病情严重,可见发热、咳嗽、咯血,常发生呼吸困难,有显著贫血,尿中有蛋白质、红细胞、管型。X线胸片示两侧絮状阴影,从肺门扩散到肺野。血清中可检测到肾小球基底膜抗体。②肺出血伴有心脏或胰腺受累,往往有心肌炎、胰腺萎缩及糖尿病等表现。

本病尚缺乏特效疗法。急性期应卧床休息,给予吸氧,有牛奶过敏者应停用牛奶。早期坚持肾上腺皮质激素治疗,部分可获得较好疗效。重症或急性期以静脉给药为主,如甲基泼尼松龙、氢化可的松、地塞米松等,病情好转后减量口服,以泼尼松维持,疗程至少3个月,一般为半年至1年,反复发作者可适当延长。

肾上腺皮质激素治疗无效者可试用免疫抑制剂,如硫唑嘌呤、环磷酰胺,疗程一般 3 个月,可与肾上腺皮质激素联合应用。为防止过多的铁沉积对肺组织造成损害,可用去铁敏 25mg/(kg·d),分 2～3 次肌内注射,使肺组织内过多的铁从尿排出。脾切除疗效不肯定。输血和铁剂治疗虽可改善贫血,但由于可能增加肺内铁沉积,故应慎用。

四、肺泡微石症

肺泡微石症以肺泡内形成以钙为主成分、广泛存在的播散性小结石为特征。病因不明,体内无钙、磷或其他代谢障碍。多数患者有明显家族史,女性居多。文献报道 225 例中 52 例有土耳其血统,占 23%。推测与遗传、尤其是常染色体隐性遗传有关,

可起病于儿童期,一般无症状,若干年后始出现症状。多数患儿由于健康检查偶尔发现。病程发展缓慢,直到成年后因肺纤维增生可出现咳嗽、气短,严重者当心肺功能不全时出现呼吸困难、发绀及杵状指(趾)。少数患者有反复呼吸道感染史。

确诊有赖于肺活检。但典型 X 线胸片、高分辨 CT、支气管肺泡灌洗有较高的诊断价值。胸片示细砂粒、粟粒状播散钙化影,以中肺野及肺底部最明显,以后阴影于肺门处融合,并蔓延到肺尖及周边,有时肺尖部可见气肿性肺大疱。

无特殊方法,以对症治疗及支持疗法为主,注意预防呼吸道感染。支气管肺泡灌洗无效。

五、肺泡性蛋白沉积症

肺泡性蛋白沉积症(PAP)以肺内有富含脂质的糖原染色阳性蛋白物质沉积并影响气体交换为特点。儿童 PAP 有两种类型:

(一)先天性 PAP

常在出生后立即出现症状,并迅速出现呼吸衰竭,临床上与其他严重心肺疾病无法区别。其病因尚未明确,部分患儿与表面活性蛋白 B(SP-B)遗传性缺乏有关。此外,粒细胞-巨噬细胞集落刺激因子(GM-CSF)可能与本病的发生有关。动物实验表明,GM-CSF 及其受体缺陷鼠由于无法清除表面活性蛋白而发生 PAP,应用 GM-CSF 则可缓解症状;人类研究中亦发现,一些 PAP 婴儿存在 GM-CSF 受体 β 亚单位表达缺陷。

(二)获得性或成人型 PAP

在儿童期较少见。可能为特发性或继发于感染、有毒化学物质吸入等。表现为呼吸困难、乏力、咳嗽、体重下降、胸痛、咯血等,晚期出现发绀、杵状指(趾)。

诊断依靠肺活组织检查。典型 X 线胸片改变为弥漫性羽毛状浸润,从肺门弥散到肺周缘。某些患者开始时呈结节状阴影,从两下叶浸润,进展为全大叶实变。肺泡灌洗液表面活性蛋白成分分析有助于诊断。亦有报道血清抗 GM-CSF 抗体测定具有很高的敏感度和特异度。

先天性 PAP 无特效治疗方法。SP-B 缺陷者几乎均在 3 个月内死亡。唯一方法是肺移植。GM-CSF 受体缺陷鼠接受骨髓移植效果较好,在人类中尚没有研究报道。获得性 PAP 可采用反复肺灌洗,亦可应用重组 CM-CSF,后者具有较好的效果,可能成为代替肺灌洗的一种治疗方法。

六、脱屑性间质性肺炎

脱屑性间质性肺炎病因不明,可能与腺病毒感染、先天性风疹感染、吸烟、有机尘吸入、应用呋喃旦啶等药物有关。病理上以肺泡细胞广泛增生、肺泡壁增厚为特征,肺泡腔内有许多肺泡巨噬细胞,部分融合成巨细胞。随病程进展可发生慢性间质性纤维化。

患儿以1～2月龄者较多。多数先有上呼吸道感染症状,起病缓慢。主要表现为气急、呼吸困难、心率增快、发绀、干咳、体重减轻、无力和食欲减退。发热多不超过38℃。体格检查可见鼻扇、杵状指(趾),而肺部体征不明显,有时两下肺可听到细湿啰音。X线胸片显示肺野片状模糊阴影,或弥漫性阴影,呈毛玻璃样,基底部尤为明显。确诊需依靠肺活检。

部分患儿可自愈,但1岁以内发病者预后不佳。肾上腺皮质激素可使临床及X线改变好转。无效者可选用免疫抑制剂或氯喹10mg/(kg·d)。

七、肺通气异常性疾病

(一)肺气肿

肺气肿是指终末支气管远端部分,包括呼吸性细支气管,肺泡管、肺泡囊及肺泡的膨胀及过度充气,导致肺组织弹力减退和容积增大。

肺气肿可分三类

1.代偿性肺气肿　由于部分肺组织损坏,容积缩小,健康肺膨胀,填补空隙而形成代偿性肺气肿,多见于肺不张、脓胸、气胸等。

2.梗阻性肺气肿　由于气管异物、支气管内膜结核、肺炎、支气管炎、百日咳、支气管哮喘等,导致支气管壁痉挛、狭窄及管腔内黏稠分泌物堵塞,形成活瓣,吸气时支气管腔扩大,吸入空气多,呼气时支气管管腔缩小,呼出空气少。或由于心脏扩大、肺动脉扩张、淋巴结肿大、纵隔肿瘤等压迫导致外因性支气管阻塞。

3.间质性肺气肿　剧烈咳嗽等情况下肺泡破裂,空气进入肺间质组织内而形成,空气可沿血管或淋巴管逆行至纵隔,形成纵隔气肿,亦可产生颈胸部皮下气肿和气胸。

以新生儿和6个月内婴儿多见。症状随病因及受累范围和肺膨胀程度不同而异。一叶以上肺气肿常有严重呼吸困难、发绀等症状。听诊肺呼吸音减弱、遥远或消失,叩诊肺部有轻度或明显的鼓音,若一侧发生重度肺气肿,则纵隔移向对侧。局限性轻度肺气肿者,体征不明显。

X线透视起重要的诊断作用,表现为病侧肋间距较大,患区肺透亮度增强,膈肌运动受限、位置较低,心影移向健侧。两侧肺气肿者,心影较为狭小。

治疗包括去除病因和对症治疗。及时取出异物,吸出分泌物。采用支气管解痉药及化痰药雾化吸入。

(二)肺大疱

肺大疱又称为泡性肺气肿。多数见于婴幼儿,最常见的病因为葡萄球菌性肺炎,由于支气管黏膜广泛充血水肿渗出,导致小气道狭窄,形成活瓣,肺泡内空气不断积聚,过度膨胀发生破裂,许多肺泡融合在一起,形成一个或多个肺大疱。

肺大疱体积小者可无任何症状,体积大而压力高者可致急性呼吸困难。

诊断有赖于X线肺部摄片,胸片可见四周有薄壁构成的环状透亮阴影,含空气或含空气和液体,后者可见气液平面,且随体位而改变,其位置、透明区可迅速出现、迅速消失、忽大忽小,此为本病的特点。

本病预后大多良好,症状随呼吸道感染的痊愈及支气管梗阻的消除而消退。

(三)单侧肺透亮异常综合征

单侧肺透亮异常综合征又称为 Swyer-James 综合征或 Macleod 综合征。半数以上患儿发生于一次或多次肺炎、尤其是病毒性肺炎发作后,也可发生于阻塞性毛细支气管炎后。

症状极不典型。可表现为肺炎症状,如咳嗽、咳痰、呼吸困难、咯血等。亦可因其他原因进行胸部 X 线检查时发现。体格检查可发现患侧肺部呼吸音低、闻及湿性啰音、病侧胸廓呼吸运动减弱、叩诊呈高清音。

胸部 X 线检查可见患侧全肺过度透亮,或伴肺门阴影缩小,患侧肺血管纹理纤细、稀疏和变直,呼气时纵隔由病侧移向健侧。支气管造影和 CT 扫描示小支气管扩张且不规则。

本病无特异治疗,主要是控制感染。多数症状随时间推移而逐渐减轻。

(四)肺不张

肺不张表现为肺泡内不充气,引起肺泡萎陷。可发生于任何肺叶或肺段,但左上叶很少见。

本病可由下列原因引起:①气道阻塞是肺不张最常见的原因。由于各种原因(同肺气肿)导致气体通过障碍,患区肺泡内的气体被吸收,使肺的体积缩小而引起肺不张。②压缩性肺不张,见于胸腔内压力增高(大量胸腔积液、气胸、脓胸,乳糜胸)、胸廓内肿块压迫(膈疝或胸壁肿瘤及心脏增大)、呼吸肌麻痹(神经肌肉性疾病、麻醉)、呼吸中枢抑制等原因。③肺部纤维化可致局限性或普遍性肺组织体积缩小。④肺表面活性物质减少而致广泛肺不张,如呼吸窘迫综合征。

临床症状取决于病因及肺不张程度。轻者可无自觉症状。急性肺不张或一侧肺不张可出现呼吸困难、发绀等缺氧表现,体格检查同侧胸廓较扁平、肋间隙变窄、呼吸运动受限制,气管及心尖搏动偏向病侧,病变部位肺叩诊浊音、听诊呼吸音微弱或消失。肺段不张症状极少,不易察觉。

胸部 X 线检查是诊断肺不张的主要方法。不张肺叶容积缩小、密度增加,与不张相邻的叶间胸膜向不张肺叶移位。在不张肺叶内肺纹理和支气管呈聚拢现象。上叶肺不张常有气管向患侧移位。下叶肺不张常伴有同侧横膈升高。其他肺叶则可出现代偿性过度膨胀。

治疗以去除病因和对症处理为主。怀疑异物、分泌物黏稠堵塞或肺不张部位长期不愈者,应做纤维支气管镜检查或支气管碘油造影进行诊断和治疗。鼓励咳嗽,经常变换体位使分泌物容易向外排出。定期拍背吸痰、促使痰液排出,使肺迅速复张。超声雾化吸入,以溶解痰内黏蛋白,促使痰液变稀排出。根据病因选用敏感抗生素或抗结核治疗。

(五)肺中叶综合征

肺中叶综合征以肺中叶局限性慢性炎症和肺不张为特征。绝大多数发生在右侧,故又称右肺中叶综合征。

主要病因为非特异性感染,如反复发作的亚急性或慢性中叶肺炎、支气管黏膜炎症狭窄或闭塞、痰栓堵塞;或支气管淋巴结肿大、尤其是肺门结核压迫导致支气管狭窄,发生阻塞性肺不张。部分可发生于哮喘急性发作或急性哮喘性支气管炎。少数可能与异物吸入,尤其吸入汽油,或与遗传因素有关。

主要症状为长期反复咳嗽、咳黏液痰或脓痰、呼吸困难、发热、胸痛、喘息等,重者有发绀,偶有咯血。肺部可闻干湿性啰音及哮鸣音。右肺中叶部位叩诊浊音、呼吸音减弱,少数有杵状指(趾)。重症者可发生肺纤维化与囊性支气管扩张。

胸片可见三角形均匀一致的致密阴影,其基底与右心缘重叠,右横膈前方上抬。侧位片中叶呈狭窄的梭形阴影,尖端指向肺门,中叶胸膜多与胸壁粘连,少数与横膈粘连。叶间裂下移、斜裂上移。支气管造影可见中叶支气管狭窄、充盈缺损及远端支气管扩张。支气管镜检查:中叶支气管有狭窄、充血、炎症水肿、黏液栓塞和肉芽肿等。

应积极寻找并去除病因。选用有效抗生素控制感染和体位引流痰液,解除支气管狭窄。必要时进行纤维支气管镜下灌洗。如内科治疗数月无效,肺炎仍反复发作,且病情严重,中叶肺组织破坏严重,肺功能严重损害的不可逆病例,应在控制感染的基础上,手术切除病肺。

(六)α$_1$-抗胰蛋白酶缺乏症

α$_1$-抗胰蛋白酶缺乏症简称 α$_1$-AT 缺乏症,是一种常染色体隐性遗传性疾病。以婴儿期出现胆汁淤积性黄疸、进行性肝功能损害和青年后期出现肺气肿为主要临床表现,常有家族史。儿童期累及肺部者罕见。

目前普遍认为蛋白酶溶解学说是肺气肿的发病机制。α$_1$-AT 和其他抗蛋白酶在灭活死亡细菌及中性粒细胞释放的蛋白溶解酶过程中起重要作用。α$_1$-AT 严重缺乏者在炎症等刺激时不能提高分泌,而中性粒细胞和巨噬细胞在防御作用中释放的蛋白溶解酶过多积聚,引起肺组织蛋白溶解破坏和肺气肿。

少数患儿可出现呼吸困难、咳喘、弥漫性肺气肿及桶状胸、杵状指(趾),肺部叩诊为过清音,伴生长发育障碍。胸部 X 线检查可见两侧肺气肿和膈肌下降。吸烟可显著增加发生肺气肿的危险性。

血清 α$_1$-AT 定量及胰蛋白酶抑制活性测定有助诊断。必要时进行遗传分型。有学者提出对新生儿进行筛查,但其必要性及何时进行较为合适仍有争论。

酶替代治疗可能成为本症的主要治疗方法。美国 FDA 已批准使用人血源性纯化酶用于某些纯合子患者。通过重组 DNA 技术亦已获得纯化酶。基因治疗已在研究中。其他方法包括控制感染、避免吸烟、Danazol 等。对 α$_1$-AT 纯合子患者,即使无症状,也应接受治疗,并注意尽量不接触纸烟、尘埃和污染的空气。重症患者可能需要外科干预,包括肺减容术和肺移植。

八、吸入性肺炎

吸入性肺炎是指呼吸道直接吸入有机或无机物质造成的肺部炎性病变。大多见于早产、弱小婴儿、重度营养不良或有腭裂的婴儿,如平卧喂奶或小儿哭叫时强迫服药易造成吸入;也见于用麻醉剂、中枢神经系统疾病等导致咽部反射或咳嗽反射失灵的患儿。少数可由于意外而引起,如工业事故、溺水等。

吸入物进入呼吸道后可产生物理或化学刺激,初期多为细支气管和毛细支气管痉挛,导致肺气肿或不张,以后可发生肺实质、肺间质、支气管的炎性病变。因吸入量的大小和吸入物的性质不同,临床症状及演变过程可能有较大的差异。

(一)类脂性肺炎

类脂性肺炎系鱼肝油、石蜡油、油性滴鼻剂等油脂性物质吸入造成的一种肺炎,病理特征为慢性间质性肺炎。

多数患儿除咳嗽及轻度呼吸困难外,缺乏一般症状。重者可出现阵发性呼吸暂停及发绀。一般无发热。急性期外周血白细胞数增高。肺部可闻湿啰音、痰鸣音,亦可有肺实变体征。胸部 X 线检查常见肺门阴影增大、变浓,重症可见两肺气肿、肺门旁及肺野内有片絮状密度增深阴影,也可有条索状间质性浸润。

根据年龄及病史,病变不易吸收,痰中找到含油滴的巨噬细胞即可以确诊。

急性期应进行体位引流及气管吸引,排出油剂。必要时进行纤维支气管镜下吸引。注意防治感染。婴幼儿慎用油类口服药物,尤其勿强制灌药。半昏迷时更应避免,并禁止油剂滴鼻。

(二)爽身粉吸入

婴幼儿使用爽身粉、痱子粉时误吸所致。多含有矽酸镁或其他矽酸盐。吸入肺部后造成细支气管阻塞。长期吸入可引起间质性肺炎、肺纤维变性。

主要症状为咳嗽伴气急。开始为干咳,以后有痰。可有低热。有的表现反复呼吸道感染。两肺听诊可闻及干湿啰音。大量吸入者可立即出现呛咳、气喘、进行性呼吸困难、发绀等,未经处理可在1～2天内死亡。胸部X线表现中下肺野有条索状,小片状,斑点状或网状阴影。病程长、出现纤维化时,表现两下肺野细小网状影。合并感染时可有片絮状阴影。

以对症处理为主,急性大量吸入者可采用支气管镜下冲洗,立即在高湿度下吸氧。早期使用肾上腺皮质激素可减轻炎症反应。合并感染时应给予适当抗生素治疗。

(三)食物和呕吐物吸入

除食物本身的刺激外,反流的胃酸亦是肺损伤的重要决定因素。

吸入后可有短暂的无症状期,但90%以上患儿在吸入后1小时内出现症状,主要表现咳嗽、气急、发热,重者发绀和休克。肺部可闻广泛湿啰音和哮鸣音。受累呼吸道黏膜易继发细菌感染。X线胸片多为两侧广泛肺泡性或网状浸润阴影,部分可伴局灶性实变。

应立即清理呼吸道,给氧。严重者气管内吸引和机械通气。继发感染者给予抗生素治疗。既往健康者常继发口腔寄生菌(尤其是厌氧菌)感染,可选用克林霉素或青霉素治疗;住院儿童则易发生大肠埃希菌、肺炎克雷伯杆菌等革兰阴性菌感染,需加用第三代头孢菌素或复合 β-内酰胺类等抗生素。

(王华春)

第六节　肺脓肿

肺脓肿是化脓性细菌感染所致的肺化脓症。急性期如积极治疗多数可以治愈,超过3个月则脓腔周围纤维组织增生,洞壁增厚,称为慢性脓肿。

【病因】

可见于各年龄组小儿,以继发于肺炎者为多见,亦可由于呼吸道异物吸入或继发于败血症及邻近组织化脓病灶的直接蔓延所致。此外,肺囊肿、肺部肿瘤或异物压迫也可继发肺化脓性感染。原发性或继发性免疫功能低下和免疫抑制药应用均可促其发生。

病原菌以金黄色葡萄球菌、厌氧菌常见,其他细菌包括肺炎链球菌、流感嗜血杆菌、大肠埃希菌、克雷伯杆菌、铜绿假单胞菌和厌氧菌等。肺吸虫、蛔虫、阿米巴、真菌感染也可引起肺脓肿。

【临床表现】

1.症状　起病较急,多数有高热、畏寒,热型不一,以间歇热或弛张热最为常见,可伴寒战,常有咳嗽、呼吸急促、面色苍白、乏力盗汗、精神不振、体重下降等。年长儿可诉胸痛,病初可咳出少量痰液,随着病变的进展脓肿与支气管相通,咳嗽加重并咳出大量臭味脓痰,有时痰中带血甚至大量咯血。痰量多时收集起来静置后可分3层:上层为黏液或泡沫,中层为浆液,下层为脓块或坏死组织。病变发展快时可形成张力性脓气胸及支气管胸膜瘘。

2.体征　多有中毒症状或慢性消耗表现。脓肿早期可因病变范围小,位置较深,常无异常体征。脓肿形成后,其周围有大量炎性渗出,局部叩诊可呈浊音或实音,语颤增强,呼吸音减弱,脓痰咳出后如脓腔较大,已与支气管相通时,叩诊可呈空瓮音,听诊可闻管状呼吸音,严重者可出现呼吸困难、发绀,数周后可出现杵状指(趾)等。如有支气管胸膜瘘则可出现脓胸或脓气胸的相应体征。

【辅助检查】

1.实验室检查　急性期外周血白细胞计数及中性粒细胞计数有明显增高,可有核左移。慢性期白细胞计数增高不明显,可有贫血、红细胞沉降率增快。痰培养或涂片可获致病菌,脓痰下层部分镜下见弹性纤维。

2.X线检查　早期胸部X线摄片显示片状致密阴影,边缘不清。脓腔形成后,若脓液经支气管咳出,X线胸片可见空洞,内见液平面,周围为炎性浸润影。脓肿可单发或多发。慢性肺脓肿则以厚壁空腔为主要表现,周围为密度增高的纤维索条。异物吸入引起者,以两下肺叶多见。

3.纤维支气管镜检查　对异物吸入所致的肺脓肿,可取出异物,也可以取脓液进行细菌培养或将抗生素注入脓腔治疗。

【诊断与鉴别诊断】

除根据上述病史、症状、体征和实验室检查资料外,诊断主要依靠胸部X线后前位及侧位片示片状致密阴影或空洞,其内有液平面,同时可以测定脓肿的数目、大小及部位。空洞边缘较厚,其周围的组织有炎性浸润,脓肿的大小比较稳定,在短时间内改变不大。B型超声、CT检查可协助鉴别肺脓肿和脓胸。本病应与肺大疱、先天性肺囊肿、支气管扩张继发感染及包裹性脓胸、肺结核相鉴别。

【治疗】

1.一般治疗

(1)护理:注意休息,饮食供给充足水分,宜给热量丰富、含有较多维生素并易于消化吸收的食物。有缺钙病史者应同时补充钙剂。

(2)营养管理:由护士对患者的营养状况进行初始评估,记录在《住院患者评估记录》中。总分≥3分,有营养不良的风险,需在24h内通知营养科医师会诊,根据会诊意见采取营养风险防治措施;总分<3分,每周重新评估其营养状况,病情加重应及时重新评估。

重症患儿进食困难者,可给予鼻饲或肠道外营养;注意适当补充白开水。

(3)疼痛管理:由护士对患者的胸痛情况进行初始评估,疼痛评分在4分以上的,应在1h内报告医师,联系麻醉科医师会诊。

2.抗生素治疗　在一般抗细菌感染用药的基础上,根据临床疗效和细菌培养及药物敏感试验,选用合适的抗生素,疗程4～6周,必要时适当延长。除全身用药外,又可用抗生素液雾化吸入。亦可自气管滴注抗生素,使在脓腔内达到较高的药物浓度。

3.痰液引流　痰液引流是重要的治疗手段。常用方法有以下几种。

(1)引流前先做雾化吸入并口服祛痰药,鼓励咳嗽,轻拍背部,使痰液易于排出。根据病变部位,进行体位引流,每日3次。

(2)引流不畅或治疗效果不佳时,可做支气管镜检查吸出脓痰并注入抗生素,将纤维支气管镜插至病变部位的支气管开口处吸痰,常规送细菌培养、结核杆菌和细胞学检查。用生理盐水局部反复冲洗,然后注入抗生素,每周1～2次,直至症状消失。局部用抗生素须根据药物敏感试验而定。

(3)若脓腔较大又靠近胸壁,依据X线检查或超声波定位,在常规消毒下经肺直接穿刺脓腔,尽可能将脓液抽净,然后注入稀释的抗生素。但经肺穿刺有一定的危险性,易发生气胸和出血,应做好给氧及止血的准备。尽量避免反复穿刺,以免引起健康的肺组织和胸腔感染。

(4)经皮穿刺放置引流管:经正侧位X线胸片或X线透视确定脓腔部位后,首先在局部麻醉下用细长针试穿胸腔,一旦抽出脓液,立即停止抽吸,按原路径及深度插入导管穿刺针,置入内径11.5mm的细长尼龙管或硅胶管至脓腔内,退出导管。置管长度应使尼龙管在管腔内稍有卷曲,便于充分引流。皮肤缝线固定尼龙管。定时经管抽吸脓液,用生理盐水或抗生素液灌洗脓腔,管外端接低负压引流袋。等脓液引流干净,复查 X 线胸片,脓腔基本消失后夹管数天,无发热、咳脓痰等症状,拔管。此方法创伤小,置管不受脓腔部位限制,并可多个脓腔同时置管引流。

4.支持疗法 注意休息及营养,给予高热量、高蛋白、高维生素、易消化饮食,重症或体质虚弱者可少量多次输注氨基酸、血浆或全血。

【并发症及处理】

出现以下并发症时需外科手术治疗。

1.病程在 3～6 个月以上者。

2.经内科非手术治疗 2 个月以上无效。

3.脓腔已包裹,脓腔壁上皮化和并发支气管扩张,且脓腔为单个而非多发,药物治疗和引流治疗均有困难时,应考虑外科手术切除病灶。

(袁 强)

第七节 化脓性胸膜炎

化脓性胸膜炎是胸膜化脓性感染并有胸腔积脓,故又称脓胸。多继发于肺部感染和败血症,胸腔积脓多时可涉及整个一侧胸腔,亦可局限一处成包裹性脓胸。

【病因】

此病可发生于任何年龄,多见于 2 岁以下的婴幼儿,年长儿多继发于未经适当治疗的肺炎、败血症或其他邻近器官的炎症。病原菌以化脓性球菌为主,最常见为金黄色葡萄球菌,其次为流感嗜血杆菌、肺炎链球菌,也可见于革兰阴性杆菌、厌氧菌。

【临床表现】

1.症状

(1)在肺炎、败血症等治疗过程中,如持久不愈,体温持续高热不退或退后复升,全身情况恶化,出现咳嗽、胸闷、气急、胸痛、发绀、呼吸困难等应考虑并发脓胸。

(2)如突然出现呼吸困难、烦躁、发绀,甚至发生呼吸、循环衰竭症状,应考虑有张力性气胸。

(3)脓胸的病情视积脓多少及肺组织压缩程度而异。

2.体征

(1)肺部体征视积脓多少而不同。

(2)大量脓胸时,患侧胸廓呼吸运动受限,胸廓饱满,肋间隙增宽,语颤减低,叩诊积液部位为实音或浊音,并可随患儿体位改变而变化。听诊呼吸音减低或完全消失,在肺与积液交界面附近可听到管状呼吸音,有肺炎者则同时有湿啰音。

(3)脓液大量时,可出现纵隔移位,心尖冲动移位。

(4)胸膜发生粘连时呈包裹性脓胸。

(5)脓胸病程超过 2 周时可出现胸廓塌陷、肋间隙变窄、胸段脊柱凸向对侧或侧弯,当脓胸感染完全控制后,这些畸形多能恢复。

【辅助检查】

1.实验室检查 外周血白细胞数明显增高,多在 20×10^9 以上,中性粒细胞增高,有核左移及中毒颗粒。血清 C 反应蛋白可增高。

2.胸腔穿刺抽出液检查　多为脓性,白细胞数增高以中性粒细胞为主,培养或涂片可获病原菌,并做药物敏感试验,为选用抗生素作依据。脓液性状与病原菌有关,金黄色葡萄球菌感染为黄绿色或黄褐色,脓液极黏稠;肺炎链球菌感染为黄色黏稠脓液;链球菌感染为淡黄色稀薄脓液;厌氧菌感染为恶臭脓液。

3.X 线检查　脓液少时,立位 X 线胸片可见肋膈角消失或膈肌运动受限,胸腔下部积液处可见抛物线样弧形阴影,且随体位而改变。脓液多时,一侧胸腔呈均匀密度增高影,其内不见肺纹理,肋间隙增宽,纵隔和心脏向健侧移位。进入气体后可见气液平面。如因粘连而成包裹性脓胸,则 X 线片可见梭形或卵圆形阴影,位置相对固定,不随体位有所改变。采取不同体位(立位、仰卧位、侧卧位)摄 X 线片或 X 线透视,可以帮助判断胸膜腔积液量的多少、积液的位置、有无包裹。

4.超声波检查　可确定积脓的部位、多少,用于胸腔穿刺定位及鉴别胸腔积液与胸膜增厚。

【诊断及鉴别诊断】

1.根据严重的感染中毒症状、呼吸困难,气管和心浊音界向对侧移位,病例叩诊大片浊音,且呼吸音明显降低,大致可考虑为脓胸。

2.胸部 X 线检查可确诊胸腔有积液。积液时胸部 X 线片可见大片均匀昏暗影,肺纹多被遮没,且纵隔明显被推向对侧。边缘清楚的片状阴影,可能为包裹性脓胸。肺叶间积液时,侧位 X 线片显示叶间梭状阴影。必要时可行 CT 检查。

3.此病确诊必须根据胸腔穿刺抽得脓液,并做脓液培养及涂片检查。

4.本病常需与大叶性肺炎、肺不张、大量心包积液、大范围的肺萎陷、巨大肺大疱及肺脓肿、疝气、巨大疱下脓肿、肺包虫或肝包虫病、结缔组织病合并胸膜炎相鉴别。

【治疗】

1.一般治疗

(1)护理:给予支持疗法增加营养,补充维生素以改善全身营养状况,酌情输血、血浆等。出现发绀、呼吸困难者及时给氧;发热者应及时给予降温,出现烦躁不安可给予镇静等对症处理。

(2)营养管理:由护士对患者的营养状况进行初始评估,记录在《住院患者评估记录》中。总分≥3 分,有营养不良的风险,需在 24h 内通知营养科医师会诊,根据会诊意见采取营养风险防治措施;总分<3 分,每周重新评估其营养状况,病情加重应及时重新评估。

重症患儿进食困难者,可给予鼻饲或肠道外营养;注意适当补充白开水。

(3)疼痛管理:由护士对患者胸痛情况进行初始评估,疼痛评分在 4 分以上的,应在 1h 内报告医师,联系麻醉科医师会诊。

2.对症治疗

(1)控制感染应尽早明确病原菌。未明确前,可根据病史及脓液的性质选择 2 种以上的有效抗生素,足量静脉给药,若脓液培养结果回报后可根据药敏选用抗生素。如为金黄色葡萄球菌及表皮葡萄球菌感染,应选用头孢菌素加半合成青霉素类;对肺炎链球菌感染仍首选青霉素;对革兰阴性杆菌感染可用二、三代头孢菌素或与氨基糖苷类合用;疑有厌氧菌感染可用甲硝唑治疗。一般疗程在 4 周以上,至体温和白细胞计数正常、脓液吸收后再逐渐停药。

(2)胸腔穿刺抽脓为重要的治疗手段,应尽早进行。

穿刺疗法原则:①诊断性穿刺可定性定位。②3d 内可采用每天穿刺抽脓使肺膨胀。③任何时间脓液增多或有张力时,均应先胸腔穿刺再考虑引流。④早期脓液较稀时,胸腔穿刺可每天或隔天 1 次,尽量把脓抽尽,直至脓液消失。脓液黏稠时,可注入生理盐水冲洗,还可适当注入抗生素。在穿刺排脓时,如出现频繁咳嗽、呼吸困难或有休克症状,应立即停止操作,给予吸氧等处理。

（3）胸腔闭式引流:若经穿刺排脓,3d 后脓液增长快、量多且稠、不易抽尽、中毒症状不见好转,穿刺排脓不畅及呼吸困难或胸壁已发生感染、病灶呈包裹性而穿刺困难时,应尽可能采取闭式引流。

适应证:①年龄小,中毒症状重;②脓液黏稠,反复穿刺排脓不畅或包裹性不宜穿刺引流;③张力性脓气胸,紧急时在患侧胸前第 2～3 肋间先穿刺排气,达到减压后再做闭式引流;④有支气管胸膜瘘或内科治疗 1 个月,临床症状未见好转或胸壁已并发较严重感染者。

【并发症及处理】

1.慢性脓胸,脓液多,高热不退,脓腔粘连分隔或有支气管胸膜瘘管或胸壁感染时,应考虑外科手术修补治疗。

2.对出现呼吸衰竭者,应保持呼吸道通畅,排除分泌物,必要时行气管插管进行机械通气。

3.并发心力衰竭时,应及时给予吸氧、镇静、利尿、强心及应用血管活性药物等治疗。

4.合并中毒性脑病时及时给予脱水疗法、改善通气、扩血管、解痉、应用糖皮质激素、促进脑细胞恢复等治疗。

5.合并中毒性肠麻痹时,应禁食和胃肠减压,亦可使用酚妥拉明。

（袁　强）

第八节　自发性气胸

任何原因使胸膜破损,空气进入密闭的胸膜腔内称为气胸。包括肺疾病,如肺大疱破裂、胸膜下病灶或空洞破溃、胸膜粘连带撕裂等使脏层胸膜破裂。气胸可分为 3 类:闭合性(单纯性)气胸、张力性(高压性)气胸、交通性(开放性)气胸。

【病因】

剧烈咳嗽、持重物屏气、剧烈运动等,也可无明显诱发因素。

【临床表现】

1.症状　突然一侧胸痛、气急、胸闷,可有刺激性咳嗽、少痰。张力性气胸可有明显呼吸困难、烦躁不安,严重者甚至出现发绀、冷汗、虚脱、休克等。

2.体征　气管多向健侧移位,患侧胸部隆起,呼吸运动减弱,叩诊呈过清音或鼓音,听诊呼吸音减弱或消失。血气胸如果失血过多,血压下降,甚至休克。

【辅助检查】

胸部 X 线检查可见气胸线以外肺纹理消失。纵隔旁出现透光带提示有纵隔气肿。肺结核或肺部炎症使胸膜粘连,发生气胸时多呈局限性包裹。

【鉴别诊断】

1.肺大疱　临床特点是起病缓慢,气急不剧烈,X 线检查肺大疱为圆形或椭圆形透光区,其内仍有细小条状纹理。肺周边部位的肺大疱易误诊为气胸,在 X 线胸片上气胸线的凸面常朝向侧胸壁,而肺大疱线是凹面朝向侧胸壁,胸部 CT 有助于鉴别诊断。需注意肺大疱破裂时可形成自发性气胸。

2.支气管哮喘　有气急、呼吸困难,但支气管哮喘患者有多年哮喘反复发作史,当哮喘患者呼吸困难突然加重且有胸痛时,应考虑并发气胸的可能,胸部 X 线检查有助于鉴别。

3.肺栓塞　有剧烈胸痛、呼吸困难及发绀等酷似气胸的临床表现,有时可常有发热、咯血、白细胞计数升高。有栓子来源的基础疾病,无气胸体征,胸部 X 线有助于鉴别。

【治疗】

1.一般治疗

(1)护理:给予支持疗法增加营养,补充维生素以改善全身营养状况,酌情输血、血浆等。出现发绀、呼吸困难者及时给氧,有利于胸膜腔气体的吸收;出现烦躁不安可给予镇静等对症处理。

(2)营养管理:由护士对患者的营养状况进行初始评估,记录在《住院患者评估记录》中。总分≥3 分,有营养不良的风险,需在 24h 内通知营养科医师会诊,根据会诊意见采取营养风险防治措施;总分<3 分,每周重新评估其营养状况,病情加重应及时重新评估。

重症患儿进食困难者,可给予鼻饲或肠道外营养;注意适当补充白开水。

(3)疼痛管理:由护士对患者胸痛情况进行初始评估,疼痛评分在 4 分以上的,应在 1h 内报告医师,联系麻醉科医师会诊。

2.对症治疗　镇痛、镇咳、祛痰、休息及营养支持,合并感染者根据药敏结果给予相应的抗生素治疗。

3.排气治疗　根据症状、体征、胸部 X 线表现以及胸膜腔内压结果,判断气胸类型、严重程度,决定治疗方案。

(1)闭合性气胸:当积气少于该侧胸腔容积的 20% 时,不一定抽气,应动态观察气量变化。气量较多时,可每日或隔日抽气 1 次,每次不超过 1L,直至肺大部分复张,余下少量气体可自行吸收。

(2)张力性气胸:应采取持续引流排气方法。根据病情轻重急缓,可采取①应急排气;②胸腔闭式引流术;③负压吸引闭式引流术;④胸腔导管置入排气。

(3)交通性气胸:可采取①胸腔闭式引流术;②负压吸引闭式引流术;③胸腔导管置入排气法。

4.手术治疗适应证　①复发性气胸;②X 线胸片或 CT 检查证实有肺大疱者;③气胸合并胸腔出血者;④有效胸腔闭式引流 72h 仍有大量气体溢出者。

【并发症及处理】

1.脓气胸给予对厌氧菌有效的广谱抗生素或加用甲硝唑治疗,有效引流排脓,为外科手术做准备。

2.血气胸少量出血在肺复张后多能自行停止,若出血不止,除引流和适当输血外,应考虑胸腔镜止血治疗或外科治疗。

3.纵隔气肿和皮下气肿严重影响呼吸、循环或危及生命者可做胸骨上窝穿刺或切开排气。

（袁　强）

第九节　支气管哮喘

支气管哮喘是儿科常见的呼吸道疾病之一,我国儿童哮喘患病率约为 0.5%～2%,个别地区高达 5%,哮喘的患病率仍呈上升趋势。支气管哮喘是由多种细胞,包括炎性细胞(嗜酸性粒细胞、肥大细胞、T 淋巴细胞、中性粒细胞等)、气道结构细胞(气道平滑肌细胞和上皮细胞等)和细胞组分参与的气道慢性炎症性疾病。这种慢性炎症导致易感个体气道反应性增高,当接触物理、化学、生物等诱发因素时,发生广泛多变的可逆性气流受限,从而引起反复发作的、可逆的喘息、咳嗽、气促、胸闷等症状。但儿童哮喘在不同年龄具有不同的病因、发病机制,甚至有不同的病理特征,在疾病治疗和预后方面也存在很大的不同。

一、支气管哮喘的病因与发病机制

【病因及发病机制】

(一)5 岁以下儿童喘息

5 岁以下儿童易患喘息性疾病,但其喘息发作的病因、发病机制与自然病程具有很大的不同。根据起病年龄及预后可以将 5 岁以下儿童喘息分成 3 种临床表型,其病因也有明显的不同:

1.早期一过性喘息　　多见于早产和父母吸烟者,喘息主要是由于环境因素、宫内发育异常或感染导致肺发育延迟所致,年龄的增长使肺的发育逐渐成熟,大多数患儿在生后 3 岁之内喘息逐渐消失。

2.早期起病的持续性喘息(指 3 岁前起病)　　主要表现为与急性呼吸道病毒感染(小于 2 岁的儿童通常为呼吸道合胞病毒感染,2 岁以上的儿童与鼻病毒等其他病毒感染有关)相关的反复喘息,本人无特应症表现,也无家族过敏性疾病史。其原因可能是病毒感染导致的一过性气道反应性增高,随着年龄增大,呼吸道病毒感染减少,症状逐渐减轻,喘息症状一般持续至学龄期,部分患儿在 12 岁时仍然有症状。

3.迟发性喘息/哮喘　　这些儿童有典型的特应症背景,往往伴有湿疹,哮喘症状常迁延持续至成人期,气道有典型的哮喘病理特征。

(二)儿童哮喘

60%～80%的 5 岁以上儿童哮喘与呼吸道过敏有关,气道有大量嗜酸性粒细胞、肥大细胞、淋巴细胞等炎性细胞浸润及广泛的黏膜上皮细胞脱落;主要由持续反复吸入低剂量变应原引起,可以使气道反应性明显持续的增加。由于呼吸道尘螨过敏的表达需要 2 年左右的时间,儿童过敏性哮喘多在 2 岁左右开始起病。

(三)咳嗽变异性哮喘

发病机制与支气管哮喘相似,其只咳不喘的原因或机制还不是非常清楚,部分学者认为可能为气道炎症和气道高反应没有达到哮喘发作的程度;另一些学者认为慢性气道炎症主要集中在中央气道,大气道平滑肌收缩刺激肌梭内咳嗽感受器引起剧烈咳嗽,而没有小气道阻塞表现。

【哮喘的诱因】

(一)呼吸道感染

1.呼吸道病毒感染　　在婴幼儿期主要有呼吸道合胞病毒(RSV),其次为副流感病毒、流感病毒和腺病毒,其他如麻疹病毒、腮腺炎病毒、肠道病毒、脊髓灰质炎病毒偶尔可见。年长儿多见鼻病毒感染。

2.支原体感染　　由于婴幼儿免疫系统不成熟,支原体可以引起婴幼儿呼吸道慢性感染,若处理不恰当,可以导致反复不愈的咳嗽和喘息。

3.呼吸道局灶性感染　　慢性鼻窦炎、鼻炎、中耳炎、慢性扁桃体炎,是常见的儿童上呼吸道慢性局灶性病变,一方面,可以引起反复的感染,另一方面又可以通过神经反射引起反复的咳嗽,需要对这些病灶进行及时处理。

(二)吸入过敏物质

持续低浓度变应原吸入可以诱发慢性气道变应性炎症,促进气道高反应形成,但短时间吸入高浓度变应原可以诱发急性哮喘发作。这类诱因诱发的哮喘发作较为突然,无上呼吸道感染症状,多数在环境中过敏源浓度较高的季节发作。

(三)胃食管反流

由于解剖结构的原因,也有医源性因素(如应用氨茶碱、β受体兴奋药等)可以引起胃食管反流,在婴幼儿尤为多见,它是导致喘息反复不愈的重要原因之一。临床上多表现为入睡中出现剧烈的咳嗽、喘息,平时有回奶或呕吐现象。

(四)其他

吸入刺激性气体或剧烈运动、哭闹,以及油漆、煤烟、冷空气吸入均可作为非特异性刺激物诱发哮喘发作,其中油漆散发的气体可触发严重而持续的咳嗽发作,应尽量避免。剧烈运动、哭闹使呼吸运动加快,呼吸道温度降低或呼吸道内液体渗透压改变,而诱发哮喘发作。

【病理改变】

气道黏膜充血、水肿,上皮细胞脱落、崩解;黏膜杯状细胞增多,黏液腺增生;包括炎性细胞(嗜酸性粒细胞、肥大细胞、T淋巴细胞、中性粒细胞等)、气道结构细胞(气道平滑肌细胞和上皮细胞等)明显增多;支气管平滑肌肥厚,基底膜变厚,使支气管壁增厚,重建;支气管腔内可见黏液或黏液栓,引起肺泡膨胀,过度充气或肺不张。

二、临床表现、诊断及治疗原则

【临床表现】

儿童哮喘起病可因不同年龄、不同诱因,临床上有不同的特点:

1.婴幼儿期哮喘发作多数在上呼吸道病毒感染后诱发,有上呼吸道感染的前驱过程,起病相对较缓,哮鸣音音调较低,对糖皮质激素反应差。

2.而儿童过敏性哮喘多在2岁以后逐渐出现呼吸道过敏症状,包括过敏性鼻炎症状,发病季节与过敏源类型有关,有明显的平滑肌痉挛,哮鸣音音调高,对糖皮质激素反应较好。

3.咳嗽变异性哮喘表现为长期慢性咳嗽,无喘息症状,咳嗽在夜间或清晨以及剧烈运动后加重,抗生素治疗无效,支气管扩张药及糖皮质激素有特效,一些患儿最终发展成支气管哮喘。

哮喘发病初主要表现为刺激性干咳,随后出现喘息症状,喘息轻重不一。轻者无气急,双肺仅闻散在哮鸣音和呼气时间延长;重者出现严重的呼气性呼吸困难,烦躁不安,端坐呼吸,甚至出现面色苍白,唇、指甲端发绀以及意识模糊等病情危重表现。体检时可见三凹征,呼气时肋间饱满,叩音两肺呈鼓音,肝上界下移,心界缩小,表现有明显的肺气肿存在,全肺可闻及哮鸣音,如支气管渗出较多,可出现湿性啰音,严重病例由于肺通气量极少,两肺哮鸣音可以消失,甚至听不到呼吸音。哮喘一般自行或给予药物治疗后缓解。

本病为反复发作,部分患者有明确的季节性,夜间发病较多。发作间歇期,多数患儿症状可完全消失,少数患儿有夜间咳嗽、自觉胸闷不适。

【诊断标准】

各年龄段哮喘儿童由于呼吸系统解剖、生理、免疫、病理特点不同,哮喘的临床表型不同,但相互之间也存在一定的共性。

1.反复发作喘息、咳嗽、气促、胸闷,多与接触变应原、冷空气、物理、化学性刺激、呼吸道感染以及运动等有关,常在夜间和(或)清晨发作或加剧。

2.发作时双肺可闻及散在或弥漫性、以呼气相为主的哮鸣音,呼气相时间延长。

3.上述症状和体征经抗哮喘治疗有效或自行缓解。

4.除外其他疾病所引起的喘息、咳嗽、气促和胸闷。

5.临床表现不典型者(如无明显喘息或哮鸣音),应至少具备以下1项:

(1)支气管激发试验或运动激发试验阳性。

（2）证实存在可逆性气流受限：①支气管舒张试验阳性：吸入速效 β_2 受体激动剂［如沙丁胺醇］后 15 分钟第一秒用力呼气量（FEV₁）增加≥12％；或②抗哮喘治疗有效：使用支气管舒张剂和口服（或吸入）糖皮质激素治疗 1～2 周后，FEV₁ 增加≥12％。

（3）最大呼气流量（PEF）每日变异率（连续监测 1～2 周）≥20％。

咳嗽变异性哮喘（CVA）是儿童慢性咳嗽最常见原因之一，以咳嗽为唯一或主要表现，不伴有明显喘息。诊断依据：

（1）咳嗽持续＞4 周，常在夜间和（或）清晨发作或加重，以干咳为主。

（2）临床上无感染征象，或经较长时间抗生素治疗无效。

（3）抗哮喘药物诊断性治疗有效。

（4）排除其他原因引起的慢性咳嗽。

（5）支气管激发试验阳性和（或）PEF 每日变异率（连续监测 1～2 周）≥20％。

（6）个人或一、二级亲属特应性疾病史，或变应原检测阳性。以上 1～4 项为诊断基本条件。

【治疗目标与原则】

1.治疗目标

（1）达到并维持症状的控制。

（2）维持正常活动，包括运动能力。

（3）使肺功能水平尽量接近正常。

（4）预防哮喘急性发作。

（5）避免因哮喘药物治疗导致的不良反应。

（6）预防哮喘导致的死亡。

2.防治原则　哮喘控制治疗应越早越好，要坚持长期、持续、规范、个体化治疗原则。治疗包括：

（1）急性发作期：快速缓解症状，如平喘、抗感染治疗。

（2）慢性持续期和临床缓解期：防止症状加重和预防复发，如避免触发因素、抗炎、降低气道高反应性、防止气道重塑，并做好自我管理。

三、常用治疗方案

【喷射雾化方案】

（一）应用原理

通过高压气体冲击液体，产生雾滴，它具有雾滴直径均匀，大小适中（1～5 μm），对液体中药物成分无影响等优点。

（二）应用原则

原则为：①平喘药物可用拟肾上腺素和抗胆碱能药物合用，拟肾上腺素药物起效快，但维持时间短；抗胆碱能药物起效相对较慢，但维持时间较长，因而两者合用有互补作用。②如要用雾化吸入糖皮质激素，最好先吸入平喘药物，再吸糖皮质激素，以增加糖皮质激素的吸入量。③要严格掌握用药剂量，用药期间注意心血管方面副作用的产生。

【GINA 治疗方案】

（一）GINA 治疗方案的形成与演变

1994 年在美国国立卫生院心肺血液研究所与世界卫生组织的共同努力下，17 个国家的 30 多位专家组成小组,制定了关于哮喘管理和预防的全球策略,即《全球哮喘防治创议》(GINA),用来规范哮喘的防治。随着在全球的推广,GINA方案进行了多次改版。

　　早期GINA是根据症状、气流受限的程度以及肺功能的改变,对哮喘病情进行严重程度的分级(即间歇、轻度持续、中度持续、重度持续),并根据分级采用相应的治疗方案。此方案对初始治疗较有意义。但随着在临床上广泛的推广,也感觉到哮喘严重程度既涉及疾病本身的严重性,也涉及其对治疗的反应。而且哮喘严重程度在具体某一哮喘患儿也不是一成不变的,可能在不同季节或环境改变后发生改变。所以,就哮喘管理的持续性而言,根据控制水平对哮喘进行分类更符合实际情况(表7-9-1)。

表 7-9-1　儿童哮喘严重度分级

严重程度	日间症状	夜间症状/憋醒	应急缓解药的使用	活动受限	肺功能(≥5岁者适用)	急性发作(使用全身激素治疗)
<5 岁						
间歇状态(第1级)	≤2天/周,发作间歇无症状	无	≤2天/周	无		0～1次/年
轻度持续(第2级)	>2天/周,但非每天有症状	1～2次/月	>2天/周,但非每天使用	轻微受限		6个月内≥2次,根据发作的频度和严重度确定分级
中度持续(第3级)	每天有症状	3～4次/月	每天使用	部分受限		
重度持续(第4级)	每天持续有症状	>1次/周	每天多次使用	严重受限		
≥5 岁						
间歇状态(第1级)	≤2天/周,发作间歇无症状	≤2次/月	≤2天/周	无	FEV$_1$或PEF≥正常预计值的80%,PEF或FEV$_1$变异率<20%	0～1次/年
轻度持续(第2级)	>2天/周,但非每天有症状	3～4次/月	>2天/周,但非每天使用	轻微受限	FEV$_1$或PEF≥正常预计值的80%,PEF或FEV$_1$变异率20%～30%	≥2次/年,根据发作的频度和严重度确定分级
中度持续(第3级)	每天有症状	>1次/周,但非每晚有症状	每天使用	部分受限	FEV$_1$或PEF达正常预计值的60%～79%,PEF或FEV$_1$变异率>30	
重度持续续(第4级)	每天持续有症状	经常出现,通常每晚均有症状	每天多次使用	严重受限	FEV$_1$或PEF<正常预计值的60%,PEF或FEV$_1$变异率>30%	

　　注:①评估过去2～4周日间症状、夜间症状/憋醒、应急缓解药使用和活动受限情况;②患儿只要具有某级严重程度的任一项特点,就将其列为该级别;③任何级别严重程度,包括间歇状态,都可以出现严重的急性发作控制

表 7-9-2　　儿童哮喘控制水平分级

控制程度	日间症状	夜间症状/憋醒	应急缓解药的使用	活动受限	肺功能（≥5 岁者适用）	定级标准	急性发作（需使用全身激素做治疗）
控制	无(或≤2天/周)	无	无(或≤2天/周)	无	≥正常预计值或本人最佳值的 80%	满足前述所有条件	0～1 次/年
部分控制	>2天/周或≤2天/周但多次出现	有	>2次/周	有	<正常预计值或本人最佳值的 80%	在任何 1 周内出现前述 1 项特征	2～3 次/年
未控制						在任何 1 周内出现≥3 项"部分控制"中的特征	>3 次/年

注：①评估过去 2～4 周日间症状、夜间症状/憋醒、应急缓解药使用和活动受限情况；②出现任何一次急性发作都应复核维持治疗方案是否需要调整

（二）确定长期治疗方案

根据年龄分为 5 岁及以上儿童哮喘和 5 岁以下儿童哮喘的长期治疗方案。长期治疗方案分为 5 级，从第 2 级到第 5 级的治疗方案中都有不同的哮喘控制药物可供选择。对以往未经规范治疗的初诊哮喘患儿根据病情严重程度分级，选择第 2 级、第 3 级或第 4 级治疗方案。每 1～3 个月审核 1 次治疗方案，根据病情控制情况（表 7-9-2），适当调整治疗方案。如哮喘控制，并维持至少 3 个月，治疗方案可考虑降级，直至确定维持哮喘控制的最小剂量。如部分控制，可考虑升级治疗以达到控制。但升级治疗之前首先要检查患儿吸药技术、遵循用药方案的情况、变应原回避和其他触发因素等情况。如未控制，升级或越级治疗直至达到控制。

（三）常用哮喘维持治疗药物

吸入糖皮质激素(ICS)种类 ICS 治疗哮喘的高效性和局部选择性的主要化学基础是在于激素甾体核的 16α 和 17α 或 17β 位置上有一个亲脂基团的置换。当甾体核的 D 环上用亲脂基团替代可得到三种重要特性：①与激素受体有非常高度的亲和性，这是在呼吸道黏膜发挥作用所必需的；②能增加局部摄取（浓度）和延长在组织中储存时间；③全身吸收后，易被肝脏转化而快速灭活。但一定程度的水溶性也十分重要，ICS 必须首先溶解在气道黏液中，然后才能作用于气道组织，因而一个理想的 ICS 除了较强的脂溶性外，还需要一定的水溶性。

ICS 的局部/全身作用的比例取决于：①药物在气道中的局部活性；②下呼吸道与口咽部药物沉积之比；③药物经肺或胃肠道吸收和首过代谢的周身活性。目前临床上常用的 ICS 有以下三大类：

1.二丙酸倍氯米松(BDP)　如必可酮、贝可乐；BDP 是丙酸倍氯米松(BMP)的前体，BMP 比 BDP 具有更高的受体亲和力，BDP 水溶性低，在肺组织中转化成 BMP。肝脏灭活速度慢，并且在肝脏代谢后会产生另一种活性产物（倍氯米松）；因而全身不良反应相对较大。

2.布地奈德(BUD)　普米克都保或 pMDI、英福美；BUD 比 BDP 有较高的受体亲和性和水溶性，而与 BMP 接近。BUD 肝脏灭活速度较 BMP 快，肝脏通过两种代谢途径进行代谢，首过代谢为 90%，半衰期 2.8 小时。

3.氟地卡松(FP)　如辅舒酮 pMDI。FP 与 BDP-样水溶性低，但受体亲和力高；FP 只通过一种代谢途

径,首过代谢为 99%,半衰期 8~14 小时。长半衰期增加了反复用药的危险性,可导致组织内药物高浓度;FP 的长半衰期可能与其高亲脂性有关,可增加组织结合和分布容积。

(四)白三烯受体拮抗剂

白三烯是人体三种必需脂肪酸之一的花生四烯酸的脂氧化酶代谢产物,包括 LTA_4、LTB_4、LTC_4、LTD_4 和 LTE_4;其中 LTC_4、LTD_4 和 LTE_4 被称为"半胱氨酰白三烯",因为它们都包含一个硫醚连接的肽,主要由嗜酸性粒细胞、肥大细胞、巨噬细胞、单核细胞和嗜碱粒细胞产生。半胱氨酰白三烯是引起哮喘慢性气道炎症的重要炎性介质之一。

孟鲁司特钠和扎鲁司特是口服的选择性白三烯受体拮抗剂,能特异性抑制半胱氨酰白三烯(CysLTl)受体,以阻断白三烯引起的气道炎症;与糖皮质激素合用,可减少激素用量。

常用药物为孟鲁司特钠,商品名为顺尔宁颗粒剂或咀嚼片:6~14 岁 5mg,2~5 岁 4mg,每晚服。

(五)肥大细胞膜稳定剂

是一种非糖皮质激素类抗炎制剂,可抑制肥大细胞释放介质,对其他炎症细胞释放介质也有选择性抑制作用;主要用于轻中度哮喘患者。因临床疗效有限,现已不推荐常规使用。此类药物包括:色甘酸钠、尼多酸钠和酮替酚。

(六)长效或缓释支气管扩张剂

主要用于缓解期的轻中度咳喘症状,特别是夜间咳喘以及运动后咳喘。

1.长效或控释 β_2 受体激动剂

(1)沙丁胺醇缓释片每片 4mg。3~12 岁,2~4mg,12 小时一次。

(2)丙卡特罗每片 25μg。<6 岁,每次 1μg/kg;>6 岁,每次 25μg,12 小时一次。

(3)班布特罗 1mg/ml,100ml/瓶。2~6 岁,5ml;>6 岁,10ml,每晚服。

2.氨茶碱控释片

(1)舒弗美:每片 100mg。3~6 岁,50mg;>6 岁,100mg,每日两次。

(2)优喘平:每片 400mg。200~400mg,每晚服。

【特异性免疫治疗】

变应原特异性免疫治疗是通过使用高效、标准化的纯化抗原,使机体对变应原反应性降低,以减轻气道慢性特应性炎症;与成人哮喘相比,呼吸道过敏在儿童哮喘中更为突出,使变应原特异性免疫成为一种重要的治疗儿童过敏性哮喘方法。

天然变应性原制剂疗法有几十年的历史,是 IgE 介导的过敏疾患的唯一对因疗法。这种疗法的唯一缺点是需要多次注射才能达到(个体)最大剂量,而且由于 IgE 介寻的(B 细胞抗原决定族引起的)不良反应,每次注射的变应原剂量不能随意增大。通过对变应原加工,进行化学修饰(如使用甲醛),改变蛋白结构,可以制成类变应原。理论上使用类变应原可以减少不良反应,延长作用持续时间,减少注射次数。但是目前尚未普遍应用于临床。

目前认为变应原特异性免疫治疗对下列物质过敏治疗有效:

1.花粉引起的哮喘和过敏性鼻炎

桦属和桦木科植物花粉、禾本科植物花粉、豚草属植物花粉、Parietaria 植物花粉

2.屋尘螨引起的哮喘和过敏性鼻炎

3.猫皮屑引起的哮喘

4.真菌引起的哮喘链格孢属、支孢霉属霉菌

现强调治疗应从早期开始,它既可以抑制已形成的变应原过敏状态的进一步发展,还能阻止机体对其

他变应原过敏的形成。但具体开始治疗年龄还要考虑治疗的安全性,目前多在 5 岁以后才开始考虑进行变应原特异性免疫治疗,治疗之前应进行特异性变应原诊断试验,以明确机体对什么过敏,以及过敏的强度,特异性诊断试验包括皮肤试验、变应原支气管激发试验、血清变应原特异性 IgE 测定等方法。治疗包括两个阶段:递增阶段和维持阶段。递增阶段是一个逐渐增加变应原浓度的过程,目的是在减少机体反应性同时,使 IgE 介导的不良反应降低到最小程度。维持阶段的时间至少需要 3～5 年。目前国内主要使用的是螨特异性免疫治疗,并已有舌下螨脱敏制剂开始应用于临床。

【哮喘的长期管理计划】

长期管理是哮喘防治的重要环节之一,由于哮喘是一种慢性呼吸道疾病,治疗时间长,而且大部分时间在家中治疗,因而对患儿进行病情的随访、监控,及时接受患儿及家长的咨询,对于控制疾病尤为重要。哮喘的长期管理计划包括以下六个部分:

1.教育患者与医生发展成伙伴关系。

2.尽可能应用肺功能评估和监测哮喘的症状的严重程度。

3.避免和控制哮喘的触发因素。

4.建立长期管理计划。

5.建立哮喘发作时的计划。

6.提供定期的随访。

四、哮喘持续状态

哮喘持续状态是指对常规哮喘治疗反应差,呈急性进行性加重的严重发作,如不及时处理会发展成呼吸衰竭。疾病初期气道阻力非匀称增加,V/Q 比例失调引起低氧血症,并代偿性出现 $PaCO_2$ 下降;气道阻进一步增加,代偿机制恶化,通气量明显下降,引起严重低氧血症和高碳酸血症;最后可以出现混合性酸中毒,肺动脉高压和右心功能及中枢神经系统功能异常。

【诱发因素】

如患儿哮喘治疗不当,长期应用 β 受体激动剂,而未进行抗感染治疗;以及短期内吸入大量的过敏物质或强烈理化气体(如油漆)可以引起哮喘重度发作;此外脱水引起气道分泌物干燥,痰栓阻塞气道;伴有各种并发症出现(气胸、肺不张等),造成哮喘治疗困难。

【临床表现】

除了明显喘憋、面色苍白、口唇发绀以及烦躁外,体格检查有助于判断疾病的严重程度:①呼吸是伴有明显的三凹征,提示 FEV_1 和呼气流速峰值低于正常的 50%;②奇脉血压超过 2.93kPa(22mmHg)常提示 $PaCO_2$ 升高;③有呼气动作,但呼气音低,听不到哮鸣音,表明喘憋严重。

根据 Wood 临床评分标准可以对哮喘的病情做出判断(表 7-9-3)。

表 7-9-3　Wood 临床评分标准

项目	0 分	1 分	2 分
1.PaO_2(kPa)	9.3～11.3in air	<9.3in air	<9.3in 40%O_2
或 SaO_2	93%～100%in air	<93%in air	<93%in 40%O_2
或发绀	未发绀	发绀	明显发绀
2.吸气呼气音	正常	不对称	减弱或消失

续表

项目	0分	1分	2分
3.辅助呼吸运动	无	中度	极度费力
4.喘鸣音	无	中度	明显
5.脑功能	正常	嗜睡或烦躁	昏迷

注:≥5分,为呼吸功能不全;≥7分,伴 $PaCO_2$ >8.7kPa 为呼吸衰竭

【治疗】

1.吸氧 给予吸入经湿化后的 30%～50% 浓度的氧,维持 PaO_2 60～80mmHg,SaO_2 92%～95%。

2.保持呼吸道湿润 补充足够的液体,但补液速度不能过快;同时要避免环境过分干燥。

3.支气管扩张药 静脉用 β 受体兴奋剂的心血管不良反应较大,现已少用;目前多采用喷射式雾化吸入方法;吸入沙丁胺醇 2.5～5mg/次,第一小时每 20 分钟一次,连用 3 次,然后每小时一次,根据喘息缓解情况,逐渐延长用药间隔。反复用药时要监测心血管功能和血钾,保持心率<180 次/分,无室性异位节律发生。

同时可加用氨茶碱静脉注射;以每 1mg/kg 的负荷剂量增加血中氨茶碱浓度大约 2μg/ml 计算,对那些以前从未接受氨茶碱或口服茶碱制剂的患者,首次给予 4～6mg/kg 的氨茶碱负荷剂量以取得 12μg/ml 的水平;然后用维持量,剂量为每小时 0.8～1mg/kg,严密观察毒性反应(胃不适、心律失常、抽搐)和氨茶碱水平,尽量维持在 13～16μg/ml 的稳定状态。

除了喷射雾化吸入 $β_2$ 受体兴奋剂外,还可同时吸入抗胆碱能药物;它能够减轻气道炎症引起的局部迷走神经反射,与 $β_2$ 受体兴奋剂合用有互补作用。

硫酸镁通过抑制钙离子介导的平滑肌收缩,扩张支气管;可用于 6 岁以上,对其他平喘治疗无效患儿。硫酸镁:每次 25mg/kg＋100ml 生理盐水静脉滴注 20～30 分钟,有低血压、心动过缓、面色潮红等不良反应。

4.应用糖皮质激素 静脉用甲基泼尼松龙,第 1 次剂量 2mg/kg,然后每 6 小时 1 次,每次 1mg/kg;或氢化可的松,每 6～8 小时 1 次,每次 5～10mg/kg。可同时吸入 Budesonide,每次 1mg。病情缓解后全身用糖皮质激素应逐渐减量,可继续吸入普米克令舒。

5.控制感染 尽管目前还有争论,但由于气道分泌物增加、环境条件差,加上大量糖皮质激素应用,应用抗生素有一定的合理性。

6.观察和监护 随访血气分析,分析气道阻塞程度;对长期应用 β 受体兴奋剂患儿要监测血电解质,注意低钾血症发生;对治疗效果不明显或病情恶化患儿,要注意肺部并发症存在,摄胸片观察是否伴有肺不张、气胸、气道异物。

7.机械通气 对经过以上处理病情不能改善,呼吸衰竭持续存在的情况下应考虑机械通气。

机械通气指征:持续严重的呼吸困难,哮鸣音和呼吸音明显减弱;呼吸肌极度疲劳;在吸入纯氧下 PaO_2 <8kPa(60mmHg),$PaCO_2$ >6.65kPa(50mmHg);有并发症(气胸、纵隔气肿等)。

机械通气原则:①在尽量减少气压伤的基础上,维持足够的氧合和通气量直至其他治疗充分起效;②用定容型呼吸模式,以利控制合适的潮气量;③长呼气时间,低呼吸频率,保证足够的呼气时间;④呼气末正压应保持在低值,⑤通过呼吸机管路,吸入 β 受体兴奋药物;⑥机械通气下,伴有代酸患儿,可用 $NaHCO_2$ 纠酸。

(孙晓柏)

第八章　心血管系统疾病

第一节　常见先天性心脏病

一、房间隔缺损

房间隔缺损是先天性房间隔发育不全所致,是小儿时期常见的先天性心脏病,占先天性心脏病的 5%～10%。根据胚胎发生,房间隔缺损可分为原发孔型、继发孔型、静脉窦型、冠状静脉窦型,其中继发孔型房间隔缺损最常见,约占房间隔缺损的 75%。

【病因】

病因未明,可能与下面因素综合作用的结果有关:①遗传因素;②环境因素;③多因子遗传。

【临床表现】

1.典型表现　症状多取决于房水平分流量的大小,轻者可无症状。心脏杂音常在体检时发现,缺损较大时分流量也大,导致肺充血、体循环血量不足,表现为体形瘦长、面色苍白、乏力、多汗、活动后气促和生长发育迟缓。由于肺循环血流增多而易反复呼吸道感染,严重者早期发生心力衰竭。

2.体征　胸骨左缘第 2～3 肋间可闻及 2～316 级喷射性收缩期杂音,多较柔和,一般无震颤。肺动脉瓣区第二心音增强,固定分裂。分流量大时,胸骨左下缘可出现舒张早、中期杂音。

【辅助检查】

1.X 线检查　对分流量较大的房间隔缺损具有诊断价值,心胸比>0.5。肺血增多,肺动脉段突出,主动脉影缩小。X 线透视下可见肺动脉总干及分支随心脏冲动而一明一暗的门舞蹈征,

2.心电图　电轴右偏,不完全右束支传导阻滞,右心房及右心室肥大,原发孔型房间隔缺损可见电轴左偏及左心室肥大。

3.超声心动图　二维超声可显示房间隔缺损位置及大小,结合彩色多普勒超声可以判断分流方向,估测分流量大小和右心室收缩压及肺动脉压力。年龄较大的肥胖者、经胸透声较差者,可选用经食管超声心动图进行诊断。

4.心导管检查　心导管可通过缺损由右心房进入左心房,右心房水平血氧含量较腔静脉血氧高。

【鉴别诊断】

1.室间隔缺损　杂音部位及性质为胸骨左缘第 3～4 肋间闻及 3～4/6 级粗糙全收缩期杂音。彩色多普勒超声心动图可显示室间隔缺损的部位及大小、数目、分流的方向、速度,估测肺动脉压力。

2.动脉导管未闭　杂音部位及性质为胸骨左缘第 2 肋间连续性机械样杂音,粗糙、传导广、伴震颤,周

围血管征阳性。超声心动图可显示肺动脉分叉与降主动脉之间异常通道分流。

3.肺动脉瓣狭窄　杂音部位及性质为胸骨左缘第 2 肋间闻及 2～4/6 级收缩期杂音;向背后传导,肺动脉瓣区第二心音减弱,闻及喀喇音。超声心动图示右心房、右心室内径增宽,肺动脉瓣运动减弱,呈穹窿状向肺动脉突出。可计算出肺动脉瓣跨瓣压差。

【治疗】

1.一般治疗

(1)护理:注意休息,避免剧烈活动。

(2)营养管理:由护士对患者的营养状况进行初始评估,记录在《住院患者评估记录》中,如有营养不良的风险,需在 24h 内请营养科医师会诊。

2.药物治疗　主要针对并发症治疗,如心力衰竭、肺动脉高压、心律失常、肺部感染、感染性心内膜炎等。

3.其他治疗　主要为根治手术,＞8mm 的房间隔缺损一般不会自然闭合,凡有临床症状,肺循环血量/体循环血量＞1.5:1,均应外科手术或介入心导管术治疗。手术年龄一般为学龄前期。反复呼吸道感染、发生心力衰竭或合并肺动脉高压者应尽早手术治疗。

【并发症及处理】

1.心力衰竭　给予强心、利尿、扩血管等处理,尽早手术根治。

2.肺动脉高压　给予吸氧、NO 吸入、肺血管扩张药等降低肺动脉压力,以及纠正右心衰竭,地高辛及利尿药对症治疗。形成艾森曼格综合征者,可行肺移植或心肺移植。

3.肺部感染　根据病原学证据,若合并细菌感染,选择合适的抗生素治疗。

4.感染性心内膜炎　积极抗感染、加强支持疗法,在应用抗生素之前必须先做血培养和药敏试验,以便为使用抗生素及剂量提供指导,抗感染药物应连用 4～8 周。

5.介入封堵术的并发症　包括术中并发症和术后并发症,如封堵器脱落、房室传导阻滞、空气栓塞、急性心脏压塞、血栓事件、主动脉-右心房瘘、心脏穿孔等最为严重。因此,术者必须对心脏 X 线解剖非常熟悉,术前、术中应精确测量房间隔缺损的大小,以选择合适的封堵器。避免选择过大的堵闭器,以防止压迫房室交界区导致房室传导阻滞。术后应用抗凝药物并加强随诊,密切观察有无并发症发生。

二、室间隔缺损

室间隔缺损指室间隔在胚胎期发育不全所致,可单独存在,也合并其他畸形,是小儿最常见的先天性心脏病,约占先天性心脏病的 50%。按其缺损部位可分为膜周部缺损及肌部缺损。

【病因】

病因未完全明确,但与下面因素综合作用的结果有关:①遗传因素;②环境因素;③多因子遗传。

【临床表现】

1.典型表现　临床表现决定于缺损的大小和心室间压力阶差,小型缺损可无症状,生长发育一般不受影响。缺损较大时左向右分流量多,体循环血流量减少,患儿出现生长发育迟缓,体重不增,有消瘦、喂养困难、活动后乏力、气短、多汗、易反复呼吸道感染、充血性心力衰竭等。

2.体征　胸骨左缘第 3～4 肋间 3～4/6 级响亮、粗糙全收缩期吹风样杂音,伴有震颤。肺动脉瓣区第二心音亢进。

【辅助检查】

1.X 线检查　肺血增多,左心室或双心室增大,肺动脉段突出。

2.心电图　小型缺损,心电图可正常或表现为轻度左心室肥大。中型缺损主要为左心室负荷增加表现,以左心室肥厚为主;大型缺损为双心室肥厚或右心室肥厚,症状严重、出现心力衰竭时,可伴有心肌劳损。

3.超声心动图　可解剖定位和测量缺损的大小,二维超声可从多个切面显示缺损直接征象回声中断的部位、时相、数目与大小等。彩色多普勒超声可显示分流束的起源、部位、数目、大小及方向。

4.心导管检查　进一步证实诊断及进行血流动力学检查,评估肺动脉高压程度,计算肺动脉阻力及体肺分流量等。

【鉴别诊断】

1.肺动脉瓣狭窄　杂音部位及性质为胸骨左缘第 2 肋间闻及 2～4/6 级收缩期杂音;向背后传导,肺动脉瓣区第二心音减弱,闻及喀喇音。超声心动图示右心房、右心室内径增宽,肺动脉瓣运动减弱,呈穹状向肺动脉突出。可计算出肺动脉瓣跨瓣压差。

2.房间隔缺损　杂音部位及性质为胸骨左缘第 2 肋间闻及 2～3/6 级收缩期杂音,肺动脉瓣区第二心音增强、固定分裂,X 线透视下可见肺门舞蹈征,主动脉影缩小,右心房、右心室增大。超声心动图可显示房间隔缺损的大小、部位、数量,估测肺动脉压力。

3.动脉导管未闭　杂音部位及性质为胸骨左缘第 2 肋间连续性机械样杂音,粗糙、传导广、伴震颤,周围血管征阳性。超声心动图可显示肺动脉分叉与降主动脉之间异常通道分流。

【治疗】

1.一般治疗

(1)护理:注意休息,避免剧烈活动。

(2)营养管理:由护士对患者的营养状况进行初始评估,记录在《住院患者评估记录》中。有营养不良的风险,需在 24h 内请营养科医师会诊。

2.对症治疗　主要针对并发症,如心力衰竭、肺动脉高压、心律失常、肺部感染、感染性心内膜炎等。

3.根治手术　室间隔缺损有自然闭合的可能,中小型缺损可在门诊随访至学龄前期,有临床症状,如反复呼吸道感染和充血性心力衰竭时进行抗感染、强心、利尿、扩血管等内科处理。大、中型缺损和难以控制的心力衰竭者,肺动脉压力升高超过体循环压力 1/2 或肺循环血量/体循环血量＞2∶1,应及时外科手术或介入心导管术治疗。

【并发症及处理】

1.心力衰竭　给予强心、利尿、扩血管等处理,尽早手术根治。

2.肺动脉高压　给予吸氧、NO 吸入、肺血管扩张药等降低肺动脉压力,以及纠正右心衰竭,地高辛及利尿药对症治疗。形成艾森曼格综合征者,可行肺移植或心肺移植。

3.肺部感染　根据病原学证据,若合并细菌感染,选择合适的抗生素治疗。

4.感染性心内膜炎　积极抗感染、加强支持疗法,在应用抗生素之前必须先做血培养和药敏试验,以便为使用抗生素及剂量提供指导,抗感染药物应连用 4～8 周。

5.介入封堵术的并发症　包括术中并发症和术后并发症。术中并发症如封堵器脱落、房室传导阻滞、空气栓塞、急性心脏压塞,术后并发症以血栓事件、心脏穿孔等最为严重。因此,术者必须对心脏 X 线解剖非常熟悉,术前、术中应精确测量室间隔缺损的大小,以选择合适的封堵器。避免选择过大的堵闭器,以防止压迫传导束导致房室传导阻滞;术后应用抗凝药物并加强随诊,密切观察有无并发症发生。

三、动脉导管未闭

动脉导管未闭是小儿常见的先天性心脏病之一,约占先天性心脏病的 15％。胎儿期动脉导管被动开放是血液循环的重要通道,出生后大约 15h 即发生功能性关闭,80％在生后 3 个月解剖性关闭。绝大多数于 1 年内关闭形成动脉韧带。若持续不闭合,则称动脉导管未闭。动脉导管未闭一般分为 3 型:即管型、漏斗型、窗型。

【病因】
病因未完全明确,但与下面因素综合作用的结果有关:①遗传因素;②环境因素;③多因子遗传。

【临床表现】
1.典型表现　动脉导管细小者可无症状,导管粗大者可有咳嗽、气急、喂养困难及生长发育迟缓等。
2.体征　胸骨左缘上方有一连续性机械样杂音,粗糙、传导广、伴震颤。婴幼儿期、合并肺动脉高压或心力衰竭常仅有收缩期杂音。脉压增大,出现水冲脉、毛细血管搏动征、股动脉枪击音等周围血管征阳性。

【辅助检查】
1.X 线检查　肺血增多,左心室或左、右心室增大,肺动脉段突出,主动脉结正常或凸出。
2.心电图　正常或左心室肥厚,大分流量双心室肥厚,严重者仅见右心室肥厚。
3.超声心动图　二维超声心动图可直接探查到未闭的动脉导管。脉冲多普勒在肺总动脉分叉处取样可见连续性湍流频谱,彩色多普勒超声在肺总动脉内可见从降主动脉分流而来的五彩镶嵌的分流束。
4.心导管检查心导管可从肺动脉通过未闭动脉导管进入降主动脉。肺动脉血氧含量较右心室高。

【鉴别诊断】
1.室间隔缺损　杂音部位及性质为胸骨左缘第 3～4 肋间闻及 3～4/6 级粗糙、全收缩期杂音。彩色多普勒超声心动图可显示室间隔缺损的部位、大小、数目、分流的方向及速度,估测肺动脉压力。
2.房间隔缺损　杂音部位及性质为胸骨左缘第 2 肋间闻及 2～3/6 级收缩期杂音,肺动脉瓣区第二心音增强、固定分裂,X 线胸片可见肺门舞蹈征,主动脉影缩小,右心房、右心室增大。超声心动图可显示房间隔缺损的大小、部位、数量,估测肺动脉压力。
3.肺动脉瓣狭窄　杂音部位及性质为胸骨左缘第 2 肋间闻及 2～4/6 级收缩期杂音,向背后传导,肺动脉瓣区第二心音减弱,闻及喀喇音。超声心动图示右心房、右心室内径增宽,肺动脉瓣运动减弱,呈穹状向肺动脉突出。可计算出肺动脉瓣跨瓣压差。

【治疗】
1.一般治疗
(1)护理:注意休息,避免剧烈活动。
(2)营养管理:由护士对患者的营养状况进行初始评估,记录在《住院患者评估记录》中。有营养不良的风险者,需在 24h 内请营养科医师会诊。
2.对症治疗　主要针对合并症,如心力衰竭、肺动脉高压、心律失常、肺部感染等,
3.根治手术　为了防止心内膜炎,有效治疗和控制心功能不全和肺动脉高压,不同年龄、不同大小动脉导管均应及时外科手术或介入心导管术治疗。早产儿动脉导管未闭处理视分流量大小、呼吸窘迫综合征情况而定。症状明显者,需抗心力衰竭治疗,出生后 1 周内可使用吲哚美辛或布洛芬治疗促进动脉导管关闭,但仍有 10％患者需要外科或介入手术治疗。对有些依赖动脉导管开放的复杂型先天性心脏病患儿,应用前列腺素 E2 维持动脉导管开放。

【并发症及处理】

1.心力衰竭 给予强心、利尿、扩血管等处理,尽早手术根治。

2.肺动脉高压 给予吸氧、NO 吸入、肺血管扩张药等降低肺动脉压力,以及纠正右心衰竭,地高辛及利尿药对症治疗。形成艾森曼格综合征者,可行肺移植或心肺移植。

3.肺部感染 根据病原学证据,若合并细菌感染,选择合适的抗生素治疗。

4.感染性心内膜炎 积极抗感染、加强支持疗法,在应用抗生素之前必须先做血培养和药敏试验,以便为使用抗生素及剂量提供指导,抗感染药物应连用 4～8 周。

5.介入封堵术的并发症 包括术中并发症和术后并发症。术中并发症如封堵器脱落、急性心脏压塞,术后并发症以血栓事件、心脏穿孔等最为严重。因此,术者必须对心脏 X 线解剖非常熟悉,术前、术中应精确测量动脉导管大小,选择大小合适的封堵器。

四、肺动脉瓣狭窄

肺动脉瓣狭窄是常见的先天性心脏病之一,单纯肺动脉瓣狭窄发病率占先天性心脏病的 10% 左右。约 20% 先天性心脏病合并肺动脉瓣狭窄。肺动脉瓣狭窄可分为两种类型:典型肺动脉瓣狭窄及发育不良型肺动脉瓣狭窄。

【病因】

病因未完全明确,但与下面因素综合作用的结果有关:①遗传因素;②环境因素;③多因子遗传。

【临床表现】

1.症状 与瓣口狭窄的程度成正比。一般早期无症状,随年龄增长可出现易疲劳、胸闷,劳累后心悸、气促等症状。狭窄重者可出现发绀。晚期常见右心衰竭症状,如颈静脉充盈、水肿和发绀等。

2.体征 肺动脉瓣区扪及明显的收缩期震颤,肺动脉瓣区有喷射性收缩期杂音,向颈部传导。轻、中度瓣膜型狭窄可听到收缩早期喷射音(喀喇音),肺动脉瓣第二心音减弱或消失。可有右心衰竭的表现,如颈静脉怒张、肝大、下肢水肿等。

【辅助检查】

1.X 线检查 轻度狭窄者心影及肺血管正常,中至重度狭窄者肺纹理减少,肺野清晰,可有肺动脉段狭窄后扩张,使肺动脉总干膨出,常伴心脏扩大,以右心室为主。

2.心电图检查 轻度狭窄者,心电图在正常范围;中至重度狭窄者,可显示右心室肥大、电轴右偏及不完全性右束支传导阻滞;狭窄严重者可出现 T 波倒置、ST 段压低。

3.超声心动图 二维超声心动图可显示肺动脉瓣厚度、收缩时的开启情况及狭窄后扩张,多普勒超声可检查心房水平有无分流,可以估测肺动脉瓣狭窄的严重程度。

4.心导管检查 右心室压力明显增高,可与体循环压力相等,而肺动脉压力明显降低,心导管从肺动脉向右心室退出时连续曲线显示无过渡区的压力阶差。

5.心血管造影 右心室造影可见明显的"射流征",同时显示肺动脉瓣叶增厚和(或)发育不良及肺动脉干的狭窄后扩张。

【鉴别诊断】

1.室间隔缺损 杂音部位及性质为胸骨左缘第 3、4 肋间闻及 3～4/6 级粗糙、全收缩期杂音。彩色多普勒超声心动图可显示室间隔缺损的部位、大小、数目、分流的方向及速度,估测肺动脉压力。

2.房间隔缺损 杂音部位及性质为胸骨左缘第 2 肋间闻及 2～3/6 级收缩期杂音,肺动脉瓣区第二心音增强、固定分裂，X线胸片可见肺门舞蹈征，主动脉影缩小，右心房、右心室增大。超声心动图可显示房间隔缺损的大小、部位、数量，估测肺动脉压力。

3.动脉导管未闭　杂音部位及性质为胸骨左缘第2肋间闻及连续性机械样杂音，粗糙、传导广、伴震颤，周围血管征阳性。超声心动图可显示肺动脉分叉与降主动脉之间异常通道分流。

【治疗】

1.一般治疗

（1）护理：注意休息，避免剧烈活动。

（2）营养管理：由护士对患者的营养状况进行初始评估，记录在《住院患者评估记录》中。有营养不良的风险者，需在24h内请营养科医师会诊。

2.对症治疗　主要针对合并症，如心力衰竭、缺氧发作、心律失常、感染性心内膜炎等，

3.根治手术　右心室与肺动脉间收缩压力阶差＞50mmHg或右心室收缩压＞100mmHg均需手术治疗，首选经皮球囊肺动脉瓣扩张术治疗，对合并漏斗部狭窄的中、重度狭窄，宜行外科手术治疗。

【并发症及处理】

1.心力衰竭　给予利尿、扩血管等处理，尽早手术根治。

2.感染性心内膜炎　积极抗感染、加强支持疗法，在应用抗生素之前必须先做血培养和药敏试验，以便为使用抗生素及剂量提供指导，抗感染药物应连用4～8周。

3.经皮球囊肺动脉瓣扩张术的并发症　术中并发症有瓣膜撕裂、急性心脏压塞、心脏穿孔等最为严重。因此，术者必须对心脏X线解剖非常熟悉，术前、术中应精确测量肺动脉瓣环径，选择合适的球囊。

（张玉英）

第二节　病毒性心肌炎

病毒性心肌炎是指病毒侵犯心脏，以心肌炎性病变为主要表现的疾病，有时病变可累及心包或心内膜。

【病因】

引起儿童心肌炎常见的病毒有柯萨奇病毒（B组和A组）、艾柯（ECHO）病毒、脊髓灰质炎病毒、腺病毒、流感病毒、副流感病毒、麻疹病毒、流行性腮腺炎病毒、传染性肝炎病毒等，新生儿期柯萨奇病毒B组感染可导致群体流行，病死率高。

【临床表现】

1.症状　表现轻重不一，取决于年龄与感染的急性或慢性过程，预后大多良好。大多数患儿有发热、咽痛、咳嗽等上呼吸道病毒感染或腹痛、腹泻等消化道病毒感染等前驱症状。心脏受累轻者可无症状或有胸闷、胸痛、心悸、乏力、活动受限等症状，少数重症可发生心力衰竭并严重心律失常、心源性休克、猝死。新生儿患病病情进展快，常见高热、反应低下、呼吸困难、发绀，常有神经、肝和肺的并发症。

2.体征　心脏有轻度扩大，伴心动过速，偶有心动过缓、心律失常、心音低钝及奔马律。有心包炎者可闻及心包摩擦音。重症病例反复心力衰竭者，心脏明显扩大，肺部出现湿啰音及肝、脾大，呼吸急促和发绀，重症患者可突然发生心源性休克、脉搏细弱、血压下降。

【辅助检查】

1.X线检查　心影大小正常或增大，严重者有肺淤血或水肿，少数可伴有心包积液。

2. 心电图　可见严重心律失常,包括各种期前收缩、室上性心动过速和室性心动过速、心房颤动和心室颤动,二度和三度房室传导阻滞。心肌明显受累时可见 T 波降低、ST 段改变等。心电图缺乏特异性,应动态观察。

3. 超声心动图　轻者无改变。重者可有心房、心室扩大,以左心室扩大为主,或有心包积液、胸腔积液,心力衰竭者心脏收缩功能减退。

4. 实验室检查　白细胞计数增高,红细胞沉降率增快,谷草转氨酶、乳酸脱氢酶、磷酸激酶及其同工酶活性增高,肌钙蛋白阳性。

5. 病原学检查　以咽拭子、粪便、尿液、血液、心包液进行病毒分离,或者在恢复期做血清补体结合试验、中和试验,可有特异性病毒抗体明显升高。

【诊断标准】

根据 1999 年中华医学会儿科学分会心血管学组修订后的小儿病毒性心肌炎诊断标准。

1. 临床诊断依据

(1)心功能不全、心源性休克或心脑综合征。

(2)心脏扩大(X 线、超声心动图检查具有表现之一)。

(3)心电图改变:以 R 波为主的 2 个或 2 个以上主要导联(Ⅰ、Ⅱ、aVF、V5)的 ST-T 改变持续 4d 以上伴动态变化,窦房传导阻滞、房室传导阻滞,完全性右(或左)束支阻滞,成联律、多形、多源、成对或并行性期前收缩,非房室结及房室折返引起的异位性心动过速,低电压(新生儿除外)及异常 Q 波。

(4)肌酸激酶同工酶(CK-MB)升高或心肌肌钙蛋白(cTnl 或 cTnT)阳性。

2. 病原学诊断标准

(1)确诊指标:自患儿心内膜、心肌、心包(活检、病理)或心包穿刺液检查,发现以下之一者可确诊心肌炎由病毒引起。①分离到病毒;②用病毒核酸探针查到病毒核酸;③特异性病毒抗体阳性。

(2)参考依据:有以下之一者结合临床表现可考虑心肌炎系病毒引起。①自患儿粪便、咽拭子或血液中分离到病毒,且恢复期血清同型抗体滴度较第 1 份血清升高或降低 4 倍以上;②病毒感染早期患儿血中特异性 IgM 抗体阳性;③用病毒核酸探针自患儿血中查到病毒核酸。

3. 确诊依据

(1)具备临床诊断依据 2 项,可临床诊断为病毒性心肌炎。发病同时或发前 1～3 周有病毒感染的证据支持诊断者。

(2)同时具备病原学确诊依据之一者,可确诊为病毒性心肌炎;具备病原学参考证据之一者,可临床诊断为病毒性心肌炎。

(3)凡不具备诊断依据,应给予必要的治疗或确诊,根据病情变化,确诊或除外心肌炎。

(4)应除外风湿性心肌炎、中毒性心肌炎、先天性心脏病、结缔组织病以及代谢性疾病的心肌损害、甲状腺功能亢进症、原发性心脏病、原发性心内膜弹性纤维增生症、先天性房室传导阻滞、心脏自主神经功能异常、β 受体功能亢进症及药物引起的心电图改变。

4. 分期

(1)急性期:新发病,症状及检查阳性发生明显且多变,一般病程在 6 个月以内。

(2)迁延期:临床症状反复出现,客观检查指标迁延不愈,病程多在 6 个月以上。

(3)慢性期:进行性心脏增大,反复心力衰竭或心律失常,病情时轻时重,病程在 1 年以上。

【鉴别诊断】

1. 风湿性心肌炎　多见于 5 岁以后学龄前和学龄期儿童,有前驱感染史,除心肌损害外,病变常累及心包和心内膜,临床有发热、大关节肿痛、环形红斑和皮下小结。体检心脏增大,窦性心动过速,心尖二尖瓣区可听到收缩期反流性杂音,偶可听到心包摩擦音。抗链球菌溶血素 O(ASO)增高,咽拭子培养 A 族链球菌生长,红细胞沉降率增快,心电图可出现一度房室传导阻滞。

2.β受体功能亢进症 系β肾上腺素能受体的反应性增高所引起的交感神经活动亢进的一系列临床表现及心电图非特异性 ST-T 改变。多见于 6～14 岁学龄女童,疾病的发作和加重常与情绪变化(如生气)和精神紧张(如考试前)有关,症状多样性,但都类似于交感神经兴奋性增高的表现。体检心音增强,心电图有 T 波低平倒置和 ST-T 改变,普萘洛尔试验阳性。

3.先天性房室传导阻滞 多为三度房室传导阻滞,患儿病史中可有晕厥和阿一斯综合征发作,但多数患儿耐受性好,一般无胸闷、心悸、面色苍白等。心电图提示三度房室传导阻滞,QRS 波窄,房室传导阻滞无动态变化。出生史及既往史有助于诊断。

4.自身免疫性疾病 多见全身性幼年型类风湿关节炎和系统性红斑狼疮。全身性幼年型类风湿关节炎主要临床特点为发热、关节疼痛、淋巴结、肝脾大、充血性皮疹、红细胞沉降率增快、C 反应蛋白增高、白细胞计数增多、贫血及相关脏器的损害。累及心脏可有心肌酶谱增高,心电图异常。对抗生素治疗无效而对激素和阿司匹林等药物治疗有效。系统性红斑狼疮多见于学龄女童,可有发热,皮疹,血白细胞、红细胞和血小板计数减低,血中可查找到狼疮细胞,抗核抗体阳性。

5.川崎病 多见于 2-5 岁幼儿,发热,眼球结膜充血,口腔黏膜弥散性充血,口唇皲裂,杨梅舌,浅表淋巴结肿大,四肢末端硬性水肿,超声心动图示冠状动脉多有病变。需要注意的是,重症川崎病并发冠状动脉损害严重时,可出现冠状动脉栓塞、心肌缺血,心电图可出现异常 Q 波,此时应根据临床病情和超声心动图进行鉴别诊断。

【治疗】

1.一般治疗

(1)休息:急性期应卧床休息,一般 3～4 周,如心脏增大及心力衰竭者应休息 3～6 个月,随后逐渐恢复正常活动,病重者给予心电监护、吸氧。

(2)营养管理:清淡饮食。

2.对症治疗 防治诱因,控制继发细菌感染,控制心力衰竭,纠正心律失常,抢救心源性休克。

3.药物治疗

(1)抗病毒治疗:可选用利巴韦林、更昔洛韦和干扰素、中药黄芪颗粒等抗病毒治疗,但疗效不确切。

(2)改善心肌代谢,增进心肌营养:维生素 C100～200mg/(kg·d),稀释成 10%～12.5%溶液,静脉注射,每日 1 次,疗程为 15～30d。1,6 二果糖二磷酸 100～250mg/(kg·d),静脉滴注,疗程为 10～14d。泛癸利酮 10～30mg/d,分次服用,疗程为 1～3 个月。亦可用磷酸肌酸营养心肌。

(3)使用静脉丙种球蛋白 2g/kg,于 2～3d 分次静脉滴注,减轻心肌细胞损害,同时增加心肌细胞收缩功能。

(4)糖皮质激素:通常不用,对重症合并心源性休克及严重心律失常(三度房室传导阻滞、室性心动过速)患儿,应早期、足量应用。糖皮质激素可选用泼尼松或泼尼松龙,开始用量为 2mg/(kg·d),分 3 次口服,持续 1～2 周逐渐减量,至 8 周左右减量至 0.3mg/(kg·d),并维持此量至第 16～20 周,然后逐渐减量至第 24 周停药。根据患儿情况,疗程可相应缩短或延长。危重病例可采用冲击治疗,用甲泼尼龙 10mg/(kg·d),2h 静脉输入,连续用 3d,然后逐渐减量或改口服,减量的方法及疗程同上。

【并发症及处理】

1.心源性休克 地塞米松,每次 0.5～1.0mg/kg,静脉注射。大剂量维生素 C,每次 2～5g,静脉注射,每2～6小时1次,病情好转后改为每日1～2次。补液、纠正酸中毒。血压仍不升高或升高不满意者,应使用升压药维持血压。使用洋地黄类药物改善泵功能。

2.心力衰竭　基本药物为洋地黄及利尿药,但患者对洋地黄的敏感性增高,易发生洋地黄中毒(常表现为心律失常),故心肌炎患者只用常规剂量的2/3。使用利尿药时,应注意补钾。必要时联合使用排钾和保钾性利尿药。

3.缓慢性心律失常　严重窦性心动过缓和高度房室传导阻滞者应及时给予大剂量糖皮质激素,静脉滴注异丙肾上腺素、阿托品或山莨菪碱、大剂量维生素C,多数患者在4周内恢复窦性心律和正常传导。必要时安装临时或永久心脏起搏器。

4.快速性心律失常　β受体阻滞药和胺碘酮是首选的治疗药物。控制心房颤动心室率可选用β受体阻滞药、洋地黄、地尔硫䓬或维拉帕米。若治疗室上性或室性心动过速,可使用胺碘酮。必要时行电复律治疗。严重危及生命的快速性心律失常,可给予糖皮质激素治疗。必要时置入体内自动除颤器。

(张华静)

第三节　心肌病

心肌病为发生于心肌的疾病。该术语最初出现于1957年,当时指一组不能归因于冠状动脉病变的心肌病变。此后,心肌病的定义发生了变化。目前,心肌病的定义为心肌的结构或功能异常,且无高血压或肺动脉高压、无心脏瓣膜病变、无先天性心脏病而言。

以解剖与生理改变为依据,可将心肌病分为以下三型:①扩张(充血)型心肌病:此型左心室或双心室扩大,心肌收缩功能不同程度降低。一般其主要临床特征为收缩功能异常,表现为充血性心力衰竭的症状与体征。②肥厚性心肌病:先前称之为特发性肥厚性心肌病,以左心室肥厚为特征,可不对称。收缩功能通常正常,临床表现由左心室流出道梗阻、舒张功能障碍或心律失常引起,后者可致猝死。③限制型心肌病:心房显著扩大,一般心室大小及收缩功能正常,舒张功能损害,症状由肺及体循环静脉充血引起,也可出现晕厥。

一、扩张性心肌病

【病因】

扩张性心肌病(DCM)在各种类型心肌病中最为常见,在美国及欧洲,其年发病率约为2/10万～8/10万人口,据估计每10万人口中约有36人患有DCM。最近的报道显示成人DCM患者中47%为特发性,12%与心肌炎有关,11%与冠状动脉病变有关,另有30%为其他原因。在另外两个不同年龄儿童DCM的研究表明其中2%～15%有活体组织检查证实的心肌炎,其余85%～90%的患儿原因不明。此外,20%～30%的DCM患者为家族性的。扩张性心肌病的病因如下:

1.急、慢性心肌炎——柯萨奇病毒,腺病毒,HIV。

2.胶原血管病。

3.药物——乙醇,拟交感药,蒽环类抗生素。

4.终末期肥厚性心肌病。

5.内分泌——生长激素缺乏,甲状腺功能亢进症,甲状腺功能减低症。

6.低钙血症,糖尿病,嗜铬细胞瘤。

7.遗传——常染色体显性,常染色体隐性,X 性链,线粒体内在代谢缺陷。

8.缺血性——动脉硬化,川崎病,左冠状动脉起源异常。

9.肌营养不良。

10.营养缺乏——硒,卡泥汀,维生素 B_1。

11.毒素——钴,铅。

【病理】

扩张性心肌病病变以心肌纤维化为主,心肌肥厚不显著,心腔扩大明显,二尖瓣环和三尖瓣环增大,乳头肌伸长,常有心腔内附壁血栓,可累及心肌节律点及传导系统而引起心律失常。由于心肌纤维化,心肌收缩功能减弱,导致心力衰竭。

【临床表现】

本病起病及进展缓慢,症状轻重不一。主要表现为心脏增大,心力衰竭,心律失常,小动脉栓塞。患儿先出现心脏增大,但起初无症状,因此确定起病日期较困难,有时病儿已有射血分数下降,经数年仍无症状,以后在劳累后出现气喘、乏力、心悸、咳嗽、胸闷等症状,有的可有偏瘫。体格检查可见心尖搏动弥散或抬举,心浊音界向左扩大,心率增快,有时可有奔马律,可闻及 $II/VI \sim III/VI$ 级收缩期杂音(心力衰竭控制后杂音减轻或消失),肝脏增大,下肢水肿等。

【实验室检查】

1.胸部 X 线检查　心影扩大,由左心室、左心房扩大引起。常存在肺静脉充血,可发展为肺水肿。左肺部分区域可因左心房扩大压迫左支气管而致不张,也可出现胸腔积液。

2.心电图及 HOLTER　大多数患儿心电图上呈窦性心动过速。常见非特异性 ST-T 变化,左心室肥大,左右心房扩大及右心室肥大。46%的患儿 HOLTER 检查可发现心律失常。

3.超声心动图　DCM 患儿的超声心动图特征包括左心室、左心房扩大,缩短分数及射血分数减低,左心室射血前期与射血期比率增加等。

4.心导管检查与活体组织检查　由于 DCM 可由超声心动图检查确定,心导管检查主要用于排除异常的左冠状动脉起源,因这一情况在超声心动图检查时易于漏诊,必要时活体组织检查帮助确定心肌病的病因。

【治疗】

扩张性心肌病的临床特征为心输出量减少、液体潴留及血管收缩活性增加,后者为神经体液因素作用以维持足够的灌注压。因此,治疗的目的就是处理以上这些问题。此外,如怀疑代谢缺陷,应不耽搁地予以经验性补充。

增强心肌收缩力的药物:

1.第一类　为拟交感药物包括多巴胺、多巴酚丁胺及肾上腺素。多巴胺小剂量时可改善肾脏功能,剂量加大可增强对心脏的作用,但也可引起外周血管阻力增加,并有可能致心律失常。多巴酚丁胺致心律失常作用较弱,但有报道因可引起肺动脉楔压升高而致肺水肿。这两种药物通常联合应用。

2.第二类　增强心肌收缩力的药物为双吡啶衍生剂,可通过抑制磷酸二酯酶增加细胞内钙的浓度,有强心及扩张外周血管的作用。其可能的副作用为血小板减少、肝毒性及胃肠道刺激。

地高辛为可长期应用的经典心肌收缩力增强药物,但在危重病例,因心肌损害严重及肾功能减退,应减量慎用。

3.利尿剂　改善液体内环境平衡在扩张性心肌病的治疗中至关重要。呋塞米(速尿)为首选的药物,但应注意监测电解质水平,尤其是血钾水平,必要时可适当补充钾盐,也可与螺内酯等类药物合用。其他可应用的利尿剂包括依他尼酸、布美他尼。

4.血管扩张剂　硝普钠及肼屈嗪可有效扩张外周血管,从而降低后负荷,增加心输出量及减低充盈压。有效的口服降低后负荷制剂包括 ACE 抑制剂。在儿科,最常用的为卡托普利及依那普利。ACE 抑制剂还有一定的抑制甚至逆转心肌病时的心室重塑作用。

5.其他　治疗扩张性心肌病因心腔扩大,血流淤滞,有可能发生血栓形成。因而这些患儿应考虑应用华法林等类抗凝剂。如已明确有心腔内血栓,应积极以肝素治疗,最终过渡到长期华法林治疗。

急性病例应推荐卧床休息,限制水及钠盐摄入以帮助控制液体潴留。每日称体重有助于评估液体潴留情况及指导利尿。

如确定系心动过速诱导的心肌病,应予以抗心律失常药物治疗。药物的选择依心动过速的原因而定。普鲁卡因胺及 β 受体阻滞剂是有效的抗心律失常药物,但因其有负性肌力作用,在这组患儿应慎用。

6.心脏移植　儿童心脏移植近年已增加,且改善了严重心肌病患儿的存活率。因此,重症心肌病患儿如积极的内科治疗无效,应考虑心脏移植。

二、肥厚性心肌病

肥厚性心肌病(HCM)时左心室肥厚,但不扩张,诊断时应排除高血压、主动脉瓣狭窄、水肿及先天性心脏病等其他可引起肥厚的疾病。肥厚性心肌病命名与分类最为混乱。有的将有流出道狭窄的称为梗阻性心肌病。有的根据其心室肥厚是否对称而分类。如左右心室都肥厚的称为对称性,否则称为非对称性。一般对称性多数为非梗阻性,不对称多数为梗阻性,但也有左心室壁与室间隔肥厚,右心室壁不肥厚而左心室流出道不狭窄的,即只有不对称而无梗阻的。有的患儿室间隔特别肥厚,突入到左心室腔间,尤其在主动脉瓣下,表现为左心室流出道狭窄称为特发性肥厚性主动脉瓣下狭窄。肥厚性心肌病伴梗阻的不到总数的 25%。

【病因】

HCM 是一种原发性的通常是家族性的心脏疾病,因其发生年龄不同且许多遗传性病例呈亚临床过程,因而目前尚无其确切的发病率。有文献报道 HCM 的发病率为 2.5/10 万人口,占所有儿童原发性心肌病的 20%～30%。

HCM 通常以常染色体显性方式遗传,目前已知多个基因与典型的家族性肥厚性心肌病有关,这些基因均编码肌节蛋白,如 β 肌凝蛋白重链等。HCM 也可作为经母亲遗传的线粒体病遗传。许多患儿伴有与遗传综合征一致的畸形,如那些患有 Noonan 综合征、Pompe 病、Beckwith-Wiedemann 综合征的患儿。

【病理】

HCM 多数为左心室肥厚,心功能早期无明显障碍,临床上无明显症状,晚期有程度不等的心功能不全。梗阻型心肌病的病理特点是左心室肥厚重于右心室,室间隔肥厚更为显著,室间隔厚度与左心室壁厚度之比大于 1.3∶1。左心室腔缩小,二尖瓣前叶增厚,室间隔局部肥厚增生,致左心室流出道狭窄梗阻,左心室腔收缩压升高,与左心室流出道和主动脉收缩压相比有明显压力阶差,左心室舒张末期压力也可增高,心排血量初期正常,以后愈益降低。流出道的梗阻及其引起的压力阶差可因很多生理因素而异,凡使心室收缩力增强、室腔容量减少及后负荷减低等情况均可使梗阻加重,压差更大,反之亦然。所以患者的流出道梗阻的程度并非固定,时时在变,各种影响以上三因素的情况和药物均可改变梗阻的程度。

HCM 的心肌普遍肥大(多数左心室重于右心室,心室重于心房),肌纤维增大,心肌细胞亦肥大,常有不同程度的间质纤维化、细胞变性,并有不同程度的坏死和瘢痕形成,很少有炎性细胞浸润。本病最突出的组织学改变为心肌细胞的排列杂乱无章,而非整齐划一。细胞间的连接常互相倾斜甚至垂直相连。这些错综的连接使心肌收缩时步调不整。再者,心肌细胞的凌乱排列还可影响心电的传播,甚至构成严重心律失常的病理基础。

【临床表现】

肥厚性心肌病主要表现为呼吸困难,心绞痛、晕厥、亦可发生猝死。呼吸困难主要由于左心室顺应性减退和二尖瓣反流引起左心房压力升高,左心室舒张末压力也升高,肺静脉回流受阻而引起肺瘀血。心绞痛是由于心肌过度粗大或左心室流出道梗阻引起冠状动脉供血不足。由于脑供血不足,故剧烈运动时有晕厥,甚至猝死。年小儿可表现为生长落后,心力衰竭的发生率较年长儿高。

体格检查部分病例在心尖可闻及全收缩期杂音,并向左腋下放射,此杂音是由于二尖瓣反流所致。左心室流出道梗阻者沿胸骨左缘下方及心尖可及收缩期杂音,其程度直接与主动脉瓣下压力阶差有关。可有第二心音逆分裂(即 P2 在前,A2 在后)。有些病例心浊音界扩大,偶可听到奔马律。

【实验室检查】

1.胸部 X 线检查　心影扩大,但如无合并心力衰竭则肺纹理都正常。

2.心电图　90%～95%的 HCM 患儿有 12 导心电图异常,包括左心室肥大、ST-T 变化(如显著的 T 波倒置)、左心房扩大、异常的深 Q 波,外侧心前导联 R 波振幅降低等,但本病无特征性心电图改变。有些 HCM 患婴可有右心室肥厚的心电图表现,可能反映有右心室流出道梗阻存在。

3.超声心动图　HCM 可见心室壁增厚,其增厚的分布并非匀称。在 M 型超声可见二尖瓣的前瓣有收缩期的向前运动,其运动的幅度和持续时间与左心室流出道的梗阻程度直接有关。梗阻型心肌病的室间隔与左心室后壁均有增厚,室间隔肥厚尤其突出,与左心室后壁的比值大于 1.3：1(婴儿除外),而且左心室流出道内径变小。

4.心导管检查　历史上,心导管检查在 HCM 的诊断及研究中起了重要作用。现今,超声心动图的精确应用已基本替代血流动力学研究及心血管造影。在婴儿,偶可应用心内膜心肌活体组织检查来确定病因,如线粒体肌病、糖原累积病等。不过现今骨骼肌活体组织检查更方便,且创伤更小。

【治疗】

1.药物治疗　治疗的主旨为降低心肌的收缩力,改善舒张期的顺应性和预防猝死。

β受体阻滞剂普萘洛尔为本病治疗的主要药物,它减慢心率,降低心肌收缩力,从而减轻左心室流出道梗阻;且可减低心肌的张力,使氧需量减少,缓解心绞痛心绞痛;此外,普萘洛尔尚有一定的抗心律失常作用。其他临床上应用的选择性β受体阻滞剂有阿替洛尔、美托洛尔等。约有 1/2～1/3 的患儿用药后症状缓解。对无症状的患儿是否需长期用药意见不一。本品似可制止病变的发展和预防猝死,但目前缺乏对照资料。

维拉帕米主要用于成人 HCM 患者。短、长期研究表明口服维拉帕米可改善心脏症状及运动能力,但该药有潜在的致心律失常作用及偶可引起肺水肿及猝死,因而在儿童极少应用。洋地黄忌用,只有在心房颤动心室率太快时方有指征,以小剂量与普萘洛尔同用。利尿剂和血管扩张药物均不宜用。终末期 HCM 心腔扩大、心壁变薄及收缩功能减退时可应用洋地黄、利尿剂和血管扩张药物。

2.手术治疗　对左心室流出道梗阻产生严重症状而药物治疗无效者(压差超过 50mmHg),可经主动脉切除室间隔的部分肥厚心肌(Morrow 手术),症状大多缓解。其他手术方式有二尖瓣换置术及心尖主动脉管道,但因疗效不确切,且并发症多、在儿科均极少应用。心脏移植是另一治疗手段。

3.其他　近年成人 HCM 患者有应用永久双腔起搏来降低左心室流出道梗阻,减轻症状,但疗效并不确切。乙醇间隔消融在某些成人 HCM 症状患者可降低左心室流出道压差,但这种实验性的治疗手段在小儿应慎用,因手术瘢痕可成为致心律失常的病理基础,增加猝死的危险。

(林朝霞)

第四节　感染性心内膜炎

心内膜炎指各种原因引起的心内膜炎症病变,常累及心脏瓣膜,也可累及室间隔缺损处、心内壁内膜或未闭动脉导管、动静脉瘘等处,按原因可分为感染性和非感染性两大类,非感染性心内膜炎包括:风湿性心内膜炎、类风湿性心内膜炎、系统性红斑狼疮性心内膜炎、新生儿急性症状性心内膜炎等。

感染性心内膜炎在过去常分为急性和亚急性两个类型。急性者多发生于原无心脏病的患儿,侵入细菌毒力较强,起病急骤,进展迅速,病程在 6 周以内。亚急性者多在原有心脏病的基础上感染毒力较弱的细菌,起病潜隐,进展相对缓慢,病程超过 6 周。由于抗生素的广泛应用,本病的病程已延长,临床急性和亚急性难以截然划分,致病微生物除了最常见的细菌外,尚有真菌、衣原体、立克次体及病毒等。近年来随着新型抗生素的不断出现,外科手术的进步,感染性心内膜炎死亡率已显著下降,但由于致病微生物的变迁,心脏手术和心导管检查的广泛开展,长期静脉插管输液的增多等因素,本病的发病率并无显著下降。

【病因】

(一)心脏的原发病变

92％的感染性心内膜炎患者均有原发心脏病变,其中以先天性心脏病最为多见,约占 78％,室间隔缺损最易合并感染性心内膜炎,其他依次为法洛四联症、动脉导管未闭、肺动脉瓣狭窄、主动脉瓣狭窄、主动脉瓣二叶畸形、房间隔缺损等;后天性心脏病如风湿性瓣膜病、二尖瓣脱垂综合征等也可并发感染性心内膜炎,随着小儿心脏外科技术的发展,越来越多的小儿心脏病得以纠正、根治,但因此而留置在心腔内的装置或材料(如心内补片、人造心脏瓣等)是近年来感染性心内膜炎常见的易患因素。

(二)病原体

几乎所有种类的细菌均可导致感染性心内膜炎,草绿色链球菌仍为最常见的致病菌,但所占比例已显著下降,近年来金黄色葡萄球菌、白色葡萄球菌、肠球菌、产气杆菌等革兰阴性杆菌引起的感染性心内膜炎显著增多,真菌性心内膜炎极少见。立克次体及病毒感染所致的心内膜炎甚罕见,少数情况下,感染性心内膜炎由一种以上的病原体引起,常见于人工瓣膜手术者。其他致病因素如长期应用抗生素、皮质激素或免疫抑制剂等。

(三)诱发因素

约 1/3 的患儿在病史中可找到诱发因素,常见的诱发因素为矫治牙病和扁桃体摘除术。近年来心导管检查和介入性治疗、人工瓣膜置换、心内直视手术的广泛开展,也是感染性心内膜炎的重要诱发因素之一.其他诱发因素如长期使用抗生素、肾上腺皮质激素、免疫抑制剂等。

【病理及病理生理】

正常人口腔和上呼吸道常聚集一些细菌,一般不会致病,只有在机体防御功能低下时可侵入血流,特别是口腔感染、拔牙、扁桃体摘除术时易侵入血流。当心腔内膜,特别是心瓣膜存在病理改变或先天性缺损时,细菌易在心瓣膜、心内膜和动脉内膜表面粘着、繁殖,从而形成心内膜炎;但若形成一种病变尚需下列条件,即双侧心室或大血管之间有较大的压力差,能够产生高速的血流,经常冲击心内膜面,使之损伤,心内膜下胶原组织暴露,血小板和纤维蛋白聚积形成无菌性赘生物,当有菌血症时,细菌易在上述部位黏附、定居,并繁殖,形成有菌赘生物。在病理上,受累部位多在压力低的一侧,如室间隔缺损感染性赘生物常见于缺损的右缘、三尖瓣的隔叶及肺动脉瓣;动脉导管在肺动脉侧;主动脉关闭不全在左心室等。当狭窄瓣孔及异常通道两侧心室或管腔之间的压力差越大时,湍流越明显,在压力低的一侧越易形成血栓和赘生物。当房间隔缺损、大型室间隔缺损、并发心力衰竭等时,由于异常通道两侧压力差减小,血流速度减慢,湍流相对不明显,一般较少并发感染性心内膜炎。

本病的基本病理改变是心瓣膜、心内膜及大血管内膜面附着疣状感染性赘生物。赘生物由血小板、白细胞、红细胞、纤维蛋白、胶原组织和致病微生物等组成,心脏瓣膜的赘生物可致瓣膜溃疡、穿孔,若累及腱索和乳头肌,可使腱索缩短及断裂,累及瓣环和心肌时,可致心肌脓肿、室间隔穿孔、动脉瘤等,大的或多量的赘生物可堵塞瓣膜口或肺动脉,致急性循环障碍。

赘生物受高速血流冲击可有血栓脱落,随血流散布到全身血管导致器官栓塞。右心的栓子引起肺栓塞;左心的栓子引起肾、脑、脾、四肢、肠系膜等动脉栓塞,微小栓子栓塞毛细血管出现皮肤淤点,即欧氏小结。肾栓塞时可致梗死,局灶性肾炎,或弥漫性肾小球肾炎;脑栓塞时可发生脑膜、脑实质、脊髓、脑神经等弥漫性炎症,产生出血、水肿、脑软化、脑脓肿、颅内动脉瘤破裂等病变,后者破裂可引起颅内各部位的出血如脑出血、蛛网膜下腔出血等。

【临床表现】

大多数患者有器质性心脏病,部分病人发病前有龋齿、扁桃体炎、静脉插管、介入治疗或心内手术史,临床症状可归纳为三方面:①全身感染症状;②心脏症状;③栓塞及血管症状。但同时具有以上三方面症状的典型患者不多,尤其2岁以下婴儿往往以全身感染症状为主,仅少数患儿有栓塞症状和(或)心脏杂音。本病起病缓慢,症状多种多样。

(一)感染症状

发热是最常见的症状,几乎所有的病例都有过不同程度的发热,热型不规则,热程较长,个别病例无发热,此外患者有疲乏、盗汗、食欲减退、体重减轻、关节痛、皮肤苍白等表现,病情进展较慢。

(二)心脏方面的症状

原有的心脏杂音可因心脏瓣膜的赘生物而发生改变,出现粗糙、响亮、呈海鸥鸣样或音乐样的杂音。原无心脏杂音者可出现音乐样杂音,约一半患儿由于心瓣膜病变、中毒性心肌炎等导致充血性心力衰竭,出现心音低钝、奔马律等。

(三)栓塞症状

视栓塞部位的不同而出现不同的临床表现,一般发生于病程后期,但约1/3的患者为首发症状,皮肤栓塞可见散在的小淤点,指(趾)的腹面可触到隆起的紫红色的小结节,略有触痛,此即欧氏小结。内脏栓塞可出现脾大、腹痛、血尿、便血,有时脾大很显著;肺栓塞可出现胸痛、咳嗽、咯血、肺部啰音等;脑动脉栓塞则有头痛、呕吐、偏瘫、失语、抽搐甚至昏迷等。病程久者可见杵状指、趾,但无发绀。

【实验室检查】

(一)血培养

血细菌培养阳性是确诊感染性心内膜炎的重要依据,凡原因未明的发热、体温持续在1周以上,且原有心脏病者,均应积极反复多次进行血培养,以提高阳性率,若血培养阳性,尚应做药物敏感试验。

(二)超声心动图

超声心动图检查能够检出直径大于2mm以上的赘生物,因此对诊断感染性心内膜炎很有帮助,此外在治疗过程中超声心动图还可动态观察赘生物大小、形态、活动和瓣膜功能状态,了解瓣膜损害程度,对决定是否做换瓣手术有参考价值。该检查还可发现原有的心脏病。

（三）CT

对怀疑有颅内病变者应及时做CT，了解病变的部位范围。

（四）其他

血常规可见进行性贫血，多为正细胞性贫血，白细胞计数增高和中性粒细胞升高，血沉快，C反应蛋白阳性，血清球蛋白常常增多，免疫球蛋白升高，循环免疫复合物及类风湿因子阳性，尿常规有红细胞，发热期可出现蛋白尿。

【诊断】

对原有心脏病的患儿，如出现1周以上不明原因的发热应想到本病的可能，诊断除了病史、临床表现外，血培养是确诊的关键，超声心动图对判断赘生物的数目、大小、形态、位置和瓣膜的功能有重要的价值，但结果阴性不能排除本病的诊断。

【治疗】

总的原则是积极抗感染、加强支持疗法，但在应用抗生素之前必须先做几次血培养和药物敏感试验，以期对选用抗生素及剂量提供指导。

（一）抗生素

应用原则是早期、联合应用、剂量足、选用敏感的杀菌药，疗程要长。在具体应用时，对不同的病原菌感染选用不同的抗生素：

1.草绿色链球菌　首选青霉素G 2000万U/d，分4次，每6小时1次，静脉滴注，疗程4～6周；加庆大霉素4～6mg/(kg·d)，每8小时1次，疗程2周；对青霉素过敏者可选用头孢菌素类或万古霉素。

2.金黄色葡萄球菌　对青霉素敏感者选用青霉素G 2000万U/d，加庆大霉素，用法同上；青霉素耐药才选用新青霉素Ⅱ或新青霉素Ⅲ 200～300mg/(kg·d)，分4次，每6小时1次静脉滴注。治疗不满意或对青霉素过敏者选用头孢菌素类或万古霉素：40～60mg/(kg·d)，分2～3次静脉滴注，疗程6～8周。

3.革兰阴性杆菌或大肠杆菌　选用氨苄西林300mg/(kg·d)，分4次，每6小时1次静脉滴注，疗程4～6周，或用头孢氧哌唑或头孢噻肟三嗪200mg/(kg·d)，分4次，每6小时1次静脉滴注，疗程4～6周，加用庆大霉素2周。绿脓杆菌感染可加用羟苄青霉素200～400mg/(kg·d)，分4次，每6小时1次静脉滴注。

4.真菌　应停用抗生素，选用二性霉素B 0.1～0.25mg/(kg·d)，以后每日逐渐增加至1mg/(kg·d)，静脉滴注1次，可合用5-氟胞嘧啶50～150mg/(kg·d)，分3～4次服用。

5.病原菌不明或术后者　选用新青霉素Ⅲ加氨苄西林及庆大霉素，或头孢菌素类；或万古霉素。

上述抗感染药物应连用4～8周，用至体温正常，栓塞现象消失，血象、血沉恢复正常，血培养阴性后逐渐停药。

（二）一般治疗

包括细心护理，保证病人充足的热量供应，可少量多次输新鲜血或血浆，也可输注丙种球蛋白。

（三）手术治疗

近年来早期外科治疗感染性心内膜炎取得了良好效果。对心脏赘生物和污染的人造代用品清创、修复或置换损害的瓣膜，挽救了严重病人，提高了治愈率，手术指征：①瓣膜功能不全引起的中、重度心力衰竭；②赘生物阻塞瓣膜口；③反复发生栓塞；④真菌感染；⑤经最佳抗生素治疗无效；⑥新发生的心脏传导阻滞。

【预后和预防】

在应用抗生素治疗前本病的死亡率几乎为 100%。经合理应用抗生素治疗以来,近年病死率已下降为 20%～25%。约有半数患儿可发生各种并发症如充血性心力衰竭、脑栓塞、肺栓塞、心脏瓣膜破坏、腱索断裂、动脉瘤形成等,残留严重瓣膜损伤者,需进行瓣膜修复或置换术。因此预防感染性心内膜炎发生显得极为重要。有先天性或风湿性心脏病患儿平时应注意口腔卫生,防止齿龈炎、龋齿;预防感染;若施行口腔手术、扁桃体摘除术、心导管和心脏手术时,可于术前 1～2 小时及术后 48 小时内肌注青霉素 80 万 U/d,或长效青霉素 120 万 U 1 剂。青霉素过敏者,可选用头孢菌素类或万古霉素静脉注射一次,然后改口服红霉素 30mg/(kg•d),分 4 次服用。连续 2 天。

(付印强)

第五节　川崎病

川崎病为一种急性全身性血管炎,以婴幼儿发病为主。1967 年日本的川崎博士总结了自 1961 年到 1967 年之间 50 例有持续性发热、皮疹、淋巴结炎等特征性表现的病例后,将本病命名为皮肤黏膜淋巴结综合征而首先报道。此后,随即发现川崎病并非是一种良性的疾病,许多患儿由于并发心血管疾病而导致死亡。事实上,川崎病已成为引起儿童获得性心血管疾病的两个主要因素之一,在许多地方其危险性甚至大于风湿热。

【流行病学】

川崎病几乎只见于婴幼儿,最多见于 1 到 2 岁之间的儿童;50% 的病例发病年龄小于 2 岁,80% 小于 4 岁,大于 8 岁的儿童极少发病。尽管本病很少发生于小于 3 月龄的婴儿,但也有出生 20 天即被确诊为川崎病的报道。川崎病的发病率男女比例为 1.5:1。在北美洲和欧洲的流行病学研究表明,除了年发病率有所不同外,其余均相似。

虽然川崎病在全世界均有发病,但最多见于日本及具有日本血统的儿童。从 1967 年到 20 世纪 80 年代中期,日本的川崎病发病率有所增加。20 世纪 80 年代中,日本的年发病率稳定于 5000～6000 例/年。在 1981 年至 1985 年的 5 年期间,在小于 5 岁的儿童中年发病率在 77/10 万～195/10 万。而在 1993 到 1994 年的全国性调查中,发病率为 95/10 万。在中国,一项从 1995 年～1999 年在北京进行的流行病学研究指出该病 5 岁以下的发病率为 18/10 万～31/10 万。在美国,非亚裔小于 5 岁的儿童年发病率接近 10/10 万,亚裔儿童则约为 44/10 万。

川崎病全年均可发病,但在日本,有报道称在冬末和春季发病率有所增加,1983 年和 1986 年曾有两次大规模的流行,分别有 15000 和 12500 人罹患此病,在 1979 年还有一次小规模的流行。在美国、芬兰和韩国也有川崎病暴发流行的报道。在日本还曾观察过此病的地域分布,但在北美没有此类报道。没有证据表明在疾病暴发时个人之间的接触或是暴露于某一流行区域会被感染。患川崎病的儿童通常并不居住于同一区域,周围的环境也不尽相同。同胞中共同患病并不多见,约 1%～2%,通常在几周内分别发病。有趣的是,在日本参与研究的 4 对双胞胎中,有 3 对同时发病。这说明他们具有同一易感基因。在日本川崎病的再发病率为 3.9%,在北美约为 1%。

【病因学】

尽管许多学者做了大量研究,川崎病的病因目前尚不清楚。但大量流行病学和临床观察显示,川崎病是由感染所致。鉴于这种自限性疾病所表现出的发热、皮疹、结膜充血、颈淋巴结肿大以及好发于儿童、暴发流行时明显的地域分布都提示其发病与感染有关。然而,标准的和更先进的病毒及细菌的检测手段和血清学检查均无法确定微生物是致病的唯一原因。尽管最初曾报道有大量可能的感染因素,包括 EB 病毒,人类疱疹病毒 6、7,人类细小病毒,耶尔森菌,但进一步的研究均无法证实。在日本及美国,由于在暴发流行期间曾有某些家庭有洗涤地毯的经历,所以家庭中的尘螨亦被认为是致病因素,同样这也是偶然才发生。其他多种环境因素亦曾被认为是致病因素,包括使用某些药物、接触宠物及免疫反应,但都未被确认。

相反,对患有川崎病的儿童的免疫系统所进行的观察发现,这些儿童都存在较严重的免疫紊乱。在急性期,外周血的活性 T 细胞、B 细胞、单核/巨噬细胞的数量均上升。同时也有证据表明淋巴细胞及单核/巨噬细胞的活化伴随有细胞毒素分泌的增加。除此以外,循环抗体的存在对血管内皮亦有细胞毒素的作用。由此,以上的观察支持免疫系统的激活是川崎病发病机制之一这一学说。

根据通常的免疫活化程度,由细菌和病毒所含蛋白质引起感染所致的疾病,其共同的特征是这些蛋白质起类似超抗原的作用(如葡萄球菌的毒性休克综合征毒素,表皮剥落毒素,链球菌的致热外毒素),于是超抗原的假说建立。超抗原与一般的抗原有许多不同。它们激活了多克隆 B 细胞促使 T 细胞增殖并分泌细胞毒素,这些作用是通过存在于抗原递呈细胞表面的蛋白质将抗原性直接递呈到组织相容性复合体 Ⅱ(MHCⅡ)上,与通常免疫反应前的蛋白质摄取相反。一般有大量的细胞毒素分泌并推动疾病的进程。在超抗原假说中,那些类似超抗原的生物体寄生于易感宿主的胃肠道黏膜上并分泌毒素。有时,在川崎病患儿的咽部及直肠可发现单由葡萄球菌分泌的毒性休克综合征毒素,但大多数的实验均未发现。所以超抗原的假说还有待证实。

【病理】

病初以小血管炎为主,以后累及主动脉等中、大动脉,特别好发于冠状动脉及其分支,未经及时治疗的病例其病理改变大致可分为 4 期:

Ⅰ期:1～9 天,主要是小血管炎、微血管周围炎以及中等大小动脉周围炎,如冠状动脉周围炎;在心肌间质、心包及心内膜有中性粒细胞、嗜酸性粒细胞、淋巴细胞浸润。

Ⅱ期:12～25 天,小血管炎减轻,冠状动脉主要分支等中等大小动脉全层血管炎(内膜、外膜、中膜均有炎性细胞浸润)突出,伴有坏死、水肿,血管弹力纤维和肌层断裂,出现冠状动脉扩张,易发生冠状动脉瘤及血栓。

Ⅲ期:28～45 天,小血管、微血管炎消退,中动脉发生肉芽肿及血栓,纤维组织增生,血管内膜增厚,冠状动脉一些分支可全部或部分阻塞,有冠状动脉瘤破裂危险。

Ⅳ期:数月至更长时间,急性血管炎消失,已经发生的血管内膜增厚、瘢痕、动脉瘤或血栓有一个漫长的吸收、修复过程。狭窄、阻塞的血管可能修复、再通,心肌可能遗留永久的瘢痕。

早期严重心肌炎、中后期动脉瘤破裂与血管栓塞是本病死亡的主要危险。

【临床表现】

(一)诊断标准

由于川崎病的病因尚不明确,所以没有经过验证的诊断标准,川崎病的诊断主要依靠临床标准。这些标准是由日本川崎病研究中心制定的,在川崎病诊断标准中有详细的描述。川崎病有 6 种主要的临床表现,临床诊断时需要有其中的 5～6 项同时存在。在最近修订的标准中,由于许多患儿会较快地发生冠状动脉瘤,故只需 4 项表现即可诊断。美国心脏病学会的诊断标准与此大致相同,但必须有发热 5 天以上这一表现。越来越多的病人虽未符合诊断标准但因为有以上临床表现而被诊断为川崎病,并接受静脉免疫球蛋白治疗。由于在川崎病的回顾性研究中发现,急性发热后随即可诊断出有冠状动脉瘤的存在,故提示过去应用完全的诊断标准来确诊疾病是不恰当的。川崎病诊断标准如下:

1.持续发热 5 天以上。

2.肢端变化。

(1)起病早期:手掌、足底硬肿,肤色变红

(2)恢复期:指趾末端脱皮

3.多形性红斑。

4.两眼球结膜充血。

5.嘴唇和口腔变化:嘴唇发红,草莓舌,口腔及咽部黏膜弥漫性充血。

6.急性非化脓性颈淋巴结肿大。

至少具备上述中 5 项才可诊断。

如通过心脏超声或冠状动脉造影证实有冠脉瘤,则具备上述 4 项条件也可诊断。

川崎病是一种三相性的疾病。急性期通常持续 1~2 周,主要特征是发热,结膜充血,口咽部的改变、四肢末梢红肿、皮疹、淋巴结炎、无菌性脑膜炎、腹泻和肝功能受损。心肌炎常见于急性期,尽管冠状动脉炎也发生于此时,但心脏超声检查却无法检测出有否动脉瘤的存在。当发热、皮疹及淋巴结炎好转后进入亚急性期,此时约距离发热起始 1~2 周,出现手足脱皮及血小板增多。此外,此期冠状动脉瘤开始形成,猝死的危险最大。亚急性期持续至发热后 4 周。在起病后 6~8 周,当所有临床症状消失,血沉恢复正常后进入恢复期。

(二)主要症状

持续高热是急性期的特点。典型的发热通常起病急,热度高达 39℃ 以上,呈弛张热。如没有及时治疗,高热可持续 1~2 周,有时可达 3~4 周。另一方面,如果及时静脉使用免疫球蛋白和大剂量的阿司匹林,发热常在 1~2 天内缓解。

在发热 24~48 小时后常出现双侧结膜充血。球结膜充血较睑结膜多见,尤其多见于结膜周围。一般没有分泌物。裂隙灯检查可发现前葡萄膜炎。

口咽部的改变也见于热起后 24~48 小时。最初是口唇泛红,几天后出现肿胀,皲裂及出血。最典型的是舌乳头增生,即草莓舌。口腔及咽部明显充血,但不伴有溃疡和分泌物。

通常在起病后 3~5 天出现手掌及足底发红,双手足硬肿。热起后 10~20 天手足硬肿与泛红趋于消退,进入亚急性期,指趾末端开始脱皮,进而累及整个手掌与足底。川崎病起病后 1~2 月,在指甲上可出现横沟(Beau 线)。

皮疹即使在同一病人也可有许多类型。可同时在四肢出现。皮疹多见于躯干和四肢近侧端,一般无显著特点。最常见的是斑丘疹,猩红热样皮疹和多型性红疹也较多见。腹股沟的皮疹和脱皮时有发生。以上这些均发生于急性期,较指甲端脱皮发生早。

比较而言,其他的症状可见于 90% 以上的川崎病患儿,而颈淋巴结炎仅见于近 50%~70% 的患儿。淋巴结肿大在起病后 1~2 天出现,多见于单侧,一般直径不大于 1.5cm,触之柔软,但不可推动,无化脓。

(三)伴随症状

所有川崎病的相关症状都提示有多脏器受累,如:

1.中枢神经系统　易激惹,无菌性脑膜炎,脑神经瘫痪。

2.心血管系统　心肌炎,心包炎,心包积液,主动脉瓣及二尖瓣反流,冠状动脉炎、冠状动脉瘤形成,外周动脉炎引起动脉瘤及坏疽,心肌缺血,心律失常。

3.消化系统　腹泻,呕吐,腹痛,肝功能异常,胆囊肿大,麻痹性肠梗阻。

4.呼吸系统　咳嗽,流涕,中耳炎,X 线示肺炎。

5.泌尿生殖系统　无菌性尿道炎,蛋白尿。

6.肌肉骨骼系统　关节炎,关节痛。

7.皮肤　卡介苗接种部位发红、结痂,指甲横沟。

所有患儿都表现为烦躁不安。约有 25%的患儿脑脊液中有单核细胞增多,蛋白质含量正常或轻度升高,糖含量正常。约 1/4～1/3 的患儿有胃肠道的表现。在急性期,小关节可有关节炎的表现,而大关节受累多在起病后第二和第三周。那些有大关节渗出性病变的患儿可通过关节穿刺术来治疗。除了心血管的并发症外,其余受累脏器的病变均为自限性。

(四)非典型的川崎病

那些有发热及其他表现(少于 4 项)的患儿被称为不典型川崎病,同样有并发冠状动脉瘤的危险。不典型川崎病多发生于小婴儿,且这些症状不易被发现。因此,川崎病也是婴儿持续发热的鉴别诊断之一。在以上病例中,川崎病多是由于心脏超声检查发现冠状动脉瘤后才进行诊断。

(五)较大年龄儿童的川崎病

川崎病极少发生于大于 8 岁的儿童。其所有的临床特征在这个年龄阶段的儿童都表现得不够明显。在有限的报道中,这些患儿从发病到诊断所需的时间较长,因此常常耽误治疗。另外,一些伴发症状如呕吐、腹泻、体重下降、咽喉疼痛、头痛、假性脑膜炎比较多见。更重要的是,年长儿更易发生冠状动脉畸形。在年长的患儿中,起病年龄的大小及治疗的及时与否是决定其心血管并发症预后的重要因素。

【鉴别诊断】

川崎病有许多同其他感染性疾病相似的表现。需与其鉴别的有细菌性感染如猩红热,葡萄球菌引起的皮肤症状,中毒性休克,风湿热,洛基山斑疹热和细螺旋体病。病毒感染也要与川崎病鉴别,包括麻疹,EB 病毒及腺病毒感染。非感染性疾病如 Stevens-Johnson 综合征、药物反应和幼年型类风湿性关节炎。

【心血管并发症】

心血管系统受累可引起心血管并发症而导致死亡,故显得尤为重要。许多患儿由于冠状动脉血栓而突然死亡,多见于起病后 2～12 周内。日本在 70 年代较早的报道说约 1%～2%的死亡率,但这一数据在 90 年代下降至 0.08%,这主要归功于及时的诊断和适当的治疗。

冠状动脉瘤是川崎病中最严重的并发症。约有近 20%～25%的患儿有冠状动脉畸形,包括弥漫性扩张和动脉瘤。冠状动脉的扩张最早在平均发病 10 天时即可被发现,在起病 4 周后是发现冠脉病变的高峰。动脉瘤呈囊状或纺锤状。Kato 及其研究小组对冠状动脉瘤的预后有详细的描述。血管造影发现,55%的冠状动脉瘤可能持续 10～21 年。90%的冠状动脉瘤可持续 2 年,但是,至今尚不明确冠状动脉瘤可持续的时间。冠状动脉表现为内皮功能紊乱、低顺应性、血管壁增厚,而以上这些是否会增加早期动脉硬化症的发病率尚不明确。

42%的有持续性动脉瘤的患儿可发生冠状动脉狭窄。最严重的类型是发生巨大的动脉瘤(直径>8mm)。巨大的动脉瘤是不会自行消退,且可发展成血栓,破裂或最终导致狭窄甚至梗死。在 Kato 等的长期调查中还发现,在 594 名患儿中有 26 名有巨大动脉瘤(44%)。在这 26 名中,12 名(46q0.):有冠状动脉狭窄或完全阻塞,其中 8 名有心肌梗死。儿童心肌梗死的表现不典型,可表现为恶心、呕吐、苍白、出汗、哭吵,年长儿常诉胸痛或腹痛。

某些临床表现提示有发生冠心病的危险,包括发热持续 16 天以上,反复发热之间间隔 48 小时以上,除了有 Ⅰ°心传导阻滞以外的其他心律失常,小于 1 岁发病,心脏扩大,血小板计数、血清清蛋白及血细胞计数低。

除了冠状动脉受累外,还有其他心血管并发症。约有 50%的患儿有心肌炎,常表现为心动过速并有心电图的改变。约有 25％的病人有渗出性心包炎。约 10％的患儿有瓣膜功能不全,二尖瓣反流。有 2％没有治疗的病人发生全身性动脉瘤,通常这些患者亦有冠状动脉瘤。最常受累的动脉有腋动脉、髂动脉、肾动脉和肠系膜动脉。而广泛动脉受累导致血管收缩引起四肢末梢坏疽较罕见。使用前列腺素 E 及系统的阿司匹林治疗并用甲基泼尼松龙冲击治疗可获得意想不到的疗效。

关于川崎病后有否脂类代谢的异常尚无定论。尽管在急性期有短暂的脂类代谢的异常,但起病后是否有长期的异常需要进一步的研究来证明。

【辅助检查】

川崎病的诊断在实验室有许多典型的异常,但没有特殊性。急性期的标志物如 ESR,C 反应蛋白,α_1-抗胰蛋白酶在发热后升高并可持续 6～10 周。在急性期白细胞总数正常或升高,多形核白细胞也升高。川崎病的患儿几乎没有白细胞减少症。正细胞性贫血较常见。在病程的 10～20 天是发生血小板增多症的高峰。肝酶在急性期有所升高,而胆红素的升高较少见。约有 1/3 的病人在起病第一周出现无菌性脓尿,且可间歇出现。由于川崎病患者有多克隆 B 细胞的活化,所以抗核抗体和类风湿因子可阴性。心肌酶谱的升高提示有心肌梗死的存在。

胸部 X 线片检查一般无临床意义。在有巨大动脉瘤的患儿,胸部 X 线片检查只能在晚期提示动脉瘤的钙化影。心电图也没有特征性的改变,仅见 PR 间期和 QT 间期的延长,QRS 波低电压,没有 ST-T 段的改变。ST 段的升高,T 波的倒置和病理性 Q 波的出现提示有急性心肌梗死。

二维超声心动图已广泛应用于评估心室功能,血液反流程度,心包渗出及冠状动脉解剖。它能较好地通过心脏超声波基线的描记在急性期指出冠状动脉可能扩张的程度。在亚急性期需重复心脏超声波检查:因为此期是冠状动脉瘤的好发时期,最易引起突然死亡。在康复期,再次复查心脏超声波可评估早期发现的畸形的进展情况。至今尚未有可以认可的冠状动脉内径的范围。日本川崎病研究委员会的经验如下:在小于 5 岁的儿童,其冠状动脉内径＞3mm 即可认为扩张。补充的标准是:若一段血管的内径较邻近的血管大 1.5 倍即可判断其为扩张即可诊断。除了直径外,冠状动脉的结构也很重要。受损的冠状动脉的血管腔不规则,壁厚,甚至可因血栓堵塞管腔。

对于有心肌缺血及多个冠状动脉血管瘤的患者进行动脉造影是必要的,但必须在急性期和亚急性期完全恢复后才可进行。对于心脏超声不能明确的冠状动脉狭窄及冠状动脉末梢的损伤,选择性动脉造影均可清晰的显现。最近,在少数患川崎病的青少年及青年进行的磁共振冠脉造影被证实可确诊冠脉瘤。但是,这种检查技术也有局限性。

【治疗】

(一)急性期治疗

急性期的管理目的在于帮助炎症的减轻和防止冠状动脉血栓的形成。口服阿司匹林及大剂量的静脉应用免疫球蛋白是治疗的基础。如有因血栓所致的心肌梗死,溶栓治疗是必要的。

1.阿司匹林　阿司匹林有消炎及抑制血栓形成的作用。但是,至今尚未有令人信服的资料提示单独使用阿司匹林可减少冠状动脉畸形的作用。在急性期,阿司匹林的用量是口服 80～100mg/(kg·d),每日 4 次。在日本,用量稍低,30～50mg/(kg·d)。川崎病急性期的患儿对阿司匹林吸收下降,清除增加,所以即使使用大剂量的阿司匹林也不能达到治疗剂量的浓度。但如存在呕吐、呼吸深快、嗜睡和肝损时,就需要监测血药浓度。当热度消退或起病 14 天后,阿司匹林剂量为 3～5mg/(kg·d),一天 1 次能减少血栓的形成。如果在起病后 6～8 周没有发现冠状动脉瘤,血小板计数及血沉正常,阿司匹林可停药。另一方面,如有持续存在的冠状动脉瘤,阿司匹林治疗必须坚持。

2.大剂量的免疫球蛋白　随机试验证明静脉使用大剂量的免疫球蛋白(＞1g),同时使用阿司匹林治疗对减少冠状动脉畸形是有效及安全的。应在起病后 6～10 天使用。在对 7 例随机试验的回顾性研究中发现使用静脉免疫球蛋白和冠状动脉的损伤呈相反关联。在起病后使用了免疫球蛋白(＜1g/kg)及阿司匹林的患者 60 天时发现冠状动脉损伤的概率是 86%，使用 2g/kg 免疫球蛋白的发病率仅 26%。总而言之，川崎病患儿在起病 6～10 天即使用 2g/kg 的免疫球蛋白及 80～100mg/(kg·d)阿司匹林可将冠状动脉畸形的发生率从 20%～25%降低到 2%～4%。免疫球蛋白每 12 小时给药 1 次。单剂给药与多次小剂量给药相比，单剂给药能缩短发热时间及住院时间。而且对那些有较大可能发生冠状动脉畸形的患儿在急性期单剂治疗可明显减少冠状动脉畸形的发生。

联合应用阿司匹林和静脉免疫球蛋白的效果相当迅速。2/3 的患儿在使用免疫球蛋白后的 24 小时内即热退，90%的在 48 小时内热退，若 48 小时后体温仍较高，可考虑加用一次静脉免疫球蛋白 1g/kg。对于静脉大剂量使用免疫球蛋白从而改进川崎病急性期血管炎的机制尚不明确。目前的数据表明免疫球蛋白可降低细菌细胞毒素对内皮的活化。除此以外，中和抗体可抑制细菌细胞毒素的分泌和累积所引起的免疫反应。

目前尚无对起病 10 天后的患儿进行治疗的资料。如果患者持续发热或有其他感染症状，静脉免疫球蛋白的治疗仍可能使用，因为其可改善临床症状。另一方面，如果患者已没有感染性发热，哪怕有冠状动脉的畸形，静脉使用免疫球蛋白也是无效的。

约有 10%的川崎病患者尽管使用了免疫球蛋白但仍有持续发热。一项研究表明 CRP 的增高，LDH 的增高及血红蛋白的降低是导致免疫球蛋白治疗无效的原因。有限的一些资料表明这些患者对于再次的免疫球蛋白的治疗是有效的。也有部分患者在第二个疗程的治疗后仍有持续发热，对于这些患者，没有推荐的有效的治疗方案。有一报道认为肾上腺皮质激素冲击疗法可能有效。虽然如此，在日本的早期资料显示对免疫球蛋白治疗无效的患者，肾上腺皮质激素治疗可增加冠状动脉瘤及心肌梗死的发病率。

(二)急性期后的治疗

在起病后 6～8 周应复查血小板、血沉及心脏超声波。如实验室检查均正常，且没有冠状动脉损伤，阿司匹林可停药。在有持续性冠状动脉狭窄或冠脉瘤形成的患者，阿司匹林应继续使用。在应用免疫球蛋白治疗后至少 6 个月不能接受疫苗的接种，因为特殊的抗体可干扰疫苗的免疫应答。

(三)长期治疗

川崎病的长期治疗取决于患者冠状动脉的受累程度，根据其有否心肌缺血来划分。这种划分有利于对患者进行有效的个人化的管理，如长期药物治疗，体格检查来进行诊断。

那些没有冠状动脉受累的患者或仅有急性期暂时性冠状动脉狭窄的患者不需要长期使用阿司匹林。无运动能力受限亦也不需要创伤性的检查。有冠状动脉持续狭窄或动脉瘤形成的患者，阿司匹林必须长期使用。若患者感染水痘或流行性感冒，阿司匹林必须暂时停用以防止出现 Reye 综合征。在此期间双嘧达莫可替代应用。并可使用流感疫苗。当动脉瘤消退后是否继续应用阿司匹林还有争议。但是，资料表明在某些可逆的冠状动脉动脉瘤消退后仍持续有血管结构和功能的障碍。由此在某些已消退的动脉瘤患者仍不明确是否需要继续使用阿司匹林。

那些有小至中型冠状动脉瘤的患者必须每年复查心脏超声波。适当的锻炼是被允许的，但对抗性的竞技及耐力训练是不提倡的。心肌灌注压的测定对年长儿锻炼程度的指导是有帮助的。最近，心脏超声波 Dobutamine 压力试验对川崎病患者动脉狭窄程度的估计已证明是有效的。如压力试验提示有冠脉狭窄，就需要进行血管造影。当然许多儿科的心脏病专家都建议对所有有冠状动脉瘤的患者都进行血管造影。对于有多个小至中等大小动脉瘤或有巨大动脉瘤的患者大量的运动是禁止的。在有缺血情况下进行的压力灌注试验及心肌灌注扫描都提示娱乐性的体育活动还是可以参加的。除了阿司匹林，华法林治疗也是方法之一。在有缺血及已进行血管造影的患者已越来越多的使用此药。选择性的血管造影可以帮助明确狭窄损伤的程度及指导治疗。治疗的手段包括搭桥治疗、球囊扩张及其他一些恢复冠状动脉血流的方法。动脉搭桥较静脉搭桥有明显的优势。在少数有严重心功能不良及不适合进行冠状动脉成形术的患者,可考虑进行心脏移植。

【预后】

川崎病的预后尚不明确,因为以上调查未进行 20～30 年的调查。如果患者在病程中的任何时期在心脏超声波下都无冠状动脉改变,那在今后其冠状动脉疾病的发生率不会较正常人群高,尽管以上结论尚需进行纵向比较。相反的,有冠状动脉瘤后遗症的患者在较年轻时即是心肌缺血性疾病的易患者。

（刘晓颖）

第六节　心律失常

一、阵发性室上性心动过速

阵发性室上性心动过速是指异位激动在希氏束以上的心动过速,是小儿最常见的异位快速心律失常。主要由折返机制造成,少数为自律性增高。本病是对药物反应良好的儿科急症之一,若不及时治疗易致心力衰竭。本病可发生于任何年龄,容易反复发作,但初次发病以婴儿期多见。

【病因】

常见于无器质性心脏病者,也可见于先天性心脏病、心肌炎、心肌病、心内膜弹性纤维增生症等。感染为常见诱因,也可因疲劳、精神紧张、过度换气、心脏手术时或手术后、心导管检查等诱发。

【临床表现】

1.症状　多数发作时有心悸、胸闷、气短、乏力等。小婴儿表现可不典型,无特殊症状或仅有食欲缺乏等。发作超过 24h 者,易引起心力衰竭。持续发作较久者可有休克。

2.体征　突然发作与突然终止,心率常在 160～250/min,心律绝对规则,刺激迷走神经和药物可终止发作或使心率减慢。

【辅助检查】

1.心电图检查　①快而规则的 QRS 波群;②心律规则,频率在 160～250/min;③可见直立或倒置的异位 P 波,或难以辨认;④部分病例 ST-T 段下移,T 波低平或倒置。当伴有预激发生逆传型室上性心动过速、心室内差异传导或束支阻滞时,则 QRS 波宽大畸形。

2.X 线检查　取决于原来有无心脏器质性病变和心力衰竭。X 线透视下见心脏搏动减弱。

【鉴别诊断】

1.窦性心动过速　其心率亦可达 200/min 以上,但 R-R 间隔非绝对匀齐,且受呼吸、运动及体位影响,心电图可见窦性 P 波出现。

2.非阵发性交界性心动过速　又称结自律过速。心电图特点:①心率 70～140/min。②窄 QRS 波,与窦房结节律无关。③可见逆行 P 波或与 QRS 波形成脱节的窦性 P 波(房室分离)及无 P 波。④各种形式的房性融合波。由于心率不快或加快不严重,一般不引起血流动力学改变,多无症状。合并房室脱节者多因洋地黄中毒、心肌炎、房间隔缺损或心内手术引起。

3.心房扑动　心电图特点：①F波的频率350～500/min，呈波浪状或锯齿状，F波间无等电位线，Ⅱ、Ⅲ、aVF、V1R、V1导联的F波较明显。②房室传导比例。婴儿心房扑动可出现1:1房室传导，多数为2:1～3:1传导，4:1房室传导较少见。③QRS波形状多属正常，偶有室内差异性传导，QRS波宽大畸形。

4.室性心动过速　心电图特征：①心室率常在150～250/min，QRS波宽大畸形，时限增宽。②T波方向与QRS波主波相反，P波与QRS波之间无固定关系。③Q-T间期多正常，可伴有Q-T间期延长，多见于多形性室性心动过速。④心房率较心室率缓慢，有时可见到室性融合波或心室夺获。

【治疗】

1.一般治疗

(1)护理：适当休息。病重者给予心电监护、吸氧。

(2)营养管理：清淡饮食。

2.药物治疗　抗心律失常药物最好在心电监测下、备好抢救药物品的情况下使用，常用药物如下。

(1)三磷腺苷(ATP)：常用剂量为0.2～0.4mg/kg，不稀释，快速静脉注射，应从小剂量开始。

(2)洋地黄类药物：适用于病情较重，发作持续24h以上，有心力衰竭表现者。洋地黄化量0.02～0.04mg/kg，首次用1/2量，余量分2次，每4～6小时1次。口服剂量5～10μg/(kg·d)。代表药物有地高辛。室性心动过速或洋地黄中毒引起的室上性心动过速慎用此药。低血钾、心肌炎、阵发性室上性心动过速伴房室传导阻滞或肾功能减退者慎用。

(3)β受体阻滞药：每次0.05～0.15mg/kg，缓慢静脉注射。口服剂量1～5mg/(kg·d)，分2～3次。代表药物有普萘洛尔。重度房室传导阻滞，伴哮喘、心力衰竭者等禁用。

(4)普罗帕酮：单次剂量1～2mg/kg，以等倍的葡萄糖液稀释后缓慢静脉注射，如无效10～20min可重复用药，总量<5mg/kg。口服3～5mg/kg，每6～8小时1次。

(5)胺碘酮：婴儿和儿童，开始每日10～15mg/kg，分3次静脉滴注，达到显著疗效后，改维持剂量为每日1次，每次5mg/kg，必要时可降至2.5mg/kg。儿童，初始剂量为2.5～5mg/kg，20～60min静脉滴注，维持剂量为每日15mg/kg。不良反应有：皮疹、角膜色素沉着、恶心、呕吐、甲状腺功能改变、窦性心动过缓、Q-T间期延长、室性心动过速、肺纤维化、肝损害。

(6)维拉帕米：0.1～0.2mg/kg，静脉缓慢注射。口服3～5mg/(kg·d)，分2～3次。不良反应为血压下降，并具有明显负性肌力作用，加重房室传导阻滞，1岁内婴儿禁用。

3.其他治疗

(1)兴奋迷走神经终止发作：对无器质性心脏病、无明显心力衰竭者，可先用刺激咽部、压迫一侧颈动脉窦、潜水反射、Valsalva方法等提高迷走神经张力刺激转律。

(2)血流动力学不稳定，出现意识不清、血压不稳定者，立即给予直流电复律，每次0.5～2J/kg，终止室上性心动过速。

(3)食管心房调搏术：用超速刺激或短阵猝发刺激终止心动过速。

(4)射频消融术：年龄>7岁且反复发作的阵发性室上性心动过速患者或药物控制困难的可行经导管射频消融手术。

【并发症及处理】

1.心功能不全　给予强心、利尿、扩血管等治疗。

2.洋地黄中毒　洋地黄常见毒性反应为心律失常，如期前收缩、阵发性室上性心动过速、心房扑动、心房颤动、阵发性室性心动过速、房室传导阻滞等。其次为恶心、呕吐等胃肠道症状；神经系统症状，如嗜睡、头晕、视物模糊、黄视。洋地黄中毒的处理包括：①立即停用洋地黄制剂及排钾利尿药；②对有低钾血症伴快速性心律失常而无二度或二度以上房室传导阻滞者，应补充钾盐；③根据不同类型心律失常或传导阻滞，使用相应的药物治疗；④可用地高辛特异性抗体片断治疗。

3.心源性休克　　积极抢救休克的同时，纠正心律失常。治疗关键是提高心排血量，改善组织细胞氧供应及减少氧消耗。

4.心室颤动　　是导致心源性猝死的严重心律失常，除颤和复律迅速恢复有效的心律，然后进行心肺复苏术。

5.阿-斯综合征　　重视病因治疗，必要时安装临时起搏器或永久起搏器。

二、房室传导阻滞

房室传导阻滞是小儿常见的心律失常，指房室传导系统某部位不应期异常延长，激动心房向心室传播过程中传导延缓或部分甚至全部不能下传。临床将房室传导阻滞分为三度。

【病因】

一度房室传导阻滞可见于正常健康儿童，也可由风湿性心肌炎、病毒性心肌炎、发热、肾炎、先天性心脏病引起，应用洋地黄时也能延长 P-R 间期。二度房室传导阻滞原因有风湿性心脏病、各种原因引起的心肌受损、严重缺氧、心脏手术及先天性心脏病等。三度房室传导阻滞，又称完全性房室传导阻滞，小儿较少见。病因可分为先天性和获得性两类。先天性者病因多不明，50％患儿心脏并无形态学改变，部分患儿合并先天性心脏病或心内膜弹性纤维增生症等。获得性者病因较多，常见的是以心脏手术引起的最常见，其次为病毒性心肌炎，其他还有药物中毒、电解质紊乱等，新生儿低血钙与酸中毒也可引起暂时性三度房室传导阻滞。

【临床表现】

1.症状　　一般无症状，偶有乏力、心悸、头晕。三度房室传导阻滞可引起阿-斯综合征，患儿丧失知觉、抽搐甚至死亡。小儿也可表现为心力衰竭以及对应激状态的耐受能力降低。

2.体征　　①二度房室传导阻滞心律不规则；②三度房室传导阻滞心率慢而规则，第一心音强弱不等。

【心电图检查】

1.一度房室传导阻滞　　P-R 间期超过正常范围。

2.二度Ⅰ型房室传导阻滞　　①窦性 P 波，P-P 间距规则；②P-R 间期逐渐延长，直到 P 波不能下传而发生 QRS 波群脱落，脱落后的 P-R 间期又为最短；③脱落之前 P-R 间期逐渐延长，R-R 间期逐步缩短；④QRS 波群形态正常。以上心电图特征又称为文氏现象。

3.二度Ⅱ型房室传导阻滞　　①P-R 间期固定，可正常或延长；②心房激动部分不能下传到心室，发生 QRS 波群周期性脱漏，常伴 QRS 波的增宽。

4.三度完全性房室传导阻滞　　①心房与心室各自激动，呈完全性房室脱节，P-P 及 R-R 间期均等，P-R 间期不固定。②心室率慢于心房率。③QRS 波群可以正常宽大或畸形，起搏点如位于交界区或希氏束，QRS 波群形态基本正常；如起搏点位于希氏束以下，则 QRS 波群宽大畸形。

【鉴别诊断】

1.窦性心动过缓　　是窦房结自律性降低所致的窦性心律失常，其频率在 60/min 以下。应与二度 2∶1 房室传导阻滞相鉴别，有时未下传的 P 波与 T 波相重或 P 波很小，应仔细检查 P 波存在。

2.房性心动过速　　心房率过快(超过 250/min)可发生二度 2∶1 房室干扰，此乃功能性阻滞。

【治疗】

1.一度房室传导阻滞应着重病因治疗,基本上不需要特殊治疗,预后良好。

2.二度房室传导阻滞治疗应针对原发病。当心室率、心排血量减少可用阿托品、异丙肾上腺素治疗,预后与心脏基本病变有关。

3.三度房室传导阻滞有心功能不全或阿-斯综合征表现者需积极治疗。纠正缺氧与酸中毒可改善心脏传导功能,由心肌炎或手术暂时性损伤引起者,糖皮质激素可消除局部水肿。可口服阿托品、异丙肾上腺素提高心率。重症者,应用阿托品皮下或静脉注射,或异丙肾上腺 0.05~2μg/(kg·min)持续静脉滴注,然后根据心率调整速度。反复发作阿-斯综合征、药物治疗无效或伴心力衰竭者安装永久心脏起搏器。一般先安装临时起搏器,经过临床治疗可望恢复正常,若观察 4 周左右仍未恢复者,考虑安安永久起搏器。

【并发症及处理】

1.阿-斯综合征　又称急性心源性脑缺氧综合征。是指一种暂时性脑缺血、脑缺氧引起的急性而短暂的意识丧失并伴有抽搐、面色苍白、发绀的综合病征;主要由于心室停顿或过缓,如完全性房室传导阻滞、阵发性室性心动过速、心室扑动或心室颤动、窦性停搏伴全心暂停所致。处理方法:纠正电解质紊乱,尽早安装临时起搏器或永久起搏器。

2.心力衰竭　给予强心、利尿、扩血管等治疗。

3.心源性休克　积极抢救休克的同时,纠正心律失常。治疗关键是提高心排血量,改善组织细胞氧供应及减少氧消耗。

三、青少年高血压

高血压是指以体循环动脉压增高为主要表现的临床综合征。

【病因】

小儿高血压多为继发性高血压:继发于肾及肾血管病变、内分泌代谢疾病(多为肾上腺疾病)、心血管系统疾病、中枢神经系统疾病、药物如类固醇等病因。严重高血压绝大多数是继发性的。原发性高血压病因未明,多为轻型高血压,儿科不多见。

【临床表现】

1.典型表现　轻度高血压常无明显症状,仅于体检时发现。血压明显增高时,可有头晕、头痛、恶心、呕吐。病情发展,可有眼底、脑、肾及心血管的改变,表现为眩晕、视觉障碍、惊厥、偏瘫、失语等高血压脑病症状或心力衰竭症状。原发病表现:嗜铬细胞瘤,可有多汗、心悸、心动过速、体重减轻等表现;皮质醇增多症,可有肥胖、体型变化、多毛、淤斑等表现;原发性醛固酮增多症,可有周期性肌张力低下、手足搐搦、多尿、烦渴等表现。

2.体征　血压增高。注意上、下肢血压的差异,提示主动脉缩窄。注意腹部、腰部及颈部大血管杂音,50%的肾血管疾病患儿可闻及血管杂音。腹部扪及肿块可能为肾盂积水、多囊肾、嗜铬细胞瘤、神经母细胞瘤、肾胚胎瘤。眼底检查可估测高血压严重程度。

【辅助检查】

1.血压的测量

(1)永银柱血压计:以听诊的方法进行测量。将钟式听诊器胸件放在肘窝近端中间、肱动脉搏动上,袖带底端边缘以下(肘窝上 2cm)。测量前应避免刺激性药物或食物,静坐 5min,尽量坐位测量右上肢血压,保证右上肢得到支撑,肘部与心脏在同一水平位。根据被测儿童的上臂大小选择合适的袖带。袖带充气囊宽度为上臂长度的 2/3,袖带长度应足够完全围绕上臂一周。袖带过窄可使测得血压偏高,过宽则测得血压偏低。

(2)电子血压计:自动示波仪器测量平均动脉压,然后计算收缩压和舒张压,虽然使用很方便,且能减少测量误差,但其结果与听诊法测得血压常常不完全一致,要定期检查校正。新生儿和小婴儿听诊困难,故常选择使用自动仪器。在重症监护病房因为要经常测量血压,所以也常使用自动仪器。但如果以示波仪器测量的血压偏高,应以听诊的方法重复测量以确诊。在确诊某个儿童患高血压之前,须要多次就诊测量都能发现其血压升高。血压水平并不稳定,通常在静息状态下也有波动。对于血压水平的准确描述是几周、几个月、多次血压测量的平均值。

(3)动态血压监测:能够在特定的时间里(经常是 24h)测定血压,通过定时血压测量和记录,计算白天、夜间、24h 和各种情况下的平均血压,从而决定一段时间内血压超过正常高限的程度。动态血压监测对于白大衣高血压、高血压器官损害的危险性和抗高血压药物治疗效果的评估很重要,对于周期性高血压、慢性肾病、糖尿病和自主神经功能紊乱等患者的评估也很重要。

(4)穿刺周围动脉来插管直接测量,这种创伤性检查方法只适用于重症监护治疗的危重病例。

2.尿常规检查　血尿、蛋白尿及管型尿对肾实质疾病诊断有价值,24h 尿液香草杏仁酸(VMA)浓度,如有显著增高,提示嗜铬细胞瘤。必要时可做尿细菌培养。

3.血液检查　检查的项目有肾功能、尿酸、电解质、血常规、甲状腺功能、血肾素、醛固酮、皮质醇等,如低血钾酸中毒提示醛固酮活性过高。

4.X 线胸片、心电图及超声心动图　可显示心脏大小,评估高血压严重程度以及了解心脏及主动脉弓病变。

5.肾及腹部超声检查　了解肾畸形、囊性及肿瘤等病变,还可行放射性核素扫描。

6.眼底检查　可估测高血压严重程度。

【诊断标准】

我国较公认的儿童高血压诊断标准见表 8-6-1。

表 8-6-1　我国儿童高血压诊断标准

年龄	血压
新生儿	>90/60mmHg
婴幼儿	>100/60mmHg
学龄前儿童	>110/70mmHg
学龄儿童	>120/80mmHg
>13 岁儿童	>140/90mmHg
任何年龄组	>150/100mmHg 为重症高血压

2004 年美国儿童青少年高血压诊断指南高血压标准:正常血压,收缩压和舒张压小于同性别、年龄和身高儿童血压的第 90 百分位。高血压前期,平均收缩压和(或)舒张压水平在第 90 和第 95 百分位之间(当儿童青少年血压≥120/80mmHg,但是低于第 95 百分位时,也被认为是高血压前期)。高血压,3 次或 3 次以上平均收缩压和(或)舒张压大于等于同性别、年龄和身高儿童血压的第 95 百分位。

儿童高血压分为两期:1 期,(第 95~99 百分位)+5mmHg;2 期,>(第 99 百分位+5mmHg)。

【鉴别诊断】

白大衣高血压指患儿在诊室或者医院等医疗机构测量的血压大于第 95 百分位,而在医疗机构之外平均血压小于第 90 百分位。动态血压监测可避免情绪紧张等多种因素对于血压测量的影响,常被用来确定诊断。

【治疗】

1.原发性轻度高血压　先试用非药物性治疗:制定规律的生活,消除各种精神紧张因素,加强饮食指导,限制食盐入量(2～2.5g/d)。肥胖儿童应降低体重,加强体育锻炼。如坚持 0.5～1 年后血压仍无下降趋势或有靶器官受累现象或有潜在疾病时可试用药物治疗。

2.继发性高血压　应针对病因治疗。

3.降压药物的选择　开始时用一种药物,从小剂量开始,逐渐增加剂量达到降压效果。在选用药物时应考虑高血压的发病机制有针对性地选择用药。一种药物疗效不满意时再加第 2 种。常用治疗方案先用噻嗪类利尿药,无效时加用普萘洛尔,必要时再用加血管扩张药。在血压长期控制不满意者,需联合用药。如高肾素性高血压可用 β 受体阻滞药,也可加用利尿药提高疗效。容量依赖性高血压应用利尿药治疗常有效。嗜铬细胞瘤分泌儿茶酚胺过多时可用酚妥拉明或哌唑嗪治疗,有心动过速时加用普萘洛尔。米诺地尔加普萘洛尔及利尿药对顽固性高血压及肾性高血压也有较好的疗效。

【并发症及处理】

高血压危象应紧急静脉给药降压,药物首选硝普钠。为保证心、脑、肾等脏器充足的供血,降压不宜过猛,最好在治疗开始后 8h 内降低计划降压的 25%,随后 24～48h 进一步降低血压至 140～130/90～80mmHg,开始剂量为 0.5μg/(kg·min),逐渐增至 8μg/(kg·min);静脉滴注超过 6h 应重新配药。静脉滴注时需要避光,一般持续用药 3d 左右。不良反应有恶心、呕吐、多汗、肌肉震颤等。慎用于颅高压。一旦高血压危象缓解,改为口服降压药。在降压同时必须积极迅速控制惊厥,可用地西泮 0.3～0.5mg/kg 或氯硝西泮 0.02～0.05mg/kg。降低颅内压,防止脑水肿,可应用 20%甘露醇 1～2g/kg,于 30～60min 静脉滴注;呋塞米 1mg/kg,注意心、肾功能状态,尤其伴有肾功能不全时必须调节电解质平衡。

(褚恩峰)

第七节　心力衰竭

心力衰竭(以下简称心衰)指心脏不能泵出足够的血液以满足机体代谢所需的一种病理生理状态。可因心肌功能受损或血流动力学负荷过重引起。

心肌收缩功能受损所导致的心输出量降低,常见于心肌缺血性心脏病或原发性心肌病患者。因心脏舒张期充盈不足所致心输出量减少者少见,如流入道梗阻(二尖瓣狭窄、三房心)、限制性心肌病、缩窄性心包炎。在小儿,最常见的心力衰竭原因为心脏结构异常所造成的心室负荷异常,尽管此时心肌收缩力可能仍然正常。心脏负荷异常可包括心室压力负荷过重和容量负荷过重。如存在流出道梗阻(主动脉瓣狭窄、水肿、肺动脉瓣狭窄)时,心室后负荷增加,即压力负荷增加;如有大量左向右分流、瓣膜严重反流或体循环动静脉瘘时则容量负荷增加。此外,在代谢亢进和(或)后负荷降低时,如甲状腺功能亢进、贫血,心脏需泵出更多血量以提供足够的氧和其他营养物质以满足机体的需要,由此而造成的心力衰竭称高排血量型心力衰竭。上述原因可单独或共同存在。

【病因学】

心力衰竭开始的时间可提供病因学线索,不同年龄阶段心力衰竭原因。

（一）新生儿

1.心肌功能障碍

(1)围生期窒息导致的一过性心肌缺血

(2)心肌炎

(3)继发于败血症、低血糖、低血钙

2.心脏结构异常

(1)三尖瓣反流

(2)肺动脉瓣反流

(3)体循环动静脉瘘

3.心律失常

(1)室上性心动过速

(2)先天性完全性心脏传导阻滞

4.血液学异常　贫血

（二）新生儿早期

1.心脏结构异常

(1)左心室流出道梗阻(严重的主动脉瓣狭窄、水肿、主动脉弓离断)

(2)左心发育不良综合征

(3)严重的肺动脉狭窄

(4)早产儿动脉导管未闭

2.心肌功能障碍及心律失常　同上所述(和窒息相关的除外)

3.心外疾病

(1)肾衰竭

(2)内分泌疾病(甲状腺亢进)

（三）小婴儿

1.心脏结构异常

(1)大的左向右分流(房室间隔缺损,室间隔缺损,动、脉导管未闭,主肺动脉窗和罕见的房间隔缺损)

(2)肺血流增多的青紫型先心病(动脉干,无肺血管流出道梗阻的单心室,无梗阻型肺静脉异位连接)

(3)左冠状动脉起源于肺动脉

2.心肌异常

(1)心肌病/心内膜弹力纤维增生症

(2)Pompe病

3.心外疾病

(1)同新生儿早期心外疾病

(2)早产儿慢性肺部疾病(肺源性心脏病)

（四）年长儿和青少年

1.先天性心脏病　未经手术治疗。

2.先天性心脏病修补及缓解术后　(如:Fontan术后,Senning/Mustard术后)

3.后天性心脏病

(1)继发性心肌病(反复输血引起铁负荷增加,长期癌症患者,伴有神经肌肉疾病)。

（2）感染相关性疾病（败血症，感染性心内膜炎，急性风湿热）。

（3）全身性疾病（胶原血管病，川崎病，Malfan 综合征，黏多糖病）。

心外疾病（甲状腺疾病，肾脏疾病或肺源性心脏病）

（五）胎儿心力衰竭

随着胎儿超声检查的广泛应用，临床上越来越多胎儿心力衰竭得到了诊断，其主要表现为腹腔、心包腔、胸腔的积液，严重时可有胎儿水肿。最常见原因为持续性室上性心动过速，可伴或不伴心脏结构异常。完全性房室传导阻滞伴缓慢心室率可在母亲患有红斑狼疮时出现。心脏结构异常伴严重的瓣膜反流所致者及出生前卵圆孔早闭导致胎儿心力衰竭者较少见。此外，原发性心肌病如心内膜弹力纤维增生症、先天性心肌病和病毒性心肌炎所致者亦不常见。高排血量型心力衰竭可能与严重的贫血（Rh 同种免疫性疾病、珠蛋白生成障碍性贫血、双胎间输血）或体循环动静脉瘘有关。

（六）新生儿心力衰竭

足月新生儿充血性心力衰竭多因心肌功能障碍所致，常见于围生期窒息所致的一过性心肌缺血，表现为血清心肌酶增高、乳头肌功能障碍伴房室瓣严重反流。继发原因包括代谢紊乱（低血糖、低血钙）和败血症，病毒性心肌炎为少见原因。

除前述的各种原因引起的严重贫血外，分娩时婴儿严重出血所致的贫血及其他溶血性贫血可致高排血量型心力衰竭。心律失常同样可导致心力衰竭。

出生后第一天出现心力衰竭的心脏结构异常的心脏病多见于典型的右心室容量负荷过重者，最常见的畸形包括可能因三尖瓣发育不良所致的严重三尖瓣反流、Ebstein 畸形、一过性心肌缺血；肺动脉瓣缺如综合征所致严重肺动脉瓣反流少见，此时可闻及高调来回样病理性杂音。

1.新生儿早期心力衰竭（出生后第 1 周）　结构性心脏畸形尤其是左心室流出道梗阻（严重主动脉狭窄、水肿、主动脉弓中断）伴动脉导管闭锁，是导致心力衰竭的最重要原因，典型表现为动脉导管关闭而左心室后负荷急剧增高。在左心发育不全综合征时，动脉导管的收缩导致体循环、冠状动脉血流降低，临床上即出现心力衰竭的表现。严重肺动脉瓣狭窄可表现为右心心力衰竭，但心房水平的右向左分流造成的中央型青紫更多见。在早产儿，在肺血管阻力快速降低时，若伴有呼吸窘迫综合征，血液通过未闭的动脉导管形成大量的左向右分流。

引起心力衰竭的其他原因，如继发的心肌功能障碍、心律失常如前所述。继发于围生期窒息的一过性心肌功能障碍少见。少数非心脏原因如肾脏异常和内分泌异常亦可致心力衰竭。

2.小婴儿心力衰竭（出生后 2 至 3 个月）　左向右分流型的心脏结构畸形多在此时期出现心力衰竭的典型表现，这与生后肺血管阻力降低和肺血流量增加有关。非青紫型先天性心脏病包括动脉导管未闭、室间隔缺损、房室间隔缺损可在此时期出现心力衰竭，亦可偶见于房间隔缺损。青紫型先心病如永存动脉干、不伴肺动脉血流梗阻的单心室和完全性肺静脉异位引流等常因伴氧合和非氧合血的混合和肺血流量增多而出现心力衰竭表现。同样，左冠状动脉异常起源于肺动脉者，可由于肺动脉压力下降使来自肺动脉的冠脉供血减少而出现心力衰竭。

心肌收缩功能的损害可因扩张型心肌病所致，其病因至今不明，亦可能与代谢性疾病有关。婴儿糖原累积症（Ⅱ型）自 6 周至 3 个月即可表现为心力衰竭症状及体征，其他症状包括肌张力减低、肌肉无力、跟腱反射消失。

非心脏原因如肾脏、内分泌疾病亦少见。因早产儿慢性肺部疾病所致单纯右心力衰竭并不少见，尽管体格检查时仍以胸部体征为主。

3.儿童及青少年心力衰竭在儿童及青春期出现心力衰竭症状者并不常见　在手术前伴有心力衰竭的

先天性心脏病患者往往在儿童早期即有心力衰竭的症状。但本年龄组亦可见许多后天性损害而致心力衰竭者。

【病理生理】

心脏异常负荷、心肌收缩或舒张功能异常均可致心力衰竭,心功能变化可用压力-容积关系曲线表示。随着容量负荷的增加,如大量的左向右分流,心室舒张末期容量增加,充盈压增加,致体肺静脉淤血。另一方面,压力负荷增加,如水肿,致每搏量减少。为保持正常每搏量,舒张末期压力及容积增加,临床出现静脉淤血症状。心肌收缩功能降低,压力-容积曲线降低,心脏射血功能减少。为恢复每搏量,舒张末期压力和容积继续增加。舒张期充盈受损,舒张期压力-容积曲线左移,使一定的舒张末期压力下,每搏输出量减少。为维持一定的心输出量,必须使血容量增加,以增加心室的充盈。舒张期充盈压增加临床表现为静脉的淤血。

心力衰竭的细胞学表现为肌纤维膜、肌浆网、肌纤维异常。在心力衰竭患者常存在由钙离子流出所诱发的心奋收缩耦联过程异常。有研究表明,在人类充血性心力衰竭患者及动物实验中肌浆网 ATP 酶、钙离子摄取功能降低。这些异常可降低肌浆网可释放的钙离子浓度而降低心肌收缩力,直接导致舒张期延长。同时对于肾上腺素能兴奋作用反应降低。人类心力衰竭患者后期心脏 β 受体数量减少,同时对于 β 受体激动剂的正性肌力作用反应降低。对于衰竭的心肌该反应利于减少能量消耗,亦是心力衰竭患者使用受体阻滞剂的原因之一。但受体敏感性降低可使心肌收缩力进一步降低。

心力衰竭时心脏代偿机制调节心脏及循环系统之间的关系。神经体液调节导致心力衰竭综合征。肾素血管紧张素醛固酮系统和交感神经系统的活化直接导致心肌毒性和外周血管收缩,致心室重构和心室功能恶化。水钠潴留导致心脏扩大,继发性心房扩张致心房利钠因子释放,具有利尿、使尿钠增多、血管扩张的作用,但该因子导致心力衰竭的机制不明。根据 Frank-Starling 机制,心室扩张将导致每搏量增加。但扩张的心室为维持心室收缩压力需增加室壁张力,这将使耗氧量增加。为此心肌逐渐代偿性肥厚以降低室壁张力和降低心肌耗氧量。多种机制和体液刺激导致此心肌肥厚。但严重的心肌肥大将导致心内膜下缺血。压力负荷过重常导致室壁增厚直至心力衰竭晚期心室才出现扩张。相反,心腔扩张在任何时期均为心脏容量负荷过重的表现。为增加心输出量,肾上腺素能活性增加。β-肾上腺素能活性增强致心率和心肌收缩力增加以改善体循环心输出量。提高 α-肾上腺素能活性可导致心输出量的重分配,机体可以通过肾脏、胃肠道和皮肤血管床的收缩来减少这些器官的血供,以保证心肌和中枢神经系统的供给。随着后负荷的增加,心收缩功能将进一步受到损害。

新生儿代偿机制不完善,心脏舒张期容量较高,因而舒张期容量储备有限。此外,心肌的静止张力较任何牵张程度都高,意味着心室顺应性减低,因此不能充分耐受容量负荷的增加,舒张末期压力过高在早期即可发展为肺水肿。心肌收缩使新生儿心肌静息长度下产生的张力低于成人,与其中无收缩成分占优势有关。此外,对于后负荷增加而产生张力的能力亦有限。新生儿尚有心室间的相互依赖。因此,一侧心室的压力或容量负荷增加将影响充盈特征和另一侧心室的充盈和功能。

【遗传学】

基因表达改变在心力衰竭的病理生理学机制中所起的作用已受到足够地重视。大量工作集中于遗传性心肌病的研究。编码肌小节蛋白包括肌球蛋白链、肌钙蛋白和心肌收缩系统的其他成分的基因发生突变已被证明可致家族性肥厚性心肌病。家族性扩张性心肌病被认为与基因突变有关,包括 X 性连锁扩张性心疾病中的营养障碍基因突变及晚近发现的肌动蛋白基因突变。儿童慢性心肌病的其他病因,如先天性心脏病等的分子水平研究较少。许多慢性心肌病都有一共同的基因表达形式,即胎儿基因程序的表达上调,胎儿肌动蛋白和肌凝蛋白亚型亦出现表达。此外,已有研究证实,可以改变衰竭心肌获取钙离子能力的钙调蛋白也有显著变化。在形成心功能衰竭的过程中,常伴随有其他蛋白通过转录、翻译、磷酸化激活等方式进行的调节。衰竭的心脏可通过增加血管紧张素转换酶活性和心肌张力使心肌细胞局部释放血管紧张素Ⅱ。心肌细胞表面血管紧张素Ⅱ受体活性导致磷酸化作用的连锁反应,可以使包括细胞生长和肥大的几个基因出现转录。β-肾上腺素能系统的重要作用已被转基因鼠模型所证实。具有心肌特异性 $β_2$-受体过度表达型的转基因鼠患扩张型心肌病的比例较高。β-肾上腺素能信号系统其他方面的过度表达同样可损害心室功能。儿科心血管病工作者所面临的挑战是应用这些成果来治疗他们的病人。

【临床表现】

在充血性心力衰竭的诊断中病史非常重要。婴儿主要的体力消耗为吃奶,常见症状为吃奶时呼吸急促,易疲劳。以后安静时亦可出现。此外,有反复下呼吸道感染病史。肾上腺素能神经紧张性增强致多汗,吃奶时尤甚。由于热能摄取减少而消耗增多,患儿生长发育落后。年长儿及青少年可表现为体重减轻、精神不振,另一方面,水潴留可致体重在短期内增加。呼吸急促、活动能力降低为特征性表现。年长儿偶有端坐呼吸或发作性夜间呼吸困难病史,但该主诉在儿科极少见。偶有继发于胃肠道淤血的食欲降低、恶心等症状。心力衰竭代偿阶段过度的水盐摄入可加重心力衰竭的症状和体征。

体格检查可发现体循环心输出量减少,体肺循环静脉淤血,心动过速是机体增加心输出量的一种适应性代偿。体循环血量减少表现为肢端发凉、毛细血管再充盈时间延长、周围血管搏动减弱。心脏检查时心力衰竭的征象常被心脏结构异常所遮盖,心脏常扩大。顺应性下降、相对僵硬的心室快速充盈可导致第三心音增强而形成奔马律,此外,还有呼吸急促、呼吸困难和肋间隙凹陷等肺静脉淤血体征。婴儿的小气道水肿可致哮鸣音,湿啰音少见,一旦出现为并发肺炎的表现。严重充血性心力衰竭时,因肺内液体积聚,气体交换出现障碍产生轻度的青紫。低心输出量和氧摄取量增加导致周围性发绀,体静脉淤血表现为肝大。婴儿由于颈部短,颈静脉扩张不易观察。外周水肿在婴儿极少见,即使在年长儿亦仅当右侧心力衰竭严重或心室充盈严重受限如限制性心包炎和限制性心肌病时才出现。

由纽约心脏协会制定的分类方法对于判定年长儿和青少年心力衰竭严重程度有重要作用。该分类方法依据机体因疲劳综合征引起的活动能力受限程度以及是否有因心脏疾病导致的心悸、呼吸困难或咽峡炎来进行判定。Ⅰ级,活动能力不受限;Ⅱ级,一般体力活动后出现上述症状;Ⅲ级,轻微活动即可出现;Ⅳ级,安静时出现症状。对于婴儿和幼儿,Rose 等曾提出另一种分类方法,Ⅰ级,无活动受限及症状;Ⅱ级,有中等程度的呼吸急促或吃奶时多汗、疲劳及喂奶时间延长、生长发育落后;Ⅲ级,上述症状明显;Ⅳ级,安静时即可有呼吸急促、呻吟或多汗。

【辅助检查】

(一)胸部 X 线摄片

胸部 X 线片检查均表现为心影扩大,限制性心肌病和缩窄性心包炎例外。肺血管纹理常增多,与肺动静脉淤血鉴别较困难。胸腔积液少见。

(二)心电图

心电图对诊断心力衰竭无特异性,可表现为非特异性的 T 波及 ST 段改变。

(三)实验室检查

由于肺静脉严重淤血,血气分析示动脉氧分压降低和呼吸性酸中毒。另一方面,代谢性酸中毒意味着严重的体循环障碍。电解质紊乱包括低钠血症、低氯血症和碳酸氢盐增加。低钠血症为水潴留所致,肾脏对呼吸性酸中毒的代偿导致低氯血症和碳酸氢盐增加。

(四)超声心动图

超声心动图可了解潜在的心脏结构损害及血流动力学异常。此外,尚可无创性估计心脏收缩和舒张功能。另外,对心力衰竭患者的随访和对治疗效果的评价的系列研究对临床具有一定的指导意义。

(五)心导管检查

诊断性心导管检查并非必需的检查,但对诊断和治疗有特殊意义时仍需进行。对疑有心肌病和心内膜弹力纤维增生症者需行心内膜心肌活体组织检查。心力衰竭导致心律失常者可考虑心电生理检查。

【治疗】

一般治疗包括卧床休息、抬高头部和肩部以改善肺功能,限制液体摄入量,高热能饮食,吸氧,呼吸困难严重时予以机械通气支持。如有大的左向右分流,吸氧宜慎重,因其可降低肺血管阻力而加重左向右的分流。

特殊治疗方法需根据不同的病因而定。但以下原则适用于大多数患者:药物治疗,消除诱发因素(如感染,心律失常,电解质紊乱)及对导致心力衰竭的根本原因进行手术或心导管介入治疗。循环系统机械支持(主动脉内球囊泵或心室辅助系统)可帮助患儿顺利度过危险期。对于晚期心力衰竭患者心脏移植为唯一的可行措施。

心力衰竭的药物治疗,可以减轻体循环静脉淤血(利尿剂),改善心肌收缩功能(正性肌力药物)或减轻心脏后负荷(血管扩张剂)。

(一)利尿剂

利尿剂用于减轻心脏过多的容量负荷,降低心室壁压力,从而消除心肌重构的潜在刺激因素。临床常用的利尿剂有袢利尿剂、醛固酮拮抗剂和噻嗪类(氯噻嗪、美托拉宗)。袢利尿剂(呋塞米、依他尼酸)常用且有效。螺内酯为一种醛固酮拮抗剂,有较轻的利尿效果但因可降低成人心力衰竭患者死亡率和住院率近来正在引起关注。通常和呋塞米联合使用以减少尿中钾离子的丢失。氯噻嗪利尿作用较弱,美托拉宗为一种较强的噻嗪类利尿剂,患儿伴有严重的水潴留且对呋塞米不敏感时使用有确切疗效。常见并发症有电解质、酸碱平衡紊乱(低钠血症、低钾血症、使用保钾利尿剂所致的高钾血症、低血容量所致的代谢性碱中毒)。长期使用袢利尿剂和噻嗪类利尿剂可致高尿酸血症,但患儿常无症状。

(二)地高辛

地高辛为治疗婴儿和儿童心力衰竭的最基本、最常用的洋地黄糖苷类药物,其主要作用为抑制钠钾泵ATP酶活性,减少钠离子由细胞内流出导致钠钙竞争及钠钾交换机制的运行。细胞内钙离子浓度逐渐增加,使心肌收缩能力增强。心收缩力的增强和临床症状的改善并不一致。有证据表明,强心甙可以提高副交感神经以及动脉血管压力感受器的活性,从而降低中枢交感神经冲动,产生一种有利的神经体液调节作用。

地高辛可静脉用于急性的或严重的心力衰竭。但其他可静脉给药的正性肌力药物可能更安全更有效。许多婴儿和儿童,可不用负荷量只用维持量口服,4至5天内可达洋地黄化量。地高辛治疗量和中毒量非常接近,使用时应慎重,以避免致命的并发症。地高辛中毒临床表现多样。心外表现包括恶心,呕吐,视力障碍和行为异常。心律失常包括心动过缓、室上性心动过速、室性心动过速、异位节律。地高辛中毒治疗包括停药,测定血药浓度,治疗心律失常,避免低钾血症,如有生命危险可使用特异性抗原结合抗体。

(三)其他

正性肌力药物对于低心排状态的紧急处理可使用某些正性肌力药物静脉滴注,通常此类药物主要具有 β_1 受体兴奋作用。多巴胺直接刺激 β_1 受体,使心肌释放去甲肾上腺素。多巴酚丁胺是另一种 β_1 受体兴奋剂,但其影响心肌收缩力的作用与前者相比较弱。小剂量的肾上腺素增强心肌收缩力的同时可扩张收缩的血管床,大剂量有强烈的血管收缩作用。异丙肾上腺素只是 β_1 受体和 β_2 受体激动剂,因其可致心律失常临床而少用。

（四）血管扩张剂

血管扩张剂可降低心脏前后负荷，一定剂量时可降低血压。血管扩张剂通过舒张小动脉平滑肌以降低后负荷；另一方面可降低前负荷，以减少肺体循环静脉的淤血。在术后早期，如需控制血压和调节前、后负荷以便达到最大的心输出量，临床上常用硝普钠、硝酸甘油、氨力农、米力农。另一方面，如需长期减轻后负荷，则用硫酸肼屈嗪和血管紧张素转换酶抑制剂。

本类药物中，只有血管紧张素转换酶抑制剂被证实在成人中长期使用可降低死亡率。除血管扩张作用外，ACE抑制剂可防止和逆转心肌纤维化。在临床上用血管紧张素转换酶抑制剂治疗患有大量左向右分流的先天性心脏病和扩张型心肌病的婴儿和儿童时，效果良好。临床上多选用卡托普利和依那普利。应用这些药物可造成高钾血症，因此临床上不应同时补钾，亦不必使用保钾利尿剂（如螺内酯）。

（五）磷酸二酯酶抑制剂

新型的磷酸二酯酶抑制剂可提高心肌收缩力和扩张外周血管。目前，临床上常用的氨力农和米力农主要通过作用于磷酸二酯酶Ⅲ，来抑制 cAMP 的灭活，心肌细胞内 cAMP 增加可使细胞内钙离子增加和心肌收缩力增强。血管平滑肌中 cAMP 的增加可抑制蛋白激酶活性导致血管扩张和后负荷减低。副反应包括低血压、心律失常和血小板减少，尤在使用氨力农后易发生。目前，北美洲多家医疗中心对儿科心脏术后低心排综合征高危人群预防性使用米力农的安全性和有效性的随机双盲安慰剂对照研究正在进行中。

（六）β 受体阻滞剂

近来的临床应用表明，β 受体阻滞剂可通过肌细胞的生物学改变提高心肌收缩力，增加左心室射血分数，降低左心室容量负荷。其可能的机制是屏蔽儿茶酚胺的心肌毒性作用，上调 $β_1$ 受体的表达以及逆转过度的神经体液刺激。第三代 β 受体阻滞剂（卡维地洛、布新洛尔）另有血管扩张作用，可有效改善血流动力学。有限的研究表明，对儿童此类药物可改善左心室功能，提高运动耐量，减少了特发性心肌病、药物诱发或遗传性心肌病的心脏移植几率。上述结论尚无对照，迄今为止预期的随机化试验仍在进行中。

【展望】

随着对心力衰竭发病机制的不断深入了解，新的治疗方法不断涌现。新的药物包括血管紧张素受体拮抗剂，内皮素受体拮抗剂，肾素拮抗剂，中枢神经激素调节剂等。其中某些药物正在成人中试用，但要在儿童中应用尚需进一步研究。

（任海龙）

第九章　消化系统疾病

第一节　胃食管反流病

胃食管反流(GER)有生理性和病理性两种。正常人每天都有短暂的、无症状的生理性胃食管反流,这并不引起食管黏膜的损伤。当胃内容物反流至食管导致组织损伤而引起症状则为病理性反流,随之出现的一系列疾病症状,统称为胃食管反流病(GERD)。

小儿胃食管反流症是指由于胃内容物不受控制地从胃反流入食管,甚至口腔而引起的一系列顽固性呕吐、反胃及食管炎症状,呼吸道症状,甚至神经精神症状的上消化道运动障碍性疾病。它可以导致小儿营养不良、生长发育迟缓、食管炎、反复发作的肺炎、支气管炎、哮喘,甚至婴儿猝死综合征(SIDS)。

小儿胃食管反流病是一种消化系统常见病,据报道,美国 GERD 的人群发病率在 $25\%\sim35\%$ 之间。我国,由胃食管反流引起的反流性食管炎患病率达 5%,近年国外研究发现 GERD 在儿童,尤其在新生儿及早产儿中有较高的发病率,并认为它与早产儿的呼吸暂停、喂养困难及吸入性肺炎等密切相关。因此,胃食管反流问题已经越来越被人们所关注,并做了广泛的研究。

【病因及发病机制】

目前认为 GERD 的发生和发展是多种因素综合作用的过程,包括防止过度胃食管反流和迅速清除食管内有害物质两种机制的功能障碍。

(一)抗反流机制

1.食管下端括约肌张力减低　食管下端括约肌(LES)是一段位于食管远端长约 $1.0\sim3.5cm$ 特化的环行肌,它能产生并维持超过胃内压约 $1.33\sim5.33kPa(10\sim40mmHg)$ 的静息压来防止反流,还可在咳嗽、打喷嚏或用力而使腹内压突然增高时迅速做出反应。20 世纪 80 年代前,许多学者认为食管下端并无括约肌存在,只是经测压证实该处有一段高压区,有括约肌样作用。近年来,随着微解剖研究的深入,提示这种肌肉结构确实存在,并由此构成食管腹段至膈上的 $2\sim4cm$ 的高压带,其压力随胃内压的增高而增加,构成最有效的抗反流屏障。LES 的功能受神经及体液双重调节。迷走神经及胃泌素使食管下端括约肌静息压(LESP)升高,而胰泌素、胆囊收缩素(CCK)及肠抑胃肽(GIP)等则使其下降。LES 的成熟还与受孕后日龄(胎龄+出生后日龄)呈正相关,故新生儿、尤其早产儿更易发生胃食管反流。当 LESP 低下时就不能有效地对抗腹腔与胸腔之间的正性压力梯度而导致持续的胃食管反流,在腹内压突然增加时也不能做出充分的反应,则胃内容物将被逆排入食管。研究发现 GERD 患者、尤其是伴重度食管炎及 Barrett 食管患者的 LESP 明显低于正常人,因而食管下端括约肌(LES)功能不全以及食管下端括约肌静息压(LESP)降低是 GERD 最重要的发病因素之一。

然而多项研究表明,LESP 正常者也会发生胃食管反流,而较轻型的 GERD 患者的 LESP 也往往是正常的。研究中还发现新生儿 LESP 并不低于年长儿及成人,所以 GERD 的发生可能不仅仅是由于 LESP 的降低。目前研究认为 LES-过性松弛(TLESR)是正常人生理性胃食管反流及 LESP 正常的 GERD 患者的主要发病机制。在原发性蠕动(由吞咽引起的蠕动)过程中,LES 松弛 3~10 秒以允许吞咽的食团进入胃内,而 LES-过性松弛并不发生于正常蠕动之后,持续时间也较长,约 10~45 秒。在此过程中,LESP 下降至 0 时括约肌即不再具有抗反流作用了。这就解释了正常人的生理性反流及 LESP 正常的 GERD 患者的发病原因。国外文献报道,约 50% 以上的 GERD 属于 TLESR,TLESR 伴发酸反流的发生率达 82%。正常受试者中 40%~50% 的 TLESR 伴胃酸反流,GERD 患者中 TLESR 伴胃酸反流则达 60%~70%。这些都提示了 TLESR 是引起胃食管反流的主要因素。

2.解剖因素　除了 LES 外,这段食管的一些解剖因素无疑也起着抗反流屏障的作用。当腹内压升高时,食管腹段被钳夹呈扁形,从而起到抗反流作用,因此食管腹段越长,此功能则越完善。3 个月以下的婴儿食管腹段很短,所以极易发生胃食管反流;胃食管交角(His 角)为锐角,能使胃黏液在食管口外侧形成一活瓣而抗反流。食管手术及食管裂孔疝可令此角变钝,抗反流作用减弱;另外,膈角在吸气时可主动收缩,起到了食管外括约肌的作用,可加强 LES 的抗反流能力。而食管裂孔疝的形成破坏了外括约肌抗反流机制,因此这类患儿亦常伴有胃食管反流。

(二)食管清除机制

胃食管反流发生后,如果侵蚀性物质被很快地清除出食管,那么食管黏膜并不会受到损伤。正常情况下,在重力、食管蠕动、唾液及食管内产生的碳酸氢盐的共同作用下,食管通过两个步骤进行酸的清除。第一步容量清除:大部分反流物由于其自身重力和 1~2 次食管蠕动性收缩的联合作用而被迅速清除,但食管黏膜仍为酸性;第二步由吞下的碱性唾液及食管黏膜自身产生的碳酸氢盐缓冲,中和残留在食管壁上的酸性物质。

GERD 与食管这种清除能力的削弱密切相关。在一些 GERD 患儿中常可见食管蠕动振幅降低,继发性蠕动减弱或消失。另外,睡眠中发生的反流尤其容易损伤食管。因为平卧睡眠时,反流物失去了重力的作用因而清除的速度被延缓了;其次,人在睡眠时实际上停止了吞咽和大量分泌唾液,所以既无原发性蠕动也无充分的唾液可用于中和食管内的酸。

(三)食管黏液屏障

正常的食管黏膜屏障包括 3 部分:①上皮前屏障,指附着的黏液,含不移动水及碳酸氢根,能对胃蛋白酶起到阻挡作用,也能中和反流物中的 H^+;②上皮屏障,指上皮间紧密排列的多层鳞状上皮细胞,使反流物难以通过;③上皮后屏障,主要指黏膜下丰富的毛细血管及其提供的 HCO_3,又称血管屏障。当食管黏膜屏障防御机制不全时,胃酸和胃蛋白酶以及十二指肠反流物——胆酸及胰液刺激食管,损伤黏膜,引起反流性食管炎、Barrett 食管甚至食管腺癌。近来有研究表明,食管黏膜的损伤程度与每一次反流的时间长短密切相关,时间越长损伤程度越深。

(四)其他

1.胃排空功能　目前认为餐后胃排空延迟可使胃内容量增大,胃内压增高,从而刺激胃酸分泌并使 LES 腹内功能区长度缩短,同时可诱发 TLESR 参与 GERD 的发病。文献报道大约有 50% 的 GERD 患儿同时伴有胃排空延迟。

2.药物影响　阿司匹林和其他非甾体类抗炎药物(NSAIDS)对黏膜都具有侵蚀性。流行病学研究提示,服用这类药物可引发 CERD。有食管狭窄的患者尤其易感 NASIDS 引发的食管损伤。而没有食管狭窄的患者,NASIDS 引发 GERD 的机制尚不明了。

【临床表现】

（一）临床症状

GERD 的临床表现轻重不一，随年龄而不同。新生儿常表现为喷射状呕吐乳汁或奶块；婴幼儿则表现反复呕吐，严重的可导致营养不良和生长发育迟缓；年长儿可自诉反酸或餐后及平卧时有酸性液体反流至口腔。另外，胃灼热是 GERD 的又一主要症状。这是一种位于胸骨后的不适或烧灼样感觉，多起源于上腹部，放射至胸部甚至咽喉部或背部。当反流已引起食管黏膜损伤甚至溃疡时，患者会诉吞咽痛，体检可发现剑突下压痛。

（二）并发症

1.食管炎及其后遗症　这是 GERD 最主要的并发症，它的发生与 LESP 异常及食管廓清能力减弱密切相关。由于反流物不断地刺激食管壁而令其充血水肿，年长儿会感到胸骨下烧灼痛，胸闷饱胀，甚至吞咽困难或疼痛，严重的还可发生呕血、黑便及贫血。如果长期反流，食管黏膜则会发生糜烂、溃疡、纤维组织增生及瘢痕形成等一系列改变，最后食管壁的顺应性下降，导致食管狭窄，患者逐渐出现吞咽困难。这种情况在成人中的发生率率为 8%～20%，在儿童中则很少见。另一并发症是 Barrett 食管，下端食管的鳞状上皮被化生的柱状上皮所代替。除了反流因素外，幽门螺杆菌的感染也可促进 Barrett 食管的发生。这种较严重的并发症通常发生于中年人和老人，而儿童中相当少见。内镜下见到大段红色和丝绒样质地的柱状上皮从胃食管交界处向上延伸，与临近苍白、光滑的鳞状上皮形成鲜明对比为其特征性内镜表现。Barrett 上皮不引起症状，因此大多数患者仅有 GERD 的基本表现，甚至并无 GERD 症状。但它是胃食管交界处发生腺癌的重要危险因素，发病率较正常人群高 30～50 倍。

2.呼吸道症状　有文献报道，胃食管反流是儿童反复、慢性咳嗽的主要因素之一。另外，反复的呼吸道感染、呛咳、声音嘶哑、屏气，年长儿支气管哮喘发作等都与之有关。国内对哮喘患儿的胃食管反流研究显示，哮喘儿的各项反流指标均高于对照组，其病理性 GER 检出率为 39%。各种原因的哮喘患者都易发生 GER，而 GER 又可诱发或加剧哮喘的发生。在新生儿及婴幼儿中，GERD 极易引起吸入性肺炎，有时甚至导致吸入性窒息、早产儿或婴儿猝死综合征的严重后果。

【诊断】

对于有典型病史的患者，如自诉有典型的胃灼热、反酸，且经抑酸治疗迅速好转的，GERD 的诊断即可成立。对那些症状、体征均不典型或抑酸治疗效果不佳的患者，则需进一步检查。钡餐可显示食管炎的征象，如食管壁的糜烂、溃疡及狭窄，还可显示钡剂的反流从而提示反流程度。但钡餐对食管炎的诊断敏感程度不如内镜检查，内镜检查不仅可以直观黏膜损伤情况，还可从任何异常部位取活体组织检查。另外，24 小时食管 pH 监测则是一种在诊断 GERD 中具有更高灵敏性、特异性，且更方便、快捷、先进的方法。它可以明确酸反流的形式、频率和持续时间，能反应反流与症状之间的关系，被称之为 GERD 诊断的"金标准"。大量文献报道，该方法弥补了症状分析及内镜检查的局限性，对鉴别生理性与病理性 GER，深入了解GER 与食管炎的关系，特别是对 CERD 的诊断与疗效判定提供了可靠的依据。目前该法已试行于早产儿GER 的早期筛查。

【治疗】

GERD 的治疗一般根据症状的轻重不同可分为非系统性治疗、系统性内科治疗和外科手术治疗。目的在于加强食管的抗反流防御机制，减少胃食管反流；减缓症状，预防和治疗并发症以及防止复发。

（一）非系统性治疗

对于症状较轻、无器质性病变的患儿可采用保守疗法，通过改变饮食和体位来达到治疗目的。如少量多餐，避免高脂肪及巧克力等可能降低 LES 张力、延缓胃排空的食物；婴儿可进食黏稠食物，休息时保持头抬高 30°的俯卧位等。在此基础上如仍有症状可服用抗酸剂。

（二）系统性药物治疗

对症状较重、非系统性治疗无效或治疗后复发的患儿,需要给予系统的药物治疗。常用的药物包括制酸剂、黏膜保护剂及促胃动力药。

1.抑制酸分泌药

（1）H_2 受体阻滞剂:它能阻断组胺与壁细胞膜上 H_2 受体结合,从而减少胃酸分泌,减少反流物的酸度和量。临床上常用的有西咪替丁、雷尼替丁和法莫替丁等。

（2）质子泵抑制剂:它通过抑制壁细胞上的 H^+-K^+-ATP 酶活力阻断胃酸的分泌。目前认为,质子泵抑制剂能更快地缓解反流症状,加速反流性食管炎的愈合,尤其对中重度食管炎及其并发症,此药应作为首选。有研究证实,质子泵抑制剂在成人中长期使用(1 年以上)能有效控制 CERD 并且安全。在儿童,曾有研究人员对患有 GERD 的弱智儿童群体长期随访,证实该类药物对各种程度的反流性食管炎都相当有效,且未发现不良反应。由此可见,质子泵抑制剂是一种有效且安全的 GERD 治疗药。

2.黏膜保护剂　常用的为铝碳酸镁。其独特的网络状结构,不仅可以迅速中和胃酸,还能吸附胆汁,对胃酸和胆汁反流引起的症状均有较好的疗效。另外,临床上还经常使用硫糖铝及蒙脱石散,能增加黏膜对酸的抵抗力及促进黏膜上皮的修复。

3.促胃动力药　GERD 是一种上消化道动力障碍性疾病,因此,对 GERD 的治疗首先应该改善消化道动力。

（1）甲氧氯普胺:为周围及中枢神经系统多巴胺受体拮抗剂,能促进内源性乙酰胆碱的释放,增加食管收缩幅度并促进胃排空。但因其对神经系统副作用明显,故临床上逐渐少用。

（2）多潘立酮:此药为外周多巴胺受体拮抗剂,能促进胃排空,协调胃、十二指肠运动,增强食管蠕动和 LES 张力。该药对血-脑屏障渗透力差,对脑内多巴胺受体几乎无抑制作用,故无精神与神经不良反应,但 1 岁以下婴儿血-脑屏障功能发育尚不完全,仍应慎用。

（3）西沙比利:为第三代胃肠动力药。它通过促进胃肠道肌层神经丛副交感神经节后纤维乙酰胆碱释放来加强食管、胃、小肠及结肠的推进性运动,加快胃肠道排空,增加食管下端括约肌张力。而且该药安全系数大,无严重副作用,故可长期使用。

（三）抗反流手术

儿科 GERD 需要进行手术治疗的比较少见,大约仅占 5%～15%,这些患儿往往是由于食管外症状,如反复吸入性肺炎及窒息等呼吸道症状,才需要手术治疗。当前,抗反流手术的方式很多,国外开展最多的是 Nissan 胃底折叠术。其机制是人工造成一个加强的食管下端高压区以利抵抗胃内容物反流。Nissan 术应用至今已有 40 余年,仍被认为是最安全有效的方法,能迅速有效地解除 GERD 的症状。

另外,近年来利用腹腔镜下行 Nissan 胃底折叠术日益增多。Lobe 和 Schier 分别在 1993 和 1994 年报道了小儿 GERD 在腹腔镜下的 Nissan 术。理论上,腹腔镜下胃底折叠术有手术更安全、损伤更小以及恢复时间更快等优点,但对它的远期疗效尚有争议。有研究显示,这种方法的远期疗效无论从临床上还是各种检查上,都显示出很高的失败率,尤其在重度 CERD 患者中。然而,这一技术无疑为小儿 GERD 的治疗开辟了新途径,并且随着这一新技术的日益成熟,它必将在 GERD 治疗中发挥重要作用。

（邹　伟）

第二节　周期性呕吐综合征

周期性呕吐综合征(CVS)以周期性反复呕吐为特征,其特点为反复发生、刻板发作的剧烈恶心、呕吐,持续数小时至数天;间歇期无症状,可持续数周至数月;发作呈"开-关"型。CVS是一种功能性胃肠病。该病在所有种族中均有发病,女孩比男孩多见。CVS通常在儿童起病,主要在学龄前期,儿童平均发病年龄是4.8岁,多数(82%)有偏头痛家族史或自己有偏头痛。

【病因】

目前认为CVS的病因和发病机制与以下方面有关。

1.偏头痛　病因包括神经性、线粒体、离子通道、激素等。

2.应激反应　其涉及下丘脑分泌、促肾上腺皮质激素释放因子(CRF)及组胺释放。

3.自主神经系统功能不良　涉及心血管和消化系统。

【诊断要点】

1.发病特点和呕吐　患儿发病期非常衰弱、倦怠,严重影响学习,而缓解期完全健康如常。呕吐通常是独特的快速发生和难以忍受,最严重的呕吐每小时可达13次。呕吐物可含胆汁(76%)、黏液(72%)、血液(32%)。约50%患儿发作期需静脉补液,其中28%患儿每次都需要静脉补液。CVS的发作呈现一种"开-关"的刻板形式,就如开开关控制突发、突止。68%患者仅在发作前30min有恶心、面色苍白等前兆。呕吐在发作后1h即可达高峰强度,持续1～2d,而从呕吐止到能进食仅需数小时。家长描述发作刻板,如准时发作,有相同的强度、发作过程和相关症状。＜50%的CVS患者有稳定周期,较常见的间歇期为2周(24%)和4周(23%)。在24h中,发作大多于清晨(2：00～4：00和5：00～7：00)。每次发作有明显自限性。

2.自主神经和胃肠道症状　自主神经症状很常见,尤其是嗜睡(91%)及面色苍白(87%),有些患者有明显流涎(13%),少数可有轻度高血压。除呕吐外,腹痛(80%)、干呕(76%)、厌食(74%)、恶心(72%)是最常见症状。其中恶心是最为窘迫的,因为直至发作结束,没有短暂缓解。发作数天后的胃肠疼痛,通常是由于呕吐和干呕引起的食管和胃黏膜损伤。另有发热(29%)和腹泻(36%),推测可能为细胞因子释放和自主神经作用引起。

3.神经系统症状　发作时有典型神经系统症状,如头痛(40%)、畏光(32%)、高声恐怖(28%)、眩晕(22%)等。

4.触发因素　68%家长能说明应激事件的触发作用,包括生理、心理应激和感染。感染(41%)最常见;心理应激(34%),包括正面因素(生日、节日)和负面因素(家庭和学校相关因素);饮食(26%);体力消耗和缺乏睡眠(18%);特异事件(13%);经期女童(13%),被证明月经是典型的触发因素。

【诊断标准】

参照罗马Ⅲ标准(2006年制定),婴幼儿(＜4岁)和儿童或青少年(4～18岁)周期性呕吐综合征诊断标准相同。必须符合:①2次或2次以上发作性剧烈恶心、顽固性呕吐,持续数小时甚至数天;②间歇期为健康状态,可持续数周到数月。

【诊断与鉴别诊断】

CVS的诊断主要依据病史,并对照罗马Ⅲ标准。虽然CVS有较独特的临床表现,但因为呕吐症状的非特异性易延误诊治。因此,诊断CVS要求先排除常见的或较易治疗的疾病,以及器质性疾病。患者可表现为呕吐急性期(<1周)、亚急性期(1周至3个月)和慢性期(>3个月)。呕吐急性发作时,必须首先考虑严重的甚至危及生命的疾病,包括许多器质性外科疾病,这些可能的疾病需要正确的诊断并给予合适的外科手术治疗。一些引起呕吐的疾病并不严重或致命,但如延误诊断可能导致疾病加重甚至危及生命,如神经系统疾病(脑瘤或脑积水)、胃肠道结构异常(如消化性溃疡、伴有肠扭转的肠旋转不良)。通过病史、体检和实验室检查通常可排除相关的严重疾病。详细的病史询问在CVS的诊断中非常重要。腹部B超,如肝、胆囊、胰腺、肾、肾上腺的检查有助于评价可能的胆结石、胰腺炎、输尿管肾盂接合部的梗阻。对伴有呕血的急性呕吐患者或临床上高度怀疑有消化性溃疡的患者需要进行胃镜检查。如上述检查结果均无异常,需做影像学检查以排除器质性疾病,如头颅或腹部或盆腔CT。临床怀疑有抽搐性疾病时尚需做脑电图(EEG)。另外,尚需排除代谢性疾病,如垂体-肾上腺轴异常、有机酸代谢异常和氨基酸代谢异常。鉴别诊断中通常最困难的是要鉴别CVS与慢性呕吐。许多慢性呕吐的患者无周期性发作,很少有规律性症状,每小时呕吐<4次,通常无偏头痛家族史。临床医师在诊断CVS时,必须考虑引起反复呕吐的其他因素。

【治疗】

因CVS的病因和发病机制尚未完全明确,故治疗仍然是经验性综合治疗。

1.避免触发因素 避免感染、食物,晕车等触发因素,对某些心理应激(如家庭和学校)因素也应避免,适当应用抗焦虑药物(如奥沙西泮)偶可预防发作。

2.发作期支持治疗 发作期给予患儿安静舒适环境,避免光和强声刺激,按需补液,纠正水、电解质紊乱和酸碱失衡,保证热能供应。文献提示,单纯葡萄糖和电解质输入,有效率达42%。镇静药如氯丙嗪、劳拉西泮等的应用,可使患儿安静休息,缓解顽固恶心和镇吐。呕吐重者可用5-HT。拮抗药格雷司琼和昂丹司琼静脉输入。有明显胃肠黏膜损伤(呕吐咖啡样物)时适当加用黏膜保护药和抑酸药。

3.预防性药物治疗 对于发作超过1次/月,且每次发作持续,应进行预防用药。目前常用药物有抗偏头痛药、精神安定药和促胃肠动力药。近年来,以上药物应用已明显改善CVS的临床过程。Li等报道各种药物治疗CVS的有效率为:小剂量普萘洛尔治疗有效率为57%;赛庚啶[0.3mg/(kg·d),分3~4次口服],治疗有效率为39%;阿米替林25~50mg/d,治疗有效率为67%。苯噻啶在英国和澳大利亚被广泛应用。Aanpreung等研究显示,阿米替林和苯噻啶治疗有效率分别为83.3%和50%。也有报道胃动素受体激动药红霉素治疗有效率达75%。

4.针灸治疗 常用穴有中脘、天枢、内关、足三里等。幼儿用灸法。年长儿可针、可灸。

5.精神治疗 CVS不仅对患儿而且对整个家庭是一种威胁,由于反复发病使他们感到沮丧、压抑和愤怒,为此,除了使用有效的药物迅速控制呕吐外,应让家长了解到家庭环境和患儿的不良情绪等均可诱发呕吐发作,要积极进行心理治疗。

(邹 伟)

第三节 口炎

小儿口腔黏膜的炎症,简称"口炎"。好发于口腔颊黏膜、舌、齿龈及上腭等处。小儿口炎在婴幼儿较多见,可以单独发病,也可继发于腹泻、营养不良、急性感染和久病体弱等全身性疾病。根据致病因素分为感染性口炎和非感染性口炎。

一、细菌感染性口炎

（一）球菌性口炎

细菌性口炎以球菌感染多见，常以黏膜糜烂、溃疡伴假膜形成为其特征，又称膜性口炎或假膜性口炎。

【病因】

在正常人口腔内存在一定数量的各种细菌，在一般情况下并不致病。但当内外环境发生变化，身体防御能力下降时，如感冒、发热、感染、滥用抗生素及（或）肾上腺皮质激素、化疗和放疗等，口腔内细菌增殖活跃，毒力增强，菌群关系失调，就可发病。致病菌主要包括链球菌、金黄色葡萄球菌及肺炎球菌等。

【临床表现】

诊断发病急骤，伴有全身反应如发热、头痛、咽痛、哭闹、烦躁、拒食及颌下淋巴结肿大等，病损可发生于口腔黏膜各处，以舌、唇内及颊黏膜多见。初起为黏膜充血水肿，继之出现大小不等的糜烂或溃疡，散在、聚集后融和均可见到表面披有灰白色假膜，易于擦去，但留下溢血的创面，不久又被假膜覆盖。实验室检查白细胞总数和中性粒细胞显著增多。

葡萄球菌性口炎发病部位以牙龈为主，覆有暗白色苔膜，易被拭去，但不引起溃疡，口腔其他部位的黏膜有不同程度的充血，全身症状轻微。涂片可见大量葡萄球菌，细菌培养可明确诊断。

链球菌口炎呈弥漫性急性齿龈口炎，在口腔黏膜急性充血的基础上，出现大小不等的黄色白苔膜，剥去假膜则留有出血糜烂面，不久又重新被假膜覆盖。全身症状明显，常并发有链球菌性咽炎。苔膜涂片或细菌培养检查发现链球菌，即可确诊。

肺炎球菌性口炎多发生于冬春季节，或气候骤变时，好发于硬腭、口底、舌下及颊黏膜。在充血水肿黏膜上出现银灰色假膜，伴有不同程度的全身症状。苔膜涂片或细菌培养检查发现肺炎双球菌而确诊。

【治疗】

主要是控制感染，局部涂 2％甲紫及金霉素甘油，病情较重者要给予抗生素静脉滴注或肌内注射，如青霉素及红霉素等，也可根据细菌药物敏感实验选用抗生素，则效果更好。止痛是对症处理的重要措施，常用 2％利多卡因涂患处，外用中药养阴生肌散也能消肿止痛和促进溃疡愈合，口腔局部湿敷也必不可少。此外还要加强口腔护理，保持口腔卫生。

（二）坏死性龈口炎

【病因】

主要致病菌为梭形杆菌和奋森螺旋体，这些细菌是口腔固有的，在正常情况下不致病，当机体代谢障碍、免疫功能低下、抵抗力下降或营养不良时，或口腔不卫生时，则细菌大量繁殖而致病。

【临床表现】

发病急骤，症状显著，有发热、全身不适以及颌下淋巴结肿大。溃疡好发于牙龈和颊黏膜，形态不定，大小多在 1cm 左右，表浅，披以污秽的、灰白色苔膜，擦去此苔膜时，出现溢血的溃疡面，但不久又再被覆以同样的苔膜，周围黏膜有明显充血水肿，触痛明显，并有特别强烈的坏死组织臭味。此病确诊的依据为特殊性口臭，苔膜与小溃疡，涂片中找到大量梭形杆菌与奋森螺旋体。

【治疗原则】

是去除病因，控制感染、消除炎症，防止病损蔓延和促进组织恢复。全身抗感染治疗可给予广谱抗生素如青霉素、红霉素及交沙霉素等。局部消炎可用 3％过氧化氢清洗坏死组织，然后用 2％甲紫液或 2％碘甘油或 2%金霉素甘油涂患处。饮食上应给予高维生素、高蛋白饮食,必要时输液以补充液体和电解质。另外,由于本病具有传染性,应做好器具的清洁消毒工作,防止交叉感染。

二、病毒感染性口炎

病毒感染性口炎中,疱疹性口炎的发病率最高,终年可以发生,以 2~4 月份最多,具传染性,可群体发病。

【病因】

疱疹性口炎又称疱疹性齿龈口炎,由疱疹病毒感染而引起,通过飞沫和接触传染。发热性疾病、感冒、消化障碍以及过度疲劳等均可为诱因。

【临床表现及诊断】

多见于 1~5 岁儿童。在疱疹出现前 2~3 天(潜伏期)患儿常有烦躁、拒食、发热与局部淋巴结肿大。2~3天后体温下降,但口腔症状加重,病损最初表现为弥漫性黏膜潮红,在 24 小时内渐次出现密集成群的针尖大小水疱,呈圆形或椭圆形,周围环绕红晕,水疱很快破溃,暴露出表浅小溃疡或溃疡相互融合成大溃疡,表面覆有黄白色分泌物。本病为自限性,1~2 周内口腔黏膜恢复正常,溃疡愈合后不留瘢痕。疱底细胞、病毒分离和血清学实验可帮助诊断。

【治疗】

无特效治疗,主要是对症治疗以减轻痛苦、促进愈合。一般不用抗生素,局部可用疱疹净(研细涂之)或中药锡类散等。进食前为减轻疼痛可用 2%利多卡因局部涂之。有发热者给予退热剂,患病期间应加强全身支持治疗如给予高维生素高营养流质,或静脉补充营养。口腔护理是必要的,包括保持口腔清洁、勤喂水,禁用刺激性、腐蚀性、酸性或过热的食品、饮料及药物。

三、真菌感染性口炎

鹅口疮:念珠菌感染引起的口炎中以白色念珠菌致病力最强,儿童期感染常称之为鹅口疮。念珠菌是人体常见的寄生菌,其致病力弱,仅在一定条件下感染致病,故为条件致病菌,近年来随着抗生素及肾上腺皮质激素的广泛应用,使念珠菌感染日益增多。

【病因】

为白色念珠菌感染。诱因有营养不良、腹泻及长期使用抗生素、肾上腺皮质激素等,这些诱因加上乳具污染,便可引起鹅口疮。

【临床表现及诊断】

鹅口疮的特点是口腔黏膜上出现白色乳凝块样物,分布于颊黏膜、舌、齿龈和上腭表面。初起时呈小点状和小片状,渐融合成大片,不易擦去,若强行擦拭后局部潮红,可有溢血。患儿一般情况良好,无痛,不影响吃奶,偶有个别因累及消化道、呼吸道而出现呕吐、声嘶或呼吸困难。细菌涂片和培养可帮助诊断。

【治疗】

鹅口疮的治疗,主要是用碱性药物及制霉菌素。局部治疗,因为口腔的碱性环境可抑制白色念珠菌的生长繁殖。一般用 2%碳酸氢钠清洗口腔后,局部涂抹 2%甲紫或冰硼散,每日 1~2 次,数日后便可痊愈。若病变广泛者可用制霉菌素 10 万单位,加水 1~2ml 涂患处,每日 3~4 次。

四、创伤性口炎

机械性或热性刺激可能是此病的主要发病条件。锐利的牙根、残冠,口腔异物,较硬橡皮奶头等机械性因素均可造成黏膜撕裂伤、出血、溃疡或糜烂;过烫的饮料、茶水或食物则引起黏膜烫伤。

病变发生于直接受损部位,多见于舌的侧缘,也可发生于唇、颊及他处黏膜,可表现为红肿、出血或溃疡,伴有局部疼痛,如继发感染,则可引起局部淋巴结肿大。去除病因后,病变通常在1~2周内痊愈。

治疗为去除病因如拔去残根,磨改锐利牙齿或边缘。冰硼散、锡类散及青黛散可局部消炎止痛。药物漱口水含漱,多喝凉开水以清洁口腔。

五、过敏性口炎

过敏性口炎亦称变态反应性口炎,是由于个体差异,一些普通无害的东西如各种口腔药物漱口水、牙膏碘合剂或药物作为抗原刺激黏膜,使局部产生抗原抗体反应而引起的黏膜损害。接触致敏物质24~48小时或数天后才出现症状和体征。轻者仅表现为红斑,水疱;重者表现为局部组织坏死、溃疡,可伴有皮肤或其他部位的黏膜损害。致敏物质去除后,口腔炎症还要持续一段时间。主要是去除致敏物质和抗过敏治疗。抗过敏药物有盐酸苯海拉明及氯苯那敏。必要时可用泼尼松及地塞米松。对症治疗包括局部止痛和抗感染等。

(林朝霞)

第四节 功能性便秘

便秘是指持续2周或2周以上的排便困难或排便延迟。若便秘无病理、生理学的客观依据,不能以炎症、解剖、代谢及神经病变解释者,即不存在引起便秘的器质性病变称功能性便秘(FC),亦称为特发性便秘。有资料报道,功能性便秘占综合性儿科门诊总数的5%~10%,占小儿胃肠疾病门诊的25%,占小儿便秘90%以上。

【病因】

便秘作为一个症状可由许多疾病引起,如肠管器质性病变、肠管平滑肌或神经源性病变、结肠神经肌肉病变、内分泌或代谢性疾病、系统性疾病、神经系统疾病、神经心理障碍、药物性因素等,称继发性便秘。功能性便秘可能与以下因素有关:饮食不足、食物不当或食物过敏、排便习惯及精神因素、肠道运动功能失常、肠激素异常、肠道菌群失调、心理创伤及遗传因素。

【临床表现】

1.大便性状及频率 每周排便≤2次,大便干结如坚果样或球形硬便,大块粪便曾堵塞马桶。

2.排便困难 出现排便费力和排便疼痛,小婴儿排便时哭闹。

3.大便带血 大便外层覆盖鲜红色血性液体或便后滴血,手纸染血。

4.大便失禁 有大便节制行为,肛门周围或内裤污粪。

5.腹痛、腹胀及腹部包块腹胀 年长儿诉左下腹部疼痛,有时呈痉挛样,疼痛难忍。左下腹触痛,可扪及坚硬的团块状或条索样包块。

6.肛门指检　肛周红斑或肛裂,直肠空虚或粪便嵌塞,指套染血。

7.其他　伴随症状包括易激惹、食欲下降和(或)早饱、恶心或呕吐等。随着大量粪便排出,症状即消失。

【辅助检查】

1.实验室检查　T_3、T_4、TSH、血糖、尿糖测定排除内分泌、代谢性疾病等所致的便秘。

2.腹部 X 线片及钡剂、钡灌肠检查　观察肠管分布、长度,测量直肠肛门角,观察肠管蠕动强度、肠腔是否扩张或狭窄,有无肿物、梗阻、气腹,了解排钡功能。

3.肛肠镜及乙状结肠镜检查　有直肠出血或梗阻现象时,可考虑行此检查。

4.结肠传输试验　不透 X 线标志物法、核素法及呼气 H_2 法均可测定胃肠传输时间。

5.肛门直肠测压　通过肛管直肠的静态、动态压力及反射检测,了解肛管直肠的控制能力和括约能力。

6.B 超、CT、MRI 及超声内镜　B 超检测肛门内括约肌、肛门外括约肌以及外周的脂肪组织,检测肛门括约肌的厚度、瘢痕和缺损的位置。CT 直观地了解肛门括约肌、耻骨直肠肌的形态和发育程度。MRI 检测直肠肛门各肌群的形态、脊柱和骶前情况,是肛门直肠畸形患者的诊断手段之一。超声内镜(EUS)可贴近胃肠道检测管壁的结构,如结构破坏、紊乱、内部回声异常或明显增厚则提示病变存在。

7.排便造影、肛管直肠感觉检查、球囊排出实验、立体向量测定及肌电图　目前在儿童的应用较少。

【诊断标准】

1.≤4 岁儿童,至少符合下列 2 项条件,并持续 1 个月:①每周排便≤2 次;②排便动作训练后每周至少出现 1 次大便失禁;③有大便潴留史;④有排便疼痛和哭闹史;⑤直肠内存在大量粪便团块;⑥排出的粪便粗大以至于堵塞马桶。

2.＞4 岁儿童,诊断肠易激综合征的依据不足,符合下列 2 项或 2 项以上症状,每周至少 1 次,持续 2 个月以上:①每周在厕所排便≤2 次;②每周至少有 1 次大便失禁;③有保持体位或过度克制排便史;④排便疼痛或排便困难史;⑤直肠中有巨大的粪块;⑥排出的粪便粗大以至于堵塞马桶。

【鉴别诊断】

1.先天性巨结肠　出生后排便延迟,腹胀,呕吐,钡灌肠可见典型狭窄段、移行段和扩张段。肛门直肠测压,直肠肛管松弛反射阴性,肠壁活组织检查狭窄段无神经节细胞。

2.乙状结肠冗长症　因乙状结肠过长而大量储存粪便致便秘,常伴乙状结肠扩张,腹部 X 线片、钡灌肠检查可鉴别。

3.先天性隐性脊柱裂　主要表现为顽固性便秘、大便失禁及腹胀,骶尾部 X 线片可鉴别。

4.甲状腺功能减退症　有腹胀、便秘等消化道表现,可出现特殊面容和体态,智力低下,血清 T_4 降低,TSH 明显增高。

5.肠易激综合征(IBS)便秘型　腹泻、便秘交替,排便费力,患儿一般情况好,无生长发育不良表现,腹部 X 线片、钡灌肠可鉴别。

【治疗】

1.一般治疗

(1)护理:除粪便嵌塞外,指导并鼓励患儿排便。

(2)营养管理:由护士对患者的营养状况进行初始评估,记录在《住院患者评估记录》中。总分≥3 分,有营养不良的风险,需在 24h 内通知营养科医师会诊。

(3)疼痛管理:由护士对患者的腹痛进行初始评估,疼痛评分在 4 分以上的,应在 1h 内报告医师,联系麻醉医师会诊。

(4)心理治疗:甚为重要,向患儿及家长解释排便的生理过程和便秘的发生机制,使其了解便秘的病因及治疗策略,并积极参与治疗过程。

2.对症治疗　解除阻塞,酌情选择以下方法。

(1)开塞露:对急性便秘效果好,可去除直肠、结肠内积聚的粪便。

(2)等渗盐水灌肠:<10kg 体重的患儿灌肠液体量按 60ml/5kg 计算。多数儿童经 1～2 次灌肠可清除积存的大便。

(3)如灌肠方法不能去除粪块梗阻,可戴手套以手指掏出嵌塞的粪块,但应动作轻柔,避免损伤直肠黏膜及肛门括约肌。

3.对因治疗,防止粪便再积聚

(1)饮食调节:注意纤维素摄入,避免挑食偏食。食物中添加植物纤维 30g/d,治疗 2 周可明显增加肠蠕动效应。如小麦纤维素(非比麸),小儿每次 1.75g,加水 100ml,每日 1～2 次,疗程 7d。

(2)缓泻药:①乳果糖溶液,1～2ml/(kg・d),可分次给药,最多不超过 15ml。其味甜,作用温和,无严重不良反应,是治疗小儿便秘较理想的药剂。②聚乙二醇 4000,用于 8 岁以上儿童,每次半袋,每天 1～2 次;或每天 1～2 袋,一次顿服,每袋内容物溶于 1 杯水中后服用。聚乙二醇 4000 是线性长链聚合物,通过氢键固定水分子,使水分保留在结肠内,增加粪便含水量并软化粪便,恢复粪便体积和重量至正常,促进排便的最终完成,从而改善便秘症状。③液状石蜡,不被吸收,不消化,润滑肠黏膜和粪便,阻止肠黏膜吸收水分,软化大便。用量为每次 0.5ml/kg,长期服用可影响维生素 K、维生素 A、维生素 D 的吸收,婴儿禁忌。④番泻叶,为刺激性泻药,长期使用可使结肠壁神经丛受损,用药次数尽量减少。⑤麻油,主要含芝麻素、麻油酚、维生素 E、植物甾醇和卵磷脂,服后 3～4h 产生导泻作用,儿童服用 5～10ml 无不良反应。

(3)微生态调节药:便秘患者存在肠道菌群失调,肠道益生菌可降低肠道 pH、刺激肠蠕动、改善肠内发酵过程,有通便作用。

(4)排便训练:晨起或餐后 30min 进行(此时胃结肠反射活跃)。①定时排便,每天晨起或餐后 30min;②限时排便,一般 5～10min,如不能较快排便,不要催促或责骂,也不要长期蹲坐,否则可引起脱肛或加重便秘;③令年长儿学会正确的排便用力方法,呼气后屏气("瓦乐萨尔瓦"动作)增加腹内压将粪便推入肛管而排便。

(5)生物反馈训练:是控制排便功能的训练方法,包括气囊生物反馈法和肌电生物反馈法,已用于学龄儿童功能性便秘和大便失禁者。生物反馈疗法对治疗功能性便秘有确切疗效,无不良反应。

(6)心理治疗:心理学相关治疗包括药物治疗、行为学治疗,这类治疗多用于病程长、症状反复发生或有心理行为障碍韵难治儿童。

【并发症及处理】

1.大便失禁　少数患儿出现大便失禁,抑制排便体位,肛门或内裤污粪,腹痛或肛门直肠疼痛,反常行为如对污粪满不在乎、掩藏污粪内裤等。灌肠或导泻使大量粪便排出后症状可奇迹般消失。

2.腹痛及肛门直肠疼痛　50% 以上患儿出现腹痛及肛门直肠疼痛,少数患儿子排便前出现腹痛,大量干结或团块状大便嵌塞,导致肛门直肠疼痛,灌肠治疗解除梗阻可缓解。

3.厌食　少数患儿出现厌食、恶心、呕吐,严重时可导致水、电解质失衡。给予灌肠、导泻,补液纠正水、电解质失衡。

4.泌尿系统并发症　排尿不尽、泌尿道感染或遗尿。

便秘导致威胁生命的事件发生,如休克、中毒性巨结肠等极其罕见。

(邹　伟)

第五节　功能性消化不良

功能性消化不良是指来源于胃、十二指肠的消化功能障碍症状,即持续存在的上腹痛、腹胀、早饱、嗳气、厌食、反酸、恶心、呕吐等,并可排除可解释该症状的器质性、全身性、代谢性疾病。

【病因】

病因未明,目前认为是多种因素综合作用的结果,包括饮食与环境因素、胃酸、慢性胃炎、十二指肠炎、幽门螺杆菌(Hp)感染、胃肠运动功能异常、内脏感觉异常、心理和社会因素等。

【诊断要点】

消化不良指的是腹上区的疼痛或不适感觉(可表现为早饱、胀满、嗳气、恶心、呕吐等)。罗马Ⅲ标准取消了强制性的胃镜诊断,因为在消化不良症状儿童黏膜异常发现率明显低于成年人。同时也取消了溃疡样和动力障碍样功能性消化不良的亚型,因为儿童很难归人哪一类,临床上腹部不适与腹痛是很难鉴别的。也无证据表明动力障碍样功能性消化不良是由于动力功能紊乱引起的。按照罗马Ⅱ标准,据北美保健网络的调查,4～18 岁儿童中 12.5%～15.5%患有此病。

【辅助检查】

1.血常规　排除贫血、嗜酸性粒细胞增多和感染因素。

2.肝功能检测　排除肝胆系统疾病。

3.大便常规及寄生虫检查　排除寄生虫感染。

4.红细胞沉降率、C反应蛋白、血管炎四项　排除炎症性肠病。

5.血淀粉酶、脂肪酶、尿淀粉酶　排除胰腺炎。

6.腹部超声　排除胰腺、肝、胆道的疾病。

7.消化道内镜检查　以腹痛为主的功能性消化不良患儿胃黏膜活检可能仅提示轻度、慢性炎症,因而不提倡常规行内镜检查。内镜检查可用于那些吞咽困难、尽管使用了抑酸药但症状仍持续的患儿、停药后症状又反复者或考虑有幽门螺杆菌感染相关性疾病者。

8.氢呼吸试验　排除乳糖不耐受及肠道菌群失调。

【诊断标准】

适用于 4～18 岁儿童和青少年。必须符合下列条件,症状每周至少 1 次,持续 2 个月以上:①腹上区(脐上)持续性或复发性疼痛或不适;②排便后不缓解或与大便的次数及性状无关(不是肠激惹综合征);③没有可用以解释这些症状的炎症性、器质性、代谢性疾病及新生物形成的依据。

【鉴别诊断】

1.胃食管反流性疾病　胃食管反流性疾病具有典型或不典型症状,内镜检查示有不同程度的食管炎改变,24h 食管 pH 监测有酸反应。

2.器质性消化不良　如消化性溃疡、胃十二指肠炎等,内镜检查可排除。

3.胃轻瘫　许多全身性的或消化道疾病可引起胃排空障碍,造成胃轻瘫,较常见原因有糖尿病、尿毒症、结缔组织病等。

4.慢性难治性腹痛　此类患者多有身体或心理创伤史,常主诉长期腹痛,且腹痛弥漫,多伴有腹部以外的症状。大多数经过广泛的检查而结果均为阴性,此类患者多数有严重的潜在的心理疾病,包括抑郁、焦虑和躯体形态的紊乱。他们常坚持自己有严重的疾病并要求进一步检查。对此类患者应提供多种方式的心理、行为和药物联合治疗。

【治疗】

治疗包括精神心理调整及药物治疗（如减少胃酸分泌、根除幽门螺杆菌、促进胃动力、调节内脏感觉阈、增加胃黏膜保护等）。关于精神心理干预治疗功能性消化不良目前尚有争议。

1. 一般治疗

(1) 护理：养成良好的饮食习惯及生活规律，少吃生冷及刺激性食物。

(2) 营养管理：由护士对患者的营养状况进行初始评估，记录在《住院患者评估记录》中。总分≥3分，有营养不良的风险，需在 24h 内通知营养科医师会诊。

(3) 疼痛管理：由护士对腹痛情况进行初始评估，疼痛评分在 4 分以上的，应在 1h 内报告医师，联系麻醉科医师会诊。

(4) 心理治疗：有躯体化症状者，请心理科医师协助心理治疗。

2. 药物治疗

(1) 抗酸药：常用药物有碳酸氢钠、氢氧化铝、磷酸铝凝胶等，这类药物对于缓解饥饿痛、反酸、胃灼热感等症状有较明显的效果。

(2) 抑酸药：常用药物有 H_2 受体拮抗药和质子泵抑制药。质子泵抑制药抑制胃酸分泌作用很强，适用于 H_2 受体拮抗药无效的患者。常用西咪替丁，每日 10～15mg/kg，分 2 次口服或睡前顿服；雷尼替丁，每日 4～6mg/kg，分 2 次服或睡前顿服。奥美拉唑，0.6～0.8mg/kg，每天 1 次。

(3) 促动力药：有甲氧氯普胺、多潘立酮、红霉素等。

(4) 胃黏膜保护药：主要有复方谷氨酰胺、十六角蒙脱石等。

(5) 5-HT₃ 受体拮抗药和阿片类受体激动药，这两类药物促进胃排空的作用很弱，用于治疗功能性消化不良患者的原理是调节内脏感觉阈。

(6) 抗焦虑药。

3. 根除幽门螺杆菌感染　功能性消化不良患儿 Hp 感染率明显高于健康儿童，经根除 Hp 治疗者消化不良症状可以消失。

4. 其他　并非所有的功能性消化不良的患儿均需要接受药物治疗，有些患儿根据医师诊断得知无病及检查结果亦属正常后，可通过改变生活方式与调整食物种类来预防。如建立良好的生活习惯，避免心理紧张因素和刺激性食物，避免服用非甾体类抗炎药，对于无法停药者应同时应用胃黏膜保护药或 H_2 受体拮抗药。

（张玉英）

第六节　小儿腹泻病

在未明确病因前，大便性状改变与大便次数比平时增多，统称为腹泻病。腹泻病是多病因、多因素引起的一组疾病，是儿童时期发病率最高的疾病之一，是世界性公共卫生问题。全球大约每年至少 10 亿人次发生腹泻，根据世界卫生组织调查，每天大约 1 万人死于腹泻。在我国，腹泻病同样是儿童的常见病，据有关资料，我国 5 岁以下儿童腹泻病的年发病率为 201%，平均每年每个儿童年发病 3.5 次，其死亡率为 0.51%。因此，对小儿腹泻病的防治十分重要。

根据病程腹泻病分为：急性腹泻病病程在 2 周以内；迁延性腹泻病病程在 2 周～2 个月；慢性腹泻病病

程在 2 个月以上。按病情分为:轻型:无脱水,无中毒症状;中型:轻度至中度脱水或有中毒症状;重型:重度脱水或有明显中毒症状(烦躁、精神萎靡、嗜睡、面色苍白、高热或体温不升以及白细胞计数明显增高等)。根据病因分为:感染性,如痢疾、霍乱、病毒及其他感染性腹泻等;非感染性,包括食饵性(饮食性)腹泻;症状性腹泻,如过敏性腹泻;其他腹泻病如乳糖不耐症及糖原性腹泻等。

【病因】

由多种病因和多种因素所致,分内在因素、感染性及非感染性三类。

(一)内在因素

1.消化系统 发育不成熟婴幼儿时期,胃酸及消化酶分泌不足,消化酶的活性较低,神经系统对胃肠道调节功能较差,不易适应食物的质和量,且生长发育快,营养物质的需要相对较多,胃肠道负担较大,消化功能经常处于紧张状态,易发生消化功能紊乱。

2.机体防御功能较差 婴幼儿时期免疫功能相对不够成熟,血液中的免疫球蛋白和胃肠道 sIgA 均较低,胃肠屏障功能较弱,胃酸分泌量少,胃肠排空较快,对感染因素防御功能差。另外,新生儿,出生后尚未建立完善的肠道正常菌群,对侵入肠道的病原微生物拮抗能力弱,人工喂养者食物中缺乏母乳含有的大量免疫物质,且食物和食具污染机会较多,肠道感染的发生率明显高于母乳喂养儿。

3.体液分布特点 婴儿细胞间质液较多,且水代谢旺盛,肾功能调节差,易发生体液紊乱。

(二)感染因素

1.肠道感染 主要由细菌和病毒引起。

(1)细菌:除法定传染病外。①大肠杆菌:按其致病机制分类为致病性大肠杆菌(EPEC)、产毒素性大肠杆菌(ETEC)、侵袭性大肠杆菌(EIEC)、出血性大肠杆菌(EHEC)以及黏附性大肠杆菌(EAEC);②空肠弯曲菌;③耶尔森菌;④其他:鼠伤寒沙门菌、变形杆菌、铜绿假单胞菌、克雷伯菌、金黄色葡萄球菌以及难辨梭状芽孢杆菌等。

(2)病毒:①轮状病毒,是引起婴幼儿腹泻的主要病原;②诺如病毒;③肠道腺病毒;④其他,如星状病毒、杯状病毒及冠状病毒等。

(3)真菌和原虫:真菌感染主要为白色念珠菌,一些原虫的感染如蓝氏贾第鞭毛虫、结肠小袋虫、隐孢子虫及阿米巴原虫等。

2.肠道外感染 小儿患上呼吸道感染、肺炎、肾盂肾炎、中耳炎、皮肤感染及其他急性感染性疾病时可伴有腹泻。这是由于发热及病原体毒素的影响,使消化功能紊乱,酶分泌减少,肠蠕动增加所致。

(三)非感染因素

主要为饮食因素、气候因素和过敏因素。喂养不当是引起腹泻的主要原因之一。过多过早喂哺大量淀粉类、脂肪类食物,突然改变食物品种和断奶等均可导致腹泻。气候的突然变化,使肠蠕动增加,消化酶和胃酸分泌减少,可诱发腹泻。一些吸收不良综合征如乳糖不耐受症、糖原性腹泻、先天性氯化物性腹泻、遗传性果糖不耐受症、胰腺囊性纤维性变以及原发性肠吸收不良等都可引起腹泻。牛奶蛋白过敏者,吃牛乳后 48 小时发生水样泻。

【发病机制】

不同病因引起腹泻的机制不同,可通过以下几种机制致病。

(一)非感染因素

主要是饮食的量和质不恰当,使婴儿消化道功能发生障碍,食物不能充分消化和吸收,积滞于肠道上部,同时酸度下降,有利于肠道下部细菌上移繁殖,使消化功能紊乱。肠道内产生大量的乳酸、乙酸等有机酸,使肠腔渗透压增强,引起腹泻。

（二）感染因素

病原微生物能否引起肠道感染,取决于宿主防御功能的强弱、感染量的大小以及微生物毒力(黏附性、产毒性及侵袭性)、细胞毒性,其中微生物的黏附能力对于肠道感染至关重要。

1.细菌性肠炎 主要通过细菌产生毒素作用及细菌侵袭性作用为主要发病机制。

(1)肠毒素性肠炎:病原菌不侵入肠黏膜,不引起病理形态学上的变化,仅附着于完整的肠绒毛上,通过产生肠毒素致病。典型的细菌为 ETEC 和霍乱弧菌。其他细菌也可产生肠毒素,如耶尔森菌、鼠伤寒沙门菌、金黄色葡萄球菌、变形杆菌及空肠弯曲菌等。以 ETEC 为例,通过其菌毛黏附在小肠微绒毛上,生长繁殖,产生大量肠毒素。肠毒素有两种,即不耐热毒素(LT)和耐热毒素(ST)。LT 的理化性质、免疫状态及作用机制与霍乱毒素相同。LT 与小肠上皮细胞上的受体神经节苷脂结合,激活腺苷酸环化酶,使肠上皮细胞内三磷酸腺苷(ATP)转化为环磷酸腺苷(cAMP)。ST 通过激活鸟苷酸环化酶使三磷酸鸟苷(GrIP)转化为环磷酸鸟苷(cGMP)。二者均抑制肠黏膜对钠(同时对氯和水)的吸收,促进氯(同时对钠和水)的分泌。使水向肠腔内渗透,液体积聚于肠道,引起腹泻。

(2)侵袭性肠炎:病原侵入肠黏膜固有层,引起充血、水肿、炎症细胞浸润、渗出性炎症病变、糜烂及溃疡等,造成腹泻。由各种侵袭性细菌所致,如志贺菌、沙门菌、EIEC、空肠弯曲菌、耶尔森菌和金黄色葡萄球菌等。志贺菌、EIEC 和金黄色葡萄球菌主要侵犯结肠;空肠弯曲菌主要病变在空肠和回肠,也可累及结肠;耶尔森菌多累及回肠;鼠伤寒沙门菌主要累及回肠和结肠。这类病原菌均能引起痢疾样症状,粪便水分不多,有脓血黏液,可出现痉挛样腹痛;同时具肠毒素作用和侵袭作用的菌株则可引起毒素性水样腹泻和痢疾样症状。

2.病毒性肠炎 目前对轮状病毒研究较多。轮状病毒侵犯小肠上部,严重者累及整个小肠。在小肠绒毛顶端的柱状上皮细胞内复制,细胞变性,微绒毛肿胀、不规则,从而使受累的小肠黏膜上皮细胞很快脱落。小肠隐窝部立方上皮细胞(分泌细胞)不受损害,增殖上移修复受损的黏膜上皮,但新生的上皮细胞不够成熟,其酶活性和转运功能较差。由于肠黏膜上皮细胞脱落,造成吸收面积减少,使水和电解质吸收减少,而且绒毛裸露,造成水、电解质回渗,导致腹泻;微绒毛上双糖酶,尤其是乳糖酶活性降低,造成双糖如(乳糖)吸收障碍,不能分解的营养物质在肠腔内滞留,被肠道细菌分解,增加肠内渗透压,使水进入肠腔,导致腹泻加重。葡萄糖,钠偶联转运机制发生障碍,进一步造成水、电解质吸收减少,成水样便。晚近国外研究发现,轮状病毒上的非结构蛋白 NSP4 引起类似于细菌毒素的作用,导致分泌性腹泻。

（三）脂肪、蛋白质和糖代谢紊乱

由于肠道消化吸收功能减低,肠蠕动亢进,使营养素的消化和吸收发生障碍。营养物质的丢失主要是酶功能紊乱引起同化功能障碍所致。蛋白质的同化功能减弱,但仍能消化吸收蛋白质。脂肪的同化与吸收受到影响,在恢复期,脂肪的同化作用仍低下。碳水化合物的吸收也受到影响,糖耐量试验曲线低。但在急性腹泻,患儿胃肠的消化吸收功能未完全丧失,对营养素的吸收可达正常的 $60\%\sim90\%$。

【临床表现】

（一）消化道症状

腹泻时大便次数增多,量增加,性质改变,大便每日 3 次以上,甚至 $10\sim20$ 次/日,可呈稀便、糊状便、水样便,或是黏液脓血便。判断腹泻时粪便的形状比次数更重要。如果便次增多而大便成形,不是腹泻。人乳喂养儿每天排便 $2\sim4$ 次呈糊状,也不是腹泻。恶心、呕吐是常见的伴发症状,严重者呕吐咖啡样物,其他可有腹痛、腹胀及食欲缺乏等症状。

（二）全身症状

病情严重者全身症状明显,大多数有发热,体温 $38\sim40$℃,少数高达 40℃以上,可出现面色苍白、烦躁不安、精神萎靡、嗜睡、惊厥甚至昏迷等表现。随着全身症状加重,可引起神经系统、心、肝及肾功能失调。

(三)水、电解质及酸碱平衡紊乱

酸碱平衡紊乱主要为脱水及代谢性酸中毒,有时还有低钾血症和低钙血症。

1.脱水　由于腹泻与呕吐丢失大量的水和电解质,使体内保留水分的能力减低;严重呕吐、禁食、食欲减低或拒食,使食物和液体摄入量均减少;患儿发热、呼吸加快、酸中毒者呼吸加深,使不显性失水增加。根据水、电解质损失的量及性质不同分为三种类型:等渗性脱水(血清钠浓度 130～150mmol/L)、低渗性脱水(血清钠浓度<130mmol/L)及高渗性脱水(血清钠浓度>150mmol/L)。大多数急性腹泻患儿为等渗性脱水。一般表现为体重减轻,口渴不安,皮肤苍白或苍灰、弹性差,前囟和眼眶凹陷,黏膜干燥,眼泪减少,尿量减少。严重者可导致循环障碍。按脱水程度分为轻度、中度及重度。脱水的评估(表 9-6-1)。

表 9-6-1　脱水及液体丢失量的估计

症状和体征	轻度脱水	中度脱水	重度脱水
一般情况	口渴、不安、清醒	口渴、烦躁不安、昏睡易激惹	嗜睡、萎靡不振、昏迷、发冷、四肢厥冷
桡动脉搏动	正常	慢而弱	细数,有时触不到
收缩压	正常	正常或低	低于 10.7kPa 或听不到
呼吸	正常	深,可增快	深而快
皮肤弹性	正常	稍差	极差,捻起后展平>2 秒
口唇	湿润	干	非常干
前囟	正常	凹陷	非常凹陷
眼眶	正常	凹陷	深凹陷
眼泪	有	无	无
尿量	正常	量少色深	数小时无尿
体重损失	5%	5%～10%	10%以上
液体丢失量(ml/kg)	50	50～100	100～120

2.代谢性酸中毒　脱水大多有不同程度的代谢性酸中毒,产生原因为:大量的碱性物质随粪便丢失;脱水时肾血流量不足,尿量减少,体内酸性代谢产物不能及时排出;肠道消化和吸收功能不良、摄入热量不足,脂肪氧化增加,代谢不全,致酮体堆积且不能及时被肾脏排出;严重脱水者组织灌容不足,组织缺氧,乳酸堆积。主要表现为精神萎靡、嗜睡、呼吸深长呈叹息状,口唇樱红,严重者意识不清。新生儿及小婴儿呼吸代偿功能差,呼吸节律改变不明显,主要表现为嗜睡、面色苍白、拒食及衰弱等,应注意早期发现。

3.低钾血症　腹泻时水样便中钾浓度约在 20～50mmol/L。吐泻丢失过多以及摄入不足、钾不能补偿等可导致低血钾发生。其症状多在脱水与酸中毒纠正,尿量增多时出现,原因为:酸中毒时细胞外液 H$^+$ 的进入细胞内,与 K$^+$ 交换,故细胞内 K$^+$ 下降,而血清钾不降低。脱水时肾功能低下,钾由尿液排出减少。在补液后,尤其是输入不含钾的溶液,血清钾被稀释并随尿排出增多,酸中毒纠正后钾又从细胞外转至细胞内,此时易出现低钾血症。病程在 1 周以上时逐渐出现低钾血症。营养不良者出现较早且较重。在脱水未纠正前,因血液浓缩、酸中毒及尿少等原因,血钾浓度尚可维持正常,此时很少出现低钾血症。而随着脱水和酸中毒逐步纠正和尿量的增多,再加补给钾含量不足从而逐渐出现。血清钾低于 3.5mmol/L 以下,表现为精神萎靡,肌张力减低,腹胀,肠蠕动减弱或消失,心音低钝,腱反射减弱或消失。严重者昏迷,肠麻痹,呼吸肌麻痹,心率减慢,心律不齐,心尖部收缩期杂音,可危及生命。心电图表现 ST 段下移,T 波压低、平坦、双相、倒置,出现 U 波,P-R 间期和 Q-T 间期延长。

4.低钙血症和低镁血症 一般不会出现。腹泻持久,原有佝偻病或营养不良患儿,当酸中毒纠正后,血清结合钙增多,离子钙减少,可出现低血钙症状。低镁血症一般在低钠、低钾及低钙纠正后出现。表现烦躁,手足搐搦或惊厥。原有营养不良及佝偻病时更易出现,少数患儿可出现低镁血症,表现为手足震颤,舞蹈病样不随意运动,易受刺激,烦躁不安,严重者可发生惊厥,补充钙剂后症状无改善。

(四)几种常见感染性腹泻的临床表现特点

1.轮状病毒性肠炎 好发于秋冬季,呈散发或小流行,病毒通过粪-口途径以及呼吸道传播。多见于 6~24 个月的婴幼儿。潜伏期 1~3 天,常伴发热和上呼吸道感染症状。起病急,病初即有呕吐,然后腹泻,大便呈水样或蛋花汤样,带有少量黏液,无腥臭,每日数次至十余次。常伴脱水和酸中毒。本病为自限性疾病,病程 3~8 天,少数较长,大便镜检偶见少量白细胞。病程 1~3 天内大量病毒从大便排出,最长达 6 天。血清抗体一般 3 周后上升,病毒较难分离,免疫电镜、ELISA 或核酸电泳等均有助于诊断。

2.诺如病毒肠炎 多见于较大儿童及成年人,临床表现与轮状病毒肠炎相似。

3.大肠杆菌肠炎 常发生于 5~8 月份,病情轻重不一。致病性大肠杆菌肠炎大便呈蛋花汤样,腥臭,有较多的黏液,偶见血丝或黏胨便,常伴有呕吐,多无发热和全身症状。主要表现水、电解质紊乱。病程 1~2 周。产毒素性大肠杆菌肠炎,起病较急,主要症状为呕吐、腹泻,大便呈水样,无白细胞,常发生明显的水、电解质和酸碱平衡紊乱,病程 5~10 天。侵袭性大肠杆菌肠炎,起病急,高热,腹泻频繁,大便呈黏胨状,带脓血,常伴恶心、腹痛及里急后重等症状,有时可出现严重中毒症状,甚至休克。临床症状与细菌性痢疾较难区别,需做大便培养鉴别。出血性大肠杆菌肠炎,大便次数增多,开始为黄色水样便,后转为血水便,有特殊臭味,大便镜检有大量红细胞,常无白细胞,伴腹痛。可伴发溶血尿毒综合征和血小板减少性紫癜。

4.空肠弯曲菌肠炎 全年均可发病,多见于夏季,可散发或暴发流行。以 6 个月~2 岁婴幼儿发病率最高,家畜、家禽是主要的感染源,经粪-口途径,动物-人或人-人传播。潜伏期 2~11 天。起病急,症状与细菌性痢疾相似。发热、呕吐、腹痛、腹泻、大便呈黏液或脓血便,有恶臭味。产毒菌株感染可引起水样便,大便镜检有大量白细胞及数量不等的红细胞,可并发严重的小肠结肠炎、败血症、肺炎、脑膜炎、心内膜炎及心包炎等。

5.耶尔森菌小肠结肠炎 多发生于冬春季节,以婴幼儿多见。潜伏期 10 天左右。无明显前驱症状。临床症状与年龄有关。5 岁以下患儿以腹泻为主要症状,粪便为水样、黏液样、脓样或带血。大便镜检有大量白细胞,多伴腹痛、发热、恶心和呕吐。5 岁以上及青少年,以下腹痛、血白细胞增高及血沉加快为主要表现,酷似急性阑尾炎。本病可并发肠系膜淋巴结炎、结节性红斑、反应性关节炎、败血症、心肌炎、急性肝炎、肝脓肿、结膜炎、脑膜炎、尿道炎或急性肾炎等。病程 1~3 周。

6.鼠伤寒沙门菌肠炎 全年发病,以 4~9 月份发病率最高。多数为 2 岁以下婴幼儿,易在儿科病房发生流行。经口传播。潜伏期 8~24 小时。主要临床表现为发热、恶心、呕吐、腹痛、腹胀及"喷射"样腹泻,大便次数可达 30 次以上,呈黄色或墨绿色稀便、水样便、黏液便或脓血便。大便镜检可见大量白细胞及不同数量的红细胞,严重者可出现脱水、酸中毒及全身中毒症状,甚至休克,也可引起败血症及脑脊髓膜炎。一般病程 2~4 周。带菌率高,部分患儿病后排菌 2 个月以上。

7.金黄色葡萄球菌肠炎 很少为原发性,多继发于应用大量广谱抗生素后或继发于慢性疾病基础上。起病急,中毒症状重。表现为发热、呕吐及频繁腹泻。不同程度脱水、电解质紊乱,严重者发生休克。病初大便为黄绿色,3~4 日后多转变为腥臭,海水样便,黏液多。大便镜检有大量脓细胞及革兰阳性菌。大便培养有葡萄球菌生长,凝固酶阳性。

8.伪膜性肠炎 多见长期使用抗生素后,由于长期使用抗生素导致肠道菌群紊乱,使难辨梭状芽孢杆菌大量繁殖,产生坏死毒素所致。主要症状为腹泻,大便呈黄稀水样或黏液便,少数带血,有伪膜排出(肠管状),伴有发热、腹胀及腹痛。腹痛常先于腹泻或与腹泻同时出现。常伴显著的低蛋白血症,水、电解质紊乱,全身软弱呈慢性消耗状。轻型患儿一般于停药后5～8天腹泻停止,严重者发生脱水、休克甚至死亡。如果患儿腹泻发生于停药后或腹泻出现后持续用抗生素,则病程常迁延。

9.白色念珠菌肠炎　多发生于体弱及营养不良小儿,长期滥用广谱抗生素或肾上腺皮质激素者。口腔内常伴有鹅口疮。大便次数增多,黄色稀便或发绿,泡沫较多,带黏液,有时可见豆腐渣样细块(菌落),大便在镜下可见真菌孢子和假菌丝,做粪便真菌培养有助于鉴别。

(五)小儿迁延性和慢性腹泻

病因复杂,目前认为包括感染、过敏、先天性消化酶缺陷、免疫缺陷、药物因素及先天畸形等,其中以感染后腹泻最为常见。对慢性腹泻患儿肠黏膜活体组织检查结果表明,小肠黏膜结构和功能持续损害或正常修复机制受损是小儿腹泻迁延不愈的重要原因。①急性感染性腹泻多为一过性的。但如宿主不能产生正常免疫反应,反复接触感染病原,或因感染严重损伤肠黏液,则急性腹泻可转为慢性腹泻。多数因黏膜持续损伤致腹泻迁延不愈,少数为感染原持续作用。十二指肠、空肠黏膜变薄,肠绒毛萎缩,肠细胞溢出、脱落增加,微绒毛变性,使得上皮细胞更新加速,这可能与肠黏膜表面微生物的黏附有关。由于黏膜再生时间不足,这些新生的上皮细胞类似于隐窝细胞,故功能低下。双糖酶尤其是乳糖酶活性以及刷状缘肽酶活性降低,加上有效吸收面积的减少,引起各种营养物质的消化吸收不良。另外,肠黏膜损伤增加了对病原因子和大分子物质的通透性,使黏膜对外来抗原致敏。②营养不良患儿,腹泻时小肠上段所有细菌都显著增多,十二指肠内厌氧菌和酵母菌过度繁殖。由于大量细菌对胆酸的脱结合作用,使游离胆酸浓度大为增高。高浓度游离胆酸有损害小肠细胞的作用,还阻碍脂肪微粒的形成。严重营养不良患儿细胞免疫功能缺陷,分泌型抗体,吞噬细胞功能和补体水平降低,因而增加了对病原及食物蛋白抗原的易感性。总之,持续腹泻易发生营养不良,而营养不良又易使腹泻迁延不愈,两者互为因果,形成恶性循环。

【实验室检查】

(一)粪便常规检查

大便显微镜检查,注意有无脓细胞、白细胞、红细胞与吞噬细胞,还应注意有无虫卵、寄生虫、真菌孢子和菌丝。有时需反复几次才有意义,有助于腹泻病的病因和病原学诊断。

(二)大便培养

对确定腹泻病原有重要意义。1次粪便培养阳性率较低,需多做几次,新鲜标本立即培养可提高阳性检出率。

(三)大便乳胶凝集试验

对某些病毒性肠炎有诊断价值,如轮状病毒及肠道腺病毒等。有较好的敏感性和特异性,对空肠弯曲菌肠炎的诊断有帮助。

(四)酶联免疫吸附试验

对轮状病毒有高度敏感性和特异性。有助于轮状病毒肠炎和其他病毒性肠炎诊断。

(五)聚丙烯酰凝胶(PAGE)电泳试验

此法可检测出轮状病毒亚群及不同电泳型,有助于轮状病毒分类和研究。

(六)粪便还原糖检查

双糖消化吸收不良时,粪便还原糖呈阳性,pH值<6.0。还原糖检查可用改良斑氏试剂或Clinitest试纸比色。继发性双糖酶缺乏远较原发性多见,原发性者以蔗糖－异麦芽糖酶缺乏最常见。

（七）粪便电镜检查

对某些病毒性肠炎有诊断价值,如轮状病毒性肠炎和诺沃克病毒性肠炎等。

（八）血白细胞计数和分类

病毒性肠炎白细胞总数一般不增高。细菌性肠炎白细胞总数可增高或不增高,半数以上的患儿有杆状核增高,杆状核＞10％,有助于细菌感染的诊断。

（九）血培养

对细菌性痢疾、大肠杆菌和沙门菌等细菌性肠炎有诊断意义,血液细菌培养阳性者有助于诊断。

（十）血生化检查

对腹泻较重的患儿,应及时检查血 pH、二氧化碳结合力、碳酸氢根、血钠、血钾、血氯及血渗透压,对于诊断及治疗均有重要意义。

（十一）其他

对迁延性和慢性腹泻者,必要时做乳糖、蔗糖或葡萄糖耐量试验,呼气氢试验(一种定量非侵入性测定碳水化合物吸收不良的方法,有条件可以应用),也可作纤维结肠镜检查。

【诊断】

根据发病季节、年龄、大便性状以及排便次数做出初步诊断,对于脱水程度和性质,有无酸中毒以及钾、钠等电解质缺乏,进行判断。必要时进行细菌、病毒以及寄生虫等病原学检查,作为病因诊断。

注意与以下疾病相鉴别:

（一）主理性腹泻

小儿外观虚胖,出生后不久大便次数即较多、稀薄,呈金黄色,但不伴呕吐,体重增加正常。至添加辅食后大便逐渐转为正常。

（二）急性坏死性小肠炎

急性坏死性小肠炎感染及变态反应是发病的重要因素。本病具有腹泻、腹胀、便血、高热及呕吐五大症状。大便初为水样便,继而转暗红色、果酱样或血便,腹胀多较严重,可早期出现休克,甚至昏迷、惊厥。

（三）急性细菌性痢疾

细菌性痢疾夏季发病率高,患儿多有不洁食物史,潜伏期 24～72 小时。大多数患者起病急,高热、腹痛、呕吐、腹泻、里急后重,大便多呈黏液脓血便,排便次数每天数次至十多次。中毒性菌痢者可出现高热惊厥、嗜睡或昏迷,甚至休克等症状。病程长短不等。粪便培养可确诊。

【治疗】

腹泻病的治疗原则为预防脱水,纠正脱水,继续饮食,合理用药。

（一）急性腹泻的治疗

1.脱水的防治　脱水的预防和纠正在腹泻治疗中占极重要的地位,世界卫生组织(WHO)推荐的口服补液盐(ORS)进行口服补液疗法具有有效、简便、价廉、安全等优点,已成为主要的补液途径,是腹泻治疗的一个重要进展。口服补液治疗是基于小肠的 Na^+ 葡萄糖偶联转运机制。小肠微绒毛上皮细胞刷状缘上存在 Na^+-葡萄糖的共同载体,只有同时结合 Na^+ 和葡萄糖才能转运,即使急性腹泻时,这种转运功能仍相当完整。动物实验结果表明,ORS 溶液中 Na^+ 和葡萄糖比例适当,有利于 Na^+ 和水的吸收。ORS 中含有钾和碳酸氢盐,可补充腹泻时钾的丢失和纠正酸中毒。

(1)预防脱水:腹泻导致体内大量的水与电解质丢失。因此,患儿一开始腹泻,就应该给口服足够的液体并继续给小儿喂养,尤其是婴幼儿母乳喂养,以防脱水。选用以下方法:①ORS:本液体为 2/3 张溶液,用于预防脱水时加等量或半量水稀释以降低电解质的张力。每次腹泻后,2 岁以下服 50～100ml,2～10 岁服 100～200ml,大于 10 岁的能喝多少就给多少。也可按 40～60ml/kg,腹泻开始即服用。②米汤加盐溶液:米汤 500ml＋细盐 1.75g 或炒米粉 25g＋细盐 1.75g＋水 500ml,煮 2～3 分钟。用量为 20～40ml/kg,4 小时服完,以后随时口服,能喝多少给多少。③糖盐水:白开水 500ml＋蔗糖 10g＋细盐 1.75g。用法用量同米汤加盐溶液。

(2)纠正脱水:小儿腹泻发生的脱水,大多可通过口服补液疗法纠正。重度脱水需静脉补液。

1)口服补液:适用于轻度、中度脱水者。有严重腹胀、休克、心肾功能不全及其他较重的并发症以及新生儿,均不宜口服补液。分两个阶段,即纠正脱水阶段和维持治疗阶段。纠正脱水应用 ORS;补充累积损失量,轻度脱水给予 50ml/kg,中度脱水 50～80ml/kg,少量多次口服,以免呕吐影响疗效,所需液量在 4～6 小时内服完。脱水纠正后,ORS 以等量水稀释补充继续丢失量,随丢随补,也可按每次 10ml/kg 计算。生理需要量选用低盐液体,如开水、母乳或牛奶等,婴幼儿体表面积相对较大,代谢率高,注意补充生理需要量。

2)静脉补液:重度脱水和新生儿腹泻患儿均宜静脉补液。

第一天补液:包括累积损失量、继续损失量和生理需要量。累积损失量根据脱水程度计算,轻度脱水 50ml/kg,中度脱水 50～100ml/kg,重度脱水 100～120ml/kg。溶液电解质和非电解质比例(即溶液种类)根据脱水性质而定,等渗性脱水用 1/2～2/3 张含钠液,低渗性脱水用 2/3 等张含钠液,高渗性脱水用 1/3 张含钠液。输液滴速宜稍快,一般在 8～12 小时补完,约每小时 8～10ml/kg。对重度脱水合并周围循环障碍者,以 2∶1 等张液 20ml/kg,于 30～60 分钟内静脉推注或快速滴注以迅速增加血容量,改善循环和肾脏功能。在扩容后根据脱水性质选用前述不同溶液继续静脉滴注,但需扣除扩容量。对中度脱水无明显周围循环障碍不需要扩容。继续丢失量和生理需要量能口服则口服,对于不能口服、呕吐频繁及腹胀者,给予静脉补液,生理需要量每日 60～80ml/kg,用 1/5 张含钠液补充,继续损失量是按"失多少补多少",用 1/3～1/2 含钠溶液补充,两者合并,在余 12～16 小时补完,一般约每小时 5ml/kg。

第二天补液:补充继续丢失量和生理需要量。能口服者原则同预防脱水。需静脉补液者,将生理需要量和继续丢失量两部分液体(计算方法同上所述)一并在 24 小时均匀补充。

3)纠正酸中毒:轻、中度酸中毒无须另行纠正,因为在输入的溶液中已含有一部分碱性溶液,而且经过输液后循环和肾功能改善,酸中毒随即纠正。严重酸中毒经补液后仍表现有酸中毒症状者,则需要用碱性药物。常用的碱性药物有碳酸氢钠和乳酸钠。在无实验室检查条件时,可按 5％碳酸氢钠 5ml/kg 或 11.2 乳酸钠 3ml/kg,可提高 CO_2 结合力 5mmol/L。需要同时扩充血容量者可直接用 1.4％碳酸氢钠 20ml/kg 代替 2∶1 等张液,兼扩容和加快酸中毒纠正的作用。已测知血气分析者,按以下公式计算:

需补碱性液数(mmol)＝(60－CO_2 结合力)×0.3×体重(kg)/2.24＝BE×0.3×体重(kg)

5％碳酸氢钠(ml)＝BE×体重(kg)/2

碱性药物先用半量。

4)钾的补充:低钾的纠正一般按 KC 12～4mmol/(kg・d)或 10％KC 13ml/(kg・d),浓度常为 0.15％～0.3％,切勿超过 0.3％,速度不宜过快,至少在 6 小时以上补给。患儿如能口服,改用口服。一般情况下,静脉补钾,需肾功能良好,即见尿补钾。但在重度脱水患儿有较大量的钾丢失,补液后循环得到改善,血钾被稀释。酸中毒纠正,钾向细胞内转移,所以易造成低血钾。重度脱水特别是原有营养不良或病程长,多日不进食的患儿,及时补钾更必要。一般补钾 4～6 天,严重缺钾者适当延长补钾时间。

5)钙和镁的补充:一般患儿无须常规服用钙剂,对合并营养不良或佝偻病的患儿应早期给钙。在输液过程中如出现抽搐,可给予 10％葡萄糖酸钙 5～10ml,静脉缓注,必要时重复使用。个别抽搐患儿用钙剂无效,应考虑到低镁血症的可能,经血镁测定,证实后可给 25％硫酸镁,每次给 0.2ml/kg,每天 2～3 次,深部肌内注射,症状消失后停药。

2.饮食治疗　饮食治疗目的在于满足患儿的生理需要,补充疾病消耗,并针对疾病特殊病理生理状态调整饮食,加速恢复健康。强调腹泻患儿继续喂养,饮食需适应患儿的消化吸收功能,根据个体情况,分别对待,最好参考患儿食欲及腹泻等情况,结合平时饮食习惯,采取循序渐进的原则,并适当补充微量元素和维生素。母乳喂养者应继续母乳喂养,暂停辅食,缩短每次喂乳时间,少量多次喂哺。人工喂养者,暂停牛奶和其他辅食4～6小时后(或脱水纠正后),继续进食。6个月以下婴儿,以牛奶或稀释奶为首选食品。轻症腹泻者,配方牛奶喂养大多耐受良好。严重腹泻者,消化吸收功能障碍较重,双糖酶(尤其乳糖酶)活力受损,乳糖吸收不良,全乳喂养可加重腹泻症状,甚至可引起酸中毒,先以稀释奶、发酵奶、奶谷类混合物及去乳糖配方奶喂哺,每天喂6次,保证足够的热量,逐渐增至全奶。6个月以上者,可用已经习惯的平常饮食,选用稠粥、面条,并加些植物油、蔬菜、肉末或鱼末等,也可喂果汁或水果食品。

饮食调整原则上由少到多、由稀到稠,尽量鼓励多吃,逐渐恢复到平时饮食。调整速度与时间取决于患儿对饮食的耐受情况。母乳喂养或牛奶喂养者,如大便量、次数明显增多,呈水样稀便,带酸臭味,呕吐,腹胀,肠鸣音亢进,又引起较严重的脱水和酸中毒,停止喂哺后症状减轻,测大便pH<6.0,还原物质>0.5%,考虑急性腹泻继发性乳糖酶缺乏,乳糖吸收不良,改稀释牛奶、发酵奶或去乳糖配方奶(不含乳糖)喂养,并密切观察,一旦小儿能耐受即应恢复正常饮食。遇脱水严重、呕吐频繁的患儿,宜暂禁食,先纠正水和电解质紊乱,病情好转后恢复喂养。必要时对重症腹泻伴营养不良者采用静脉营养。腹泻停止后,应提供富有热量和营养价值高的饮食,并应超过平时需要量的10%～100%,一般2周内每日加餐一次,以较快地补偿生长发育,赶上正常生长。

3.药物治疗

(1)抗生素治疗:根据感染性腹泻病原谱和部分细菌性腹泻有自愈倾向的特点,WHO提出90%的腹泻不需要抗菌药物治疗,国内专家提出大约70%的腹泻病不需要也不应该用抗生素,抗生素适用于侵袭性细菌感染的患儿(约30%)。临床指征为:①血便;②有里急后重;③大便镜检白细胞满视野;④大便pH7以上。非侵袭性细菌性腹泻重症、新生儿、小婴儿和原有严重消耗性疾病者如肝硬化、糖尿病、血液病及肾衰竭等,使用抗生素指征放宽。

1)喹诺酮类药:治疗腹泻抗菌药的首选药物。常用诺氟沙星(氟哌酸)和环丙沙星。可用于细菌性痢疾,大肠杆菌、空肠弯曲菌、弧菌、耶尔森菌及气单胞菌等引起的肠炎。由于动物试验发现此类药物可致胚胎关节软骨损伤,因此在儿童剂量不宜过大,疗程不宜过长(一般不超过1周)。常规剂量:诺氟沙星每日15～20mg/kg,分2～3次口服;环丙沙星每日10～15mg/kg,分2次口服或静脉滴注。

2)小檗碱:用于轻型细菌性肠炎,疗效稳定,不易耐药,不良反应小,与某些药物联合治疗,可提高疗效。实验室发现小檗碱有消除R质粒作用。剂量每日5～10mg/kg,分3次口服。

3)呋喃唑酮:每日5～7mg/kg,分3～4次口服。在肠道可保持高药物浓度,不易产生耐药性。有恶心、头晕、皮疹、溶血性贫血及黄疸等不良反应。

4)氨基糖苷类:本类药临床疗效仅次于第三代头孢菌素与环丙沙星,但对儿童副作用大,主要为肾及耳神经损害。庆大霉素已很少应用。阿米卡星(丁胺卡那霉素)每日10～15mg/kg,分次肌内注射或静脉滴注。妥布霉素3～5mg/kg,分2次静脉滴注或肌内注射。奈替米星4～16mg/kg,1次或分2次静脉滴注。

5)第三代头孢菌素及氧头孢烯类:腹泻的病原菌普遍对本类药敏感,包括治疗最为困难的多重耐药鼠伤寒沙门菌及志贺菌。临床疗效好,副作用少,但价格贵,需注射给药,故不作为临床第一线用药,仅用于重症及难治性患者。常用有头孢噻肟、头孢唑肟、头孢三嗪及拉氧头孢等。

6)复方新诺明:20～50mg/(kg·d),分2～3次口服。近年来,因其耐药率高,较少应用。该药对小儿副作用大,<3岁慎用,<1岁不用。

7)其他类抗生素:红霉素是治疗空肠弯曲菌肠炎的首选药,25～30mg/(kg·d),分4次口服或一次静脉滴注,疗程7天。隐孢子虫肠炎口服大蒜素片。真菌性采用制霉菌素、氟康唑或克霉唑。伪膜性肠炎停用原来抗生素,选用甲硝唑、万古霉素及利福平口服。

(2)肠黏膜保护剂:蒙脱石是一种天然的铝和镁的硅酸盐,能改善肠黏液的质和量,加强肠黏膜屏障,吸附和固定各种细菌、病毒及其毒素,有助于受损肠黏膜修复和再生。临床证明其治疗腹泻具止泻、收敛和抑病毒作用,能缩短病程。剂量:1岁以下,每日3.0g(1袋),1～2岁每日3.0～6.0g,2～3岁每日6.0～9.0g,3岁以上每日9.0g,每天分3次。溶于30～50ml液体(温水、牛奶或饮料)中口服。首剂量加倍。

(3)微生态疗法:目的在于恢复肠道正常菌群的生态平衡,起到生物屏障作用,抵御病原菌的定植和侵入,有利于腹泻的恢复。常用药:①乳酶生,也称表飞明,为干燥乳酸杆菌片剂,每次0.3g,每日3次;②口服嗜酸乳杆菌胶囊,为灭活的嗜酸乳酸杆菌及其代谢产物,每包含菌50亿,每次50亿～100亿,每日2次;③双歧杆菌活菌制剂,每粒胶囊含双歧杆菌0.5亿,每次1粒,每日2～3次;④枯草杆菌、肠球菌二联活菌多维颗粒,为活菌制剂,每袋含粪链球菌1.35亿和枯草杆菌0.15亿,每次1袋,每日2～3次;⑤口服双歧杆菌、嗜酸乳杆菌、肠球菌三联活菌胶囊,为双歧杆菌、乳酸杆菌和肠球菌三联活菌制剂,胶囊每次1～2粒,散剂每次1/2～1包,每日2～3次。

4.护理 对感染性腹泻注意消毒隔离。注意喂水和口服补液。防止呕吐后误吸入肺内。勤换尿布,大便后冲洗臀部,以预防上行性尿路感染、尿布疹及臀部感染。

(二)迁延性和慢性腹泻的治疗

1.预防、治疗脱水,纠正水、电解质和酸碱平衡紊乱。

2.营养治疗:此类患者多有营养障碍。小肠黏膜持续损害、营养不良继发免疫功能低下的恶性循环是主要的发病因素。营养治疗是重点,尽早供给适当的热量和蛋白质制剂以纠正营养不良状态,维持营养平衡,可阻断这一恶性循环。一般热量需要在每日669.4kJ/kg(160kcal/kg),蛋白质每日2.29g/kg,才能维持营养平衡。饮食的选择,应考虑到患儿的消化功能及经济状况,母乳为合适饮食,或选用价格低廉、可口的乳类食品,具体参照"急性腹泻"饮食治疗。要素饮食是慢性腹泻患儿最理想食品,含已消化的简单的氨基酸、葡萄糖和脂肪,仅需少量肠腔内和肠黏液消化,在严重小肠黏液损害和伴胰消化酶缺乏的情况下仍可吸收和耐受。国外常用的要素饮食配方(表9-6-2)。

表9-6-2 常见的肠道要素饮食配方

	碳水化合物	脂肪	蛋白质	热量 (kJ/ml)	渗透压 (mmol/L)
Vivonex	葡萄糖	红花油	氨基酸	4.184	550
Pregestimil	玉米糖浆,淀粉	玉米油,MCT	酪蛋白水解	2.803	300
Nutramigen	蔗糖,淀粉	玉米油	酪蛋白水解	2.803	400
Alfare	麦芽糊精,淀粉	玉米油,MCT	乳清蛋白	2.803	195
Pediasure *	玉米糖浆,蔗糖	大豆油,MCT,葵花籽油	乳清蛋白,酪蛋白水解	4.184	310

* 适用于1岁以上

应用时浓度用量视临床状况而定。少量开始,2～3天达到所要求的热量和蛋白质需要量。每天6～7次,经口摄入或胃管重力间歇滴喂。当腹泻停止,体重增加,逐步恢复普通饮食。对仅表现乳糖不耐受者选用去乳糖配方奶、豆浆和酸奶等。对严重腹泻儿且要素饮食营养治疗后腹泻仍持续、营养状况恶化,需静脉营养。

静脉营养（TPN）的成分是葡萄糖、脂肪、蛋白质、水溶性和脂溶性维生素、电解质及微量元素。中国腹泻病方案推荐配方为每日脂肪乳剂 2～3g/kg，复方结晶氨基酸 2～2.5g/g，葡萄糖 12～15mg/kg，液体 120～150ml/kg，热量 209.2～376.6kJ/kg（70～90kcal/kg）。

葡萄糖是主要供能物质，浓度 8％～12％，输注速度每分钟 4～6mg/kg，最大可达 12～15mg/kg。氨基酸是蛋白质基本单位，是静脉营养的氮的主要来源，小儿氨基酸代谢与成人不同，选用小儿专用氨基酸较合理，目前小儿专用氨基酸配方有国产（18-AA-650）和德国产（16-AA-600），使用时从小量开始，每日 0.5g/kg，每日递增 0.25～0.5g/kg，至 2.5～3.0g/kg。氨基酸可与葡萄糖共同输入。10％脂肪乳剂 10～20ml/kg，第 3 天起可增至 20～40ml/kg，静脉输注＞6 小时，最好 24 小时均匀输入。在应用上述营养液同时，还应补充电解质、维生素及微量元素。已有 TPN 专用的维生素和微量元素的剂型，水乐维他加入复方氨基酸中，维他利匹特加入脂肪乳剂中。微量元素，＞15kg 儿童选用安达美，＜15kg 者选用派达益儿（pedel）。

长期 TPN 会导致肠黏液萎缩，肠腺分泌减少及胆汁黏稠，而且长期输注葡萄糖，会影响食欲。因此，一旦病情好转，即改经口喂养。也可采用部分经口喂，部分静脉供给营养素和液体。

3.抗生素：要十分慎重，用于分离出特异病原的感染，并根据药敏试验结果指导临床用药。

4.中医治疗：对慢性治疗有一定的疗效。

（邹　伟）

第七节　胃炎

胃炎是由多种病因引起的胃黏膜炎症，根据病程分为急性和慢性两类，前者多为继发性，后者以原发性多见。近几年随着胃镜在儿科的普及应用，儿童胃炎的检出率明显增高。

一、急性胃炎

急性胃炎系由不同病因引起的胃黏膜急性炎症。病变严重者可累及黏膜下层与肌层，甚至深达浆膜层。临床上按病因及病理变化的不同，分为急性单纯性胃炎、急性糜烂性胃炎、急性腐蚀性胃炎及急性化脓性胃炎，其中临床上以急性单纯性胃炎最为常见，而由于抗生素广泛应用，急性化脓性胃炎已罕见。儿童中以单纯性与糜烂性多见。

【病因】

（一）微生物感染或细菌感染

进食污染微生物和细菌毒素的食物后引起的急性胃炎中，多见沙门菌属、嗜盐杆菌及某些病毒等。细菌毒素以金黄色葡萄球菌为多见，偶为肉毒杆菌毒素。近年发现幽门螺杆菌也是引起急性胃炎的一种病原菌。

（二）化学因素

1.药物水杨酸盐类药物如阿司匹林及吲哚美辛等。

2.误食强酸（如硫酸、盐酸和硝酸）及强碱（如氢氧化钠和氢氧化钾）引起胃壁腐蚀性损伤。

3.误食砷、灭虫药及杀鼠剂等化学毒物，均可刺激胃黏膜引起炎症。

（三）物理因素

进食过冷、过热的食品或粗糙食物均可损伤胃黏膜,引起炎症。

（四）应激状态

某些危重疾病如新生儿窒息、颅内出血、败血症、休克及大面积灼伤等使患儿处于严重的应激状态是导致急性糜烂性胃炎的主要原因。

【发病机制】

1.外源性病因可严重破坏胃黏液屏障,导致氢离子及胃蛋白酶的逆向弥散,引起胃黏膜的损伤而发生糜烂、出血。

2.应激状态使去甲肾上腺素和肾上腺素大量分泌,内脏血管收缩,胃血流量减少,缺血、缺氧进一步使黏膜上皮的线粒体功能降低,影响氧化磷酸化过程,使胃黏膜的糖原贮存减少。而胃黏膜缺血时,不能清除逆向弥散的氢离子;缺氧和去甲肾上腺素又使碳酸氢根离子分泌减少,前列腺素合成减少,削弱胃黏膜屏障功能,导致胃黏膜急性糜烂性炎症。

【临床表现及分型】

（一）急性单纯性胃炎

起病较急,多在进食污染食物数小时后或 24 小时发病,症状轻重不一,表现上腹部不适、疼痛,甚至剧烈的腹部绞痛。厌食、恶心、呕吐,若伴有肠炎,可有腹泻。若为药物或刺激性食物所致,症状则较轻,局限上腹部,体格检查有上腹部或脐周压痛,肠鸣音可亢进。

（二）急性糜烂性胃炎

多在机体处在严重疾病应激状态下诱发,起病急骤,常以呕血或黑粪为突出症状,大量出血可引起晕厥或休克,伴重度贫血。

（三）急性腐蚀性胃炎

误服强酸、强碱史,除口腔黏膜糜烂、水肿外,中上腹剧痛、绞窄感、恶心、呕吐、呕血和黑粪,并发胃功能紊乱,急性期过后可遗留贲门或幽门狭窄,出现呕吐等梗阻症状。

【实验室检查】

感染因素引起者其末梢血白细胞计数一般增高,中性粒细胞比例增大。腹泻者,粪便常规检查有少量黏液及红、白细胞。

【影像学检查】

（一）内镜检查

胃黏膜明显充血、水肿,黏膜表面覆盖厚的黏稠炎性渗出物,糜烂性胃炎则在上述病变上见到点、圆、片、线状或不规则形糜烂,中心为红色新鲜出血或棕红色陈旧性出血,伴白苔或黄苔,常为多发亦可为单个。做胃镜时应同时取胃黏膜做幽门螺杆菌检测。

（二）X 线检查

胃肠钡餐检查病变黏膜粗糙,局部压痛,但不能发现糜烂性病变,且不能用于急性或活动性出血患者。

【诊断与鉴别诊断】

急性胃炎无特征性临床表现,诊断主要依靠病史及内镜检查,以上腹痛为主要症状者应与下列疾病鉴别。

（一）急性胰腺炎

有突然发作的上腹部剧烈疼痛,放射至背部及腰部,血清淀粉酶升高,B 超或 CT 显示胰腺肿大,严重患者腹腔穿刺可抽出血性液体且淀粉酶增高。

（二）胆道蛔虫症

骤然发生上腹部剧烈绞痛，可放射至左、右肩部及背部，发作时辗转不安，剑突下偏右压痛明显，可伴呕吐，有时吐出蛔虫，B超见胆总管内有虫体异物。

【治疗】

1.单纯性胃炎　以对症治疗为主，去除病因，解痉止吐，口服黏膜保护剂，对细菌感染尤其伴有腹泻者可选用小檗碱、卡那霉素及氨苄西林等抗生素。有幽门螺杆菌者，则应做清除治疗。

2.糜烂性胃炎　应控制出血，去除应激因素，可用 H_2 受体拮抗剂：西咪替丁 $20\sim40mg/(kg\cdot d)$，法莫替丁 $0.4\sim0.8mg/(kg\cdot d)$，或质子泵阻滞剂奥美拉唑 $0.6\sim0.8mg/(kg\cdot d)$，以及应用止血药如立止血注射，凝血酶口服等。

3.腐蚀性胃炎应根据腐蚀剂性质给予相应中和药物，如口服镁乳氢氧化铝、牛奶和鸡蛋清等治疗强酸剂腐蚀。

二、慢性胃炎

慢性胃炎是指各种原因持续反复作用于胃黏膜所引起的慢性炎症。慢性胃炎发病原因尚未明了，各种饮食、药物、微生物、毒素以及胆汁反流，均可能与慢性胃炎的发病有关。近年的研究认为幽门螺杆菌的胃内感染是引起慢性胃炎最重要的因素，其产生的机制与黏膜的破坏和保护因素之间失去平衡有关。

【病因及发病机制】

（一）幽门螺杆菌

自从 1983 年澳大利亚学者 Warren 和 Marshall 首次从慢性胃炎患者的胃黏液中分离出幽门螺杆菌以来，大量的研究表明，幽门螺杆菌与慢性胃炎密切相关。在儿童中原发性胃炎幽门螺杆菌感染率高达40%，慢性活动性胃炎高达 90%以上，而正常胃黏膜几乎很难检出幽门螺杆菌。感染幽门螺杆菌后，胃部病理形态改变主要是胃窦黏膜小结节，小颗粒隆起，组织学显示淋巴细胞增多，淋巴滤泡形成，用药物将幽门螺杆菌清除后胃黏膜炎症明显改善。此外成人健康志愿者口服幽门螺杆菌证实可引发胃黏膜的慢性炎症，并出现上腹部痛、恶心及呕吐等症状；用幽门螺杆菌感染动物的动物模型也获得了成功，因此幽门螺杆菌是慢性胃炎的一个重要病因。

（二）化学性药物

小儿时期经常感冒和发热，反复使用非甾体类药物如阿司匹林和吲哚美辛等，使胃黏膜内源性保护物质前列腺素 E_2 减少，胃黏膜屏障功能降低，而致胃黏膜损伤。

（三）不合理的饮食习惯

食物过冷、过热、过酸、过辣、过咸，或经常暴饮暴食、饮食无规律等均可引起胃黏膜慢性炎症，食物中缺乏蛋白质及 B 族维生素也使慢性胃炎的易患性增加。

（四）细菌、病毒和（或）其毒素

鼻腔、口咽部的慢性感染病灶，如扁桃腺炎、鼻旁窦炎等细菌或其毒素吞入胃内，长期慢性刺激可引起慢性胃黏膜炎症。有报道 40%的慢性扁桃腺炎患者其胃内有卡他性改变。急性胃炎之后胃黏膜损伤经久不愈，反复发作亦可发展为慢性胃炎。

（五）十二指肠液反流

幽门括约肌功能失调时，使十二指肠液反流入胃增加。十二指肠液中含有胆汁、肠液和胰液。胆盐可减低胃黏膜屏障对氢离子的通透性，并使胃窦部 G 细胞释放胃泌素，增加胃酸分泌，氢离子通过损伤的黏膜屏障并弥散进入胃黏膜引起炎症变化、血管扩张及炎性渗出增多，使慢性胃炎持续存在。

【临床表现】

小儿慢性胃炎的症状无特异性，多数有不同程度的消化不良症状，临床表现的轻重与胃黏膜的病变程度并非一致，且病程迁延。主要表现是反复腹痛，无明显规律性，通常在进食后加重。疼痛部位不确切，多在脐周。幼儿腹痛可仅表现不安和正常进食行为改变，年长儿症状似成人，常诉上腹痛，其次有嗳气、早饱、恶心、上腹部不适及泛酸。进食硬、冷、辛辣等食物或受凉、气温下降时可引发或加重症状。部分患儿可有食欲缺乏、乏力、消瘦及头晕，伴有胃糜烂者可出现黑便。体征多不明显，压痛部位可在中上腹或脐周，范围较广泛。

【实验室检查】

（一）胃酸测定

浅表性胃炎胃酸正常或偏低，萎缩性胃炎则明显降低，甚至缺酸。

（二）幽门螺杆菌检测

包括胃镜下取胃黏液直接涂片染色，组织切片染色找幽门螺杆菌，幽门螺杆菌培养，尿素酶检测。其次是非侵袭法利用细菌的生物特性，特别是幽门螺杆菌的尿素酶水解尿素的能力而形成的呼气试验（^{13}C-尿素呼气）检测幽门螺杆菌。血清学幽门螺杆菌 IgG 抗体的测定，因不能提供细菌当前是否存在的依据，故不能用于目前感染的诊断，主要用于筛选或流行病学调查。以上方法中，以尿素酶法最为简便、快速，常一步完成。^{13}C-尿素呼气试验，因此法价格昂贵，临床普及受到限制。

（三）其他检查

在 A 型萎缩性胃炎（胃体胃炎）血清中可出现壁细胞抗体、胃泌素抗体和内因子抗体等。多数萎缩性胃炎的血、尿胃蛋白酶原分泌减少，而浅表性胃炎多属正常。恶性贫血时血清维生素 B_{12} 水平明显减少。

【X 线钡餐检查】

X 线钡餐检查对慢性胃炎的诊断无多大帮助。依据国外资料，胃镜确诊为慢性胃炎者 X 线检查显示有胃黏膜炎症者仅 20%～25%。虽然过去多数放射学者认为，胃紧张度的障碍、蠕动的改变及空腹胃内的胃液，可作为诊断胃炎的依据，但近年胃镜检查发现，这种现象系胃动力异常而并非胃炎所致。

【胃镜检查】

胃镜检查是慢性胃炎最主要的诊断方法，并可取黏膜活体组织做病理学检查。慢性胃炎在胃镜下表现为充血、水肿，反光增强，胃小凹明显，黏膜质脆易出血；黏液增多，微小结节形成，局限或大片状伴有新鲜或陈旧性出血点及糜烂。当胃黏膜有萎缩改变时，黏膜失去正常的橘红色，色泽呈灰色，皱襞变细，黏膜变薄，黏膜下血管显露。病理组织学改变，上皮细胞变性，小凹上皮细胞增生，固有膜炎症细胞浸润，腺体萎缩，炎症细胞主要是淋巴细胞及浆细胞。

【诊断与鉴别诊断】

慢性胃炎无特殊性表现，单凭临床症状诊断较为困难，对反复腹痛与消化不良症状的患儿确诊主要依靠胃镜检查与病理组织活体检查。根据有无腺体萎缩诊断为慢性浅表性胃炎或慢性萎缩性胃炎。根据炎症程度分为轻度（炎症浸润仪限于黏液的浅表 1/3）、中度（炎症累及黏膜的浅层 1/3～2/3）及重度（炎症超过黏膜浅层 2/3 以上）；若固有层内有中性粒细胞浸润则说明"活动性"。此外，常规在胃窦大弯或后壁距幽门 5cm 内取组织切片染色,快速尿素酶试验或细菌培养,或 ^{13}C-尿素呼气试验检查幽门螺杆菌,如阳性则诊断为"幽门螺杆菌相关性胃炎"。发现幽门口收缩不良,反流增多,胆汁滞留胃内,病理切片示纤维组织增生,常提示胃炎与胆汁反流有关。

鉴别诊断:在慢性胃炎发作期时,可通过胃镜、B 超、24 小时 pH 监测综合检查,排除肝、胆、胰、消化性溃疡及反流性食管炎。在胃炎发作期,应注意与胃穿孔或阑尾炎早期鉴别。

【预防】

早期去除各种诱发或加重胃炎的原因,避免精神过度紧张、疲劳与各种刺激性饮食,注意气候变化,防止受凉,积极治疗口腔及鼻咽部慢性感染灶,少用对胃黏膜有刺激的药物。

慢性胃炎尚无特殊疗法,无症状者无须治疗。

1.饮食:宜选择易消化无刺激性食物,少吃冷饮与调味品。

2.根除幽门螺杆菌:对幽门螺杆菌引起的胃炎,尤为活动性胃炎,应给予抗幽门螺杆菌治疗。

3.有腹胀、恶心、呕吐者,给予胃动力药物,如多潘立酮及西沙比利等。

4.高酸或胃炎活动期者,可给予 H_2 受体阻滞剂:西咪替丁、雷尼替丁和法莫替丁。

5.有胆汁反流者,给予胃达喜、熊去氧胆酸与胆汁酸结合及促进胆汁排空的药。

（任海龙）

第八节　消化性溃疡

消化性溃疡(PU)是指那些接触消化液(胃酸和胃蛋白酶)的胃肠黏膜及其深层组织的一种局限性黏膜缺损,其深度达到或穿透黏膜肌层。溃疡好发于十二指肠和胃,但也可发生于食管、小肠及胃肠吻合口处,极少数发生于异位的胃黏膜,如 Meckel 憩室。本病 95％以上发生在胃和十二指肠,即又称胃溃疡和十二指肠溃疡。近年来随着诊断技术的进步,尤为消化内镜在儿科的普及应用,该病的检出率明显上升,上海某医院溃疡病平均检出率占胃镜检查的 12％;成人中报道约有 10％的人在其一生中有过溃疡病。

【病因及发病机制】

消化性溃疡的病因繁多,有遗传、精神、环境、饮食、吸烟及内分泌等因素,迄今尚无定论,发病机制多倾向于攻击因素-防御因素失衡学说。正常情况下胃黏膜分泌黏液,良好的血液运输、旺盛的细胞更新能力及胃液分泌的调节机制等防御因素处于优势,或与盐酸、胃蛋白酶及幽门螺杆菌等攻击因素保持平衡;一旦攻击因素增强或(和)防御因素削弱则可形成溃疡。目前认为,在上述因素中两大环境因素对大多数溃疡患者的发病有重要意义,即幽门螺杆菌感染与非甾体类抗炎药(NSAIDs)的使用。

（一）致消化性溃疡的有害因素

消化性溃疡形成的基本因素是胃酸及胃蛋白酶分泌增加。

1.胃酸　1910 年 Schwafiz 提出"无酸无溃疡"的名言,现在仍然正确。胃酸是由胃黏膜的壁细胞分泌,壁细胞上有 3 种受体即乙酰胆碱受体、胃泌素受体及组胺受体。这 3 种受体在接受相应物质乙酰胆碱、胃泌素及组胺的刺激后产生泌酸效应。迷走神经活动亦与胃酸分泌有关。

(1)壁细胞泌酸过程可分 3 步:①组胺、胆碱能递质或胃泌素与细胞底一边膜上的相应受体结合;②经第二信息(AMP、Ca^{2+})介导,使刺激信号由细胞内向细胞顶端膜传递;③在刺激下,使 H^+-K^+-ATP 酶移至分泌性微管,将 H^+ 从胞质泵向胃腔,生成胃酸。一般情况下组胺、乙酰胆碱和胃泌素除单独地促进胃酸分泌外,还有协同作用。

（2）正常人平均每日胃液分泌量 1000～1500ml,盐酸 40mmol/L;十二指肠溃疡（DU）患者每日胃液分泌量 1500～2000ml,盐酸 40～80mmol/L;而胃溃疡（GU）患者每日胃液分泌量及盐酸多在正常范围。胃酸分泌随着年龄改变而变化,小儿出生时胃液呈碱性,24～48 小时游离酸分泌达高峰.此认为与来自母体的胃泌素通过胎盘有直接关系,2 天后母体胃泌素减少,胃酸降低。10 天以后上升,1～4 岁持续低水平,4 岁以后渐升高。所以新生儿在出生 2 天后就可发生急性胃溃疡及胃穿孔。由于胃酸分泌随年龄增加,年长儿消化性溃疡较婴儿多。

（3）胃酸增高的原因:

1）壁细胞数量增加:正常男性为 $1.09×10^9$,女性为 $0.8:×10^9$。而 DU 为 $1.8×10^9$（增加 1 倍多）,GU 为 $0.8×10^9$（接近正常）。

2）促胃泌素:人促胃泌素 C17（胃窦部最高）或 G34（十二指肠最高）,DU 患者促胃泌素无增加。有人提出 DU 患者胃酸分泌增高可能与壁细胞对胃泌素刺激敏感有关。Isenberg 和 Grossman 曾给 DU 及非溃疡（NUD）患者注射 8 个不同剂量的促胃泌素,结果达到最大胃酸分泌量（MAO）时促胃液素半数有效量 NDU 的均值为 148.2±30.3,DU 为 60.5±96,说明 DU 患者酸分泌过高是壁细胞对促胃液素敏感所致。

3）驱动胃酸分泌增加的其他因素:神经、内分泌及旁分泌等因素可影响胃酸分泌增加,消化性溃疡患者基础胃酸分泌量分泌的紧张度增加,敏感性也增加。

2.胃蛋白酶　胃壁主细胞分泌胃蛋白酶原,按照免疫化学分型,分为蛋白酶原 I（PGI）和蛋白酶原 II（PGII）。PGI 存在 5 种亚型,分布于胃体主细胞,PGII 存在于胃体及胃窦。应用放免法可在 30%～50% DU 患者血中测出 PGI 升高,当达到 $130\mu g/L$,其致 DU 的危险较正常人增高 3 倍。PCII 升高时致 GU 危险性增高 3 倍。

胃蛋白酶的消化作用是与胃酸紧密联系在一起的,当胃酸 pH 1.8～2.5 时胃蛋白酶活性达到最佳状态,当 pH>4 时胃蛋白酶失去活性,不起消化作用。故消化作用必须有足够的酸使 pH 达到 3 以下才能激活胃蛋白酶,胃酸与胃蛋白酶共同作用产生溃疡,但胃酸是主要因素。小儿出生时胃液中胃蛋白酶含量极微,以后缓慢增加,至青春期达到成人水平。

3.胆汁酸盐　胆汁与胃溃疡的关系早有报道。在胃窦或十二指肠发生动力紊乱时,胆汁反流入胃,引起胃黏膜损伤,特别是胆汁和胰液在十二指肠互相混合生成溶血卵磷脂,后者破坏胃黏膜屏障,使氢离子反向弥散而损害胃黏膜。现认为胆汁对胃黏膜的损伤,主要是由胆汁酸（胆盐）所致。胆盐有增加胃内氢离子的反向弥散和降低黏膜电位差的作用,与胃内的酸性环境和胆汁的浓度有密切关系。动物实验表明氢离子反向弥散在胆汁高浓度和 pH 2 的条件下反应最显著,低浓度和 pH 8 的条件下反应轻微。

胆汁酸刺激肥大细胞释放组胺,组胺可使胃黏膜血管扩张,毛细血管壁的通透性增加,导致黏膜水肿、出血、发炎及糜烂,在这样的情况下黏膜很容易发展成溃疡。

4.幽门螺杆菌感染　幽门螺杆菌与慢性胃炎密切相关,抑制幽门螺杆菌使原发性消化性溃疡愈合率增加,消除幽门螺杆菌以后溃疡复发率显著下降,细菌的消除以及胃十二指肠炎的消退在很多研究中与溃疡不复发有关。文献报道,在未服用 ASA 及其他 NSAIDs 的胃十二指肠溃疡患者中,90% 以上均有幽门螺杆菌感染引起的慢性活动性胃炎,仅约 5%～10% 的十二指肠溃疡患者及 30% 的胃溃疡患者无明确的幽门螺杆菌感染的证据。且根除幽门螺杆菌后消化性溃疡 1 年复发率<10%,而幽门螺杆菌（+）的消化性溃疡愈合后 1 年复发率 50% 左右,2 年复发率几乎达 100%,所以,无酸无溃疡,有被"无幽门螺杆菌感染无溃疡"取代或者两者并存的趋势。

幽门螺杆菌感染在胃黏膜的改变很大程度上可能与幽门螺杆菌的产物（细胞毒素及尿素酶）以及炎症过程有关。幽门螺杆菌感染和黏膜的炎症可破坏胃及十二指肠黏膜屏障的完整性,DU 不伴幽门螺杆菌少见,但不清楚的是为什么只有一小部分感染了幽门螺杆菌的患者发展为消化性溃疡,其发病机制如何? 现认为可能与以下有关。

(1)幽门螺杆菌菌株:不同的幽门螺杆菌菌株有不同的致病性,产生不同的临床结果,具有细胞空泡毒素(CagA 及 VagA)的幽门螺杆菌菌株感染,使患溃疡的机会增加。目前已发现儿童溃疡患者感染此菌比例很高。

(2)宿主的遗传易感性:O 型血的人较其他血型者 DU 发生率高 30%～40%,血型物质不分泌型者发生 DU 的可能性高 40%～50%,也有研究认为幽门螺杆菌感染和不同的血型抗原是 DU 发生中两个独立的因素。

(3)炎症反应:中性粒细胞引起氧化反应。幽门螺杆菌表面蛋白质激活单核细胞和巨噬细胞,分泌 IL-1 及 TNF,合成血小板激活因子而产生严重的病理反应。

(4)酸分泌反应:有报道幽门螺杆菌感染者,食物蛋白胨等可引起胃窦 G 细胞促胃泌素的释放增加,细菌消除后恢复正常。更多认为幽门螺杆菌感染导致胃窦部炎症,使胃窦部胃泌素释放增加,生长抑素分泌下降而致胃酸分泌增加。

(5)十二指肠的胃上皮化生:幽门螺杆菌引起十二指肠胃黏膜化生,使十二指肠碳酸氢盐分泌降低,胃酸分泌增加。

另有人认为幽门螺杆菌产生的细胞空泡毒素在胃液中释放与激活,通过幽门到肠管,活化的空泡毒素在未被肠内一些蛋白酶消化前,即引起十二指肠上皮细胞空泡形成,于是在十二指肠缺乏幽门螺杆菌存在的条件下导致十二指肠溃疡。

5.药物因素　引起消化性溃疡的药物中较重要的有三类:①阿司匹林(ASA);②非甾体抗炎药物(NSAIDs),如吲哚美辛及保泰松;③肾上腺皮质激素。ASA 及大多数其他 NSAIDs 与消化性溃疡的相互作用表现在几个方面:小剂量时可致血小板功能障碍;稍大剂量可引起急性浅表性胃黏膜糜烂致出血,约 2/3 长期使用 NSAIDs 的患者存在胃十二指肠黏膜病变,其中大多数为浅表损害,约 1/4 长期应用药物的患者有溃疡病。但 ASA/NSAIDs 致胃溃疡机制尚不清楚,现认为是这些药物直接损伤胃黏膜,除使氢离子逆向弥散增加之外,还可抑制前列腺素合成,使胃酸及胃蛋白酶分泌增加,胃黏膜血液供应障碍,胃黏膜屏障功能下降。

6.遗传因素

(1)GU 和 DU 同胞患病比一般人群高 1.8 倍和 2.6 倍,GU 易患 GU、DU 易患 DU。儿童中 DU 患儿家族史明显。O 型血发生 PUD 高于其他血型 35%左右,主要为 DU;且溃疡伴出血、穿孔,并发症者以 O 型多见。调查发现,DU 患儿男性多于女性,48.08%系 DU 家族史,家族发病率一级家属>二级家属>三级家属,一级家属的发病率高于普通人群的 11 倍,O 型血多见,占患儿的 44.23%,且症状严重。

(2)HLA 是一种复杂的遗传多态性系统,基因位点在第 6 对染色体的短臂上,至今发现多种疾病与某些 HLA 抗原有相关性。HLA 血清分型发现 HLA-B5、HLA-B12、HLA-BW35 与 DU 有相关性。HLA-DQA1*03 基因与 DU 有关。某医院对十二指肠溃疡患儿 HIA-DQA1 基因检测发现,DU 患儿 03 等位基因频率明显低于健康正常儿童,提示*03 基因对 DU 有重要的抵抗作用。

(3)胃蛋白酶原(PG)是胃蛋白酶前体,分泌 PGI 及 PGⅡ,家系调查发现 DU 患者一半血清中 PCI 含量增高,在高 PGI 后代,50%也显示高 PGI,表明 PGI 血症患者为单染色体显性遗传,支持 DU 遗传基因存在。

7.精神因素　15 年前,对胃造瘘患者观察发现,人胃黏膜随人的情绪变化而出现不同的反应,兴奋时,胃黏膜充血,胃液分泌增多,胃运动加强;而抑郁和绝望时,胃黏膜苍白,胃运动减慢。近代研究发现,当机体处于精神紧张或应激状态时,可产生一系列的生理、神经内分泌及神经生化。胃肠道的功能,包括胃液分泌及胃肠运动都会在情绪、催眠和生物反馈抑制的影响下发生变化。

应激时,胃酸分泌增加,胰腺分泌下降,胃的排空率明显下降,溃疡患者在应激时产生的恐惧程度高于健康人群。

Mark 等分析发现:溃疡患者多疑、固执,有较强的依赖感,处理事物能力差,不成熟,易冲动,易感到孤独,自我控制能力差,易处于受压和焦虑的状态。对生活事件往往做出消极的反应。学龄儿童消化性溃疡发病率增加与学习负担过重、精神压力和心理因素逐渐复杂有关。

8.食物因素　中国南方食米区,消化性溃疡发病率较食面食为主的北方地区为高。乱吃冷饮,嗜好辛辣食品或暴饮暴食,早餐不吃,晚上贪吃,过食油炸食物、含汽饮料等不良习惯都对胃黏膜造成直接损伤。

(二)消化性溃疡的防御因素

1.胃黏膜屏障作用　胃黏膜屏障是由黏膜表层上皮细胞的细胞膜及细胞间隙的紧密连接所组成,黏膜抵抗氢离子反渗的作用过程有三个部分:①维持胃液中氢离子浓度与胃壁组织液中氢离子浓度的梯度差;②抵挡氢离子逆向弥散及其他有害物质如胆汁、药物及胃蛋白酶对黏膜的损害;③上皮和黏膜/黏膜下血循环营养黏膜,并促进愈合。

2.黏液屏障作用　胃黏膜表面覆盖着一层黏液,是由黏膜上皮细胞及胃隐窝处颈黏膜细胞分泌,内含大分子物质如糖蛋白、黏多糖、蛋白质及磷脂等,其厚度约为上皮细胞的 10～20 倍。使其下面的黏膜与胃腔内容物隔离,阻挡氢离子及胃蛋白酶的损害。

3.碳酸氢盐分泌　胃和十二指肠黏膜近端还能分泌小量碳酸氢盐进入黏膜层,中和黏膜层表面的酸,使上皮细胞表面能经常维持 pH6～8 的范围,抵挡氢离子的逆向弥散作用。

4.胃黏膜血液供应与上皮细胞再生能力　胃、十二指肠黏膜层有丰富的血液供应,向黏膜细胞输送足够的营养物质及不断清除代谢产物,使上皮细胞及时更新。动物实验证实黏膜损伤后能在 30 分钟内迅速修复。因此脱落与更新之间维持平衡状态,从而保持了黏膜的完整性。当胃黏膜供血不足,黏膜缺血坏死,细胞再生更新延缓时,则有可能形成溃疡。

5.前列腺素作用　胃黏膜上皮细胞有不断合成及释放内源性前列腺素(PG)的作用,主要是 PGE2;后者具有防止各种有害物质对消化道上皮细胞损伤和酸坏死的作用,这种作用称为细胞保护。具体表现为:①保护胃黏膜免遭有毒物质的损害;②减少 NSAIDs 所致消化道出血,凡在酸性 pH 下不解离并溶于脂肪的物质,在胃内很容易进入黏膜细胞,一旦进入细胞后,由于 pH 的改变而发生解离,其通透性降低,潴留在黏膜细胞内起毒性作用,如 NSAIDs。PG 细胞保护作用的机制:①促使胃黏膜上皮细胞分泌黏液及 HCO_3;②抑制基础胃酸及进餐后胃酸分泌;③加强黏膜的血液循环和蛋白质合成;④促进表面活性磷脂的释放,从而加强了胃黏膜表面的流水性;⑤清除氧自由基。非甾体类消炎药抑制前列腺素合成,故可诱发溃疡。除前列腺素外,一些脑肠肽如生长抑素、胰多肽及脑啡肽等也有细胞保护作用。

6.表皮生长因子　表皮生长因子(EGF)是从唾液腺、十二指肠黏液中的 Brunner 腺及胰腺等组织分泌的多肽。已有不少报道,EGF 在胃肠道内与胃黏膜的特异受体结合而发挥细胞保护作用。如给予外源性的 EGF 后,能明显减轻乙醇及阿司匹林等有害物质对胃黏膜的损伤,初步的临床观察给消化性溃疡患者口服 EGF 后,可促进溃疡愈合。

EGF 保护胃黏膜促进溃疡愈合的作用,可能与 EGF 参与胃黏膜上皮细胞再生的调节,刺激消化道黏膜 DNA 合成,促进上皮再生与痊愈有关,也有报道 EGF 可使胃黏膜血流量增多。

【临床表现】

(一)症状与体征

小儿消化性溃疡临床表现各种各样,不同的年龄症状差异较大。

1.新生儿期 以突发性上消化道出血或穿孔为主要特征,常急性起病,以呕血、便血、腹胀及腹膜炎表现为主,易被误诊。此期多为急性应激性溃疡,死亡率较高。

2.婴幼儿期 此期患儿以急性起病多见,突然呕血、黑便,前期可能有食欲减退、呕吐和腹痛,生长发育迟缓等。

3.学龄前期 原发性溃疡逐渐增多,此期腹痛症状明显,多位于脐周,呈间歇性发作,与饮食关系不明确,恶心、呕吐与上消化道出血也较常见。

4.学龄期 以十二指肠溃疡多见,随着年龄递增,临床表现与成人接近,症状以上腹痛和脐周腹痛为主,有时有夜间痛,或泛酸、暖气或慢性贫血。少数人表现无痛性黑便、昏厥,甚至休克。

(二)并发症

1.出血 出血的并发症有时可以是溃疡的首发症状,而无任何前驱表现。呕血一般见于胃溃疡,吐出物呈咖啡样,而黑便较多见于十二指肠溃疡。当出血量较多时,任何一种溃疡可同时表现呕血与黑便,在小儿胃内引流物呈血性多提示胃出血;但引流物阴性者,不能排除十二指肠溃疡合并出血的可能(因为血液可不经幽门反流入胃)。

2.穿孔 穿孔较出血少见得多,溃疡穿孔常突然发生,可无任何先兆症状。少数儿童可无溃疡病史,以穿孔并发症为首发症状。经手术证实为十二指肠溃疡伴穿孔。在新生儿早期也可见应激性胃溃疡穿孔,表现腹痛、腹胀。

【诊断】

因小儿消化性溃疡症状不典型,所以,对临床凡有原因不明的反复发作性腹痛,长期呕吐、黑便、呕血、慢性贫血或在严重的全身性疾病基础上出现胃肠道症状时,都应考虑有消化性溃疡可能,需做进一步检查。

(一)分类

小儿消化性溃疡主要分为原发性与继发性溃疡两大类(表 9-8-1)。

表 9-8-1 小儿消化性溃疡分类

	原发性(特发性)	继发性(应激性)
年龄	学龄儿童,青少年	新生儿及婴幼儿
起病	慢性	急性
部位	十二指肠	胃
全身疾病	无	有(全身疾病在胃肠道表现)
家族史	有	无
复发倾向	有	无

(二)辅助检查

1.内镜检查 内镜检查是诊断消化性溃疡最重要的手段,溃疡在内镜下所见为圆形或椭圆形病灶,少数为线形,边界清楚,中央披有灰白色苔状物,周边黏膜轻微隆起或在同一平面。根据病程的不同,溃疡分为三个周期:活动期、愈合期及瘢痕期。

2.X线钡餐检查 溃疡病的X线征象可分为直接和间接两种。钡剂充盈于溃疡的凹陷处形成龛影,为诊断溃疡病的直接征象,也为确诊依据。溃疡周边被炎症和水肿组织包绕,龛影周边可出现透光圈。由于纤维组织增生,黏膜皱襞呈放射状向龛影集中,瘢痕形成和肌肉痉挛可使胃和十二指肠腔局部变形,出现的局部压痛、胃大弯侧痉挛性切迹、十二指肠球部激惹、充盈不佳以及畸形等均为间接征象,只能提示但不能确诊为溃疡。气钡双重造影可使黏膜显示清晰,但小儿常不能配合完成。在儿童急性溃疡时病灶浅表,愈合较快,X线钡餐检查常常易漏诊或误诊。

3.幽门螺杆菌的检测　幽门螺杆菌感染检测主要分为两方面:①侵入性方法:通过胃镜取胃黏膜活体组织做幽门螺杆菌培养,快速尿素酶测定,细菌染色检查。②非侵入性方法:测定血清中幽门螺杆菌 IgG 作为幽门螺杆菌的筛查指标,以及尿素呼气试验,呼气试验阳性提示有活动性幽门螺杆菌感染。但^{13}C-呼气试验需一定设备,价格昂贵,临床应用受到限制,而^{14}C-呼气试验,费用较低,但因是放射性核素,故不宜在儿童中使用。

【治疗】

消化性溃疡的治疗目前已取得很大进展,过去常选用中和胃酸或抑制胃酸分泌的药物,仅可有效控制症状和溃疡暂时愈合,新的观点认为消化性溃疡是一种环境因素所致的疾病,如果明确并去除潜在的致病因素,即可得到永久性的治愈。然而在实践中却难以做到。幽门螺杆菌感染与 NSAIDs/ASA 诱发的胃炎是消化性溃疡的两大潜在因素,所以对幽门螺杆菌阳性的溃疡患者亦予以幽门螺杆菌根除疗法;如果可能,停用 ASA/NSAIDs。

(一)护理

使患儿保持生活规律,精神愉快。一般不需卧床休息。

(二)饮食疗法

过去主张少量多餐,近年发现所有食物,包括牛奶,进食后均可刺激胃酸分泌。多次进食,有时反而有害。主张一般饮食,症状发作严重时,白天可每 2 小时进食一次,症状减轻改为一日三餐,限制咖啡、浓茶和汽水等饮料,忌用阿司匹林一类药物。

(三)幽门螺杆菌阴性消化性溃疡的传统治疗

在下述药物中,以 H_2 受体阻滞剂应用最多,其机制为抑制组胺对壁细胞的泌酸作用,但对于胆碱能神经或胃泌素合并的餐后胃酸分泌影响较小。

1.抗酸治疗:即中和胃酸,降低胃及十二指肠内的酸度,减轻胃酸对胃肠黏膜的损伤。

目前用的较多的是镁、铝或钙盐合剂,效果:水剂>粉剂,粉剂>片剂,片剂应咬碎服用,餐后 1～1.5 小时及睡前服。如复方碳酸钙咀嚼片、铝碳酸镁、碳酸氢钠、氢氧化铝、氢氧化镁。

2.胃蛋白酶抑制剂

(1)抗酸剂或酸分泌抑制剂:胃蛋白酶在碱性环境失活。

(2)硫酸支链淀粉:250mg 每天 3～4 次,硫酸化多糖与胃蛋白酶结合,使之失活。

3.抗胆碱能药物阻断壁细胞的乙酰胆碱受体(M_1 分布胃黏膜,尤为壁细胞,M_2 分布心、膈肌、膀胱及胃肠平滑肌),乙酰胆碱对 G 细胞的作用,使胃酸及胃泌素分泌减少。此外还有解痉止痛作用。

(1)非特异性胆碱能神经阻滞剂:如阿托品、654-2、胃安及胃欢等。阻断 M_1 及 M_2 受体,抑酸差,解痉镇痛好,限用于 DU 及少数有痉挛疼痛的 GU 患者,消化性溃疡有胃排空不良者不用。

(2)特异性胆碱能神经阻滞剂:哌仑西平 50～100mg 每日 2 次,治疗 4～6 周,PU 愈合率 70%～94%(成人)。与 H_2 受体阻滞剂有协同作用,用于顽固消化性溃疡。阻断 M_1 受体,抑酸显著,对心及瞳孔等无副作用。

4.组胺 H_2 受体阻断剂阻断组胺与壁细胞膜 H_2 受体结合,抑制胃酸分泌,是相当安全的药物。

(1)西咪替丁:儿童 20～40mg/(kg·d),3～4 次/日,亦有主张 2 次/日。

不良反应:①可有头昏、疲乏、口干、轻泻、潮红及肌痛。②偶有肝损。③可引起急性间质性肾炎及肾衰竭。④可出现可逆性精神紊乱。⑤偶见骨髓抑制,血小板减少。⑥幼儿慎用,肾功能不好不用。⑦本药为肝微粒体酶抑制剂,与细胞色素 P_{450} 结合,降低药酶活性,因此不宜和氨茶碱、地西泮、地高辛、奎尼丁、咖啡因、酮康唑、氢氧化铝、氧化酶及甲氧氯普胺合用。⑧和硫糖铝合用会降低后者的疗效;和维拉帕米合用可提高后者生物利用度,使其不良反应增加;和阿司匹林合用使后者作用增强。⑨有与氨基糖苷类药物相似的神经阻断作用,且不被新斯的明对抗,只能被氯化钙对抗,如和氨基糖苷类合用有可能导致呼吸抑制或停止。

(2)雷尼替丁:儿童 $4\sim5mg/(kg\cdot d)$,2次/日,疗程6周。

注意:①婴儿及<8岁儿童慎用;②不良反应轻微,可有皮疹、便秘、腹泻、头痛、出汗及焦虑等;③偶有可逆性的细胞血小板减少,转氨酶升高;④可降低维生素 B_{12} 的吸收;⑤可减少肝血流量,因而与普萘洛尔及利多卡因合用时可延缓此药的作用;⑥与普鲁卡因合用,可使普鲁卡因清除率减低。

(3)法莫替丁:儿童 $0.8\sim1mg/(kg\cdot d)$,2次/日。

注意:①肝、肾功能不好慎用;②应在排除肿瘤后再给药;③常见有头痛、便秘及腹泻等;④偶见皮疹、荨麻疹,白细胞减少,氨基转移酶升高;⑤罕见腹部胀满感、食欲缺乏及心率增加,血压升高,颜面潮红等。

(4)其他:尼扎替丁、罗沙替丁。

5.质子泵阻断剂(PPI)　奥美拉唑特异地作用于壁细胞,选择性抑制壁细胞的 H^+-K^+-ATP 酶,作用于胃酸分泌的最后一环节,对组胺、五肽胃泌素及乙酰胆碱引起的胃酸分泌均有抑制持续时间长、对壁细胞无毒性的作用,目前未发现明显副作用。儿童 $0.8\sim1mg/(kg\cdot d)$,每日1次,每日清晨顿服。

注意:①不良反应发生与雷尼替丁相似。②有酶抑作用,可延长地西泮及苯妥英钠等药的半衰期。同用后可出现共济失调、步态不稳及行走困难,但茶碱和普萘洛尔的代谢不受本品影响。③偶见恶心、呕吐、便秘、胀气、头痛、皮疹、一过性转氨酶及胆红素升高。

6.胃黏膜保护剂

(1)生胃酮:使胃黏膜上皮生命延长,胃黏液分泌增加。成人 $50\sim100mg$,每日3次,用4~6周,PU愈合率 $36\%\sim70\%$。不良反应有醛固酮效应,水、钠潴留,低血钾,高血压等。

(2)硫糖铝:硫酸化二糖和氢氧化铝的复合物,不被胃肠道吸收,黏附溃疡基底,形成保护层,防止 H 离子逆向弥散。儿童每次 $20mg/kg$,每日3次,餐前2小时服用。

注意:①治疗有效后,应继续服用数月。②主要副作用为便秘,偶有口干、恶心及胃痛等,可适当合用抗胆碱药。③和多酶片合用,两者有拮抗作用,使疗效均降低。④和西咪替丁合用,使本药疗效减低。⑤与四环素、西咪替丁、苯妥英钠及地高辛合用时,可干扰和影响这些药物的吸收,故因间隔2小时后再服用上述药物。⑥肾功能不全,长期服用,可能会引起铝中毒。

(3)胶体铋制剂:为溃疡隔离剂,保护黏膜,促进前列腺素合成,与表皮生长因子形成复合物,聚集于溃疡部位,促进上皮的再生和溃疡愈合,此外有杀灭幽门螺杆菌及抑制胃蛋白酶活性的作用。儿童 $6\sim9mg/(kg\cdot d)$,分2~3次。

注意:①年幼儿一般不宜服用此药,肾功能不全者应慎用;②铋可使大便和舌苔、牙齿染黑及恶心、呕吐,停药后消失;③不宜与牛奶、茶、咖啡及含酒精饮料同服;④长期大量应用,可发生不可逆性脑病、精神紊乱及运动失调,有条件者应做血铋检测。

(4)前列腺素 E(PGE):人工合成的类似物有米索前列醇等。其作用为细胞保护,增强胃肠黏膜防御能力,抑制胃酸及胃蛋白酶原的分泌。剂量成人为 $200\mu g$,每日4次,或 $400\mu g$,每日2次,4~8周,疗效 $60\%\sim80\%$。不良反应有腹泻及子宫收缩,孕妇忌用。

前列腺素衍生物有恩前列腺素,成人 $35\mu g$,每日2次,疗效与西咪替丁相似。儿童每次 $0.5\sim0.7\mu g/$

kg,2 次/日,早饭前和睡前服,4～8 周为 1 疗程。此药是目前预防和治疗非甾体类消炎药引起的胃和十二指肠黏膜损伤最有效的药物。

7.其他　谷氨酰胺呱仑酸钠颗粒(抗炎、抗溃疡、促进组织修复),蒙脱石散等通过增加黏膜厚度及加强黏膜屏障功能,促进溃疡愈合。

(四)幽门螺杆菌阳性消化性溃疡的治疗

目前幽门螺杆菌阳性合并有活动期溃疡的患者除给予传统抗溃疡药物治疗,如 H_2 受体阻滞剂、质子泵抑制剂或硫糖铝促进溃疡愈合外,常同时给予抗生素根除幽门螺杆菌。虽然理论上抗菌治疗后根除幽门螺杆菌的同时亦可使溃疡愈合,但仍缺乏足够数量的单独应用抗菌药物治疗的病例研究。大多数医生仍采用抗菌治疗与传统治疗两者联合应用的方法。

抗菌治疗目前在儿科应用最广泛,最廉价,被证实确实有效的抗幽门螺杆菌三联的方案:阿莫西林、甲硝唑和铋制剂(三钾二枸橼酸合铋及次水杨酸铋等)。对于应用甲硝唑出现明显不良作用或既往曾用过甲硝唑(幽门螺杆菌易对其产生耐药性)的患者,可用克拉霉素取代。应用奥美拉唑、阿莫西林与克拉霉素的三联疗法。

(五)消化性溃疡外科治疗

主要适用于溃疡伴有出血、穿孔、梗阻等并发症或经内科治疗经久不愈患者。

(张玉英)

第九节　消化道出血

小儿消化道出血在临床上并不少见,就体重和循环血量而论,儿童患者出血的危险性比成人大,故迅速确定出血的病因、部位和及时处理,对预后有重要意义。

根据出血部位的不同,可将消化道出血分为上消化道出血及下消化道出血。上消化道出血系指屈氏韧带以上的消化道,如食管、胃、十二指肠后或胰、胆等病变引起的出血;下消化道出血是指屈氏韧带以下的消化道,如小肠、结肠、直肠及肛门的出血。

据统计,小儿消化道出血 80% 位于上消化道,20% 位于下消化道。小儿消化道出血病因很多,约 50% 为消化道局部病变所致,10%～20% 为全身疾病的局部表现,另 30% 左右病因不易明确。近年来,随着纤维内镜及选择性腹腔动脉造影等技术的开展和应用,对引起小儿消化道出血的病因诊断率明显提高,治疗效果也得到显著改善。

【发病机制】

(一)黏液损伤

各种原因所致消化道黏膜炎症、糜烂及溃疡均可因充血水肿、红细胞渗出或溃疡侵蚀血管而出血。如严重感染、休克及大面积烧伤等可发生应激反应,使胃黏膜发生缺血、组织能量代谢异常或胃黏膜上皮细胞更新减少等改变,导致胃黏膜糜烂或溃疡而出血;消化道内镜检查及坚硬大便等可损伤黏膜而出血。

(二)消化道血循环障碍

肠道循环回流受阻,使肠壁静脉明显充血破裂而致消化道出血,如食管裂孔疝及肠套叠。

(三)毛细血管通透性增加

感染中毒及缺氧等均可引起毛细血管的通透性改变而致黏膜渗血。毛细血管病变如过敏性紫癜、维生素 C 缺乏及遗传性毛细血管扩张症等也可引起出血。

（四）出血凝血功能障碍

凝血因子缺乏、血小板减少或功能障碍等均可引起消化道出血,如血友病及维生素 K 缺乏等。

【病因】

不同年龄组常见的出血原因有所不同。

（一）新生儿

上消化道出血常见原因:吞入母血、应激性溃疡、新生儿自然出血病以及牛奶不耐受症等。下消化道出血常见原因:坏死性小肠结肠炎、肠重复畸形、肠套叠以及先天性巨结肠。

（二）婴儿

上消化道出血常见原因:吞入母血、反流性食管炎、应激性溃疡、胃炎、出血性疾病以及 Mallory-Weiss 综合征。下消化道:坏死性小肠结肠炎和细菌性肠炎,影响血运的肠梗阻如肠套叠及肠重复畸形。

（三）儿童

上消化道出血常见原因:细菌性胃肠炎、溃疡病/胃炎、反流性食管炎及 Mallory-Weiss 综合征。下消化道:肛裂最常见;肠套叠,炎症性肠病、血管畸形、肠血管功能不全、过敏性紫癜、息肉及寄生虫病也不少见。

（四）青少年

上消化道出血常见原因:溃疡病、炎症、胃底食管静脉曲张、反流性食管炎、Mallory-Weiss 综合征、胆道出血及胰腺炎。下消化道:细菌性肠炎、炎症性肠道疾病、息肉及痔。

【临床表现】

消化道出血的症状与病变的性质、部位、失血量、速度及患者出血前的全身状况有关。

（一）呕血、黑便与便血

呕血代表幽门以上出血,呕血颜色取决于血液是否经过酸性胃液的作用。若出血量大、出血速度快,血液在胃内停留时间短,如食管静脉曲张破裂出血,则呕血多呈暗红色或鲜红色。反之,由于血液经胃酸作用而形成正铁血红素,则呈咖啡色或棕褐色。呕血常伴有黑便,黑便可无呕血。

黑便代表出血来自上消化道或小肠,大便颜色呈黑色、柏油样,黑便颜色受血液在肠道内停留时间长短影响,当出血量较大、出血速度较快及肠蠕动亢进时,粪便可呈暗红色甚至鲜红色,酷似下消化道出血;相反,空、回肠出血,如出血量不多、在肠内停留时间长,也可表现为黑便。

便血是指大便呈鲜红或深红褐色,出血部位多位于结肠,但是在上消化道大量出血时,由于血液有轻泻作用,会缩短排泄时间,使得大便呈鲜红色。

大便性状也受出血量及出血速度的影响,出血量大、出血速度快,大便呈稀糊状;出血量少、出血较慢,则大便成形。

（二）其他表现

其他临床表现因出血量多少、出血部位及出血速度而异。小量出血、出血时间短者可无症状;出血时间长者可有慢性失血性贫血表现,如面色苍白、乏力、头昏及食欲缺乏等;而短期内大量出血可引起低血容量休克,表现为:

1.周围循环障碍　短期内大量出血,可引起循环血量迅速减少、静脉回心血量不足,心排血量减少,表现为头晕、乏力、心悸、出汗、口干、皮肤苍白及湿冷等。

2.发热　引起发热机制尚不明确,可能是由于肠腔内积血,血红蛋白分解产物吸收,血容量减少,周围循环衰竭等影响体温调节中枢而导致发热。

3.氮质血症　消化道大量出血后,血中尿素氮常升高,首先出现肠原性氮质血症,是由于消化道出血后,血红蛋白在肠道被分解、吸收,引起血尿素氮升高;肠原性氮质血症出现时间早,24～48 小时达高峰,3～4 日恢复正常;当出血导致周围循环衰竭而使肾血流及肾小球滤过率降低,产生肾前性氮质血症,休克纠正后迅速恢复至正常;休克持久造成肾小管坏死,可引起肾性氮质血症,即使休克纠正,尿素氮仍不下降。

【诊断】

消化道出血的诊断包括定性和定位两方面。

（一）定性

1.确定所见的物质是否为血　服用一些药物(铋剂、活性炭及甘草等)和食物(草莓、甜菜、菠菜、西瓜及西红柿等)均可被误认为有便血或黑粪症。

2.是否为消化道出血　鼻咽部或口腔内咽下的血也可以被误认为消化道出血,阴道出血或血尿也被错认为便血,在诊断前应认真检查上述部位。

（二）定位

消化道出血可由胃肠道本身的疾病引起,也可能是全身性疾病的局部表现。因此,首先要排除全身性疾病,然后鉴别是上消化道还是下消化道出血,鉴别方法如下:

1.临床诊断　可根据病史、临床表现以及粪便特点进行诊断和鉴别诊断。

(1)上消化道出血:既往多有溃疡病、肝胆疾病或呕血史;出血时表现为呕血伴有上腹胀痛、恶心及泛酸;大便多为柏油样便,无血块。

(2)下消化道出血:既往多有下腹痛、排便异常或便血史;出血时表现为便血,无呕血,伴有中下腹不适。大便多为鲜红或暗红色,大便稀,量多时可有血块。

2.辅助检查　活动性出血时,可考虑做下述检查以鉴别。

(1)实验室检查:①鼻胃管抽胃液检查:如胃液为鲜红色或咖啡样多为上消化道出血,清亮有胆汁则多为下消化道出血。②血尿素氮浓度与肌酐浓度比值:无论出血多少,上消化道出血比值比下消化道要高。利用此生化指标可简单区分上、下消化道出血。

(2)急症内镜检查:急症内镜检查是指出血后 48 小时内进行者,其敏感度和特异度均较高,是上消化道出血的首选诊断方法,多主张在出血 24～48 小时内进行。此法不仅能迅速的确定出血部位、明确出血原因,而且能于内镜下止血药治疗,如内镜下喷洒去甲肾上腺素及云南白药等。急症内镜检查前应补充血容量,纠正休克,禁食;对于焦虑者,可酌用镇静剂。胃内积血影响窥视时,可将积血吸出,或改变体位以变换血液及血块位置;对于黏附的血块,可灌注冲洗以利病灶暴露,但不必去除黏附血块,以免诱发活动性出血。

(3)放射性核素扫描:主要适应于急症消化道出血的定位诊断和慢性间歇性消化道出血部位的探测。其原理是能将亚锝离子还原成锝离子,还原型锝与血红蛋白的 B 链牢固结合,使活动性出血时红细胞被标记,在扫描中显示出阳性结果。其优点是灵敏度高、无创伤性、可重复检查以及显像时间可持续 36 小时。缺点是仅能检出何处有血,而不知何处出血,定性及定位的阳性率不高,但可作为选择性腹腔内动脉造影前的初筛检查,以决定首选造影的动脉,如胃十二指肠内发现有标记的红细胞,则可首选腹腔动脉造影。

(4)选择性腹腔内动脉造影:适应证:内镜检查无阳性发现的上消化道出血或内镜检查尚不能达到的病变部位或慢性复发性或隐匿性上消化道出血如憩室炎、血管异常、发育不良或扩张、血管瘤以及动静脉瘘等。腹腔动脉和肠系膜上、下动脉可同时进行造影,只要出血量达到 0.5ml/min 就可发现出血部位,诊断的准确率可达 70%～95%。其优点:特异度及敏感度高,并可用做治疗手段,如通过动脉插管灌注加压素或栓塞疗法。缺点是费用昂贵、侵入性检查,有一定的反指征(如凝血机制不全)及并发症(如出血和栓塞)。

3.基本止血后 仍应抓紧定位诊断,以防复发,有以下方法:

(1)内镜检查:活动性出血时,由于视野模糊,内镜定位诊断阳性率不高,但在出血后 24～48 小时进行内镜检查,阳性率可达 80%～90%,且可发现多病灶出血部位。另外,有些病变即可在内镜下治疗,如注射硬化剂、套扎和钳夹等。

(2)X 线钡餐及钡灌肠检查:一般主张出血停止后 10～14 天进行,确诊率小于 50%。缺点为不能发现急性微小或浅表性病变如浅表性溃疡及糜烂性出血性胃炎等,不能同时进行活体组织检查。优点为方便、无痛,易被患儿接受,对某些出血病因如胃黏液脱垂、食管裂孔疝等诊断价值优于内镜检查。

【治疗】

消化道出血治疗原则是:①迅速稳定患儿生命体征;②评估出血的严重程度;③确定出血病灶;④明确出血原因,针对病因治疗;⑤制定特殊治疗方法;⑥外科手术治疗。

(一)迅速稳定患儿生命体征

1.一般急救措施

(1)绝对卧床休息:去枕侧平卧,保持呼吸道通畅,避免呕血时将血液呛入气管引起窒息,并保持安静。

(2)禁食:禁食时间应到出血停止后 24 小时。

(3)吸氧:大量出血后血压下降,血红蛋白数量减少,其带氧功能下降,给予吸氧以确保贫血情况下机体重要器官的供氧。

(4)严密观察病情:观察患者脉搏、血压、呼吸、体温、尿量、神态变化、肢体温度、皮肤与甲床色泽、周围静脉充盈情况;呕血及黑粪的量、色泽;必要时中心静脉压测定:正常值为 0.59～1.18kPa(6～12cmH$_2$O),低于正常考虑血容量不足,高于正常则考虑液量过多及心力衰竭;测定血常规、血细胞比容、出凝血时间、凝血酶及凝血酶原时间;肝、肾功能及血电解质测定。

2.积极补充血容量 活动性大出血时,应迅速输血或静脉补液,维持血容量。一般根据估计出血量,首先于半小时内输入生理盐水或 5% 葡萄糖生理盐水 20ml/kg。单纯晶体液,很快转移到血管外,宜适量用胶体液,如全血、血浆或右旋糖酐,常用中分子右旋糖酐,可提高渗透压,扩充血容量,作用较持久,每次 15～20ml/kg。输血指征:①心率＞110 次/分;②红细胞＜3×10^{12}/L;③血红蛋白＜70g/L;④收缩压＜12kPa(90mmHg)。肝硬化患者应输入新鲜血,库血含氮量较多,可诱发肝性脑病。门静脉高压的患者,防止输血过急过多,增加门静脉压力,激发再出血。输血及输液量不宜过多,最好根据中心静脉压(CVP)调整输液速度和量。CVP 能反映血容量和右心功能,CVP＜0.49kPa(＜5cmH$_2$O),可加速补液,CVP 超过 0.98kPa(＞10cmH$_2$O),提示输液量过多,可引起急性肺水肿。另外,排尿量可反映心排出量和组织灌注情况,成人尿量＞30ml/h,说明液体入量已基本满足。

(二)评估出血的严重程度(儿童血容量 80ml/kg)

1.轻度出血 出血量达血容量 10%～15%,心率、血压、血红蛋白及红细胞计数和血细胞比容正常。也可表现为脉搏加快,肢端偏凉,血压降低,脉压降低。

2.中度出血 出血量占血容量 20%,表现为口渴、脉搏明显加速、肢端凉、尿少、血压降低以及脉压降低。卧位到坐位,脉率增加≥20 次/min,血压降低≥10mmHg,有紧急输血指征。

3.重度出血 出血量占血容量 30%～40%,表现为口渴、烦躁、面色灰、肢凉、发绀、皮肤花纹、脉细速、明显尿少以及血压下降。血红蛋白低于 70g/L,红细胞计数低于 3×10^{12}/L,血细胞比容低于 30%。

(三)确定出血病灶

根据病史、临床表现、体征及辅助检查可估计出血部位,如呕血并有黄疸、蜘蛛痣、脾大、腹壁静脉曲张和腹水,肝功能异常,蛋白电泳示 γ 球蛋白明显增加,溴磺酞钠实验和吲哚氰绿实验结果较快者,应考虑食管胃底静脉曲张破裂出血,胃镜检查可明确诊断。

(四)确定出血原因

针对病因治疗。明确病因者应及时病因治疗。如为药物引起的消化道黏膜病变应及时停用药物;维生素 K 缺乏出血症应补充维生素 K;如门脉高压症、溃疡病合并穿孔等应及早手术治疗;血液系统疾病应给予纠正出、凝血障碍机制药,如立止血及冻干凝血酶原复合物。

(五)制定特殊治疗方法

消化道出血分非静脉曲张性出血和静脉曲张性出血两类,根据不同的类别采用不同的治疗方法。

1.非血管源性消化道出血(溃疡性出血)

(1)抑制胃酸分泌:患儿仅有出血而无血流动力学的改变,且出血能自行停止者,只需给予抑酸药。体液及血小板诱导的止血作用只有在 pH>6.0 时才能发挥,故通过中和胃酸,减少胃酸对血小板止血作用的抑制,能有效地控制消化性溃疡出血。此外控制胃液的酸碱度可以减少氢离子的反弥散和抑制胃蛋白酶的活力,减轻胃黏膜的损害。临床上常用 H_2 受体拮抗剂如西咪替丁,25～30mg/(kg·d),先静脉滴注 2 次/日,2～3 天,病情稳定后改口服,溃疡病连服 6 周,糜烂性胃炎 4 周,溃疡止血率达 86%～90%,应激性溃疡和胃黏膜糜烂止血有效率为 75%;或雷尼替丁每日 6～7.5mg/kg,法莫替丁 0.8～1.0mg/kg。质子泵抑制剂如奥美拉唑每日 0.8～1mg/kg,静脉注射,或 0.6～0.8mg/kg,清晨顿服,疗程 4 周。

(2)内镜治疗:当患儿有急性、持续性或再发性出血,存在血流动力学改变,以及病因不明时应做内镜治疗。指征:溃疡病灶中有活动性出血,血凝块黏附或有裸露血管;如溃疡底清洁、血痂平坦,则不急于内镜下治疗。方法:局部喷洒止血药物、局部注射、电凝和热凝止血。局部喷洒去甲肾上腺素,机制是使局部管壁痉挛,出血面周围血管收缩,以及促进血液凝固;注射治疗是通过血管旁注入肾上腺素或硬化剂,使组织发生水肿、压迫出血血管而止血;热凝止血治疗的原理是利用产生的热量使组织蛋白凝固而止血。此外,还有激光光凝止血及微波止血。最新用内镜下金属钛夹钳夹制止血管出血也可达到有效止血目的,避免了手术。

(3)血管栓塞治疗:当选择性动脉造影确诊后,导管可经动脉注入人工栓子以栓塞血管达到止血目的,例如对十二指肠球部溃疡出血选择栓塞十二指肠上动脉,常可使出血停止,止血成功率为 65%～75%。但动脉栓塞止血有时会造成供血器官梗死甚至坏死的严重后果,故应严格掌握指征。

2.血管源性消化道出血

(1)降低门脉压的药物:此类药物通过降低门脉压,使出血处血流量减少,为凝血过程创造了良好的条件而止血。降低门脉压的药物主要分为两大类:

1)血管收缩剂:血管加压素及其衍生物:能收缩内脏小动脉和毛细血管前括约肌使内脏血流量减少,从而降低门脉系统压力及曲张静脉压力;用于门脉高压、食管胃底静脉曲张破裂出血。成人常用量 0.2U/min,静脉滴注,无效时加至 0.4～0.6U/min,剂量超过 0.8U/min 时,疗效不再增加而不良反应随之递增。一般不必用首次冲击量,止血后以 0.1U/min 维持 12 小时后停药。不良反应为:血压升高、心绞痛、心律失常、腹痛、呕吐、便意频繁,甚至并发肠缺血坏死,加重肝肾功能损害等。为减少不良反应,可与硝酸甘油合用。

生长抑素及其衍生物:具有抑致胃酸和胃蛋白酶分泌、减少门脉主干血流量、保护胃黏膜细胞作用,对于上消化道出血,尤其是食管静脉曲张破裂出血是一种有效、安全的药物。常用有两种,施他宁,5μg/kg+生理盐水 5ml,静脉慢推 3～5 分钟,立即以 5μg/(kg·h)的速度连续静脉滴注(成人 3000μg+5% 葡萄糖 500ml 静脉滴注维持 12 小时),止血后应继续治疗 24～48 小时,以防再出血;成人奥曲肽:0.1m/次,静脉或皮下注射,每日 3 次,或 0.1mg 首次静脉推注,然后 0.3mg 静脉滴注,$25\mu g/h$,维持 12 小时。儿童按体重计药量。不良反应:轻微,偶有心悸、头晕、恶心及大便次数增多等,减慢推注速度或停止推注后症状消失。

2)血管扩张剂:硝酸甘油:通常与垂体后叶素联合应用,能扩张动脉及静脉,降低了心脏前后负荷,使门脉血流量减少,门脉压力下降。

酚妥拉明:为 α-肾上腺素受体阻滞剂,可直接作用于肝脏门脉血管系的 α_1 受体,使门脉血管扩张,门脉压力下降。

(2)内镜治疗:包括注射硬化剂治疗和静脉曲张套扎术(EVL)。

硬化剂治疗:是目前已建立的最好的治疗食道静脉曲张破裂出血治疗方法,该方法的安全性及有效性已被证实,且费用低廉,适用范围广,操作简单。它通过经静脉内或静脉旁注入硬化剂或血管收缩剂,使组织发生水肿、压迫出血血管,导致血管壁增厚,周围组织凝固坏死及曲张静脉栓塞、纤维组织增生而止血。目前常用的硬化剂有:5%鱼肝油酸钠、1%～2%乙氧硬化醇及无水乙醇等。并发症:胸痛、低热、注射部位出血、食管溃疡及食管狭窄等。

静脉曲张套扎术:是用于治疗食管静脉曲张的新型内镜治疗方法。这种技术与痔的结扎方法相似。操作时,将曲张静脉吸入内镜前端弹性带装置内,通过活检通道拉紧绊线,将系带拉脱结扎于曲张静脉根部。优点:并发症少、使曲张静脉消失所需的治疗次数少。缺点:操作繁琐且不易掌握。

(3)三腔双囊管压迫止血:是目前治疗食管、胃底静脉曲张破裂出血最有效的止血方法之一,主要用于内科药物治疗失败或无手术指征者。通常在放置三腔双囊管后 48 小时内行静脉套扎或硬化剂治疗。并发症有吸入性肺炎,甚至食管破裂、窒息。

（六）外科手术

消化道出血的患儿,应尽可能采用保守治疗。紧急手术病死率高,必须慎重。指征为:①经内科药物治疗及内镜治疗 24 小时出血不止者;②呕血或便血较重,同时伴低血压再出血者;③出血量较多达血容量25%以上,内科综合抢救措施无效时;④胃肠道坏死、穿孔、绞窄性梗阻、重复畸形及梅克尔憩室。

（张玉英）

第十节　溃疡性结肠炎

溃疡性结肠炎是一种原因不清楚的结肠黏膜和黏膜下层的非特异性慢性炎症,少数累及回肠末端。小儿发病率较低,主要发生在青春期和学龄期儿童,小婴儿也可发病,但更少见。

【病因】

病因未明,可能与自身免疫原因、感染、饮食过敏、遗传、精神因素有关。

【临床表现】

有持续或反复发作的腹泻、黏液脓血便伴腹痛、里急后重和不同程度的全身症状。病程多在 4～6 周或以上。可有关节、皮肤、眼、口和肝、胆等肠外表现。

【辅助检查】

1.结肠镜检查　病变多从直肠开始,呈连续性、弥漫性分布,表现为:①黏膜血管纹理模糊、紊乱或消失、充血、水肿、易脆、出血和脓性分泌物附着,亦常见黏膜粗糙,呈细颗粒状;②病变明显处可见弥漫性、多发性糜烂或溃疡;③缓解期患者可见结肠袋囊变浅、变钝或消失,以及假息肉和桥形黏膜等。

2.钡剂灌肠检查　①黏膜粗乱和(或)颗粒样改变;②肠管边缘呈锯齿状或毛刺样,肠壁有多发性小充盈缺损;③肠管短缩,袋囊消失呈铅管样。

3.黏膜组织学检查 活动期和缓解期的表现不同。

(1)活动期:①固有膜内有弥漫性、慢性炎性细胞和中性粒细胞、嗜酸性粒细胞浸润;②隐窝有急性炎性细胞浸润,尤其是上皮细胞间有中性粒细胞浸润和隐窝炎,甚至形成隐窝脓肿,可有脓肿溃入固有膜;③隐窝上皮增生,杯状细胞减少;④可见黏膜表层糜烂、溃疡形成和肉芽组织增生。

(2)缓解期:①中性粒细胞消失,慢性炎性细胞减少;②隐窝大小、形态不规则,排列紊乱;③腺上皮与黏膜肌层间隙增宽;④Paneth 细胞化生。

4.手术切除标本病理检查 肉眼和组织学上可见上述溃疡性结肠炎的特点。

【诊断标准】

在排除细菌性痢疾、阿米巴痢疾、慢性血吸虫病、肠结核等感染性结肠炎以及结肠克罗恩病、缺血性结肠炎、放射性结肠炎等疾病的基础上,可按下列标准诊断:①具有上述典型临床表观者为临床疑诊,安排进一步检查;②同时具备临床表现和结肠镜检查或钡剂灌肠检查中任何 1 项,可拟诊为本病;③如再加上黏膜组织学检查或手术切除标本病理检查的特征性表现,可以确诊;④初发病例、临床表现和结肠镜改变均不典型者,暂不诊断溃疡性结肠炎,需随访 3～6 个月,观察发作情况;⑤结肠镜检查发现的轻度慢性直乙状结肠炎不能与溃疡性结肠炎等同,应观察病情变化,认真寻找病因。

1.临床类型 可分为初发型、慢性复发型、慢性持续型和暴发型。初发型指无既往史而首次发作;暴发型指症状严重,血便每日 10 次以上,伴全身中毒症状,可伴中毒性巨结肠、肠穿孔、脓毒血症等并发症。除暴发型外,各型可相互转化。

2.严重程度 可分为轻度、中度和重度。

(1)轻度:患者腹泻每日 4 次以下,便血轻或无,无发热、脉搏加快或贫血。红细胞沉降率(ESR)正常。

(2)中度:介于轻度和重度之间。

(3)重度:腹泻每日 6 次以上,伴明显黏液血便。体温>37.5℃,脉搏>90/min,血红蛋白<100g/L,ESR>30mm/h。

3.病情分期 分为活动期和缓解期。Southerland 疾病活动指数(DAI),也称 Mavo 指数,较为简单实用(表 9-10-1)。慢性活动性或顽固性溃疡性结肠炎指诱导或维持缓解治疗失败,通常为糖皮质激素抵抗或依赖的病例。前者指泼尼松龙足量应用 4 周不缓解,后者指泼尼松龙减量至 10mg/d 即无法控制发作或停药后 3 个月复发者。

表 9-10-1 Southerland 疾病活动指数

临床表现	0 分	1 分	2 分	3 分
腹泻	正常	超过正常,每天 1～2 次	超过正常,每天 3～4 次	超过正常,每天 5 次
血便	无	少许	明显	以血为主
黏膜表现	正常	轻度易脆	中度易脆	重度易脆伴渗出
医师评估病情	正常	轻	中	重

总分为各项之和,≤2 分为症状缓解;3～5 分为轻度活动期;6～10 分为中度活动期;11～12 分为重度活动期

4.病变范围 分为直肠、直乙状结肠、左半结肠(脾曲以远)、广泛结肠(脾曲以近)、全结肠。

5.肠外表现和并发症 肠外可有关节、皮肤、眼部、肝、胆等系统受累;并发症可有大出血、穿孔、中毒性巨结肠和癌变等。

【鉴别诊断】

1.急性感染性结肠炎　各种细菌感染,如痢疾杆菌、沙门菌属、直肠杆菌、耶尔森菌、空肠弯曲菌等。急性发作时发热、腹痛较明显,外周血血小板不增加,粪便检查可分离出致病菌,抗生素治疗有效,通常在4周内消散。

2.阿米巴肠炎　病变主要侵犯右半结肠。也可累及左半结肠,结肠溃疡较深,边缘潜行,溃疡间黏膜多属正常。粪便或结肠镜取溃疡渗出物检查可找到溶组织阿米巴滋养体或包囊。血清抗阿米巴抗体阳性。抗阿米巴治疗有效。

3.血吸虫病　有疫水接触史,常有肝、脾大,粪便检查可见血吸虫卵,孵化毛蚴阳性,急性期直肠镜检查可见黏膜黄褐色颗粒,活检黏膜压片或组织病理检查可见血吸虫卵。免疫学检查亦有助于鉴别。

4.结直肠癌　多见于中年以后,直肠指检常可触及肿块,结肠镜和X线钡剂灌肠检查对鉴别诊断有价值,活检可确诊。须注意溃疡性结肠炎也可引起结肠癌变。

5.肠易激综合征　粪便可有黏液,但无脓血,显微镜检查正常,结肠镜检查无器质性病变的证据。

6.其他　其他感染性肠炎(如肠结核、真菌性肠炎、出血坏死性肠炎、抗生素相关性肠炎)、缺血性结肠炎、放射性肠炎、过敏性紫癜、胶原性结肠炎、白塞病、结肠息肉病、结肠憩室炎以及人类免疫缺陷病毒(HIV)感染合并的结肠炎应与本病鉴别。此外,应特别注意因下消化道症状行结肠镜检查发现的轻度直肠、乙状结肠炎需认真检查病因,观察病情变化。

【治疗】

1.治疗原则

(1)确定溃疡性结肠炎的诊断:从国情出发,强调认真排除各种"有因可查"的结肠炎;对疑诊病例可按本病治疗,进一步随诊,但建议先不应用糖皮质激素。

(2)掌握好分级、分期、分段治疗的原则:分级指按疾病的严重度,采用不同药物和不同治疗方法。分期指疾病的活动期和缓解期,活动期以控制炎症和缓解症状为主要目标;缓解期则应继续维持缓解,预防复发。分段治疗指确定病变范围以选择不同的给药方法,远段结肠炎可采用局部治疗,广泛性结肠炎或有肠外症状者则以系统性治疗为主。溃疡性直肠炎治疗原则和方法与远段结肠炎相同,局部治疗更为重要,优于口服用药。

(3)参考病程和过去治疗情况确定治疗药物、方法和疗程,尽早控制发作,防止复发。

(4)注意并发症,以便估计预后、确定治疗终点和选择内、外科治疗办法。注意药物治疗过程中的不良反应,随时调整治疗。

(5)判断全身情况,以便评估预后和生活质量。

(6)综合性、个体化处理原则:包括营养、支持、心理和对症处理;内、外科医师共同会诊以确定内科治疗的限度和进一步处理方法。

2.内科治疗　活动期的治疗目标是尽快控制炎症,缓解症状;缓解期应继续维持治疗,预防复发。

(1)活动期的治疗

1)轻度溃疡性结肠炎:可选用5-氨基水杨酸(5-ASA)制剂(艾迪莎,etisa),对于远端型(病变<25cm)局部用5-ASA;病变>25cm直至脾曲者,采用5-ASA口服合并局部联合应用。其剂量为艾迪莎20～30mg/(kg·d),分2～3次口服。

2)中度溃疡性结肠炎:病变超过脾曲直至盲肠者(广泛型),5-ASA口服与局部联合应用结合激素治疗为最佳方案。5-ASA治疗2～4周后,如果对治疗无反应,应换用口服糖皮质激素泼尼松或泼尼松龙1～2mg/(kg·d)。

　　3)重度溃疡性结肠炎:一般病变范围较广,病情发展较快,需及时处理,给药剂量要足,治疗方法如下。①如患者尚未服用过糖皮质激素,可口服泼尼松或泼尼松龙1~2mg/(kg·d),观察7~10d,亦可直接静脉给药;已使用糖皮质激素者,应静脉滴注氢化可的松10mg/(kg·d)或甲泼尼龙1~1.5mg/(kg·d),分次静脉给予。口服糖皮质激素5mg以上、持续2个月以上者应检查骨密度。②肠外应用广谱抗生素控制肠道继发感染,如硝基咪唑、喹诺酮类制剂、氨苄西林或头孢类抗生素等。③应使患者卧床休息,适当输液、补充电解质,以防水、电解质平衡紊乱。④便血量大、血红蛋白<90g/L和持续出血不止者应考虑输血。营养不良、病情较重者可给予要素饮食,病情严重者应给予肠外营养。⑤严重广泛的溃疡性结肠炎静脉应用糖皮质激素仍无效者可考虑给予环孢素2~4mg/(kg·d),静脉滴注,通常1周内即起效。由于药物的免疫抑制作用、肾毒性作用以及其他不良反应,应严格监测血药浓度。因此。从医院监测条件综合考虑,主张该方法在少数医学中心使用:对于激素依赖者,建议加用硫唑嘌呤(AZA)1.5~3mg/(kg·d)或6-巯基嘌呤(6-MP)1~1.5mg/(kg·d)。美国食品药品监督管理局(FDA)建议,患者在接受硫唑嘌呤或6-MP前应进行TPMT基因型或表型检测,但仍应监测血常规。⑥上述治疗无效者考虑应用生物制剂,如英利昔单抗,初始剂量为5mg/kg,静脉滴注时间超过2h。⑦如上述药物疗效不佳,应及时请内、外科医师会诊,确定结肠切除手术的时机和方式。⑧慎用解痉药和止泻药,以避免诱发中毒性巨结肠。⑨密切监测患者的生命体征和腹部体征变化,尽早发现和处理并发症。

　　(2)缓解期的治疗:除初发病例、轻症远端结肠炎患者症状完全缓解后可停药观察外,所有患者完全缓解后均应继续维持治疗。维持治疗的时间尚无定论,可能是3~5年甚至终身用药,诱导缓解后6个月内复发者也应维持治疗。糖皮质激素无维持治疗的效果,在症状缓解后应逐渐减量,过渡到用5-氨基水杨酸制剂维持治疗。维持缓解建议采用与诱导缓解相同剂量的5-ASA,除非不能耐受药物的不良反应。同时给予叶酸口服。

　　(3)其他治疗:对5-ASA和免疫抑制药均无效者,应考虑应用新型生物制剂,如抗肿瘤坏死因子α(TNF-α)单克隆抗体,亦可用益生菌维持治疗。中药方剂中不乏抗感染、止泻、黏膜保护、抑制免疫反应的多种药物,作为替换治疗的重要组成部分,可以辨证施治,适当选用。多种中药灌肠制剂治疗溃疡性结肠炎也有一定的疗效,但需进一步按现代医学的原理进行科学总结。治疗中应注重对患者的教育,以便提高治疗的依从性、早期识别疾病发作和定期随访。

　　3.外科手术治疗

　　(1)绝对指征:大出血、穿孔、明确或高度怀疑癌肿以及组织学检查发现重度异型增生或肿块性损害伴轻、中度异型增生。

　　(2)相对指征:①重度溃疡性结肠炎伴中毒性巨结肠、静脉用药无效者;②内科治疗症状顽固、体能下降、对糖皮质激素抵抗或依赖的顽固性病例.替换治疗无效者;③溃疡性结肠炎合并坏疽性脓皮病、溶血性贫血等肠外并发症者。

　　4.癌变的监测　对病程8~10年或以上的广泛性结肠炎、全结肠炎和病程30~40年或以上的左半结肠炎、直乙状结肠炎患者,溃疡性结肠炎合并原发性硬化性胆管炎者,应行监测性结肠镜检查。至少每2年1次,并做多部位组织活检。对组织学检查发现有异型增生者,更应密切随访,如为重度异型增生,一经确认即行手术治疗。

(刘晓颖)

第十一节　克罗恩病

克罗恩病是一种消化道的慢性、反复发作和非特异性的透壁性炎症,病变呈节段性分布,可累及消化道任何部位,其中以回肠末端最为常见,结肠和肛门病变也较多。本病还可伴有皮肤、眼部及关节等部位的肠外表现。克罗恩病虽为良性疾病,但病因不明,至今仍缺乏十分有效的治疗手段。

【病因】

病因尚未明确,可能与自身免疫、病毒感染、有毒物质刺激或过敏体质有关,亦存在遗传因素。

【临床表现】

慢性起病、反复发作的右下腹或脐周腹痛、腹泻,可伴腹部肿块、梗阻、肠瘘、肛门病变和反复口腔溃疡,以及发热、贫血、体重减轻、发育迟缓等全身症状。阳性家族史有助于诊断。

【辅助检查】

1.影像学检查　胃肠钡剂造影,必要时结合钡剂灌肠。可见多发性、跳跃性病变,呈节段性炎症伴僵硬、狭窄、裂隙状溃疡、瘘管、假息肉和鹅卵石样改变等。腹部超声、CT、MRI可显示肠壁增厚、腹腔或盆腔脓肿、包块等。

2.肠镜检查　结肠镜应达回肠末段。可见节段性、非对称性的黏膜炎症,纵行或阿弗他溃疡、鹅卵石样改变,可有肠腔狭窄和肠壁僵硬等。胶囊内镜对发现小肠病变,特别是早期损害意义重大。双气囊小肠镜更可取活检助诊。如有上消化道症状,应行胃镜检查。超声内镜有助于确定病变的范围和深度,发现腹腔内肿块或脓肿。

3.黏膜组织学检查　内镜活检最好包括炎症和非炎症区域,以确定炎症是否节段性分布。每个有病变的部位至少取2块组织,注意病变的局限或片状分布。病变部位较典型的改变有:①非干酪性肉芽肿;②阿弗他溃疡;③裂隙状溃疡;④固有膜慢性炎性细胞浸润、腺窝底部和黏膜下层淋巴细胞聚集;⑤黏膜下层增宽;⑥淋巴管扩张;⑦神经节炎;⑧隐窝结构大多正常,杯状细胞不减少等。

4.手术切除标本病理检查　可见肠管局限性病变、节段性损害、鹅卵石样外观、肠腔狭窄、肠壁僵硬等特征。除上述病变外,病变肠段镜下更可见穿壁性炎症、肠壁水肿、纤维化以及系膜脂肪包绕等改变,局部淋巴结亦可有肉芽肿形成。

【诊断标准】

在排除肠结核、阿米巴痢疾、耶尔森菌感染等慢性肠道感染和肠道淋巴瘤、憩室炎、缺血性肠炎、白塞病以及溃疡性结肠炎等基础上,可按下列标准诊断:①具备上述临床表现者可临床疑诊,安排进一步检查。②同时具备临床表现和影像学检查或肠镜检查者,临床可拟诊为本病。③如再加上黏膜组织学检查或手术切除标本病理检查,发现非干酪性肉芽肿和其他1项典型表现或无肉芽肿而具备上述3项典型组织学改变者,可以确诊,即强调临床拟诊、病理确诊。不过由于这些条件在临床上难以满足,使该诊断标准应用受限。④初发病例、临床表现和影像学检查或内镜检查以及活检难以确诊时,应随访观察3~6个月,如与肠结核混淆不清者应按肠结核做诊断性治疗4~8周,以观后效。

克罗恩病诊断成立后,诊断内容应包括临床类型、严重程度(活动性、严重度)、病变范围、肠外表现和并发症,以利全面评估病情和预后,制订治疗方案。

1.临床类型　可参考疾病的主要临床表现做出,按2005年蒙特利尔世界胃肠病大会克罗恩病分类中的疾病行为分型,可分为狭窄型、穿通型和非狭窄非穿通型(炎症型)。各型可有交叉或互相转化,涉及治疗方案的选择。

2.严重程度　严重度与活动性均反映克罗恩病的严重程度,常合并使用。克罗恩病的严重度可参考临床表现做出,无全身症状、腹部压痛、包块和梗阻者为轻度;明显腹痛、腹泻、全身症状和并发症为重度;介于两者之间者为中度。克罗恩病活动指数(CDAI)可正确估计病情和评价疗效(表 9-11-1)。

表 9-11-1　简化克罗恩病活动指数计算法

临床表现	0分	1分	2分	3分	4分
一般情况	良好	稍差	差	不良	极差
腹痛		无	轻	中	重
腹泻(稀便每天 1 次记 1 分)					
腹部肿块		无	可疑	确定	伴触痛
并发症(关节痛、虹膜炎、结节性红斑、坏疽性脓皮病、阿弗他溃疡、裂沟、新瘘管和脓肿等)(每种症状记 1 分)					

≤4 分为缓解;5~8 分为中度活动期;≥9 分为重度活动期

3.病变范围　病变部位和范围参考影像学检查和内镜检查结果确定,可分为小肠型、结肠型、回结肠型。此外,如消化道其他部分受累,亦应注明,受累范围>100cm 者属广泛性。

4.肠外表现和并发症　肠外表现可有口、眼、关节、皮肤、泌尿以及肝、胆等系统受累;并发症可有肠梗阻、瘘管、炎性包块或脓肿、出血、肠穿孔等。

【鉴别诊断】

1.肠结核　诊断克罗恩病应首先排除肠结核。肠结核患者既往或现有肠外结核史,临床表现少有肠瘘、腹腔脓肿和肛门病变;内镜检查病变节段性不明显,溃疡多为横行,浅表且不规则。组织病理学检查对鉴别诊断最有价值,肠壁和肠系膜淋巴结内大而致密的、融合的干酪样肉芽肿和抗酸杆菌染色阳性是肠结核的特征。不能除外肠结核时应行抗结核治疗。亦可做结核菌培养、血清抗体检测或采用结核特异性引物行聚合酶链反应(PCR)检测组织中结核杆菌 DNA。

2.白塞病　推荐应用白塞病国际研究组的诊断标准:①反复发生口腔溃疡,过去 12 个月内发病不少于 3 次;②反复发生生殖器溃疡;③眼病;④皮肤病变;⑤皮肤针刺试验阳性(无菌穿刺针刺入患者前臂,24~48h 出现直径>2mm 的无菌性红斑性结节或脓疱)。确诊需有①加其他任意 2 项特征。

3.其他需鉴别的疾病　包括缺血性结肠炎、显微镜下结肠炎、放射性肠炎、转流性肠炎、药物性肠病(如 NSAIDs)、嗜酸细胞性肠炎、恶性淋巴瘤和癌等。对于一些难以与克罗恩病鉴别的疾病,应密切随访观察。

4.溃疡性结肠炎与克罗恩病的鉴别　根据临床表现、内镜检查和组织学特征不难鉴别溃疡性结肠炎和克罗恩病。临床上前者为结肠性腹泻,常呈血性,口腔溃疡与腹部肿块少见;后者腹泻表现不定,常有腹痛和营养障碍,口腔溃疡、腹部肿块和肛门病变常见。内镜和影像学检查,前者为直肠受累,弥漫性、浅表性结肠炎症;后者以回肠或右半结肠多见,病变呈节段性、穿壁性、非对称性,典型者可见鹅卵石样改变、纵行溃疡和裂沟等。组织学上,前者为弥漫性黏膜或黏膜下炎症,伴浅层糜烂、溃疡;后者为黏膜下肉芽肿性炎症,呈节段性分布或灶性隐窝结构改变,近端结肠偏重等特征。对干结肠炎症性肠病一时难以区分溃疡性结肠炎与克罗恩病者,临床上可诊断为 IBD 类型待定(IBDU),观察病情变化。未定型结肠炎(IC)常为病理检查未能确诊时使用。抗中性粒细胞胞质抗体(ANCA)和酿酒酵母菌抗体(ASCA)检测有助于两者的鉴别。

【治疗】

1.治疗原则

(1)克罗恩病治疗目标与溃疡性结肠炎相同,为诱导和维持缓解,防治并发症,改善患者的生活质量。

(2)在活动期,诱导缓解治疗方案的选择主要依据疾病的活动性、严重度、病变部位以及治疗的反应和耐受性而决定。在缓解期必须维持治疗,防止复发。出现并发症应及时予以相应的治疗。

(3)与溃疡性结肠炎相比,克罗恩病有如下特点:①疾病严重程度与活动性判断不如溃疡性结肠炎明确;②临床缓解与肠道病变恢复常不一致;③治疗效果不如溃疡性结肠炎;④疾病过程中病情复杂多变。因此,必须更重视病情的观察和分析,更强调个体化的治疗原则。

(4)尽管相当部分的克罗恩病患者最终难免手术治疗,但术后复发率高,因此克罗恩病的基本治疗仍是内科治疗。应在治疗过程中慎重评估手术的价值和风险以及手术范围,以求在最合适的时间施行最有效的手术。

(5)所有克罗恩病患者必须戒烟,并注意包括营养支持、对症和心理治疗的综合应用。

(6)对重症患者均应采用营养支持治疗,可酌情给予要素饮食或完全肠外营养,以助诱导缓解。

2.内科治疗　克罗恩病治疗原则与溃疡性结肠炎相似,治疗方案略有不同。氨基水杨酸类药物应视病变部位选择,作用逊于溃疡性结肠炎,免疫抑制药、抗生素和生物制剂使用较为普遍。

(1)活动期的治疗

1)回结肠型克罗恩病:①轻度。口服足量的柳氮磺吡啶(SASP)或5-ASA作为初始治疗,艾迪莎20~30mg/(kg·d),分2~3次口服。有条件者口服布地奈德9mg/d,则疗效更佳。②中度。糖皮质激素作为初始治疗,也可用布地奈德。合并感染时加用抗生素,如甲硝唑15mg/(kg·d),分2次服用。不推荐应用5-ASA。③重度。首先使用糖皮质激素,口服泼尼松或泼尼松龙1~2mg/(kg·d),观察7~10d,亦可直接静脉给药,静脉滴注氢化可的松10mg/(kg·d)或甲泼尼龙1~1.5mg/(kg·d),分次静脉给予。口服糖皮质激素5mg以上,持续2个月以上者应检查骨密度。对于激素依赖者,建议加用硫唑嘌呤(AZA)1.5~3mg/(kg·d)或6-巯基嘌呤(6-MP)1~1.5mg/(kg·d)。美国食品药品监督管理局(FDA)建议,患者在接受硫唑嘌呤或6-MP前应进行TPMT基因型或表型检测,但仍应监测血常规。上述药物治疗无效或不能耐受者应对手术治疗进行评估,或有条件的可使用生物制剂,如英夫利昔,每次5mg/kg。初始治疗有效但之后无效的,可考虑本品10mg/kg。

2)结肠型克罗恩病:①轻、中度,可选用5-ASA或柳氮磺吡啶。可在治疗开始即使用糖皮质激素。远段病变可辅以局部治疗,药物和剂量同回结肠型克罗恩病。②重度,药物选择同重度回结肠型克罗恩病。

3)小肠型克罗恩病:①轻度,回肠病变可用足量的5-ASA控释剂;广泛性小肠克罗恩病,营养治疗作为主要治疗方法。②中、重度,使用糖皮质激素(最好是布地奈德)和抗生素,推荐加用AZA或6-MP,不能耐受者可改为甲氨蝶呤(MTX)17mg/m²。营养支持治疗则作为重要辅助治疗措施。如上述治疗无效,则考虑应用英夫利昔或手术治疗。

4)其他:累及胃、十二指肠者治疗与小肠型克罗恩病相同,可加用质子泵抑制药;肛门病变,如肛瘘时抗生素为第一线治疗。AZA、6-MP、英夫利昔对活动性病变有疗效,或加用脓肿引流、皮下置管等;其他部位瘘管形成者治疗与上述中、重度的诱导缓解方案相同,亦可考虑应用英夫利昔和手术治疗,具体方案需因人而异。

(2)缓解期的治疗:强调戒烟。首次药物治疗取得缓解者,可用5-ASA维持缓解。药物剂量与诱导缓解的剂量相同。反复频繁复发和(或)病情严重者,在使用糖皮质激素诱导缓解时,应加用AZA或6-MP,并在取得缓解后继续以AZA或6-MP维持缓解,不能耐受者改用小剂量MTX;使用英夫利昔诱导缓解者推荐继续定期使用以维持缓解。但最好与其他药物(如免疫抑制药)联合使用。上述维持缓解治疗用药时间与溃疡性结肠炎相同,一般为3~5年甚至更长。

(3)其他治疗:基于发病机制研究的进展,有多种免疫抑制药物,特别是新型生物制剂可供选择。亦可用益生菌维持治疗。中药方剂中不乏抗感染、止泻、黏膜保护、抑制免疫反应的多种药物,作为替换治疗,可辨证施治,适当选用。应注重对患者的教育,以提高治疗的依从性、早期识别疾病发作和定期随访。

3.手术治疗和术后复发的预防

(1)手术指征:手术治疗是克罗恩病治疗的最后选择,适用于积极内科治疗无效而病情危及生命或严重影响生存质量者,以及有并发症(穿孔、梗阻、腹腔脓肿等)需外科治疗者。

(2)术后复发的预防:克罗恩病病变肠道切除术后的复发率相当高。患者术后原则上均应用药预防复发。一般选用5-ASA。硝基咪唑类抗生素治疗克罗恩病有效,但长期使用不良反应多。AZA 或 6-MP 在易于复发的高危患者中考虑使用。预防用药推荐在术后2周开始,持续时间不少于2年。

4.癌变的监测　小肠克罗恩病炎症部位可能并发癌肿,但不发生于结肠,应重点监测小肠。结肠克罗恩病癌变危险性与溃疡性结肠炎相近,检测方法相同。

(邹　伟)

第十二节　胰腺炎

一、急性胰腺炎

急性胰腺炎是指胰腺及其周围组织的急性炎症过程。急性胰腺炎在儿童中少见,其发病原因多种多样,临床上常有急性发作的上腹部剧痛伴恶心、呕吐及血尿淀粉酶增高,疾病初期常易被忽视或误诊。在临床上根据其严重程度,可分为轻型和重型两大类。轻型胰腺炎多见,仅有轻度的胰腺功能障碍,去除发作的病因后多不会再有发作,病情呈自限性,一般病程在1~2周,胰腺的形态和功能亦恢复正常。重型胰腺炎少见,有器官衰竭或坏死、脓肿、假性囊肿等局部并发症存在,病情急重,病死率高。

【病因】

儿童胰腺炎的病因与成人显著不同。成人急性胰腺炎的病因主要是胆石症及酗酒。儿童的常见病因是病毒感染、外伤、多系统疾病和胰胆管系统的先天畸形,其中以病毒感染最为重要。已知可引起儿童胰腺炎的病因。然而尚有大约30%的患儿病因不明。

儿童急性胰腺炎的病因如下:

1.感染　流行性腮腺炎病毒、柯萨奇病毒 B、麻疹病毒、风疹病毒、EB 病毒、甲型肝炎病毒、乙型肝炎病毒、流感病毒 A、流感病毒 B 及支原体。

2.先天畸形　胆总管囊肿、胰腺分裂症、Vater 壶腹部狭窄、胰腺管缺如及胆道畸形。

3.梗阻　蛔虫、华支睾虫病、胆结石、肿瘤、炎症粘连及假性囊肿。

4.外伤　腹部钝器伤及外科手术。

5.全身性疾病　系统性红斑狼疮、结节性动脉周围炎、营养不良、皮肤黏膜淋巴结综合征、炎症性肠病、高脂血症、高血钙及溶血性尿毒多合征。

6.药物和毒素　左旋门冬酰胺酶、噻嗪类药物、磺胺类药物、硫唑嘌呤、四环素、类固醇激素、丙戊酸、雌激素及酒精。

7.遗传性胰腺炎。

（一）感染流行性腮腺炎

病毒、麻疹病毒、风疹病毒、柯萨奇病毒、埃可病毒、甲型和乙型肝炎病毒、巨细胞病毒等都可引起急性胰腺炎。其中流行性腮腺炎病毒引起的胰腺炎是较常见的。在小儿患流行性腮腺炎时，约50%患者的胰腺受到不同程度的影响。某医院统计662例流行性腮腺炎中有2例并发胰腺炎。近年报道，间质性胰腺炎是风疹病毒感染的又一种表现，并为尸体解剖证实。风疹病毒亦被胰腺组织培养证实。在亚洲地区寄生虫感染也是一种多见的原因，如蛔虫及肝吸虫引起的上行性感染、梗阻可导致急性胰腺炎的发生。细菌感染如沙门菌、痢疾杆菌、弯曲菌及钩端螺旋体感染可伴急性胰腺炎，但多是由于其毒素引起。国内有小儿伤寒并急性胰腺炎的报道。另外，支原体感染也可引起急性胰腺炎，并且胰腺炎可以是支原体感染的首发表现。

（二）外伤急性胰腺炎

可由于各种腹部钝挫伤引起，常见于自行车碰撞及车祸等。在儿童胰腺炎病因统计中，外伤原因占13%～30%。胰管中段跨越脊柱，特别容易受伤、折断。轻者仅为血肿，无实质性损伤；重者可有胰导管破裂，胰液外溢再加血供障碍及感染等因素可导致急性出血坏死性胰腺炎。

（三）先天畸形儿童胰腺炎

仅有10%～16%是由先天性胰胆管异常引起的。胆总管囊肿及胰腺分裂症所伴发的常为复发性胰腺炎，患者的胰腺体尾部及部分头部由较小的副胰管引流，其相对狭窄可使胰液排泄不畅。

（四）梗阻胆石症

是成人中多见的急性胰腺炎的病因，而在儿童中很少见。儿童中多见的梗阻性原因是胆道蛔虫症。胆道蛔虫嵌顿于共同通道，阻塞胰液的排出而致胰腺炎。

（五）全身性疾病

全身性疾病如过敏性紫癜、系统性红斑狼疮、皮肤黏膜淋巴结综合征、溶血性尿毒综合征及炎症性肠病等都可伴发胰腺炎。此类疾病因血管炎累及胰腺和其他脏器的血管，引起血管壁的炎症、坏死、血栓形成而致坏死性胰腺炎。

（六）药物和毒素

儿童急性胰腺炎的病因在儿童中较成人少见。某医院统计在应用左旋门冬酰胺酶（L-ASP）治疗230例小儿急性淋巴细胞性白血病和Ⅳ期淋巴瘤的过程中，发生急性坏死性胰腺炎（ANP）6例（2.6%）。国外Joseph等报道丙戊酸治疗10年后引起坏死性胰腺炎1例。

（七）内分泌和代谢性疾病

在儿童中此类病因少见。

1.高血钙　可以刺激胰酶的分泌，活化胰蛋白酶及形成胰管结石，从而引起急性胰腺炎。全胃肠道外营养（TPN）时偶尔可致高血钙而发生胰腺炎。

2.高脂血症　高脂血症引起胰腺炎的最早期损伤是在胰腺的小血管。三酰甘油受脂酶的作用，释放出游离脂肪酸，作用于胰腺小血管的内皮，引起血管损伤及血栓形成。

3.营养不良　低蛋白饮食可导致胰腺萎缩、纤维化及结石形成。

4.代谢性疾病　如乳酸血症、丙酸血症、糖原累积症Ⅰ型及同源性胱氨酸尿等。其发病机制未明，有些患者的原发病未获诊断而在发作时常被诊断为特发性胰腺炎。

5.糖尿病　在儿童的1型糖尿病及酮症酸中毒时由于唾液淀粉酶增高而出现淀粉酶血症。但伴发急性胰腺炎少见。

（八）遗传性胰腺炎

遗传性胰腺炎是一种常染色体隐性遗传性疾患,常在一个家族中有多个发病,患者无性别差异,多见于白色人种。患者常在幼年开始发生典型的急性胰腺炎,以后转为慢性反复发作,逐渐导致胰腺的钙化、糖尿病和脂肪泻。

1.病理生理　急性胰腺炎的病理生理是酶原在胰腺内被过早激活为有活性的消化酶,且同时伴胰酶向肠腔内排泌受阻。在生理情况下,胰腺有一系列保护机制以使胰腺实质免受蛋白水解酶的损害,其中主要因素是腺泡细胞内的酶原以非活化的形式存在。胰腺中的酶均在内质网合成,然后移行至高尔塞体进行组合。这些酶均以非活性形式贮存在有膜限制的酶原颗粒内。这些颗粒和胰腺细胞浆内均含有胰蛋白酶抑制物,活性酶不会释放至腺细胞浆内,而是在酶颗粒膜与腺细胞膜融合后直接进入管腔。酶原在肠腔内被刷状缘的肠激酶启动激活,首先激活胰蛋白酶原,形成胰蛋白酶。

急性胰腺炎发病机制中最先的一步就是胰蛋白酶原在腺泡细胞内被提前激活为胰蛋白酶。胰蛋白酶原由一种溶酶体水解酶——组织蛋白酶 B 激活为胰蛋白酶。然后胰蛋白酶再将多种酶原转变活性酶,包括磷脂酶 A_2、弹性酶及羧肽酶等,溢入胞浆后通过基侧膜渗漏至间质组织引起自身消化过程。胰蛋白酶同时可激活补体和激肽系统。在实验性胰腺炎中,激活的胰酶中最具毒性的是脂肪酶,其次是弹性酶和磷脂酶 A_2,胰蛋白酶的毒性最低。脂肪酶导致胰周脂肪坏死。损伤的脂肪细胞可产生有害因子,更加重周边腺泡细胞的损伤。弹性蛋白酶可使血管壁弹力纤维溶解,致胰血管破裂、出血和坏死。胰舒血管素能催化激肽原为缓激肽,两者引起血管扩张,血管壁通透性增加,白细胞渗出和疼痛。胰蛋白酶和糜蛋白酶能引起组织水肿、出血和坏死。磷脂酶 A_2 使卵磷脂变成具有细胞毒性的溶血卵磷脂,引起胰腺组织坏死,并可破坏肺泡表面卵磷脂致肺损伤。

儿童急性胰腺炎发作时白细胞激活也对全身病变起到很重要的作用。中性粒细胞被激活后产生弹性蛋白酶及过氧化离子引起内皮损伤。此外,还有巨噬细胞、单核细胞及淋巴细胞等在胰腺和其他组织释出各种炎症递质,如血小板活化因子、氧反应性物质及细胞因子。

2.病理　可分为急性水肿型及急性坏死型。

(1)急性水肿型(间质型):此型最常见。整个或局部胰腺水肿、肿胀,胰组织周围可有少量脂肪坏死。组织学检查有间质水肿、充血和炎症细胞浸润,但无腺泡坏死,血管变化不明显。

(2)急性坏死型(出血坏死型):腺泡及脂肪组织坏死,血管坏死出血为本型的特点。胰管扩张,动脉血栓形成,有大量坏死渗出物。胰腺呈深红色或紫黑色,也可见新鲜出血。胰腺周围组织如网膜、肠系膜及腹膜后组织被波及,易引起继发感染。治愈后可有纤维组织增生、假性囊肿形成和钙化等。

3.临床表现　急性胰腺炎的小儿有持续的中上腹和脐周剧烈腹痛、呕吐,且常有发热。患儿很少主诉背痛或束腰样痛。进食会使腹痛和呕吐加重。患儿呈急性病容,且烦躁不安,取弯腰蜷腿体位。可以有轻度黄疸和心动过速。肠鸣音减弱甚至消失。腹胀,且有腹部压痛。腹痛在 24～48 小时内持续加重。在此期间,呕吐亦趋频繁,往往需要住院输液治疗。急性水肿型胰腺炎通常呈自限性,预后一般较好。

急性坏死性胰腺炎在儿童少见。多呈急性发病,表现为剧烈的上腹部疼痛以及顽固性的恶心、呕吐,也可伴有腹泻,偶见血便。患儿上腹部疼痛迅速扩散到全腹,早期出现腹胀及腹膜刺激征。体格检查显示上腹部压痛,但也可偏左或偏右或在脐周,伴踢显肌紧张,肠鸣音稀少而弱。患儿可出现黄疸、腹水以及胸腔积液,同时有明显水、电解质及酸碱平衡紊乱,中毒性低血容量休克,或出现中枢神经系统障碍和心、肺、肾等脏器功能衰竭表现。在成人,休克、肾衰竭、感染、大量胃肠道出血和其他并发症的死亡率是 20%～

50%。预后不良的指标包括器官功能衰竭、严重的代谢紊乱如高糖血症、低钙血症及低球蛋白血症。用于评估成人胰腺炎严重性的体系通常不适用于儿科患者。急性胰腺炎的症状和体征(表 9-12-1)。

表 9-12-1　急性胰腺炎的症状和体征

常见	不常见
腹痛	低血压
腹部压痛	Grey Turner 征
恶心	Cullen 征
呕吐	肾衰竭
低度发热	呼吸衰竭
肠鸣音减弱或消失	腹水及胸腔积液
腹胀	

4.诊断　　水肿性胰腺炎的诊断并不困难,根据临床上剧烈腹痛、恶心、呕吐、发热等和血、尿淀粉酶测定来诊断。但儿科患者尤其是婴幼儿临床表现不典型,故实验室检查和影像学检查显得更为重要。重要的是如何及早做出重症胰腺炎的诊断。小儿急性坏死性胰腺炎临床表现不典型。剧烈腹痛是胰腺炎的主要症状,但小儿有时仅表现为阵发性哭闹,而小婴儿可无腹痛,仅有反应差及面色灰等表现。典型胰腺炎往往左上腹痛,而小儿腹痛常为全腹性甚至伴明显肌卫,易并发腹膜炎。有文献报道急性胰腺炎如具有以下症状之一者即应拟诊急性坏死性胰腺炎:①急性胰腺炎经内科治疗 4～72 小时,病情无改善或加重,表现为高热、末梢血白细胞计数明显增高及脏器功能衰竭(肾衰竭及休克肺等);②腹胀明显,肠鸣音减弱或出现麻痹性肠梗阻;③出现腹水,尤其是血性腹水,其淀粉酶升高;④发生休克。对于原因不明的发热、腹痛、腹胀及呕吐者,尤其有腹膜炎或肠梗阻表现者,常规行腹腔穿刺及腹水淀粉酶测定,能提高早期诊断率。

5.实验室检查

(1)淀粉酶测定:血和尿淀粉酶增高。75%急性胰腺炎患者血清淀粉酶增高达正常的 3 倍并持续数日,一般在症状发作后 2～12 小时即增高,24 小时最高峰,48 小时后高峰下降而尿淀粉酶升高,尿淀粉酶可持续 1～2 周。临床检测淀粉酶作诊断时需注意以下几个方面:①淀粉酶增高程度与病情常不成正比;②血清淀粉酶正常并不能排除急性胰腺炎,10%重症胰腺炎患者的血清淀粉酶可始终在正常范围内;③胸腹水中淀粉酶显著增高可作为急性胰腺炎的诊断依据,但需与消化道穿孔等所致的胸腹水中淀粉酶增高鉴别;④血清淀粉酶也可以在急性胰腺炎以外的许多情况中升高(表 9-12-2)。

表 9-12-2　儿童中高淀粉酶血症的非胰腺性原因

1.胰源性淀粉酶:胆道梗阻、肠梗阻、十二指肠溃疡穿孔、急性阑尾炎、肠系膜血管缺血/梗死、腹膜炎

2.唾液淀粉酶

(1)唾液腺:腮腺炎、外伤、手术、唾液管梗阻、糖尿病酮症酸中毒、神经性厌食及贪食症

(2)卵巢:恶性病变、囊肿及恶性肿瘤

3.混合性或原因不明:肾衰竭、头外伤、烧伤、手术后及巨淀粉酶症

(2)血清脂肪酶测定:急性胰腺炎时血清脂肪酶也增高。血清脂肪酶增高 3 倍以上更有特异性。脂肪酶由肾小球滤过,肾小管重吸收。脂肪酶在发病后几小时即增高,可持续 8～14 天。

(3)白细胞计数增高,并可出现核左移现象。

(4)血细胞比容增高(未进行大量输液前)。

(5)低血钙。

(6)低血钾。

(7)血糖增高。

(8)发生弥散性血管内凝血(DIC)时,各种凝血试验异常。

(9)心电图有心肌缺血或损伤的表现,系坏死的胰腺组织释放的心肌抑制因子以及电解质紊乱引起。

6.影像诊断

(1)X线检查:腹部平片可见横结肠明显充气,十二指肠或小肠节段性麻痹性扩张,腰大肌线模糊或消失,胃气泡变形,胃与结肠间距增大,或者是结肠切割征表现。但这些都不是胰腺炎的特异性表现。

(2)B型超声:检查超声检查由于其直观性及无创性,已成为儿科诊断胰腺炎的常用手段。胰腺炎的超声检查结果包括:弥漫性或局部胰腺肿大,胰腺边界不清,组织回声减弱,胰管扩张或假性囊肿。20％～30％的胰腺炎患者超声检查结果可能正常或者由于肠道气体的影响而使胰腺显像不清。另外,对胰腺炎是否合并胆系结石及胆道梗阻的诊断亦有价值。

(3)电子计算机断层扫描摄影(CT):腹部CT检查用于B型超声检查诊断不确定时。CT可以显示损伤的存在、弥漫性胰腺肿大,胰腺肿块、脓肿以及出血性胰腺炎等。CT增强扫描可见到胰腺坏死区呈现明显的低密度透亮区。值得注意的是,20％以上的急性胰腺炎患者的CT结果为正常,所以CT正常并不能排除胰腺炎的诊断。

(4)内镜下逆行胰胆管造影术(ERCP):已被接受为诊断和治疗小儿胰腺炎。ERCP对于诊断复发性胰腺炎疑有胰管异常及胰腺分裂症尤其有用。在以下情况可做ERCP:胰腺炎发病后1个月仍未缓解、复发性胰腺炎、胰酶持续升高、有胰腺炎家族史、肝移植后的胰腺炎以及纤维囊性变的胰腺炎。对于未消散性外伤性胰腺炎,在决定是否需要内镜治疗或外科手术时最好先做ERCP。儿童行ERCP的并发症和成人一样,包括高淀粉酶血症、胰腺炎、疼痛、胆管炎、肠麻痹及发热等,发生率高于成人患者。

7.治疗

(1)内科治疗:治疗的主要原则是尽量停止胰腺的自身消化,即通过禁食、胃肠减压及应用酶的抑制剂等减少胰腺酶的分泌。此外,防止继发感染、缓解疼痛、纠正水、电解质紊乱以及维持主要脏器功能也极为重要。

1)禁食:急性胰腺炎的患者应绝对禁食,直到腹痛消失可开始进少量流质。进食可引起胰液分泌增加,从而可加重胰腺及其周围组织的损伤。

2)胃肠减压:胃酸进入十二指肠可刺激肠黏液分泌肠激素并激活肠道中的胰酶,故恶心、呕吐较明显时需作胃肠减压。

3)缓解疼痛:疼痛常是急性胰腺炎患者就诊的主要原因,缓解疼痛在治疗上极其重要。剧烈的腹痛可产生或加重休克,加重Oddi括约肌痉挛,使胰腺分泌增加。一般首选抗胆碱能药物,具有解痉止痛及抑制胰腺分泌作用,常用者有阿托品。亦可用度冷丁止痛。

4)维持血容容及水、电解质的平衡。

5)抗感染治疗:抗生素应用的目的是预防性用药、治疗导致胰腺炎发生的感染因素及对急性胰腺炎合并周围组织感染的治疗。抗生素的选用既要考虑对引起胰腺感染菌种的敏感性,又要考虑在胰腺有较好的渗透性。常见的感染细菌为大肠杆菌、假单孢菌、金黄色葡萄球菌及厌氧菌等。可选用头孢类抗生素如头孢噻肟、头孢哌酮等并用甲硝唑。重型胰腺炎尤需加强抗感染治疗。

6)抑制胰酶药物:①抑肽酶:是临床常用的抑制胰酶分泌的药物,但仅在早期使用有一定效果。其药理机制为:抑制胰蛋白;抑制纤维蛋白溶解,可预防和治疗各种纤维蛋白溶解引起的急性出血;抑制血管舒缓素从而阻断休克发生中的血管活性因子作用。②生长抑素合成衍生物:主要有14肽的生长抑素施他宁及8肽的奥益肽。目前在临床上均有应用,其效应明显优于抑肽酶。其作用有:抑制胰液及胃液的分泌;阻止血小板活化因子产生后引起的毛细血管渗漏综合征;刺激肝、脾及循环中单核-吞噬细胞系统活性;松弛Oddi括约肌。

7)静脉高营养:对于重症胰腺炎,可予静脉高营养。国内外一致认为静脉高营养有以下几个优点:减少胃肠负担,补充代谢需要,增强机体免疫功能,有利于外科手术治疗。脂肪乳剂有利于补充代谢需要,有利于重型胰腺炎的恢复,故现主张可予以适量的脂肪乳剂。

(2)外科治疗:手术指征为:①诊断不肯定,特别与外科急腹症(如肠梗阻和胃穿孔等)鉴别有困难者,需剖腹探查;②有腹腔内渗出和肠麻痹,内科治疗无好转可作腹膜后或腹腔引流;③有胰腺脓肿形成应及时作引流排脓;④黄疸加深,合并胆总管结石梗阻和胆道化脓性感染者。

在成人的急性坏死性胰腺炎的治疗中,许多专家学者强调要晚期手术,但国内儿科较多主张一旦确诊为急性坏死性胰腺炎时,即应做手术治疗。因小儿机体代偿能力有限,早期病变相对局限,全身中毒症状轻,对手术耐受性相对较好。手术方式有腹腔灌洗引流术以及坏死组织清除术等。

二、慢性胰腺炎

慢性胰腺炎是指胰腺局部或弥漫性的慢性进行性炎症。它具有进行性、持续性及不可逆性。日益加重的胰实质损害导致胰腺内、外分泌功能进行性衰退。慢性胰腺炎在儿童中很少见。

【病因】

引起慢性胰腺炎的常见原因有三类:

1.阻塞性

(1)先天性导管异常。

(2)损伤。

(3)硬化性胆管炎。

(4)特发性纤维性胰腺炎。

2.钙化

(1)遗传性胰腺炎。

(2)热带性胰腺炎。

(3)胆囊纤维化。

(4)高钙血症。

(5)高脂血症。

3.混合性

(1)线粒体肌病。

(2)炎症性肠病。

(3)特发性。

【病理生理】

慢性胰腺炎有两种主要的病理类型:钙化性和阻塞性。这两种类型在儿童中均很少见。在儿童中,慢性钙化性胰腺炎见于遗传性胰腺炎和特发性胰腺炎。胰腺坚硬,手术时可触及钙石。当含有多种蛋白如消化酶、黏多糖以及糖蛋白的黏性塞子融合在导管腔内时,就会发生阻塞。碳酸钙沉淀形成管内结石。也有推测有毒的代谢物加重胰腺的损害。

胰石蛋白是一种糖蛋白,在正常胰液时可以防止钙盐的沉淀。慢性乙醇摄入和蛋白质缺乏都会减少胰石蛋白的合成。胰石蛋白水平降低以及继发性钙结石的形成,可能是许多原因导致钙化性胰腺炎的共同通路。

先天畸形或后天获得性疾病如肿瘤、纤维变性或损伤性狭窄阻塞主胰管时就会发生阻塞性胰腺炎。胰腺上皮发生炎症,被纤维组织替代。自由基以及抗氧化剂缺乏在慢性胰腺炎的形成和发展中都起了很重要的作用。

【临床表现】

许多患者有反复发作的急性胰腺炎史。腹痛为最突出与多见的症状,在大多数情况下,随着时间的推移,腹痛的严重性减轻、持续时间减少。在钙化性胰腺炎,随着胰腺的钙化,疼痛减轻,但随之出现内、外分泌功能不足。98％的胰腺功能丧失时才会出现外分泌功能不足的表现。胰腺外分泌功能不足会导致营养不良、贪食及生长障碍、营养缺乏,尤其是脂溶性维生素、维生素 B_{12} 以及必需脂肪酸的缺乏。严重时可出现脂肪泻,患儿粪便量显著增多,粪酸臭或恶臭。可出现糖尿病,但一般不严重。

(一)慢性钙化性胰腺炎

1.遗传性胰腺炎　是一种常染色体隐性遗传性疾病。遗传性胰腺炎的基因定位于 7 号染色体长臂。胰蛋白酶原的第 117 位的精氨酸被组氨酸替代,导致胰腺的自身消化并诱发胰腺炎。

病理发现包括胰腺萎缩,纤维化及钙化,腺泡细胞几乎均萎缩,导管堵塞以及广泛的纤维化。胰岛细胞完好。

遗传性胰腺炎起病年龄多见于 5～10 岁。由于有家族史,诊断很容易。患者有严重的腹痛伴恶心、呕吐。体格检查和临床过程与其他原因所致的急性胰腺炎相似,急性期症状在 4～8 天后缓解。每次发作后都会加重胰腺组织损害。发作间期患者一般情况尚可,无症状期可以是数周或数年。当发展为慢性胰腺炎时,淀粉酶和脂肪酶在急性发作时可以正常。CT 或超声检查显示缩小的、钙化胰腺伴导管扩张。ERCP可以发现扩张或狭窄的导管内的结石。多年以后,发展为胰功能不全。晚期并发症包括糖尿病、动脉血栓、胰腺癌和腹部其他肿瘤。

2.青少年热带性(营养性)胰腺炎　热带性(营养性)胰腺炎是儿童慢性胰腺炎较常见的原因。见于印度南部、印尼以及非洲近赤道的热带区域的一些营养摄入不足的人群。其原因是营养不良及食用木薯粉,木薯含有有毒的糖苷。临床过程与其他类型的慢性胰腺炎类似。

(二)慢性阻塞性胰腺炎

1.胰腺分裂症　胰腺分裂症在总人群中的发病率为 5％～15％,是胰腺最常见的畸形。由于背侧和腹侧胰腺始基不能融合,导致胰尾、胰体和部分胰头通过相对狭窄的副胰管引流,而不是通过主胰管引流。许多学者认为胰腺分裂症和复发性胰腺炎有关。ERCP 可以诊断胰腺分裂症。乳头括约肌切开有帮助。

2.腹部外伤　腹部受外伤后,胰腺导管的隐性损伤可以导致狭窄、假性囊肿形成以及慢性阻塞。

(三)特发性纤维化胰腺炎

特发性纤维化胰腺炎很罕见,可以有腹痛或阻塞性黄疸。腺体可见弥漫性纤维性组织增生。

(四)其他

高脂血症Ⅰ、Ⅳ、Ⅴ型患者可以发生胰腺炎。胰腺炎时可以出现一过性高脂血症,所以急性胰腺炎时的血脂升高必须在好转后重测。其他病因还包括胆囊纤维化、硬化性胆管炎以及炎症性肠病等。

【诊断】

根据患者有典型的胰腺炎病史,以及影像学上有慢性征象,慢性胰腺炎很容易诊断。更典型的是患者有反复发作的腹痛、呕吐及血清淀粉酶升高。有些患者有吸收不良和生长障碍。脂溶性维生素缺乏很少见。

1.胰酶测定　急性发作期血淀粉酶和血脂肪酶升高。

2.葡萄糖不耐受、脂溶性维生素缺乏、低球蛋白血症及肝功能升高。

3.胰腺功能测试　如核素脂肪试验、CCK-促胰液素、BT-PABA 试验等。无任何胰功能试验有足够敏感性可诊断出轻度早期甚至中度胰腺炎。

4.腹部平片　腹部平片见到胰腺钙化,则慢性胰腺炎的诊断成立。

5.ERCP　诊断慢性胰腺炎的敏感性最高。

【治疗】

1.疼痛　对于儿童慢性胰腺炎,控制疼痛很重要,但有时却很困难。可以用甾体类或非甾体类抗炎药;补充胰酶以抑制胆囊收缩素的分泌;药物治疗失败时,可行内镜下或外科手术解除胰管梗阻。

2.吸收不良　慢性胰腺炎时吸收不良常见,但儿童中的发生率尚不清楚。治疗可用胰酶制剂,需摄入已补充维生素的平衡饮食。

3.糖尿病　糖尿病通常为轻度,酮症酸中毒很少见。需相对小剂量的胰岛素来维持血糖水平。

（褚恩峰）

第十章　泌尿系统疾病

第一节　肾小球疾病

一、急性肾小球肾炎

急性肾小球肾炎通常指急性链球菌感染后肾小球肾炎(APSGN),是由 A 组 β 溶血性链球菌感染后所引起的免疫复合物沉积在肾小球而致的弥漫性肾小球毛细血管内渗出性、增生性炎症病变。本病是最常见的小儿肾脏疾病,据 1982 年全国 105 所医院儿科住院病人统计,APSGN 占同期住院泌尿系统疾病病人的 53%。每年 1、2 月和 9、10 月为发病高峰期,多见于学龄期患儿。男:女发病率为 2:1。临床表现轻重不一,典型表现为水肿、尿少及高血压。预后良好,绝大多数完全恢复,少数(1%~2%)可迁延不愈而转为慢性。

【病因】

能引起急性感染后肾小球肾炎的病原有:①β 溶血性链球菌 A 组;②非链球菌(包括其他的葡萄球菌、链球菌及革兰阴性杆菌等)、病毒(流感病毒、柯萨奇病毒 B 及 EB 病毒)、肺炎支原体及疟原虫等。

在 A 组 β 溶血性链球菌中,由呼吸道感染所致肾炎的菌株以 12 型为主,少数为 1、3、4、6、25 及 49 型,引起肾炎的侵袭率约 5%。由皮肤感染引起的肾炎则以 49 型为主,少数为 2、55、57 和 6O 型,侵袭率可达 25%。

【发病原理】

细菌感染多是通过抗原-抗体复合物在肾小球沉积后激活补体,诱发炎症反应而发病。而病毒和支原体等则是直接侵袭肾组织而致肾炎。

关于 A 组 β 溶血性链球菌感染后导致肾炎的机制,一般认为机体对链球菌的某些抗原成分(如胞壁的 M 蛋白或胞浆中某些抗原成分)产生抗体,形成循环免疫复合物,随血流抵达肾脏,并沉积于肾小球基膜,进而激活补体,造成肾小球局部免疫病理操作而致病。但近年还提出了其他机制,有人认为链球菌中的某些阳离子抗原,先植入于肾小球基膜,通过原位复合物方式致病;致肾炎链球菌株通过分泌神经氨酸酶改变了机体正常的 IgG,从而使其具有了抗原性,导致抗体产生,沉积在肾脏而发病;还有人认为链球菌抗原与肾小球基膜糖蛋白具有交叉抗原性,此少数病例属肾抗体型肾炎。

沉积在肾脏的链球菌抗原一直不甚清楚,原以为是其细胞壁抗原(M 蛋白),但在肾小球内未发现 M 蛋白沉积。后发现在患者的肾小球内沉积有内链球菌素、肾炎菌株协同蛋白和前吸收抗原等链球菌成分,但是否 APSGN 是由上述抗原所诱发的免疫机制致病尚未完全肯定。

【病理】

APSGN 的早期肾活检主要为弥漫性毛细血管内增生性肾小球肾炎。光镜下可见肾小球肿大,内皮细胞及系膜细胞增生(称为毛细血管内增生),中性多形核白细胞和单核细胞在肾小球内浸润,使毛细血管壁狭窄乃至闭塞,但毛细血管壁通常无坏死。沿毛细血管壁基膜外侧,偶有不连续的蛋白质性沉积物(驼峰),即沉积的免疫复合物,电镜可见肾小球上皮细胞下有大块电子致密物沉积。在少数肾小球,可见局限性毛细血管外增生(新月体),但很少有弥漫性新月体形成。肾小球之外的血管和肾小管间质区一般正常。在远端小管腔内常见红细胞,可形成红细胞管型。免疫荧光检查可分系膜型、星空型及花环型三种,在毛细血管祥周围和系膜区可见 IgG 颗粒样沉积,常伴有 C_3 和备解素沉积,但较少见有 C_3 和 C_4 沉积。血清补体成分的改变和肾小球毛细血管祥明显的 C_3、备解素的沉积,表明补体激活可能主要途径是替代途径。

【临床表现】

(一)典型病例

1.前驱表现　发病前 10 天左右常有上呼吸道感染及扁桃体炎等链球菌前驱感染史,以皮肤脓疱疮为前驱病史者,前驱期稍长,约 2～4 周。

2.水肿　常为最先出现的症状。初期以眼睑及颜面为主,渐下行至四肢,呈非凹陷性,合并腹水及胸水都极为少见。

3.尿量　尿量减少与水肿平行,尿量越少水肿越重。少尿标准为学龄儿童每日尿量<400ml,学龄前儿童<300ml,婴幼儿<200ml 或每日尿量少于 $250ml/m^2$;无尿标准为每日尿量<$50ml/m^2$。

4.疾病初期　可出现肉眼血尿,1～2 周后转为镜下血尿,轻症病人多数无肉眼血尿。

5.高血压　见于 70% 的病例。不同年龄组高血压的标准不同:学龄儿童≥17.3/12kPa(130/90mmHg),学龄前期儿童≥16/10.7kPa(120/80mmHg);婴幼儿≥14.7/9.3kPa(110/70mmHg)为高血压。

6.其他　部分患者可出现腰痛及尿痛症状,高血压明显时常伴有头晕、头痛、恶心、呕吐和食欲缺乏等。

(二)严重病例

除上述表现外,还出现下列之一的临床表现即为严重病例。

1.急性肾功能不全　表现为严重少尿甚至无尿,血肌酐及尿素氮明显升高,血肌酐≥176mmol/L(2mg/dl)。

2.严重循环充血　高度水钠潴留可引起严重循环充血及心衰、气肿等。表现为明显水肿、持续少尿乃至无尿,心慌气促、烦躁、不能平卧、发绀、两肺湿啰音、心音低钝、心率增快、奔马律和肝脏进行性增大。

3.高血压脑病　血压急骤升高达 160/110mmHg(21.3/14.7kPa)以上,超过脑血管代偿收缩功能,使脑血流灌注过多而出现脑水肿表现,如强烈头痛、频繁呕吐、视力模糊乃至失明,严重者神志不清、昏迷及惊厥等。

(三)非典型病例

1.肾外症状性肾炎　又称尿轻微改变肾炎,虽有前驱病史、水肿、高血压及血清补体的降低,有或者无尿少,但尿中往往无蛋白、红细胞及白细胞或呈一过性异常。

2.表现为　肾病综合征的急性肾小球肾炎,蛋白尿明显的急性肾炎可出现低蛋白血症、高脂血症和凹陷性水肿。通过尿检动态观察及血清补体检测可与肾炎性肾病综合征相鉴别。

【实验室检查】

1.尿液分析　尿液改变有很大的个体差异。一般表现为:①尿量少而比重较高;②常见有肉眼血尿,尿液外观为烟雾状的咖啡色,常伴有红细胞管型,尿沉渣中的红细胞为畸形;③常有蛋白尿,但程度不一,一般 24 小时尿蛋白定量为 0.2～3.0g,如果蛋白尿明显并持续时间较长,可发生肾病综合征;④尿中有白细胞和白细胞管型,早期尤显著;⑤多种管型尿:除红细胞管型、白细胞管型外还可有透明管型、颗粒管型及透明管型等。

2.血液检查　红细胞计数及血红蛋白可稍低,系因:①血容量扩大,血液稀释;②伴肾衰竭者出现促红细胞生成素减少导致肾性贫血;③溶血性贫血。白细胞计数可正常或增高,此与原发感染灶是否继续存在有关。血沉多增快,1～3个月内可恢复正常。

3.血生化及肾功能检查　肾小球滤过率(GFR)呈不同程度的下降,但肾血浆流量仍可正常,因而滤过分数常减少。与肾小球功能受累相比,肾小管功能相对良好,肾浓缩功能多能保持。临床常见一过性氮质血症,血中尿素氮、肌酐轻度增高。伴急性肾功能不全时可出现血中尿素氮、肌酐的明显升高。不限水量的患儿,可有轻度稀释性低钠血症。此外患儿还可有高血钾及代谢性酸中毒。血浆蛋白可因血液稀释而轻度下降,在尿蛋白达肾病水平者,血白蛋白下降明显,并可伴一定程度的高脂血症。

4.链球菌感染的证据　可进行皮肤病灶或咽部拭子细菌培养以发现A组β溶血性链球菌,或者检查血清中抗链球菌溶血素或酶的抗体。抗"O"(ASO)升高见于80%以上呼吸道感染为前驱症状的病人和50%以脓疱疮为前驱症状的病人,一般在感染后2～3周开始升高,3～5周达高峰,半年内恢复正常。还可检测抗脱氧核糖核酸酶B、抗透明质酸酶及抗双磷酸吡啶核苷酸酶,这些酶活性的增高都是链球菌感染的证据。Anti-Hase在皮肤感染时阳性率较高,Anti-ADPNase则在呼吸道感染时阳性率高,而Anti-ADPNaseB则在二种感染时阳性率都＞90%。

5.免疫学检查　血清总补体(CH_{50})和补体3(C_3)水平的下降是诊断急性肾小球肾炎的关键,但下降水平与病变程度及预后无关;血清γ球蛋白和免疫球蛋白IgG水平常增高;血清补体4(C4)水平正常或轻度降低。降低的血清补体3多在1～2个月内恢复正常,但少数3个月才恢复正常。

6.肾活体组织检查　早期表现为毛细血管内渗出性、增生性炎症,内皮细胞及系膜细胞增生,上皮下大量沉积物并且呈驼峰样,后期以轻度系膜增生为主。严重病人可出现大量新月体。

7.其他　ECG可表现为低电压、T波低平等改变。X线还可发现心影轻度增大,超声波检查可见双肾正常或弥漫性肿大、皮质回声增强。

【诊断】

典型急性肾小球肾炎诊断并不困难。链球菌感染后,经1～3周无症状间歇期,出现水肿、高血压及血尿(可伴有不同程度蛋白尿),再加以血C_3的动态变化即可明确诊断。但确诊APSGN则需包括下述3点中的2点:①在咽部或皮肤病损处,检出致肾炎的β溶血性链球菌。②对链球菌成分的抗体有一项或多项呈阳性:ASO、anti-DNaseB抗体、anti-Hase抗体及anti-ADPNase抗体等。为了使诊断的准确率达到90%,必须进行多种抗体测试。值得注意的是,早期使用抗生素治疗,能阻止上述抗体的产生,并使咽部细菌培养为阴性,但不能阻止APSGN的发生。③血清补体C_3降低。

【鉴别诊断】

由于多种肾脏疾病均可表现为急性肾炎综合征,还有一些肾脏病伴有血C_3下降,因此需要进行鉴别诊断。

(一)其他病原体感染后的肾小球肾炎

已知多种病原体感染也可引起肾炎,并表现为急性肾炎综合征。可引起增殖性肾炎的病原体有细菌(葡萄球菌和肺炎球菌等)、病毒(流感病毒、EB病毒、水痘病毒、柯萨奇病毒、腮腺炎病毒、ECHO病毒、巨细胞包涵体病毒及乙型肝炎病毒等)、肺炎支原体及原虫等。参考病史、原发感染灶及其各自特点一般均可区别,这些感染后肾炎患者往往C_3下降不如APSCN显著。

（二）其他原发性肾小球疾患

1.膜增生性肾炎　　起病似急性肾炎,但常有显著蛋白尿、血补体 C_3 持续低下,病程呈慢性过程,必要时行肾活检鉴别。

2.急进性肾炎　　起病与急性肾炎相同,常在 3 个月内病情持续进展恶化,血尿、高血压、急性肾衰竭伴少尿持续不缓解,病死率高。

3.1gA 肾病　　多于上呼吸道感染后 1～2 日内即以血尿起病,通常不伴水肿和高血压。一般无血清补体下降,有时有既往多次血尿发作史。鉴别困难时需行肾活体组织检查。

4.原发性肾病综合征肾炎型　　肾炎急性期偶有蛋白尿严重达肾病水平者,与肾炎性肾病综合征易于混淆。经分析病史、补体检测、甚至经一阶段随访观察,可以区别,困难时需行肾活体组织检查。

（三）继发性肾脏疾病

也可以急性肾炎综合征起病,如系统性红斑狼疮、过敏性紫癜、溶血尿毒综合征、坏死性小血管炎及 Goodpasture 综合征。据各病的其他表现可以鉴别。

（四）急性泌尿系感染或肾盂肾炎

在小儿也可表现有血尿,但多有发热、尿路刺激症状,尿中以白细胞为主,尿细菌培养阳性可以区别。

（五）慢性肾炎急性发作

儿童病例较少,常有既往肾脏病史,发作常于感染后 1～2 日诱发,缺乏间歇期,且常有较重贫血,持续高血压及肾功能不全,有时伴心脏和眼底变化,尿比重固定,B超检查有时见两肾体积偏小。

【治疗】

本病主要治疗为清除体内残余病原、对症及保护肾功能。

（一）一般治疗

1.休息　　卧床休息直至水肿消退、血压正常及肉眼血尿消失。血沉正常后可上学,但尿 Addis 计数正常前应控制活动量。

2.饮食　　急性期宜限制水、盐及蛋白质摄入量。盐摄入量控制在 1～2g/d 水平,伴肾功能不全时蛋白质摄入量以 0.5g/(kg·d)为宜。

（二）抗生素

主要目的为清除残余病菌,可用青霉素 20 万～30 万 U/(kg·d)或红霉素 30mg/(kg·d)静脉滴注治疗 2 周。疑有其他病原时,可加用其他抗生素。

（三）对症治疗

利尿、消肿及降压等。

1.利尿　　轻度水肿者可选用氢氯噻嗪(DHCT)2～3mg/(kg·d)口服,尿呈增多后加用螺内酯,spi-2mg(kg·d)口服。口服利尿剂效果差或重度水肿病人可静脉滴注或肌注呋塞米(速尿),每次1～2mg/kg。还可采用新型利尿合剂即多巴胺和酚妥拉明各 0.3～0.5mg/kg、呋塞米 2mg/kg,一起加入 10％葡萄糖 100～200ml 中静滴,利尿效果优于单用呋塞米。

2.降压　　首选硝苯地平(心痛定),每次 0.25～0.5mg/kg,一日 3 次或 4 次口服或舌下含服。如血压仍不能控制可用尼卡地平(佩尔地平)每次 0.5～1mg/kg,一日 2 次;卡托普利(巯甲丙脯酸)1～2mg/(kg·d),一日 2～3 次;哌唑嗪每次 0.02～0.05mg/kg,一日 3～4 次口服。

（四）重症病例治疗

1.急性肾功能不全　　维持水、电解质及酸碱平衡,加强利尿,呋塞米可用至每次 3～5mg/kg。

2.严重循环充血   以利尿剂为主。伴明显高血压时,也可试用血管扩张剂,如硝普钠 $1\sim2\mu g/(kg \cdot min)$。一般不用洋地黄,心力衰竭明显时,可小剂量应用毛花甙丙每次 $0.01mg/kg$,一般 $1\sim2$ 次即可,不必维持用药。上述治疗无效时可用血液滤过、血液透析或腹膜透析治疗。

3.高血压脑病   首选硝普钠静脉滴注,剂量为 $1\sim5\mu g/(kg \cdot min)$,最大量 $<8\mu g/(kg \cdot min)$,需新鲜配制,>4 小时后不宜使用,输液中需避光,主要不良反应有恶心、呕吐、头痛、肌痉挛及血压过低等。也可用二氮嗪每次 $3\sim5mg/kg$ 或佩尔地平 $0.5\sim6\mu g/(kg \cdot min)$ 静脉注射。对惊厥者可用地西泮每次 $0.3mg/kg$ 静注或苯巴比妥每次 $5\sim8mg/kg$ 肌注治疗。

(五)肾上腺皮质激素治疗

一般病人禁用肾上腺皮质激素,以免加重水钠潴留及高血压。对于持续大量蛋白尿者或临床病理有慢性化趋势的患儿,可口服泼尼松治疗,剂量 $1\sim2mg/(kg \cdot d)$,并逐步减量,疗程以 $1\sim2$ 个月为宜。对于肾活组织检查有大量新月体的病人可先以甲泼尼龙每次 $20\sim30mg/kg$ 冲击治疗,然后改为泼尼松口服治疗。

(六)恢复期治疗

在肉眼血尿、水肿及高血压消失后,可用中药如六味地黄丸($6g/次$,一日 3 次)或白茅根($20g/次$,煎服)等治疗,直至镜下血尿消失。

【预后】

小儿急性肾小球肾炎预后良好,大多数可完全恢复,急性期死亡主要与急性肾功能不全有关。绝大多数患儿 $2\sim4$ 周内肉眼血尿消失,尿量增多,水肿消退,血压逐渐恢复,残余少量蛋白尿及镜下血尿多于 6 个月内消失,少数重症病人可迁延 $1\sim3$ 年甚至发展成慢性肾炎或慢性肾功能不全。

二、急进性肾小球肾炎

急进性肾小球肾炎(RPGN)简称急进性肾炎,系急进性肾炎综合征。临床上急性起病,出现血尿、蛋白尿、管型尿、水肿、高血压并且持续性少尿或无尿,呈进行性肾功能不全,最终在数月内(3 个月左右)出现尿毒症。由于其主要的病理改变是广泛的肾小球新月体形成,因此,RPGN 也常从病理角度被叫做"新月体性肾炎"。此外,RPGN 多在 $2\sim3$ 个月内出现肾衰竭,因而从肾衰出现时间上也有时被称为"亚急性肾小球肾炎"。本病在儿童时期发病率较低,一般约占小儿肾小球肾炎的 2%。

【病因】

急进性肾炎是多种不同病因引起,有共同临床和病理表现的综合征。按照病因不同,可分为原发性新月体性肾炎和继发于感染性疾病、药物、其他系统疾病以及继发于其他原发性肾小球疾病基础上等。

1.感染性疾病   ①链球菌感染后急性肾小球肾炎;②感染性心内膜炎;③隐匿性内脏脓毒血症;④乙型肝炎病毒感染(伴血管炎和/或冷球蛋白血症)。

2.多系统疾病   ①系统性红斑狼疮;②过敏性紫癜;③全身性坏死性血管炎(包括韦格肉芽肿和显微镜下小动脉炎);④Goodpasture 综合征;⑤原发性混合性冷球蛋白血症;⑥恶性肿瘤;⑦复发性多软骨炎;⑧类风湿性关节炎(伴血管炎)。

3.药物   青霉胺、肼屈嗪、别嘌呤醇(伴血管炎)及利福平等。

4.原发性肾小球疾病

(1)特发性新月体性肾小球肾炎:①Ⅰ型:IgG 线状沉积(抗肾小球基底膜抗体型)。②Ⅱ型:胞 IgG 颗粒状沉积(免疫复合物型)。③Ⅲ型:少或无沉积(寡免疫反应型);包括:a.抗中性粒细胞胞浆抗体阳性,

b.抗中性粒细胞抗体阴性。④Ⅳ：Ⅰ型和Ⅲa型结合型。

(2)在其他原发性肾小球疾病基础上广泛新月体形成膜增生性肾小球肾炎(尤其是Ⅱ型)、膜性肾病及Berger病(IgA肾病)等。

【病理】

光镜的特征性表现是广泛性毛细血管外增生，形成新月体(早期以细胞成分为主，后期胶原组织及成纤维细胞浸润而渐成纤维性新月体)；常伴有肾小球毛细血管袢节段性或弥漫性坏死。肾小球病变的范围和程度也不相同，然而，肾功能迅速恶化者，70%以上肾小球有环状新月体形成。如毛细血管内增生明显，则提示存在感染；如有节段性或弥漫性毛细血管坏死，则提示有潜在的血管炎。在新月体内，用特殊染色或免疫荧光，常可见到纤维蛋白原相关抗原的沉积，肾小球基底膜和/(或)Bowman囊有裂隙或断裂。免疫荧光检查可分别出现线状、颗粒状 IgG 沉积或者无 Ig 沉积。

电镜下可见新月体内除上皮细胞外，尚有纤维素及红细胞，肾小球基底膜断裂及纤维素样沉积，内皮下及系膜区甚至上皮下可见电子致密物。

【临床表现】

主要的临床特点有：

(一)起病与前驱症状

本病多发生于年长儿童，男孩多于女孩。1/3～1/2有前驱病史，表现为病前2～3周内出现发热、乏力、关节痛及肌痛等上感症状或非特异性表现。

(二)急性肾炎表现

起病初期与急性肾小球肾炎类似，表现为水肿、少尿、血尿、蛋白尿及高血压等。但2～3周后，上述症状不仅不能缓解，反而加剧，出现持续性少尿、严重高血压及循环充血。

(三)肾功能进行性减退

肾功能在2～3个月内进行性降低，并出现尿毒症及酸中毒的表现：如恶心、呕吐、厌食、面色苍白、皮肤瘙痒、鼻出血、紫癜、呼吸深大、精神萎靡及表情淡漠等。

(四)各种引起 RPGN 的原发病表现

如由过敏性紫癜所致者，可出现双下肢伸侧对称性紫癜、腹痛、便血及关节痛等症状；由系统性红斑狼疮(SLE)所致者，可出现多种 SLE 的表现；由 Goodpasture 综合征所致者，可出现咯血等症状。

【实验室检查】

(一)尿液分析

常见肉眼血尿、大量蛋白尿、白细胞尿及管型尿，尿比重及渗透压降低。

(二)血常规

多有严重贫血，白细胞及血小板可正常或增高。

(三)肾功能不全

表现为血尿素氮、肌酐浓度进行性升高，肌酐清除率明显降低。

(四)免疫球蛋白

多增高，表现为球蛋白增高、IgG 增高、C_3 可正常或降低，降低主要见于狼疮性肾炎及急性链球菌感染后肾炎的病人。

(五)血中抗肾小球基底膜抗体

阳性主要见于 Good-pasture 综合征，还可通过 ELISA 定量检测抗肾小球基底膜抗体的浓度。

（六）抗中性粒细胞胞浆抗体（ANCA）

阳性见于 ANCA 阳性的 RPGN。ANCA 可分为 C-ANCA 及 P-ANCA，前者阳性主要见于韦格肉芽肿，后者阳性主要见于显微镜下结节性多动脉炎即所谓特发性 RPGN，该病可能是显微镜下结节性多动脉炎的一种特殊形式，仅局限于肾小球毛细血管内。

（七）超声波检查

双肾明显肿大且皮质回声增强，皮髓质交界不清。

（八）肾活组织检查

诊断本病最重要的手段。光镜下超过 50％的肾小球形成新月体，而且新月体的体积占肾小球体积的 50％以上则可从病理上诊断为新月体性肾炎。免疫荧光改变则有助于病因判断。

【诊断】

RPGN 的临床诊断并不困难，凡在发病 3 个月内出现肾功能进行性减退，逐渐少尿或无尿，并有蛋白尿及血尿等肾实质受损表现就要考虑为急进性肾炎。如果肾组织病理提示 50％以上的肾小球形成新月体且新月体面积占肾小球截面积的 50％以上则可明确诊断。通过实验室检查及肾脏病理检查有望明确 RPGN 的病因。

【鉴别诊断】

RPGN 为一临床综合征，病因不同其预后及治疗也有所不同，因此除与其他临床综合征相鉴别，还需对其病因作鉴别诊断。

（一）急性链球菌感染后肾炎

病初多有链球菌感染病史，抗"O"高，少尿持续时间短（2 周左右）。极期补体 C_3 多下降，但随病情好转逐渐恢复。早期虽可有氮质血症，但多可较快恢复。急进性肾炎时少尿持续时间长，C_3 多不降低，肾功能持续减退并进行性恶化，肾活体组织检查以新月体形成为主。病理改变主要为内皮和系膜细胞的增殖及多形核白细胞的渗出。

（二）溶血尿毒综合征

多见于婴幼儿，主要表现为溶血性贫血、急性肾功能不全及血尿（或血红蛋白尿），需与本例鉴别。但贫血多较严重，网织红细胞升高，周围血红细胞形态异常，可见较多破碎红细胞及盔状红细胞等异形细胞，血小板减少，出血倾向明显，对鉴别有帮助。

（三）继发性肾小球疾病

如系统性红斑狼疮、过敏性紫癜、坏死性血管炎及肺出血肾炎综合征等均可引起急进性肾炎，全身症状可不明显或被忽略或被掩盖，易致误诊。鉴别主要在于提高对原发病的认识，注意全身各系统症状，针对可能的原发病进行必要检查以明确诊断。

【治疗】

RPGN 病情险恶，20 年前有报道 90％以上的该病患者于发病 1 年内发展为终末期肾衰。随着诊治水平的提高，特别是甲泼尼龙冲击疗法及血浆置换等技术的应用，近来疗效已大为提高。

（一）一般治疗

卧床休息及低盐饮食等一般治疗与急性肾炎相同。肾衰竭后还应摄入低蛋白饮食，每日热量 230～251kJ/kg（55～60kcal/kg），以维持基础代谢及氮平衡。每日入量不可太多，以减少肾脏负荷。利尿可采用新型利尿合剂即多巴胺和酚妥拉明各 0.3～0.5mg/kg、呋塞米 1～2mg/kg，一起加入 10％葡萄糖 100～200ml 中静滴，利尿效果优于单用呋塞米。降压可选用硝苯地平（心痛定）每次 0.25～0.5mg/kg，一日 3～4

次;或普洛尔(心得安)每次 0.5～1mg/kg,一日 3～4 次,并可逐步加量;还可选用哌唑嗪每次 0.02～0.05mg/kg,尼卡地平每次 0.5～1mg/kg・一日 2 次,卡托普利(巯甲丙脯酸)1～2mg/(kg・d),一日 2～3 次。

(二)肾上腺皮质激素冲击疗法

首选甲泼尼龙 20～30mg/kg,总量每日<1g,溶于 100～200ml 10%葡萄糖中静脉滴注,一般应在 1～2 小时内滴完,每日 1 次,连续 3 次为一疗程。3 天之后可开始第二疗程,隔日冲击 1 次,共冲击 3 次。然后改为泼尼松 2mg/(kg・d),隔日一次顿服。

(三)免疫抑制剂

在 Kincaid-smith 提倡的四联疗法中,最初免疫抑制剂是采用环磷酰胺(CTX)3mg/(kg・d)或硫唑嘌呤(AZT)2mg/(kg・d)口服,现多改良为环磷酰胺静脉冲击治疗,剂量为每次 0.5～0.75g/m^2,间隔 0.5～1 个月冲击一次。

据报道,病人经上述皮质激素及免疫抑制剂二类药物合用后,可取得不同程度的成功,特别是Ⅰ、Ⅱ型者,伴有血管炎者效果更可获得改观。有大约 2/3 以上的病人,经数次甲泼尼龙冲击治疗后,肾功能获得改善,从而避免了血透治疗。

(四)血浆置换或免疫吸附治疗

血浆置换主要目的是清除致病抗体如抗肾小球基底膜抗体、免疫复合物及炎性因子等。每次置换 50ml/kg,隔日 1 次,持续 2 周或直至血中抗基底膜抗体消失。免疫吸附主要是选择性地清除各种 IgG 抗体,可连续吸附数次,直至血中抗体消失。据报告,此法对Ⅱ、Ⅲ型均可取得 70%的疗效,对Ⅰ型疗效也达 45%,并对咯血有明显效果。

本法主要适应证:①有肺出血的 Goodpasture 综合征;②早期抗 GBM 型急进性肾炎,仍未少尿,血肌酐<530μmol/L,应用冲击疗法效果不佳,或循环抗 GBM 抗体滴度高者;③狼疮性肾炎及混合性冷球蛋白血症。

(五)抗凝治疗

可用肝素 0.5～1mg/(kg・d),每日 1～2 次,疗程 10～14 天,可连用 2～3 个疗程。还可选用低分子肝素,其出血及降血小板的不良反应要小于肝素。病情稳定后改为华法林,初始剂量 2.5mg tid,3～5 天后按凝血酶原时间调整,共用 6 月。双嘧达莫 5～8mg/(kg・d),一日 3 次,可连续应用 6 个月。

(六)四联疗法

指采用泼尼松 2mg/(kg・d)、环磷酰胺 3mg/(kg・d)或硫唑嘌呤 2mg/(kg・d)、肝素或华法林以及双嘧达莫 5～8mg/(kg・d)四种药物口服联合治疗。现多改进为甲泼尼龙及环磷酰胺冲击治疗后,采用泼尼松、双嘧达莫、肝素或华法林持续口服及环磷酰胺间断冲击治疗。有报道认为,此法对Ⅲ型 RPGN 可取得 70%以上的疗效,但对Ⅰ型效果不佳。

(七)透析疗法

尿毒症或严重高血钾、严重循环充血时可用腹膜透析或血液透析治疗。

(八)肾移植

Goodpasture 综合征患儿肾移植后,血中抗肾小球基底膜抗体可作用于移植肾引起复发,因此肾移植前需透析半年直至血中抗体阴转后才能进行。

(九)中药

可用川芎嗪 4mg/(kg・d)静脉滴注 2～4 周,可起到抗凝治疗效果。尿毒症前期可用生大黄

0.3～0.5mg/(kg·d)口服或保留灌汤治疗,还可试用尿毒清 5g/次,一天 3 次。

上述各种治疗的关键是要在早期进行,即于临床上仍未出现少尿或血肌酐＜530μmol/L(6mg/dl)之前,或病理上以细胞型新月体为主时进行。如已属疾病后期,使用激素和/(或)免疫抑制剂不仅无效,反而加重氮质血症。

【预后】

RPGN 预后差,由抗基底膜抗体介导者,往往一发病即表现为 70％以上肾小球有新月体形成,少尿,GRF 极度下降(＜5ml/min),预后最差。虽然治疗有很大进展,但仍有一半的病人在发病后 6 个月内,需要维持性血透治疗。个别新月体性肾小球肾炎病人有较长的病程。自然缓解少见,但在感染基础上形成抗原抗体复合物的病人,当抗原清除后,可自行缓解。此外,继发于 SLE 及坏死性血管炎者也有望在积极治疗下逆转病情,获得缓解。

三、原发性肾病综合征

肾病综合征(NS)简称肾病,系指由多种原因引起肾小球基底膜通透性增高导致大量蛋白丢失,从而出现低蛋白血症、高度水肿和高胆固醇血症的一组临床综合征。本病在儿童较为常见,国外报道 16 岁以下人口年发生率约为 1/50000。我国各地区协作调查统计,原发性肾病综合征约占儿科泌尿系统住院病人的 21％(1982 年)和 31％(1992 年),是儿科最常见的肾脏疾病之一。

【病因】

肾病综合征按病因可分为原发性、继发性及先天性三种,原发性肾病综合征占 90％以上,其次为各种继发性肾病综合征,先天性肾病综合征极为罕见。

原发性肾病综合征的病因不清楚,其发病往往因呼吸道感染及过敏反应等而触发,继发性肾病综合征病因则主要有感染、药物、中毒等或继发于肿瘤、遗传及代谢疾病以及全身性系统性疾病之后。

(一)感染

各种细菌(链球菌感染后肾炎及葡萄球菌感染后肾炎等)、病毒(HBV 相关性肾炎、HIV 相关性肾炎及 HCV 相关性肾炎)、寄生虫(疟疾、血吸虫及丝虫)、支原体、梅毒以及麻风等。

(二)药物、中毒、过敏

药物有含金属有机、无机物(有机汞及元素汞)、青霉胺、海洛因、非类固醇类抗炎药、丙磺舒、卡托普利、三甲双酮、甲妥因、高氯酸盐、抗蛇毒素及造影剂;中毒及过敏因素则有蜂蛰、蛇毒、花粉、血清及预防接种等。

(三)全身性系统性疾病

包括系统性红斑狼疮、过敏性、疱疹性皮炎、淀粉样变性、类肉瘤病、Sjogren 综合征、类风湿性关节炎及混合性结缔组织病等。

(四)肿瘤

恶性肿瘤特别是淋巴细胞恶性肿瘤易诱发肾病综合征,包括霍奇金病、非霍奇金淋巴瘤、白血病、Wilm瘤、黑色素瘤、多发性骨髓瘤以及肺透明细胞癌等。

(五)遗传性疾病

Alport 综合征、指甲-髌骨综合征、Fabry 病、镰状红细胞贫血、胱氨酸病、Jenue 综合征及抗胰蛋白酶缺乏等。

（六）代谢及内分泌疾病

糖尿病、桥本甲状腺炎及淀粉样变性等。

（七）其他

高血压、恶性肾小球硬化及肾移植慢性排斥反应等。

【病理】

尽管有些肾间质小管疾病累及肾小球后可出现大量蛋白并达到肾病综合征标准,但绝大多数原发或继发肾病综合征都是以肾小球病变为主,并可分别根据光镜下的肾小球病变而作病理分型,主要有 5 种病理类型:微小病变肾病(MCN)、系膜增生性肾炎(MsPGN)、局灶节段性肾小球硬化(FSGS)、膜性肾病(MN)和膜增生性肾炎(MPGN)。

儿童肾病综合征以 MCN 最常见,Glassock 报告在 1066 例儿童肾病中 MCN 占 66%,而在成人病例中仅占 21%。我国于 1996 年报告全国 20 家医院 699 例儿童肾病综合征肾活体组织检查检中 MCN 占 18.7%,MsPGN 占 37.8%、FSGS 为 11.6%、MN 为 6.0%、MPCN 为 5.5%,余为轻微病变等其他类型。但这些比例受病人来源影响,且均为非选择性肾活体组织检查,因而难以准确反映其实际分布情况,国外有人对 596 例非选择性儿童肾病综合征病例做病理检查发现 MCN 占 77.8%、MsPGN 2.7%、FSGS 6.7%、MN 1.3%、MPGN6.7%,因此 MCN 为儿童肾病最主要的病理类型。

【发病机制】

本病的发病机制尚未完全明了,一般认为蛋白尿是由于肾小球细小血管壁电荷屏障和/(或)筛屏障的破坏所致。正常肾小球滤过膜带负电荷,电荷屏障由基底膜上的固定阴离子位点(主要为硫酸肝素多糖)及内皮、上皮细胞表面的多阴离子(主要为涎酸蛋白)所组成。筛屏障则由滤过膜内侧的内皮细胞窗孔、基底膜及上皮细胞裂孔膜组成,其中基底膜起主要作用。

非微小病变型肾病综合征通过免疫反应,激活补体及凝血、纤溶系统,以及基质金属蛋白酶而损伤基底膜,导致筛屏障的破坏,出现非选择性蛋白尿。而且,其也可通过非免疫机制,如血压增高、血糖增高或由于基底膜结构缺陷而破坏筛屏障,出现蛋白尿。微小病变型肾病综合征可能与细胞免疫紊乱,特别是 T 细胞免疫功能紊乱有关,其依据在于:①MCN 肾组织中无免疫球蛋白及补体沉积;②T 细胞数降低,CD4/CD8 比例失衡,Ts 活性增高,淋巴细胞转化率降低,PHA 皮试反应降低;③抑制 T 细胞的病毒感染可诱导本病缓解;④出现 T 细胞功能异常的疾病如霍奇金病可导致 MCN;⑤抑制 T 细胞的皮质激素及免疫抑制剂可诱导本病缓解。尽管肾病状态下血生化及内分泌改变也有可能诱导免疫抑制状态的产生,但这些改变主要见于 MCN,而在非微小病变型肾病综合征中少见,说明这种免疫紊乱更可能是原因,而非肾病状态的结果。

MCN 免疫紊乱如何导致蛋白尿的产生? 现已发现:①淋巴细胞可产生一种 29kd 的多肽,其可导致肾小球滤过膜多阴离子减少,而出现蛋白尿;②刀豆素(ConA)刺激下的淋巴细胞可产生 60～160kd 的肾小球通透因子(CPF),GPF 可直接引起蛋白尿;③淋巴细胞还可通过分泌 12～18kd 的可溶免疫反应因子(SIRS)而导致蛋白尿。

【病理生理】

（一）大量蛋白尿

为最根本的病理生理改变,也是导致本征其他三大特点的根本原因。由于肾小球滤过膜受免疫或其他病因的损伤,电荷屏障或/和分子筛的屏障作用减弱,血浆蛋白大量漏入尿中。近年还注意到其他蛋白成分的丢失,及其造成的相应后果,如:①多种微量元素的载体蛋白,如转铁蛋白丢失致小细胞低色素性贫血,锌结合蛋白丢失致体内锌不足;②多种激素的结合蛋白,如 25-羟骨化醇结合蛋白由尿中丢失致钙代谢紊乱,甲状腺素结合蛋白丢失导致 T_3、T_4 下降;③免疫球蛋白 IgG、IgA 及 B 因子、补体成分的丢失致抗感染力下降;④抗凝血醇Ⅲ、Ⅹ、Ⅺ因子及前列腺素结合蛋白丢失导致高凝及血栓形成。

此外,肾小球上皮细胞及近端小管上皮细胞可胞饮白蛋白并对其进行降解,如果蛋白过载可导致肾小球上皮细胞及小管上皮细胞功能受损,这可能与疾病进展及治疗反应减低有关。

(二)低白蛋白血症

大量血浆白蛋白自尿中丢失是低白蛋白血症的主要原因;蛋白质分解的增加,为次要原因。低白蛋白血症是病理生理改变中的关键环节,对机体内环境(尤其是渗透压和血容量)的稳定及多种物质代谢可产生多方面的影响。当血白蛋白低于 25g/L 时可出现水肿;同时因血容量减少,在并发大量体液丢失时极易诱发低血容量性休克。此外低白蛋白血症还可影响脂类代谢。

(三)高胆固醇血症

可能由于低蛋白血症致肝脏代偿性白蛋白合成增加,有些脂蛋白与白蛋白经共同合成途径而合成增加,再加上脂蛋白脂酶活力下降等因素而出现高脂血症。一般血浆白蛋白<30g/L,即出现血胆固醇增高,如白蛋白进一步降低,则甘油三酯也增高。

(四)水肿

肾病综合征时水肿机制尚未完全阐明,可能机制:①由于血浆白蛋白下降,血浆胶体渗透压降低,血浆中水分由血管内转入组织间隙直接形成水肿;②水分外渗致血容量下降,通过容量和压力感受器使体内神经体液因子发生变化(如抗利尿激素、醛固酮及利钠因子等),引起水钠潴留而导致全身水肿;③低血容量使交感神经兴奋性增高,近端小管重吸收钠增多,加重水钠潴留;④其他肾内原因导致肾近曲小管回吸收钠增多。因此肾病综合征的水肿可能是上述诸多因素共同作用的结果,而且在不同的病人,不同病期也可能有所不同。

【临床表现】

(一)症状与体征

1.起病　多隐匿起病,诱因不明确,有诱因者往往为上呼吸道感染、肠炎、皮肤感染或各种过敏等。

2.发病年龄　与病因有关,先天性肾病一般在生后不久(3～6 个月内)发病;原发性肾病综合征可见于婴幼儿期、学龄前期及学龄期,其中微小病变多在 2～5 岁发病,而继发于结缔组织病的肾病综合征主要见于年长儿。

3.水肿　呈凹陷性,多见于颜面及下肢,严重者伴腹水、胸水及阴囊水肿。单纯性肾病水肿尤剧,而许多肾炎性肾病往往水肿较轻。

4.蛋白尿　大量蛋白尿是肾病综合征的必备条件,其标准为:①2 周连续 3 次定性≥+++;②定量≥50～100mg/(kg·d);③国际小儿肾脏病学会(ISKDC)建议>40mg/(m²·h);④婴幼儿难以收集 24 小时尿,Mendoza 建议任意一次尿蛋白/肌酐>2.0。

5.低白蛋白血症　血浆白蛋白<30.0g/L,婴儿则<25.0g/L。

6.高脂血症　主要为高胆固醇血症及高甘油三酯血症,血胆固醇≥5.7mmol/L,婴儿则≥5.2mmol/L,甘油三酯>1.2mmol/L。

7.其他　肾炎性肾病患儿还可有血尿甚至肉眼血尿、高血压或肾功能不全等表现。

(二)常见并发症

1.感染　是最常见的并发症及引起死亡的主要原因。据 1984 年国际小儿肾脏病研究学会(ISKDC)统计,直接或间接因感染死亡者占肾病患儿死亡的 70%。感染也常是病情反复和/(或)加重的诱因,并可影响激素的疗效。

本征易发生感染的原因有:①体液免疫功能低下(免疫球蛋白自尿中丢失、合成减少以及分解代谢增加);②常伴有细胞免疫功能和补体系统功能不足;③蛋白质营养不良及水肿致局部循环障碍;④常同时应用皮质激素及免疫抑制剂。

细菌性感染中既往以肺炎球菌感染为主,近年革兰阴性杆菌所致感染亦见增加(如大肠杆菌)。常见的有呼吸道感染、泌尿道感染、皮肤蜂窝织炎和丹毒及原发性腹膜炎等。病毒感染多发生在接受皮质激素和免疫抑制剂治疗的过程中,多为并发水痘、麻疹及带状疱疹等,病情往往较一般患儿为重。

2.高凝状态及血栓栓塞并发症　肾病时体内凝血和纤溶系统可有如下变化:①纤维蛋白原增高;②血浆中第 V、Ⅶ 凝血因子增加;③抗凝血酶Ⅲ下降;④血浆纤溶酶原活性下降;⑤血小板数量可增加,其黏附性和聚集力增高。其结果可导致高凝状态,并可发生血栓栓塞并发症,其中以肾静脉血栓形成最为临床重视。急性者表现为骤然发作的肉眼血尿和腹痛,检查有脊肋角压痛和肾区肿块,双侧者有急性肾功能减退。慢性的肾静脉血栓形成临床症状不明显,常仅为水肿加重及蛋白尿不缓解。X 线检查患肾增大及输尿管有切迹。B 超有时能检出,必要时肾静脉造影以确诊。除肾静脉外,其他部位的静脉或动脉也可发生此类并发症,如股静脉、股动脉、肺动脉、肠系膜动脉、冠状动脉和颅内动脉等,并引起相应症状。

3.电解质紊乱　主要为低钠血症、低钾血症及低钙血症。长期禁盐,过多应用利尿剂以及呕吐、腹泻均可导致低钠血症及低钾血症。当出现厌食、乏力、懒言、嗜睡、血压下降甚至休克、惊厥时应注意有无低钠血症的可能。蛋白尿时钙与蛋白结合而丢失,维生素 D 结合蛋白丢失,肠吸收钙减低,服用激素的影响以及骨骼对甲状旁腺素调节作用的敏感性降低均可导致低钙血症,可出现低钙惊厥及骨质疏松。

4.低血容量休克　因血浆白蛋白低下、血浆胶体渗透降低,本征常有血容量不足,加上部分患儿长期不恰当忌盐,当有较急剧的体液丢失(如吐、泻、大剂量利尿应用及大量放腹水等)时即可出现程度不等的血容量不足乃至休克的症状,如烦躁不安、四肢湿冷、皮肤花斑纹、脉搏细速、心音低钝及血压下降测不出等表现。

5.急性肾衰竭　起病时暂时性轻度氮质血症并不少见,病程中可发生急性肾衰竭。其原因为:①低血容量,不恰当地大量利尿致肾血液灌注不足,甚至可致肾小管坏死;②严重的肾间质水肿,肾小管为蛋白管型堵塞以致肾小囊及近曲小管内静水压力增高而肾小球滤过减少;③药物引起的肾小管间质病变;④并发双侧肾静脉血栓形成;⑤肾小球严重增生性病变。

6.肾小管功能障碍　可表现为糖尿、氨基酸尿,以及从尿中丢失钾及磷,浓缩功能不足等。

7.肾上腺皮质危象　见于皮质激素突然撤减或感染应激时内源性皮质激素水平不足,表现为表情淡漠、呕吐、血压降低乃至休克。

8.其他　如生长障碍,可能与蛋白丢失致营养不良,激素作用以及 IGF 及其结合蛋白失衡有关。动脉粥样硬化与长期高脂血症有关。

【实验室检查】

(一)尿液分析

1.尿常规　蛋白定性≥+++,肾炎性肾病可见血尿(离心尿红细胞>10 个/HP);

2.尿 C_3 及尿纤维蛋白原降解产物(FDP)　肾炎性肾病时尿 C_3(+)、尿 FDP 增高;

3.尿蛋白电泳　单纯性肾病主要为白蛋白,肾炎性肾病时可出现大分子及小分子蛋白尿;

4.尿酶学　N-乙酰-β-葡萄糖氨基苷酶(NAC)升高见于大量蛋白尿时或病变影响肾小管功能时,尿溶菌酶升高反映肾小管吸收功能下降;

5.其他　视黄醛结合蛋白(RBP)、尿 $β_2$-微球蛋白、尿 Kappa 及 Lamda 轻链分析均是反映肾小管病变的指标,肾炎性肾病时可增高。

（二）血生化

总蛋白＜30.0g/L、胆固醇＞5.7mmol/L,甘油三酯＞1.2mmol/L、LDL 及 VLDL 增高,而 HDL 多下降。

（三）血浆蛋白电泳

白蛋白降低,α_2 及 β 升高,γ 在单纯性肾病时降低,肾炎性肾病可正常或增高。

（四）免疫学检查

1.血 IgG 降低,IgA 降低,但 IgM 可升高。

2.补体一般正常,膜增生性肾炎可下降。

3.微小病变性肾病往往有细胞免疫功能降低表现如 Ts 活性增高、CD_4/CD_8 降低等。

4.血清细胞因子水平各异,可表现为 Th,细胞因子(如 INF、IL_2 及 IL_{12})降低,而 Th_2 细胞因子(IL_4、IL_{10} 及 IL_{13})升高。

（五）血沉

多明显增快,单纯性肾病时尤为显著,可＞100mm/h。

（六）血电解质及肾功能

正常或出现低钠血症、低钾血症及低钙血症。肾功能一般正常,合并肾功能不全时可有 BUN 及 Cr 升高,内生肌酐廓清率下降。

（七）肾活体组织检查

明确肾病综合征病理分型的主要依据。

【诊断】

2000 年 11 月中华医学会儿科分会肾脏学组珠海会议制定的肾病综合征诊断及临床分型标准如下:

（一）诊断标准

大量蛋白尿[尿蛋白(＋＋＋)~(＋＋＋＋);1 周内 3 次,24h 尿蛋白定量≥50mg/kg];血浆白蛋白低于 30g/L;血浆胆固醇高于 5.7mmol/L;不同程度的水肿。

以上四项中以大量蛋白尿和低白蛋白血症为必要条件。

（二）依临床表现分为两型

1.单纯型 NS。

2.肾炎型 NS　凡具有以下四项之一项或多项者属于肾炎型 NS。

(1)2 周内分别 3 次以上离心尿检查 RBC≥10 个/HP,并证实为肾小球源性血尿者。

(2)反复或持续高血压(学龄儿童≥130/90mmHg,学龄前儿童≥120/80mmHg)并除外使用糖皮质激素等原因所致。

(3)肾功能不全,并排除由于血容量不足等所致。

(4)持续低补体血症。

【治疗】

（一）一般治疗

1.休息与饮食　高度水肿时宜卧床,病情稳定后可正常活动,但应避免剧烈活动。不应过分低盐以免出现低钠血症,可予盐 1～2g/d。蛋白摄入量应适宜 1～2g/(kg・d),并肾衰竭时宜低蛋白饮食＜0.5q(kg・d),并注意补充各种水溶性维生素及维生素 D 和钙、锌等。

2.利尿　轻度水肿可口服氢氯噻嗪(DHCT) 2mg/(kg・d),3 次/d 和保钾利尿剂如螺内酯 2mg/(kg

·d),重者可静脉注射呋塞米(速尿)每次 1～2mg/kg,NS 患儿多有血容量不足,因此在应用呋塞米前可快速输注低分子右旋糖酐 10ml/kg,较单用呋塞米利尿效果明显。

3.抗凝 肾病活动期多为高凝状态,可常规给予双嘧达莫(潘生丁)5～8mg/(kg·d),3 次/日及肝素每次 1mg/kg,每日 1～2 次。还可选用尿激酶 3 万～6 万 U/d,一日 2 次,或华法林,起始剂量为 2.5mg,3 次/d,以后维持在 2.5～10mg/d,根据凝血酶原时间调整剂量。

4.抗感染、降压以及各种并发症的治疗。

(二)肾上腺皮质激素

仍为治疗肾病综合征的首选药物。

1.泼尼松 口服治疗应用最广泛,适用初治病人。可分为:①短程治疗:2mg/(kg·d)口服 4 周或蛋白转阴后 2 周,然后剂量减少一半或减少 1/3,改为隔日晨顿服,8 周后骤停。一年内复发率为 83%,现已少用;②中程疗法:2mg/(kg·d)口服 4 周,最长不超过 6 周,然后改为每次 2mg/kg 隔日晨服 4 周,此后逐步减量,直至停药,总疗程不少于 6 月。一年内复发率为 61%;③长程疗法:2mg/(kg·d)口服 4 周,最长 8 周,后改为每次 2mg/kg 隔日晨服,然后逐步减量,直至停药,总疗程 9～12 月。一年内复发率最低,约 32%,因而应用最广。

疗效判断:按上法治疗 8 周后判断疗效,如治疗 8 周后尿蛋白转阴为激素敏感,其中 4 周内转阴为高度敏感,8 周后尿蛋白减少为＋～＋＋则为部分敏感;尿蛋白仍＞＋＋＋为激素耐药;对激素敏感但需长期维持某一剂量的激素则为激素依赖;尿蛋白阴性,停药 4 周后又升至＋＋以上为复发;未停用激素,尿蛋白由阴性转为＋＋以上为反复;半年内复发或反复≥2 次或 1 年内≥3 次为频复发或频反复。激素耐药、依赖及频复发或频反复为难治性肾病。

患儿对激素是否敏感与其类型有关。据我国临床分型资料,单纯性病例 78.9% 呈完全效应;而肾炎型者为 34.3%。在病理组织类型方面,据 ISKDC 报告,471 例小儿原发性肾病综合征呈现激素敏感者 368 例(78.1%)。同时发现微小病变者中对激素敏感占 93.1%、局灶节段硬化者中占 29.7%、系膜增生者中占 55.6%、膜增殖性肾炎者中仅占 6.9%。

2.甲泼尼龙 冲击治疗主要用于难治性肾病。剂量为 20～30mg/(kg·d),总量＜1.0g,加入 10% 葡萄糖 100～250ml 中静脉滴注,时间为 1～2 小时。每日 1 次,连用 3 天为 1 疗程。如需冲击 2 个疗程则在第 2 疗程改为隔日静滴一次,连用 3 次。

3.其他肾上腺皮质激素 也可用甲泼尼龙片剂(每片 4mg,相当于泼尼松 5mg)和曲安西龙(阿赛松,每片 4mg,相当于泼尼松 5mg)取代泼尼松口服,且水钠潴留的不良反应要小,而治疗作用一样甚至更好,但价格较为昂贵。对于反复的病人也可试用换激素剂型疗法,即以地塞米松取代泼尼松口服。每一片地塞米松(0.75mg)换一片泼尼松(5mg),一般 2～4 周蛋白阴转后再换回泼尼松。还可用地塞米松静脉冲击治疗,剂量每次 1～2mg/kg,每日 1 次,连用 3 天为 1 疗程,疗效与甲泼尼龙相似,但副作用明显增加,易致高血压及水钠潴留,并且抑制垂体肾上腺轴的作用强,尽量少用。此外曲安奈德(康宁克通 A)每次 0.6～1mg/kg,每 1～2 个月肌注一次,用于肾病皮质激素减完后的稳定期,可防复发。

长期服用皮质激素,可产生许多不良反应,如脂肪代谢紊乱,表现为水肿、体脂分布异常及库欣貌;蛋白质分解代谢增加出现氮负平衡、肌肉萎缩无力及伤口愈合不良;糖代谢紊乱可引起高血糖和糖尿;水电解质紊乱,出现水钠潴留和高血压;钙磷代谢紊乱发生高尿钙以及骨质稀疏;胃肠道可发生消化性溃疡,甚至穿孔;神经精神方面有欣快感、兴奋及失眠,严重时发生精神病和癫痫发作;由于抑制抗体形成易发生感染或隐性感染灶(如结核病)的活动和播散;长期用药还可发生白内障及股骨头无菌坏死。小儿于生长期中,其生长尤其是身高可受影响。此外,如突然停药或遇手术、感染等应激状态时,内源性肾上腺皮质激素分泌不足,可产生肾上腺皮质功能不全甚至肾上腺危象表现,如恶心、呕吐、腹痛和休克。

(三)免疫抑制剂

适用于难治性肾病综合征。一般与中小剂量的皮质激素合用,有协同作用。常用的药物有:

1.环磷酰胺(CTX) 2～3mg/(kg·d)口服,疗程 2～3 个月,累积量不超过 250mg/kg。静脉冲击时,每次 0.5～0.75mg/m²,每月 1 次,连用 6 次,必要时可追加 2～4 次,累积量一般 150mg/kg。冲击时应充分水化,液体入量不小于 2.5L/m²。CTX 主要不良反应有胃肠反应、血白细胞减少、脱发、出血性膀胱炎及性腺损害(主要为男孩),青春期应慎用。

2.其他 包括苯丁酸氮芥 0.2mg/(kg·d),总剂量<12～16mg;氮芥 0.1mg/(kg·d)静脉注射,4 天为一疗程,1 个月后可重复一疗程;环孢素 A(CsA)5mg/(kg·d)口服,缓解后减量,可用 6 个月,维持全血 CsA 谷浓度在 100～200ng/ml 水平;6-硫鸟嘌呤(6-TG)1.5mg/(kg·d)口服,疗程一年。普乐可复(FK506)0.15mg/(kg·d),分 2 次口服,疗程 3 个月。霉酚酸酯(MMF,骁悉),1～2g/d,分 2 次口服,疗程 6 个月以上,均有一定疗效。

(四)中医药

可用中药抗凝、调节免疫并防止复发,常用雷公藤多甙片 2mg/(kg·d),分 3 次口服,逐步减量至 1mg/(kg·d),疗程 3～5 个月;川芎嗪 4mg/(kg·d),有抗凝功效;保肾康 100～150mg/次,每日 3 次口服;肾炎舒等。也可用黄芪、生地、知母及白术等滋阴补气中药治疗。

【预后】

儿童肾病综合征的预后与原发病、病理类型及治疗反应密切相关。Habib 等报告 1～18 年随访发展成慢性肾衰或者死亡者 MCN 为 7%、FSCS 为 38%、MN 为 8%,以及 MPCN 为 41%。

四、IgA 肾病

IgA 肾病是 1968 年由 Berger 首先描述的,以系膜增生及系膜区显著弥漫的 IgA 沉积为特征的一组肾小球疾病。其临床表现多种多样,以血尿最为常见。IgA 肾病可分为原发性和继发性两种类型,后者常继发于肝硬化、肠道疾病、关节炎以及疱疹性皮炎等疾病,也以肾小球系膜区显著的 IgA 沉积为特点。原发性 IgA 肾病在世界许多地方被认为是一种最常见的肾小球肾炎,而且是导致终末期肾衰的常见原因之一。

【流行病学】

本病依赖病理诊断,因此其在普通人群中的发病率并不清晰。现有的流行病学资料均是以同期肾活体组织检查乃至肾脏病住院人数作参照对象统计得来的。中华儿科学会肾脏病学组统计全国 20 个单位,1979～1994 年共 2315 例肾活检标本中,IgA 肾病 168 例,占 7.3%。该病在年长儿及成人中更多见,在原发性肾小球疾病肾活体组织检查中,IgA 肾病在北美占 10%左右,欧洲 10%～30%,亚太地区最高,我国为 30%,日本甚至高达 50%。

【病因及发病机制】

病因还不十分清楚,与多种因素有关。由于肾组织内有 IgA、C₃ 或/和 IgA、IgG 的沉积,因此 IgA 肾病是一种免疫复合物性肾炎,其发病与 IgA 免疫异常密切相关,目前有关研究已深入到 IgA 分子结构水平。

(一)免疫球蛋白 A 的结构与特征

IgA 是一种重要的免疫球蛋白,约占血清总免疫球蛋白的 15.2%,80%的血清 IgA 是以单体四条链的形式出现,单体间的连接靠二硫键和 J 链稳定。依 α 重链抗原性不同,将 IgA 分为 2 个血清型,即 IgA1

和 IgA2。

IgA1 是血清中的主要亚型,占 80%～90%,IgA2 仅占 10%～20%。IgA1 绞链区比 IgA2 长 1 倍,IgA2 又可分为 IgA2m(1)和 IgA2m(2),尽管血清 IgA2 浓度仅及 IgA1 的 1/4,但分泌液中 IgA2 浓度与 IgA1 相等。在 IgA2m(1)结构中,α 链与轻链间无二硫键,靠非共价键连接,但轻链间及 α 链间则由二硫链相连接。

另一种形式的 IgA 称为分泌型 IgA(SIgA),存在于人的外分泌物中,如唾液、眼泪、肠内分泌物以及初乳中。分泌型 IgA 与血清型不同,它是一个二聚体分子,带一个 J 链和另一个外分泌成分(SC)组成(IgA)2-J-SC 复合物。而血清型则是(IgA)2-J 组成。

J 链由 137 个氨基酸构成,分子量 1500,是一种酸性糖蛋白,含 8 个胱氨酸残基,6 个与链内二硫链形成有关,而 2 个与仅链的连接有关。已知 a 链的 C 末端有 18 个额外的氨基酸残基,J 链是通过与 a 链的 C 端的第 2 个半胱氨酸残基与 a 链相连的。两者都是由浆细胞产生,并且在分泌时就连接在一起了。

SC 是由黏膜组织或分泌腺体中的上皮细胞合成的,通过二硫键同人 SIgA 的两个单体 IgA 中的一个相连接,SC 是由 549～558 个氨基酸组成的多肽链,分子量约 7 万,糖基含量高达 20%。其多肽链上有 5 个同源区,每个同源区由 104、114 个氨基酸组成,这些同源区在立体结构上与 Ig 相似。现已知连接到 α 链是在 Fc 区,但精确定位尚不清楚。SIgA 的构型可能是:①一种堆加起来的 Y 型排列;②末端对末端的排列,两个 IgA 通过 Fcα 区相连接,组成双 Y 字形结构。

局部组织浆细胞产生的(IgA)-J 通过:①与上皮细胞基底侧表面的 sc 结合后,形成 IgA-J-SC,转送到一个囊泡中的顶端表面而分泌出去;②(IgA)2-J 经淋巴管进入血液循环,同肝细胞表面的 sc 结合而清除,再经肝细胞的囊泡机制而转送入胆道,并最终进入肠道。

血清 IgA 末端相互连接可形成末端开放的多聚体,而且一个明显的特征是多聚体大小的异质性.血清中 IgA 有 20% 是以多聚体形或存在的,且沉降系数为 10S、13S 及 15S 不等,此外 IgA 有易于同其他蛋白质形成复合物的倾向,这都是由于 α 链的氨基酸残基极易于形成分子间的二硫键。IgA 分子结构的这些特性在 IgA 肾病的发生上有重要意义。

(二)IgA 在肾小球系膜区的沉积

在 IgA 肾病中,IgA 沉积的方式与肾小球的病理变化是相平行的。系膜区的 IgA 沉积伴随系膜增生,毛细血管上的沉积则伴随血管内皮的改变。

引起 IgA 沉积的病理因素有:①抗原从黏膜处进入体内并刺激 IgA 免疫系统,抗原成分范围很广,包括微生物及食物(卵白蛋白、牛血清白蛋白、酪蛋白和胶)等;②IgA 免疫反应异常导致高分子量的多聚 IgA 形成;③结合抗原的多聚 IgA 通过静电(γ 链)、受体(FcαR)或与纤维连接蛋白结合而沉积于肾脏,已发现血清中 IgA-纤维连接蛋白复合物是 IgA 肾病的特征;④其他 IgA 清除机制(如肝脏)的受损或饱和。

现有的研究表明,IgA 肾病中在肾小球内沉积的 IgA 主要是多聚的 γ-IgA,IgA 肾病患者的血清 IgA、多聚 IgA 和 γ-IgA1 水平均可见增高。患者 B 细胞存在 β-1,3 半乳糖基转移酶(β-1,3GT)的缺陷,导致 IgA,绞链区 O 型糖基化时,末端链接的半乳糖减少,这一改变可能影响 IgA1 与肝细胞上的寡涎酸蛋白受体(ASCPR)结合而影响 IgA 的清除,而且能增加其与肾脏组织的结合而沉积。

Harper 等采用原位杂交技术研究发现 IgA 肾病肠道黏膜表达合成多聚 IgA 的必需成分 J 链 mRNA 水平降低,而骨髓则升高。此外,扁桃体 PIgA,产生也增多。由于扁桃体 PIgA 产量远低于黏膜及骨髓,因此,沉积在肾组织中的 PIgA1 可能主要来源于骨髓而非扁桃体及黏膜。

(三)IgA 肾病的免疫异常

对 IgA 肾病体液及细胞免疫的广泛研究,表明 IgA 肾病患者存在免疫异常,包括:

1.自身抗体　Fomesier 等已在肾病病人血清中发现有针对肾脏系膜细胞胞浆大分子成分的抗体。此外还有针对基底膜Ⅰ、Ⅱ、Ⅲ型胶原纤维、层黏蛋白及 Gliadin 等成分的抗体。在部分病人血液中还发现 IgA 型抗中性粒细胞胞浆抗体(IgA-ANCA)。IgA 肾病接受同种肾移植后,在移植肾中重新出现 IgA 肾病病理改变者高达 40％～50％,这些资料均说明自身抗体在 IgA 肾病的发病中起重要作用。

2.细胞免疫　研究表明,细胞免疫功能的紊乱也在 IgA 肾病发病中起重要作用。IgA 特异性抑制 T 细胞活性的下降导致 B 淋巴细胞合成 IgA 的增加。T 辅助细胞(Th)数在 IgA 肾病活动期也增高,因此活动期时 Th/Ts 增高。具有 IgA 特异性受体的 T 细胞称为 Tα 细胞,Tα 细胞具有增加 IgA 产生的作用。有人发现 IgA 肾病尤其是表现为肉眼血尿的患者 Tα 明显增多,Tα 辅助细胞明显增多导致了 IgA 合成的增多。

3.细胞因子与炎症介质　许多细胞因子参与了免疫系统的调节,包括淋巴因子、白介素(IL)、肿瘤坏死因子以及多肽生长因子,这些细胞因子对于行使正常的免疫功能起重要作用,在异常情况下也会导致细胞因子网络的失调,从而产生免疫损伤。在肾小球系膜细胞增生的过程中,细胞因子与炎症介质(补体成分 MAC、IL_1、MCP-1 及活性氧等)发挥着重要作用。

4.免疫遗传　已有家族成员先后患 IgA 肾病的报道,提示遗传因素在 IgA 肾病中有重要作用。IgA 肾病相关的 HLA 抗原位点也报道不一,欧美以 BW_{35},日本和我国以 DR_4 多见,也有报道我国北方汉族以 DRW_{12} 最多见,此外还有与 B_{12}、DR1 以及 IL-RM2 等位基因、ACED/D 基因型相关的报道。

【病理】

光镜表现为肾小球系膜增生,程度从局灶、节段性增生到弥漫性系膜增生不等。部分系膜增生较重者可见系膜插入,形成节段性双轨。有时还见节段性肾小球硬化、毛细血管塌陷及球囊粘连。个别病变严重者可出现透踢样变和全球硬化,个别有毛细血管管祥坏死及新月体形成。Masson 染色可见系膜区大量嗜复红沉积物,这些沉积物具有诊断价值。Ⅰ、Ⅲ、Ⅳ型胶原及层黏蛋白、纤维结合蛋白在 IgA 肾病肾小球毛细血管祥的表达明显增加,Ⅰ、Ⅲ型胶原在系膜区表达也明显增加,多数患者肾小管基底膜Ⅳ型胶原表达也增加。

电镜下主要为不同程度的系膜细胞和基质增生,在系膜区有较多的电子致密物沉积,有些致密物也可沉积于内皮下。近年报道,肾小球基底膜超微结构也有变化,10％左右的 IgA 肾病有基底膜变薄,究竟是合并薄基底膜病还是属于 IgA 肾病的继发改变尚不清楚。

【临床表现】

本病多见于年长儿童及青年,男女比为 2∶1,起病前多常有上呼吸道感染的诱因,也有由腹泻及泌尿系感染等诱发的报告。临床表现多样化,从仅有镜下血尿到肾病综合征,均可为起病时的表现,各临床表现型间也可在病程中相互转变,但在病程中其临床表现可相互转变。

80％的儿童 IgA 肾病以肉眼血尿为首发症状,北美及欧洲的发生率高于亚洲,常和上呼吸道感染有关(Berger 病);与上呼吸道感染间隔很短时间(24～72 小时),偶可数小时后即出现血尿。且多存在扁桃体肿大,扁桃体切除后多数患者肉眼血尿停止发作。

也有些患儿表现为血尿和蛋白尿,此时血尿既可为发作性肉眼血尿,也可为镜下血尿,蛋白尿多为轻一中度。

以肾病综合征为表现的 IgA 肾病约占 15％～30％,三高一低表现突出,起病前也往往很少合并呼吸道感染。

亦有部分病例表现为肾炎综合征,除血尿外,还有高血压及肾功能不全。高血压好发于年龄偏大者,成人占 20％,儿童仅 5％。高血压是 IgA 肾病病情恶化的重要标志,多数伴有肾功能的迅速恶化。不足

5%的 IgA 肾病患者表现为急进性肾炎。

【实验室检查】

（一）免疫学检查

约 1/4～1/2 病人血 IgA 增高,主要是多聚体 IgA 的增多;约 1/5～2/3 患儿血中可检出 IgA 循环免疫复合物和/(或)IgG 循环免疫复合物;少数患者有抗"O"滴度升高;补体 C_3、C_4 多正常。IgA 型类风湿因子以及 IgA 型 ANCA 也时常为阳性,有人认为血中升高的 IgA-纤维结合蛋白复合物是 IgA 肾病的特征性改变,有较高诊断价值。

（二）免疫病理

肾脏免疫病理是确诊 IgA 肾病唯一关键的依据。有人进行皮肤免疫病理检查发现,20%～50%病人皮肤毛细血管壁上有 IgA、C_3 及备解素的沉积,Bene 等报告皮肤活体组织检查的特异性和敏感性分别为 88% 和 75%。

【诊断】

（一）诊断

年长儿童反复发作性肉眼血尿并多有上呼吸道或肠道感染的诱因,应考虑本病;表现为单纯镜下血尿或肉眼血尿或伴中等度蛋白尿时,也应怀疑 IgA 肾病,争取尽早肾活体组织检查。以肾病综合征、急进性肾炎综合征和高血压伴肾功能不全为表现者也应考虑本病,确诊有赖肾活体组织检查。

（二）WHO 对本病的病理分级

Ⅰ级:光镜大多数肾小球正常,少数部位有轻度系膜增生伴/不伴细胞增生。称微小改变,无小管和间质损害。

Ⅱ级:少于 50% 的肾小球有系膜增生,罕有硬化、粘连和小新月体,称轻微病变,无小管和间质损害。

Ⅲ级:局灶节段乃至弥漫性肾小球系膜增宽伴细胞增生,偶有粘连和小新月体,称局灶节段性肾小球肾炎。偶有局灶性间质水肿和轻度炎症细胞浸润。

Ⅳ级:全部肾小球示明显的弥漫性系膜增生和硬化,伴不规则分布的、不同程度的细胞增生,经常可见到荒废的肾小球。少于 50% 的肾小球有粘连和新月体。称弥漫性系膜增生性肾小球肾炎。有明显的小管萎缩和间质炎症。

Ⅴ级:与Ⅳ级相似但更严重,节段和/(或)球性硬化、玻璃样变以及球囊粘连,50% 以上的肾小球有新月体,称之为弥漫硬化性肾小球肾炎。小管和间质的损害较Ⅳ级更严重。

【治疗】

既往认为对本病尚无特异疗法,而且预后相对较好,因此治疗措施不是很积极。但近年来随着对本病的认识深入,有许多研究证明积极治疗可以明显改善预后。IgA 肾病从病理变化到临床表现都有很大差异,预后也有很大区别,因此,治疗措施必须做到个体化。

（一）一般治疗

儿童最多见的临床类型是反复发作性酌肉眼血尿,且大多有诱因如急性上呼吸道感染等,因此要积极控制感染,清除病灶,注意休息。短期抗生素治疗对于控制急性期症状也有一定作用。对于合并水肿、高血压的患儿,应相应给予利尿消肿,降压药物治疗,并采用低盐、低蛋白饮食。

（二）肾上腺皮质激素及免疫抑制剂

对于以肾病综合征或急进性肾炎综合征起病的患儿,应予以皮质激素及免疫抑制剂治疗。日本曾作全国范围多中心对照研究,采用泼尼松及免疫抑制治疗 IgA 肾病的患儿,其远期肾功能不全的比例要明显低于使用一般性治疗的患儿。

　　Kabayashi 曾回顾性研究二组病人,一组为 29 例,蛋白尿＞2g/d,泼尼松治疗 1～3 年,随访 2～4 年,结果表明早期的激素治疗(Ccr 在 70ml/min 以上时)对于稳定肾功能及延缓疾病进展有益。对另一组 18 例蛋白尿 1～2g/d 的 IgA 肾病也采用皮质激素治疗,同时以 42 例使用双嘧达莫及吲哚美辛的 IgA 患者作对照,治疗组在稳定肾功能及降压蛋白尿方面明显优于对照组。

　　Lai 等报告了一个前瞻性随机对照试验结果,17 例患者每日服用泼尼松 4 个月,与 17 例对照组相比,平均观察 38 个月,两组内生肌酐清除率无显著差异,泼尼松治疗对轻微病变的肾病综合征患者,可明显提高缓解率,但有一定不良反应。这一研究提示泼尼松治疗对于 IgA 肾病是有益的。

　　有人报道一组对成人 IgA 肾病的对照研究以考察硫唑嘌呤和泼尼松的疗效。66 例病人使用硫唑嘌呤和泼尼松,结果表明其在减慢 IgA 肾病进展方面,与 48 例未接受该治疗的对照组比较是有益的。

　　最近,Nagaoka 等报道一种新型免疫抑制剂——咪唑立宾,用于儿童 IgA 肾病治疗,该药安全、易耐受,可长期服用,并能显著减少蛋白尿和血尿程度,重复肾活体组织检查证实肾组织病变程度减轻。

　　有关应用环孢霉素的报道较少,Lai 等曾应用环孢素 A 进行了一个随机、单盲对照试验,治疗组及对照组各 12 例,患者蛋白尿大于 1.5g/d,并有肌酐清除率减退[Ccr(77+6)ml/min],予环孢素 A 治疗 12 周,使血浆浓度水平控制在 50～100ng/ml。结果显示蛋白排泄显著减少,同时伴随着血浆肌酐清除率提高,但这些变化在终止治疗后则消失。

　　总之,免疫抑制剂在治疗 IgA 肾病方面的功效仍有待评价。Woo 和 Wallker 分别观察了环磷酰胺、华法林、双嘧达莫及激素的联合治疗效果,结果与对照组相比,在治疗期间可以降低蛋白尿并稳定肾功能,但随访 2～5 年后,肾功能保护方面与对照组相比较无明显差异。

(三)免疫球蛋白

　　在一组开放的前瞻性的研究中,Rostoker 等人采用大剂量免疫球蛋白静脉注射,每日 1 次,每次 2g/kg,连用 3 个月,然后改为 16.5％免疫球蛋白肌内注射,每次 0.35ml/kg,每半月 1 次,连用 6 个月,结果发现,治疗后尿蛋白排泄由 5.2g/d 降至 2.2g/d,血尿及白细胞尿消失,肾小球滤过率每月递减速率由 3.78ml/min 减慢至 0。

(四)鱼油

　　IgA 肾病患者缺乏必需脂肪酸,而鱼油(fishoil)可补充必需脂肪酸,从而防止早期的肾小球损害。鱼油富含长链 ω-多聚不饱和脂肪酸、EPA 及 DHA,这些物质可代替花生四烯酸,作为脂氧化酶和环氧化酶的底物而发挥作用,改变膜流动性,降低血小板聚集。早在 1984 年 Hamazaki 收集 20 例 IgA 肾病患者做了初步研究,治疗组接受鱼油治疗 1 年,肾功能维持稳定,而未接受鱼油的对照组,则显示血浆肌酐清除率的降低。

　　1994 年 Donadio 进行了多中心的双盲随机对照试验。共收集 55 例病人,每日口服 12g 鱼油为治疗组,51 例病人服橄榄油为对照组,所选病例中 68％的基础血肌酐值增高,初始观察终点是血肌酐上升＞50％,结果为在治疗期间(2 年),鱼油组仅 6％的病人进展到观察终点,而对照组达 33％,每年血肌酐的增高速率在治疗组为 0.03mg/dl,对照组为 0.14mg/dl。4 年后的终末期肾病发生率,对照组为 40％,治疗组则为 10％,结果有统计学显著意义,没有病人因不良反应而停止治疗。表明鱼油可减慢 GFR 的下降率。该作者在 1999 年又报道了上述病例远期随访结果,表明早期并持续使用鱼油可明显延缓高危 IgA 肾病患者的肾衰竭出现时间。

(五)其他

　　Copp 最近组织了一个为期 6 年的前瞻多中心双盲随机对照研究,以探讨长效服用贝那普利,0.2mg/

(kg·d),对中等程度蛋白尿、肾功能较好的儿童和青年 IgA 肾病患者的治疗功效,试验于 2004 年已完成。

以往有人采用苯妥英钠 5mg/(kg·d)治疗 IgA 肾病,发现可降低血清中 IgA 及多聚 IgA 水平,且血尿发作次数减少,但循环免疫复合物未减低,且远期疗效不肯定,近年已很少使用。

中医中药治疗 IgA 肾病也有一定疗效,对于中等程度的蛋白尿,使用雷公藤多贰片 1mg/(kg·d)治疗 3 个月,可获明显疗效。

(六)透析及肾移植

对终末期肾衰患者可行透析及移植治疗。

【预后】

成人 IgA 肾病 10 年后约 15% 进展到终末肾功衰竭,20 年后升至 25%～30%。儿童 IgA 肾病预后好于成人,Yoshikawa 报道 20 年后 10% 进展到终末肾衰竭。影响预后的因素很多,重度蛋白尿、高血压、肾小球硬化以及间质小管病变严重均是预后不良的指标;男性也易于进展;肉眼血尿与预后的关系尚存争议。据报道,IgA 肾病患者从肾功能正常起每年 GFR 的减低速度为 1～3ml/min,而表现为肾病综合征的 IgA 肾病病人 GFR 递减率为 9ml/min。合并高血压时,GFR 减低速度更是高达每年 12ml/min,因此,控制血压和蛋白尿在 IgA 肾病治疗中至关重要。

五、过敏性紫癜肾炎

过敏性紫癜(HSP)是以皮肤紫癜、出血性胃肠炎、关节炎及肾小球肾炎为主要特点的临床综合征。HSP 患儿中约有一半出现肾损害,此时称过敏性紫癜肾炎(HSPN)。HSPN 好发于学龄儿童,男多于女,是儿童最常见的继发性肾小球疾病。其基本病变是肾小球系膜区 IgA 沉积、系膜细胞增生伴或不伴新月体形成。肾损害多发生于出现皮肤紫癜的 3 个月内(95%),尽管有报道肾损害可出现在皮肤紫癜之前以及在皮肤紫癜 1 年之后,但在 6 个月后出现肾损害一般不应轻易视之为紫癜性肾炎。

【病因及发病机制】

HSP 是白细胞碎裂性小血管炎,是主要由 IgA 免疫复合物沉积引起的免疫复合物病,其病因仍未完全明了,可能与下列因素有关:感染、疫苗接种、虫咬、寒冷刺激、药物过敏和食物过敏等。尽管这些因素都可能诱发 HSP,但临床上仍难明确过敏源,脱敏治疗的效果往往难以令人满意。

鉴于 HSPN 免疫病理的显著特点是系膜区颗粒状 IgA 沉积,与 IgA 肾病改变极为相似,因此推测 IgA 在发病中有重要作用,甚至有人认为它们本质上是同一种疾病。进一步研究发现两者免疫发病机制确有惊人的一致性,如均有血清 IgA 升高、单体以及多聚体 IgA 升高、λ-IgA,升高,两者血清中均有循环 IgA 免疫复合物;沉积在肾小球上的均以多聚 IgA_1 为主,且有 J 链沉积;两者都有 C_{4a}、C_{4b} 亚型缺陷,都有 IgA_{10} 型糖基化异常等等。某医学院附属同济医院儿科对 120 例 HSPN 及 31 例 IgA 肾病进行了比较研究,发现 HSPN6.3% 有 IgC 沿肾小球毛细血管壁的线样沉积以及膜抗肾小球基底膜抗体阳性,而且 12.5% 不是以 IgA 为主要沉积物,因此,至少在一部分 HSPN 中,其发病机制与 IgA 肾病显著不同。

HSPN 的肾脏损伤中补体发挥重要作用,补体的激活可能是通过旁路途径实现的:①IgA 无激活 Cq_1 的能力,而能直接激活 C_3;②在肾小球系膜区证实有 C_3、备解素 C_3PA,而无 C_{1q} 及 C_4;③C_2 缺乏的病人易患本病。补体系统的激活,产生一系列炎症介质,导致局部炎性改变,继之发生凝血和纤溶系统障碍,出现小血管内血栓形成和纤维蛋白的沉积,最终导致肾小球损伤。

【病理】

HSPN 的基本病理改变为肾小球系膜增生和系膜区 IgA 沉积,严重时尚有新月体形成和肾小管坏死,

病理改变轻重差别很大,国际小儿肾脏病研究会根据光镜下肾小球的改变将 HSPN 分为 6 型:

Ⅰ:肾小球轻微改变。

Ⅱ:单纯性系膜增生,不伴毛细血管袢局灶性改变及新月体:

Ⅱa:局灶节段性系膜增生;

Ⅱb:弥漫性系膜增生。

Ⅲ:系膜增生并出现局灶改变(血栓、坏死、新月体及硬化):

Ⅲa:局灶性改变;

Ⅲb:新月体出现,但<50%。

Ⅳ:系膜增生,50%～75%肾小球有新月体或局灶性改变:

Ⅳa:局灶性病变;

Ⅳb:新月体 50%～75%。

Ⅴ:>75%肾小球有新月体或局灶病变:

Ⅴa:局灶性病变;

Ⅴb:新月体。

Ⅵ:膜增生性肾小球肾炎。

免疫荧光检查显示以系膜区团块状 IgA 沉积为主,可伴有 C_3、IgG 和备解素,但荧光强度较 IgA 为弱。即使光镜下病变呈局灶、节段分布,在免疫荧光镜下沉积物仍弥漫分布。严重者延伸于毛细血管壁内。皮下及肠道小血管壁也常见 IgA 沉积。电镜下可见系膜细胞增生,系膜基质增多和系膜区大小不等的细颗粒状电子致密物沉积,沉积亦可在内皮下。免疫电镜证实沉积物中主要含 IgA 及少量 C_3 和 IgG。这些改变轻者呈局灶性分布,重者呈弥漫性分布。

【临床表现】

(一)肾外表现

主要是过敏性紫癜所致的皮肤、胃肠及关节等方面的症状与体征。

1.皮疹　对称性分布于双下肢伸侧,严重时可波及臀部、下腹及肘部。皮疹初为鲜红色,略高出皮面,可伴痒感及风团,并反复成批出现。

2.关节　1/2～2/3 病人出现关节肿痛,以膝关节和踝关节多见,活动可受限,一般数日内即可恢复。

3.胃肠道症状　1/3 病人出现阵发性腹部绞痛,脐周为主,可伴呕吐、黑便及呕血等,个别可出现肠梗阻、肠穿孔及肠套叠等。

4.其他　如鼻出血、咯血及心肌炎,少数伴头痛和抽搐。

(二)肾脏表现

以血尿和蛋白尿为主。

1.血尿约一半病人出现肉眼血尿,均有镜下血尿。

2.蛋白尿程度不等。

3.水肿一般为轻～中度,非凹陷性,伴大量蛋白尿时可为凹陷性水肿。

4.高血压。

(三)其他表现

HSP 可累及中枢神经系统、心血管系统以及胸膜外分泌腺等而出现相应症状。

【实验室检查】

血常规及出凝血试验均可正常,ESR 升高;IgA 可升高,并可检出 IgA 类风湿因子。其他如 IgG、IgA

及 IgE 均可增高或正常,血生化及肾功能可因临床表现类型的不同而正常或出现相应的异常改变。

尿液检查主要为血尿和蛋白尿,如有间质小管损害,可出现小分子蛋白如 RBP、β_2-微球蛋白及溶菌酶等增高。

【诊断和鉴别诊断】

中华医学会儿科分会肾脏病学组于 2000 年 11 月珠海会议上制定的诊断标准为:

(一)诊断标准

在过敏性紫癜病程中(多数在 6 个月内),出现血尿和(或)蛋白尿。

(二)临床分型

1.孤立性血尿或孤立性蛋白尿。

2.血尿和蛋白尿。

3.急性肾炎型。

4.肾病综合征型。

5.急进性肾炎型。

6.慢性肾炎型。

由于 HSPN 在急性期有特征性出血性皮疹、腹痛、肠出血、关节炎和肾炎等特点,因此不难诊断。当临床表现不典型时,应与急性肾小球肾炎、IgA 肾病、狼疮性肾炎和急性间质性肾炎相鉴别。

HSP 肾炎和 IgA 肾病尽管免疫发病机制相似,但临床上有明显区别,IgA 肾病缺乏 HSP 肾炎的肾外表现。HSP 肾炎呈急性发病过程,临床表现轻重不一,病程较短,其肾损伤的程度取决于肾小球新月体的多少。而 IgA 肾病呈慢性持续性发展,较易发展为肾功能不全,新月体形成不甚明显,而节段性肾小球硬化较为突出。

【治疗】

(一)一般治疗

急性期应卧床休息,如有明确过敏源,应脱敏治疗。无明确过敏源者,应注意有无感染或隐性感染,可同时抗过敏治疗。有出血症状者应止血治疗,呕血者可静脉应用抗酸药物如甲氰米胍 10mg/(kg·d),或奥美拉唑(洛赛克)每次 0.3~0.5mg/kg,每日 2 次。有水肿者可应用氢氯噻嗪、螺内酯或呋塞米等利尿剂。

(二)肾上腺皮质激素

肾上腺皮质激素对腹痛疗效好,对控制出血性皮疹、关节肿痛及蛋白尿有一定的效果,但对过敏性紫癜的血尿无效。一般用于紫癜性肾炎临床上大量蛋白尿的病人,对于病理Ⅲ级以上病人也应积极应用肾上腺皮质激素治疗,可显著改善预后,可选用泼尼松,剂量为 2mg/(kg·d),疗程 1~2 周。

(三)免疫抑制剂

对于Ⅳ~Ⅵ级 HSPN,使用皮质激素的同时应给予环磷酰胺(CTX)治疗,可改善预后。

(四)抗血小板制剂

长期口服双嘧达莫(潘生丁)5~8mg/(kg·d),分 2~3 次口服,对预防和治疗 HSPN 有一定疗效。

(五)中医中药

可选用雷公藤多甙片,适用于Ⅰ、Ⅱ及Ⅲ级 HSPN。初始剂量 2mg/(kg·d),1 个月后改为 1.5mg/(kg·d)服用 1 个月,最后以 1mg/(kg·d)维持 1~2 个月,对 HSPN 有较好疗效。

(六)其他

有人报道应用硝苯地平(心痛定)每次 0.25~0.5mg/kg,一日 3~4 次,可减轻 HSPN 的血管炎病变。

维生素 E 也有部分治疗作用,Ⅳ～Ⅴ期病人还可试用血浆置换及免疫吸附,有望获得肾功能的改善。对肾衰竭病人可作透析及肾移植。

【预后】

一般认为本患儿童预后较成人佳,大部分能完全恢复或仅有轻微尿异常,预后与临床及病理类型相关。临床上表现为肾病综合征和/(或)肾炎综合征的患儿,病理上Ⅲb 级以上患儿,常遗留下持续的肾损害,并最终导致肾功能不全。但 Coup 近年对儿童 HSPN 进行多中心研究后,认为遗留持续肾病或肾炎状态的患儿较多,而且 15% 在 10 年后,20% 在 20 年后进展到终末肾衰竭,应引起重视。

六、系统性红斑狼疮性肾炎

系统性红斑狼疮(SLE)是一种公认的自身免疫性疾病,其病变大多累及数个系统或器官。本病多发于青少年女性,男女比例为 1:7～1:9。60% 以上病人年龄为 15～40 岁,儿童发病高峰年龄在 10～14 岁之间,约 1/3 患儿为 5～10 岁,极少发生于婴幼儿。人群总发病率无确切资料,国外资料估计在 6.5/10 万～48/10 万之间,黑人与亚裔人群发病率较高,国内发病率约为 70/10 万。肾脏病变在 SLE 病人中很常见,约 40%～70%SLE 患儿有狼疮肾炎(LN)的临床表现。肾活体组织检查一般病理检查发现肾病变者可达 90%,进一步作免疫荧光及电镜检查发现有不同程度肾病变者近 100%。LN 患儿约占在全部 LN 病人的 4%～10%,但儿童 LN 病变往往严重,难治病例更多。

SLE 部分病人以肾外症状为主,肾损害轻;另一部病人则以肾损害为主要表现,肾外症状不明显,后者易误诊为原发性肾小球疾病。

【病因】

SLE 病因尚未阐明,多数学者认为是有一定遗传特征的个体,在多种触发因素(如感染及理化环境因素)作用下,发生免疫紊乱所致的自身免疫性损伤,LN 具有明显的免疫复合物性肾炎特征。

(一)遗传因素

遗传流行病学资料发现 SLE 具有家族聚集倾向,同卵双生子 SLE 发病一致率达 25%～70%,明显高于异卵双生子(2%～90)。本病患者近亲发病率也高,国外报道 12%SLE 患儿近亲中患有同类疾病,其他自身免疫性疾病发病率也高于人群总发病率。但大量的遗传病学研究分析证实 SLE 是多基因遗传,位于第 6 对染色体中的多个基因位点与发病有关,尤其是遗传性补体基因缺陷(C_1r、C_1s、C_2 及 C_4 等早期补体成分缺陷)。人类白细胞抗原(HLA)基因(HIA-B_8、BW_{15}、DR_2 及 DR_3)、T 细胞表面抗原受体(TCR)基因以及免疫球蛋白基因等经典免疫应答基因的多态性也与罹患 SLE 有关。其中日本人和中国人 HLA-DR_2 位点频率增高,西欧血统白人 HIA-DR_2 和/(或)DR_3 位点频率增高,我国南方汉人 SLE 发病与 DRBl1*0301 及 DQBl*0608 有关,美国黑人与 DRBl*1503、DQAl*0102 和 DQB1*0602 有关。但其他人群研究未发现 HLA-Ⅱ类基因与 SLE 发病有如此相关性。

进一步研究发现某些 HLA-Ⅱ类基因位点多态性与 SLE 患者产生自身抗体有关,尤其是不同 HIA-DQ 等位基因所共有的多态性序列可能导致某种自身抗体的产生。如含高水平 dsDNA 抗体患者中,96% 具有 HIA-DQBl*0201(与 HLA-DR3 和 DR7 连锁)、DQB1*0602(与 DR2 和 DRw6 连锁)或 DQBl*0302(与 HIA-DR4 单倍型连锁)等位基因。另一些人发现抗心磷脂抗体阳性的 SLE 患者与 HIA-DQBl*0301(DQW7)、*0302(DQW7)、*0303(DQW9)及 *0602(DQW6)等位基因密切相关。因此,推测 SLE 患病基因位于 MHC 区域,与 HLA-I 类及Ⅱ类基因呈连锁不平衡性。

正常情况下补体成分在免疫复合物的固定和有效清除中起着关键作用,这些成分因遗传基因缺陷而缺乏时,将导致免疫复合物在肾脏沉积而得病。但资料表明补体缺陷在 SLE 中并不多见,且补体缺陷者肾病变也常不严重,临床表现不典型,累及男孩多,因此它不代表多数 SLE 的发病特征,同时表明致 SLE 的遗传基因肯定具有多种复杂特征。

(二)环境与感染因素

紫外线被认为是触发 SLE 的病因之一;实验发现紫外线(主要是紫外线 290~320nm)可诱使皮肤角质细胞产生白细胞介素-1(IL-1)、IL-3、IL-6 及肿瘤坏死因子(TNF);紫外线还可以减弱巨噬细胞对抗原的清除以及抑制 T 细胞活化;约有 1/3 的 SLE 患者对光过敏或紫外线照射后发病。资料表明紫外线可使细胞内 DNA 转化为胸腺嘧啶二聚体,使其抗原性增强,诱生抗 DNA 抗体。

某些药物可促使 SLE 患者光过敏,如磺胺药及四环素;有些药物可诱发产生自身抗体如普鲁卡因胺和肼苯达嗪等。有些香料、染料、染发水、烟火熏烤食品及菌类也可诱发 SLE。有人认为这药物或化学物质与细胞核蛋白结合后,发生抗原性变性,也是引发机体自身免疫损伤的重要原因。

感染诱发 SLE 也研究较多。近年资料发现人类免疫缺陷病毒(HIV)感染者可发生 SLE;感染单纯性疱疹病毒可引起患者血清 Sm 抗原浓度升高;SLE 患者血清中常见多种病毒抗体滴度增加(如风疹、EB 病毒、流感及麻疹等),尤其是 C 型 RNA 病毒。

(三)内分泌因素

SLE 患者多数为女性,且不论男女,患者雌激素水平均增高,雄激素水平降低。推测高水平雌激素可直接作用 B 细胞,使其活化,导致分泌自身抗体的活化 B 细胞大量扩增。在实验动物中发现雌激素可使其病情加重,而雄激素可使病情减轻。

(四)自身组织抗原变异

紫外线照射、药物、化学物质以及病原感染等多种因素均可能破坏自身组织,暴露组织隐蔽抗原或使正常组织抗原结构改变,激发机体自身免疫损伤。

【发病机制】

目前有关 SLE 发病机制尚无一致结论,多数学者认为发病环节可能是多元性的。较为一致的结论是具有一定遗传趋向的个体,在某些触发因素作用下,发生以自身组织为靶目标的异常免疫反应。其最终免疫损伤的机制是 T 细胞功能紊乱,B 细胞多克隆活化,自身抗体与自身组织抗原结合后发生免疫复合物性疾病,LN 更具有免疫复合物性炎症的明显特征。

(一)T 细胞功能紊乱

SLE 患儿细胞免疫功能低下,T 细胞亚群间失衡,T 细胞绝对数减少,主要是 T 抑制细胞绝对数减少,且其程度与疾病活动性有关。T 细胞对 B 细胞的调控功能异常,致病性 B 细胞克隆活性增强,自身抗体水平上升。T 细胞功能紊乱可能源自细胞内信号传递异常,如细胞黏附分子异常,引起细胞间相互识别,黏合,信号传递障碍等,可能在 SLE 发病机制中具有重要作用。

(二)B 细胞多克隆活化

动物实验研究提示 B 细胞多克隆活化,诱发产生过多的致病性抗 DNA 抗体,大量资料证明 SLE 患者在活动期有类似 B 细胞多克隆活化证据,且预示病情严重与疾病进展。

(三)免疫复合物致病

研究表明 DNA-抗 DNA 抗体是引起肾脏损害的一对主要抗原抗体复合物(免疫复合物),除此之外 Sm 抗原、SS_A 抗原、肾小球基底膜(GBM)抗原、肾小管基底膜(TBM)抗原与相应的抗体结合形成的免疫复合物均可能与肾组织损伤有关。且不同抗体的免疫复合物与不同类型肾损害有关;如抗 RNP(核糖核蛋白)及 Sm 抗体阳性时,肾损害者少。但另有研究发现抗 SS_A、RNP 及 Sm 抗体阳性时,多为膜性肾病;弥漫增殖性狼疮肾炎上述抗体阳性率均低或滴度低;高亲和力 DNA 抗体阳性及低补体血症者多为弥漫增殖性肾炎。

除 T、B 细胞功能紊乱产生大量致病性自身抗体的直接损伤外,免疫复合物是一个重要的致病原因,其主要机制是:

1.循环免疫复合物　抗体与各种抗原在循环中形成免疫复合物后,经循环沉积于肾脏,由经典途径激活补体,吸引中性粒细胞,释放炎症介质,引起肾脏损害。

2.原位免疫复合物　实验发现 ssDNA 对肾小球基底膜有亲和力,经循环 ssDNA 先植入肾小球,再吸引循环中的抗 ssDNA 抗体与之结合,在原位形成免疫复合物,激活补体,诱生炎症,这种肾炎常为膜性狼疮性肾炎。

3.抗 GBM 及抗 TBM 抗体　这些抗体直接与肾组织(GBM 和 TBM)反应,引起肾损伤,若发现免疫荧光在 GBM 呈线样 IgG 沉积,提示狼疮肾炎因抗肾组织抗体介导而致病。

4.免疫复合物清除障碍　正常人可以通过多种途径清除不断产生的免疫复合物,其中补体途径最为重要,SLE 患者因 C_3 缺乏或红细胞膜上 $C_3\beta$ 受体减少,导致巨噬细胞清除机制减弱,是免疫复合物沉积及致病的重要原因。

【病理改变】

狼疮肾炎病变既可累及肾小球,也可累及肾小管以及肾血管及间质。其病变程度、范围及类型因人而异,至今尚缺乏一种完善的病理分类形式。儿童狼疮肾炎多使用 WHO 分类法及国际小儿肾脏病科研协作组(ISKDC)分类法,并用 Pirani 积分法作为补充,且 Pirani 积分法较病理分型更能反映肾病变的严重性和活动性,也能反映狼疮肾炎的治疗效果。

(一)WHO 病理分型

括弧中为国际小儿肾脏病科研协作组(ISKDC)分类法。

1.WHO Ⅰ 型(ISKDC1a,1b)　本型罕见,为正常肾小球或轻微病变,极少部分患儿免疫荧光或电镜下可见肾小球有少许沉积物。

2.WHO Ⅱ 型(ISKDC2a,2b)　系膜增殖型肾小球肾炎,病变局限于系膜区,表现为程度不等的系膜细胞和基质增多,系膜区免疫沉积物阳性,仅有轻度节段性系膜增生者为 2a 型,系膜和系膜细胞增生为 2b 型。本型多表现为轻度血尿或蛋白尿,很少发生肾功能不全。

3.WHO Ⅲ 型(ISKDC3a、3b 和 4a)　局灶节段增殖型肾小球肾炎,部分肾小球存在急性或慢性病变,如节段性细胞增生,细胞坏死,内皮细胞增生,纤维素样坏死,白细胞浸润,透明血栓,系膜区和毛细血管壁见 IgG、IgA、C_1q、C_3、C_4 及白细胞介素等沉积。约半数以上肾小球正常。临床上可表现为蛋白尿、血尿,高血压和轻度肾功能不全,亦可为肾病综合征。ISKDC4a 指 50% 以上肾小球受累。

4.WHO Ⅳ 型(ISKDC5a,Sb)　弥漫增生性肾炎,狼疮肾炎中半数以上是本型,病变广泛且严重,几乎全部肾小球受累,呈活动性毛细血管内增殖性改变,中性粒细胞渗出,纤维素样坏死;毛细血管壁显著增厚,管壁内透明血栓;坏死节段常见细胞性新月体;严重病例呈弥漫性坏死和新月体性肾炎,部分病例呈不同程度肾小球硬化。免疫荧光见所有肾小球、肾小管、包氏囊及球外毛细血管基底膜有各种免疫球蛋白及补体沉积,尤其是内皮下沉积明显,呈"满堂亮"现象。不规则大块内皮下沉积物使光镜下见毛细血管祥僵硬,毛细血管基底膜增厚呈"白金耳"现象。

本型还存在严重的小管间质病变、显著的单核细胞浸润以及坏死性血管炎。临床上本型患儿多为重症;血尿、蛋白尿、高血压、肾病综合征及肾功能不全,如不给予积极治疗,易进展为终末期肾衰竭。

5.WHOV 型(ISKDC6)　膜性肾病,病变似特发性膜性肾病,表现为毛细血管祥的弥漫性增厚,后期基底膜增厚呈钉突样表现,但不同的是同时也见一定程度系膜与内皮细胞增生及系膜基质扩张。本型可进一步分为 Va 型:与原发性膜性肾病极似,细胞增生及浸润不明显;Vb 型:伴弥漫性系膜病变;Vc 型:伴局灶节段性细胞增生,浸润与硬化;Vd 型:伴弥漫增生性病变或新月体形成;a、b 亚型较 c、d 亚型预后好,表明附加病变影响预后。

6.WHOⅥ型　肾小球硬化型,此表与其他肾小球疾病晚期硬化相似,常伴随以上各型肾小球病变,如局灶节段或弥漫增殖性病变。部分人表现为单纯肾小球硬化。

狼疮肾炎可以发生病理类型转化,如局灶增殖转化为弥漫性增殖,膜性肾炎转化为局灶节段增殖或弥漫增殖,系膜增殖可转变为局灶节段增殖等。

(二)肾小管及间质病变

狼疮肾炎中约 50%～70%有肾小管间质病变,常见于弥漫增殖型,也见于局灶型,少见于膜型肾炎,罕见于系膜增生型。病变以小管萎缩,小管基底膜增厚,电子致密物沉积于小管基底膜及间质,严重者出现小管坏死。

(三)肾小血管病变

常见以下几种类型:①高血压引起的血管病变常见;②小叶间动脉及出入球小动脉呈内皮细胞肿胀、破坏,血管内血栓,IgG 及 C_3 沉积于血管壁,无炎症反应;③坏死性小血管炎,抗中性粒细胞胞浆抗体(ANCA)阳性;④肾脏血栓微血管病,在无坏死的基础上出现肾小动脉及间质毛细血管血栓,继而发展为肾小球硬化。

(四)活动性与慢性病变的判断

肾活检后可用半定量积分子方法评定病变情况,指导治疗:公认的活动性指标,如①肾小球节段性坏死;②肾小球细胞明显增生;③基底膜铁丝圈样改变;④内皮下及系膜区较多电子致密物沉积,核碎片及苏木素小体;⑤细胞新月体;⑥肾小血管病变;⑦间质广泛水肿及单核细胞浸润。有活动性病变者主张积极给予皮质激素及免疫抑制剂治疗。慢性病变的证据,如①肾小球硬化;②纤维新月体;③肾小管萎缩;④肾间质纤维化;⑤肾小囊粘连;⑥肾小血管硬化。成年病人的资料认为这些慢性化指标,对预后的价值,就Ⅳ型病变而言有用,其五年存活率明显降低,重复肾活体组织检查动态观察意义更大。

【临床表现】

(一)全身性表现

多种多样,80%以上有发热,热型多样,高热、低热、间歇或持续发热。均有不同程度的食欲缺乏、乏力和体重下降。

(二)皮肤黏膜症状

70%～80%狼疮患儿有皮肤黏膜损害,典型的蝶形红斑仅见于 50%病例,皮疹位于两颊和鼻梁,为鲜红色,边缘清晰,呈轻度水肿性红斑,可见毛细血管扩张和鳞屑。炎症重时可见水疱及痂皮。红斑消退后一般无瘢痕,无色素沉着。

(三)其他皮肤黏膜症状

小儿盘状红斑较成人少,可见出血疹、斑疹、网状青斑、荨麻疹、紫癜、口腔溃疡及鼻黏膜溃疡。患儿日光照身后皮损加重或出现新的皮疹。约 10%～20%患儿始终无皮疹表现。

(四)肌肉骨骼症状

约 70%～90%患儿有关节和肌肉症状,如关节炎和关节痛,约 1/3 患儿伴有肌痛。关节炎既可呈游走性,也可呈持续性,很少见关节破坏和畸形。

(五)心血管症状

可见心包炎、心脏炎、全心炎及各种小血管炎,雷诺现象在儿科少见。近年已开始注意有患儿发生冠状动脉炎及心肌梗死的病例。

(六)浆膜炎

30%患儿出现多浆膜炎,如无菌性胸膜炎、腹膜炎、急性狼疮性肺炎及肺出血。上述病变可表现为急性发热、呼吸困难、咳嗽、胸痛及胸水症;腹痛、腹泻、恶心、呕吐及腹水症,若发生肠道坏死、穿孔,需外科治疗;严重肺出血可迅速死亡。

(七)血液系统症状

多有不同程度贫血,50%患儿外周血白细胞数减少,15%～30%患儿血小板减少,少数患儿以血小板减少为首发症状。

(八)神经系统症状

狼疮脑炎是SLE严重的并发症,相对发生率约30%(20%～50%),有5%患儿以神经系统症状为首发症状,表现为弥漫性脑功能障碍(意识和定向障碍,智能和记忆力下降,精神异常等)或局限性脑功能障碍,如癫痫和脑血管意外,偏瘫及失语。周围神经病变少见,表现为多发性周围神经炎。

(九)其他症状

有肝脏肿大(75%)、肝功异常以及脾肿大(25%)。浅表淋巴结肿大(约50%)。可出现巩膜炎、虹膜炎及视网膜炎等眼部症状。

(十)肾脏症状

狼疮肾炎在SLE中很常见,且是危及远期生命质量的关键因素。狼疮肾炎临床表现主要有以下6种形式。

1.轻型　无症状蛋白尿或(及)血尿,约30%～50%LN患儿表现此型,无水肿,无高血压,仅表现为轻～中度蛋白尿(常<2.5g/d)和/(或)血尿。

2.慢性肾炎型　起病隐匿,缓慢进展的肾炎综合征。有不同程度肾功能不全,高血压。

3.急性肾炎或急进性肾炎综合征　其中35%～50%患者有高血压,不同程度蛋白尿,尿沉渣中有较多红细胞管型,肾功能不全或衰竭。急性肾炎起病类似链球菌感染后急性肾炎。急进性肾炎起病类似其他急进性肾炎,表现为急性进展的少尿性急性肾衰竭。但这两种起病方式在LN中均少见。

4.肾病综合征　此型约占LN总数的40%,临床上可表现为单纯性肾病综合征或肾病综合征伴明显肾炎综合征。

5.肾小管损害型　肾小管酸中毒伴肾钙化、肾结石及尿镁丢失,LN病人中约44%有不同程度肾小管功能损害。

临床类型间也可转变,当血尿、蛋白尿、肾功能减退及高血压加重时均提示临床类型或病理类型发生转变,预后不良。

【实验室检查】

(一)尿液检查

蛋白尿、血尿、细胞及蛋白管型常见。

(二)血液检查

大多有不同程度贫血,部分人白细胞减少,血小板减少,90%以上患者血沉明显增快,血白蛋白降低,球蛋白升高,以球蛋白升高为主,但若有重度蛋白尿,球蛋白绝对值也降低。

(三)免疫学检查

1.抗核抗体(ANAs)　若免疫荧光分析 ANA 呈周边型对 SLE 诊断最有意义,提示 dsDNA 抗体阳性,该抗体对 SLE 有高度特异性,且与疾病活动性相关。

2.抗双链DNA(dsDNA)　抗体直接检测 dsDNA 抗体阳性率为 $50\%\sim80\%$,但特异性大于 90%,且往往提示有肾脏损害,偶见于干燥综合征、类风湿性关节炎及活动性肝炎。

3.抗 Sm 抗体　约 $25\%\sim40\%$ 病人抗 Sm 抗体阳性,但其特异性可达 99%。

4.其他自身抗体　抗单链 DNA(ssDNA)抗体,阳性率高,特异性不强,$26\%\sim45\%$ 病人抗核糖核蛋白(RNP)抗体阳性,但特异性不高。抗干燥综合征(SS)A、B 抗体敏感性及特异性均差。有坏死性血管炎时抗中性粒细胞胞浆抗体(ANCA)阳性,抗心磷脂抗体阳性病例常见病情呈复发性,多发性动、静脉栓塞,血小板减少及流产。

5.补体 C_{1q}、C_3、C_4 及 CH_{50} 在 SLE 活动期常降低。

6.循环免疫复合物阳性。

(四)狼疮细胞

狼疮细胞(LEC)在 SLE 病人中阳性率可达 $60\%\sim85\%$,但也可见于其他结缔组织病。

(五)狼疮带试验

取材于暴露在阳光下的正常皮肤,用直接免疫荧光检测表皮与真皮连接处,可见一条 IgG 和 C_3 沉积的荧光带,80% 活动期 SLE 病人阳性,其他自身免疫性疾病也可呈阳性。

【诊断与鉴别诊断】

(一)诊断标准

本病诊断标准大多参考美国风湿病学会 1982 年提出的诊断条件,在 11 项标准中符合 4 项或以上即可诊断本病。国内成人多中心试用该标准特异性为 96.4%,敏感性为 93.1%,主要漏诊的是早期、轻型及不典型病例。中华风湿病协会 1987 年提出的标准增加了低补体 C_3 及皮肤狼疮带试验及肾活检特征后,其诊断特异性为 93.6%,敏感性提高到 97.5%,并可早期发现以原发性肾病综合征起病的患者。系统性红斑狼疮诊断标准如下:

1.颊部红斑　遍及颊部的扁平或高出皮肤固定性红斑,常不累及鼻唇沟部位。

2.盘状红斑　隆起红斑上覆有角质性鳞屑和毛囊栓塞,旧病灶可有皮肤萎缩性疤痕。

3.光敏感　日光照射引起皮肤过敏。

4.口腔溃疡　口腔或鼻咽部无痛性溃疡。

5.关节炎　非侵蚀性关节炎,累及 2 个或 2 个以上的周围关节,特征为关节的肿、痛或渗液。

6.浆膜炎　①胸膜炎——胸痛、胸膜摩擦音或胸膜液或②心包炎——心电图异常,心包磨擦音或心包渗液。

7.肾脏病变　①蛋白尿 $>0.5g/d$ 或 $>+++$;②细胞管型——可为红细胞、血红蛋白、颗粒管型或混合性管型。

8.神经系异常　①抽搐——非药物或代谢紊乱,如尿毒症、酮症酸中毒或电解质紊乱所致;②精神病——非药物或代谢紊乱,如尿毒症、酮症酸中毒或电解质紊乱所致。

9.血液学异常　①溶血性贫血伴网织细胞增多或②白细胞减少 $<4000/\mu l$,至少 2 次或③淋巴细胞减少 $<1500/\mu l$,至少 2 次或④血小板减少 $<100\times10^9/L$(除外药物影响)。

10.免疫学异常　①LE 细胞阳性或②抗 dsDNA 抗体阳性或③抗 Sm 抗体阳性或④梅毒血清试验假

阳性。

11.抗核抗体　免疫荧光抗核抗体滴度异常或相当于该法的其他试验滴度异常,排除药物诱导的"狼疮综合征"

(二)鉴别诊断

注意与其他风湿性疾病,如幼年类风湿性关节炎全身型和多关节型、皮肌炎、硬皮症、混合性结缔组织病以及多发性血管炎等鉴别。本病也易与各类肾病、心脏病、溶血性贫血、血小板减少性紫癜、组织细胞增多症、慢性活动性肝炎及神经系统疾病混淆。

【治疗】

特别强调治疗的个体化。特别是要注意心、肾及神经系统并发症的及时干预治疗,充分考虑药物治疗的利弊及得失后确定近期和远期的治疗方案,并认真评价治疗风险与效益,让患儿监护人充分知晓。

(一)一般治疗

急性期、活动期及重症均强调休息、加强营养和避免日晒,静止期逐步恢复活动及上学。服免疫抑制剂期间尽量不到公共场所,减少感染机会,若发生感染应积极治疗,要避免使用诱发狼疮和肾损害的常用药物(磺胺、肼苯达嗪、普鲁卡因胺、对氨基水杨酸、青霉素及氨基甙类药物);局部皮损若无继发感染,可涂泼尼松软膏。

(二)免疫抑制剂

1.糖皮质激素　是治疗 SLE 基本药物,主要作用于 G_0 期淋巴细胞,有强烈抗炎作用。常用量为泼尼松 $1\sim2mg/(kg\cdot d)$(总量$<60mg/d$),分 3 次口服,病情缓解、实验室检查基本正常后改为隔日顿服,病情稳定后可以减至小剂量($0.5\sim1mg/kg$,隔日)长期用药,维持疗效。临床发现多数狼疮肾炎患儿单用泼尼松治疗无效,尤其是Ⅳ型狼疮肾炎,急进性狼疮肾炎肾上腺皮质激素治疗更不敏感。甲泼尼龙冲击治疗(每次 $15\sim30mg/kg$,总量$<1/$次,每日 1 次,3 次一疗程,间隔 $1\sim2$ 周可重复一疗程,共 $2\sim3$ 疗程后用中、小剂量泼尼松维持治疗,可使部分狼疮肾炎患儿迅速缓解,肾功能较快好转。

糖皮质激素长期使用,易发生条件致病菌感染、骨质疏松、高血压、水电解质紊乱、精神病以及消化道出血等多种毒副作用。

2.细胞毒类药物　很多观察均认为皮质激素联合细胞毒性药物治疗狼疮肾炎,疗效远较单用皮质激素或单用细胞毒类药物好。联合用药还可大大减少皮质激素的用药量,提高疗效。常用的细胞毒类药物有环磷酰胺(CTX)、硫唑嘌呤以及氮芥。其中以 CTX 使用最广泛,疗效最好。CTX 主要作用于 S 期,对整个细胞周期均有作用,能有效抑制抗体产生,抗细胞毒及抗炎症介质作用也很明显,其免疫抑制效应强烈而持久。皮质激素联合 CTX($2\sim2.5mg/(kg\cdot d)$)对保存肾功能有明显作用。近年资料表明 CTx 大剂量冲击用药,较口服 CTX 不良反应更少,肾脏保护效果更好。CTX 冲击方案尚未成熟,最积极的方案是每次 $8\sim12mg/kg$,每日 1 次,连用 2 日一疗程(总量$<1g/$疗程),至少间隔 2 周用一疗程,连用六疗程后改为 3 个月一疗程,维持 2 年;也有每月一疗程,连用 6 个月后停药的半年方案以及每月 1 次连用 6 个月,再 3 个月一次维持 2 年的长疗程治疗方案。1992 年 NIH 研究小组报告的前瞻性研究结果认为,长疗程较半年疗程在保护肾功能方面疗效更好,只有 10% 病人进入终末期肾衰。CTX 大剂量冲击治疗应注意消化道副反应和采取水化措施($60\sim80ml/(kg\cdot d)$或 $2000ml/m^2$ 电解质平衡液持续静滴),防止出血性膀胱炎。目前尚无资料确切证明口服方案与冲击方案对性腺影响的大小。

3.硫唑嘌呤　每天 $2.5mg/kg$ 治疗严重弥漫增殖型 LN,可减少皮质激素用量,与皮质激素联合口服 CTX 效果相同。甲泼尼龙冲击治疗后可用小剂量泼尼松及硫唑嘌呤维持治疗。

4.苯丁酸氮芥　$0.2mg/(kg\cdot d)$分 3 次口服,疗程 $2\sim3$ 个月,其对性腺的不良反应与致癌作用并不比

CTX小。

5.环孢霉素A　选择性作用于辅助性T细胞,间接抑制B细胞产生抗体,但毒副作用大,尤其是肾脏的毒副作用。一般仅在CTX不能使病情缓解者选用环孢毒素A;急性期用药5～7mg/(kg·d),维持用药4mg/(kg·d),可作为激素、细胞毒类及抗凝剂三联用药的候选药物之一。

(三)抗凝剂

狼疮肾炎病人多呈高凝状态,尤其是使用肾上腺皮质激素之后,血小板聚集力增强,血纤维蛋白原升高,不但可发生肾小球毛细血管血栓,还易并发肾静脉等大血管血栓,应予抗凝治疗。严重弥漫增殖型LN可用肝素100U/kg或蝮蛇抗栓酶0.01U/kg(<0.25U/次),每日1～2次)静滴或口服双嘧达莫3～8mg/(kg·d)。有肯定血栓形成者可用尿激酶每次200～600U/kg,溶于葡萄糖水200ml中静滴,每日一次,14天一疗程。

(四)血浆置换

可清除部分致病性抗体、抗原及免疫复合物,但价格昂贵,多用于对其他治疗无反应的严重LN患儿,对狼疮脑患儿效果较好。也有人主张在急进性LN患儿给甲泼尼龙冲击治疗同时给予血浆置换疗法,每日置换2～4L,连续3天。

(五)静脉注射用丙种球蛋白

静脉注射用丙种球蛋白(IVIG)对部分狼疮患儿有一定疗效,可抑制B细胞产生抗体,可改变抗体及抗原比例,使免疫复合物易于清除。可使部分CTX耐药的患儿病情缓解。

(六)全身淋巴结X线照射

有报告用X线照射全身淋巴结(20Gy/4～6周),可使部分病人取得一定疗效,肌酐清除率好转,dsDNA抗体减少,甚或停用泼尼松。

(七)抗CD4单克隆抗体

可使T细胞数下降,B细胞抑制,蛋白尿减少,血浆蛋白升高。

【预后】

早年LN患儿多死于尿毒症,死亡率达60%～80%,近年因正确诊断,分型及诊疗手段改变,其死亡率已下降至18.9%～25.4%。下列因素可能影响预后:

(一)临床表现

持续大量蛋白尿、血尿、高血压、贫血及血肌酐水平已升高者预后不良,反复感染也影响预后。

(二)病理类型

Ⅰ、Ⅱ型一般不发展为终末期肾,预后不良者多死于并发症;Ⅲ型可能发展成慢性肾衰竭,但5年存活率仍达75.8%。Ⅳ型病情危重,预后不良,但及时正确治疗,5年生存率可从25%提高到80%。Ⅴ型若有附加增生性病变(c、d亚型)则预后不良,与Ⅳ型相似。公认有大量内皮下电子致密物沉着、合并血管病变及肾功能恶化需替代治疗者预后恶劣。

(三)家长、患儿对治疗目标的理解和支持以及环境因素也同样影响预后。

(刘晓颖)

第二节　肾小管-间质疾病

一、肾小管性酸中毒

肾小管性酸中毒(RTA)是由于远端肾小管上皮细胞排泌氢离子和(或)近端肾小管上皮对 HCO_3^- 的重吸收障碍所导致的临床综合征。其临床表现以阴离子间隙正常的高氯性代谢性酸中毒、肾钙化及肾结石为特征。按病因可分为原发性及继发性。原发性多为先天遗传性基因缺陷所致,继发性则可继发于多种肾脏疾病、结缔组织疾病及药物性肾损害。按尿酸化功能缺陷的部位与发病机制又可分为远端肾小管酸中毒(Ⅰ型 RTA)、近端肾小管酸中毒(Ⅱ型 RTA)、远端与近端混合型(Ⅲ型 RTA)以及高钾型肾小管酸中毒(Ⅳ型)。由于各型的病因、发病机制、临床表现与治疗均有差异,因此本节对各型 RTA 分述如下。

远端肾小管酸中毒(Ⅰ型)

远端肾小管酸中毒(dRTA)亦称经典的 RTA,是由于各种原发性或继发性因素引起远端小管上皮细胞排泌 H^+ 障碍、尿 NH_4^+ 及可滴定酸排出减少,体内 H^+ 储积而 HCO_3^- 下降,Cl 代偿性增高导致高氯性代谢性酸中毒。其特征在于虽有明显的酸中毒,但尿仍不能被酸化,pH<5.5。

【病因】

dRTA 可分为原发性和继发性两类。原发性为常染色体显性或隐性遗传,继发性者常是由于其他疾病影响到肾小管功能所致,可见于高丙种球蛋白血症、原发性甲状旁腺功能亢进、维生素 D 中毒、移值肾排斥反应、髓质海绵肾、梗阻性肾病、特发性高钙尿症肾钙化、Wilson 病、失盐性先天性肾上腺皮质增生症、药物及毒素导致肾损害(如锂、两性霉素 B、甲苯及地高辛等)。

【发病机制】

dRTA 的主要缺陷在于远端小管泌 H^+ 功能的不足。肾皮质集合管上皮细胞中存在一种间介细胞,其腔膜上有 H^+-ATP 酶(质子泵),能分泌 H^+,H^+ 与管腔内的 NH_3 和 $NaHPO_4$ 结合后以 NH4 和 H_2PO_4 形式排出体外。而髓质集合管主细胞具有吸收钠及排出钾的作用。这两种细胞的功能障碍可导致泌 H^+ 不足,目前认为有以下几种机制。

(一)分泌型

H^+-ATP 酶功能障碍,小管上皮不能分泌 H^+。

(二)反漏型

细胞膜缺陷使 H^+ 通透性增高,H^+ 反流入小管上皮细胞。

(三)速率依赖型

质子泵泌 H^+ 速率下降。

(四)电压依赖型

使管腔内负电位差减低。

原发性 dRTA 的基因突变有两种。常染色体显性遗传主要涉及细胞 Cl^- HCO_3^- 阴离子交换转运蛋白(AEl)基因的突变。常染色质隐性遗传则涉及质子泵 B 亚基的缺陷(ATP6B)。

【病理生理】

正常情况下,在远端肾小管和集合管是通过 H^+-Na^+ 交换分泌 H^+,以调节酸碱平衡。本病时远端肾小管排 H^+ 障碍,H^+ 在体内积聚,尿 NH_4 和可滴定酸(TA)排出减少,引起代谢性尿酸化障碍和酸中毒。由于远端肾小管 H^+-Na^+ 交换减少,导致 K^+-Na^+ 交换占优势,使大量 K^+ 丢失,造成低钾血症。同时 Na^+ 回吸收减少,引起低钠血症和继发性醛固酮增多,以增加 Na^+ 和 Cl^- 的吸收。Cl 的潴留造成高氯血症。长期低钾使远端肾小管浓缩功能受损,出现多饮和多尿。持续酸中毒导致机体动用骨缓冲系统,骨中的钙和磷游离入血,尿钙排出增加,血钙降低,因而刺激甲状旁腺分泌甲状旁腺激素,促进骨质溶解破坏,减少骨质生成,使尿钙进一步增多,抑制磷的再吸收,使尿磷增多,血磷降低。碱性尿有助于浓度增高的尿钙及尿磷形成肾结石和肾实质钙盐沉着,继而引起肾间质损害,最终导致肾功能不全,枸橼酸盐是尿钙溶解的重要因素,酸中毒时,枸橼酸盐排出减少,重吸收增加,促进肾钙化。

【临床表现】

临床上可分为婴儿型及幼儿型。前者生后几个月内发病,男婴多见,为常染色体隐性遗传。后者常在 2 岁后出现症状,以女性多见,为染色体显性遗传。dRTA 主要临床特点有:

1.发病年龄　原发性 dRTA 可以在生后即有临床表现,但出现典型症状时多在 2 岁以后。

2.慢性酸中毒表现　生长发育落后及厌食、恶心、呕吐、腹泻和便秘等慢性代谢性酸中毒表现,有时生长落后为唯一表现。不完全型 dRTA 可无酸中毒表现而仅出现低钾、肌无力或肾钙化。

3.尿浓缩功能减退　多饮、多尿和不明原因脱水,还可出现脱水热及休克,系由于低钾引起尿浓缩功能减退所致。

4.低钾血症　肌肉软弱无力甚至周期性瘫痪等低钾表现比较突出,系泌 H^+ 减少引起低钾血症所致。严重时影响心脏,出现期前收缩等严重心律失常和循环衰竭。

5.佝偻病表现　骨质脱钙、骨骼软化、骨骼畸形、前囟宽大且闭合延迟等佝偻病表现,维生素 D 治疗无效。

6.肾钙化与肾结石　肾结石常见于年长儿及成人,可与肾钙化同时或单独出现,并可伴有血尿、肾积水与泌尿道感染。结石多为磷酸钙,少数为草酸钙和鸟粪石。脓尿常持续存在,可能与肾钙化有关。

7.几种特殊的 dRTA

(1)兼有近端肾小管性酸中毒和远端肾小管性酸中毒(Ⅲ型):见于婴儿,可早至生后 1 个月发病,随着年龄增长,HCO_3^- 丢失可减轻。

(2)不完全性 dRTA:可伴有肾钙化但无代谢性酸中毒,虽尿液酸化障碍,但排 NH_4 多,排 TA 少。大多在对完全性 dRTA 家族进行筛查时发现,也有不少为散发病例或继发于其他疾病。

(3)dRTA 伴耳聋:为常染色体隐性遗传,男女均可患病,耳聋出现时间从新生儿期至年长儿不等。

(4)短暂性肾小管酸中毒:最早由 Lightwood 于 1935 年报道,酸中毒为一过性,可能是一些未被认识的环境因素所致,如维生素 D 中毒、磺胺药肾损害或汞中毒等。多在 2 岁左右自愈。

(5)继发性 dRTA:见于多种全身性疾病或肾脏疾病。患者同时具有原发病的临床表现。

【实验室检查】

(一)尿 pH

尿 pH 反映尿中 H^+ 量。dRTA 时,尽管血 $pH < 7.35$,但尿 pH 仍 ≥ 6.0,并且还可高达 6.5 及 7.0 以上。测定尿 pH 必须采用 pH 计,pH 试纸以及尿液分析仪测定的结果不够准确。只测定尿 pH 有一定局限性,尿 $pH < 5.5$ 并不能说明尿酸化功能一定完好,如患儿有泌 NH_3 障碍,但由于少量 H^+ 不能与 NH_3 结合成 NH_4,尿 pH 仍可 < 5.5,因此应同时测定尿 pH 与尿 NH_4,以综合分析和判断。

（二）尿可滴定酸及尿 NH4＋的测定

远端肾小管分泌的 H^+ 大部分与 NH_3 结合成 NH_4 排出，另一部分以可滴定酸的形式排出。因此，尿可滴定酸与 NH_4 之和代表肾脏净酸排泄量。在体内酸性物质增多时，正常人尿 pH 可<5.5，尿中可滴定酸及 NH_4 排出率可分别达 $25\mu mol/min$ 及 $39\mu mol/min$，在远端肾小管酸中毒时，两者均明显降低。

（三）尿电解质及尿阴离子间隙

dRTA 大多有尿钠排泄增多以及尿钙增高，尿 $Ca/Cr>0.21$，24 小时尿钙$>4mg/(k\cdot d)$。尿阴离子间隙$=Na^++K^+-Cl^-$，可反映尿 NH_4 水平，为正值时提示尿 NH_4 排泄减少。

（四）血气分析及电解质

dRTA 的典型改变为高氯血症性阴离子间隙正常的代谢性酸中毒。不完全性 dRTA 可表现为代偿性代谢性酸中毒或正常。血阴离子间隙（AG）$=Na^++K^+-Cl^--HCO_3^-$，正常为 $8\sim16mmol/L$，增高表明体内无机酸根（如硝酸根及硫酸根）或/和有机酸根离子等酸性产物储积，RTA 时 Cl^- 代偿了 HCO_3^- 的减低．因而 AG 正常。血钾降低也是 dRTA 的重要表现，甚至为不完全性 dRTA 的唯一表现。血钠及血钙可正常或降低。

（五）尿二氧化碳分压检测

正常人给予碳酸氢钠或中性磷酸盐后，到达远端小管的 HCO_3^- 或 HPO_4^{2-} 增多，前者与 H^+ 结合生成 H_2CO_3；后者与 H^+ 结合生成 $H_2PO_4^-$，再与 HCO_3^- 于泌氢障碍，尿 CO_2 不升高，尿 CO_2 分压与血 CO_2 分压差值$<2.66kPa(20mmHg)$，正常人$>4.0kPa(30mmHg)$。

（六）24 小时尿枸橼酸

dRTA 时常减低。

（七）X 线

影像学可了解骨病情况并发现肾结石，超声波检查可了解肾脏有无钙化及结石。

【诊断】

本病典型者诊断不难，根据生长发育落后，烦渴、多饮及多尿，顽固性佝偻病和肾钙化、肾结石等表现，血生化检查具备五低二高特征，即低血磷、低血钾、低血钙、低血钠和低二氧化碳结合力（或低血清 pH）以及高血氯、高血清碱性磷酸酶，且在酸中毒时，尿 pH>6.0 即可确定诊断。

下述一些诊断试验主要用于酸中毒不明显的不完全性 dRTA 诊断以及用于了解 dRTA 是泌 H^+ 缺陷、电压依赖性缺陷（高 K^+ 性 dRTA），还是梯度缺陷（反漏型）。

（一）NH₄Cl 负荷试验

NH_4Cl 负荷试验通过服用酸性药物使肌体产生代谢性酸中毒，来测试肾小管泌氢功能，主要用于轻型或不完全性 dRTA 的诊断。三日法：口服氯化铵[$0.1g/(kg\cdot d)$，分 3 次服用]或氯化钙[$0.5g/(kg\cdot d)$，分 3 次服用]三天，当血气分析示 pH<7.35，$HCO_3<20mmol/L$ 时，尿 pH 仍>5.5 则说明存在肾小管酸化功能障碍，提示 dRTA。试验中应避免出现严重酸中毒，血 HCO_3 不宜降得过低（$<15mmol/L$）。单剂简便方法：30 分钟内口服氯化铵（0.1/kg），随后留 6 小时尿测尿 pH，由于此剂量氯化铵可降低 $HCO_3 4\sim6mmol/L$，故如尿 pH 仍>5.5 则为阳性。

（二）硫酸钠试验

原理是在有潴钠因素情况下，硫酸钠的滴注增加到达远端的肾单位的 Na^+，并有效地被吸收。而 SO_4 属于难吸收的负离子，增加了管腔内的负电位，使肾小管上皮细胞与管腔的电位差加大，负电位促进 H^+ 的排泄（主要增加尿 NH_4^- 的排泄）。若对硫酸钠滴注无反应，尿仍不能酸化，表明 H^+ 分泌缺陷。

试验方法:试验前 12 小时口服潴盐激素 9 氟氢化可的松 1mg,或在试验前 12 小时以及 2～4 小时前各肌注去氧皮质酮 5mg,试验前如采用低盐饮食则结果更为正确。4% Na_2SO_4 100ml 于 40～60 分钟内静脉滴注完毕。每升中加入 30mmol/L 的 $NaHCO_3$ 以避免由于迅速灌注 Na_2SO_4 发生中毒。尿标本应在灌注后连续 3 小时收集。正常人尿 pH 应降至 5.5 以下(常<5.0),泌 H^+ 障碍以及电压依赖型则>5.5,但反漏型(梯度缺陷)亦可<5.5。

(三)呋塞米试验

肌注呋塞米 2mg/kg(<40mg/kg),髓袢 Cl 吸收减少,远端小管及集合管 Cl^- 增多,负电荷增加,与输注 Na_2SO_4 产生同样效果,方法简单、敏感,也较为可靠。

(四)$NaHCO_3$ 负荷试验

反映集合管泌氢及维持 H^+ 梯度的能力。当有 H^+ 泵功能障碍或因电压依赖缺陷而影响泌氢时,尿中 HCO_3^- 缺少,使尿 CO_2 压力不升高,尿与血 CO_2 分压差<2.66kPa(20mmHg),反漏型则可>4.0kPa(30mmHg)。方法:静注 1mmol/L 的 $NaHCO_3$,3ml/min,每 15～30 分钟直立位排尿一次,测尿 pH 以及 CO_2 分压,当连续三次尿 pH>7.8 时,于二次排尿间抽血查 CO_2 分压,再计算尿 CO_2 分压与血 CO_2 分压差值。

(五)中性磷酸盐负荷试验

原理与 $NaHCO_3$ 负荷试验相同,也用于区别反漏型 dRTA。

【鉴别诊断】

dRTA 临床上应与肾小球性酸中毒、各种佝偻病以及家族性周期性瘫痪相鉴别。

(一)肾小球性酸中毒

既往有肾脏疾病史,有明显尿异常,常伴贫血与高血压,血 Cl 多正常而血肌酐增高,血与尿 pH 一致性降低。

(二)家族性周期性瘫痪

有家族史,男性多见,尿检正常,无酸中毒,发作之前常有饱餐、高糖饮食、剧烈运动、外伤及感染等诱因。

(三)家族性低磷血症性抗维生素 D 佝偻病

佝偻病症状与体征突出,但无酸中毒及其他 dRTA 表现。

【治疗】

dRTA 的治疗以控制酸中毒、纠正电解质紊乱、防止骨骼畸形及肾脏钙化为原则,继发性 dRTA 应尽可能消除病因,对于先天性 dRTA 需终身坚持服药,在儿童生长发育时期尤为重要。

(一)纠正酸中毒

dRTA 应给予 2～5mmol/(kg·d) 的碱性药物,以纠正酸中毒,防止各种骨病及生长落后的发生。可选用①碳酸氢钠 0.2～0.4g/(kg·d);②Shohl 合剂,含 14% 枸橼酸及 9.8% 枸橼酸钠,2～5ml/(kg·d);③10% 枸橼酸钠及 10% 枸橼酸钾合剂,2～5ml/(kg·d)。

(二)纠正电解质紊乱

严重低钾者,可短期服用氯化钾,长期服用易加重高氯性酸中毒。一般情况下可使用 Shohl 合剂或单用 10% 枸橼酸钾口服,剂量 2～4ml/(kg·d);有低钙血症者可适当补充钙剂,如 10% 葡萄糖酸钙 2ml/(kg·d),总量<20ml/d。

（三）骨病与肾脏钙化防治

纠正酸中毒是防治骨病与肾钙化的关键。对伴有骨病者可应用维生素 D 制剂，如维生素 D(5000～10000U/d)、1,25-(OH)$_2$-D$_3$(Rocaltrol,0.25μg/d)治疗,应注意高钙血症发生。对高钙尿症,可服用上述枸橼酸制剂治疗,必要时还可加双氢克尿噻,2mg/(kg·d)口服,常可减轻高钙尿症,并促进溶石与排石。

（四）手术治疗

适用严重骨骼畸形影响功能者。

【预后】

原发性远端肾小管性酸中毒的预后一般较好,与治疗开始的早晚以及是否坚持合理的治疗密切相关。如能在婴儿早期开始治疗,不但生长发育正常,且能阻止肾钙化。肾结石的发生率也明显降低,从而可防止肾实质性损害。如中止治疗,酸中毒及有关症状将复发。

继发性 dRTA 的预后与原发病有关。

近端肾小管中毒（Ⅱ型）

近端肾小管酸中毒(pRTA)是近端肾小管因各种继发因素(药物、毒物损伤、胱氨酸储积病及 Wilson 病)和/(或)先天原因导致近端肾小管碳酸酐酶功能障碍及 H$^+$ 排泌障碍,HCO$_3$ 在近端小管回吸收减少,而出现高氯血症性代谢性酸中毒及碱性尿,同样也可致低血钾。

原发性

病因不明,一般认为与遗传有关。仅表现为 HCO$_3$ 再吸收障碍,不伴有其他肾小管和肾小球功能障碍。

1.散发性　婴儿为暂时性。

2.遗传性　为持续性,呈常染色体显性遗传或常染色体隐性遗传。

继发性

常继发于全身性疾病,可伴多种肾小管功能异常,以范可尼(Fanconi)综合征最为多见。

1.伴有其他近端肾小管功能障碍的遗传性疾病　如特发性范可尼综合征、胱氨酸病、眼-脑-肾综合征(Lowe 综合征)、遗传性果糖不耐受症、酪氨酸血症、半乳糖血症、糖原累积病、线粒体肌病及异染性脑白质营养不良等。

2.药物和毒素肾损害　如碳酸酐酶抑制物、过期四环素、甲基 3-色酮、马来酸中毒及重金属(钙、铅、铜和汞)中毒等。

3.其他　如亚急性坏死性脑脊髓病(Leigh 综合征)、法洛四联征、肠吸收不良、甲状旁腺功能亢进、肾囊肿病、遗传性肾炎、肾移植慢性排斥反应、多发性骨髓瘤、Sjogren 综合征、淀粉样变性、慢性活动性肝炎、复发性肾结石、肾髓质囊性病及 Wilson 病等。

【发病机制】

在正常情况下,肾小球滤过的 HCO$_3^-$ 99％被重吸收,其中近端小管重吸收 80％～90％,其余 2％在髓袢,8％在远端小管重吸收。而 HCO$_3^-$ 重吸收和小管细胞分泌 H$^+$ 的功能密切相关。在小管中 H$^+$-Na$^+$ 交换,Na$^+$ 被重吸收入细胞内与 HCO$_3^-$ 结合成 NaHCO$_3$,再进入血液中,为身体保留了碱储备。依赖 Na$^+$-K$^+$-ATP 酶,近端小管重吸收肾小球滤液中大部分的钠,Cl 和水随 Na$^+$ 被动重吸收。另外,近端小管主动重吸收全部 K$^+$、2/3 钙和部分磷酸盐。

pRTA 为近端肾小管重吸收 HCO$_3^-$ 不足,HCO$_3^-$ 肾阈降低,正常人为 25～26mmol/L,婴儿为 22mmol/L,而 pRTA 时为 18～20mmol/L。当患者血浆 HCO$_3^-$ 浓度正常时,即有 15％以上的 HCO$_3^-$ 排至尿中(正常人仅为 1％)。即使在轻度酸中毒时,若患者血浆中 HCO$_3^-$ 浓度仍高于肾阈,则 HCO$_3^-$ 仍排至尿中。只有严重酸中毒时,患者可排出酸性尿。

由于近端肾小管对 HCO_3^- 重吸收减少,使 Na^+-H^+ 交换减少,Na^+ 从尿中大量丢失,引起低钠及脱水。失 Na^+ 导致继发性醛固酮增多,使 Na^+ 和 Cl^- 潴留。加之由于 HCO_3^- 丢失增多,为维持阴离子平衡,而保留 Cl^-,因而出现高氯血症。在醛固酮作用下,以 Na^+-K^+ 交换而保留 Na^+,可引起低钾血症,长期代谢性酸中毒可能通过阻碍生长激素的分泌或应答而引起生长发育障碍。

导致近端肾小管重吸收 HCO_3^- 障碍的原因尚不清楚,可能是由于肾小管功能发育不成熟。在继发性病因中,大都是由于内生代谢产物或外来物质损坏近端小管上皮引起。

【临床表现】

(一)原发性

pRTA 主要见于男性婴儿,多伴其他近端肾小管重吸收功能缺陷如糖尿及磷尿等,在 1～2 岁可自发消失。

(二)代谢性酸中毒与低钠、低钾血症

可有生长发育迟缓、恶心呕吐等酸性中毒以及软弱、疲乏、肌无力、便秘等低钠血症和低钾血症表现。由于 HCO_3^- 肾阈在 pRTA 时降至 15～18mmol/L,低于 15mmol/L 后可排酸性尿(pH<5.5),严重酸中毒少见。

(三)由于多无严重酸中毒

如不伴近端小管磷吸收障碍时,无高磷尿症,很少出现代谢性骨病、肾钙化及肾结石。

(四)继发性

pRTA 除上述表现外,还有原发病症状。

【实验室检查】

pRTA 血液生化检查有血浆 HCO_3^- 和 pH 降低、高氯血症,钠、钾正常或下降,尿 pH 根据血 HCO_3^- 水平可呈碱性或酸性。24 小时尿 NH_4 仅可滴定酸正常,尿钙可增高或正常。

【诊断】

当患者有高氯性酸中毒而阴离子间隙正常,特别是伴低钾血症、肾性糖尿、高氨基酸尿症、高磷酸盐尿伴低磷酸盐血症和高尿酸盐尿症时,应考虑 pRTA。如代谢性酸中毒严重(血浆 HCO_3^-<15～18mmol/L,而晨尿 pH≤5.5,NH_4 排量>40μmol/(min·1.73m^2)),且排除自胃肠道丢失 HCO_3^-,可诊断本病。如有一定酸中毒,但尿 pH 不低,应作氯化铵负荷试验,以排除 dRTA。

碳酸氢钠重吸收试验有助于确诊。方法包括:

(一)口服法

口服碳酸氢钠 2～10mmol/(kg·d),每 3 天增加一次剂量,直到酸中毒纠正,测定血浆和尿 HCO_3^- 及肌酐含量,用以下公式计算:

$$尿\ HCO_3^-\ 排泄率 = \frac{尿\ HCO_3^- \times 血浆肌酐血浆}{HCO_3^- \times 尿肌酐} \times 100\%$$

正常人为 0,如>15 可诊断 pRTA;<5% 为 dRTA;5%～10% 为 Ⅲ 型 RTA。

还可测定 HCO_3 肾阈,本病时 HCO_3 肾阈降低。

(二)静脉法

静滴 5% 碳酸氢钠 2.5ml/(kg·h),当血 HCO_3 恢复正常水平或正常水平以上处于稳定时,每小时留尿 1 次,并于留尿中间抽血,查 HCO_3 及肌酐,按上述公式计算尿 HCO_3 排泄率。

【鉴别诊断】

高氯血症性代谢性酸中毒为本病的主要临床表现。临床上多种疾病可引起脱水和酸中毒,如腹泻和酮症中毒等。凡遇难以纠正的脱水和酸中毒时,应警惕本病可能,作相应检查。在年幼儿童中生长发育迟缓可为本病最主要、甚至是唯一表现,因此对发育迟缓患儿,应高度注意有无 pRTA。

【治疗】

本病无特效疗法,一般采用对症治疗,以补充丢失的 HCO_3,中和内生酸性物质。

(一)碱制剂

口服碳酸氢钠,开始剂量为 $5\sim10mmol/(kg\cdot d)$,视病情增加剂量,有的病人需 $10\sim15mmol/(kg\cdot d)$。为维持血中 HCO_3 恒定浓度,以上剂量分次口服。也可服用 10% 枸橼酸钠钾合剂 $5\sim10ml/(kg\cdot d)$。由于 pRTA 对补碱有一定抵抗性,因此碱性药物多 $2\sim3$ 倍于 dRTA 时的剂量。

(二)钾盐

一般无须补钾,但继发性范可尼综合征者,一半以上碱制剂需用钾盐。用利尿剂治疗时也应同时补钾。

(三)利尿剂

对病情严重者,仅给碱制剂往往难以奏效,需合并应用利尿剂。一般选用氯氢噻嗪。其作用包括:

(1)减少细胞补液容量,从而增加肾小管回吸收 HCO_3^-。

(2)减少尿钙排泄,提高血钙浓度,使甲状旁腺素分泌减少,从而增加肾小管回吸收 HCO_3^-(甲状旁腺素可抑制肾小管回收 HCO_3^-)。呋塞米虽也可减少 HCO_3^- 排泄,但与氢氯噻嗪相反,可增加尿钙排泄,故少选用。

【预后】

原发性 pRTA 若能及早治疗,坚持用药,一般预后良好,部分轻症可自愈;若不能早期诊断,可因酸中毒或低钾血症死亡。继发性者预后取决于原发病。

混合型肾小管酸中毒(Ⅲ型)

混合性肾小管酸中毒指 dRTA 和 pRTA 混合存在,同时具有两者的临床表现,高血氯性酸中毒严重,尿中 HCO_3 大量丢失,尿氨及可滴定酸减少,尿 HCO_3 排泄率在 $5\%\sim10\%$ 之间,而尿与血 CO_2 分压差则多$<2.66kPa(20mmHg)$。治疗方式与前二型相同,由于酸中毒较严重,并发症多,因此碱性药物用量较大,类似于 pRTA。

高血钾型肾小管酸中毒(Ⅳ型)

高血钾型肾小管酸中毒又称全远端型肾小管酸中毒,是由于醛固酮分泌不足或肾小管对其反应低下所致高血氯性代谢性酸中毒及持续高钾血症。虽有代谢性酸中毒,但与 dRTA 不同的是尿可为酸性,与pRTA 不同的是尿排出 HCO_3 较低。

【病因】

几乎所有Ⅳ型 RTA 均继发于其他疾病,罕见有原发性者。常见继发性病因有:

(一)单纯醛固酮缺乏

如失盐性先天性肾上腺增生、醛固酮缺乏症以及艾迪生病。

(二)慢性肾脏疾病伴肾素和醛固酮分泌不足

如糖尿病肾病、紫癜性肾炎、镰状细胞肾病、肾硬化及间质性肾炎等。

（三）急性肾小球肾炎伴肾素和醛固酮分泌不足。

（四）肾小管对醛固酮反应性降低

如婴儿原发性假性醛固酮缺乏及继发性假性醛固酮缺乏（包括婴儿尿路梗阻、婴儿肾静脉血栓形成和氯分流综合征即 Gordon 综合征）。

（五）药物和毒素

补充氯化钾过多，使用过量保钾利尿剂、肝素以及前列腺素抑制剂等。

【发病机制】

醛固酮是调节 Na^+-K^+ 和 Na^+-H^+ 交换的主要内分泌激素。当醛固酮不足或肾小管对醛固酮反应性降低时，Na^+-K^+ 和 Na^+-H^+ 交换减少，肾小管对 Na^+ 重吸收减少，HCO_3 丢失增多，泌 H^+ 及排 K^+ 障碍，因而出现高血钾型酸中毒。

【临床表现】

（一）原发病症状。

（二）常有一定程度的肾小球功能受损

但本病往往在慢性肾功能不全出现前即有高血氯性代谢性酸中毒及高钾血症。肾小球滤过率降低 [但通常 $GFR>20min/(min \cdot 1.73m^2)$]，而且 GFR 下降难以解释酸中毒程度。

（三）无糖尿、氨基酸尿及高磷尿症等近端肾小管的功能障碍。

（四）血尿生化改变与 pRTA 类似

尿 HCO_3 排出量增加，尿氨生成减少。酸中毒时，尿可呈酸性，但尿氨仍然减少。

（五）本病通常不出现肾钙化与肾结石，骨损害仅见于尿毒症患者。

【诊断和鉴别诊断】

诊断本病时应注意与高血钾远端肾小管性酸中毒鉴别。两者均表现为高血钾和酸中毒，但本病在酸血症时，尿 pH<5.5，而且如果肾小球滤过率无明显下降（>40ml/min），在碱化尿液后，尿与血 CO_2 分压之差≥2.66kPa(20mmHg)。当尿 HCO_3 丢失增多而血 HCO_3 浓度正常时，易与 pRTA 混淆，鉴别要点在于本病在酸血症时，NH_4 排出减少，可用硫酸钠滴注试验鉴别。

【治疗】

（一）降低血钾

1.限制钾摄入　<30mmol/d，避免用含钾药物。

2.排钾利尿剂　DHCT 2mg/(kg·d)或呋塞米每次 2mg/kg，每日 1～2 次。

（二）补碱

碳酸氢钠 1.5～2mmol/(kg·d)，既可纠酸中毒又能降低血钾浓度。

（三）盐皮质激素治疗

氟氢可的松 0.01m/(kg·d)，可纠正酸中毒并降低血钾。

二、肾小管间质性肾炎

肾小管间质性肾炎（TIN）是指主要累及肾小管和肾间质的炎症，而肾小球及血管受累相对不明显的一种疾患。虽早在 1898 年 Councilman 已有报告。但多年来它的意义特别是在急性或慢性肾衰竭中的意义很少受到重视。近年认识到它是引起小儿肾衰竭的重要原因；据估计成年人 TIN 占急性肾衰竭的 5％～

15％，进入终末期肾衰中占 25％，小儿则分别为 5％和 6％～8％。此外因其临床表现常为非特异性，故极易漏诊。故一旦小儿出现无明确原因的肾功能不全时应想到本症；因急性 TIN 是可逆的，及时治疗可防治肾功能的恶化。

临床上常分为急性和慢性两种。前者急起，可表现为急性肾衰竭、肾小管功能障碍及尿沉渣异常，组织学上以肾间质水肿和细胞浸润为主；慢性者常呈一不可逆过程，以间质纤维化和小管萎缩为特点。

【病因和发病机制】

（一）急性 TIN

在小儿由全身性感染和药物引起者为主。

1.感染　可由病原体直接侵袭间质（肾盂肾炎）或间接（亦称反应性）机制引起。前者如细菌、钩端螺旋体、分枝杆菌、CMV 病毒、Hanta 病毒以及多瘤病毒等。后者如布氏杆菌、白喉棒状杆菌、A 族溶血链球菌、支原体及沙门菌；病毒如 EB 病毒、乙肝病毒、人免疫缺陷病毒（HIV）、川崎病、风疹以及麻疹病毒，也见于寄生虫（蛔虫、利什曼原虫及弓形虫属）感染。

2.药物　多种药物可通过过敏机制引起 TIN，如抗癫痫药（卡马西平、苯巴比妥及苯妥英钠）、抗炎药（磺胺药）、止痛药（NSAID）、抗生素（尤其是 p-内酰胺类，如头孢菌素和青霉素及其衍生物）以及利尿剂等。某些药物还可在引起微小病变肾病综合征同时发生 TIN（如氨苄西林、二苯基乙内酰脲、干扰素、锂、NSAID 及利福平）。

3.免疫性疾病时的 TIN　全身性免疫性疾患时可同时有肾小球和肾小管间质受累。儿科最突出的是系统性红斑狼疮，在 13％～67％的狼疮病人中肾小管可见免疫复合物沉着，而且 TIN 是狼疮肾进展和影响预后的重要因素。此外 TIN 也偶见于原发性或梅毒引起的膜性肾病。另有作者报告 IgA 肾病中 37％肾小管有免疫复合物沉积，且此类病人肾功恶化之几率亦高。全身性免疫性紊乱时也可仅间质及小管受累，如肾移植时的排异反应，另一为 TINU 综合征，即小间质性肾炎伴眼色素膜炎。此征 1975 年始被报道，病人有急性 TIN 和眼色素膜炎和骨髓肉芽肿，表现有虚弱、厌食、发热、体重下降及多尿。眼部有流泪、眼痛及眼色素膜炎。实验室检查有血沉快，血 IgG 增高，血浆总蛋白增高（>8g/dl），氮质血症，贫血，尿中有白细胞，蛋白尿，糖尿，间质性肾炎改变可自发缓解或于应用皮质激素后完全缓解，但眼色素膜炎常易复发。

（二）慢性 TIN

可有多种原因，且任何未经控制的急性者也可进入慢性。在小儿时期最多见于各种尿路梗阻（UTO）和重度的膀胱输尿管反流（VUR）。尤其<5 岁且伴有反复尿路感染者。其次为结石、外来肿物压迫及外科手术所致梗阻。遗传性疾患也可造成慢性 TIN，如 Alportsyndrome、髓质囊性病、多囊肾（AD，AR）、家族性幼年肾单位肾结核以及髓质海绵肾等。在小儿时期慢性 TIN 还可由代谢病引起，如①胱氨酸病。②草酸盐过度产生或小肠过度吸收，造成肾排出草酸盐增多，则肾小管内草酸钙结晶沉积，受累小管萎缩，周围炎症细胞浸润和纤维化。病损先见于近曲小管（该处分泌草酸盐），但严重处常见于髓质（该处管内浓度高），且此类病人之草酸钙结石则由于梗阻更加重 TIN。③高钙血症。任何原因致高血钙则首先可见髓质小管上皮细胞局灶褪变和坏死，后因受累小管萎缩和梗阻致近端小管扩张。其后肾小管基膜钙化及其周围间质浸润增生。受损处的钙沉着可致肾钙化。④钾不足：严重钾不足时主要为近曲小管受累（上皮空泡变性）。动物实验证实持久的低钾可致肾间质纤维化和疤痕。⑤尿酸盐：尿酸负荷致肾受损，不定形尿酸盐结晶沉于肾间质引起周围巨噬细胞反应，与此同时，在小管及集合管中也有其结晶，最终导致间质纤维化、小管扩张及萎缩，此种损害只发生于血尿酸持续>595～773μmol/L（10～13mg/dl）时。

【病理】

急性者主要是肾间质细胞浸润（以淋巴细胞为主，但也可有单核巨噬细胞、嗜酸细胞以及浆细胞和成纤维细胞），水肿和肾小管细胞变平、萎缩、退行性病变及刷状缘消失。电镜下有线粒体损伤、胞浆空泡变性及粗面内质网扩张。免疫荧光检查，一般 Ig 和补体阴性，但由红斑狼疮、梅毒和乙肝病毒感染引起者可见免疫复合物沉积。

慢性者特点是间质纤维化和小管萎缩，并也常见肾小球硬化、萎缩及肾小球周围纤维化。

【临床表现】

急性者病情轻重悬殊，此与病因及肾间质受损程度和部位有关。可表现为急性肾衰竭及肾小管功能障碍，偶见肾病综合征。起病时乏力、厌食、体重下降、腹痛、头痛、苍白及呕吐。由感染引起者有发热，发生于感染初几天，而很少在 10～12 天后（此与感染致肾小球损害者不一）；由药物过敏引起者有发热（30%～100%）、皮疹（30%～50%）及嗜酸性细胞增多三大症状，此外，还有关节疼（15%～20%）。由本症导致的急性肾衰中 30%～40% 为非少尿型。

慢性者潜隐起病，直至病程后期也常无明显临床症状。病人可有多饮多尿，夜尿，体重下降，乏力。高血压常为后期表见，一般无水肿。疾病后期表现慢性肾衰竭，伴显著高血压、高血压眼底改变及左心室肥厚，此时常难于区别原发病为肾小球疾病或间质炎症改变。因此时病理上多兼有肾小球硬化和间质纤维化。

【实验室检查】

（一）尿液检查

急性者最常见为蛋白尿和镜下血尿。由肾小管损伤所致蛋白尿一般为轻至中度（<1g/24h），其中 β_2-微球蛋白和其他小分子量蛋白约占 50%。由药物引起者多有镜下血尿，偶见红细胞管型。尿沉渣瑞氏染色可检见嗜酸粒细胞，此对本症诊断有助；正常耐尿中无嗜酸细胞，当其占尿白细胞中 1%～5%，即有诊断意义，由药物引起之急性 TIN 患者中 50%～90% 为阳性。

当近端小管功能障碍时有糖尿、磷尿、氨基酸尿和重碳酸盐尿。药物引起者可仅为糖尿。此外检测磷酸盐重吸收（<80% 为异常）和尿钠排泄分数（>3% 为异常）可证实近端小管受损。远端小管受累可致重碳酸盐尿及肾小管酸中毒，但最常见的是尿浓缩功能减退。

慢性 TIN 也可有上述尿异常，但以失盐和尿浓缩功能减退为最常见。病程后期尿呈等张，比重固定在 1.015，尿渗透压<300mOsm/L。

（二）患者常见贫血，血白细胞增多

由药物引起者 60%～100% 有嗜酸细胞增多；还常伴血中 IgE 增高（50% 病例）。急性 TIN 常见高钾高氯性代谢性酸中毒，此由远端小管功能障碍所致；近端小管障碍则高氯性酸中毒、低磷血症和低尿酸血症，高氯性代谢性酸中毒为诊断急性 TIN 的重要线索，并有助于区别由急性肾小管坏死或急进性肾炎所致的急性肾衰竭。

【鉴别诊断】

急性 TIN 应与急性肾小球肾炎、急性肾小管坏死（ATN）和血管炎区别。AGN 多同时有水肿及血压高等表现。当病人有用药史，发生急性肾衰竭时应区别 ATN 和 TIN。注意 TIN 可能有发热、皮疹及关节痛等过敏反应的表现，血中 IgE 增高，嗜酸细胞增多，高氯性（阴离子间隙正常）代谢性酸中毒，此外尿/血浆渗透压比例高，尿钠水平低，也助于区别 ATN。镓扫描发现肾摄取增加提示非特异间质炎症反应。此外本症停药后 90% 以上肾功能可改善，确诊尚依赖于肾活体组织检查。

对有造成 TIN 的病因存在、发生肾功能减退以及肾小管功能障碍者应疑及本症，确诊依赖肾活体组织检查。

【治疗】

（一）恰当的治疗涉及各种病因

考虑与药物有关应停用并且注意勿用与原药有交叉反应者,如有报告发现由甲氧苯青霉素引起者,当换用萘夫西林或头孢噻吩而再次发生 ATN 者。由感染导致者应治疗感染,小儿由 UTO 或 VUR 引起者易反复感染和进行性肾损害,故应考虑给予外科手术矫正。

（二）支持治疗

包括纠正水、电解质紊乱,必要时需行透析。

（三）有关激素和（或）细胞毒药物之应用

因缺乏前瞻对照研究,目前未获结论。有些报告用于药物引起或特发性者有益。在一回顾性研究中,应用泼尼松 4～6 周者,其 ARF 恢复时间虽与未用者相似,但 8 周时治疗组血肌酐水平较对照组为低。目前一般看法是开始一般治疗后肾功能不见好转或继续恶化者以及少尿型急性肾衰竭时给予泼尼松,小儿患者的效应较快,并常可于 2～4 周内迅速减量。

（任海龙）

第三节　尿路感染

尿路感染(UTI)简称尿感,是指病原微生物入侵泌尿系统并在尿中繁殖,侵入泌尿道黏膜或组织引起炎症反应。根据 1986 年全国 21 个省市 224291 例健康小儿尿筛查的结果,尿感发病率为 8.25％。<3 月龄小儿发病率男性>女性。分为上尿路和下尿路感染。前者指肾盂肾炎,后者指膀胱炎和尿道炎。上尿路感染的危害较大,以婴幼儿发病率最高,反复感染可形成肾疤痕,严重者可致继发性高血压和慢性肾衰竭。

【病因和发病机制】

（一）病因

各种病原微生物即为尿感的病因,大肠杆菌占 75％～90％,其次为肺炎克雷伯杆菌、变形杆菌、产气杆菌和产碱杆菌,近年来革兰阳性球菌的比例升高,如肠链球菌和葡萄球菌。有器械操作诱发尿感的细菌可为肠道细菌和绿脓杆菌。在泌尿道梗阻、结构异常、尿路结石、膀胱输尿管反流和神经源性膀胱的基础上并发的尿感可为一种以上细菌的混合感染。病毒感染,特别是腺病毒可引起出血性膀胱炎。真菌感染可能继发于糖尿病的留置导尿、免疫缺陷病或类固醇、广谱抗生素或其他免疫抑制剂的治疗过程中。

（二）发病机制

主要通过上行和血行感染,邻近器官感染的直接侵犯少见。正常泌尿道通过以下机制有抗感染作用:①定期排尿将细菌冲洗出尿道;②尿中有 IgA、溶菌酶及有机酸等抗菌物质;③泌尿道黏膜产生的分泌型 IgA 及膀胱黏膜移行上皮细胞分泌的黏附分子,可有效减少细菌的黏附,所以只有在诱因存在,才为易发尿感的原因。

1.上行感染　正常小儿尿道有少许细菌存在,当机体抵抗力下降或尿道黏膜损伤时,细菌可入侵或沿尿道上行,引起膀胱、肾盂和肾间质的感染。正常输尿管蠕动可使尿液注入膀胱。女孩尿道短,上行感染

机会比男孩多。婴儿用尿布,外阴容易受粪便污染是婴幼儿容易发生上行性感染的原因之一,以下因素可促发上行感染:

(1)小儿解剖生理特点:小儿输尿管长而弯曲,管壁肌肉弹力纤维发育不全,蠕动力弱,易于扩张,尿流不畅。

(2)膀胱输尿管反流(VUR):输尿管分腹段、盆腔段和膀胱段,正常输尿管进入膀胱呈一钝角,向内向下进入膀胱壁有一定的斜度和长度,输尿管膀胱连接处是由肌肉筋膜鞘组成,输尿管膀胱开口呈斜行裂隙状,起瓣膜作用。当输尿管进入膀胱的角度改变、在膀胱壁内行程太短、输尿管末端环形和纵行肌纤维数量和分布异常或输尿管膀胱开口的先天异常,以及脊髓脊膜膨出所致的神经源性膀胱均可引起输尿管膀胱反流。婴儿期下尿道神经发育不成熟,在膀胱充盈期和排尿期产生的逼尿肌功能亢进,使膀胱内压增高,改变了膀胱壁和输尿管交界处的解剖关系也引起 VUR,但为暂时性。

尿液反流分 5 级。Ⅰ级:反流仅见于输尿管;Ⅱ级:反流至肾盂及肾盏;Ⅲ级:输尿管轻-中度扩张与扭曲,肾盏中度扩张,穹隆无或轻度变钝;Ⅳ级:输尿管中度扩张,穹隆角完全消失;Ⅴ级:输尿管显著扩张与扭曲,肾盂肾盏显著扩张,多数肾盏不见乳头压迹。

尿液反流的危害在于可造成上行性尿感反复发作,引起肾疤痕,而且,Ⅲ级以上的尿液反流也可因肾盏内压力过高引起肾内反流和肾间质损害。两者同时或单独存在均可致慢性肾衰竭。

(3)其他先天畸形和尿路梗阻:如肾盂输尿管连接处狭窄、肾盂积水、后尿道瓣膜及多囊肾等均可使引流不畅而继发感染。此外,还可由神经源性膀胱、结石及肿瘤等引起梗阻。

(4)病原菌的致病力也是影响尿感的主要因素,以大肠杆菌为例,其菌体抗原和荚膜抗原 K 是决定大肠杆菌尿路致病性的必要条件。此外,大肠杆菌菌体表面有许多 P 菌毛,能表达黏附素。能特异地与泌尿道上皮细胞表面的特异受体结合,使菌体紧密黏附于泌尿道上皮,避免被尿液冲洗,得以在局部繁殖,引起上行感染。

2.血行感染　在败血症或其他病灶引起的菌血症时,细菌经血流进入肾皮质和肾盂引起尿感。血行感染以新生儿多见。

【临床表现】

因年龄和尿感部位不同而异,主要有三种表现形式:即肾盂肾炎、膀胱炎和无症状性菌尿。

(一)肾盂肾炎

婴幼儿占多数,以全身感染中毒症状为主要表现,常有 38.5℃ 以上的发热,高热时可有惊厥或寒战。同时还有全身不适、精神萎靡、面色苍黄、呕吐、恶心及轻度腹泻,年长儿述胁肋部或腰痛,肾区叩击痛。新生儿表现如败血症,有体重下降、喂养困难、黄疸、激惹、发热或体温不升。

(二)膀胱炎

大多为年长女孩,有尿频、尿急、排尿困难、排尿不尽、下腹不适、耻骨上区疼痛及尿失禁的症状,有时尿恶臭,有外阴部湿疹。膀胱炎一般不引起发热。

(三)无症状性菌尿

无症状性菌尿指小儿尿培养阳性而无任何感染的临床症状。几乎全是女孩,但若不治疗可能发展为有症状的尿路感染。

【实验室检查】

(一)血液检查

急性肾盂肾炎常有血白细胞总数和中性粒细胞比例明显增高、血沉增快、C 反应蛋白＞20mg/L。膀胱炎时上述实验指标多正常。

（二）尿常规检查

清洁中段尿离心镜检中 WBC≥5/HP 提示尿路感染,若见白细胞管型,提示肾盂肾炎。肾乳头或膀胱炎可有明显血尿。尿路炎症严重者,可有短暂明显的蛋白尿。部分患儿可有血尿或终末血尿。

（三）细菌学检查

尿培养因可受前尿道和尿道周围杂菌的污染,故需在治疗前做清洁中段尿培养及菌落计数,若菌落计数≥10^5/ml 有诊断意义,10^4～10^5/ml 为可疑。但已有膀胱炎尿路刺激症状的患者,尿白细胞明显增多,尿培养菌落计数为 10^3～10^4/ml 亦应考虑尿感的诊断,此外,某些革兰阳性球菌如肠链球菌分裂慢,如为 10^3/ml 亦可诊断尿感。对婴幼儿和新生儿以及怀疑尿感而留尿困难的小儿,可作耻骨上膀胱穿刺培养,阳性培养即有诊断意义。留做细菌培养的尿若不能及时送验时,应暂放 4℃冰箱内,否则会影响结果。有发热的尿感应同时做血培养。大量利尿或已应用抗菌治疗则影响尿培养的结果。尿培养如阳性,应作药物敏感试验,指导治疗。

（四）尿直接涂片找细菌

用一滴均匀新鲜尿液置玻片上烘干,用亚甲蓝或革兰染色,在高倍或油镜下每视野若见到细菌≥1 个,表示尿内菌落计数>10^5/ml。根据尿沉渣涂片革兰染色及细菌形态,可作为选用药物治疗的参考。

（五）菌尿辅助检查

尿液亚硝酸盐还原试验,可作为过筛检查,阳性率可达 80%。

（六）肾小管损伤的其他实验室指标

尿 $β_2$-微球蛋白及尿 N-乙酰-$β$-D-葡萄糖苷酶(NAG)增高,尿渗透压降低提示肾盂肾炎。

（七）影像学检查

1.B 超检查　可探查泌尿系的结构和膀胱排泄功能有无异常,有无结石、梗阻及残余尿等引起感染诱因。

2.X 线检查　静脉肾盂造影可显示泌尿系统有无先天畸形(如重肾和多囊肾等)、肾盂积水及其程度。了解肾的大小,有无肾盂肾盏变形等慢性炎症和肾疤痕证据。对<5 岁的第一次尿感应做排泄性膀胱尿道造影,以发现膀胱输尿管反流及后尿道瓣膜等尿感诱因。

3.核素检查　同位素锝-99m 二巯基丁二酸(DMSA)肾静态显像可作为上尿路感染诊断的可靠指标,对发现肾盂肾炎的敏感性和特异性均在 90% 以上。当急性肾盂肾炎时肾的轮廓正常,由于肾实质的炎性细胞浸润,肾间质水肿及肾小管细胞坏死致 DMSA 减少,造成病变部位同位素分布的稀疏区,当炎症消散后此种稀疏区可消失。在慢性肾盂肾炎,肾疤痕形成时,病变部位的 DMSA 摄入更少,且肾外形可因疤痕收缩而缩小或见楔形缺损区。

【诊断和鉴别诊断】

患者多有感染或尿路刺激的临床症状,结合尿常规及尿培养菌落计数可以做出诊断。符合以下 1、2 者可确诊。

1.清洁中段尿,离心镜检中 WBC≥5/HP,或有尿感症状;

2.中段尿培养菌落计数≥10^5/ml;

3.如无 1 条,应再做中段尿培养,同一细菌仍≥10^5/ml,可确诊。可称无症状性菌尿。

尿培养是确定诊断的重要证据,要求在抗生素应用前做,排尿前勿多饮水。留尿过程中要严格按常规操作,以免尿液污染。

尿白细胞管型、血白细胞总数和中性粒细胞比例增高,血沉增快,C 反应蛋白升高,提示肾盂肾炎,影像学 DMSA 检查,确认肾盂肾炎的存在,并了解炎症的范围和程度。上尿路感染者还应做泌尿系统 B 超检查,<5 岁患儿应做(尿感控制后 2～3 周)排泄性膀胱造影,以了解有无 UVR 或尿道瓣膜致尿流淤滞的尿感诱因。不伴泌尿道结构或/和功能异常的尿感为单纯性尿感;伴结构或/和功能异常的尿感为复杂性尿感,后者容易复发或反复感染,造成高血压和慢性肾衰竭的后果。

婴幼儿急性肾盂肾炎常以急性感染中毒症状为主要表现,而缺乏泌尿系统的特殊症状,故在发热性疾病的诊断过程中应警惕尿感的可能,并注意与其他系统的急性感染作鉴别。急性肾盂肾炎严重者可合并败血症,特别是在新生儿和有阻塞性肾病者,故有明显感染中毒症状及血白细胞 $20 \times 10^9 \sim 25 \times 10^9/L$ 的患者,应做血培养。

除尿感外,急性肾小球肾炎病程中可有暂时性尿白细胞增多,但有血尿、水肿和高血压;急性间质性肾炎和狼疮性肾炎亦有白细胞尿,均应结合临床症状和相关检查作鉴别诊断。

对一般抗菌治疗无效应和尿细菌培养多次无细菌生长的尿感,尚应结合胸片、OT 试验、尿沉渣找抗酸杆菌、结核培养和静脉肾盂造影等除外泌尿系结核。

蛲虫病和无良好卫生护理的儿童,包茎及会阴炎症亦可出现尿频及尿急症状,但尿白细胞正常或只略为增多,尿培养结果不符合尿感。经驱虫,加强外阴护理和局部处理可缓解症状,不必口服抗菌药。

【治疗】

(一)一般治疗

急性期卧床休息,多饮水,饮食易消化,含足够热能和蛋白质。

(二)抗感染治疗

1.药物选择 细菌性尿感根据尿感的定位诊断及病原选药:①上尿路感染选用血和肾浓度高的药物,下尿路感染选用尿浓度高的药物;②根据检查的病原菌及其药物敏感试验选药;③尽可能用低毒的药物。婴幼儿应采取积极有效的治疗,如伴有呕吐及精神萎靡者,建议静脉用药。头孢类抗生素,特别是第二、三代头孢菌素,有较好的效果,因氨苄西林耐药菌株有增多趋势,已有被安美汀(羟氨苄西林＋β 内酰胺酶抑制剂克拉维酸)替代趋势。氨基糖苷类静脉滴注要慎用,时间不可长。喹诺酮类药物抗菌作用较强,但 7 岁以下小儿慎用。SMZco 和呋喃妥因适用于下尿路感染的治疗,一般用药 5～7 日。

对真菌引起的尿路感染可用抗真菌药。

2.疗程 由于儿童膀胱炎和肾盂肾炎临床上不易区分,新生儿和小婴儿尿路感染合并畸形的比例较高,短程疗法,包括单剂量疗法和 3 天疗法,在儿童中均不宜推广。采用短程疗法的急性尿路感染儿童,其复发率和重新感染的机会均大于 2 周左右的常规疗法。只有年龄大于 5 岁,尿路没有畸形,才考虑采用短程疗法。

急性初次上尿路感染经有效抗菌治疗,多于 2～3 日高热渐降,尿常规迅速恢复正常,常规疗程为 2 周。对治疗恢复不顺利者应根据尿培养及药敏试验及时更换抗生素,疗程需 4～6 周。初次尿感痊愈后第 1、2、3、6、12 个月应随访中段尿培养及菌落计数至少 1 年。

3.复发和再感染的治疗 急性尿路感染经合理抗菌治疗,多数于数日内症状消失、治愈,但有 50% 的患儿可有复发,多在治疗后 1 个月内出现。常见的原因有:①抗菌药物选择不当,包括未选用针对致病菌敏感的药物和仅选用了肾组织内浓度低的药物,因而达不到有效的杀菌目的。②出现了耐药菌株,这在初次感染的病人很少见,如初次治疗后 72 小时症状和菌尿未消失,应及时按药敏结果更换抗生素。③L-型细菌,占肾盂肾炎复发的 20%,根据其仅能在肾髓质高渗条件下生存,可通过多饮水来降低肾髓质渗透压破坏其生存环境,同时选用红霉素和氯霉素等抑制蛋白质合成的药物重新治疗。④尿路结石。尿路结石的存在可为细菌提供有效的庇护所,逃脱抗菌药物的杀灭作用而得以幸存,常在治疗中止后,成为复发的病因。⑤病原菌除大肠杆菌外,变形杆菌是最常见的致病菌。在 1 岁以上的男童,初次感染的致病菌也以变形杆菌为主。对这些病人应按药敏选用抗生素,剂量要大,疗程要长,至少在 6 周以上。⑥如菌尿持续存在或经 2 次 6 周以上治疗仍频繁复发,则要选用长程低剂量抑菌疗法,以每晚睡前一次顿服为宜,剂量为常规治疗量的 1/3～1/4,药物可选用 SMZ＋TMP、阿莫西林、头孢氨苄或呋喃妥因等,或两种交替使用,以防产生耐药菌株。应持续 1 年或更长时间。

再感染多发生在初次治疗后 1 个月以上,常见于女童,占再发性尿路感染的 80％。再感染均为不同菌株或同一菌株不同血清型的大肠杆菌所引起,常合并有尿路梗阻和膀胱输尿管反流等尿路畸形。再感染的病人,应首先采用 10～14 天的常规治疗,如症状和菌尿消失,继之以小剂量抗生素预防重新感染,可供选择的药物有 SMZ＋TMP、呋喃妥因、阿莫西林或头孢氨苄等,剂量为常规治疗量的 1/5～1/4。如 10～14 天的常规治疗无效,应延长疗程至 6 周,有效者继续以小剂量抗生素预防,无效者或当时有效但随后再感染频发,宜选用长程低剂量抑菌疗法,方法同上,疗程至少 1 年以上,如确诊有尿路畸形,则需用至畸形被矫正或膀胱输尿管反流自行中止后 1 年为止。

4.无症状性菌尿的治疗　无症状性菌尿大多不需治疗,因为抗菌治疗并不能降低再感染的发生率。不过,如果患儿合并有尿路梗阻、膀胱输尿管反流等尿路畸形,或继往感染留下肾内陈旧性疤痕,则应给予积极治疗。否则,菌尿及并存畸形可促进旧疤痕的发展和新疤痕的形成,导致肾脏功能受损,肾性高血压形成,直至终末期肾衰竭。无症状菌尿的治疗,先采用 10～14 天常规疗法,菌尿转阴后,给予小剂量长期预防,药物选择、剂量和疗程与再感染病人的预防相同。

5.慢性肾盂肾炎的治疗　慢性肾盂肾炎常有肾皮质疤痕形成,并伴有肾乳头和肾盂肾盏的变形扩张,或持续的肾功能损害和肾脏挛缩。慢性肾盂肾炎大多伴有膀胱输尿管反流,少数有尿路梗阻,不伴畸形者极少见。慢性肾盂肾炎的治疗包括内科保守治疗和外科治疗。对于有尿路畸形者或尿路梗阻者,应尽早手术。

6.尿路畸形的治疗　输尿管肾盂连接处狭窄或肾结石引起的肾盂积水,后尿道瓣膜和膀胱输尿管反流Ⅲ级以上应予手术治疗。

【预后】

对于大多数慢性尿路感染患儿,随着尿路畸形的矫正和积极的抗感染治疗,尿路感染急性发作的次数可明显降低,肾疤痕形成的风险减少。仅少数起病年龄早,就诊时已有广泛肾疤痕形成的慢性尿路感染的小儿,会发展成高血压,进行性肾损害,直到慢性肾衰竭。所以,对儿童,尤其婴幼儿的尿路感染要引起足够的重视。

（林朝霞）

第四节　肾血管性高血压

儿童高血压中 65％～80％ 为继发性高血压。肾血管性高血压(RVH)即为其中之一。肾血管性高血压,主要指肾动脉狭窄,系指单侧或双侧肾动脉及/或其分支病变使肾脏缺血引起的高血压。虽然在高血压中的发病率<5％。但是可根治的小儿高血压的病因之一,由于诊断方法、治疗技术、血管显微外科和肾移植的进展,本病的早期诊断和治疗后的效果有很大改观。

【病因】

（一）先天性肾动脉纤维肌肉发育不良

是国外报道的小儿和青少年 RVH 的主要病因。病变多发生于肾动脉的中段或远段。常累及其分支,常见有几种：①内膜纤维增生：主要是肾动脉主干的狭窄和变形，血管造影显示中段有局灶性狭窄；②中层纤维增生：呈间断性破坏和增厚，多蔓延至肾动脉中远段，血管造影呈念珠状阴影；③纤维肌肉增生：肾动脉壁呈同心性增厚，肾动脉造影示肾动脉及其分支有光滑的狭窄；④外膜下纤维增生：致肾动脉严重狭窄，动脉造影示不规则狭窄及丰富的侧支循环。

（二）多发性大动脉炎

一种非特异性慢性血管炎症性疾病，是我国成人和小儿发生 RVH 的主要病因。此病多见于 10 岁以上女童，婴幼儿中少见，男女之比为 1：8。基本病变是动脉中层的弹力纤维组织增生变性和不同程度的小圆形细胞浸润，最终导致血管壁增厚，疤痕形成，血管壁弹性消失，管腔狭窄或动脉瘤样膨出。主要侵犯主动脉弓、胸、腹主动脉及其分支，60％～70％累及一侧或双侧肾动脉。病变常位于肾动脉于腹主动脉的起始部狭窄，引起高血压。其他血管病变如溶血尿毒综合征、结节性多动脉炎、Ehlers-Danlos 综合征及川崎病等。

（三）其他

肾动脉血栓形成或栓塞，见于外伤或新生儿时期有脐静脉插管史者，肾动脉静脉瘘，肾动脉瘤，移植后肾动脉狭窄及先天性肾动脉异常（肾动脉均匀细小扭曲或狭窄），肾发育不良和成神经纤维瘤病的肾动脉受累，以及其他肾肿瘤和肾囊肿使肾动脉受纤维索带及动脉旁淋巴结压迫等。

也有根据病变所在的部位分为主要侵犯肾门的肾动脉疾病、肾内肾动脉疾病和肾动脉外的病变。

【发病机制】

在肾血管性高血压中肾素-血管紧张素-醛固酮系统（RAAS）起主要作用。可用两种 Glodblatt 经典模型来阐明。第一种双肾单夹，类似于单侧 RVH。系钳夹肾动脉的一侧使钳夹侧肾动脉血流量减少。通过刺激压力和化学感受器致密斑，使肾素分泌增多。血管紧张素Ⅱ（ATⅡ）形成增多后，通过①直接使全身小动脉收缩；②刺激醛固酮释放，致水、钠潴留；③ATⅡ能刺激交感神经，使其活力增强，还可刺激肾上腺髓质合成并释放去甲肾上腺素增多，引起高血压。但此作用机制可通过对侧肾压力性排尿作用部分代偿，最终不出现钠潴留，其结果是：①缺血侧肾素分泌增多；②对侧正常肾由于血压升高及钠潴留的负反馈作用，使肾素分泌抑制；③缺血肾血流减少；④ATⅡ诱发血管收缩导致高血压。ATⅡ受体拮抗剂或血管紧张素转移抑制剂（ACEI）可使 ATⅡ作用减弱，血压下降，但抑制了对侧肾素的反馈抑制，肾素及 ATⅡ反而增加。第二种是单肾单夹。为钳夹一例肾动脉，而对侧肾被切除，孤立肾与此种模型较为一致。这样，压力性利尿排钠作用不再发生，导致钠潴留。同时反馈抑制了肾素分泌，外周血浆肾素水平在急性期后正常或降低。单用 ACEI 不能防止高血压的发生，若同时利尿排钠，可使血压下降。此种 RVH 可以是肾素依赖型，也可以是容量依赖型。双侧肾动脉狭窄是否与此一致尚有争论。

此外激肽释放酶-激肽-前列腺素系统在 RVH 的发病机制中也有一定作用，激肽由激肽释放酶激活后，促进前列腺素合成。两者可使全身小动脉扩张，外周血管阻力降低，肾血管扩张，肾血流量增加，促进了水钠排出。在 Glordblatt 动物模型中，尿中激肽释放酶活力降低，以上因素又参与了高血压的发生。

RVH 的发生与肾动脉狭窄发生的速度和时期有一定关系，肾动脉发生栓塞的数分钟内可出现高血压，即急性期，此时多为肾素依赖性高血压，如应用 ACEI 可使血压迅速有效地下降，数日或数周后进入过渡期，此期的血浆肾素和血管紧张素仍维持较高水平，但钠、水潴留已起作用，ACEI 的应用仍可使血压下降，但速度减慢。最后是慢性期，水、钠潴留和血容量扩张对肾素的分泌起了抑制作用。

【临床表现】

（一）症状

肾血管性高血压可发生在任何年龄，已有许多婴儿病例报告，最小者仅为 7～10 天。男女发病率相似,症状轻重不一。小婴儿可有呕吐、发育营养差、充血性心力衰竭及急性肾衰竭等表现。可因为头痛特别是枕部头痛、眩晕、急躁、过度兴奋、不安及疲乏而就医。重症病人可有高血压脑病,有一过性视力障碍及抽搐等,有的可表现为行为异常或好动等。

大多数患儿是由于严重高血压已存在相当时间,诊断时多已出现心、脑、肾等靶器官受累的症状。

病因为大动脉炎患者,尚可伴有低热、乏力和关节痛等症状。

(二)体征

1.高血压　几乎一半的患儿在常规体检时发现高血压。小儿收缩压或舒张压超过该年龄及性别组的第95百分位数值(P95),相当于超过同年龄、同性别组平均值2个标准差为高血压;介于P95~P99者,为有意义的高血压,超过P99者为严重高血压,RVH患者均为严重高血压。眼底检查可呈现不同程度高血压眼底改变。Ⅰ度正常眼底;Ⅱ度有局灶性小动脉痉挛;Ⅲ度有渗出伴或不伴有出血;Ⅳ度视盘水肿。

2.血管杂音　约有1/3~2/3患儿(多为大动脉炎患者)在中上腹部和/(或)腰背肋脊角处可闻及血管杂音,空腹时更易听到呈收缩期和舒张期连续性杂音,若听诊器从中上腹向旁平行移动时杂音增强则更有临床意义。此外尚需注意大动脉炎所致的缺血症状,若累及无名动脉,可出现桡、肱动脉搏动减弱或消失;若累及髂动脉,可致跛行、手足凉,股动脉及足背动脉搏动减弱或消失。

(三)实验室检查

血常规、尿常规及尿细菌学检查,血尿素、肌酐、钾、钠、钙、氯化物及血气分析应列为常规检查。大多数患者以上检查结果正常。当严重高血压有继发性肾损害时可出现蛋白尿、血尿素和肌酐升高。

心电图多呈左心室高电压或左心室肥大。X线胸片可见左心室增大,也曾见RVH致全心衰竭者呈全心普遍增大,肺淤血表现。

【诊断】

对高血压患儿需进一步检查血清内生肌酐清除率,钾、钠、氯化物及血气分析,血、尿醛固酮、尿儿茶酚胺及其代谢产物和香草苦杏仁酸(VMA)测定,以初步除外肾实质性高血压以及内分泌系、神经系、心血管系等疾病所致者,如:主动脉缩窄、原发性醛固酮增多症和嗜铬细胞瘤等。拟诊为RVH者,进行以下检查以明确有无肾动脉狭窄存在,并了解肾动脉狭窄的部位、病变性质和程度。病理资料表明,当肾动脉管腔截面积减少>50%~80%以上才有可能发生RVH。

(一)筛选检查

1.快速连续静脉肾盂造影(IVP)　在注射造影剂后1、2、3、5、10、15分钟摄片,了解双肾大小、肾脏显影及排泄情况,阳性标准是:①缺血侧肾脏长径缩短1~1.5cm以上(正常小儿左肾稍大于右肾0.8cm);②患肾肾盂肾盏显影延迟,不显影和/(或)显影浓度降低;③后期造影剂排泄延迟。此法在小儿的符合率为42%~65%,假阴性者多为双肾动脉狭窄或肾动脉分支狭窄。检查时还可静脉注射利尿剂,可使健侧肾盂造影剂迅速"洗脱",患肾由于肾小球滤过率少,造影剂排出缓慢,从而扩大了两肾排泄造影剂的差别,有利于提高RVH的诊断。

2.彩色多普勒超声检查　可通过二维超声图像了解双肾大小有无差异,如一侧肾动脉狭窄,患肾比健侧明显缩小。又可通过多普勒超声检查探查双肾动脉直径、血流量及流速,了解有无肾动脉主干狭窄,为一种快速、无创、重复性好的筛选检查。

3.放射性核素检查　可初步了解分侧肾的血流灌注、分泌和排泄功能。近年来应用^{99m}锝二巯基丁二酸(^{99m}Tc-DTPA)肾动态显像,可更全面地反映两侧肾的大小、肾灌注高峰出现时间、肾功能及两肾间差异程度,还可做ACEI抑制试验以增强健肾和患肾对示踪剂在双肾的灌注、分泌和排泄的差异程度,提高了该检查的敏感性和特异性。

4.血浆肾素活性和血管紧张素抑制试验

(1)外周血浆肾素活性(PRA)测定:肾素分泌有昼夜节律性,PRA活性上午8时许最低,中午至晚上8时分泌量最高,PRA与高血压程度不呈简单的平行关系。由于RVH存在的时间、单侧或双侧及严重程度的不同,PRA值的变化很大。患者的PRA可显著增高,少数正常或降低。此外,其测定又受钠摄入、体位、年龄及所用降压药等多种因素的影响。需在停用降压和利尿药2周后检测,而停用降压利尿药有发生高血压严重并发症的危险,又因小儿原发性高血压、肾实质性高血压,PRA亦可升高,故对RVH的诊断的敏感性和特异性均很差。

(2)血管紧张素抑制试验:比较方便的是采用口服卡托普利,通过口服卡托普利,可阻断ATⅡ生成,通过负反馈效应使肾素分泌显著增多,以提高检查的敏感性和特异性,观察试验前后PRA的变化。方法:试前2周停服利尿及降压药,给普食,患儿取平卧位,卡托普利(开博通)按0.7mg/kg加水20ml口服(服药后盛药容器需以温开水冲洗,再次服下),在服药前30分钟及服药后1小时采血测PRA及血压,阳性结果是:①舒张压下降≥15%;②血PRA用药前>5ngAI/(ml·h),用药后>10ngAI/(ml·h),用药后比用药前PRA之差>4ngAI/(ml·h)。用卡托普利后,ATⅡ生成减少,钠潴留反馈抑制肾素分泌解除,肾素分泌增加。此试验观察用药后PRA上升幅度比血压下降更有诊断意义。阳性结果提示外科手术可取得良好效果。但此试验有严格的术前准备和要求才能取得可靠数据,临床上不很适用。

（二）确诊检查

1.数字减影血管造影(DSA)　为一项以电子计算机为辅助的X线成像技术,其原理是应用数字式视频影像处理系统,在一张血管造影片中,减去一张尿路平片的骨骼及软组织等阴影。由于消除了其他组织阴影,只剩下唯一的肾动脉图像,使肾动脉显影的清晰度明显提高,可辨认到肾实质内直径<1mm大小的血管。

2.肾动脉造影　对筛选试验阳性或筛选试验阴性而仍高度怀疑RVH者可作此项检查。采取经皮穿刺插管做血管造影可较好显示包括了弓状动脉在内的肾动脉及其分支的病变、部位、范围、狭窄程度及侧支循环情况,为确诊RVH的可靠方法。据此可确定手术治疗方式,估计手术疗效。必要时于造影同时还可施行腔内血管扩张术(PTA)治疗,幼年儿童因血管细小,且又不合作,有时需在静脉麻醉辅助下施行,有一定的危险性。此项检查前有如伤口出血、血管栓塞和急性肾衰竭等并发症,故应慎重选择病例,术前需作好充分准备。如造影前,应控制高血压,以防伤口出血,造影后立即静注20%甘露醇20～40ml,继予补液,以减少急性肾衰竭和血管栓塞的并发症。

3.磁共振血管成像(MRA)　是一种可靠的非创伤性检查方法,对RVH诊断的准确性可与DSA相同或更完美,因为它是三维空间肾动脉的血管像,可清晰显示肾动脉在主动脉开口处的情况。同时它可以避免由肾动脉造影可能引起的碘过敏、出血、血栓形成等危险和并发症。适用于对血管造影剂过敏,心、肾功能不全或有出血素质者。但对幼年儿童来说成像时要求屏气20～30秒,尚难以配合。

【治疗】

（一）内科治疗

饮食中应低盐少钠,注意休息。药物治疗原则为控制高血压,以防止发生高血压严重并发症的危险,避免肾功能损害,或使已受损的肾功能得到改善,减少心、眼、脑等靶器官的损伤。作为手术前准备或其他原因不能或不愿进行手术者,常联合应用以下药物以达到控制血压的目的。

1.β受体阻滞剂　可通过抑制肾素而减少醛固酮分泌和水钠潴留而起降压作用,可用盐酸普萘洛尔(心得安)1～3mg/(kg·d),分3次服,阿替洛尔(氨酰心安)或美托洛尔(倍他洛克)学龄前小儿按成人剂量1/4～1/2给药,每日1～2次。

2.血管紧张素抑制剂(ACEI)　可抑制 AT Ⅱ 的血管收缩和醛固酮分泌作用,对 RVH 有良好的效应,尤其对合并心力衰竭者更为合适。但对一侧肾已有严重肾实质病变,一侧为肾动脉狭窄(RAS)或双侧RAS 患者,可能诱发急性暂时性肾功能不全,不宜应用,因 ACEI 可减少 AT Ⅱ 生成使肾小球出球动脉舒张致肾小球滤过率下降,以致用药后肾功能恶化。用药 1 周后要随访血尿素氮和肌酐,并定期以 B 超声检查随访肾脏大小变化。新一代高效低毒长效的 ACEI 如依那普利和福辛普利已应用于临床,后者从肾和胆汁两条途径排泄,对肾功能已有不全者(Cr30～60ml/min)亦可应用。

3.利尿剂　常与其他降压药联合使用,单独使用效果欠佳,对低肾素性高血压最有效,常用有氢氯噻嗪,按 1～2mg/(kg・d),分 2～3 次口服,注意低血钾副作用。

4.钙离子通透阻滞剂　如硝苯地平,可减低血管阻力,保持肾脏血流灌注,通过扩张血管而起降压作用,安全可靠,用于治疗单侧或双侧肾动脉狭窄性高血压。舌下含片 3～5 分钟可起降压作用,亦用于高血压危象的紧急处理。

5.硝普钠　严重高血压,伴有心、脑器官损害,心功能不全及肾功能不全者,应紧急处理,但降压不能过快或降至正常,以控制血压不发生高血压脑病水平为宜。静脉滴注硝普钠效果可靠,剂量为 1～8μg/(kg・min)持续静滴,以后每分钟增加 0.1～0.2μg/kg,直至生效或出现不良反应,停止输注后药效只维持 2～5分钟,因其作用时间短暂,应同时与其他降压药联合应用。

(二)外科治疗

1.腔内血管扩张术(PTA)　在行动脉造影确立诊断时即可行该手术,如 PTA 未成功或扩张后发生再狭窄可重复再扩张,对 PTA 无效者可作自体肾移植术或血管重建术。若一侧肾已失去功能或旁路手术失败,对侧肾功能良好者可根据病情施行部分或全肾切除术。近年来由于肾移植和显微外科的发展,肾脏冷却保存可达 24 小时,有充分时间修复肾动脉,又有肾动脉体外整形术以治疗 RAH。

2.肾动脉腔内支架术　以膨胀性支架放置于经球囊导管扩张的狭窄肾动脉获得成功,为本病治疗开创了新途径。

(付印强)

第五节　肾衰竭

一、急性肾衰竭

肾脏的生理功能包括排泄(滤过与重吸收)、调节水、电解质及酸碱平衡以及内分泌代谢等方面。这几方面功能是相辅相成,密切相关的。肾小球滤过率(GFR)减低达正常水平 50% 以下,血清肌酐很快升高>176μmol/L(2.0mg/dl),BUN 同时升高,并引起水电解质及酸碱平衡紊乱,出现急性尿毒症症状,则称急性肾衰竭(ARF)。

急性肾衰竭是一常见的临床综合征,见于小儿各年龄组,每个年龄组 ARF 的病因有各自的特点。ARF 按病因可分为肾前性、肾性及肾后性三种。按临床表现又可分为少尿型与非少尿型以及高分解型。小儿 ARF 如能早期诊断,及时救治,肾功能可逆转至正常,否则遗留慢性肾功能不全。

【病因学】

ARF 按病因可分为肾前性(约占 55%)、肾性(约占 40%)和肾后性(约占 5%)。

（一）肾前性

由于肾灌注减少,CFR 降低而出现急性肾衰竭。由于肾脏本身无器质损害,病因消除后肾功能随即恢复。

1.低血容量　如大出血,胃肠道失液(如腹泻、呕吐及胃肠减压),肾脏失液(如渗透性利尿、利尿剂及肾上腺功能不全),皮肤丢失(如烧伤及大量出汗),第三间隙失液(如胰腺炎、腹膜炎、大面积损伤伴挤压伤)。

2.心输出量降低　心源性休克、充血性心力衰竭、心包填塞及巨大的肺梗死。

3.全身性血管扩张　过敏反应、使用降压药、败血症和扩血管药物过量。

4.全身性或肾血管收缩　麻醉,大手术,仅肾上腺素能激动剂或高剂量多巴胺,肝肾综合征。

5.肾脏自身调节紊乱　如非类固醇抗炎药物及血管紧张素转换酶抑制剂药物的应用。

（二）肾性

GFR 降低由于①低灌注或肾毒性物质损害导致小管细胞损害(急性肾小管坏死);②肾小球、小管间质或血管炎症;③血栓形成导致栓塞性肾血管阻塞,或血管运动性肾病。

1.急性肾小管坏死

(1)急性肾缺血:如创伤、烧伤,大手术,大出血及严重失盐、脱水,急性血红蛋白尿,急性肌红蛋白尿,革兰阴性杆菌败血症等均可引起肾脏缺血、缺氧而导致急性肾小管坏死。

(2)肾毒性物质损伤:引起肾小管中毒坏死的物质有:①外源性:如抗生素(如氨基糖苷类,头孢菌素类,四环素、两性霉素 B、万古霉素及多黏菌素等);X 线造影剂;重金属类(如汞、铅、砷及铋等);化疗制剂(如顺铂、甲氨蝶呤及丝裂霉素);免疫抑制剂(加环孢素 A);有机溶剂(如乙醇及四氯化碳);杀虫剂;杀真菌剂;生物毒素(如蛇毒、蝎毒、蜂毒、生鱼胆及毒蕈等)。②内源性:如横纹肌溶解,溶血,尿酸,草酸盐,浆细胞病恶液质(如骨髓瘤)。

2.急性肾小球肾炎和/(或)血管炎　急性链球菌感染后肾炎,急进性肾炎,肺出血肾炎综合征,急性弥漫性狼疮性肾炎,紫癜性肾炎等。

3.急性间质性肾炎　感染变态反应,药物变态反应(如青霉素族,磺胺药,止痛药或非类固醇类抗炎药等),感染本身所致(如流行性出血热等)。

4.急性肾实质坏死　急性肾皮质坏死,急性肾髓质坏死。

5.肾血管疾患　坏死性血管炎,过敏性血管炎,恶性高血压,肾动脉血栓形成或栓塞,双侧肾静脉血栓形成。败血症也可引起弥散性血管内凝血(DIC),导致急性肾衰。

6.其他　移植肾的急性排斥反应等。

（三）肾后性

肾以下尿路梗阻引起肾盂积水,肾间质压力升高,肾实质因受挤压而损害,时间久后反射性使肾血管收缩,肾发生缺血性损害,若伴继发感染,更加重损害。

1.尿道梗阻　尿道狭窄,先天性瓣膜,包茎,骑跨伤损伤尿道。

2.膀胱颈梗阻　神经源性膀胱,结石,癌瘤,血块。

3.输尿管梗阻　输尿管先天狭窄,结石,血块或坏死肾组织(乳头)脱落,肿瘤压迫,腹膜后纤维化。

【病理】

1.肉眼检查　肾脏增大而质软,剖开肾脏可见髓质呈暗红色,皮质因缺血而苍白,两者呈鲜明对照。

2.显微镜检查　急性肾衰由于病因的不同,病理改变也不同,可出现相应肾血管、肾小球、肾小管及肾间质的改变。急性肾小管坏死(ATN)可分为缺血性及中毒性两类。中毒性 ATN 的病变限于近端小管,呈局灶性分布,坏死的肾小管基膜完整,小管上皮再生良好。而缺血性 ATN 病变可涉及各段肾小管,呈弥漫性分布,坏死的小管基底膜断裂,上皮细胞再生较差。

【发病机制】

急性肾衰竭的发病机制十分复杂,有多种因素参与,未完全阐明。不同的病人,不同的病因、病情和病期,有不同的发病机制。目前关于肾缺血、中毒引起的急性肾衰竭的发病机制,有多种学说。

（一）急性肾小管损害学说

1.肾小管返漏学说　肾小管腔内液通过断裂的小管基底膜,返漏入间质,压迫毛细血管,进一步减少肾血流,导致少尿或无尿。现认为无小管基底膜断裂时也可发生返漏。

2.肾小管阻塞学说　肾小管上皮受损肿胀。各种管型阻塞、间质水肿压迫均可填塞肾小管导致少尿、无尿。

3.髓袢升支厚壁段(mTAL)与近端直小管(S$_3$)的易损性　外髓内供氧与需氧存在精细平衡,mTAL及 S3 细胞处于缺氧的边缘区段,缺血缺氧时更易于损伤,通过球管反馈使肾实质缺血而进一步加重损伤。

（二）肾内血流动力学改变学说

由于 ATN 肾脏组织病理改变较轻,因此肾内血流动力学改变是急性肾衰发生的重要机制,这些改变包括:

1.肾血流量急剧减少。

2.肾小球小动脉收缩。机制为:①肾素-血管紧张素激活;②内皮素作用;③交感神经兴奋;④前列腺素作用(PGI2/TXA2 失衡);⑤氧自由基对内皮细胞的作用;⑥其他:儿茶酚胺、抗利尿数量(ADH)及血小板活化因子(PAF)等。

3.肾小球毛细血管内皮细胞肿胀。

4.肾小球超滤系数(kf)降低。

5.血管内凝血。

（三）细胞学机制

1.ATP 耗竭　通过①增高细胞内游离钙;②激活磷脂酶 A2;③活化钙蛋白酶;④诱发肌动蛋白 F 的解聚等途径改变细胞骨架,损伤细胞,ATP 耗竭是 ATN 发病的中心环节。

2.血管活性物质作用　主要涉及内皮素、NO、血小板活化因子(PAF)以及肾素-血管紧张素-醛固酮系统(RAS 系统),总的作用是收缩肾血管并损伤肾小管上皮细胞。

3.肾小管结构与功能异常　各种因素使细胞骨架破坏,细胞极性丧失,破坏近端小管刷状缘,细胞间紧密连接和细胞一基质的黏附作用丧失,加上形成的各种管型等因素,使肾小管的结构和功能遭到破坏。

4.细胞凋亡的作用　ARF 病理中有二次凋亡,第一次凋亡在肾损伤后立即出现,第二次则出现在 ARF 的恢复期,在 ARF 的发生与恢复中均起重要作用。

5.生长因子的作用　ARF 时,即刻反应性基因 cfos 及 egrPl 表达上调,表皮生长因子 EGF、IGF-1、FGF 及 HGF 胰岛血糖素等表达升高,主要在细胞再生及组织修复中起作用。

【临床表现】

（一）少尿型急性肾功能不全

可分为少尿期、利尿期及恢复期,小儿各期间分界往往不明显。

1.少尿期　ARF 特别是急性肾小管坏死,常有明显少尿期,持续 10~14 天左右。①少尿:新生儿期尿量<1ml/(kg·h),婴幼儿<200ml/d,学龄前期<300ml/d,学龄期<400ml/d 即为少尿,如<50ml/d 则为无尿。②氮质血症:血 BUN 及 Cr 增高,并出现由于毒素在体内储积而引起的全身各系统中毒症状,如厌食、恶心、呕吐、呕血、嗜睡、烦躁及贫血等。③水钠潴留:全身水肿、血压升高,并可出现肺水肿、脑水肿及

心力衰竭等表现。④电解质紊乱：高钾血症，可表现为烦躁、恶心、呕吐、嗜睡、四肢麻木、胸闷、憋气、心率缓慢及心律不齐。ECG 示 T 波高尖及 QRS 波增宽等；低钠血症，可出现表情淡漠、反应差、恶心呕吐甚至抽搐等。高磷及低钙血症，可出现手足搐搦及惊厥等。⑤代谢性酸中毒：表现为疲乏、嗜睡、面色潮红、恶心、呕吐、呼吸深大，甚至昏迷、休克等。⑥内分泌及代谢改变：PTH 升高，降钙素（CT）下降；T_3、T_4 下降，TSH 正常；促红细胞生成素降低；ADH 及肾素-血管紧张素-醛固酮活性均升高；生长激素也升高；糖耐量降低及胰岛素抵抗，胰岛素及胰高血糖素水平升高。

2.利尿期　当尿量＞2500rL/m² 时即进入多尿期，肾功能逐渐恢复，血 BUN 及 Cr 在多尿开始后数天下降，毒物积蓄所引起的各系统症状减轻。在多尿期易出现脱水及低血钾、低血钠。

3.恢复期　多尿期后尿量渐恢复正常，血 BUN 及 Cr 逐渐正常，肾小管浓缩功能和酸化功能亦逐步恢复，少数可遗留不同程度的肾功能损害.表现为慢性肾功能不全，需维持透析治疗。

（二）非少尿型急性肾功能不全

1.无少尿表现，每日平均尿量＞1000ml。

2.多继发于氨基糖苷类抗生素及造影剂造成肾损害。

3.临床表现较少尿型轻，并发症少，病死率也低。

（三）高分解型急性肾功能不全

1.多继发于大面积烧伤、挤压伤、大手术后和严重感染、败血症。

2.组织分解极为旺盛，血 BUN、Cr 及血钾迅速上升，HCO_3 迅速下降：血 BUN 每日升高＞14.3mmol/L，血 Cr 每日上升＞176μmol/L；血 K^+ 每日上升＞1.0mmol/L。

3.高钾血症及代谢性酸中毒极为严重，死亡率高。

【实验室检查】

（一）尿液

肾实质性 ARF 时尿比重＜1.016，渗透压＜350mOsm/（kg·H_2O），尿钠＞40mmol/L，并可见到不同程度的蛋白、红细胞及白细胞等。肾前性 ARF 时尿比重＞1.020，渗透压＞500mOsm/（kg·H_2O），尿钠＜20mmol/L，尿常规正常。

（二）血生化

Cr 及 BUN 升高；尿酸先升高，严重肾衰时反而下降；可出现各种电解质紊乱特别是高钾血症；代谢性酸中毒以及原有疾病的生化、免疫学改变。

（三）超声波检查

ARF 时双肾多弥漫性肿大，肾皮质回声增强。肾后性 ARF 在 B 超下可发现梗阻，表现为肾盂积水。

（四）同位素检查（SPECT）

有助于发现肾血管性病变（栓塞）所致 ARF 以及梗阻所致肾后性 ARF；肾小管坏死时⁹⁹ᵐTc-二乙三胺五醋酸（DTPA）三相动态显像示灌注良好，吸收差，而¹³¹I 邻碘马尿酸钠（OIH）示肾脏显像不清，有一定特异性。

（五）肾活体组织检查

对病因诊断价值极大，可发现各种肾小球疾病、小管间质病变及小血管病变所致 ARF，能改变 50％病人的诊断及治疗。

【诊断】

诊断 ARF 时应首先从临床入手，确定 ARF 是少尿型、非少尿型还是高分解型，然后再弄清其原因是肾前性、肾性还是肾后性,最终明确病因。

中华儿科学会肾脏学组 1993 年拟定 ARF 的诊断标准为:

(一)诊断依据

1.尿量显著减少　少尿($<250mL/m^2$)或无尿($<50ml/m^2$),无尿量减少者为非少尿型急性肾衰。

2.氮质血症　血清肌酐(Scr)$>176\mu mol/L$,BUN$>15mmol/L$,或每日 Scr 增加$>44\sim88\mu mol/L$或 BUN 增加$>3.57\sim7.5mmol/L$,有条件时测肾小球滤过率(如内生肌酐清除率),Ccr 常$<30ml(min\cdot1.73m^2)$。

3.常有酸中毒及水电解质紊乱等表现。

(二)临床分期

1.少尿期　少尿或无尿,伴氮质血症、水过多(体重增加,水肿、高血压及脑水肿)、电解质紊乱(高血钾、低血钠、高血磷及低血钙等)及代谢性酸中毒,并可出现循环系统、神经系统、呼吸系统和血液系统多系统受累的表现。

2.利尿期　尿量渐多或急剧增加($>2500ml/m^2$),水肿减轻,氮质血症未消失,甚至轻度升高,可伴水、电解质紊乱等表现。

3.恢复期　氮质血症恢复,贫血改善,而肾小管浓缩功能恢复较慢,约需数月之久。

(三)肾前性与肾性肾衰竭的实验室鉴别要点

见表 10-5-1。

表 10-5-1　肾前性与肾性肾衰竭实验室鉴别要点

项目	肾前性	肾性
尿常规①	正常	早期不正常
尿比重	>1.020	$<1.\%$
尿渗透压($mOms/kgH_2O$)	>500	<350
尿/血渗透压	>1.5	<1.0
血浆尿素氮/血肌酐(mg/mg)	>20	$10\sim15$(同步升)
尿钠(mmol/L)	<10	>40
FEN2(%)②		
肾衰指数(FRI)③	<1	>2
补液试验④	有效	无效
剩尿试验④	有效	无效

注:①肾小球疾病时尿比重可不降低。②FEa=尿钠(mmol/L)/血钠(mmol/L)÷尿肌酐(g/L)/血肌酐(g/L)×100%。③FRI=尿钠(mmol/L)×血肌酐(g/L)/尿肌酐(g/L)。④补液试验,利尿试验:给予 2:1 液体(2 份生理盐水:1 份 1.4%碳酸氢钠)15ml/kg,30 分钟滴完,2 小时尿量升至 6=10ml/kg 为有效,即可考虑肾前性肾衰,无效者不再补液。在纠正或排除血容量不足,循环充血或心衰竭后,可用 20%甘露醇(0.2g/kg)静注,无反应者给予呋塞米(1~2mg/kg)静注,如 2 小时尿量达 6~10ml/kg,即为有效,也可考虑肾前性功能衰竭

【治疗】

对急性肾衰竭总的治疗原则是去除病因,维持水、电解质及酸碱平衡,减轻症状,改善肾功能,防止并发症发生。对肾前性 ARF,主要是补充液体、纠正细胞外液量及溶质成分异常,改善肾血流,防止演变为急性肾小管坏死。对肾后性 ARF 应积极消除病因,解除梗阻。无论肾前性与肾后性均应在补液或消除梗阻

的同时,维持水电解质与酸碱平衡。对肾实质性 ARF,治疗原则如下:

(一)少尿期治疗

1.一般治疗　保证热量 $230\sim251kJ/(kg\cdot d)[55\sim60kcal/(kg\cdot d)]$,给予低盐、低蛋白、低钾、低磷饮食,蛋白每日聂入量为 $0.3\sim1.0g/kg$,且为优质蛋白,因此可输注 5.53%肾必氨(9R)$3\sim5ml/(kg\cdot d)$。

2.利尿　可采用新型利尿合剂即多巴胺和酚妥拉明各每次 $0.3\sim0.5mg/kg$,呋塞米每次 $2mg/kg$,一起加入 10%葡萄糖 $100\sim200ml$ 中静滴,每日 $1\sim2$ 次,利尿效果优于单用呋塞米。

3.控制液体摄入量　每日入量=前日尿量+不显性失水[500ml($m^2\cdot d$)]+异常丢失量-内生水量[$100mL/(m^2\cdot d)$],此公式可简化为每日入量=前日尿量+异常丢失量中 $30ml/kg$((1 岁)或 $20mL/kg$(1~2 岁)或 $15ml/kg$(>2 岁)。体温每升高 1℃应增加液体 $75ml/m^2$。

4.维持水、电解质及酸碱平衡　①高钾血症:可用 5%碳酸氢钠每次 $3\sim5ml/kg$ 静滴;10%葡萄糖酸钙 $0.5\sim1ml/kg$(<20ml/次)静滴;胰岛素(0.1U/kg)加葡萄糖(0.5g/kg)静脉滴注;阳离子交换树脂聚苯乙烯磺酸钠每次 $1.0g/kg$ 加 20%山梨醇 $50\sim100ml$ 口服或灌肠,每 $2\sim3h$ 一次;上述措施无效,血 K^+ 仍>6.5mmol/L 时应透析治疗。②低钠血症:一般为稀释性,体内钠总量并未减少,因此仅在<120mmol/L 或虽在 $120\sim130mmol/L$ 间但有低钠症状时补给。补钠量(mmol)=[130-所测 Na^+ 浓度]×0.6×体重(kg),折合 3%氯化钠(ml)=(130-Na^+)×体重(kg),或 5%碳酸氢钠(ml)=(130-所测 Na^+ 浓度)×0.85×体重(kg),可相互配合使用,先补一半后,酌情再补剩余量。③低钙血症与高磷血症:补钙用葡萄糖酸钙 $1\sim2ml/(kg\cdot d)$(<20ml),高磷血症应限含磷食物,并可服用氢氧化铝 $6mg/(kg\cdot d)$ 或磷酸钙 $20\sim40mg/(kg\cdot d)$。④代谢性酸中毒:轻度酸中毒不必过分强调补碱,当 pH<7.20、HCO_3^-<15mmol/L 或有症状时应纠酸至 HCO_3^- 为 17mmol/L,5%碳酸氢钠(ml)=(17-所测 HCO_3^- 浓度)×0.85×体重(kg),也可先纠一半,余量酌情后补。

5.促蛋白合成激素　苯丙酸诺龙 25mg/d,每周 $1\sim2$ 次。

6.肾脏保护及修复促进药物　如大剂量维生素 E、促肝细胞生长因子、胰岛素样生长因子、表皮生长因子、甲状腺素以及冬虫夏草等中药。

7.透析治疗　可行血液透析或腹膜透析,ARF 时透析的指征为:①血钾>6.5mmoVL;②血 BUN>100mg/dl(35.7mmol/L);③血肌酐>5mg/dl(442mmol/L);④严重酸中毒,血 HCO_3^-<12mmol/L;⑤严重水中毒、心力衰竭及肺水肿等;⑥高分解代谢型肾衰竭,少尿 2 天以上。

(二)多尿期的治疗

1.防治水电解质失衡:补液要多,防止低血钾及低血钠。

2.防治感染。

3.加强营养,纠正贫血。

(三)恢复期的治疗

应注意休息,补充营养并坚持随访肾功能与影像学变化,直至完全正常。

(四)原发病的治疗

对肾小球疾病及间质小管疾病、肾血管疾病所引起的急性肾衰竭,还应针对原发病进行治疗。

二、慢性肾衰竭

慢性肾衰竭(CRF)是指各种原因造成的慢性进行性肾实质损害,呈进行性不可逆转的肾小球滤过率下降,导致氮质血症、代谢紊乱和各系统受累的临床综合征。当进展到需肾透析或移植方可维持生命时称为终末期肾病(ESRD)。CRF 小儿中的发生率国内尚无确切数据,国外报道为每百万人口中 4~5 人。

【病因】

慢性肾衰竭的病因以各种原发性及继发性肾小球肾炎占首位,其次为泌尿系统先天畸形(如肾发育不良,先天性多囊肾,膀胱输尿管反流等)及遗传性疾病(如遗传性肾炎,肾髓质囊性病,Fanconi 综合征等)。全身性系统疾病中以肾小动脉硬化、高血压及结缔组织病等多见。近年来肾间质小管损害引起的 CRF 也逐渐受到人们的重视,糖尿病肾病、自身免疫性与结缔组织疾病及肾损害引起的 CRF 也有上升趋势。Topel 统计欧洲 37 个肾移植中心总结 286 例<15 岁儿童肾移植病例其终末期肾病的分布:慢性肾小球肾炎 52.3%,慢性肾盂肾炎 20.8%,遗传性肾病 8.0%,血管性肾病 4.5%,多囊肾 3.0%,药物性肾病 2.4%,先天性肾发育不全 1.6%,其他(包括胱氨酸沉积症、草酸盐沉积症、Alport 综合征及溶血尿毒综合征)7.4%。然而,要注意到,反流性肾病是小儿终末期肾衰的重要原因之一,我院的资料表明,在小儿慢性肾功能不全的病因中,虽然获得性肾小球疾病仍占重要地位(占 45.9%),但已与先天性和遗传性肾脏疾病平分秋色(占 45.9%)。与 10 年前我院资料相比,病因结构发生了显著的变化。其常见病因获得性肾小球疾病比例下降(66.7%~45.9%),先天性和遗传性肾脏疾病比例明显增加(33.3%~45.9%)。结合 20 世纪 70 年代中期起的国外统计资料,也发现由获得性肾小球疾病引起的慢性肾功能不全逐渐减少,取而代之占主导地位的是先天性和遗传性肾脏疾病。后者在发达国家所占的比例高,而在发展中国家所占的比例相对低。

【发生机制】

有关慢性肾衰竭的发病机制,历年来先后提出过"尿毒症毒素学说"、"矫枉失衡学说"、"肾小球高滤过学说"、"脂肪代谢紊乱学说"以及"肾小管高代谢学说"等等,晚近又有人提出"蛋白尿学说"、"慢性酸中毒学说"以及高蛋白饮食、肾内低氧对肾功能的影响等。加强 CRF 的发病机制、重视延缓 CRF 病程进展的研究,已成为重要课题。

(一)健存肾单位的血流动力学改变

肾单位受损或失用后,剩余健全的肾单位一系列适应性改变即负担起全肾功能性代偿及小球、小管各部分间的适应,部分健存肾单位功能高于正常,引起单个肾单位的肾小球滤过率增高,肾小球毛细血管压力增加,内皮细胞增生,系膜区基质增多,小球体积增大,逐步出现肾小球硬化。

(二)矫枉失衡学说

20 世纪 60 年代末、70 年代初,Bricker 等根据 CRF 的一系列临床和实验研究结果,提出了矫枉失衡学说。这一学说认为,CRF 时体内某些物质的积聚,并非全部由于肾清除减少所致,而是机体为了纠正代谢失调的一种平衡适应,其结果又导致新的不平衡,如此周而复始,造成了进行性损害,成为 CRF 患者病情进展的重要原因之一。CRF 时甲状旁腺素(PTH)升高造成的危害是本学说最好的证据。随着 GRF 降低,尿磷排泄量减少,引起高磷血症。由于血清中钙磷乘积的升高,一方面使无机盐在各器官(包括肾脏)沉积,出现软组织钙化;另一方面,低钙血症又刺激了 PTH 的合成和分泌,代偿性促进尿磷排泄并升高血钙。但对甲状旁腺的持续性刺激则又导致甲状旁腺的增生及继发性甲状旁腺功能亢进(SHP),从而累及骨骼、心血管及造血系统等。矫枉失衡学说对于进一步解释各种慢性肾脏疾病进展的原因,加深人们对 CRF 时钙磷代谢紊乱及 SHP 发病机制的认识具有重要意义,因此一直为各国学者所推崇。近 30 年来,这一领域的研究取得了重大进展和新的提高。首先,磷的潴留并非产生 SHP 的始动因素;只有当肾衰竭进入晚期(GFR<20ml/min)时,患者才出现磷的潴留。高磷血症不仅可以通过低钙血症,还可以通过其他途径直接或间接促进 PTH 的分泌。磷对甲状旁腺还可能具有直接作用,因为低磷饮食可在血清中钙和 1,25-$(OH)_2D_3$ 浓度无变化的情况下,降低 PTH 及其前体 PTHmRNA 的水平。其次,低钙血症也并非引起 SHP 的唯一直接原因。除了低钙血症外,还有其他重要因素参与了 SHP 的形成。现已证实 SHP 的发生

和发展最重要的机制是：①1,25-$(OH)_2D_3$的缺乏和甲状旁腺对1,25-$(OH)_2D_3$的抵抗；②血钙水平对PTH分泌的调控作用减弱，即所谓调控点(指降低血清PTH水平至50%所需的钙离子浓度)上移，骨骼对PTH提高血钙的调节作用具有抵抗，加重了低钙血症；③肾脏对PTH的降解作用障碍，使血循环中残留的PTH片段增加等。最近的研究表明口服补充生理剂量的1,25-$(OH)_2D_3$并不能完全抑制PTH的分泌，而仅仅在应用1,25-$(OH)_2D_3$冲击治疗导致体内超生理浓度时才能完全抑制PTH分泌，因此有学者提出甲状旁腺对1,25-$(OH)_2D_3$存在抵抗。现已知甲状旁腺的主细胞中存在维生素D特异性受体(VDR)，CRF时这种受体的密度和结合力均降低，使1,25-$(OH)_2D_3$作用下降。

（三）尿毒症毒素

目前已知的尿素、多胺类、胍类、中分子量物质及甲状旁腺素在尿毒症期血浓度都增高。它们对心脏、促红细胞生成素、Na-K-ATP酶、神经、肌肉以及血小板聚集代谢等均有一定毒性。

（四）肾小管间质损伤

肾小管间质病变与肾小球疾病进展的关系已受到重视。这种肾小管间质的形态学上的变化如肾小管萎缩、肾间质细胞浸润及间质纤维化一旦发生后，则进一步通过小管内阻力增加、正常的管球反馈功能丧失以及不能维持正常的渗透梯度等功能改变，加剧肾功能恶化。

（五）饮食影响

膳食中高蛋白摄入可使入球小动脉扩张，加剧肾小球的高灌注损伤，并可加剧蛋白尿。膳食中盐过高除影响全身血压外，观察到还可致肾个球容积加大和硬化，磷的摄入亦应限制，低磷饮食可防止钙磷盐沉积于血管壁和组织，抑制甲状旁腺的分泌。高脂血症除影响内皮细胞外，还刺激肾小球系膜的增生及细胞外基质的积聚，而易发生肾小球硬化。

（六）肾素-血管紧张素系统(RAS)

在肾脏病进展中，血管紧张素Ⅱ(AⅡ)的作用也受到重视。AⅡ可通过以下机制导致或加重肾脏病的进展：①作为一种血管活性物质，优先收缩肾小球出球小动脉，引起肾小球高滤过损伤；②可使系膜细胞收缩影响肾小球超滤系数；③促进水盐重吸收和兴奋肾交感神经；④作为促肾生长因子，除使系膜细胞增生肥大外，还能刺激其他血管活性物及细胞因子产生(如$TGF-\beta_1$)，导致细胞外基质进行性积聚；⑤抑制细胞外基质的降解；⑥因引起肾小球高滤过而加重蛋白尿；⑦促进肾小管上皮细胞氨的产生，后者又通过激活补体引起肾损伤；⑧促进肾小管上皮细胞钠的重吸收，增加肾组织氧耗，引起肾组织氧供相对不足，加重肾损害。

【临床表现】

（一）电解质、酸碱代谢失常

1.水代谢　早期由于浓缩功能减退，尿量不减少或反而增多，晚期尿量才有减少，终末期可发展到无尿。患者对水代谢调节能力减退，当水分摄入过多时，易在体内潴留并形成稀释性低钠血症，摄入过少时也易引起体内水分不足。

2.钾代谢　有高钾血症趋势，细胞内钾的积聚与Na-K-ATP酶活力下降有关。高钾血症可随外伤、手术、麻醉、输血、酸中毒及突然更改饮食等而加剧，慢性肾衰时血钾升高是一方面，但总体钾的存储量仍降低，所以保持钾的正常平衡仍是重要。

3.钠代谢　CRF可以维持钠正常平衡状态相当长时间，这与健存肾单位及利钠激素等体液因子有关。

(1)钠消耗型：盐分丢失型肾病因细胞外液的缩小及低血压等均有钠的丢失。很多疾病可引起盐分丢失，如肾盂肾炎、肾髓质囊性病、肾积水及间质性肾炎等，这类病人的集合管往往不能吸收运输过来足够量的钠盐而出现低钠。

(2)钠潴留型:当摄入钠过多时,不能正常排泄以致钠潴留,体内细胞外容量增加,发生高血压、肺充血与心脏扩大,甚至心力衰竭。

4.酸碱平衡　慢性肾衰病人早期肾小管合成氨的代偿能力未全丧失,可动员体内其他缓冲系统来代偿代谢性酸中毒,如呼吸系统,组织代偿如骨盐的丢失等。当病情进展,健存肾单位进一步减少,GFR<20ml/min 时肾脏排泄有机酸能力下降,排氨能力减低,引起酸中毒。当血 pH<7.25 时要警惕合并酮症酸中毒。

5.其他电解质　慢性肾衰病人不能充分排泄氯离子,高氯血症与钠浓度成正比;血钙浓度往往降低,慢性肾衰患者常能忍受低血钙而不致搐搦,这些患者的肠道钙的吸收能力下降,口服活性维生素 D 可提高血钙浓度;当 GFR<20ml/min 时,血镁可升高,尿排泄镁减少。病人多数无症状,不需处理。当血镁较高(>2mmol/L)有临床症状时则可应用排钠利尿剂,促镁排出,纠正脱水,必要时给透析疗法。GFR<20ml/min时,血磷升高较明显,病情进展到肾脏排磷进一步减少。

(二)血管系统

1.高血压　常见原因有①GFR 下降、NO 分泌减少,使 VDML 血管减低的髓脂质下降,引起细胞外容量增加,心搏出量增加,继而外周阻力增加,血管壁增厚;②肾素、血管紧张素及醛固酮系统活跃,肾素分泌过多。

2.心包炎　尿毒性心包炎似由不明的生化物质、尿酸沉积及代谢异常所引起。属纤维性心包炎,有渗出、出血,可闻及心包摩擦音,偶发生心包填塞。

3.心肌病　可在晚期出现,有不同程度的心肌肥厚,间质纤维化,心肌钙化,草酸盐沉积。临床表现心脏扩大,心输出量减少,各种心律失常。

(三)胃肠系统

胃纳减退,常见有呕吐及恶心等症状,加重了水、盐代谢及酸碱平衡紊乱,负氮平衡加剧,对钙的吸收下降。另外消化道出血也较常见,由于黏膜有弥散性小出血点炎症及溃疡引起。

(四)精神神经症状,乏力、失眠、激惹、压抑、记忆力减退或反抗心理行为

尿毒症伴有继发性甲状旁腺功能亢进时可使脑细胞钙离子浓度增高,出现不正常脑电图。临床可有谵妄、木僵,甚至昏迷。周围神经症状如痛性肢体麻痹,深腱反射消失,肌肉软弱、痉挛甚至感觉消失,被认为与体内中分子物质积聚有关。

(五)血液系统

1.贫血　呈正血色素、正细胞性贫血,随肾功能减退而加剧。主要由于肾脏产生促红细胞生成素减少有关;其次为红细胞寿命缩短,饮食中铁及叶酸摄入不足也参与一定因素。另外,中性粒细胞趋化性改变,淋巴细胞功能受抑制,免疫功能降低。

2.出血倾向　可有鼻出血,损伤后出血不止。消化道出血与出血时间延长、血小板功能异常、黏附聚集能力降低及第三因子释放减少有关。

(六)糖、蛋白及脂肪代谢障碍

CRF 时肾脏清除胰岛素能力减退,血中胰岛素升高。慢性肾衰患者一般都有负氮平衡、血浆及细胞内游离氨基酸谱异常及低白蛋白血症。血甘油三酯增高,低密度脂蛋白增高,高密度脂蛋白降低,可能与脂蛋白酯酶及肝酯酶活性下降有关。

(七)其他

GFR 降到一定程度时可有高尿素血症及高尿酸血症,皮肤有瘙痒,伴色素沉着,身上散发一股尿毒症臭味,与尿素分泌增加排出减少有关。CRF 患者由于营养不良,免疫功能低下,易罹患各种感染。小儿由于摄入不足及内分泌紊乱等因素可有生长发育迟缓,或发生肾性佝偻病。

【诊断与鉴别诊断】

慢性肾衰到晚期各种症状明显时容易诊断,重要的是认识早期的慢性肾衰竭,设法延缓肾功能进行性恶化。慢性肾衰分期:①肾功能不全代偿期,血肌酐为 $110\sim177\mu mol/L(1.2\sim2mg/dl)$,GFR 剩余 $50\%\sim80\%$,无临床症状;②肾功能不全失代偿期(氮质血症期):血肌酐为 $178\sim445\mu mol/L(2\sim5mg/dl)$,GFR 剩余 $25\%\sim50\%$,可有轻度贫血、酸中毒、夜尿及乏力;③肾衰竭期(尿毒症期):Cr 为 $446\sim707\mu mol/L(5\sim8mg/dl)$,GFR 剩余 $10\%\sim25\%$,有明显消化道症状及贫血体征,可有代谢性酸中毒及钙、磷代谢异常;④终末期肾病:Cr 大于等于 $708\mu mol/L(8mg/dl)$,GFR 剩余小于 10%,有各种尿毒症症状,包括消化、神经及心血管各系统功能异常,水、盐代谢紊乱,酸碱失衡明显,严重贫血。

目前临床上多使用慢性肾脏疾病(CKD)概念,CKD 的定义:①肾损害(病理、血、尿及影像学异常)≥3 个月;②GFR<60ml/(min·1.73m^2),持续时间≥3 个月。具有以上两条的任何一条者,就可以诊断为 CKD。CKD 分期为:1 期 GFR>90ml/(min·1.73m^2);2 期 GFR60$\sim$89ml/(min·1.73m^2);3 期 GFR30$\sim$59ml/(min·1.73m^2);4 期 GFR15$\sim$29ml/(min·1.73m^2);5 期 GFR<15ml/(min·1.73m^2)。5 期即为尿毒症期。

引起 CRF 病因多种,如由肾小球疾病引起者多有水肿,尿液异常者较易诊断。但部分患者症状隐匿,无明显肾脏疾病史。某些症状如纳差、不爱活动、夜尿或遗尿等症状无特异性。也有因贫血待查、难治性佝偻病、生长发育迟缓以及多饮多尿而来就诊者,则需经仔细的体检、尿液检查(包括比重)及血生化肾功能等测定以及时检出 CRF,并尽量寻找病因。如由泌尿系先天性畸形的肾发育不良、多囊肾及遗传性疾病如 Alport 综合征引起的肾衰,发病年龄较早。1$\sim$2 岁即出现症状。常无水肿,以身材矮小及肾性骨病较多见。肾小球疾病引起的 CRF 多见于较大儿童,常>5 岁,可伴贫血、高血压及水肿,有中等量蛋白尿、血尿及低比重尿,或合并继发性尿路感染。肾衰的急性发作尚需与急性肾衰竭相鉴别。两者的临床表现相似,病因及诱因也有部分相同,但大多数急性肾衰预后良好,少部分患者恢复期后可逐渐发展到 CRF。由于先天性或遗传性肾脏疾病而致慢性肾功能不全的,小儿明显多于成人,并且小儿以先天泌尿系统发育异常为多,而成人的先天性或遗传性肾脏疾病则主要见于先天性多囊肾。

【治疗】

虽然造成慢性肾功能不全的一些原发病尚无特异治疗,但有相当一部分因素引起的肾功能损害是可逆的,如感染、尿路梗阻、脱水及有效循环血量的减少等,及时去除诱因,肾功能仍有部分或全部恢复的可能。有些治疗能延缓慢性肾功能不全的发展。鉴于经济的原因,目前国内仅少数单位开展肾脏替代治疗,对于小儿慢性肾衰竭的治疗,多为对症处理,因此,重点应做到早期诊断,明确病因,纠正代谢紊乱,防治并发症,避免引起肾功能急剧恶化的诱因发生等。

(一)饮食疗法

低蛋白摄入为传统疗法,因肾功能减退到一定程度时不能有效排出蛋白分解产物,高蛋白饮食必然加重氮质血症。但小儿处于生长发育阶段,故需供给一定量优质蛋白质(必需氨基酸含量较高食物),减少植物蛋白摄入。根据 GFR 下降程度计算摄入蛋白质的量为与 $0.5\sim1.5g/(kg\cdot d)$。主食以麦淀粉、红薯、芋芳及土豆等含蛋白较低的食物替代部分米、面,有利于促进肠道内尿素氮的吸附,后由大便排出。蔬菜、水果一般不予限制。有高钾血症时避免水果过分摄入。补充必需氨基酸并配合低蛋白饮食,摄入体内后可利用含氮代谢产物,促进蛋白质合成,减轻氮质血症,维持正氮平衡。常用的口服有肾灵片(含 9 种必需氨基酸)也称开同片,静脉滴注的有肾必氨(含 9 种必需氨基酸)注射液。

(二)纠正水、电解质紊乱及酸碱平衡失调

对有水肿、高血压、心功能差及少尿、无尿者应严格限制摄入量。当有吐、泻或消化道失血等脱水、休

克现象应即予以纠正,以保证肾小球的有效肾血流量及滤过率。对慢性肾衰患者均需适当限制钠盐的摄入,成人不超过 5g/d,小儿依次酌减。

对伴有稀释性低钠血症,如血钠不低于 120mmol/L,无临床症状者,一般不需补钠。血钠 <120mmol/L 伴有低钠症状时可口服氯化钠 2~4g/d,或用氯化钠静脉滴入。计算公式按(130—患者的血钠毫当量数)×0.6×kg 体重 = 所需钠毫克当量数。常用为 3%NaCl,1ml3%NaCl 含钠 0.5mmol,先给总量的 1/2,以后根据血压、心脏及复查血钠决定是否再补。尿毒症时血钾常在正常高限,若血钾>6.0mmol/L,则需予以治疗。常用药物有 10%葡萄糖酸钙每次 0.5~1ml/kg,静脉缓注,或 5%碳酸氢钠每次 3~5ml/kg,静脉滴注。当血钾>6.5mmol/L 或心电图有高血钾心肌损害时需给透析治疗。轻度酸中毒不予处理。当 TCO_2<13mmol/L 伴临床症状时应予治疗。口服 Shohl 氏溶液枸橼酸 70g 加枸橼酸钠 50g,以蒸馏水冲到 500ml,1ml 含 1mmol Na,按钠 2~3mmol/(kg·d)给予。或用 5%NaHCO₃ 静脉滴注,按下面公式(30—缓注实测得的 TCO_2 数)×0.5×kg 体重 = 所需的 5%NaHCO₃ 毫升数。先给 1/2~2/3 量,以后根据血压、水肿程度、心功能及 TCO_2 和随访的数据决定是否需继续纠正酸中度。高磷血症应限制磷的摄入和使用结合剂,常用药物为碳酸钙。适当补充铁、锌,避免铝的摄入。

(三)各系统症状处理

1.肾性骨病 定期监测血钙、血磷,并防止甲状腺功能过度亢进及骨骼外钙化治疗。控制高血磷,使用磷结合剂。补充钙盐,如碳酸钙、乳酸钙或葡萄糖酸钙,同时加用活性维生素 D_3,常用有双氢速固醇,或 $1,25-(OH)_2D_3$(Rocaltrol),剂量每日 1 次 0.25μg/片,逐渐过渡到隔日 1 次或每周 2 次口服。每 2 周随访血钙,当血钙达 11mg/dl(2.75mmol/L)时应减量或停服。

2.控制高血压 慢性肾衰高血压的基本处理原则为延缓肾衰的进展,其多数为容量依赖性,故需限制钠的摄入和使用利尿剂。常用药物有双氯噻嗪、氯噻酮及肼屈嗪等。当 Ccr<15ml/(min·1.73m²)时,一般利尿药往往疗效不高,可应用呋塞米,剂量由小到大,逐渐递增。降压药常用为血管紧张素转换酶抑制剂(ACEI)中的蒙诺(福辛普利或贝那普利,此类药可扩张出入球小动脉,但出球小动脉扩张更明显,从而使肾小球内压力降低,有利于延缓肾小球病变的进展,减少蛋白尿。β受体阻滞剂通过抑制肾素而减少醛固酮分泌和水、钠潴留,起到降血压作用;临床应用的药物有普萘洛尔及阿替洛尔(苯氧胺)等。钙拮抗剂是使 I 型钙通道活性降低,抑制钙离子进入血管平滑肌细胞,使血管平滑肌张力降低,全身动脉扩张,血压下降;临床常用药物有硝苯地平(心痛定)及维拉帕米等。已证明控制了高血压的慢性肾脏病患者其 GFR 下降速度低于未控制血压的患者。

3.贫血与出血 自从 20 世纪 80 年代应用重组人红细胞生成素(γHuEPO)治疗 CRF 患者的慢性贫血以来,基本上可使大多数病人不再接受输血。剂量为 50~100U/(kg·次),隔天一次皮下注射。血细胞压积上升到 35%时减为每周 2 次,使其维持在 35%~40%左右,注意该药可使血黏度增加,血压升高。治疗期间需随访血清铁及转铁蛋白饱和度等各种参数。及时供应铁剂、叶酸及维生素 B_{12} 等。最近发现一种新的红细胞生成刺激蛋白(NESP),为一糖蛋白,半衰期是促红细胞生成素的 3 倍,治疗慢性肾衰中贫血,可更有效地维持患者的血红蛋白浓度。有出血严重者给予小量新鲜血或血浆。透析疗法可改善血小板功能和血小板第三因子的释放,有助于减少出血。严重出血时可酌用抗纤溶止血剂。

4.防止小管、间质损伤 肾小管受损重要原因之一是氨产生增加,可激活 C_3 直接引起肾间质炎性反应。给予重碳酸钠碱性药物时则尿中产氨下降,尿蛋白减少,理论上碱性药物有保护小管、间质受损的作用。

晚期尿毒症到终末期 Ccr<5%时,内科治疗不能见效只能通过透析疗法维持生命,以达最终肾移植目的。

(穆福荣)

第六节　原发性遗尿症

遗尿症指小儿达到应自主控制排尿的年龄,但仍不能自主随意排尿。临床上多指夜间不能从睡眠中醒来而发生无意识的排尿,即夜间遗尿。遗尿症可分为原发性遗尿症和继发性遗尿症。

【病因】

小儿遗尿症的病因和发病机制还不明确,可能与器质性病因、精神心理因素、遗传及基因等有关。

1.排尿控制中枢发育不全或发育迟缓　完成排尿的神经次高级中枢位于脑干和脊髓,婴幼儿排尿主要由次高级中枢控制,其排尿的控制是一种反射性行为,即膀胱充盈时诱导逼尿肌收缩并协调性引起括约肌舒张。整个过程无须意识参与。

2.睡眠和觉醒功能发育迟缓　膀胱充盈的传入冲动不足以使患儿从睡眠转入觉醒状态,高的唤醒阈是夜间遗尿有关的致病因素之一。

3.神经内分泌因素　遗尿症患儿在夜间缺少正常垂体激素-精氨酸抗利尿激素的分泌,导致相对较多的夜间尿量和较低夜间尿渗透压,可能同时还有肾小管、肾小球反馈功能的紊乱。

4.遗传因素　遗尿症患儿中常有家族史。双亲中有一个遗尿,则44%的小儿遗尿,双亲都遗尿,则77%小儿遗尿。双胞胎有更高的一致性。小儿和双亲的遗尿缓解年龄相似。研究发现,遗尿基因位于13号染色体的长臂上,是常染色体显性遗传。

5.精神心理因素　遗尿症患儿的感情紊乱略多于正常儿童。增加儿童生活中的应激,不适应新环境或其他一些损伤,都与继发性遗尿症有关。

6.膀胱功能失常　研究发现,部分遗尿症小儿有功能性膀胱小容量和膀胱逼尿肌过度活跃。

7.隐性脊柱裂　隐性脊柱裂可以无明显的临床症状,也可以导致尿动力学改变,引起排尿功能异常。这主要取决于脊柱裂部位是否对低位排尿中枢及其反射环路造成影响而定。

【临床表现】

WHO制定的标准(ICD-10)为:≥5岁,每月至少1夜尿床,持续至少3个月。我国目前多采用美国标准:≥5岁、睡眠状态下不自主排尿>2次/周,持续至少3个月。

【辅助检查】

尿液分析、肾功能、泌尿系B超、骶尾部X线检查等排除继发性疾病。

【鉴别诊断】

遗尿可以是许多疾病的一种临床症状,包括肾病、神经系统疾病和某些器质疾病。原发性遗尿症主要应与继发性遗尿症及有夜间尿床症状的尿失禁(如癫痫)相鉴别。

1.区分是尿失禁还是遗尿　尿失禁是指尿液不自主的从尿道流出,其发病的原因主要有:①下尿道梗阻或神经源性膀胱尿潴留导致膀胱过度膨胀,尿液溢出。②膀胱逼尿肌张力持续增加或尿道括约肌过度松弛,以致尿液不能控制。如夜间癫痫发作时。③尿道括约肌松弛。根据年龄及排尿时间两者鉴别不难,遗尿症多见于儿童期,夜间熟睡后不自觉地排尿于床上,以原发性多见;尿失禁多见于年龄相对大的儿童,日间也可发生,多继发于泌尿系感染、结石或癫痫等。

2.区分遗尿是继发性还是原发性　无任何泌尿系统、神经系统、行为心理障碍及内分泌系统症状疾病,且从婴儿期起病的遗尿为原发性遗尿;否则为继发性遗尿。

3.若为继发性遗尿,寻求其病因　①精神创伤和行为问题:如与家庭分开,父亲或母亲死亡或离异等,此类常为间歇性或一过性;②泌尿系统疾病:下尿道畸形或梗阻合并泌尿系感染、肾功能不全及肾小管疾病等;③全身性疾病:糖尿病、尿崩症、镰状细胞贫血、便秘、某些食物过敏等;④神经系统疾病:如大脑发育不全。

【治疗】

治疗原则为心理行为治疗与药物治疗相结合。

1.生活管理　建立合理的生活、饮食习惯。小儿白天不宜过度疲劳,晚上不宜过度兴奋,晚餐后不宜饮水,晚餐中不宜过食蛋白质及盐类。家长的耐心和鼓励是综合治疗的重要组成部分。

2.唤醒训练　湿度报警器帮助将遗尿症患儿于膀胱充满尿液前从睡眠中唤醒,报警系统已被证明是原发性夜间遗尿症有效的治疗方法,有效率在70%～80%。

3.膀胱功能训练　此方法较适应于夜间多次尿床或白天尿湿的孩子。白天鼓励患儿多饮水,有意识地使膀胱多储尿(忍尿),然后再训练排尿中途停止、再排尿,以训练膀胱括约肌的功能。

4.激励性行为疗法　统一设置"日程表",记录每天有无遗尿发生,如无遗尿则给予口头表扬或奖励患儿喜欢的小礼物。当出现遗尿时,和患儿一道分析可能引起遗尿的因素,给予安慰、鼓励。

5.药物治疗　目前常用的有精氨酸加压素、自主神经类药物及中枢兴奋药物。精氨酸氨加压素适用于夜间 ADH 不足、夜尿多的遗尿患者。以 3 个月为 1 个疗程,优点是见效快,缺点是有不同程度的不良反应并且停药后易复发。自主神经类药物中抗胆碱药物可增加功能性膀胱容量,减少膀胱的无抑制性收缩,故对尿动力学紊乱所致遗尿症有效。入睡前口服,如白天也有遗尿或尿频、尿急,可每天 3 次口服。中枢兴奋药常用麻黄碱,入睡前口服,对膀胱颈和后尿道的收缩力有增强作用。近年还有中氨芬酯,主要作用于中枢外周神经系统,增加膀胱容量,对中枢神经的作用包括抗抑制活动,使易于"唤醒"。

(张玉英)

第七节　膀胱过度活动症

儿童膀胱过度活动症(OAB)是发生在儿童的一种以尿急症状为特征的症候群,常伴有尿频和夜尿症状,可伴或不伴有急迫性尿失禁,尿动力学上可表现为逼尿肌过度活动,也可为其他形式的尿道-膀胱功能障碍。不包括有急性泌尿道感染或其他形式的膀胱尿道局部病变所致的症状。过去有关该症候群的名称较混乱,如神经性尿频、精神性尿频、尿道综合征、不稳定膀胱、逼尿肌反射亢进、逼尿肌不稳定等。尿频指患者自觉每天排尿次数过于频繁的主诉。在主观感觉的基础上,学龄期儿童排尿次数达到:日间≥8 次,夜间≥2 次,每次尿量<200ml 时考虑为尿频。夜尿指患者≥2 次/夜以上的、因尿意而排尿的主诉。

【病因】

OAB 的病因尚不十分明确,目前认为有以下 4 种。①逼尿肌不稳定:由非神经源性因素所致,储尿期逼尿肌异常收缩引起相应的临床症状;②膀胱感觉过敏:在较小的膀胱容量时即出现排尿欲;③尿道及盆底肌功能异常;④其他原因:如精神行为异常,激素代谢失调等。

【临床表现】

主要表现为尿频、尿急、白天尿失禁和夜间遗尿。部分患儿在尿急时诉耻骨上或会阴部疼痛。可继发泌尿道感染,且有复发倾向。有近 50% 患儿可并发膀胱输尿管反流。体检可有耻骨上压痛和因长期尿失禁而致的会阴部皮炎。

【辅助检查】

1.病原学检查 疑有泌尿或生殖系统炎症者应进行尿液、尿道及阴道分泌物的病原学检查。

2.泌尿系统超声检查 可测到逼尿肌收缩和膀胱壁增厚(充盈时>3mm,排空时>5mm)。膀胱容量小于正常,无排尿后残余尿。

3.尿动力学检查 OAB 尿动力学上表现为逼尿肌过度活动。荧光屏录像则可动态观察到逼尿肌收缩的过程。在以下情况时应进行侵入性尿动力学检查以进一步证实 OAB,确定有无下尿道梗阻,评估逼尿肌功能。①尿流率减低或剩余尿增多;②首选治疗失败或出现尿潴留;③在侵袭性治疗前;④筛选发现下尿道功能障碍需进一步评估。

【鉴别诊断】

首先应排除器质性排尿功能障碍,如炎症、异物、赘生物、畸形和神经源性膀胱(隐性脊柱裂、骶脊膜膨出和手术损伤等)。在排除上述疾病后可依据临床表现做出诊断。超声检查和尿动力学检查则有助于确诊,但一般不需要常规做膀胱测压。

OAB 还需要与另一些功能性排尿障碍疾病相鉴别。

1.白天尿频综合征 患儿虽有频繁尿意,但与 OAB 不同的是不伴有尿失禁和夜间遗尿,影像学检查无逼尿肌收缩和膀胱壁增厚,病程为自限,多数在 2~3 个月症状消失。

2.下泌尿道症 侯群 OAB 仅包含有储尿期症状,而下泌尿道症候群既包括储尿期症状,也包括排尿期症状,如排尿困难等。

3.原发性遗尿症 有 15%~30% 的原发性遗尿症患儿白天可有尿频、尿急表现,提示部分病例由 OAB 所致,但多数与遗传、睡眠过深和心理失衡等有关。目前 OAB 与遗尿症的关系已引起重视。

【治疗】

成年人 OAB 有相对成熟的诊疗规范,而儿童 OAB 诊疗方法及其疗效尚存争议。儿童特发性 OAB 经典治疗模式为:首先实施行为治疗,无效后选择一线药物治疗,对于手术治疗应该慎重选择。Franco 2007 年提出治疗便秘、应用 α 受体阻滞药、膀胱壁注射肉毒素以及调节尿道功能应纳入儿童 OAB 一线治疗。

1.行为治疗 行为治疗是治疗 OAB 主要手段。包括调整生活方式、膀胱训练、盆底肌训练、生物反馈治疗和催眠疗法等。

2.治疗便秘 研究证实慢性便秘可增加患儿直肠容量数倍,与尿频、尿急、尿潴留等症状密切相关。治疗便秘 1 年后可有 80% 白天尿失禁缓解,63% 夜间遗尿缓解。治疗儿童便秘首先要长期高纤维饮食、增加液体的摄入。然后是软化粪便,必要时使用温和的导泻药。

3.一线药物治疗 应用毒蕈碱 M 受体拮抗药,最近也有主张应用 α 受体阻滞药。

(1)托特罗定:托特罗定是针对 OAB 经典的治疗药物,为非选择性 M 受体拮抗药,是目前对逼尿肌组织选择性作用最强的药物,且不良反应较少,耐受性较好,不良反应较奥昔布宁、溴丙胺太林、山莨菪碱等药物小。有报道 5~10 岁儿童口服托特罗定 0.5~4mg,每天 2 次;11~14 岁儿童口服托特罗定缓释药 2~6mg,每天 1 次,是安全有效的。治疗 12 个月后,92% 的患儿症状缓解。该药治疗尿失禁的效果良好,可明显减少患儿尿失禁的次数,并且可明显降低膀胱敏感度。但是,托特罗定等一线药物治疗顽固性 OAB 伴频繁尿失禁或尿急的患儿,只有 20% 有效。

(2)索利那辛:索利那辛是 M_3 受体高选择性阻滞药,不良反应很少,且作用持久。顽固性 OAB 患儿口服该药 5mg,每天 1 次,治疗 3 个月后,膀胱容量上升 25%,夜间遗尿和急迫性尿失禁的发生率降低了 50%。对于顽固性 OAB,有主张联合应用取得满意效果。

(张玉英)

第十一章 遗传性疾病

第一节 染色体疾病

一、21-三体综合征

【概述】

21-三体综合征又称 Down 综合征(DS),亦称先天愚型,是人类最早被确定的染色体病,是人类最早发现、最为常见的染色体畸变,占小儿染色体病的 70%~80%。60%患儿在胎内早期即夭折流产,存活者有明显的智能落后、特殊面容、生长发育障碍和多发畸形。

【流行病学】

本病为小儿染色体病中最常见的一种,活产婴儿中发生率约 1:600~1:1000,发病率随孕妇年龄增高而增加,母亲怀孕年龄愈大,发病率愈高。

【病理生理和发病机制】

21-三体综合征发生率与母亲怀孕年龄有相关,其发生机制系因亲代(多数为母方)的生殖细胞在减数分裂时染色体不分离所致。孕妇年龄越大,21-三体综合征发生的可能性越大(表 11-1-1)。除有染色体易位外,双亲外周血淋巴细胞核型大都正常。

表 11-1-1 孕妇年龄与 21-三体综合征发病率关系

孕妇年龄(岁)	出生 21-三体综合征胎儿风险
20	1:1530
25	1:1350
30	1:910
35	1:380
40	1:110
45	1:30

【临床表现】

本病主要特征为智能落后、特殊面容和生长发育迟缓,并可伴有多种畸形。临床表现的严重程度随正常细胞核型所占百分比而定。21-三体综合征的主要特征(表 11-1-2)。

表 11-1-2　21-二体综合征的主要临床特征

发生部位	症状	出现频率
精神、神经	严重智力低下,IQ 最低<25	100%
肌张力	肌张力低下,关节过度松弛	100%
头部	小头畸形,枕骨扁平	50%~80%
眼部	眼距宽、外眼角上斜,内眦赘皮	50%~80%
耳部	耳朵小(小于 3.5cm),低位或畸形	50%
鼻部	鼻梁发育差,鼻根低平	90%
口部	伸舌,有时流涎	100%
	上、下腭发育差,腭弓高、尖而窄	95%
心脏	各种先天性心脏病(室间隔缺损常见)	50%
手	手短而宽,小指向内弯曲,通贯手	70%

1.特殊面容　出生时即有明显的特殊面容,表情呆滞。眼裂小,眼距宽,双眼外眦上斜,可有内眦赘皮、鼻梁低平,外耳小,硬腭窄小,常张口伸舌,流涎多,头小而圆,前囟大且关闭延迟,颈短而宽,常呈现嗜睡和喂养困难。

2.智能落后　这是本病最突出、最严重的临床表现。绝大部分患儿都有不同程度的智能发育障碍,随年龄的增长日益明显。嵌合体型患儿若正常细胞比例较大则智能障碍较轻。其行为动作倾向于定型化,抽象思维能力受损最大。

3.生长发育　迟缓患儿出生的身长和体重均较正常儿低,生后体格发育、动作发育均迟缓,身材矮小,骨龄落后于实际年龄,出牙迟且顺序异常;四肢短,韧带松弛,关节可过度弯曲;肌张力低下,腹膨隆,可伴有脐疝;手指粗短,小指尤短,中间指骨短宽,且向内弯曲。

4.伴发畸形　部分男孩可有隐睾,成年后大多无生育能力。女孩无月经,仅少数可有生育能力。约50%患儿伴有先天性心脏病,其次是消化道畸形。先天性甲状腺功能减低症和急性淋巴细胞性白血病的发生率明显高于正常人群,免疫功能低下,易患感染性疾病。如存活至成人期,则常在 30 岁以后即出现老年性痴呆症状。

5.皮纹特点　手掌出现猿线(俗称通关手)、轴三角的 atd 角度一般大于 45°,第 4、5 指桡箕增多。

【实验室检查】

1.外周血细胞染色体核型分析　按染色体核型分析可将 21-三体综合征患儿分为三型:

(1)标准型:患儿体细胞染色体为 47 条,有一个额外的 21 号染色体,核型为 47,XX(或 XY),+21,此型占全部病例的 95%。

(2)易位型:约占 2.5%~5%,患儿的染色体总数为 46 条,多为罗伯逊 β 易位,是指发生在近端着丝粒染色体的一种相互易位,多为 D/G 易位,D 组中以 14 号染色体为主,即核型为 46,XX(或 XY),-14,+t(14q21q);少数为 15 号染色体易位,这种易位型患儿约半数为遗传性,即亲代中有平衡易位染色体携带者。另一种为 G/G 易位,较少见,是由于 G 组中两个 21 号染色体发生着丝粒融合,形成等臂染色体 t(21q21q),或一个 21 号易位到一个 22 号染色体上。

(3)嵌合体型:此型约占 2%~4%,患者体内具有两种以上细胞系,由于受精卵在早期分裂过程中发生了 21 号染色体不分离,患儿体内存在两种细胞系,一种为正常细胞,一种为 21-三体细胞,形成嵌合体,

90%其核型为 46,XY(或 XX)/47,XY(或 XX),＋21。此型患儿临床表现的严重程度与正常细胞所占百分比有关。

细胞遗传学研究发现,在 21 号染色体长臂 21q22 区带为三体时,该个体具有完全类似 21-三体综合征的临床表现,相反,该区带为非三体的个体则无此典型症状。由此推论,21q22 区可能是 21-三体综合征的基因关键区带,又称为 Down 综合征区。

2.羊水细胞染色体检查　羊水细胞染色体检查是 21-三体综合征产前诊断的一种有效方法,常见核型与外周血细胞染色体核型相同。

3.荧光原位杂交　以 21 号染色体的相应部位序列作探针,与外周血中的淋巴细胞或羊水细胞进行杂交,可快速、准确进行诊断。在本病患者的细胞中呈现 3 个 21 号染色体的荧光信号。若选择 DS 关键决定区域的特异序列作探针进行 FISH 杂交分析,可以对第 21 号常染色体的异常部位进行精确定位,从而提高检测第 21 号染色体数目和结构异常的精确性。

4.产前筛查血清标志物　目前可在所有孕妇中进行孕早期或者孕中期 21-三体综合征产前筛查,采用测定孕妇血清绒毛膜促性腺激素(3HCG)、甲胎蛋白(AFP)及游离雌三醇(FE3),根据孕妇检测此三项值的结果,并结合孕妇年龄,计算出本病的危险度,以决定是否进行产前诊断。采用这一方法可以检出大约 50%～75%的 21-三体综合征胎儿。近年发现的妊娠相关血浆蛋白 A(PAPP-A)的诊断价值日益受到重视。PAPP-A 为胎盘滋养层细胞产生,早期怀 21-三体综合征胎儿的孕妇血清水平明显降低,推测可能与滋养层细胞功能降低有关。这是一种怀孕早期筛查指标,适用于怀孕 8～14 周孕妇筛查。采用 PAPP-A、HCC 及 AFP 等指标筛查不仅可筛查出 21-三体综合征,还可检出 18-三体综合征、先天性神经管缺陷以及先天性腹壁缺损等其他先天异常。此外,通过 B 超测量胎儿颈项皮肤厚度也是诊断 21-三体综合征的重要指标。因此,对怀孕早、中期的孕妇开展 21-三体综合征筛查,及早采取积极预防措施,对保证妇幼健康水平有一定意义。

【诊断】

该病的先天愚型面容、手的特点和智能低下虽然能为临床诊断提供重要线索,但是诊断的建立必须有赖于染色体核型分析,因此染色体核型分析和 FISH 技术是 21-三体综合征的主要实验室检查技术。这两项检查还对 21-三体综合征嵌合型的预后估计有积极意义,由于嵌合畸形患儿的表型差异悬殊,可从正常或接近正常到典型的临床表现,他们的预后主要取决于患儿体细胞中正常细胞株所占的百分比率。因此了解嵌合型患儿体细胞中正常核型细胞与 21-三体核型细胞的比例,可以根据其具体情况指导患儿的家庭及社会对其进行教育。

本病应与先天性甲状腺功能减低症鉴别,后者在出生后即可有嗜睡、哭声嘶哑、喂养困难、腹胀及便秘等症状,舌大而厚,但无本症的特殊面容。可检测血清 TSH、T_4 和染色体核型分析进行鉴别。

【治疗】

目前尚无有效治疗方法。对患儿宜注意预防感染,如伴有先天性心脏病、胃肠道或其他畸形,可考虑手术矫治。要采用综合措施,包括医疗和社会服务,对患者以进行长期耐心的教育和训练,对弱智儿进行预备教育以使其能过渡到普通学校上学,训练弱智儿掌握一定的工作技能。家长和学校应帮助孩子克服行为问题,社会应对残疾儿的父母给予道义上的支持。

【预防】

1.遗传咨询　母亲年龄愈大,风险率愈高。标准型 21-三体综合征的再发风险率为 1%。易位型患儿的双亲应进行核型分析,以便发现平衡易位携带者:如母方为 D/G 易位,则每一胎都有 10%的风险率;如为父方 D/G 易位,则风险率为 4%。绝大多数 G/G 易位病例均为散发,父母亲核型大多正常,但亦有发现母亲 21q/21q 平衡易位携带者,其下一代 100％罹患本病。

2.产前诊断　　是防止 21-三体综合征患儿出生的有效措施。已有该病生育史的夫妇再次生育时应作产前诊断,即染色体核型分析,所采用的材料包括孕中期羊膜腔穿刺作羊水细胞、孕中期胚胎绒毛细胞和孕中期脐带血淋巴细胞等分析。产前筛查血清标志物 HCC 及 AFP 测定有一定临床意义,因为它能够减少羊膜穿刺进行产前诊断的盲目性,提示高危孕妇群的存在,使这些孕妇得以作进一步的产前检查和咨询,最大限度地防止 21-三体综合征患儿的出生。

二、18-三体综合征

【概述】

18-三体综合征是 1960 年由 Edwards 等人发现的,又称 Edwards 综合征,患者成活率极低,存活 2 年的病例罕见。患儿有突出的枕骨、低位畸形耳、小眼、先天性心脏病等外表和内脏畸形。

【流行病学】

18-三体综合征是次于 21-三体综合征的第二种常见染色体三体综合征。在新生婴儿中的发生率为 1：3500～1：8000,父母亲年龄增高对发生率增加有一定影响,52％超过 35 岁。女孩比男孩发生率高,约为 3：1～4：1。

【病理生理和发病机制】

18-三体综合征是由于染色体畸变所致的多发畸形综合征,三体型细胞内含有 3 条 18 号染色体,破坏了体内遗传物质的平衡,导致骨骼、泌尿生殖系统、心脏、皮肤皱褶、毛发、肺脏和肾脏等多脏器的畸形和异常。

【临床表现】

1.生长发育障碍　　新生儿常为过期生产,母亲平均妊娠 42 周。患儿一般出生体重较低,胎盘常常很小,多为单侧脐动脉。患者精神和运动发育迟缓,体格小,哺乳困难,对声响反应微弱,骨骼和肌肉发育不良。

2.多发畸形

(1)颅面部:头前后径长,头围小,枕骨突出。两眼及眉距增宽,两侧内眦赘皮,角膜混浊,眼睑外翻,小眼畸形常见。鼻梁细长及隆起,鼻孔常向上翻。嘴小,腭弓高且窄,下颌小。耳位低,耳廓平,上部较尖。此外,偶见脑膜膨出、唇裂、腭裂、后鼻孔闭锁及外耳道闭锁等畸形。

(2)胸部:颈短、蹼颈。胸骨短,乳头小,发育不良,两乳头距离远。95％以上病例有心脏畸形,常见为室间隔缺损及动脉导管未闭,房间隔缺损则少见,亦可见主动脉或肺动脉二瓣化、主动脉缩窄、法洛四联症、主动脉骑跨、右位心、右位主动脉弓等。这些心血管畸形常是死亡原因。还可出现食管气管瘘。右肺异常分叶或缺如。

(3)腹部:腹肌缺陷多见脐疝及腹股沟疝。幽门狭窄和膈疝亦较多见。尚可见胰或脾异位、肠回转不良及胆囊发育不良等。肾脏畸形包括多囊肾、异位肾与马蹄肾、肾盂积水、巨输尿管及双输尿管等。骨盆狭窄比较常见。

(4)四肢:手的姿势是 18-三体综合征的特征性表现:手指屈曲,拇指、中指及食指紧收,食指压在中指上,小指压在无名指上,手指不易伸直。指甲发育不良。食指、中指常有并指、多指。第五掌骨短。拇趾短且背屈。因肌张力增高,大腿外展受限。有先天性髋关节脱位。偶见短肢畸形。

(5)生殖器:男孩 1/3 有隐睾,女孩 1/10 有阴蒂和大阴唇发育不良,常可见到会阴异常和肛门闭锁。少见有卵巢发育不全、双角子宫及阴囊分裂。

(6)内分泌系统:可有甲状腺发育不良,胸腺及肾上腺发育不良。

(7)皮肤:皮肤多鬈毛,皱褶多。指纹特征包括六个以上弓形纹,第五指只有一横纹,30％有通贯手(或称猿线)等。

(8)X线检查:拇指及第一掌骨短,第三、四、五指向尺侧偏斜,上、下颌骨发育不良,肋骨纤细削尖,胸骨发育不良,骨化中心减少,胸骨可有异常分节。

【实验室检查】

1.外周血淋巴细胞染色体核型分析　18号染色体染色很深。短臂一般为浅带,只有一个区。长臂近侧和远侧各有一条明显的深带。此臂分为两个区,两深带之间的浅带为2区1号带。正常人体细胞18号染色体为1对,该病第18号染色体比正常人多1条,即第18号染色体三体。该病80％为纯三体型,核型为47,XX(XY),＋18;10％为嵌合型,核型为46,XX(XY)/47,XX(XY),＋18;其余10％病例情况复杂,包括各种易位,主要是18号染色体与D组染色体易位。

2.羊水细胞培养染色体检查 18-三体综合征病变广泛、严重,常常早期死亡。降低这类患儿的出生是优生优育的关键,取羊水细胞进行染色体检查是常用的产前诊断方法,核型分析类同外周血淋巴细胞染色体检查。

【诊断】

18-三体综合征临床表现有很大的变异,而且没有一种畸形是18-三体综合征特有的,因此,不能仅根据临床畸形做出诊断,必须做细胞染色体检查,确诊根据核型分析结果。

【预后】

该病临床主要表现为严重的生长迟缓,严重的智力落后,90％～95％患儿心脏畸形,常成为死亡原因。男孩平均生存期2～3个月,女孩10个月,少有存活至儿童期。

嵌合型的18-三体综合征患儿因有正常细胞系,生存期相对较长,临床表现差别很大,从接近正常到严重的18-三体综合征症状不一。

本征无特效治疗。

【预防】

在患者父母再次生育的遗传咨询方面,标准型18-三体综合征的再发率虽无足够的资料,根据研究自然流产胎儿的染色体分析估计,再发率大概比21-三体综合征要小。对于染色体易位型患儿,则需检查其父母的染色体,以确定他们之一是否是平衡易位的携带者。这种携带者再生此综合征患儿的机会较大,需进行产前诊断。

三、13-三体综合征

【概述】

13-三体综合征又称 Patau 综合征,1966 年才被确认为13号染色体三体综合征,也是一种较常见的染色体畸变疾病。其临床特征主要表现为生长发育障碍和多发性畸形。13-三体综合征的病死率较高。

【流行病学】

13-三体综合征发生频率在 1∶4000～1∶10000 之间。

【病理生理和发病机制】

13-三体综合征的病因仍不清楚。通常发现孕母妊娠年龄分布存在 25 岁和 38 岁两个高峰,似乎后一个高峰与孕母的高龄密切相关。已知染色体数目异常可能是由于破坏了正常基因的平衡,出现不同程度的先天异常表现。三体可能与基因的剂量效应和(或)位置效应相关联。由于双亲之一的生殖细胞在减数分裂时染色体不分离,使其不能平均地分配到两个子细胞中去,出现了具有 2 条染色体的配子,这种配子与正常配子相结合时就产生了染色体数目异常子代,显带技术证明额外的染色体是 D 组 13 号染色体,即 13 号染色体三体综合征。

【临床表现】

多发畸形比 18-三体综合征及 21-三体综合征均严重,出现生长发育障碍、喂养困难、常常窒息,生活力差、智能迟钝、肌张力低下,常有呼吸暂停及运动性惊厥发作,伴有脑电图高峰性节律不齐改变。

患儿头小,前额后缩,前囟大及骨缝宽,颅顶头皮有溃疡。睑裂呈水平线,可见不同程度的小眼至无眼,眶距宽,有白内障、虹膜缺损及视网膜发育异常。可见独眼畸形及小下颌。2/3 病例见唇裂,常伴有腭裂。耳位低,耳轮较平而界限不清,且有耳聋。面、前额或颈背可有一个或多个血管瘤。颈部皮肤松弛。第 12 肋骨发育不良或缺如。80% 病例有先天性心脏病,主要为室间隔缺损、动脉导管未闭及房间隔缺损等。消化道畸形可见结肠旋转不良、胰腺或脾组织异位等。常见六指(趾)畸形,指甲过度凸出。30%～60% 患儿有泌尿系畸形,可见多囊肾、肾盂积水、双肾及双输尿管。男性 80% 有隐睾,见阴囊畸形。女性可有双角子宫、阴蒂肥大及双阴道。

【实验室检查】

1.外周血淋巴细胞染色体核型分析　主要可见三种类型核型:

(1)13-三体型(标准型):为 13 号染色体不分离而产生,约占 80%。

(2)易位型:约占 15%,主要由 D 组染色体易位,13 号染色体与 13～15 号染色体之间的易位,例如t(13q;14q)。

(3)嵌合型:占 5% 左右,13-三体与正常染色体嵌合,染色体组核型为 47XX(或 XY)+13/46XX(或 XY)。

2.羊水细胞染色体检查　羊水细胞染色体检查是 13-三体综合征产前诊断的一种有效方法,但终止妊娠必须在孕中期或者更早。核型分析类同外周血淋巴细胞染色体检查。

3.荧光原位杂交　通过 13-三体综合征核心区特异性探针,可以检测 13 号染色体数目和结构异常。应用已定位的探针进行 FISH 杂交,结合 Q 显带方法检测 13 号染色体数目和结构异常,大大提高了准确性。

4.胎儿血红蛋白检测　患儿常有胎儿型血红蛋白持续过久现象。血细胞形态检查可见中性多核粒细胞有无蒂或有蒂的突起,呈镰刀状。

【诊断】

13-三体综合征的诊断主要依据细胞遗传学检查及临床特征的表现。

【预后】

45% 患者死于 1 个月内,70% 患者死于 6 个月内,95% 患者 3 岁内死亡,易位型和嵌合型的存活率高于三体型患儿。本病无特殊治疗,由于预后不良,病死率很高,应力求产前诊断,及早终止妊娠。

四、猫叫综合征

【概述】

猫叫综合征(CriduChat 综合征)是由于第 5 号染色体短臂缺失(5p 缺失)所引起的染色体缺失综合征,

又称 5 号染色体短臂缺失综合征,为最典型的染色体缺失综合征之一。临床主要表现为出生时的猫叫样哭声,头面部典型的畸形特征,小头圆脸、宽眼距、小下颌、斜视、宽平鼻梁及低位小耳等,生长落后及严重智力低下。

【流行病学】

据估计,该综合征的发病频率在活产婴儿中为 1∶5000～1∶100000。自 1963 年首次报道以来,至今国内外已陆续报道了数百例患者。

【病理生理和发病机制】

细胞遗传学研究证实,多数第 5 号染色体短臂缺失是由于细胞有丝分裂时染色体的两次断裂所致,如果断裂发生在短臂,就是一种中间缺失,如果断裂分别发生在短臂和长臂上,则形成环状的染色体。还有些患儿的第 5 号染色体易位到 C、D 或 G 组染色体上,形成嵌合体或臂间倒位等。

临床表现程度与 5p 缺失所处的部位有关,而与缺失长度无明显相关性,因而有人提出根据患儿的临床表现(猫叫样哭声及典型面部特征)来确定关键区域。据此,人们将猫叫综合征的关键区域定位于 5P15.2,位于 DNA 标记 D5S713 和 D5S18 两个遗传标记之间,该区域约占 5p 总长度的 10%,含 400～600kbDNA,为研究该病提供了遗传学资料。

【临床表现】

病儿出生时体重低,平均体重小于 2500g,身长低于正常儿,平均头围 31cm。生长障碍,最显著的特征为婴儿期有微弱的、悲哀的、咪咪似猫叫的哭声,此种哭声在呼气时发生,吸气时不出现,其产生机制不明,有人认为可能是会厌软骨软弱或喉软化导致呼气时喉部漏气所致,也有人认为与脑损害有关。典型哭声常在幼儿早期逐渐消失,但有些年龄较大儿童及成人患者仍有独特的哭声。

患儿颜面部发育不良,头小而圆,满月脸。两眼距离过宽及小下颌均很明显,睑裂轻度斜向外下,有内附赘皮,斜视,白内障。鼻梁宽而平。小耳,稍低位,有时耳道窄。随年龄变化,小头持续存在,但脸变长,下颌骨发育不良更为明显。龋齿,腭弓高。1/3 病例可有先天性心血管畸形。肾及各种骨骼畸形(如脊柱侧弯,并指、趾和肋骨畸形等)亦可见。四肢肌张力低,随年龄增长肌张力增高,反射增强。发育明显落后,2 岁时才会坐,4 岁时才会走,出现一种痉挛性步态。有些病儿似婴儿样卧床不起,不会说话或只能简单说几个字,智能低下,智商多低于 20。

【实验室检查】

1.外周血细胞染色体核型分析　该病患儿第 5 对染色体中的一条发生短臂缺失,但缺失区域大小不等。起始部位为 5p14～5p15,造成第 5 号染色体短臂为单体核型:46,XX(XY),5p。该综合征患儿的缺失类型包括简单的末端缺失、中间缺失、易位型缺失以及其他类型的缺失。偶有嵌合体或环状染色体核型发生。

2.羊水细胞染色体检查　在孕妇妊娠中期抽取羊水,经细胞培养后作胎儿染色体核型分析,一旦发现异常核型便可及时终止妊娠。

3.荧光原位杂交　根据猫叫综合征的关键区域特异序列选择探针,并经生物素或地高辛标记后与被检查淋巴细胞或羊水细胞进行杂交,通过带有荧光素的亲和素显示信号进行定位,能有效地发现有无 5p 缺失及缺失断裂部位。正常人细胞中可见探针杂交部位显示特异的荧光信号。若无荧光信号,说明该部位缺失,是诊断该综合征的可靠依据。

【诊断】

5P 短臂缺失综合征的诊断除了依据临床表型以外,细胞遗传学的检验亦是主要依据。普通染色体核型分析可做出初步诊断,但由于难以精确定位,往往对染色体易位型缺失或其他特殊类型缺失不易做出明确诊断,此时应采用 FISH 技术作进一步的精确定位,以明确缺失的起始部位。

【预防】

由于猫叫综合征的 12% 源自双亲之一的染色体平衡易位,因此对患儿的双亲进行染色体检查也很重要,以预测再发风险的可能,减少或者杜绝患儿出生。

【预后】

死亡率低,多数病儿可活到成人,但体重及身高均低常。

五、先天性卵巢发育不全综合征

【概述】

本病由 Turner 于 1938 年首先报道,故称为 Turner 综合征(TS)。1959 年证实该病因为性染色体 X 呈单体性所致。Turner 综合征的表型是女性,其发生率低是因为 X 单体的胚胎不易存活,99% 的病例发生流产。该病也是人类唯一能生存的单体综合征。TS 的主要临床特征是身材明显矮小、青春期不发育、原发性闭经、颈蹼及肘外翻等,其性腺呈纤维条索状。

【流行病学】

在活产女婴中的发生率约为 1:5000∼1:10000。

【病理生理和发病机制】

Tumer 综合征是由于细胞内 X 染色体缺失或结构发生改变所致。有关 X 单体染色体的遗传基础还不清楚,目前已排除遗传印迹的可能性,认为可能的机制为:①亲代生殖细胞的减数分裂发生不分离;②合子卵裂中姐妹染色单体不分离;③在有丝分裂过程中 X 染色体的部分丢失。

由于在胚胎发育早期,女性两条 X 染色体之一就已失活而不转录,因此仅有一条 X 染色体在人体的发育中起积极作用。由此看来,lumer 综合征表型并非由 X 单体所致,可能涉及某些至今尚未明确的 Turner 综合征相关基因的缺陷。这种推测的理论依据有:①早期表达学说。在胚胎发育早期及 X 染色体失活之前,涉及人体细胞发育的 X 连锁基因可能即已表达,并呈双倍剂量的基因表达。②不完全失活学说。失活 X 染色体上的 X 连锁基因似乎并未完全失活,可能存在不完全失活区域,由于该区域的基因表达是造成 Turner 综合征临床表型的关键因素,因此提示 Turner 综合征相关基因很可能位于该区域内。有关 Y 染色体的研究结果表明,由于部分 Turner 综合征患者伴有 Y 染色体着丝粒衍生物,因此人们认为性别决定基因和 Tumer 综合征相关基因在遗传学上是两个完全独立的基因控制位点。研究还发现,部分患者中存在涉及 Turner 综合征相关的 Y 染色体基因(RPS4l,)与 X 染色体基因(RPS4X)连锁,并能编码一种 40S 的蛋白异构体,提示该连锁基因可能是 Turner 综合征的候选基因。

目前有关 TS 表型特征的相关分子遗传学研究显示,身材矮小相关基因(SHOX)和 FOXC2 基因分别与 Turner 骨骼异常及淋巴管膨胀及淋巴水肿有关。SHOX 基因定位于 Xp22 的伪长染色体区 1(PAR1),包含 7 个外显子,分别编码 292 和 225 个氨基酸残基组成的两种转录蛋白(SHOXa 和 SHOXb),目前推测 SHOX 基因缺陷所致相关蛋白单倍剂量表达不足是与 TS 患者矮身材及骨骼畸形有关,但对 TS 的其他表型无重要作用。FOXC2 基因定位于 16 号染色体长臂(16q),仅 1 个外显子,mRNA1.5kb,相关转录蛋白涉足胎儿相关发育旁路途径。该基因缺陷可致患者淋巴管发育不全、淋巴阻塞和继发性淋巴水肿。总之,目前 Turner 综合征致病机制正在向分子遗传学方向深入。

【临床表现】

典型的 Turner 综合征患者在出生时就有身高和体重发育落后,在新生儿时期可见颈后皮肤过度折叠以及手、足背发生水肿等特殊症状。

患者为女性表型,生长缓慢,成年期身高约135～140cm。除生殖器、乳腺不发育、原发性闭经及缺乏第二性征之外,尚有呆板面容、智力正常或稍低,约有18%的患者有智能落后。颈短,50%有颈蹼,后发际低,两乳头距离增宽,随年龄增长而乳头色素变深。还有肘外翻及皮肤多痣等症状。约35%患儿伴有心脏畸形,以主动脉缩窄为多见。最近有报道,用超声心动图检查Turner综合征患者,查出有34%病例并发主动脉瓣二叶型,但无狭窄。患者还可并发肾脏畸形。手的第四、五掌骨较短。

患者多因生长迟缓、青春期无性征发育以及原发性闭经等而就诊,其血清FSH及LH在婴儿期即已升高,而雌二醇水平很低。

【实验室检查】

1.染色体核型分析　临床确诊TS的关键检测手段,用外周血淋巴细胞培养技术进行核型分析,先天性卵巢发育不全综合征的异常核型有以下类型:

(1)单体型,45,X是最多见的一种,约占60%。这种核型的个体绝大部分在妊娠早期自然流产,其余存活的个体具有典型的临床症状。

(2)嵌合型,核型为45,X/46,XX,约占该病的25%。细胞类型以46,XX为主的个体临床症状较轻,约20%的患者可有月经来潮,部分有生育能力。若患者以45,X细胞为主,其表型与单体型相似。

(3)X染色体结构异常,46,Xdel(Xq)或者46,Xdel(Xp),即1条X染色体长臂或短臂缺失,同时伴有X染色体易位;46,Xi(Xq),即一条X染色体的短臂缺失而形成了等长臂X染色体。

2.内分泌激素检查　垂体促性腺激素黄体生成激素(LH)及促卵泡生长激素(FSH)明显升高,E2降低,提示卵巢功能衰竭。部分患者血清生长激素(GH)激发峰值常可小于10ng/ml,血清胰岛素样生长因子1(IGF-1)分泌低下。

3.B超检查　显示子宫及卵巢发育不良,严重者呈纤维条索状。

【诊断及鉴别诊断】

如发现女孩身材矮小,肘外翻,颈蹼,青春期无第二性征,又伴有某些先天畸形时应怀疑此病。确诊需进行细胞遗传学检查。

在鉴别诊断时应考虑下列疾病:

1.垂体性侏儒症　患者多无畸形,其生长激素分泌不足,部分病人还出现促甲状腺激素及促肾上腺皮质激素不足。

2.青春期发育延迟　虽青春期较正常儿延迟数年,但最后可达到发育正常水平,其内分泌功能亦正常,无血TSH及LH升高。

3.出生低体重儿　以足月出生,但体重明显低于正常儿以及体格发育始终低于正常为其特征。其生长激素及骨龄接近正常。有时伴有一些先天畸形,构成各种综合征,但无颈短、后发际低及肘外翻等Tumer综合征的表现。

4.Noonan综合征　临床表现与Turner综合征相似,智能发育迟缓者较多,部分病人合并心血管畸形,其中以肺动脉狭窄及房间隔缺损最常见,其核型为正常男性或者女性。

【治疗】

本病的治疗以改善其成人期最终身高、促进性征发育、辅助生殖技术、社会心理治疗及相关疾病防治为目标。

1.矮身材治疗　治疗目的在于提高患者生长速率,改善成年身高。重组人生长激素对TS患儿身高改善有一定作用,明确诊断后每晚临睡前皮下注射0.15U/kg。影响GH疗效因素包括开始治疗年龄及骨龄、

GH 用药剂量及疗程、遗传靶身高以及雌激素替代治疗的时间等。

2.雌性激素替代治疗 在青春期可用雌激素进行替代疗法,一般从 12~14 岁开始,先用小剂量结合雌激素治疗 6~12 个月,逐步增加到成年人替代治疗剂量,以促使乳房及外阴发育。2 年后可进行周期性的雌激素-孕激素疗法(人工周期治疗),有助于患者的第二性征发育及提高生活质量。由于性激素具有促进骨骺愈合,限制骨骼生长的作用,故在青春期前忌用,12 岁后方可考虑使用。诱导患者性发育须遵循个体化原则。极少数嵌合型患者可能有生育能力,但其流产或者死胎率极高,30% 后代患有染色体畸变。

六、先天性睾丸发育不全综合征

【概述】

先天性睾丸发育不全综合征又称 Klinefelter 综合征,是一种发病率较高的性染色体疾病,在染色体鉴定之前,1942 年 Klinefelter 首先报道了此症,1956 年 Bradbury 等表明患者体细胞内呈女性 X 染色质,1959 年 Jacobs 和 Strong 首先发现该病患者的染色体核型为 47,XXY。由于性染色体异常导致睾丸发育不全、不育及智能低下等。

【流行病学】

发生率在新生儿男性活产儿中约占 1∶1000~1∶2000。47,XXY 核型在自然流产儿中很少发现。在智能障碍的患儿中,其发生率估计为 1∶100。在男性无生育力或性腺发育不良患者中高达 30%。

【病理生理和发病机制】

先天性睾丸发育不全综合征是一种先天性睾丸生精发育不全或不发育的疾病,患者常因不育或体检外生殖器不发育而就诊,然后经染色体检查确诊。

该病不同类型的共同特征是性染色体比正常的 XY 多一个或一个以上的 X 染色体。多余的 X 染色体对睾丸及体征均有不良影响,尤其对体征影响更甚。X 染色体越多,睾丸发育不良程度越明显,症状越严重,智能发育越差,其他畸形也往往愈多。由于 Y 染色体有睾丸决定基因(TDF),该病患者均有 Y 染色体,因此患者表型为男性,但超过正常的 X 染色体导致不同程度的女性化。

先天性睾丸发育不全综合征的染色体核型较多,1987 年在国内王德芬等报道的 62 例中,47,XXY 占71.0%,47,XXY/46,XY 嵌合体占 24.2%,48,XXXY 及 48,XXYY 各约 3.2% 和 1.6%。这些核型的形成是由于细胞成熟分裂,或受精卵在卵裂中发生的性染色体或性染色单体不分离的结果。染色体基因标记研究提示,卵子细胞的不分离多于精子的 2 倍。性染色体畸变,以高龄孕妇妊娠中机会为多,可因卵细胞的衰老、着丝点纵裂动力减弱或纺锤丝迷向的缘故,导致亲代在生殖细胞形成过程中发生了性染色体不分离。有分析表明,60% 的患者是由于母体染色体不分离,40% 是由于父体染色体不分离所致。成熟分裂过程中染色体不分离约有 83% 的可能发生在第一次减数分裂,17% 的可能发生在第二次减数分裂。

由于 X 染色体的增多,致使睾丸未发育,阴茎短小,血浆睾酮降低,FSH 及 LH 升高;雄性激素分泌不足,FSH 升高可能是因为支持细胞损伤,分泌抑制素减少之故。睾酮水平偏低,说明该病患者睾丸间质细胞分泌睾酮功能降低,这就必然使 LH 代偿性升高。通过电镜观察,患者睾丸的间质细胞内有异常线粒体和内质网,这可能是干扰睾酮生物合成障碍的物质基础。

【临床表现】

患者表型男性,体格较瘦长,身材较高,指间距大于身高。乳房往往增大,乳房女性化约占 40%。在47,XYY 及 48,XXYY 核型,具有两个 Y 染色体患者高体型表现更为明显。青春期发育常延缓,由于无精子,一般不能生育(偶有例外)。

体格检查发现男性第二性征不明显,无胡须,无喉结,皮肤白皙,睾丸小,阴茎亦小,可有隐睾或尿道下裂,阴毛发育差。

患者可有性格孤僻、腼腆、不活跃、胆小,缺乏男孩性格。在标准 47,XXY 核型中,约有 25% 显示中等度智能发育落后,表现为语言和学习障碍。此征在青春期前缺乏明显症状,不易认识。若对智能落后或行为异常的儿童作常规的染色体核型分析,可进行早期诊断。

【实验室检查】

1.染色体核型分析

(1)外周血淋巴细胞染色体核型分析:正常男性体细胞中的性染色体为 XY,该病性染色体标准型为 XXY,为性染色体三体型。该病 80% 核型为标准型 47,XXY 或者标准型核型变型,例如 48,XXXY;48,XXYY;49,XXXXY;49,XXXYY。15% 为嵌合体型,嵌合体有 47,XXY/46,XY;47,XXY/46,XX;47,XXY/46,XY/45,X;47,XXY/46,XY/46,XX 等。

(2)羊水细胞染色体核型分析:为了防止先天性性染色体疾病患儿的出生,在妊娠中期第 16～20 周行羊膜腔穿刺,抽取羊水细胞,经培养后进行胎儿染色体核型分析,发现异常核型及时终止妊娠,可降低出生缺陷。

2.荧光原位杂交　妊娠中期对胎儿染色体核型分析,无论是外周血淋巴细胞还是羊水细胞均需作细胞培养后才能进行核型分析,因此很费时间,而荧光原位杂交检测不需细胞培养,可直接对间期细胞进行杂交检测,缩短了诊断时间。用于产前诊断则该方法更显出其优势,可直接和绒毛细胞、羊水细胞杂交,1 天即可得出结论。

3.生化检验及其他检验　患者血清中睾酮降低,对下丘脑垂体反馈抑制减弱,垂体促性腺激素黄体生成激素(LH)及促卵泡生长激素(FSH)水平升高,血清睾酮水平较正常为低;促性腺激素释放激素(LHRH)兴奋试验显示 FSH 反应增高,LH 反应正常;人绒毛膜促性腺激素(HCG)刺激试验睾酮呈低反应。

患者精液中无精子生成,睾丸活体组织病理检查见曲细精管变性,间质细胞增生。

【诊断】

Klinefelter 综合征在儿童期可因隐睾或者小睾丸来诊,但多数因症状不严重,缺乏特征性或体格检查疏忽不易被重视。一般在青春发育期,由于睾丸不发育,男性化不全,部分患者有女性乳腺发育或不育而来诊。

根据临床特征怀疑为先天性睾丸发育不全综合征的患者可先予生化检查。若血清 FSH 及 LH 增高,睾酮水平较正常为低,可对患者作外周血淋巴细胞染色体核型分析:确定 X 染色体数目,是诊断先天性睾丸发育不全的主要依据。FISH 技术是快速诊断方法。

本症要与青春期发育延迟作鉴别诊断。Klinefelter 综合征青春期血促性腺激素明显升高,睾酮水平较低,而青春期发育延迟者处于未发育水平,无促性腺激素升高。如对本症患者在青春期后作睾丸活体组织检查,可见曲细精管玻璃样变,其睾丸间质细胞(Legdig 细胞)虽有增加,但内分泌活力不足。

【治疗】

患者自 11～12 岁开始应进行雄激素疗法。一般应用环戊丙酸酯,开始每次肌注 50mg,每 3 周 1 次,每隔 6～9 个月增加剂量 50mg,直至达到成人剂量(每 3 周 250mg)。对较年长的病人,开始剂量和递增用量均可加大,以便收效较快。国内目前较常用的是十一酸睾酮又称安雄,为睾酮的衍生物,有较强的雄激素作用和蛋白同化作用。油剂针剂每支 250mg,每月注射 1 次,连续 4 个月。注射后通过淋巴系统缓慢吸收,血药浓度峰值时间为 2 天,药效可维持 1 个月。口服剂型每粒 40mg,易被胃肠道吸收,2.5～5 小时达高峰,10 小时后恢复原先水平。口服起始量为每日 120～160mg,分 3 次服用,连续 2～3 周,然后改为维持量每日 40～120mg。由于十一酸睾酮通过淋巴系统吸收,不经过肝脏,故对肝功能无影响。

自青少年期起辅以雄激素治疗,常可见其学习技能水平提高,与正常儿差距缩小,变得开朗,自信力增强,但停止治疗后有的又复后退。

【预后】

Klinefelter 综合征患者根据其染色体核型可初步判断其预后,核型中 X 染色体越多,预后越差,其次早期诊断,尽早治疗对患儿症状的改善也很有关系。

七、脆性 X 综合征

【概述】

脆性 X 综合征(fragileX 综合征,FX)是一种不完全外显的 X 染色体连锁显性遗传性疾病,因患者 X 染色体的短臂 Xq27.3 带有一脆性断裂点而得名。FX 是一种家族性智力障碍疾病,临床以智力低下、特殊面容、巨睾症、大耳、语言和行为异常为其典型表现。本病是第一个被鉴定的人类动态突变性遗传病,已成为动态突变遗传病研究的范例。

【流行病学】

FX 发病率仅次于 21-三体综合征。据报道该病在普通男性群体中的患病率为 1∶4000,在普通女性群体中的发病率为 1∶6000。也有报道认为 FX 在男孩中的发病率为 1∶1500,在女孩中为 1∶2500。FX 在弱智者中占 6.0%～10.4%,在学习困难儿童中占 2.6%。a 某大学对 130 例先天性智力低下儿童进行了细胞遗传学研究,检出 5 例脆性 X 综合征,检出率为 3.77%。

【病理生理和发病机制】

FX 病人 Xq27.3 区带存在脆性位点(FRAXA)是其典型的细胞遗传学特征。1993 年 FX 病编码基因 cDNA 被克隆,发现(CGG)n 结构中 n 拷贝数由正常 6～52 扩增至大于或等于 230 时是脆性 X 综合征患者发病的分子基础,异常扩增的(CGG)n 结构位于 FMR-1 基因翻译区外显子 1。至今已知 FMR-1 基因的错义突变和缺失突变携带者也表现出 FMR-1 基因动态突变相同的临床症状,从而显示出脆性 X 综合征临床症候的患者具有高度的遗传异质性,进而使这些患者及其家庭成员的基因诊断进一步复杂化。

(一)细胞遗传学

X 染色体长臂 27.3 带上一个叶酸敏感的部位与 FX 有关,该部位经特殊处理后可显示脆性断裂,因而被称为脆性部位。具有脆性部位的染色体被称为脆性染色体。迄今已有 26 个染色体的脆性部位被发现,其中仅 X 染色体 X27-X28 区域的脆性部位(FRAXA)与遗传性疾病有关,而其他与疾病无关的脆性部位称为普通脆性部位。

X 脆性部位产生的机制尚不完全清楚,目前认为与 DNA 的合成代谢过程有关。已发现在缺乏叶酸或用较大剂量的 5-氟尿嘧啶(5-FU)等条件下处理,可致使胸腺核苷合成部分受到抑制,染色体结构就可能在某些特定的部位上产生裂隙或断裂。

(二)FMR-1 基因的结构、转录和翻译

FX 的基因称为脆性 X 智能落后 1 基因(FMR-1),定位于 Xq27.3 区带,在基因组中跨越 38kb,由 17 个外显子和 16 个内含子组成。FMR-1 基因的 mRNA 为 4.4kb,编码一个分子量约为 69～70kD,由 596 个氨基酸组成的脆性智能落后蛋白(FMRP),这是一种 RNA 结合蛋白,在体内多种组织中都表达。

FMR-1 基因的各外显子较小(51～196bp),但内含子较大,平均大小为 2.2kb,其中内含子 1 约为

9.9kb。基因中存在多种累及 FMR-1 基因 3'端外显子 10、12、14、15 和 17 的多种转录拼接形式,其中涉及外显子 12 和 14 通常导致整个外显子的丢失。但累及外显子 10、15 和 17 的则只丢失这 3 个外显子 5'端的部分序列,这是因为这 3 个外显子的 5'一端序列上分别存在一个拼接保守信号,转录后拼接如发生在这个位置上,则导致这 3 个外显子 5'端的部分序列丢失。

(三)FMR-1 基因的动态突变

FMR-1 基因的 5'端有一个 CGG 三核苷酸重复区域,在正常个体中 CGG 结构的重复次数具有多态性,介于 6～52 次之间,平均为 30 次,中国人群中以(CGG)28 最多见。在 FX 患者中,CGG 拷贝数一般＞200 次,多则可达 1000 次以上。脆性 X 综合征发生的根本原因是 FMR-1 基因的突变所致。动态突变是指 FMR-1 基因在传递过程中 CGG 拷贝数不稳定,会发生扩增,这是 95％以上的 FX 患者发病的分子遗传学基础。动态突变包括 3 种类型:

1.FMR-1 基因的前突变 FMR-1 基因(CGC)n 结构中 n 拷贝数扩增至 53～230 时,携带者虽然表型正常,但在传代过程中易发生进一步的扩增,使后代的 CGG 重复数大为增加,并有异常表型出现。FMR-1 基因的这种突变称为前突变,男性或者女性 FMR-1 前突变基因携带者智力水平与正常人并没有区别。

根据统计,男性或者女性携带前突变 FMR-1 基因(CGG)n 结构中,n 拷贝数没有区别,但随着女性携有的前突变 FMR-1 基因(CGG)n 结构中 n 拷贝数的逐渐增大,在传代过程中扩增至前突变概率也逐渐增加。而 38％前突变型 FMRJ 基因经父源性传递至女儿时其(CGG)结构中 n 拷贝数发生了缩减,但这现象仅见于 2％母性前突变型 FMR-1 基因传递至女儿时,从而提示前突变型 FMR-1 基因在母女传递的过程中其(CGG)n 结构中 n 拷贝数具有扩增的倾向,但父女传递时则存在缩减的趋势。

2.FMR-1 基因的全突变 FMR-1 基因由前突变状态(CGG)53～230 扩增至＞230 次时,100％男性携带者表现为典型的脆性 X 综合征,53％的女性携带者表现出轻重程度不等的智力低下,此时称为全突变。全突变与智力低下临床表现的出现直接相关。经研究发现,当 CGG 结构的重复数达 230 次以上时,FMR-1 基因 5'端的 CpG 岛开始非正常地甲基化,这种甲基化延伸至启动子区,致使转录不能启动,mRNA 不能转录,基因编码的蛋白产物也因之缺乏,导致临床症状产生。

值得指出的是极少数男性全突变型 FMR-1 基因携带者缺乏应有的 FRAXA 位点脆性现象,其分子遗传学的基础有待于进一步加以研究。就智力低下临床表现而言,几乎 100％男性 FMR-1 全突变基因携带者存在智力低下,其中约 89％(245/274)为中度智力低下,但仅 21％(36/170)女性 FMR-1 全突变携带者表现出中度智力低下,而且高达 59％(100/170),女性 FMR-1 全突变型携带者并不出现智力低下。

3.FMR-1 基因的回复突变 处于前突变或全突变状态的 FMR-1 基因的 CCG 结构在伟代过程中其拷贝数目会发生一定范围的缩减,称为 FMR-1 基因的回复突变。根据突变前后 FMR-1 基因所处的状态,回复突变可分为 3 种类型:全突变型-前突变型;全突变型-全突变或前突变嵌合型;嵌合型或前突变型-正常 FMR-1 基因。这些现象可发生于父源性传递过程,也可发生于母源性传递过程中,虽然较少见,却增加了预测 FMR-1 基因动态突变规律的困难,导致家族内遗传咨询及产前基因诊断进一步复杂化。

(四)性别因素对 FMR-1 基因动态突变的影响

目前认为 FMR-1 基因(CGG)n 结构的扩增是一个多途径多步骤递次扩增的过程,FX 的遗传模式常有特殊的规律,即具表型正常的男性携带者可将脆性部位传递给其女儿,后者一般无智力低下或其他临床症状,但她可将受累染色体传递给后代,使家系中的第三代出现 FX 患者。此时第三代男孩具有较明显的智力低下,而女孩往往无明显智力异常,也由母亲传递给子女所造成的危害较由父亲传递为大,且男孩受累程度较女孩为重,此现象称 Sheman 现象。此外,还发现男性全突变型 FMR-1 基因携带者精子标本中只存在前突变型 FMR-1 基因。因此,现认为 FMR-1 基因的全突变并未累及男性全突变携带者的生殖细胞,但目前尚缺乏足够的证据表明女性卵细胞也未发生 FMR-1 基因的全突变。

此外,女性 FMR-1 基因动态突变携带者在传代过程中,其(CGC)n 结构的扩增和大小尚依后代的性别而发生变化,即传至男性后代时则具有进一步扩增的趋势,但传至女性后代时则扩增程度较小,且尚可见到(CGC)n 结构发生缩减的现象,可能女性所携有的另外 1 条 FMR-1 基因正常的 X 染色体抑制了女性胚胎早期阶段全突变型 FMR-1 基因(CGG)n 结构的进一步扩增。总之,全突变型 FMR-1 基因(CCG)n 结构的变化趋势(是扩增,还是缩减)以及变化适度的大小尚受亲代和子代性别的双重影响。因此,在 FMR-1 基因动态突变家族的遗传咨询时必须考虑 FMR-1 基因的这种突变特征。

(五)FMR-1 基因的非动态突变

FMR-1 基因除了动态突变外,少数病人还会发生碱基置换和缺失等非动态突变,目前已发现一种错义突变和 8 种缺失型突变。这些突变所导致的临床症状和动态突变相同,但缺乏 FRAXA 脆性位点这一特征。目前的报道未显示这种突变有热点区。

【临床表现】

男性患者典型临床症状包括:

1.智力低下　IQ 常低于 50,并呈进行性加重。

2.特殊面容　面部瘦长,前额突出。头围增大、眶上饱满、虹膜颜色变淡、耳大外翻、高腭弓、大嘴、厚唇以及下颌大而突出等。

3.大睾丸　多在青春期后期出现,少见于年幼患者,常伴大阴茎。

4.语言发育障碍　较为常见,表现为会话和言语表达能力的发育严重迟缓,存在构音障碍、病理性模仿和重复言语以及语法和词汇缺乏等。

5.人格行为异常　包括好动、精力不集中、性情孤僻、焦虑及自残等。

6.神经系统症状　多较轻微,常见为四肢运动障碍。不随意运动迟缓、关节过度强直及全身反射亢进等。

7.生殖系统　性功能低下,成年患者阴毛呈女性分布和乳房女性化,但可生育后代。

【实验室检查】

(一)细胞学检测

1.脆性 X 染色体检查　脆性 X 染色体的检查对于了解脆性部位的表达频率以及脆性部位处染色体的结构非常重要,是确认最初先证者的基本手段。但本方法的检出率较低,一般只有 50% 左右。由于在 X 染色体上还存在别的与智力低下无关的脆性部位(如 FRQXD 等),所以即使检出脆性 X 位点的存在也不能确诊为 FX 患者或携带者。因此,该检查只能作为初筛试验,不能用作确诊的工具。

2.荧光原位杂交技术检查　对于疑为 FMR-1 基因大片段缺失的患者可作 FISH 检测。以荧光标记的探针,对经过秋水仙素等处理,处于中期分裂象的细胞染色体进行原位杂交,正常染色体有荧光显示,而相应部位有缺失的染色体则无荧光显示。

(二)基因检测

1.DNA 印迹技术　动态突变和大片段的缺失突变会造成 FMR-1 基因片段长度的显著改变,因此可用 Southern 印迹技术进行检测。针对 FMR-1 基因不同的突变类型可以选用不同的限制性内切酶和探针。EcoRI 或 HindⅢ 限制性内切酶加 pE5.1(或 afaxal)探针,可检测出全突变或大片段的前突变,因此适用于检测具有智力异常的先证者。BclI 内切酶加 StB12.3 等探针可检测出含 CGC 在内的弥散区带,能较好地检出并初步确定前突变的大小。PstI 内切酶加 OX0.55 探针可检测 CGG 重复数较小的前突变。如果使用一些对甲基化敏感的限制性内切酶,如 EagI、BssHI 及 SacI 等,则能检测出 CpG 岛的甲基化,可较好地检测出全突变、前突变及嵌合型。Southern 印迹技术敏感、准确,是经典的检测方法,但技术繁杂,不适用于普通群体或高危群体的筛选,也无法精确测定 CCG 的重复数。

2.聚合酶链反应(PCR)　技术选用合适的引物,对患者的 FMR-1 基因片段进行 PCR 扩增,扩增产物经变性聚丙烯酰胺凝胶电泳分离后直接观察结果,可准确判断 CGG 的重复数。此法用于发现重复数小的前突变以及观察普通群体中的(CGG)n 分布,由此确定正常和前突变之间 CGG 重复数的分界。该方法简便,适于普查,缺点是 CGG 重复次数多的全突变顺序中含有大量 GC 碱基,PCR 反应有一定难度。PCR 技术无法检出甲基化,故也不能检出嵌合型。

(三)蛋白质检测

由于 FMRP 在正常人几乎每种组织和细胞中均有表达,而在 FX 的患者中却不表达或异常表达,因此用抗 FMRP 单克隆抗体作免疫组化或免疫荧光技术可以检测该蛋白质的存在。早期人们仅对可疑者的血涂片采用此法作检测,近来采用羊水中的胎儿脱落细胞观察是否存在 FMRP 作为 FX 产前诊断的指标。

【诊断】

脆性 X 综合征的临床表现多种多样,性格、心理及精神方面的改变也不完全相同,况且有的患者其临床症状并不十分典型,单靠临床表现很难做出诊断。实验室检查不仅为及早明确诊断提供了可靠的依据,还可以进行携带者的诊断和产前诊断,以及家系调查和群体普查。

以细胞学技术检测 X 脆性位点是一种形态学的检测方法,但准确性和敏感性不是很高。基因检测虽然是诊断 FX 的主要手段,但是基因检测不能完全替代染色体检测,因为随着研究的深入,发现脆性 X 综合征不仅只是与脆性部位 FRAXA 有关,而且与原来认为是普通脆性部位的 FRAXE 也相关,近来又发现FRAXF 部位似乎也与 FX 有关,而目前只能检测与 FRAXA 相关的 FMR-1 基因的突变,所以只进行基因检测容易漏诊。

DNA 印迹技术可以检测出前突变、嵌合体、全突变以及大片段的缺失,但对较小片段的前突变和缺失则效果较差,PCR 则适合于检测重复数小的前突变,但不能检测甲基化。

【治疗】

本病为 X 连锁显性遗传病,无有效治疗方法。

(褚恩峰)

第二节　遗传代谢病

一、苯丙酮尿症

【概述】

苯丙酮尿症(PKU)是一种常染色体隐性遗传性疾病,1934 年因 Folling 最早发现病人尿中含有大量的苯丙酮酸而得名。1947 年 Jervis 对病人进行苯丙氨酸负荷实验,揭示 PKU 发病的生化基础是肝脏苯丙氨酸代谢障碍。1953 年,德国的 Bickel 首先报道用低苯丙氨酸奶方治疗 PKU 病人获得成功。1963 年GutMe 开展了 PKU 新生儿筛查。1983 年 Woo 克隆了 PKU 的致病基因苯丙氨酸羟化酶基因,为基因诊断和产前诊断开辟了道路。

【流行病学】

PKU 的发病率有种族和地区的差异。美国约为 1：14000，北爱尔兰约为 1：4400，德国约为 1：7000，日本约为 1：78400。1999 年中华预防医学会新生儿筛查学组收集了各地新生儿筛查数据，发病率为 1：11188。

【病理生理和发病机制】

苯丙氨酸(Phe)是人体必需氨基酸，食入体内的 Phe 部分用于蛋白质的合成，一部分通过苯丙氨酸羟化酶作用转变为酪氨酸，仅有少量的 Phe 经过次要的代谢途径在转氨酶的作用下转变成苯丙酮酸。

PKU 是因苯丙氨酸羟化酶(PAH)基因突变导致 PAH 活性降低或丧失，Phe 在肝脏中代谢紊乱所致。PKU 患者苯丙氨酸羟化酶缺乏，酪氨酸及正常代谢产物减少，血 Phe 含量增加，刺激转氨酶发育，次要代谢途径增强，生成苯丙酮酸、苯乙酸和苯乳酸，并从尿中大量排出，故称苯丙酮尿症。苯乳酸使患儿尿液具有特殊的鼠尿臭味。高浓度的 Phe 及其异常代谢产物抑制酪氨酸酶，使黑色素合成障碍。Phe 增高影响脑发育，导致智能发育落后及出现小头畸形及抽搐等神经系统症状。

PKU 属常染色体隐性遗传，其特点是：①患儿父母都是致病基因携带者(杂合子)；②患儿从父母各得到一个致病基因，是纯合子；③患儿母亲每次生育有 1/4 可能性为 PKU 患儿；④近亲结婚的子女发病率较一般人群为高。

人类 PAH 基因位于第 12 号染色体上(12q22～12q24.1)，PAH 基因全长约 90kb，有 13 个外显子和 12 个内含子，外显子长度在 57～892bp 之间，成熟 mRNA 约 2.4kb，编码 451 个氨基酸。内含子长度为 1～23kb 不等。随着分子生物学技术的发展，北京及上海等地已经开展 DNA 序列分析等技术对 PKU 病人进行基因分析，在中国人群中发现了 80 种以上基因突变，发现外显子 7 和 12 的突变占的比例相对较高。其中有一些是中国人特有的突变体，这些基因突变分别导致氨基酸置换、翻译提早终止、mRNA 剪切异常以及阅读框架移位等。

【临床表现】

患儿出生时大多表现正常，新生儿期无明显特殊的临床症状，部分患儿可能出现喂养困难、呕吐及易激惹等非特异性症状。未经治疗的患儿 3～4 个月后逐渐表现出智力、运动发育落后，头发由黑变黄，皮肤白，全身和尿液有特殊鼠臭味，常有湿疹。

随着年龄增长，患儿智力落后越来越明显，年长儿约 60％有严重的智能障碍。2/3 患儿有轻微的神经系统体征，如肌张力增高、腱反射亢进及小头畸形等，严重者可有脑性瘫痪。约 1/4 患儿有癫痫发作，常在 18 个月以前出现，可表现为婴儿痉挛性发作、点头样发作或其他形式。约 80％患儿有脑电图异常，异常表现以癫痫样放电为主。经治疗后血 Phe 浓度下降，脑电图亦明显改善。PKU 患者除了影响智能发育外，可出现一些行为、性格的异常，如忧郁、多动、自卑及孤僻等。

对于临床和新生儿筛查检出的高苯丙氨酸血症(HPA)，排除 BH4 缺乏症后，Phe 浓度＞360μmol/L 可诊断为苯丙酮尿症，血 Phe≤360μmol/L 为轻度 HPA。典型的病儿临床表现有程度不等的智能低下，60％属重度低下(IQ 低于 50)。约 1/4 病儿有癫痫发作。患者头发、皮肤颜色浅淡，尿液、汗液中散发出鼠臭味，伴有精神行为异常。

对于高苯丙氨酸血症，从病因上将高苯丙氨酸血症分二大类：苯丙氨酸羟化酶缺乏和 PAH 的辅酶—四氢生物蝶呤(BH4)缺乏。大多数高苯丙氨酸血症为 PKU，但部分患者为四氢生物蝶呤(BH4)缺乏症，两类高苯丙氨酸血症治疗方法不同，早期鉴别诊断十分重要。

BH4 缺乏症又称非经典型 PKU 或恶性 PKU，患儿除了有典型 PKU 表现外，神经系统表现较为突出，如躯干肌张力下降，四肢肌张力增高，不自主运动，震颤，阵发性角弓反张，顽固性惊厥发作等。BH4 缺乏症者单独用低苯丙氨酸饮食治疗可使血苯丙氨酸浓度下降,但神经系统的症状仍呈持续性进展。该病的发生率在我国高苯丙氨酸血症中占 10%～15%,因此对所有高苯丙氨酸血症都应进行常规鉴别诊断。诊断主要依靠 HPLC 测定尿中新蝶呤(N)和生物蝶呤(B)。如因 6-丙酮酰四氢蝶呤合成酶(PTPS)缺乏时所致的 BH4 缺乏症,尿中新蝶呤明显增加,生物蝶呤降低,N/B 增高,B%<10%。如为二氢蝶呤还原酶(DHPR)缺乏时,N 正常,B 明显增加,N/B 降低,B%可增高。三磷酸鸟苷环化水解酶(GTPCH)缺乏者.尿中 N 和 B 均非常低,N/B 正常。因特异性酶的测定较为复杂困难,可进一步作 BH4 负荷试验以助诊断。

【实验室检查】

1.新生儿筛查　新生儿期的 PKU 患儿无任何临床表现,生后 3 个月后才渐渐出现 PKU 的表现。随着预防医学科学的发展,苯丙酮尿症的新生儿筛查已逐步成为常规。新生儿筛查即是通过测定血苯丙氨酸,在群体中对每个新生儿进行筛检,使 PKU 患儿在临床症状尚未出现之前,而其生化等方面的改变已比较明显时得以早期诊断和早期治疗,避免智能落后的发生。

2.尿三氯化铁(FeCl₃)及 2,4-二硝基苯肼试验(DNPH)三氯化铁(FeCl₃)试验　在新鲜尿液 5ml 加入 0.5ml 的 FeCl₃,尿呈绿色为阳性。2,4-二硝基苯肼试验,在 1ml 尿液中加入 1ml 的 DNPH 试剂,尿液呈黄色荧光反应为阳性。这两种试验阳性反应也可见于枫糖尿病及胱氨酸血症,故并非为 PKU 特异性试验,需进一步作血苯丙氨酸测定才能确诊。新生儿 PKU 因苯丙氨酸代谢旁路尚未健全,患者尿液测定为阴性,该方法不能用于新生儿筛查。

3.血苯丙氨酸测定　有两种方法:

(1)Guthrie 细菌抑制法,为半定量法,正常浓度小于 120μmol/L(2mg/dl)。

(2)苯丙氨酸荧光定量法,正常值同细菌抑制法。

4.HPLC 尿蝶呤图谱分析　10ml 晨尿加入 0.2g 维生素 C,酸化尿液后使 8cm×10cm 新生儿筛查滤纸浸湿,晾干,寄送有条件的实验室分析尿蝶呤图谱,进行四氢生物蝶呤缺乏症的诊断和鉴别诊断。

5.口服四氢生物蝶呤负荷试验　在血 Phe 浓度>600μmol/L 情况下,直接给予口服 BH4 片 20mg/kg,BH4 服前,服后 2、4、6、8 及 24 小时分别取血作 Phe 测定。对于血 Phe 浓度<600μmol/L 者,可作 Phe+BH4 联合负荷试验,即给患儿先口服 Phe(100mg/kg),服后 3 小时再口服 BH4,服 Phe 前、后 1、2、3 小时,服 BH4 后 2、4、6、8 及 24 小时分别采血测 Phe 浓度。BH4 缺乏者,当给予 BH4 后,因其苯丙氨酸羟化酶活性恢复,血 Phe 明显下降,PTPS 缺乏者,血 Phe 浓度在服用 BH4 后 4～6 小时下降至正常;DHPR 缺乏者,血 Phe 浓度一般在服 BH4 后 8 小时或以后下降至正常;经典型 PKU 患者因苯丙氨酸羟化酶缺乏,血 Phe 浓度无明显变化。

6.脑电图　约 80%病儿有脑电图异常,可表现为高峰节律紊乱及灶性棘波等。

7.CT 和 MRI 检查　患者头颅 CT 或磁共振影像(MRI)可无异常发现,也可发现有不同程度脑发育不良,表现为脑皮质萎缩和脑白质脱髓鞘病变,后者在 MRI 的 T1 加权图像上可显示脑室三角区周围脑组织条形或斑片状高信号区。

8.智力测定　评估智能发育程度。

【治疗】

(一)治疗原则

PKU 是第一种可通过饮食控制治疗的遗传代谢病。天然食物中均含一定量苯丙氨酸,低蛋白饮食将导致营养不良,因此要用低苯丙氨酸饮食治疗,例如上海生产的华夏 2 号或其他同类产品,其治疗原则如下:

1.一旦确诊,应立即治疗。开始治疗的年龄越小,预后越好,智能发育可接近正常人。晚治疗者都有程度不等的智能低下。3～5 岁后治疗者,可能减轻癫痫和行为异常,但对已存在的严重智能障碍改善不明显。由于新生儿筛查在我国已逐步推广和普及,筛查出的病人往往能在出生 1 个月内,甚至 2 周之内得到确诊和治疗,为病儿的健康成长提供了保证。

2.苯丙氨酸是一种必需氨基酸,为生长和体内代谢所必需,PKU 患者的智能障碍是由于体内过量的 Phe 及旁路代谢产物的神经毒性作用而引起,要防止脑损伤,只有减少从食物中摄取苯丙氨酸。血苯丙氨酸应控制在一定范围,以满足其生长发育的需要。一般应保持血苯丙氨酸浓度在 120～240μmol/L 较为理想;过度治疗将导致苯丙氨酸缺乏,出现嗜睡、厌食贫血、腹泻,甚至死亡。

3.由于每个患儿对苯丙氨酸的耐受量不同,故在饮食治疗中,仍应根据患儿具体情况调整食谱。治疗至少持续到青春发育成熟期,提倡终生治疗。

4.家长的合作是成功的关键因素之一。如果家长充分了解治疗原则,饮食控制得比较合理,病儿的智力发育往往正常。

5.对成年女性 PKU 患者,应告知怀孕之前半年起严格控制血苯丙氨酸浓度在 120～360μmol/L,直至分娩,以免高苯丙氨酸血症影响胎儿。

6.近年来北京、上海等地都开展了 PKU 高危家庭产前诊断,通过直接查找基因突变点结合微卫星遗传多态性分析方法(STR),成功地对高危家系实施了产前诊断,取得了良好的社会效益。产前诊断之前必须采集 PKU 患儿及其父母静脉血作家系突变分析,产前诊断于孕 9～12 周取绒毛或 17～18 周取羊水细胞。由于 STR 多态连锁分析不是直接检测基因突变,因此在应用中必须注意临床诊断的准确性,千万不能将非 PAH 基因突变的 PKU 当成 PAH 突变的病例来进行连锁分析。在产前诊断中还必须严防样品污染,尤其是母体细胞污染。

(二)治疗方法

在正常蛋白质摄入情况下,血苯丙氨酸浓度持续>360μmol/L 两次以上者均应给予低苯丙氨酸饮食治疗,血苯丙氨酸浓度≤360μmol/L 者需定期随访观察。病人一经诊断,应停止给予天然饮食。母乳是婴儿最理想的天然食品,对哺乳期病儿在确诊后虽应暂停母乳喂养,但切勿断奶,以便在控制血苯丙氨酸浓度后能及时添加。

病人需给予低苯丙氨酸奶方治疗,剂量按每千克体重需要的蛋白质计算,国产低苯丙氨酸奶方的每 100g 干粉成分(表 11-2-1)。血 Phe 浓度监测在餐后 2 小时采血。血苯丙氨酸一般在治疗后 4 天左右降至 600μmol/L 以下。待血浓度降至理想浓度时(表 11-2-2),可逐渐少量添加天然饮食,其中首选母乳,因母乳中血苯丙氨酸含量仅为牛奶的 1/3。较大婴儿及儿童可添加入牛奶、粥、面和蛋等,添加食品应以低蛋白、低苯丙氨酸食物为原则,其量和次数随血苯丙氨酸浓度而定。每位病人能添加的食物种类与量因人而异,与酶的缺陷严重程度有关。较轻病人的血苯丙氨酸浓度较易控制,而严重缺乏者则不容易增添天然食品。每次添加天然饮食或更换食谱后 3 天,需再复查血苯丙氨酸浓度,以维持血浓度在 120～240μmol/L 较为理想。

表 11-2-1　国产低(无)苯丙氨酸奶方(华夏Ⅱ号)100g 干粉成分表

成分	甲方
	各种氨基酸混合
蛋白质	15.0g
脂肪	8.0g
碳水化合物	68.0g

续表

成分	甲方
维生素	A,B$_1$,B$_2$,B$_6$,B$_{12}$,C,D,E,K,烟酸,叶酸,胆酸,泛酸
常量元素	钾,钠,钙,镁,磷,氯
微量元素	铁,锌,铜,锰,碘
苯丙氨酸	无

表 11-2-2　不同年龄血苯丙氨酸理想控制范围

年龄(岁)	Phe 浓度($\mu mol/L$)
0～3	120～240
3～9	120～360
9～12	120～480
12～16	120～600
>16	120～900

低苯丙氨酸饮食治疗者,如血苯丙氨酸(Phe)浓度异常,每周监测一次;如血 Phe 浓度在理想控制范围内可每月监测 1～2 次,使血苯丙氨酸浓度维持在各年龄组理想控制范围。定期进行体格发育评估,在 1 岁、3 岁及 6 岁时进行智能发育评估。

二、糖原累积病

【概述】

糖原累积病(GSD)是一组由于先天性酶缺陷所造成的糖代谢障碍性疾病。这类疾病的共同生化特征是糖原代谢异常,多数类型可见到糖原在肝脏、肌肉及肾脏等组织中贮积量增加。有的类型以肝脏病变为主,有的以肌肉组织受损为主。糖原累积病多数属分解代谢上的缺陷,使糖原异常堆积。

【流行病学】

糖原累积病的发病率较低,有报道为 1/60000,最常见的糖原累积病是 Ia 型,即 VonGierke 病,其发病率约 1/100000。

【病理生理和发病机制】

糖原由无数 α-D 葡萄糖聚合而成,分子间由 α-1,4-糖苷键相连,分支的键则以 α-1,6-糖苷键相连,它的平均分子量在 250 万～450 万之间。根据体内代谢的需要,糖原分子不断合成和分解,它们是在一组完全不同的催化酶作用下完成。这些代谢步骤受许多生理上的条件所控制,如进食、饥饿、胰岛素、肾上腺素及胰高血糖素的分泌等,从而达到葡萄糖的内在稳定。

葡萄糖合成糖原以磷酸化开始(图 11-2-1),在肝脏由葡萄糖激酶催化,在肌肉则由己糖激酶催化,激酶的活性在饥饿时降低,进食时增高,磷酸化产生了 6-磷酸葡萄糖,后者通过葡萄糖磷酸变位酶的作用转变成 1-磷酸葡萄糖。1-磷酸葡萄糖再通过尿苷二磷酸葡萄糖焦磷酸化酶转变成尿苷二磷酸葡萄糖。后者中的葡萄糖残基通过糖原合成酶及淀粉-(1,4→1,6)转葡萄糖苷酶的作用,加入原有的糖原分子中,从而形成新的糖原分子。其中糖原合成酶使糖原直链增长,而淀粉-(1,4→1,6)转葡萄糖苷酶使糖原产生分支。

　　糖原的分解由两个酶系统完成。糖原分解成1-磷酸葡萄糖由磷酸化酶催化,1-磷酸葡萄糖经过葡萄糖磷酸变位酶的作用转变成6-磷酸葡萄糖,后者在葡萄糖-6-磷酸酶催化下,水解成葡萄糖。上述磷酸化酶只能分解到糖原分支点之前4个葡萄糖残基,其剩余的葡萄糖残基通过脱支酶的作用,分解出葡萄糖。

　　糖原分解的另一途径是通过存在于溶酶体中的α-1,4葡萄糖苷酶来完成。

　　GSD依其所缺陷的酶12型,多数属分解代谢上的缺陷,使糖原异常堆积。除GSDⅨb型为X连锁隐性遗传外,其余都是常染色体隐性遗传性疾病。

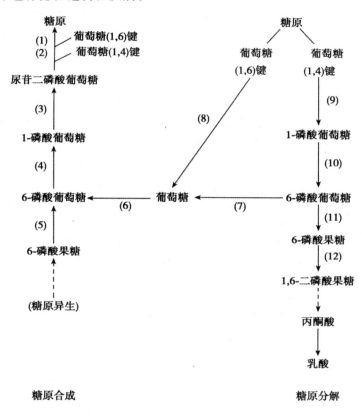

图 11-2-1　糖原分解、合成的代谢途径

　　(1)淀粉-(1,4→1,6)转葡萄糖苷酶;(2)糖原合成酶;(3)尿苷二磷酸葡萄糖焦磷酸化酶;(4)磷酸葡萄糖变位酶;(5)磷酸己糖异构酶;(6)己糖激酶;(7)葡萄糖-6-磷酸酶;(8)淀粉-1,6-葡萄糖苷酶(脱支酶);(9)磷酸化酶;(10)磷酸葡萄糖变位酶;糖;(11)磷酸己糖异构酶;(12)磷酸果糖激酶

　　导致糖原累积病Ⅰa型的致病基因G6Pase位于17号染色体长臂2区1带,约有12.5kb,包含5个外显子。G6Pase蛋白为细胞内质网膜蛋白,包含357个氨基酸。迄今为止,G6Pase基因编码区已发现100余种突变。不同的种族和不同地区的人群有不同的突变类型。

【临床表现】

　　严重者在新生儿期即可出现严重的低血糖、酸中毒、呼吸困难和肝肿大,少数可出现低血糖抽搐。轻者在幼儿期表现为生长落后、低血糖及肝大,易感染,也可出现高脂血症、高乳酸血症及高尿酸血症;由此将来可并发肾病或肾功能异常,早期表现为尿微量蛋白(尿试纸法测定尿微蛋白>2.5mg/mmolCr)出现。一些患者尽管血糖很低,但无明显的低血糖症状,往往因肝大就诊,经生化检查才发现低血糖。有些患者在年幼时即可出现骨质疏松。

GSD 目前分为 11 型。另加 O 型即糖原合成酶缺乏共 12 型,其各型病因、受累组织、起病时间,及临床表现各不相同:

GSD O 型:糖原合成酶缺陷。受累组织为肝脏肝糖原缺乏,肝糖原合成酶活性小于 2%,肌糖原正常。临床少见,典型为空腹出现低血糖,酮血症。进食或补充葡萄糖后长时间高血糖。反复低血糖抽搐可导致智能落后。饥饿时做肾上腺素或胰高血糖素试验无反应。

GSD I a 型(VonGierke 病):葡萄糖-6-磷酸酶缺陷。受累组织为肝、肾和小肠。临床症状和体征:新生儿期即可出现低血糖症状,呼吸困难,乳酸性酸中毒、酮血症,高脂血症、高尿酸血症,血小板功能障碍,有出血倾向。患儿呈娃娃脸,肝脏、肾脏肿大,身材矮小,智能发育正常。半乳糖和果糖不能转变成葡萄糖,并能导致酸中毒。注射肾上腺素或胰高血糖素后对血糖浓度无改变。尿儿茶酚胺正常。

GSD I b 型:葡萄糖-6-磷酸转位酶缺陷,受累组织和临床表现同 GSD I 型,并且有中性粒细胞减少。

GSD II 型(Pompe 病):酸性 α-葡萄苷酶缺陷,全身所有器官都有糖原累积。临床症状和体征:II 型出生时正常,6 个月内出现心脏扩大,随着组织糖原储积增多,心脏重度扩大,可出现心力衰竭,心电图显示 P-R 间期缩短,T 波倒置和巨大 QRS 波。肌张力低下,肌肉松弛,中度肝脏肿大,智能发育正常。根据发病年龄,可分为婴儿型、青少年型和成人型。婴儿型最重,常在婴儿期死亡。青少年型和成人型起病晚,以乏力,肌张力低下为主,可无心脏侵及。胰高血糖素试验血糖反应正常,尿儿茶酚胺排量正常。

GSD III 型:淀粉,1,6-葡萄糖苷酶缺陷。受累组织为肝脏、肌肉及心脏等,有不同受累器官组合形式。临床症状和体征:中度至重度肝肿大,可无或程度不等的肌张力低下,心脏增大,ECG 异常少见,有低血糖。无酮血症和高血脂,进食后肾上腺素或胰高血糖素试验有效应,智能发育正常,肝脏及心脏功能衰竭少见,尿儿茶酚胺浓度正常,预后好。

GSD IV 型(Andersen 病):分支酶缺陷。受累组织主要为肝脏;心脏及肌肉较少累及。临床症状和体征:婴儿期出现肝脾肿大、腹水、肝硬化、肝功能衰竭,生长障碍,智能发育正常,常在儿童期死亡。

GSD V 型(McArdle 综合征):肌磷酸化酶缺陷。受累组织为骨骼肌,而肝脏和平滑肌正常。临床症状和体征:运动后骨骼肌无力、肌痛。缺血运动试验后血乳酸不升高。症状与 GSD VII 型类似,智能发育正常,预后好。

GSD VI 型(Heres 病):肝磷酸化酶缺陷,病程较良性,儿童早期开始出现肝大和生长迟缓。低血糖、高脂血症和酮症较少出现,而且表现轻微。乳酸和尿酸水平正常。心肌和骨骼肌不受累。肝大和生长迟缓随着年龄增长而改善,一般在青春期症状消失。一般采取对症治疗。

CSD VII 型(Tarui 病):肌磷酸果糖激酶缺陷。受累组织为骨骼肌和红细胞。临床症状和体征:运动后骨骼肌疼痛无力,缺血运动试验后血乳酸不升高,智能发育正常,预后好。

GSD VIII 型:酶缺陷不明,肝脏磷酸酶为无活性形式。受累组织发现大脑糖原增加,电镜显示在大脑神经突触和轴突有糖原堆积形成的 α 颗粒。肝、脑及骨骼肌正常。临床症状和体征:肝肿大、躯体运动失调,眼球震颤,逐渐出现神经系统退行性变化、痉挛,直至死亡。在疾病急性发作期尿儿茶酚胺排量增加。

GSD IX 型:肝脏磷酸化酶激酶缺陷(由 4 个不同的亚单位组成,包括 PHKA2、PHKB、PHKG2 及 CALM1)。临床症状和体征:肝脏明显肿大,脾脏不大。无低血糖及酸中毒。尿儿茶酚胺正常,注射肾上腺素或胰高血糖素血糖反应正常。预后好。

GSD X 型:肌肉磷酸甘油变位酶缺陷。受累组织为肝和肌肉。临床症状和体征:除肝脏和脾明显增大外,患儿一般尚好,6 岁以后有反复性肌肉疼痛,无心脏扩大或低血糖,对胰高血糖素无反应。

GSD XI 型:乳酸脱氢酶 A 缺乏,受累组织为肝脏及肾脏。临床症状和体征:酸中毒倾向,生长显著落后,维生素 D 抵抗性佝偻病,高血脂,尿糖、氨基酸及磷酸排量增高,肾脏大小正常。对肾上腺素和胰高血糖素无反应。注射胰高血糖素后尿环化 3'5'-AMP 排量增高。

【实验室检查】

1.生化异常　包括低血糖、酮症酸中毒、乳酸血症、高尿酸血症及高脂血症,肝功能多数有改变。各型改变的程度不同。

2.糖耐量试验　呈现典型的糖尿病特征。

3.肾上腺素试验　皮下注射 1:1000 肾上腺素 0.02ml/kg,注射后 0min、10min、20min、30min、40min、50min 及 60min 分别测定血糖,正常者血糖上升 40%~60a/0;患者血糖无明显上升。

4.胰高血糖素试验　肌注胰高血糖素 30μg/kg(最大量 1mg),于注射后 0min、15min、30min、45min、60min、90min 及 120min 取血测血糖。正常时在 15~45min 内血糖可升高 1.5~2.8mmol/L,患者血糖升高不明显。

5.肝组织活体检查和酶活性测定　肝组织糖原染色见糖原增多,但无法分型。特异性酶活性可降低。

6.外周血白细胞 DNA 分析,进行基因突变检测。

【诊断】

根据病史、体征和血生化检测结果可做出临床诊断,肾上腺素或胰高血糖素等试验可辅助诊断,准确分型需进行酶学测定和基因诊断。

【治疗】

1.本病治疗首先应维持患者正常的血糖水平,防止低血糖,从而减轻临床症状。重症者治疗方案可采用多次少量进食和夜间持续点滴高碳水化合物。静脉给予葡萄糖 0.5g/(k·h),然后进行调整,以维持血糖在 4~5mmol/L。这种治疗措施不仅可以消除临床症状,并且还可使患儿获得正常的生长发育。

2.在 1 岁以后可以服用生玉米淀粉混悬液,剂量为每次 1.5g/kg,4 小时 1 次。随年龄增长,剂量渐增至每次 1.75~2.5g/kg,6 小时 1 次。服用时生玉米淀粉以 1:2 比例与凉白开水混合(不要开水冲服),不宜加葡萄糖。服用生玉米淀粉可防治低血糖和高乳酸血症。

3.采用低脂饮食预防高脂血症,需注意补充各种微量元素和矿物质。

4.报道对严重肝损者肝移植可使 Ia 型患者有正常的代谢平衡,有利于生长,改善生活质量。但肝移植有较大风险。

5.对运动后骨骼肌疼痛者应避免剧烈运动。

【预后】

临床严重程度不同,其预后亦不同。一般来说,Ⅰ型糖原累积病较难处理;年龄越小、症状越重,其预后差,常因感染及酸中毒而使病情进展迅速。4 岁后,临床症状可减轻。有的患者并发心脏扩大,以后死于心力衰竭。青春期后时有痛风发作。国外研究曾随访调查 43 例Ⅰ型和Ⅲ型糖原累积病,发现 51.8%Ⅰ型患者及 25%Ⅲ型患者以后发生肝脏肿瘤,这些患者血清 α-甲胎蛋白水平明显增高。因此对于糖原累积病患者每年进行肝脏超声检查及定期测定血清 C-甲胎蛋白。

家庭中有未发病的同胞兄妹,应定期检查,以便做出早期诊断。家庭如需生育第二胎,可进行遗传咨询,或做产前 DNA 诊断。

三、黏多糖病

【概述】

黏多糖病(MPS)是一组遗传性溶酶体贮积症,因降解各种黏多糖所需的溶酶体酶缺陷,造成不能完全降解的黏多糖在溶酶体中贮积,并有大量黏多糖从尿中排出。根据临床表现和不同的酶缺陷,可将 MPS 分为 Ⅰ～Ⅷ 型,除 MPSⅡ 型为 X 连锁隐性遗传外,其余均属常染色体隐性遗传。MPS 各型之间存在明显的遗传异质性,我国以 MPSⅡ 型和 Ⅰ 型最为常见,症状最为典型。临床主要特征是丑陋面容、骨骼异常及运动受限、肝脾肿大和智能低下。

【病理生理和发病机制】

黏多糖是结缔组织细胞间的主要成分,广泛存在于各种细胞内。黏多糖是带阴性电荷的多聚物,重要的黏多糖有硫酸皮肤素(DS)、硫酸肝素(HS)、硫酸角质素(KS)、硫酸软骨素(cs)及透明质酸(HA)等,前 3 种是黏多糖病的主要病理性黏多糖。这些多糖都是直链杂多糖,由不同的双糖单位连接而成,包括 N-乙酰氨基己糖和糖醛酸或者己糖组成。每个氨基葡糖聚糖直链约由 50～100 个分子组成,许多直链又同时与一条蛋白质肽链结合,形成更大分子量的聚合体。结缔组织便是由这类聚合体所形成。这种多糖链的降解必须在溶酶体中进行。正常溶酶体中含有许多种糖苷酶、硫酸脂酶和乙酸转移酶,不同的黏多糖需不同的溶酶体酶进行降解。已知有 10 余种溶酶体酶参与其降解过程。其中任何一种酶的缺陷都会造成氨基葡糖聚糖链分解障碍,积聚在溶酶体内,尿中排出增加。患儿缺陷酶的活性常仅及正常人的 1%～10%。

各型黏多糖病的酶缺陷。目前各型黏多糖病均发现有基因突变,包括无义突变、错义突变、剪接位点突变和缺失或插入。

【临床表现】

黏多糖是结缔组织的主要成分,因此黏多糖代谢异常累及全身器官,患者一般出生时正常,随年龄增大,临床症状逐渐明显,其共同特征是在出生一年左右出现生长落后。除 Ⅳ 型和 Ⅵ 型外,患者都伴有智能落后。由于各型病情轻重不一,又有各自的临床特征,在诊断中需鉴别,主要表现为身材矮小和特殊面容、表情淡漠,头大、面部丑陋,眼裂小,眼距宽,鼻梁低平,鼻孔大,唇厚,前额和双颞突出,毛发多而发际低,颈短,大部分有角膜混浊。关节进行性畸变,有爪形手、椎体发育不良呈扁平,短颈,鸡胸,肋下缘外突,脊柱后凸或者侧凸,早期出现肝、脾肿大,耳聋,心脏增大等。

目前对引起黏多糖病的酶缺陷都已鉴定,共分为 6 大型。

1.黏多糖病 I-H 型(Hurler 综合征) 本型是最严重的一种类型,常在 10 岁左右死亡,病因为缺乏 α-L-艾杜糖醛酸苷酶,导致硫酸皮肤素和硫酸肝素在体内积聚,全身脏器如角膜、软骨、骨骼、皮肤、心肌内膜及血管结缔组织等均受累。临床有智能低下,面容丑陋,肝脾肿大,骨骼病变,心血管病变,角膜混浊和耳聋。末梢血白细胞、淋巴细胞可见到异染的大小不等,形态不同的深染颗粒,有时呈空泡状,尿排出大量酸性黏多糖((>100mg/24h,正常为 3～25mg/24h)。

本病是常染色体隐性遗传病,α-L-艾杜糖醛酸苷酶基因已被鉴定,位于染色体 4p16.3,有 14 个外显子,并在其中发现了不少基因突变。临床表型与基因型分析发现,α-L-艾杜糖醛酸苷酶基因突变导致酶活性严重缺乏者称为黏多糖病 I-H 型,如在编码区 70,或 402 出现终止密码。基因突变导致酶活性中度或轻度下降者,在临床上分类为黏多糖病 I-S 型。

2.黏多糖病 I-S 型(Scheie 综合征) 原先分类为黏多糖病 Ⅴ 型,属中等度严重类型黏多糖病,遗传类型和致病基因同黏多糖病 I-H 型。智能发育正常,临床症状一般在 5 岁后出现。

3.黏多糖病 Ⅱ 型(Hunter 综合征) 临床重型与黏多糖 I-H 型相似,在 2～6 岁起病,有特殊面容和骨骼畸形,但脊椎无鸟嘴样畸形。无角膜混浊。患者智能落后,呈进行性耳聋,可发生充血性心力衰竭,肝脾肿大。

本型为 X 连锁隐性遗传,病因是艾杜糖醛酸硫酸酯酶缺陷,使硫酸皮肤素和硫酸肝素代谢障碍。致病基因已克隆,位于染色体 Xq28 区,在脆性 X 综合征区域附近,有 9 个外显子,基因分析发现较多病人有大片段缺失,其他形式有点突变、小片段缺失或插入。临床表型与基因型较为符合。有严重病变,如在核苷酸 1129 位上插入 22 个碱基或有基因缺失者病情较重,基因有点突变者相对属轻型临床表现。

4.黏多糖病Ⅲ型(Sanfilippo 综合征) 临床可分为 4 种亚型,分别由 4 种不同的酶缺陷所引起。ⅢA型为乙酰肝素-N-硫酸酯酶缺乏,ⅢB 型为 eL-N-乙酰氨基葡萄糖苷酶缺乏,ⅢC 型为 α-氨基葡萄糖乙酰转移酶缺乏,ⅢD 型为 N-乙酰氨基葡萄糖硫酸酯酶缺乏。上述 4 种酶都是硫酸肝素降解所需要的酶,因此,当这些酶缺乏时均引起硫酸肝素在体内积聚,同时尿中排出量增加。临床上患儿在 1 岁内发育尚正常,以后逐渐出现语言、行为障碍,生长发育落后,在儿童期神经系统退行性病变较明显,有肝脾肿大,疝气,面容粗陋,关节强直等。

本病 4 型均为常染色体隐性遗传性疾病,导致硫酸肝素在体内积聚。ⅢD 型的致病基因葡糖胺-6-硫酸酯酶已克隆,位于染色体 12q14。

5.黏多糖病Ⅳ型(Morquio 综合征) 临床特征与黏多糖病 I-H 型相似,但无智能障碍。有明显的生长障碍,骨骼畸形,X 线呈典型的黏多糖病表现,脊椎有鸟嘴样突出改变,椎骨扁平,飘带肋骨,鸡胸等,面容丑陋、鼻矮、口大、牙齿发育不良,角膜混浊。青春发育可正常,随年龄增长出现脊髓压迫症状,晚期出现压迫性截瘫和呼吸麻痹。

黏多糖病Ⅳ型有两种亚型,黏多糖病Ⅳ型 A 为半乳糖胺-6-硫酸酯酶缺乏,黏多糖病Ⅳ型 B 为 β-半乳糖苷酶缺乏,导致硫酸角质素和硫酸软骨素降解障碍,导致这些物质在细胞与组织中积聚。两亚型的表型相同。两种亚型都属常染色体隐性遗传性疾病。N-乙酰半乳糖胺-6-硫酸酯酶的全长 cDNA 已克隆,基因定位于染色体 16q24.3,并在此基因上发现了一些突变位点。β-半乳糖酶基因也已克隆,定位于染色体 3q21.33,并找到了突变位点。

6.黏多糖病Ⅵ型(Maroteaux-Lamy 综合征) 临床表现同黏多糖病 I-H 型相似,但无智能落后。尿中排出大量硫酸皮肤素,致病基因为芳基硫酸酯酶 B,基因定位于染色体 5q13-5q14,属常染色体隐性遗传性疾病。

7.黏多糖病Ⅶ型 临床表现同黏多糖病 I-H 型,但个体轻重程度不一,变异较大,轻者可无智能落后,本型为常染色体隐性遗传性疾病,因 β-葡萄糖醛酸酶缺乏,导致 4/6 硫酸软骨素在体内沉积。基因定位于染色体 7q21.11,有 12 个外显子。

【实验室检查】

1.尿黏多糖测定 通常用甲苯胺蓝法做定性试验,患者尿液呈阳性反应。

2.骨骼 X 线检查 骨质较疏松,骨皮质变薄,颅骨增大,蝶鞍增大,脊柱后凸或侧凸,椎体呈楔形或扁平,胸、腰椎体前下缘呈鱼唇样前突或呈鸟嘴突,肋骨脊柱端细小,胸骨端增宽,呈飘带状,掌骨短粗,基底变尖,指骨远端窄圆,腕骨骨化成熟延迟。

3.醋酸纤维薄膜电泳 可以区分尿中排出黏多糖的种类,并进行分型。

4.酶学分析 通过测定外周血白细胞,成纤维细胞中的特异性酶活性,以及尿中排出的黏多糖类型,可以对黏多糖病分型。

【诊断】

1.根据临床特殊面容和体征、X 线片表现以及尿黏多糖阳性,可以做出诊断。

2.家族史中有黏多糖病人对早期诊断有帮助。

本病应与佝偻病、先天性甲状腺功能减低症、粘脂病各型、甘露糖贮积病以及 CM1 神经节苷脂沉积病等鉴别,这些疾病临床表现与黏多糖病相似,但尿中黏多糖排量不增加。

【治疗】

目前对各型黏多糖病无病因治疗方法,可做一些对症处理。最近基因工程生产的重组特异性酶的问世为黏多糖病的治疗带来了希望,MPS I 型、MPS Ⅱ 型以及 MPS Ⅵ 型已有药物上市,酶的替代治疗取得了较好的效果。基因治疗有待研究。

【预后】

本组未治疗病例随年龄增大而病情加重,出现进行性智能障碍,骨、关节症状加重。多数病儿在儿童期死于肺炎或心脏病,少数类型可存活至成人。

家庭中有未发病的同胞兄妹,应定期检查,以便做出早期诊断,家庭如需生育第二胎,应进行遗传咨询,有条件可做产前诊断。

(任海龙)

第十二章　内分泌疾病

第一节　先天性甲状腺功能减退症

由于甲状腺先天性缺陷或母孕期饮食中缺碘所致甲状腺激素分泌缺乏或不足而引起的疾病,称为先天性甲状腺功能减退症。

【病因】

1.原发性甲状腺功能减退症

(1)甲状腺缺如、发育不良或发育异常。

(2)甲状腺激素合成障碍:如钠碘协同转运体缺陷,甲状腺过氧化物酶缺陷,碘化酪氨酸脱碘酶缺陷,甲状腺球蛋白合成缺陷等。

(3)促甲状腺激素(TSH)抵抗:如 TSH 受体缺陷等。

2.继发性甲状腺功能减退症

(1)孤立性 TSH 缺乏:TSHp 亚单位基因突变。

(2)促甲状腺激素释放激素(TRH)缺乏:孤立性,垂体柄中断综合征,下丘脑病变如错构瘤等。

(3)TRH 抵抗:TRH 受体突变。

(4)垂体发育不良或缺如。

3.外周性甲状腺功能减退症

(1)甲状腺激素抵抗:甲状腺 β 受体突变或信号传递通路缺陷。

(2)甲状腺激素转运异常。

4.暂时性甲状腺功能减退症

(1)母亲抗甲状腺药物治疗。

(2)母体内的 TSH 受体抑制性抗体经胎盘进入患儿体内。

(3)母亲或患儿碘缺乏。

【临床表现】

1.新生儿期　大多数新生儿甲状腺功能减退症无或者轻微的特异性症状和体征的,但仔细询问病史及体格检查常常发现可疑线索,如母亲怀孕时常感到胎动减少,过期产,巨大儿,面部臃肿,皮肤粗糙,黄疸较重或消退延迟,嗜睡,少哭,哭声低下,食欲缺乏,吸吮反应差,体温低,便秘,前、后囟较大,腹胀,脐疝,心率缓慢,心音低钝等。

2.婴幼儿和儿童期

(1)生长发育落后:严重的身材矮小,躯体长,四肢短,上、下部量比值常＞1.5。

(2)神经系统功能障碍:智力低下,记忆力、注意力均下降。运动发育落后,行走延迟,并常伴有听力减退,感觉迟钝,嗜睡,严重者可昏迷。

(3)特殊面容:面部臃肿,表情淡漠,眼距宽,鼻梁扁平,唇厚舌大,眼睑水肿。

(4)心血管功能低下:脉搏细弱,心音低钝,心脏扩大,可伴有心包积液、胸腔积液等。

(5)消化道功能低下:食欲缺乏、腹胀、便秘等。

【辅助检查】

1.新生儿筛查　是早期发现、早期治疗甲状腺功能减退症的必要手段,卫生部规定新生儿先天性甲状腺功能减退症筛查方法为足月新生儿出生 72h 后,7d 之内足跟采血,滴于专用滤纸片上测定干血滤纸片 TSH 值。TSH 浓度的阳性切值根据实验室及试剂盒而定,一般为 10～20mU/L。如果筛查阳性则召回患儿行确诊检查,确诊指标为 TSH 及游离甲状腺素(FT$_4$)浓度。

2.甲状腺功能检查　测定血清 FT$_4$ 和 TSH 水平,是诊断甲状腺功能减退症的确诊性检查。血 TSH 增高伴 FT$_4$ 降低者,诊断为原发性甲状腺功能减退症;TSH 增高伴 FT$_4$ 正常者,诊断为高 TSH 血症;若 TSH 正常或降低伴 FT$_4$ 降低者,诊断为继发性或者中枢性甲状腺功能减退症。

3.甲状腺球蛋白(Tg)测定　甲状腺发育不良患儿 Tg 水平明显低于正常对照。

4.甲状腺自身抗体测定　自身免疫性甲状腺疾病的母亲产生的 TSH 受体抑制性抗体可通过胎盘影响胎儿甲状腺发育和功能,引起暂时性甲状腺功能减退症。

5.甲状腺 B 超　可了解甲状腺位置、大小、密度分布,但对异位甲状腺判断不如放射性核素显像敏感。

6.甲状腺放射性核素显像　可判断甲状腺位置、大小、发育情况及其占位性病变。

7.骨龄测定　做左手和腕部 X 线片,评定患儿的骨龄。患儿骨龄常明显落后于实际年龄。

8.基因学检查　仅在有家族史或其他检查提示为某种缺陷的甲状腺功能减退症时进行。

9.其他检查　血糖常降低,血胆固醇、三酰甘油常升高,基础代谢降低,贫血。心电图可示低电压、窦性心动过缓,T 波平坦、倒置,偶有 P-R 间期延长,QRS 波增宽。继发性甲状腺功能减退症应做下丘脑—垂体 MRI 及其他垂体激素检查。

【鉴别诊断】

1.先天性巨结肠　患儿出生后不久出现便秘、腹胀,并常有营养不良、发育迟缓,但其面容、精神反应及哭声等均正常,钡剂灌肠可见结肠痉挛段与扩张段,甲状腺功能检查正常。

2.唐氏综合征　患儿精神运动发育落后,但有特殊面容,眼距宽、外眼角上斜、鼻梁低、舌尖外伸,通贯掌,无黏液性水肿,常伴有先天性心脏病等其他先天畸形。染色体核型分析可鉴别。

3.维生素 D 缺乏症　患儿有生长发育落后等表现。但智能正常,皮肤正常,有维生素 D 缺乏症的体征,血生化检查和 X 线片可鉴别。

4.骨骼发育障碍的疾病　如软骨发育不良、黏多糖病等都有生长发育落后的表现,骨骼 X 线检查和尿中代谢物检查可鉴别。

【治疗】

1.一般治疗

(1)护理:注意保暖,加强皮肤护理,喂哺时防止窒息,监测患儿用药情况,监测心率,注意观察药物疗效及不良反应。

(2)营养管理:由护士对患儿的营养状况进行初始评估,一般甲状腺功能减退症患儿都有营养不良的风险,护士向主管医师报告后通知营养科医师会诊,临床营养医师完成营养专业评估,与主管医师、患者、家属及其他与患儿饮食营养服务有关人员共同制订营养治疗方案,按照已制订的营养治疗方案对患儿进行营养治疗,同时进行与营养治疗相关的健康教育。

(3)心理治疗:关心体贴患儿,向家属讲解疾病的知识,解除其思想顾虑,积极配合治疗和护理工作。

2.药物治疗 先天性甲状腺功能减退症一旦确诊应立即治疗,首选药物为左甲状腺素,常用的治疗剂量如下。

(1)新生儿期:剂量为 $10\sim15\mu g/(kg\cdot d)$,1 次顿服,最好让 FT4 在治疗 2 周内、TSH 在治疗 4 周内达到正常。

(2)婴儿期及儿童期:婴儿期剂量为 $5\sim10\mu g/(kg\cdot d)$,儿童期为 $4\sim6\mu g/(kg\cdot d)$,1 次顿服。上述剂量治疗后必须个体化,根据临床表现及血 FT_4、TSH 的水平不断加以调整。

3.对因治疗 因碘缺乏引起的甲状腺功能减退症可给予补碘。

4.预防 先天性甲状腺功能减退症可通过新生儿筛查获得早期诊断、治疗并获得良好预后。

【并发症及处理】

1.甲状腺功能减退危象 甲状腺功能减退症患儿如长期饥饿、感染、疲劳、手术创伤容易诱发甲状腺功能减退危象,表现为昏迷、呼吸衰竭、低体温、心率减慢,给予左甲状腺素替代治疗,去除诱因,保持水、电解质、酸碱平衡,氢化可的松静脉滴注,必要时气管插管,机械通气。

2.心包积液 经左甲状腺素治疗后常可好转,药物治疗无效时可给予心包引流及外科治疗。

【出院标准】

1.诊断明确,病情稳定,无严重并发症。

2.复查甲状腺功能好转:FT4 基本恢复正常,TSH 明显下降。

【出院指导】

1.定期到内分泌代谢专科门诊随访。需定期复查患儿血 FT4、TSH 浓度,以调整左甲状腺素治疗剂量。初诊治疗后每 2 周进行复查直至甲状腺功能恢复正常。1 岁以内每 2~3 个月复查 1 次,1 岁以上每 3~4 个月复查 1 次,3 岁以上每 6 个月复查 1 次,每次剂量改变后应在 1 个月后复查,并同时进行体格、智力发育评估。暂时性甲状腺功能减退症一般需正规治疗 2~3 年,再停药 1 个月,复查甲状腺功能,如功能正常,则可停药,以上治疗过程需在医师指导下进行。

2.出现以下紧急情况需及时返院或到当地医院治疗:①胸闷、胸痛、呼吸困难。②体温不升。③神志不清。

3.健康宣教

(1)注意保暖,多吃新鲜蔬菜、水果,防止便秘,加强营养。

(2)按照医嘱定时服药,服药后若出现烦躁、心动过速、心前区不适请及时就诊。

(林朝霞)

第二节 甲状腺功能亢进症

甲状腺功能亢进症是各种原因引起甲状腺激素分泌增多,造成机体的神经、循环、消化等系统兴奋性增高和代谢亢进,常有甲状腺肿大、突眼及基础代谢率增高等表现。

【病因】

1.弥散性毒性甲状腺肿 又称 Graves 病,是引起儿童甲状腺功能亢进症最主要的原因,属于自身免疫性疾病,体内产生针对甲状腺细胞 TSH 受体的特异性自身抗体,即甲状腺刺激抗体(TSAb),属于 TSH 受体抗体(TRAb),该抗体与甲状腺细胞上的 TSH 受体结合,引起甲状腺增生,分泌过多甲状腺激素,导致甲状腺功能亢进症。另外,还有其他针对甲状腺的自身免疫性抗体,如甲状腺过氧化物酶抗体(TPOAb)、甲状腺球蛋白抗体(TGAb)等。

2.其他病因　慢性淋巴细胞性甲状腺炎、亚急性甲状腺炎、甲状腺肿瘤、结节性甲状腺肿、新生儿甲状腺功能亢进症、垂体性甲状腺功能亢进症、碘致甲状腺功能亢进症、医源性甲状腺功能亢进症等。

【临床表现】

1.高代谢症状　易激动、烦躁好动、心悸、乏力、怕热、多汗、低热、消瘦、食欲亢进、易饥饿、大便次数增多,女性月经紊乱、月经稀少甚至闭经。

2.体征

(1)甲状腺肿大:Graves 病多有不同程度的甲状腺肿大,呈弥漫性,质地柔软至中等,无压痛,可随吞咽动作而上下移动,触诊可扪及震颤,听诊可闻及血管杂音。结节性甲状腺肿及甲状腺肿瘤可触及大小不一、质硬、多个或单个结节。

(2)心血管系统:心率增快、心脏扩大、心尖区可闻及收缩期杂音、心律失常、脉压增大等。

(3)眼部表现:轻、中度突眼,瞬目减少,双目炯炯有神,上睑挛缩,睑裂增宽,向下看时,上眼睑不能随眼球下落,向上看时,前额皮肤不能皱起,双眼看近物时,眼球辐辏不良。

【辅助检查】

1.甲状腺功能检查　TSH 水平降低,FT$_3$、FT$_4$ 水平升高。但垂体性甲状腺功能亢进症 TSH 升高。

2.甲状腺自身抗体　甲状腺刺激抗体(TSAb)是 Graves 病的致病性抗体,对诊断 Graves 病具有显著意义,TSAb 可以通过胎盘导致新生儿甲状腺功能亢进症,所以对新生儿甲状腺功能亢进有预测作用,但 TSAb 测定尚未在临床广泛开展,常用测定 TSH 受体抗体(TRAb)代替。甲状腺过氧化物酶抗体(TPOAb)和甲状腺球蛋白抗体(TgAb)在 Graves 病患者轻度升高,是自身免疫病因的佐证。

3.甲状腺 B 超　甲状腺弥漫性肿大,高功能腺瘤或结节性甲状腺肿可见甲状腺结节。

4.甲状腺核素显像　主要用于对甲状腺结节性质的判定,对结节性甲状腺肿和高功能腺瘤的诊断意义较大。

【鉴别诊断】

1.单纯性甲状腺肿　表现为甲状腺弥漫性肿大,但甲状腺功能正常,无甲状腺功能亢进症症状,多发生在青春期。

2.慢性淋巴细胞性甲状腺炎　部分患儿早期可表现为甲状腺功能亢进症,甲状腺弥漫性肿大,但血中 TGAb、TPOAb 滴度持续升高,短期治疗后常转变为甲状腺功能低下。

3.甲状腺肿瘤　可触及单个结节,质地硬,甲状腺 B 超及核素显像可协助诊断,确诊需要进行甲状腺组织活检。

【治疗】

1.一般治疗

(1)护理:避免患儿情绪激动,病情严重者应卧床休息,监测患儿的心率情况,对伴有眼病的患儿,注意保护眼角膜及球结合膜。

(2)营养管理:无碘饮食,补充足够热量和营养,饮食富含蛋白质、糖类及维生素,多饮水,忌服浓茶、咖啡等兴奋性饮料。

(3)心理治疗:关心体贴患儿,说话和蔼,给予患儿精神上的安慰,以避免患儿情绪波动。

2.对因治疗

(1)抗甲状腺药物治疗:甲状腺功能亢进症患儿首选抗甲状腺药物(ATD)治疗,首选药物为甲巯咪唑(MMI),剂量为 $0.1\sim1mg/(kg\cdot d)$,常用剂量为 $0.2\sim0.5mg/(kg\cdot d)$,可 1 次或分次口服,经治疗 $1\sim3$ 个月患儿甲状腺功能亢进症症状缓解、甲状腺功能恢复正常后逐渐减量,每 $2\sim4$ 周减量 1 次,药量每次减 $1/3\sim1/2$,同时监测甲状腺功能。若药物减量后病情稳定,甲状腺功能正常,可逐步减至维持量,即 $2.5\sim10mg/d$,疗程 $1\sim2$ 年甚至更长。青春期患儿可适当延长疗程。抗甲状腺药物丙硫氧嘧啶(PTU)因可能引起儿童严重的肝损伤,现在临床上一般不用。只有当甲状腺功能亢进症患儿在使用 MMI 治疗产生毒性反应,且放射性核素[131]I 治疗和手术治疗均禁忌使用时才考虑使用丙硫氧嘧啶治疗儿童甲状腺功能亢进症,初始治疗剂量为 $5\sim10mg/(kg\cdot d)$,分 3 次口服。甲巯咪唑的不良反应是皮疹、皮肤瘙痒、白细胞减少症、粒细胞减少症、中毒性肝病和血管炎等,一般发生在开始治疗 6 周内。用药前必须检查血常规、肝功能(包括转氨酶、碱性磷酸酶、胆红素等)。若白细胞计数 $<4\times10^9/L$、中性粒细胞计数 $<1.5\times10^9/L$ 时,应停药观察。

(2)[131]I 碘(^{131}I)治疗:2009 年中华医学会内分泌学分会发布的《中国甲状腺疾病诊治指南》做了补充和细化,将青少年和儿童甲状腺功能亢进症,用 ATD 治疗失败、拒绝手术或有手术禁忌证作为[131]I 治疗的相对适应证。2011 年美国甲状腺学会《甲状腺功能亢进症和其他病因甲状腺毒症诊治指南》建议,Graves 病患儿经 ATD 治疗 $1\sim2$ 年不缓解可考虑使用[131]I 治疗。年龄 <5 岁者应避免使用[131]I 治疗;>5 岁者,可接受剂量 $<10mCi$ 的[131]I 治疗;>10 岁者,治疗剂量为 $150\sim300\mu Ci/g$ 甲状腺组织。[131]I 治疗甲状腺功能亢进症的目的是消除甲状腺组织,达到甲状腺功能低下。[131]I 治疗后 1 周内患儿可能有甲状腺部位的轻度不适感,经非甾体类抗炎药治疗 $24\sim48h$ 可好转。

(3)手术治疗:适用于抗甲状腺药物治疗效果差者。手术术式为甲状腺次全切或全切。可能发生的手术并发症有①永久性甲状腺功能亢进症。②甲状旁腺功能减退症(分为一过性甲状旁腺功能减退症和永久性甲状旁腺功能减退症)。③喉返神经损伤。手术应由经验丰富的甲状腺外科医师进行。手术治疗一定要在患儿的甲状腺功能亢进症病情被控制的情况下进行。

(4)碘剂:碘剂的主要作用是抑制甲状腺激素从甲状腺释放。适应于①甲状腺次全切除的准备;②甲状腺危象;③严重的甲状腺毒症心脏病;④甲状腺功能亢进症患者接受急诊外科手术。碘剂通常与 ATD 同时给予。

3.其他治疗

(1)β受体阻滞药:适于心率增快者,最常用普萘洛尔(心得安)$1\sim2mg/(kg\cdot d)$,分 3 次服用。

(2)各种维生素:维生素 B_1、维生素 B_6 等。

(3)左甲状腺素:在抗甲状腺药物治疗过程中出现甲状腺功能减退或甲状腺明显增大时可酌情加用左甲状腺素 $12.5\sim50\mu g/d$。

【并发症及处理】

1.甲状腺危象的治疗　甲状腺危象也称为甲亢危象,是甲状腺功能亢进症最严重的并发症,常由于感染、手术、创伤、精神刺激等诱发。临床表现为持续高热、大汗淋漓、心动过速(140/min 以上)、烦躁不安、呼吸急促、谵妄、恶心、呕吐、腹泻,严重患者可有心力衰竭,休克及昏迷。采取的治疗为:①去除诱因如抗感染治疗等。②注意保证足够热量及液体补充,保持水、电解质和酸碱平衡。③抑制甲状腺素合成,甲巯咪唑 $1mg/kg$,每 8 小时 1 次,口服或鼻饲。④使用抗甲状腺药物 1h 后使用碘剂,复方碘溶液(Lugol 液)$1\sim5$ 滴,每 $6\sim8$ 小时 1 次,口服或鼻饲。⑤糖皮质激素如地塞米松或氢化可的松每 $6\sim8$ 小时 1 次,静脉滴注。⑥普萘洛尔 $1mg/kg$,每 $6\sim8$ 小时 1 次,但对休克、心力衰竭、房室传导阻滞、哮喘患者慎用或禁用。⑦退热镇静,禁用阿司匹林。

2.Graves 眼病　儿童 Graves 眼病病程一般呈自限性,治疗以局部治疗和控制甲状腺功能亢进症为主。

3.甲状腺功能亢进症　性心脏病过多的甲状腺激素对心脏的直接或间接作用引起的一系列心血管症状和体征,包括心脏扩大、心功能不全、心律失常等,在控制甲状腺功能亢进症的同时给予对症支持治疗。

4.周期性瘫痪　通常在控制甲状腺功能亢进症后可好转。

(穆福荣)

第三节　先天性肾上腺皮质增生症

先天性肾上腺皮质增生症(CAH)是一组因肾上腺皮质激素合成途径中酶缺陷引起的先天性异常代谢性疾病。

【病因】

肾上腺皮质激素合成过程中的酶缺陷,如 21-羟化酶、11β 羟化酶、17 羟化酶、3β-羟类固醇脱氢酶、18 羟化酶等。21-羟化酶缺乏症(21-OHD)是 CAH 中最常见的一种类型,约占 95%。本节着重介绍 CAH 最常见类型 21-OHD。

【临床表现】

1.单纯男性化型　酶活性大部分缺乏。女性表现为假两性畸形,出生时即呈现程度不同的外生殖器男性化。男性表现为假性性早熟,出生时可无症状,生后 6 个月以后出现性早熟征象。男、女童均出现身高增长加速,骨龄超前,成年后身材矮小,可有皮肤黏膜色素沉着,无失盐症状。

2.失盐型　酶活性完全缺乏。患儿除具有男性化表现及皮肤黏膜明显色素沉着外,生后不久(多出现于生后 1~4 周)即可出现拒食、呕吐、腹泻、体重不增或下降、脱水、低血钠、高血钾、代谢性酸中毒等失盐症状,若治疗不及时,可因循环衰竭而死亡。

3.非典型(或迟发型)　酶活性轻度缺乏。年幼时常无症状,至儿童期或青春期才出现男性化表现。男童表现为阴毛早现、性早熟、生长加速、骨龄提前;女童表现为初潮延迟、原发性闭经、多毛症及不育症等。

【辅助检查】

1.血皮质醇水平低于正常或正常,促肾上腺皮质激素(ACTH)水平不同程度升高。

2.血 17-羟孕酮(17-OHP)、孕酮、脱氢表雄酮(DHEA)、雄烯二酮、睾酮水平增高,血脱氧皮质酮(DOC)水平正常或下降。

3.尿 17 酮类固醇(17-KS)水平升高,17-羟类固醇(17-OHCS)水平下降。

4.血浆肾素(PRA)水平不同程度升高,血管紧张素(Aldo)水平常下降。

5.血钠降低,血钾升高,代谢性酸中毒。

6.心电图:高钾血症表现为 T 波高尖,Q-T 间期缩短。还可出现窦性心动过缓、传导阻滞和异位心律失常,如心室期前收缩和心室颤动。

7.肾上腺超声:肾上腺正常或增大。

8.外生殖器畸形者须进行染色体核型检查以确定性别。

9.基因分析:21-羟化酶基因(CYP21)存在错义突变。

【鉴别诊断】

1.先天性肥厚性幽门狭窄　与失盐型鉴别,两者均有呕吐和脱水,但先天性肥厚性幽门狭窄为喷射呕吐,无皮肤色素沉着和外生殖器畸形及肾上腺皮质激素异常,超声及钡剂造影可发现幽门狭窄。

2.Addison 病　与失盐型鉴别,两者均有肾上腺功能不全和皮肤色素沉着,但 Addison 病无外生殖器异常,雄性激素水平不高,17-OHP 水平正常。

3.中枢性性早熟　与男性单纯男性化型患儿鉴别,两者均有阴茎增粗增长、阴毛发育,但中枢性性早熟患儿阴茎和睾丸同时增大,血 17-OHP 正常,LH、FSH 升高。

4.真两性畸形　与女性单纯男性化型患儿鉴别,两者外生殖器均可男性化,但真两性畸形患儿血睾酮水平正常。

5.肾上腺肿瘤　与单纯男性化型患儿鉴别,肾上腺肿瘤患儿血睾酮升高,不能被地塞米松抑制,血 17-OHP 不高,超声或 CT 检查可发现肾上腺占位性病变。

6.多囊卵巢综合征　与女性非典型 CAH 患儿鉴别,多囊卵巢综合征具有雄激素增高的表现,常伴有胰岛素抵抗,超声提示多囊卵巢,17-OHP 水平正常。

【治疗】

1.一般治疗

(1)护理:对于急诊患儿,应快速建立静脉通路,积极、准确地补液,及时、准确采集标本,严密观察病情,在应用大剂量氢化可的松治疗的过程中,应注意观察患儿有无面部及全身皮肤发红,以及有无激素所致的精神症状等出现。

(2)营养管理:由护士对患儿的营养状况进行初始评估,一般 CAH 患儿都有营养不良的风险,护士向主管医师报告后通知营养科医师会诊,临床营养医师完成营养专业评估,与主管医师、患者、家属及其他与患儿饮食营养服务有关人员共同制订营养治疗方案,按照已制订的营养治疗方案对患儿进行营养治疗,同时进行与营养治疗相关的健康教育。

(3)心理治疗:在疾病确诊后向家长详细介绍病因、预后,帮助家长树立信心。

2.药物治疗

(1)糖皮质激素:可抑制下丘脑及垂体分泌过量的促肾上腺皮质激素释放激素及促肾上腺激素,抑制肾上腺产生过量的性激素。首选药物为氢化可的松,开始治疗时应给予大剂量以抑制明显升高的 ACTH,剂量为 $10\sim20mg/(m^2 \cdot d)$,分 $2\sim3$ 次口服。糖皮质激素的剂量应维持在能充分抑制雄性激素、控制男性化症状体征、保持正常生长的最小剂量。儿童期治疗时剂量应依据激素水平及时调整,通常 17-羟孕酮控制在部分抑制的水平即可,浓度为 $3\sim30nmol/L$($100\sim1000ng/dl$)。过量的糖皮质激素虽可使 17-羟孕酮处于正常水平,但可能导致医源性库欣综合征的发生。雄烯二酮及睾酮的水平应维持在与年龄、性别相适合的水平。其他能反映疗效的指标还包括骨龄的评定和生长曲线的监测等。

(2)盐皮质激素:可协同糖皮质激素的作用,使患儿 ACTH 分泌进一步减少。失盐型婴儿除糖皮质激素治疗外,还应给予盐皮质激素治疗,通常为 9α-氟氢可的松 $0.05\sim0.15mg/d$。

3.预防肾上腺皮质危象　在应激状态下糖皮质激素加量,如轻度感染时,糖皮质激素剂量可加大 $1\sim2$ 倍,严重感染时,剂量可加大 3 倍。出现高热、呕吐等症状时,最好改为静脉途径给药。应激状态消除后,应在 $3\sim5d$ 逐渐减为原维持治疗剂量。

【并发症及处理】

1.急性肾上腺皮质危象

(1)一般急症处理:①保持呼吸道通畅,维持呼吸、循环。②积极扩容补液治疗,纠正脱水。第 1 天可按 5% 葡萄糖氯化钠溶液 $100\sim200ml/kg$ 来补充,第 1 小时可输注 $20ml/kg$。③纠正电解质紊乱,如低血糖、低钠血症、高钾血症。注意低钠血症如超过 3d 则为慢性低钠血症。肾上腺皮质危象如在慢性肾上腺皮质功能不全基础上急性发作,往往已有一定的耐受性,即使血钠低于110mmol/L(甚至低于100mmol/L)也不能快速大量补充3%高渗钠溶液,否则易发生高渗性脱水,致高热、抽搐等,造成脑损伤。而且所补充的糖皮质激素往往具有一定盐皮质激素的作用,有一定的保钠功能。故需缓慢纠正低钠血症,血钠以每天5~10mmol/L速度上升即可。④注意纠正低血糖。⑤治疗引起肾上腺危象的诱因,如感染、应激等。

(2)糖皮质激素的使用:首选氢化可的松,每天50~100mg/m²,静脉滴注,分3次滴完,3~7d病情好转后减量。2~4周减至维持量。在选择剂量时,宜选择有效剂量的低值。

(3)盐皮质激素的使用:9α-氟氢可的松0.05~0.2mg/d,口服,同时需每天补充至少1~2g食盐,这一点对于小婴儿来说更显重要。

2.需要做手术时糖皮质激素的应用　对于需要接受手术的患儿,最好安排在上午手术。术前一天夜间激素照常给予,从手术当天上午6时监测血糖,并给予5%葡萄糖氯化钠溶液静脉滴注直至能进流食。如患儿手术在下午进行,当天早晨给予常规剂量激素。手术开始时给予静脉滴注氢化可的松2mg/kg。如手术时间超过4h,重复上述剂量。手术时激素用量的调整情况见表12-3-1。

表 12-3-1　手术前、中、后氢化可的松的用量及相关处理

时间	用量及相关处理
手术前1天	氢化可的松50mg/(m²·d),静脉滴注,每8小时1次
手术当天	氢化可的松50~100mg/(m²·d),静脉滴注,分3次(术前、术中维持、术后当晚)。术中5%葡萄糖氯化钠溶液或生理盐水维持(根据血糖、血压调整速度),术中监测血糖、血压、血气分析及电解质
术后第1天	氢化可的松50~100mg/(m²·d)静脉滴注,每8小时1次
术后第2~4天	如患儿情况好转,氢化可的松逐渐减量,能进食后可以改口服。每天仍需监测血糖、血压、血气分析及电解质
术后第5~7天	患儿一般情况好,可以减为维持量。

(林朝霞)

第四节　糖尿病

【概述】

糖尿病(DM)是一种常见的、慢性的代谢综合征,其基本的生化特点是高血糖,并由于胰岛素绝对或者相对缺乏而造成糖、脂肪及蛋白质代谢紊乱。儿童原发性糖尿病主要分为三大类:①1型糖尿病,因胰岛β细胞破坏、胰岛素分泌绝对缺乏所造成,必须使用胰岛素治疗,故又称胰岛素依赖型糖尿病(IDDM),95%儿童期糖尿病属此类型;②2型糖尿病,肌肉、肝脏和脂肪组织的胰岛素抵抗为主,伴胰岛B细胞分泌胰岛素不足或相对缺乏,亦称非胰岛素依赖型糖尿病(NIDDM),在儿童期发病者较少,但由于我国近年来发生的儿童肥胖症明显增多,发病率有增加趋势;③其他特殊类型糖尿病:如青少年早发的2型糖尿病(MODY),包括HNF-1a、葡萄糖激酶及HNF-4α等基因缺陷,这是一类常染色体显性的单基因遗传病,属非胰岛素依赖型糖尿病,儿童极为罕见。还有线粒体糖尿病等。

【流行病学】

世界各国、各地区儿童糖尿病发病率不同。根据WHO对1990—1994年期间全球15岁以下儿童1型糖尿病调查作的回顾总结,发病率最高的地区为芬兰和意大利,这 2 个地区的发病率为 36/10 万。芬兰 1982—1992 年为 35.0/10 万,1996 年达 40/10 万。日本为 1.9/10 万(1985—1989),新加坡为 2.46/10 万 (1992—1994),台湾为 1.5/10 万(1984—1989),香港为 2.0/10 万。我国 22 个地区 15 岁以下儿童糖尿病平均发病率为 0.56/10 万,其中北京 0.90/10 万,上海 0.83/10 万(1989—1993)。我国发病率最高为武汉 4.6/10 万,最低为贵州遵义 0.12/10 万。随着社会经济的发展,儿童时期的糖尿病与成年人一样,有逐年升高趋势。

【病因机制和病理生理】

1.病因机制

(1)流行病学调查提示,糖尿病的发生与种族、地理环境、生活方式、饮食及感染等有关。儿童糖尿病各年龄均可发病,但以 5～7 岁和 10～13 岁两组年龄多见,婴幼儿糖尿病较少。患病率男女无性别差异。秋、冬季节相对高发。随着经济发展和生活方式的改变,儿童糖尿病亦有逐年增高趋势。

(2)自身免疫:环境因素有病毒感染:CoxsackieB 组病毒、EB 病毒及腮腺炎病毒等;牛乳蛋白:过早、过多地摄入牛乳制品,其中酪蛋白作为抗原,触发糖尿病发生。牛乳中牛胰岛素可能引起破坏人 p 细胞功能的免疫反应。自身抗原有谷氨酸脱羧酶(GAD)、胰岛素、胰岛抗原及胰岛细胞抗原,产生相应的自身抗体如 GAD 抗体、胰岛细胞抗体(ICA)和胰岛素自身抗体(IAA)等。

(3)遗传易感:遗传因素在 I 型糖尿病的发病过程中起着重要的作用。目前已知该病为多基因遗传病,有多个基因与糖尿病的遗传易感性有关。目前研究最多的是 1 型糖尿病与人类白细胞抗原(HLA)D 区的 II 类抗原基因,后者位于第 6 号染色体短臂(6p21.3)。人群调查发现 I 型糖尿病的发病与 HLA II 类抗原 DR3、DR。有关,单卵双胎先后发生糖尿病的一致性为 35%～50%,如同时有 HLA-DR3/DR4 者发生糖尿病一致性为 70%。近年研究发现,HLA-DQα 链第 52 位精氨酸及 DQβ 链第 57 位非门冬氨酸等位基因为 I 型糖尿病易感性基因;HLA-DQα 链第 52 位非精氨酸及 DQβ 链第 57 位门冬氨酸等为糖尿病保护基因。因此 HLA-II 类分子 DR-DQα_1-DQβ_1 的结构是影响 1 型糖尿病的易感性和保护性的主要因素。

2.病理生理　糖尿病患儿由于胰岛素分泌不足或缺如,使葡萄糖的利用(进入细胞)量减少,而增高的胰高血糖素、生长激素和皮质醇等却又促进肝糖原分解和葡萄糖异生,脂肪和蛋白质分解加速,造成血糖增高和细胞外液渗透压增高、细胞内液向细胞外转移。当血糖浓度超过肾阈值时,即产生糖尿。自尿液排出的葡萄糖量可达 200～300g/d,导致渗透性利尿,临床出现多尿症状,每日丢失大量的水分和电解质,因而造成严重的电解质失衡和慢性脱水。由于机体的代偿作用,患儿渴感增加,饮水增多;又因为组织不能利用葡萄糖,能量不足而产生饥饿感,引起多食。胰岛素不足和胰岛素拮抗激素,如胰高糖素、肾上腺素、皮质醇及生长激素的增高,促进了脂肪分解,血中脂肪酸增高,肌肉和胰岛素依赖性组织即利用这类游离脂肪酸供能以弥补细胞内葡萄糖不足,而过多的游离脂肪酸在进入肝脏后则在胰高糖素等生酮激素作用下加速氧化,导致乙酰乙酸、β-羟丁酸等酮体累积在各种体液中,形成酮症酸中毒。血渗透压升高、水和电解质紊乱以及酮症酸中毒等代谢失常的发生,最终都造成中枢神经系统的损伤,甚至导致意识障碍或昏迷。

【临床表现】

胰岛细胞破坏 90% 左右可出现糖尿病临床症状。各年龄均可发病,小至新生儿糖尿病,但以 5～7 岁和 10～13 岁两组年龄多见,患病率男女无性别差异。

1 型糖尿病起病多数较急骤,几天内可突然表现明显多饮、多尿,每天饮水量和尿量可达 3～5L,易饿多食,但体重下降,称为"三多一少"。部分患儿因感染、饮食不当或情绪波动诱发而起病。

婴幼儿多饮多尿不易发现,有相当多的病人常以急性酮症酸中毒为首发症状,表现为胃纳减退、恶心、呕吐、腹痛、关节肌肉疼痛、呼吸深快、呼气中带有酮味,神志萎靡、嗜睡、反应迟钝,严重者可出现昏迷。

学龄儿童亦有因夜间遗尿而就诊者。在病史较长的年长儿中,消瘦、精神不振及倦怠乏力等体质显著下降颇为突出。除消瘦外,一般无阳性体征发现。

【实验室检查】

1.血糖 增高空腹血糖>7.0mmol/L,随机血糖≥11.1mmol/L。

2.糖化血红蛋白(HbAlc) 是血中葡萄糖与血红蛋白非酶性结合而产生,其寿命周期与红细胞相同,反映过去 3 个月的血糖平均水平。测定治疗前的糖化血红蛋白(HbAlc)以估计高血糖的持续时间,这有利于进行治疗前后的对照以判断疗效,正常人<6%,未治疗患者常大于正常的 2 倍以上。若糖尿病患者血糖控制水平<8.3mmol/L 时,HbAlc 常<7%,为最理想的控制水平。若 HbAlc>9%,发生糖尿病微血管并发症的危险性明显增加。

3.血电解质 酮症酸中毒时血电解质紊乱,应测血 Na、K、Cl、CO_2CP、血 pH 及血浆渗透压。

4.血脂 代谢紊乱期血清胆固醇及甘油三酯均明显增高。

5.尿液检测 尿糖增高及尿酮体阳性。

6.葡萄糖耐量试验(OGTT) 1 型糖尿病一般不需做 OGTT,仅用于无明显症状、尿糖偶尔阳性而血糖正常或稍增高的患儿。通常采用口服葡萄糖法。试验当日禁食,于清晨按 1.75g/kg 口服葡萄糖(最大量不超过 75g),3~5 分钟内服完;在口服 0、120 分钟分别采血测血糖浓度。

7.抗体测定 检测抗体 GAD、IAA、IA_2 和 ICA,主要用于 I 型糖尿病诊断和鉴别诊断。

【诊断和鉴别诊断】

(一)诊断

I 型糖尿病的诊断根据脱水、体重不增、多饮多尿、高血糖、糖尿和酮尿便能迅速判定。糖尿病诊断标准如下:

1.空腹血糖≥7.0mmol/L(≥126mg/dl)。

2.随机血糖≥11.1mmol/L(≥200mg/dl)。

3.OGTT 2h 血糖≥11.1mmol/L(≥200mg/dl)。

凡符合上述任何一条即可诊断为糖尿病。儿童 1 型糖尿病一旦出现临床症状、尿糖阳性、空腹血糖达 7.0mmol/L 以上和随机血糖在 11.1mmol/L 以上,不需做糖耐量试验就能确诊。

若 OGTT 后 2h 血糖 7.8~11.1mmol/L,为糖耐量减低。空腹血糖 6.1~7.0mmol/L 为空腹血糖损害(IFG)。

糖耐量损害是指处于正常体内稳态葡萄糖与糖尿病之间的代谢阶段。空腹葡萄糖浓度超过正常值的上限,则当静脉给予葡萄糖时发生急性胰岛素分泌反应丧失以及发生微血管和大血管并发症的危险性进行性增大。许多存在糖耐量损害的个体,其日常生活中的血糖是正常的,而且糖化血红蛋白水平也可能正常或接近正常,仅当进行标准的口服葡萄糖耐量试验时才表现出高血糖。

(二)鉴别诊断

1.儿童 2 型糖尿病 胰岛素抵抗为主伴胰岛素相对分泌不足,或胰岛素分泌不足伴或不伴胰岛素抵抗,属多基因遗传,近年来发病率有增高趋势。肥胖、高胰岛素血症(黑棘皮病)及家族 2 型糖尿病史是导致儿童发生该型糖尿病的高危因素。约 1/3 患儿无临床症状,有时因肥胖就诊,给予糖耐量试验后才发现。一般无酮症酸中毒,但在应激情况下也会发生。血 C 肽水平正常或增高,各种自身抗体 ICA、IAA 及GAD 均阴性。饮食控制、锻炼或口服降糖药治疗有效。

2.青少年型糖尿病(MODY) 为单基因遗传的常染色体显性遗传病,是一种特殊类型的非胰岛素依赖性糖尿病。临床特征是发病年龄小于 25 岁,有三代以上家族糖尿病史,起病后几年内不需要胰岛素治疗。至今发现 MODY 有 5 种类型及其相关基因。治疗同 2 型糖尿病。

3.肾性糖尿病 无糖尿病症状,多在体检或者做尿常规检查时发现,血糖正常,胰岛素分泌正常。也可见于范可尼综合征及近端肾小管功能障碍时。

4.假性高血糖 短期大量食入或者输入葡萄糖液,可使尿糖暂时阳性,血糖升高。另外,在应急状态时血糖也可一过性升高,需注意鉴别。

【治疗】

儿童糖尿病强调综合治疗,应加强对患者或者家庭的健康教育,使患儿能长期维持血糖接近正常水平,保证儿童获得正常的生活和活动。治疗目的是:①消除糖尿病症状;②避免或减少酮症酸中毒及低血糖产生;③维持儿童正常生长和性发育;④解除患儿心理障碍;⑤防止中晚期并发症出现。

1.胰岛素替代治疗

(1)胰岛素制剂和作用:目前所用的胰岛素主要为基因重组技术合成人胰岛素。从作用时间上分为短效、中效和长效三类。短、中效配合使用,每日 2 次注射方案在国内外均较普遍。

(2)新诊患儿的初始治疗:开始胰岛素治疗应选用短效胰岛素(RI),初始剂量应根据患儿体重计算,每天 0.5~1.0U/kg,分 4 次于早、中、晚餐前 30 分钟皮下注射,临睡前再注射一次。每日胰岛素总量的分配:早餐前 30%~40%、中餐前 20%~30%、晚餐前 30% 以及临睡前 10%。以后可过渡到短、中效胰岛素配合使用。

(3)胰岛素的调节:一般当饮食和运动量固定时血糖是调节胰岛素的根据。用 RI 时应根据每餐后及下一餐前的血糖调节次日该餐前的胰岛素剂量。每次增加或减少胰岛素的剂量不宜过大,以 1~2U 为宜。在非危重状态下每 2~3 天调整一次。

(4)胰岛素的注射方式有较多选择,如注射针、注射笔、无针喷射装置及胰岛素泵等,目前已经有较多青少年 1 型糖尿病患者采用胰岛素泵持续皮下输注胰岛素(CSII)疗法,用此法与传统的胰岛素注射方案比较,可以增加患者吃主餐和点心的时间灵活性,可以改善代谢,减少严重低血糖的危险。7~10 岁糖尿病儿使用 CSII 能够改善代谢,CSII 在低龄患儿也取得了好的疗效。但也有人认为仅在 39% 的患者中显示代谢控制的改善。血糖控制的程度主要取决于患者遵循糖尿病自我监测的严格性,而与使用的胰岛素种类无关。大多数运用胰岛素泵治疗的患者都能减少低血糖频度和严重低血糖发作的疗效。CSII 不会发生体重异常增加。

(5)胰岛素治疗的并发症有低血糖,应及时加餐或饮含糖饮料。慢性胰岛素过量(Somogyi 反应)是指胰岛素(尤其是晚餐前中效胰岛素)慢性过量,凌晨 2~3 时易发生低血糖,低血糖又引发反调节激素分泌增高,清晨出现高血糖,即低-高血糖反应。如清晨尿糖阴性或弱阳性,而尿酮体阳性,则提示夜间低血糖,应检测早晨 2~3 时血糖,并减少晚餐前或睡前胰岛素用量。

2.营养管理 营养管理的目的是使血糖能控制在要求达到的范围内,既要保证儿童正常生长,又避免肥胖,营养师应定期进行营养评估和指导。患者的饮食应基于个人口味和嗜好,且必须与胰岛素治疗同步进行。

(1)需要量:应满足儿童年龄、生长发育和日常生活的需要。每日总热量 kcal(千卡)＝1000＋[年龄×70~100]。

(2)食物的成分:糖类 50%~55%,蛋白质 10%~15% 及脂肪 30%。碳水化合物成分应主要来自淀粉类,高纤维成分的食品有利于促进血糖控制,使食物的消化和吸收时间延长,血糖水平上升较慢。要限制食用蔗糖及精制糖,包括碳酸饮料,防止糖类吸收过快引起血糖的大幅波动。脂肪摄入应减少动物源性的食物脂肪,增加不饱和脂肪的植物油,不饱和脂肪与饱和脂肪的比例约为 1.2∶1.0。蛋白质宜选动物蛋白,多吃瘦肉和鱼,限制摄入蛋黄数。

(3)热量分配:全日热量分三大餐和三次点心,早餐为总热量的 2/10,午餐和晚餐各 3/10,上午和下午的餐间点心各 0.5/10,睡前点心为 1/10。大龄儿童可省略上午点心,而把这部分的热量加在午餐里。应强调根据患者的生活方式制定食谱,注重现实可行,鼓励父母或家庭的积极配合,使患者有较好的依从性。

3.运动治疗　运动对糖尿病患儿至关重要,是儿童正常生长发育所必须的生活内容,不要限制糖尿病患儿参加任何形式的锻炼,包括竞技运动。如果运动不引起低血糖,则不必调节饮食和胰岛素,运动可使肌肉对葡萄糖利用增加,血糖的调节得以改善。糖尿病患儿应每天安排适当的运动,尤其在进行大运动量时应注意进食,防止发生低血糖。运动应在血糖控制良好后才开始,并坚持每天固定时间运动,有利于热量摄入量和胰岛素用量的调节。

4.糖尿病酮症酸中毒(DKA)　是由于胰岛素缺乏或胰岛素效能不足引起的代谢异常的最终后果,胰岛素效能不足是指应激时拮抗激素阻断胰岛素的作用。20%～40%的新病人以及老病人漏打胰岛素或未能控制并发症时可发生 DKA。临床症状取决于酮症酸中毒的程度,有大量酮尿、血离子间隙增加、HCO_3和 pH 下降,血清渗透压增高提示高渗性脱水。DKA 是糖尿病最常见的死亡原因,大多是由于脑水肿的原因。治疗应该:

(1)纠正脱水、酸中毒及电解质紊乱:按中度脱水计算输液量(80～100ml/kg),再加继续丢失量后为 24 小时的总液量,开始先给生理盐水 20ml/kg,脱水严重时可再加入 20ml/kg,以后根据血钠决定给半张或 1/3 张不含糖的液体。前 8 小时输入总液量的 1/2,余量在后 16 小时输入。输入液体应遵循先快后慢,先浓后淡的原则进行。见排尿后即加入氯化钾 3～6mmol/kg。只有当血 pH<7.2 时才用 SB 纠正酸中毒,HCO_3 的补充量＝(15－所测 HCO_3)×体重(kg)×0.6,通常先给计算量的一半,再测血 pH>7.2 时则不再需碱性液。

(2)胰岛素应用:采用小剂量胰岛素持续静脉输入,儿童胰岛素用量为 0.1U/(kg·h),加入生理盐水中输入,要检测血糖,防止血糖下降过快。

(3)监测:每小时监测血糖一次,每 2～4 小时重复一次电解质、血糖、尿糖及血气分析,直至酸中毒纠正。血清渗透压下降过快有脑水肿的危险。

5.糖尿病的教育和监控　糖尿病的治疗不仅是使用和调整胰岛素,而且包括对患者及其家人的教育。由于糖尿病是慢性终生性疾病,因此对本病的管理和监控非常重要。应做到及时联络和定期随访。

(1)血糖测定:由于血糖是调节胰岛素用量的根据,故每天应常规四次测量血糖(三餐前及临睡前),每周测一次凌晨 2～3 时血糖。血糖应控制在餐前 4.4～6.7mmol/L(80～120mg/L)、餐后血糖<8.3～10mmol/L(150～180mg/L),每日平均血糖应<8.3mmol/L(150mg/L)为理想,微血管并发症的发生可以明显减少。

(2)糖化血红蛋白(HbAlc)测定:应每 3～4 个月检测一次。糖尿病患者 HbAlc<7%为控制理想,>9%控制不当,超过 11%则表示控制差。

(3)尿微量白蛋白排泄率测定:一般每年检测 1～2 次,以监测早期糖尿病肾病的发生。同时严密观察血压,若发生高血压应予治疗。

(刘晓颖)

第五节　尿崩症

【概述】

尿崩症(DI)是一种以患儿完全或部分丧失尿浓缩功能的临床综合征,临床主要特征为烦渴、多饮、多尿和排出低比重尿。造成尿崩症的病因很多,根据不同病因可将尿崩症分为三种类型:①中枢性尿崩症;②肾性尿崩症;③精神性烦渴症。其中以中枢性尿崩症较多见。中枢性尿崩症是由于垂体抗利尿激素(ADH)即精氨酸加压素(AVP)分泌不足或缺乏所引起。

【病因】

引起尿崩症的病因较多,一般分为原发性尿崩症、继发性尿崩症及遗传性尿崩症三种,临床上按发病部位可分为中枢性尿崩症及肾原性尿崩症两大类。

1.中枢性尿崩症　中枢性尿崩症由 ADH 缺乏引起,下丘脑及垂体任何部位的病变均可引起尿崩症,其中因下丘脑视上核与室旁核内神经元发育不良或退行性病变引起的最多见,在以往报道中约占50%。血浆 AVP 水平降低,导致尿渗透压降低,尿量增加。当合成 AVP 神经元部分受损或仍有10%～20%分泌功能时,患儿可表现为部分性尿崩症。

中枢性尿崩症的病因大致可分为获得性、遗传性或特发性三种。

(1)获得性:通常是由不同类型的损伤或疾病而造成:如①肿瘤:由颅内肿瘤引起的患儿至少占30%,如颅咽管瘤、垂体瘤、松果体瘤、神经胶质细胞瘤及黄色瘤等。②损伤:新生儿期的低氧血症、缺血缺氧性脑病均可在儿童期发生尿崩症。又如颅脑外伤、手术损伤及产伤等。③感染:少数患儿可由脑炎、脑膜炎及寄生虫病等引起。④其他:全身性疾病(白血病、结核病及组织细胞增生症等)、先天性脑畸形以及药物等。值得警惕的是有一些中枢性尿崩症实际上是继发于颅内肿瘤,往往先有尿崩症,多年后才出现肿瘤症状,由肿瘤引起的尿崩症在小儿至少约占30%,患者需定期做头颅影像学检查。

(2)遗传性:遗传性(家族性)尿崩症较少见,仅占1%左右。目前了解的分子病理改变有垂体加压素基因(AVP-ⅣPⅡ)。人 AVP-Ⅱ基因定位于 20p13,基因全长 2.6kb,包含 3 个外显子,由基因转录翻译编码形成 AVP。部分家族性单纯性尿崩症患者发现 AVP-NPⅡ基因有突变,大多为基因点突变,且突变类型及位点具有一定的异质性,有的呈现常染色体显性遗传,也有常染色体隐性遗传。其他能引起尿崩症致病基因有 HESX1、HPE1、SIX3 及 SHH 等。

(3)特发性:是儿童最常见的原发性尿崩症,即未发现原因的 ADH 缺乏。某些病例可能与中枢神经元的退行性变有关。大多为散发,发病较晚,无家族史,无 AVP-ⅣPⅡ基因突变。

2.肾性尿崩症　肾性尿崩症是一种遗传性疾病,为 X 伴性隐性遗传,少数为常染色体显性遗传。由于中枢分泌的 ADH 无生物活性,或 ADH 受体异常,ADH 不能与肾小管受体结合,或肾小管本身缺陷等所致远端肾小管对 ADH 的敏感性低下或抵抗而产生尿崩症。该型也可由于各种疾病如肾盂肾炎、肾小管酸中毒、肾小管坏死、肾脏移植与氮质血症等损害肾小管所致。

【病理生理】

由下丘脑视上核与室旁核内神经元细胞合成的 9 肽 ADH,以神经分泌颗粒的形式沿轴突向下移行,储存至神经、垂体,在特殊神经细胞和轴突中储存,并释放入血循环。正常人 ADH 在深夜和早晨分泌增加,午后较低。ADH 的循环半衰期为 5 分钟,通过肾小管膜和集合管的 V2 受体对肾脏发挥作用,其主要生理功能是增加肾远曲小管和集合管上皮细胞对水的通透性,促进水的重吸收,使尿量减少,保留水分,使血浆渗透压相对稳定而维持于正常范围。位于下丘脑视上核和渴觉中枢附近的渗透压感受器同时控制着 AVP 的分泌和饮水行为。

ADH 的分泌主要受细胞外液的渗透压和血容量变化影响。正常人尿液渗透压在 50～1200mmol/L 之间,人体通过 ADH 的分泌保持血浆渗透压在 280～290mmol/L 之间。正常人在脱水时,血浆渗透压升高,血容量下降,前者刺激位于视上核的渗透压感受器,使 ADH 分泌增加,尿量减少,后者则引起下丘脑渴感中枢兴奋,饮水量增加,使血浆渗透压恢复到正常状态。反之,体内水分过多时,血浆渗透压下降,血容量增加,ADH 的分泌和口渴中枢的兴奋性均受到抑制,尿量增多,饮水停止,血浆渗透压恢复到正常。尿崩症者,由于 ADH 的分泌不足或肾小管对 ADH 不反应,水分不能再吸收,因而大量排尿,口渴,兴奋口渴中枢,大量饮水,使血浆渗透压基本上能保持在正常渗透压的高限,多数尿崩症病人血浆渗透压略高于正常人。对于口渴中枢不成熟的早产儿、新生儿及婴幼儿虽大量排尿,但不能多饮,则出现持续性高钠血症,造成高渗性脱水。

【临床表现】

尿崩症患者男性多于女性。自生后数月到少年时期任何年龄均可发病,多见于儿童期,年长儿多突然发病,也可渐进性。多尿或遗尿常是父母最早发现的症状。排尿次数及尿量增多,每日尿量多在 4L 以上,多者达 10L 以上(每天 300～400ml/kg 或每小时 400ml/m²,或者每天 3000ml/m² 以上)。晨尿尿色也可清淡如水。多饮在婴儿表现喜欢饮水甚于吃奶,儿童一般多喜饮冷水,即使在冬天也爱饮冷水,饮水量大致与尿量相等,如不饮水,烦渴难忍,但尿量不减少。儿童因能充分饮水,一般无其他症状,婴儿如不能适当饮水,常有烦躁、夜眠不安、发热、大便秘结、体重下降及皮肤干燥等高渗性脱水表现,严重者可发生惊厥昏迷。长期多饮多尿可导致生长障碍、肾盂积水及输尿管扩张,甚至出现肾功能不全。

颅内肿瘤引起继发性尿崩症,除尿崩症外可有颅压增高表现,如头痛、呕吐及视力障碍等。肾性尿崩症多为男性,有家族史,发病年龄较早。

【实验室检查】

1.尿液检查　尿量多,尿色清淡无气味、尿比重低,一般为 1.001～1.005(约 50～200mmol/L),而尿常规、尿蛋白、尿糖及其他均为阴性。

2.血肾功能及电解质检查　尿崩症者血钠正常或稍高,血浆渗透压多正常或偏高。如有肾脏受累,可有不同程度的肾功能异常。

3.头颅 MRI 检查　了解下丘脑和垂体的形态改变,排除颅内肿瘤。一般尿崩症者其神经垂体高信号区消失,同时有侏儒症者可发现垂体容量变小。儿童颅内肿瘤常以尿崩症形式起病,故应对患儿进行长期随访。

4.尿崩症特殊实验检查

(1)禁水试验:主要用于鉴定尿崩症和精神性烦渴。于早晨 8 时开始,试验前先排尿,测体重、尿量、尿比重及尿渗透压,测血钠和血浆渗透压。于 1 小时内给饮水 20ml/kg,随后禁饮 6～8 小时,每 1 小时收集一次尿,测尿量、尿比重及尿渗透压,共收集 6 次,试验结束时采血测血钠及血浆渗透压。本试验过程中必须严加观察,如果病人排尿甚多,虽然禁饮还不到 6 小时,而体重已较原来下降 5%,或血压明显下降,立即停止试验。

正常人禁水后不出现严重的脱水症状,血渗透压变化不大,尿量明显减少,尿比重超过 1.015,尿渗透压超过 800mmol/L,尿渗透压与血浆渗透压比率大于 2.5。完全性尿崩症病人尿量无明显减少,比重＜1.010,尿渗透压＜280mmol/L,血浆渗透压＞300mmol/L,尿渗透压低于血渗透压。部分性尿崩症血浆渗透压最高值＜300mmol/L;若尿比重最高达 1.015 以上,尿渗透压达 300mmol/L,或尿渗透压与血渗透压比率≥2，则提示 ADH 分泌量正常，为精神性烦渴。

（2）禁饮结合加压素试验：用于中枢性尿崩症与肾性尿崩症的鉴别。先禁水，每小时收集尿一次，测尿比重及渗透压。待连续 2 次尿渗透压差＜30mmol/L 时，注射水溶性加压素 0.1U/kg，注射后每 1 小时测定尿比重或尿渗透压，连续 2～4 次。正常人注射加压素后，尿渗透压不能较禁饮后再升高，少数增高不超过 5％。有时还稍降低，中枢性尿崩症者禁饮后，尿渗透压不能显著升高，但在注射加压素后，尿渗透压升高，且超过血浆渗透压，尿量明显减少，比重达 1.015 以上，甚至 1.020，尿渗透压达 300mmol/L 以上；部分性中枢性尿崩症病人，禁饮后尿渗透压能够升高，可超过血浆渗透压，注射加压素后，尿渗透压可进一步升高；如用加压素后反应不良，尿量及比重、尿渗透压无明显变化，可诊断为肾性尿崩症。

【治疗】

对尿崩症者应积极寻找病因，观察是否存在垂体其他激素缺乏，在药物治疗前，要供给充足的水分，尤其是新生儿和小婴儿，避免脱水及高钠血症，如有脱水及高钠血症发生时应缓慢给水，以免造成脑水肿。肿瘤者应根据肿瘤的性质及部位决定外科手术或放疗方案。对精神性烦渴综合征者进行寻找导致多饮多尿的精神因素，以对症指导。

1.**鞣酸加压素**　为混悬液制剂，浓度每毫升含 5U，用前须稍加温，并摇匀后再行深部肌内注射，开始剂量为 0.1～0.2ml，作用时间可维持 3～7 天，一般须待患儿多尿症状复现时才行第二次给药。用药期间应注意患儿的饮水量，以防止发生水中毒。

2.**精氨酸加压素**　0.1mg/片，口服后疗效可维持 8～12 小时，宜从小剂量每次 0.05mg 开始，2 次/天。小年龄儿可从更小量开始。副作用较小，少部分患者可出现头痛、恶心及胃不适等。

（任海龙）

第六节　矮小症

【概述】

身材矮小是指在相似生活环境下，儿童身高低于同种族、同年龄、同性别个体正常身高 2 个标准差（s）以上，或者低于正常儿童生长曲线第 3 百分位数。在众多因素中，内分泌的生长激素（GH）对身高的影响起着十分重要的作用。患儿因 GH 缺乏所导致的矮小，称为生长激素缺乏症，以前又称为垂体性侏儒症。GH 缺乏症是儿科临床常见的内分泌疾病之一，大多为散发性，少部分为家族性遗传。

【流行病学】

特发性 GH 缺乏症在英国、德国和法国人群中的发病率约为 18/100 万～24/100 万人，瑞典的发病率约 62/100 万人，美国报道的发病率最高，约 287/100 万人。各国发病率的不同与诊断标准差异有关。在 20 世纪 80 年代末，某医院调查了 103753 名年龄在 6～15 岁的中小学生身高，发现 202 人低于第 3 百分位数，其中 12 例诊断生长激素缺乏症，发病率为 115/100 万人。

【病理生理和病因分类】

（一）病理生理

1.**生长激素基因**　生长激素由腺垂体嗜酸性粒细胞分泌，其基因 GH，的表达产物含 191 个氨基酸，分子量 22kD，属非糖基化蛋白质激素，GH 的半衰期为 15～30 分钟。人类 GH 基因定位于第 17 号染色体长臂 q22～24 区带，由 5 个外显子和 4 个内含子组成。GH 基因突变包括错义突变、无义突变及移码突变等。

2.GH 的分泌　　在胎龄 3 个月内,垂体尚无 GH 分泌,其后血中 CH 水平逐步增高。至 12 周时,GH 血浓度可达到 $60\mu g/L$,30 周时达 $130\mu g/L$,以后 GH 浓度逐渐下降,出生时为 $30\mu g/L$,以后进一步下降。GH 分泌一般呈脉冲式释放,昼夜波动大,在分泌低峰时,常难以测到,一般在夜间深睡眠后的早期分泌最高。在血循环中,大约 50% 的 GH 与生长激素结合蛋白(GHBP)结合,以 GH-GHBP 复合物的形式存在。

3.GH 的分泌调节　　在垂体生长激素细胞中,GH 基因的表达受三种下丘脑激素的控制:生长激素释放激素(GHRH)刺激 GH 释放,生长抑素则抑制 GH 释放,以及 Ghrelin 的调节。GHRH 和生长抑素的交替性分泌可以解释 GH 的节律性分泌。GH 的分泌高峰发生在 GHRH 的分泌高峰,同时又是生长抑素分泌的低谷。GH 分泌呈脉冲式,其高峰在睡眠期间。Ghrelin 由下丘脑的弓形核产生,胃部也产生较大量的 Ghrelin。GH 的释放受下丘脑-垂体-门脉循环和体循环的 Ghrelin 水平的影响,饥饿能刺激 Ghrelin 释放人体循环,而进食能抑制 Ghrelin 释放人体循环。

4.GH 与受体的结合　　GH 通过与靶细胞表面的受体分子相结合而发挥作用。GH 受体是一个具有 620 个氨基酸的单链分子;GH 受体有细胞外区,单体的跨膜区以及胞浆区。细胞外区的蛋白水解片段,循环于血浆中,充当为一种 GH 结合蛋白。与细胞因子受体族的其他成分一样,GH 受体的胞浆区缺乏内在的激酶活性,而 GH 的结合,可以诱导受体的二聚作用和一种与受体相连的 Jak2 的活性。该激酶和其他蛋白质底物的磷酸化作用可引起一系列的反应。

5.GH 的生理作用　　GH 的生理作用非常广泛,既促进生长,也调节代谢。其主要作用是:①促进骨生长;②促进蛋白质合成;③促进脂肪降解;④对糖代谢作用复杂,能减少外周组织对葡萄糖的利用,亦降低细胞对胰岛素的敏感性;⑤促进水、矿物质代谢;⑥促进脑功能效应,增强心肌功能,提高免疫功能等作用。

6.类胰岛素生长因子-1(IGF-1)　　IGF-1 为肝脏对 GH 反应时产生的一种多肽,这是一种单链多肽,由 70 个氨基酸组成,基因定位于第 12 号染色体长臂,含有 6 个外显子,IGF-1 与胰岛素具有相当的同源性。血中 90% 的 IGF-1 由肝脏合成,其余由成纤维细胞及胶原等细胞在局部合成。GH 通过增加 IGF-1 的合成,介导其促进有丝分裂的作用。循环中的 IGF-1 与数种不同的结合蛋白相结合,其中主要的一种是分子量为 150kD 的复合物 $IGFBP_3$,$IGFBP_3$ 在 CH 缺乏症的儿童中是降低的,但在因其他原因引起矮小的儿童中则仍在正常范围。

(二)病因分类

根据下丘脑-GH-IGF 生长轴功能缺陷,病因可分为原发性、继发性 GH 缺乏症,单纯性 GH 缺乏症或多种垂体激素缺乏。

1.原发性

(1)遗传:正常生长激素功能的维持,需要下丘脑 GHRH 的分泌到 GH、IGF-1 的分泌,受体效应都要完整,目前下丘脑,垂体-IGF-1 轴的多种基因都已发现突变,导致功能障碍,包括与垂体发育有关的基因缺陷、GH、IGF-1 的编码基因和受体基因,例如 PROP-1、POUIF1、GHRH、GHRH 受体、GH、GH 受体、IGF-1 以及 IGF-1 受体等。

(2)特发性:下丘脑功能异常,神经递质-神经激素信号传导途径的缺陷。

各种先天原因引起的垂体不发育、发育不良,空蝶鞍及视中隔发育异常等。

2.继发性

(1)肿瘤:下丘脑、垂体或颅内其他肿瘤,例如颅咽管瘤、神经纤维瘤以及错构瘤等可影响 GH 的分泌,造成 GH 缺乏。

(2)放射性损伤:下丘脑、垂体肿瘤放疗后,有一大部分存在生长激素缺乏,患急性淋巴细胞白血病的儿童,接受预防性头颅照光者也属于这一类。放疗和化疗引起典型的生长缓慢见于治疗 1～2 年后,由于

GH 缺乏,患者身高逐渐偏离正常。除 GH 缺乏外,亦可有 TSH 和 ACTH 缺乏发生。

(3)头部创伤:任何疾病损伤下丘脑、垂体柄及腺垂体均可导致垂体激素缺乏。由于这种病变是非选择性的,常存在多种垂体激素缺乏,例如在产伤、手术损伤以及颅底骨折等情况发生时。创伤还包括儿童受虐待、牵引产、缺氧及出血性梗死等损伤垂体、垂体柄及下丘脑。

【临床表现】

GH 缺乏症的部分患儿出生时有难产史、窒息史或者胎位不正,以臀位和足位产多见。出生时身长正常,5 个月起出现生长减慢,1～2 岁明显。多于 2～3 岁后才引起注意。随年龄的增长,生长缓慢程度也增加,体型较实际年龄幼稚。自幼食欲低下。典型者矮小,皮下脂肪相对较多,腹脂堆积,圆脸,前额略突出,小下颌,上下部量正常、肢体匀称、高音调声音。学龄期身高年增长率不足 5cm,严重者仅 2～3cm,身高偏离在正常均数－2s 以下。患儿智力正常。出牙、换牙及骨龄落后。青春发育大多延缓(与骨龄成熟程度有关)。

伴有垂体其他促激素不足者,多为促性腺激素缺乏,表现为青春发育延缓,男孩小阴茎、小睾丸,女孩乳房不发育,原发闭经;若伴有 ACTH 缺乏,则常有皮肤色素沉着和严重的低血糖表现;伴有促甲状腺激素不足,则表现为甲状腺功能低下。部分病例伴有多饮多尿,呈部分性尿崩症。

多种垂体激素缺乏患者根据病因有不同的激素缺乏和相应的临床表现。垂体 MRI 表现多数为腺垂体发育不良,蝶鞍常增大或正常,但患者中也有少数表现出增大的垂体(腺垂体增生)、垂体囊性肿物(似颅咽管瘤,或 Rathke 囊肿)或插入垂体前后叶之间的信号不增强的垂体肿物。

继发性 GHD 可发生于任何年龄,并伴有原发疾病的相应症状。当病变是一个进展性的肿瘤时,可有头痛、呕吐、视力障碍、行为异常、癫痫发作、多尿及生长障碍等表现。生长缓慢出现在神经系统症状体征出现前,尤其多见于颅咽管瘤。但以垂体激素缺乏症状为主诉就诊者仅约 10%。颅咽管瘤的儿童常见有视野缺损、视神经萎缩、视乳头水肿及中枢神经瘫痪。外科手术后可首先出现垂体功能减退。

【实验室检查】

1.血 GH 测定　　血清 GH 呈脉冲式分泌,半衰期较短,随机取血检测 GH 无诊断价值,不能区别正常人与 GH 缺乏症。通过 GH 刺激试验,GH 缺乏或低水平可明确诊断。临床多采用药物激发试验来判断垂体分泌 GH 状况(表 12-6-1),常用药物激发剂有胰岛素、精氨酸、L-多巴及可乐定。由于各种药物激发 GH 反应途径不同,各种试验的敏感性及特异性亦有差异,故通常采用至少 2 种作用途径不同的药物进行激发试验才能作为判断的结果。当两个不同激发试验的 GH 峰值均低于 $10\mu g/L$ 时可确诊为 GHD。一般认为两种试验若 GH 峰值均 $<5\mu g/L$,为完全性 GH 缺乏症;GH 峰值在 $5.1～9.9\mu g/L$ 为部分性 GH 缺乏;GH 峰值 $\geqslant 10\mu g/L$ 为正常反应。单次试验约有 20% 的正常儿童呈阴性反应。GH 激发试验前需禁食 8 小时以上。

2.血清 IGF-1 及 IGFBP$_3$ 测定　　血循环中 IGF-1 大多与 IGFBP$_3$ 结合(95% 以上),IGFBP$_3$ 有运送和调节 IGF-1 的功能,两者分泌模式与 GH 不同,ICF-1 呈非脉冲性分泌和较少日夜波动,故血中浓度稳定,并与 GH 水平呈一致关系,是检测下丘脑-GH-IGF 生长轴功能的指标。IGF-1 浓度与年龄有关,亦受其他内分泌激素和营养状态影响。

3.影像学检查　　颅脑磁共振显像(MRI)可显示蝶鞍容积大小,垂体前、后叶大小,可诊断垂体不发育、发育不良,空蝶鞍及视中隔发育不良等,在区分蝶鞍饱满还是空蝶鞍上 MRI 优于 CT。并且可发现颅咽管瘤、神经纤维瘤及错构瘤等肿瘤。

生长激素缺乏者,骨成熟常明显延迟。骨龄落后实际年龄。TSH 和 CH 同时缺乏者骨龄延迟更加明显。

表 12-6-1　GH 缺乏症诊断常用药物激发试验

	方法	峰值	机制
可乐定	4μg/kg 或 0.15mg/m² 口服,服药后 0、30、60、90min 取血测定 GH	60～90min	α-肾上腺能受体激动剂,刺激下丘脑 GHRH 释放
L-多巴	10mg/kg 或 0.5g/1.73m²,服药前后取血,时间同上	60～90min	介导下丘脑神经递质多巴胺能途径的兴奋,刺激下丘脑 CHRH 释放
精氨酸	0.5g/kg 静脉滴注,最大量 30g 30min 滴完,滴注前、后 30、60、90、120min 取血	60～90min	通过 β-受体的介导作用,抑制下丘脑生长激素抑制激素的分泌
胰岛素	胰岛素 0.05U/kg,生理盐水稀释后静注,注射前、后 15、30、45、60min 取血	15～30min	通过胰岛素诱导低血糖,刺激 GH 分泌。血糖降至基础值 50% 时为有效刺激

4.染色体检查　对女性矮小伴青春期发育延迟者应常规作染色体检查,以排除染色体病,如 Turner 综合征等。

5.其他垂体功能检查　除了确定 GHD 诊断外,根据临床表现可选择性地检测血 TSH、T₃、T₄、PRL、ACTH、皮质醇及 LHRH 激发试验等,以判断有无甲状腺和性腺激素等缺乏。垂体功能减退时血浆 PRL 水平升高,强烈提示病变在下丘脑而不是垂体。

【诊断与鉴别诊断】

1.对身高低于同种族、同年龄、同性别正常儿童平均身高 2 个标准差或第 3 百分位数以下者　都应分析原因,仔细了解母亲孕期、围生期、喂养和疾病等情况,结合体格检查和实验室资料,进行综合分析诊断和鉴别诊断。GHD 患儿的年增长速率往往<5cm,骨龄延迟一般可大于 2 年以上,GH 激发峰值<10μg/L。

2.家族性矮小症　父母身高都矮,身高常在第 3 百分位数左右,但其年增长速率>5cm,骨龄与年龄相称,智能与性发育均正常,GH 激发峰值>10μg/L。

3.体质性青春期延迟　属正常发育中的一种变异,较为常见。多见男孩。出生时及生后数年生长无异常,以后则逐年的身高增长及成熟缓慢,尤于青春发育前或即将进入青春发育期时,性发育出现可延迟数年。骨龄落后与性发育延迟相关,亦与身高平行。父母中大多有类似既往史。

4.宫内发育迟缓　本症可由母孕期营养或供氧不足、胎盘存在病理性因素、宫内感染以及胎儿基因组遗传印迹等因素导致胎儿宫内发育障碍。初生时多为足月小样儿,散发起病,无家族史,亦无内分泌异常。出生后极易发生低血糖,生长缓慢。

5.染色体异常　典型 Tumer 综合征不难鉴别,但部分患儿系因 X 染色体结构异常(如等臂畸形及部分缺失等)或各种嵌合体所致病。其临床表现不甚典型,常仅以生长迟缓为主,应进行染色体核型分析鉴别。21-三体综合征除身材矮小外,同时伴有智能落后及特殊面容等特征,故临床诊断一般不易混淆。

6.骨骼发育异常　如各种骨、软骨发育不良等,都有特殊的体态和外貌,可选择进行骨骼 X 线片及相关溶酶体酶学测定、基因分析等,以明确诊断。

7.其他　包括心、肝、肾等慢性疾病,长期营养不良,遗传代谢病(如黏多糖病及糖原累积症等),以及精神心理压抑等因素导致者,都应通过对病史、体检资料分析和必要的特殊检查予以鉴别。

【治疗】

对生长激素缺乏症的治疗主要采用基因重组人生长激素替代治疗。无论特发性或继发性 GH 缺乏性矮小均可用 GH 治疗。开始治疗年龄越小,效果越好,以缩小患者与同龄儿的身高距离,并对达到成人靶身高有很大帮助。但是对颅内肿瘤术后导致的继发性生长激素缺乏症患者需做好解释,对恶性肿瘤或有潜在肿瘤恶变者及严重糖尿病患者禁用。

生长激素替代治疗剂量采用 0.1U/(kg·d),于每晚睡前半小时皮下注射,可选择在上臂、大腿前侧和腹壁、脐周等部位注射。治疗必须持续至接近终身高。GH 治疗第 1 年的效果最好,以后随治疗时间延长 GH 效果减低。停止治疗的标准是身高增长小于 2cm/年,或女孩骨龄大于 14 岁,男孩骨龄大于 16 岁。少数患者在用 GH 治疗过程中可出现甲状腺激素水平下降,故须监测甲状腺功能,必要时予甲状腺激素补充治疗。应用 GH 治疗后的副反应包括假性脑瘤,股骨头脱位,并加重脊柱侧弯及血糖暂时性升高等,但糖尿病的发生率极少。

对于伴有其他垂体激素缺乏者需进行相应的替代治疗。TSH 缺乏者可完全用甲状腺素替代。对于 ACTH 缺乏的患者,适当的补充氢化可的松,剂量不超过 10mg/(m² · 24h),在患病或手术前需增加剂量。对于促性腺激素缺乏者,当骨龄接近青春期时需用性激素治疗。

蛋白同化类固醇药物可促进生长,但是该类药物可加速骨龄发育,加快骨骺融合,对最终身高无明显改善。

(张玉英)

第七节　性早熟

性早熟是指女童在 8 岁前、男童在 9 岁前呈现第二性征的内分泌疾病。

【病因】

1.中枢性性早熟　是由于下丘脑垂体-性腺轴功能过早启动,促性腺激素释放激素(GnRH)脉冲分泌,患儿除有第二性征的发育外,还有卵巢或睾丸的发育。性发育的过程和正常青春期发育的顺序一致,只是年龄提前。

(1)特发性中枢性性早熟:又称体质性中枢性性早熟,是由于下丘脑对性激素的负反馈的敏感性下降,使促性腺素释放激素过早分泌所致。女性多见,约占女孩中枢性性早熟的 80% 以上。

(2)继发性中枢性性早熟:多见于中枢神经系统异常,包括:①肿瘤或占位性病变,如下丘脑错构瘤、囊肿、肉芽肿;②中枢神经系统感染;③获得性损伤,如外伤、术后、放疗或化疗;④先天发育异常,如脑积水,视中隔发育不全等。

(3)其他疾病:少数未经治疗的原发性甲状腺功能减退症患者可伴发中枢性性早熟。

2.外周性性早熟　是非受控于下丘脑-垂体性腺功能所引起的性早熟,有第二性征发育和性激素水平升高,但下丘脑垂体性腺轴不成熟,无性腺的发育。

(1)性腺肿瘤:卵巢颗粒-胞膜细胞瘤、黄体瘤、睾丸间质细胞瘤、畸胎瘤等。

(2)肾上腺疾病:肾上腺肿瘤、先天性肾上腺皮质增生等。

(3)生殖细胞瘤:松果体、纵隔等部位绒毛膜促性腺激素瘤或生殖细胞瘤。

(4)外源性:如含雌激素的药物、食物、化妆品等。

(5)其他疾病:如 McCune-Albright 综合征。

3.部分性性早熟　单纯性乳房早发育、单纯性阴毛早发育、单纯性早初潮。

【临床表现】

第二性征提前出现：女童在 8 岁以前出现乳房发育、阴毛发育、月经来潮等；男孩在 9 岁以前出现阴茎发育、睾丸容积增大、阴毛发育、长痤疮、声音变调、遗精等。同时出现生长加速和心理变化。

【辅助检查】

1.性腺轴激素基础值   血卵泡刺激素（FSH）、促黄体生成素（LH）、雌二醇（E_2）、睾酮（T），男童应加测绒毛膜促性腺激素（HCG）、泌乳素（PRIJ）。

2.GnRH 刺激试验   中枢性性早熟患儿血浆 FSH、LH 基础值可能正常，需借助于 GnRH 刺激试验明确诊断。一般采用静脉注射戈那瑞林 $2.5\mu g/kg$（最大剂量不超过 $100\mu g$），于注射前（Omin）和注射后 30min、60min、90min 及 120min 分别采血测定 LH 和 FSH。用免疫化学发光法测定时，LH 峰值＞5U/I（女），LH/FSH＞0.6，可以认为其性腺轴功能已经启动，诊断中枢性性早熟。

3.骨龄测定   根据手和腕部 X 线片评定骨龄，判断骨骼发育是否超前。性早熟患儿一般骨龄超过实际年龄 1 岁以上。

4.B 超检查   选择盆腔 B 超检查女孩卵巢、子宫的发育情况；男孩注意睾丸、肾上腺皮质等部位—中枢性性早熟女童盆腔 B 超显示卵巢容积＞1ml，并可见多个直径≥4mm 的卵泡；中枢性性早熟男童睾丸容积≥4ml。

5.CT 或 MRI 检查   对怀疑颅内肿瘤或肾上腺疾病所致者，应进行头颅或腹部 CT 或 MRI 检查。

6.其他检查   根据患儿的临床表现可进一步选择其他检查，如怀疑甲状腺功能低下可测定 T3、T4、TSH；性腺肿瘤睾酮和雌二醇浓度增高；先天性肾上腺皮质增生症患儿的血 17 羟孕酮（17-OHP）、ACTH 和脱氢异雄酮（DHEA）明显增高。

【鉴别诊断】

1.单纯乳房早发育   是女孩不完全性性早熟的表现。起病年龄小，常＜2 岁，乳房仅轻度发育，且常呈现周期性变化。这类患儿不伴有生长加速和骨骼发育提前，不伴有阴道出血。血清雌二醇和 FSH 基础值常轻度增高，GnRH 刺激试验中 FSH 峰值明显增高，但 LH 升高不明显，且 FSH/LH＞1。由于部分病人可逐步演变为真性性早熟，故此类患儿应注意定期随访。

2.外周性性早熟

多见于误服含雌激素的药物、食物或接触含雌激素的化妆品，女孩常有不规则阴道出血，且与乳房发育不相称，乳头、乳晕着色加深。女孩单纯出现阴道出血时，应注意排除阴道感染、异物或肿瘤等。对男孩出现性发育征象而睾丸容积仍与其年龄相称者，应考虑先天性肾上腺皮质增生症、肾上腺肿瘤、生殖细胞瘤。单侧睾丸增大者需除外性腺肿瘤。

3.McCune-Albright 综合征   多为女性，是由于 Gs 基因缺陷所致。患儿除性早熟征象外，尚伴有皮肤咖啡色素斑和骨纤维发育不良，偶见卵巢囊肿。少数患儿可能伴有甲状腺功能亢进症或库欣综合征。其性发育过程与特发性性早熟不同，常先有阴道出血，尔后有乳房发育等其他性征出现。

4.原发性甲状腺功能减退症伴性早熟   仅见于少数未经治疗的原发性甲状腺功能减退症。多见于女孩，其发病机制可能和下丘脑-垂体-性腺轴调节紊乱有关。甲状腺功能减退症时，下丘脑分泌 TRH 增加，由于分泌 TSH 的细胞与分泌 PRL、LH、FSH 的细胞具有同源性，TRH 不仅促进垂体分泌 TSH 增多，同时也促进 PRL 和 LH、FSH 分泌。临床除甲状腺功能减退症症状外，可同时出现性早熟的表现，如女孩出现乳房增大、泌乳和阴道出血等，由于 TRH 不影响肾上腺皮质功能，故患儿不出现或极少出现阴毛或腋毛发育。给予左甲状腺素替代治疗使甲状腺功能减退症症状缓解或控制后，性早熟症状也随即消失。

【治疗】

1.一般治疗

（1）护理：消除患儿及家属心理上的焦虑，加强患儿体育锻炼，保证充足的夜间睡眠，对性发育患儿进行青春期教育，懂得乳房、生殖部位的自我保护。行 GnRH 激发试验时，宜选择粗大而较固定的血管放置留置针头，于用药前、后准时抽血，避免因人为因素引起误差而影响检测结果，身高由专人定期在同一时段，用同一标尺进行测量。需要应用促性腺激素释放激素类似物（GnRHa）治疗时告知家属药物治疗时间较长，应持之以恒、定期随访、规则、足量的进行治疗。

（2）营养管理：尽量避免服用营养滋补品、激素污染食品，避免误服避孕药，保证饮食营养均衡、多样化。

（3）心理治疗：由于患儿因第二性征比同龄人明显提前出现，容易产生较大的心理压力和心理行为异常，首先向患儿及家属解释性早熟的相关知识，告知家长治疗的方法、疗程、效果、费用及可能出现的不良反应。尽量消除患儿及家长的焦虑和思想压力。

2.对症治疗　一般应用促性腺激素释放激素类似物治疗特发性中枢性性早熟。GnRHa 抑制垂体-性腺轴，使 LH、FSH 和性腺激素分泌减少，从而控制性发育，延迟骨骼成熟，最终改善成人期身高。目前应用的缓释剂主要有曲普瑞林和亮丙瑞林。GnRHa 的适用指征为骨龄明显提前，预测身高低于遗传身高，生长潜能明显受损的患儿。国内推荐起始剂量：每次 $80\sim100\mu g/kg$，最大量 3.75mg，每 4 周注射 1 次（不超过 5 周），3 个月后复查 GnRH 激发试验，若 LH 激发峰值回复至青春前期值则说明药物抑制满意，剂量可减至 $60\sim80\mu g/kg$。

3.对因治疗　肿瘤引起者应手术摘除或进行化疗、放疗；甲状腺功能低下所致者给予甲状腺素制剂纠正甲状腺功能；先天性肾上腺皮质增生症患者可采用肾上腺皮质激素治疗。

4.预防　避免摄入含有性激素类的食物和药物、反季节蔬菜、水果及滋补品，避免应用成年化妆品。

（袁　强）

第十三章　神经肌肉系统疾病

第一节　脑积水

　　脑积水系指脑脊液的分泌、循环或吸收过程发生障碍,导致颅内脑脊液增多,引起脑室和(或)蛛网膜下腔异常扩大的病理状态。其基本特征是过量的脑脊液产生颅内压增高,因而扩大了正常脑脊液所占有的空间。如果脑积水在颅缝闭合之前发生,则头颅增大异常显著。于出生时就存在的脑积水称为先天性脑积水,在出生后有明确病因产生的脑积水称为后天性(获得性)脑积水。小儿脑积水多为先天性和炎症性病变所致。由于各种原因引起脑实质本身先发生萎缩而后使脑室和蛛网膜下腔扩大,脑脊液容量相对增加者,不属于脑积水的范畴。

【流行病学】

　　先天性脑积水是最常见的先天神经系统畸形疾病之一,据 WHO 对 24 个国家的统计报告,其发病率为 0.87‰,男女无明显差别。我国 1996—2007 年 31 个省市自治区出生缺陷监测资料表明,先天性脑积水的发病率为 0.68‰,仅次于神经管畸形。由于后天性脑积水是出生后多种原因引起的一种病理结果,则其确切发病率很难统计。随着医学科学技术的进步,先天性或后天性脑积水的发病率呈降低趋势。根据我国 2004—2007 年出生缺陷监测网资料,全国先天性脑积水的发病率有明显下降趋势,下降幅度为 16.4%,年下降速率为 9.0%,且城市较农村下降明显。

【病理生理】

　　正常情况下,脑脊液在脑室系统和蛛网膜下腔内不断地循环、代谢,其分泌和吸收速度处于动态平衡,从而维持颅内脑脊液容量的相对稳定。脑脊液的产生主要来自各个脑室特别是侧脑室的脉络丛,约占 80%~85%,少数由室管膜上皮渗出,在小儿每分钟产生脑脊液 0.3~0.35ml(平均每小时 20ml)。脑脊液在脑室生成后,以约 1.47kPa(150mmH$_2$O)液体静水压循环流动。左右两侧侧脑室产生的脑脊液,经室间孔流入第三脑室,与第三脑室产生的脑脊液一起经中脑导水管(又称大脑导水管)流入第四脑室,再与第四脑室产生的脑脊液一起经正中孔和两个侧孔流出而进入蛛网膜下腔的小脑延髓池。蛛网膜下腔的脑脊液,向上循环到脑表面,最后通过蛛网膜绒毛(颗粒)被动地吸收入硬膜静脉窦(上矢状窦),这是脑脊液吸收的主要途径。一小部分的脑脊液进入脊髓蛛网膜下腔,由脊髓静脉的蛛网膜绒毛吸收入血液。另有少量脑脊液可通过脑室的室管膜上皮、蛛网膜下腔的毛细血管、脑膜的淋巴管以及颅神经出颅处的蛛网膜鞘等结构吸收。脑脊液经上述途径不断地回到静脉中去,形成了脑脊液的循环。

　　产生脑积水可能有三种情况:①脑脊液产生过多,这种情况极少;②脑脊液吸收发生障碍,这种情况也较少见;③脑脊液循环发生障碍,绝大多数脑积水病例属于这类。

【分类与病因】

（一）分类

临床上习惯于将脑积水分为交通性（非阻塞性）和非交通性（阻塞性）两种类型,这是根据解剖学的分类。脑室系统与蛛网膜下腔畅通,由于脑脊液的分泌亢进或吸收障碍引起的脑积水称为交通性脑积水。由于脑室系统内的循环通路阻塞引起的脑积水称为非交通性脑积水,在临床上以此型脑积水多见。

脑积水还有其他很多分类方法,目前尚不统一。按照致病原因,可分为先天性和后天性脑积水；按照发病的速度,可分为急性和慢性脑积水；按照颅内压的增高与否,分为高压力性脑积水和正常压力性脑积水；按照发生的部位不同,分为内脑积水和外脑积水。这些分类是相互交叉的,同一病例可归属于不同的类型。

（二）病因

脑积水的原因很多,主要为脑脊液循环通路的阻塞。常见原因为中脑导水管阻塞、颅内肿瘤的压迫及各种原因引起的蛛网膜粘连等。绝大多数先天性脑积水系因脑脊液循环阻塞所致的非交通性脑积水。

1.脑室系统内的阻塞

（1）先天性畸形

1）室内孔闭锁。

2）中脑导水管狭窄、分叉、胶质增生和隔膜形成:这些先天性发育异常均可引起中脑导水管的阻塞,是先天性脑积水最常见的原因。

3）Dandy-Walker畸形:由于第四脑室正中孔及侧孔先天性闭塞而引起脑积水。

4）Amold-Chiari畸形:因小脑扁桃体、延髓及第四脑室疝入椎管内,使脑脊液循环受阻引起脑积水,常并发脊柱裂及脊膜膨出。

5）扁平颅底:常合并Amold-Chiari畸形,阻塞第四脑室出口或环池,引起脑积水。

6）其他:无脑回畸形,软骨发育不良,脑穿通畸形,第五、六脑室囊肿等,均可发生脑积水。

（2）脑室内炎性病变:外源性或内源性微粒物质、细菌性或非细菌性病原体（包括胎儿宫内TORCH感染）所致的炎症造成中脑导水管等部位的阻塞。

（3）脑室内出血或其他部位血肿破入脑室,可因血块或晚期引起的粘连造成中脑导水管和第四脑室出口阻塞。

（4）脑室内或邻近部位占位性病变:如颅内肿瘤、血肿以及寄生虫等,可阻塞脑脊液循环的任何一部分。

2.脑室系统外的阻塞

（1）出血:如蛛网膜下腔出血后引起的纤维增生。

（2）炎症:如化脓性、结核性或其他类型脑膜炎,由于增生的纤维组织引起脑底部蛛网膜粘连而阻塞脑脊液循环通路。

（3）脑膜癌。

（4）颅内手术后。

3.脑脊液的分泌和吸收障碍

（1）脑脊液产生过多

1）脉络丛乳头状瘤。

2）维生素缺乏。

3）胚胎期毒素作用。

4）遗传性。

（2）脑脊液吸收障碍

1）静脉窦压力增高,如静脉窦血栓、颈静脉血栓及上腔静脉阻塞等。

2）先天性蛛网膜颗粒发育不良。

【临床表现】

临床症状并不一致,与脑积水病理变化出现的年龄、病情的轻重和病程的长短有关。

（一）头颅改变

主要见于婴幼儿发病者,多为先天性脑积水。头颅进行性异常增大,与全身的发育不成比例。伴囟门扩大、颅缝裂开以及颅骨变薄变软。头部叩诊呈"破壶音"（Macewen 征）,重者叩诊时有颤动感。前额多向前突出,眶顶受压下陷,眼球下推,以致双眼下视,上方的巩膜外露,可见眼球下半部常落到下眼睑下方,呈现所谓的"落日征",是先天性脑积水的特有体征。婴幼儿患脑积水时行头颅透光试验可呈阳性,枕部局限性透照光圈增大提示为 Dandy-Walker 畸形,头颅广泛透光则见于严重脑积水。

（二）颅内压增高的表现

在婴幼儿,颅内压增高的一般症状多不明显,但可见囟门隆起,张力增高,头皮静脉怒张等。脑积水进展较快时,亦可出现反复呕吐。在囟门和颅缝已闭合的较大儿童脑积水,常表现为颅内压增高症（头痛、呕吐和视乳头水肿）。其中头痛常在卧床休息较久时加重,故常有早晨头痛而起床活动后消失的现象,可能是活动促使脑脊液通过狭窄部位所造成。当脑积水发展缓慢、脑室扩大和颅内压增高较慢时,可以只表现为头痛、个性和情绪的改变,或者出现展神经麻痹而使眼球内斜;但病程晚期多有颅内压增高症。

（三）神经系统功能障碍

除继发于部分颅内肿瘤者外,大多数脑积水无明显的神经系统定位体征。但随着病情的进展,婴幼儿或儿童可出现运动功能减退等。重度脑积水由于极度扩大的脑室枕角压迫枕叶皮质,或扩大的第三脑室的搏动压迫视交叉,引起视力减退,甚至失明,眼底可见原发性视神经萎缩。第四脑室扩大明显时,可出现小脑或脑干受累的表现,也可出现两眼上视障碍及锥体束损害等症状。脑积水晚期或病情严重时,则出现生长发育障碍、智力减退、肢体痉挛性瘫痪及意识障碍等,最终往往是由于营养不良、全身衰竭及合并呼吸道感染等并发症而死亡。

（四）其他

除上述种种表现外,患儿还可表现精神不振、迟钝以及易激惹等,头部因增大过重,则头颈控制力差,一般不能坐或站立,多见于婴幼儿。部分病人有抽搐发作。如第三脑室前部和下视丘、漏斗部受累,可出现各种内分泌功能紊乱,例如青春早熟或落后和生长矮小等。原发症征候,如松果体肿瘤的上视不能,小脑蚓部肿瘤的共济失调等。

【诊断】

婴幼儿脑积水,根据其头颅快速增大及其特有的外观形态等特征,可做出临床诊断,尚需进一步做神经影像学检查（头颅 CT 或 MRI）予以确定诊断。随着儿童发病年龄的增大或者由于脑积水进展缓慢,头颅改变可能不典型,则需要根据其他临床表现,并借助有关辅助检查进行诊断。并且在诊断时要注意寻找原发病因。

头颅 X 线检查可见颅腔扩大、颅骨变薄,脑回压迹加深,颅缝分离、囟门扩大,头与面比例明显增大等改变。头颅 CT 和 MRI 无创性检查是目前最常用的方法,结果最可靠,既可明确脑积水的诊断,又可进一步了解脑积水的原因、种类、阻塞部位及脑室扩大的程度,以便选择适当的治疗措施。特别是头颅 MRI 在显示脑脊液通路的阻塞和引起阻塞的原因方面,尤其是中脑导水管和第四脑室附近的畸形如 Amold-

Chiari 畸形等,有着无可比拟的优越性。而头颅 B 超可用于胎儿脑积水的宫内诊断,为孕妇是否中止妊娠提供依据。

【治疗】

无论何种原因引起的脑积水均以手术治疗为主,对有进展的脑积水更应及时采取手术治疗。手术治疗可以去除病因或重建脑脊液循环通路,但目前手术效果尚未达到满意的境地。对于早期、发展缓慢或不适于手术治疗的脑积水患儿,则以药物治疗为主,可酌情选用脱水或利尿药。后天性脑积水还需同时进行原发病因的治疗。

(一)手术治疗

1.脑脊液分流术　　目的是通过重建脑脊液循环通路,以达到脑脊液分流的目的。小儿脑积水分流术的开展,不仅增加了脑积水患儿的存活率,并使 70% 的患儿保持智力基本正常。按分流的终点不同,可分为颅内分流和颅外分流两种。颅内脑脊液分流术适用于阻塞性脑积水,如侧脑室-小脑延髓池分流术以及第三脑室造瘘术等。近年有研究报道在神经内窥镜下行第三脑室底脚间池造瘘微创手术,是一种治疗中脑导水管狭窄性梗阻性脑积水的新方法。颅外脑脊液分流术适用于各型脑积水,方法很多,包括将脑脊液引流至心血管的手术及引流至其他脏器或体腔的手术,前者常用脑室-心房分流术,后者常用侧脑室-腹腔分流术。晚近香港大学神经外科专家创用脑室-上矢状窦分流术(吻合术),可避免其他分流术的缺点,交通性和非交通性脑积水病例均可采用。

分流术效果除取决于手术本身外,与术前小儿脑皮质保留之厚度及有无合并其他畸形有关。分流术后尽管头围停止过快增长而进入正常曲线,仍需用头颅 CT 或 MRI 定期观察脑室大小及脑皮质厚度,以防持续存在的轻度颅内高压压迫脑皮质而造成智力发育障碍。术后经常随访,也将有利于及时发现分流管有无不通畅、远端分流管是否足够长或有无继发感染等情况,以便给予相应处理。最近有研究发现,分流术本身造成的脑损害或术后并发症(如感染及硬脑膜下血肿等)可导致癫痫发作,2 岁内行分流术者易发生,发生率高达 20%～50%。

2.减少脑脊液产生的手术　　主要为脉络丛切除术或电灼术。因效果不好,已很少采用。

3.去除病因的手术　　如切除颅内肿瘤及脓肿等占位性病变,恢复脑脊液循环通路。至于通过手术能解除先天发育畸形所致阻塞原因者很少,如对 Dandy-Walker 畸形可行第四脑室正中孔切开术;对 Arnold-Chiari 畸形可行后颅窝及上颈段椎板切除减压术。中脑导水管阻塞性病变除先天性隔膜外,手术常造成脑干损伤,很少采用。

(二)药物治疗

目的在于暂时减少脑脊液的分泌或增加机体水分的排出(利尿),降低颅内压。主要使用乙酰唑胺(醋氮酰胺)25～50mg/(kg·d),通过抑制脉络膜丛上皮细胞 Na^+-K^+-ATP 酶以减少脑脊液的分泌;或用脱水剂如甘露醇、利尿剂如双氢克脲噻等,以增加水分的排出。这些药物的疗效一般不显著或仅有轻度的暂时效果,且不宜长期应用。对于有蛛网膜粘连的病人,可试用地塞米松口服、肌内注射或鞘内注射治疗。有癫痫发作者,给予抗癫痫药物治疗。

【预后】

脑积水的预后差别较大,主要取决于治疗的及时与否和引起脑积水的病因及病变程度。如能及时手术根治阻塞的原因,则有可能达到临床痊愈;如阻塞原因难以解除,或合并其他先天畸形,则预后不良。部分(约 1/3)脑积水患儿的病情可以自然静止,不再发展。脑积水常见的后遗症为大头畸形、精神发育迟滞、癫痫及失明等。

未经治疗的先天性脑积水患儿,虽然有大约 20% 可停止发展,脑脊液的分泌和吸收趋于平衡,称为静止性脑积水,但是约半数患儿可在一年半内死亡。剩下约半数可以继续存活的先天性脑积水患儿,仅约15%智商接近正常,超过2/3有神经功能障碍,如共济失调、痉挛性瘫痪以及感知觉障碍等。

经过手术治疗的脑积水患儿,存活率至少在90%,大约2/3智商正常或接近正常。当然,脑积水患儿的神经功能障碍与脑积水的严重程度成正比,如大脑皮质厚度小于1cm,即使脑积水得到控制,也会有神经功能障碍及智力发育障碍。

有研究认为脑脊液的生化分析有助于判断脑积水的预后,如脑脊液中脂肪酸的浓度与颅内压增高可成比例升高,阻塞性脑积水解除后,脂肪酸浓度下降,如分流术后仍持续性升高,多提示预后不良。

(陈柏谕)

第二节　惊厥

惊厥是小儿常见急症之一,表现为全身或局部性骨骼肌不自主收缩的惊厥性发作,伴有或不伴有意识障碍,是大脑皮质神经元异常放电所致的暂时性大脑功能障碍,临床上大多数仅持续数秒至数分钟。若惊厥持续发作超过30分钟,或连续惊厥发作,而发作间期意识状态始终无好转超过30分钟者,即为惊厥持续状态。

【诊断要点】

1.了解惊厥发作的类型(全身性、局限性)　新生儿和3个月以下的幼婴可出现不易被发现的隐匿性发作,如发作性瞪眼、发绀、呼吸暂停、吸吮或指、趾小抽动等;惊厥持续时间;惊厥发作的频率,患儿入院前的总发作次数,在院外抢救的主要用药及时间;惊厥发作中的意识状况(清醒、嗜睡、昏睡、浅昏迷、深昏迷);发作时有无面色改变、意外受伤或大小便失禁;发作前有无先兆及具体表现;惊厥发作后的表现等。

2.各年龄段组惊厥的原因各不相同　新生儿期常见于产伤窒息、HIE、颅内出血,低血糖等,婴幼儿期常见于上呼吸道感染、低血糖、细菌性痢疾、化脓性脑膜炎、中毒性脑病、颅脑畸形等;学龄前期常见小运动型癫痫,学龄期儿童可有癔症假性发作。

3.发病季节　热性惊厥由上呼吸道感染引起者终年可见;春季常见的惊厥是流行性脑脊髓膜炎引起;夏季常见的惊厥多由于流行性乙型脑炎,夏秋季惊厥是由肠道病毒脑膜炎引起;冬季常见惊厥是由肺炎及低钙血症、百日咳脑病引起。

【检查项目】

1.体格检查

(1)一般情况:头围、体温、意识状态(意识水平及意识内容改变),精神状态,唇周、肢端及面色发绀,四肢循环状况。呼吸频率及节律、脉搏、心率与心律、血压。

(2)头、颈部检查:头颅有无畸形(小头、方颅等)、头部软组织外伤、头颅乒乓感,面部有无皮肤异常(皮脂腺瘤、血管瘤等)、前囟(饱满或隆起、张力)、有无骨缝裂开、脑神经瘫痪、球结膜水肿、瞳孔大小及光反射、颈项阻力感。

(3)胸部检查:有无呼吸困难、肺部啰音性质、分布及实变征、心脏有无扩大、心律是否整齐、杂音性质及部位。

(4)腹部检查:有无腹胀、肝、脾大小及质地。

(5)皮肤及四肢检查:有无异常色素斑(牛奶咖啡斑、色素脱失斑)、有无肢体瘫痪。

(6)神经系统检查:四肢肌力、肌张力、锥体束征、脑膜刺激征,有条件时行眼底检查视盘水肿情况。

2.实验室检查

(1)血、尿、大便常规:白细胞增高可见于细菌性感染、流行性乙型脑炎、单纯性热性惊厥。嗜酸性粒细胞显著性增多应考虑脑寄生虫病;原始幼稚细胞增多提示中枢神经白血病的可能性。血片中发现大量嗜碱性点彩红细胞提示铅中毒脑病的可能。不明原因的热性惊厥应做小便常规检查,排除肾盂肾炎。

(2)血液生化检查:根据病情选择性化验血钙、血磷、血镁、血钠、血糖、肝功能及肾功能。

(3)脑脊液检查:疑有颅内感染者,进行脑脊液常规、生化、病原菌及病毒特异性抗体检查。

3.仪器检查

(1)脑电图检查:根据诊断需要了解脑电图背景波及癫痫波发放。

(2)其他:如胸片和结核菌素试验辅助结核性脑膜炎诊断。硬膜下穿刺协助硬膜下积液的诊断。头颅B超、CT、MRI,了解可能的各种颅脑病变。

【临床思维】

1.热性惊厥　热性惊厥是小儿时期最常见的惊厥原因,首发年龄为6个月至3岁。惊厥常在体温突然升高时发作,体温多在39℃以上。70%发生于上呼吸道感染初期,其余发生在呼吸道感染和出疹性疾病中。发作后无异常神经系统体征。根据临床发作特点,分为单纯性与复杂性热性惊厥两者相比,在惊厥发作形式上,前者为全身性发作,后者为局限性或不对称;后者存在较高的癫痫危险性,预后有显著差别。惊厥持续时间前者短暂发作,大多在5~10分钟内,后者长时程发作,≥15分钟;惊厥发作的次数上,前者一次热程中仅有1~2次发作,后者24小时内反复多次发作。

2.颅内感染　多有感染中毒症状如发热、嗜睡、烦躁、激惹、谵妄等。反复发作惊厥,持续时间长。伴进行性意识障碍并伴有不同程度的颅内压增高表现如头痛、呕吐、前囟隆起,颅缝开裂、结核性脑膜炎病程较长,可有视盘水肿。脑膜刺激征、锥体束征阳性。脑脊液常规、生化和病原学检查可帮助确认有无颅内感染以及颅内感染的病原。

3.感染中毒性脑病　多见于严重细菌感染(肺炎、痢疾、败血症、白喉、百日咳、伤寒)的极期,突然出现中枢神经系统症状。除原发病表现外,常有高热、惊厥、意识障碍及颅内压增高表现。惊厥发作次数多,持续时间长,全身或局限性。体格检查显示意识改变、前囟膨隆、锥体束征和脑膜刺激征,甚至肢体瘫痪。脑脊液压力增高,常规、生化检查正常,细菌培养阴性。随原发病控制,中枢神经症状逐日减轻。

4.低钙惊厥　当血清总钙下降到2mmol/L(8mg/dl)或游离钙<0.75mmol/L以下时,肌肉兴奋性增高,年长儿手足搐搦,婴儿诱发惊厥。常见于半岁以内的婴儿,春夏之交发病多。常伴有维生素D缺乏病史和体征,包括多汗、枕部颅骨软化。反复无热惊厥发作,每日多次或不定,发作后精神食欲依然良好,无神萎、嗜睡等颅内感染时常见的意识改变表现。少数婴儿可因上感发热,或急性腹泻而诱发本病,更需与颅内感染区别。血清总钙与游离钙降低,尿钙阴性。

5.癫痫　有多种发作形式,可表现为惊厥性发作和非惊厥性发作。但均具有慢性(反复)、发作性、发作形式刻板性等基本特点。继发性癫痫常有提示脑损伤可能性的个人与过去史:分娩及围生期异常,运动及发育落后,颅脑损伤与外伤史,复杂性热性惊厥史等。可表现为运动性、感觉性、精神行为异常等发作性症状。体格检查中有脑部疾患的阳性体征以及颜面部红色血管痣、面部血管瘤、牛奶咖啡斑、色素脱失斑等各种神经皮肤综合征。脑电图检查有助于确定癫痫的性质及分类。头颅CT及MRI检查有助于发现神经系统变性、发育畸形等病

6.肿瘤　以5~8岁小儿最多见,男多于女。有进行性加重的头痛及呕吐,清晨明显,婴幼儿以手击头、抓头或阵发性哭闹不安,有时采取强迫头位。幕上肿瘤可伴发惊厥。体格检查显示头围增大、颅缝裂开、前囟膨隆、头皮静脉怒张等颅内高压体征和神经系统局灶性体征。头颅CT和磁共振帮助确立诊断,疑幕

下肿瘤时应进行头部 MRI 检查,以避免骨影干扰。

7.Reye 综合征　任何年龄均可发病,6 个月至 4 岁多见。常于呼吸道和消化道病毒感染恢复期,突然出现频繁呕吐及急剧加重的意识障碍、惊厥发作等急性脑病症状。常于急性脑症状后 24～48 小时病情达高峰,频繁惊厥、意识障碍加重、严重颅压增高,可致脑疝发生而死亡。一般不伴高热,肋缘下肝可有轻、中度大,但也可为正常大小,不伴有黄疸。外周血白细胞计数及中性粒细胞分类增高。起病 3～5 天后肝功能异常,包括血氨、转氨酶、凝血酶原时间和中链及短链游离脂肪酸增高。常伴有代谢性酸中毒或(和)呼吸性酸中毒。婴幼儿易见低血糖。病程自限,大多于起病 3～4 天后,病情不再加重发展。

8.原发性低血糖症　夏秋季清晨发病者多,有饥饿史者更易发生。发病时血糖<2.8mmoL/L(50mg/dl)。迅速发生的意识障碍,继之出现惊厥发作,伴恶心、呕吐、面色苍白、冷汗、四肢冰凉等。摄入或静脉注射葡萄糖可立即使意识恢复。

【治疗原则】

1.紧急救护　惊厥发作时,让病儿取侧半卧位,解松衣领,指压人中,轻微扶握肢体,避免关节损伤和摔倒。将头偏向一侧,防止唾液或呕吐物吸入气管引起窒息。惊厥停止后,喉头分泌物多时,用吸痰器吸出痰液,并立即短期给氧。惊厥后出现呼吸困难或暂停时,做人工呼吸。病儿清醒后可喂以糖水,防止低血糖脑损伤。

2.对症治疗

(1)止惊:止惊药物首选作用迅速的地西泮,每次 0.3～0.5mg/kg,静脉注射,静脉注射速度不超过 1ml/min,并注意有无呼吸抑制现象。对典型热性惊厥病儿仅需短期内应用地西泮或苯巴比妥即可。次选 10%水合氯醛每次,0.5～0.8ml/kg,灌肠。在以上治疗的同时或随后,宜再给止惊作用强而持久的药物,如苯巴比妥钠,每次 10mg/kg,肌注。以后视病情和反应,再决定是否需要定时交替或联合使用止惊药以维持疗效。止惊药首次用量宜偏大,达及时止惊目的,维持量可偏小。

对热性惊厥反复发作,半年内超过 3 次或 1 年内发作 5 次以上,或者持续状态,以及非典型热性惊厥,脑电图有癫痫性异常波者,宜每日口服苯巴比妥 2～5mg/(kg·d)。

(2)有热性惊厥史的患儿,体温超过 37.5℃应行物理降温,如温水浴。密切观察体温变化,超过 38℃应行药物降温,高热惊厥者应给布洛芬或对乙酰氨基酚,每次 10～15mg/kg。热退后注意保持皮肤清洁、干燥,衣物及时更换。

(3)抽搐时应保持冷静,不要大嚷大叫,更不要按压患儿的肢体,以免引起骨折,观察发作形式;平卧,头偏向一侧,清除气道异物及分泌物,松解衣扣,必要时吸痰,将纱布包裹牙舌板置于上下磨牙之间;吸氧;加强防护,加用床栏;保证营养及水分的供给,多饮水。给予易消化的富含维生素的高热量、高蛋白饮食。

(4)防治脑水肿:严重特别是反复惊厥者,常有继发性脑水肿,宜加用 20%甘露醇脱水、减低颅内压。

3.病因治疗

(1)感染性疾病:使用抗感染药物。

(2)低钙血症:5%葡萄糖酸钙 20ml 缓慢静脉注射,并同时听心音,有心率过缓,心律失常时停止静注。或用 10%氯化钙每次 5～10ml,口服,一般不超过 7 天。3 天后再给维生素 D_3,15 万 U,肌内注射 1 次。

(3)低镁血症:25%硫酸镁 1 次 0.2～0.4ml/kg,肌内注射,4 次以上或 5 天为 1 个疗程。

(4)维生素 B_6 缺乏症:维生素 B_6 50～100mg 静脉注射或口服。

(5)脑型脚气病:维生素 B_1 每次 100mg,肌内注射。

(6)破伤风:破伤风抗毒素(TAT)1 万～2 万 U,肌内注射、静脉滴注各半。重者 TAT 3000U～4500U 椎管内注射,最好用抗破伤风球蛋白 2000U 肌内注射。此外,清洁创伤和脐带残端消毒以清除毒素来源,亦很重要。

（7）狂犬病：被疯狗咬伤后，于当日，第3、7、14、30天各注射1次抗狂犬病疫苗（地鼠肾组织培养灭活疫苗）用于预防，并可浸润注射于伤口周围和底部，治疗则用狂犬病免疫球蛋白。

4.癫痫的治疗　应尽早开始抗癫痫药物治疗，有效控制发作，坚持长期规则以抗痫药物为主的综合治疗，维持生命质量和精神神经功能正常。难治性癫痫考虑生酮饮食疗法及手术疗法。要自始至终寻找癫痫发生的原因，并设法消除之。一旦诊断成立，即应开始治疗。

（1）用药原则：先由一种药物开始，婴儿可选苯巴比妥，<3岁可选卡马西平，>3岁可选丙戊酸镁或托吡酯。先用小剂量以后逐渐加大剂量直至完全控制发作为止。坚持不间断地规律服药，以保证有效血浓度。有条件时，特别是发作频繁者和复发率高的类型，应监测药物血浓度以调节用药剂量。待完全控制发作2～3年，脑电图复常才能逐渐减量，减药过程半年至1年。要防止突然停药，以免诱发癫痫持续状态。

（2）抗痫药物的选择：应根据发作的类型和个体反应情况来决定。大发作，局灶性发作演变为全身性发作应选用苯巴比妥、苯妥英妥、卡马西平、卡巴喷丁、奥卡西平、丙戊酸镁、托吡酯；简单、复杂局灶性发作应选用卡马西平、托吡酯、拉莫三嗪、左替拉西坦、氯硝西泮；失神发作应选用乙琥胺、氯硝西泮，丙戊酸钠（镁）；肌阵挛，失张力性发作应选用托吡酯，氯硝西泮，丙戊酸钠（镁）；婴儿痉挛应选用激素（ACTH，皮质类固醇）、托吡酯、氯硝西泮。

（3）婴儿痉挛，大田原综合征的治疗：皮质激素能通过酶的诱导作用，加速髓鞘的形成，促进脑的发育，对控制痉挛及减少复发有一定疗效。首选 $ACTH_2$ 5～50U/d 加维生素 B_6 50mg(/kg·d)，静脉滴注2周，以后可改为泼尼松，口服2个月。同时用托吡酯[i-3～6～10mg/(kg·d)，3～7天加1次量，直到控制发作]。

（4）癫痫持续状态的治疗：应立即静脉注射地西泮5mg，每分钟推注0.5ml，以迅速控制发作，药效可维持0.5～3小时。同时肌内注射苯巴比妥钠以延长镇静时间。以后还应维持一定时间，以免复发，并继续坚持长期治疗。同时吸氧纠正缺氧，静脉注射50％葡萄糖和20％甘露醇3～5天。

（张芙蓉）

第三节　头痛

头痛是指头颅眼眶和枕骨部以上区域的各种疼痛，是小儿神经系统最常见的症状之一。它可以是疲劳、紧张的表现，也可以是全身其他系统疾病的症状，还可以是某些严重疾病，如颅内占位性病变、颅内高压、颅内出血等的信号。因此，儿科医师对头痛的小儿应加以重视，尽力查明病因。中医主症有：头昏头痛，无时无节，可间隔发作或持续数天，部位不定，偏正不一。面色萎黄，大便干燥，小便色黄，口唇色淡，口干，舌质红、苔白微黄，脉弦无力。

【诊断要点】

年长儿一般能较详细描述头痛的特征。婴儿不能自述头痛，通常表现以手打头，突然尖叫或烦躁不安；幼童对头痛与头晕多难以区分。对头痛病儿应注意全面检查和追踪观察，分清器质性或功能性，或两者并存。要尽量争取查明病因，而不要满足于对症处理，以免延误诊断。

1.头痛的部位　急性热性疾患及颅内高压或低压所致头痛多呈弥散性全头痛。一侧颅内占位病变早期为患侧头痛，晚期两侧均痛。前额痛可见于热性疾患，额部病变或幕上占位病变。后枕痛见于幕下病变。颞部痛多见于高血压、偏头痛。头痛的部位对颅内占位病变不一定有定位意义。

2.头痛的急缓　急性头痛伴有发热、呕吐时，首先应考虑和注意排除中枢神经系统感染。慢性头痛伴有呕吐而不伴有发热者,首先应考虑和注意排除中枢神经系统肿瘤。

3.头痛的性质　热性疾患的头痛多为钝痛或搏动性疼痛,常伴头晕。血管性头痛常为搏动性跳痛。耳源性、齿源性头痛常为锐痛。头部神经痛多为闪电样头痛。

4.头痛的程度　神经官能症的头痛病人常难以耐受。急性颅内高压、蛛网膜下腔出血、偏头痛、三叉神经痛者,疼痛常很剧烈。热性疾患的头痛一般较轻。

5.头痛的时间　颅内高压性和高血压性头痛常在晨间发生。鼻源性头痛多在起床后不久或体位引流不畅时发生。眼源性头痛多在长时间阅读后发生,休息后缓解。紧张性头痛多发生在精神紧张、疲劳过度或睡眠不足时。血管性头痛和神经官能症头痛常有波动性或易变性,时重时轻时无。脑肿瘤的头痛有进行性加剧的趋势。偏头痛与月经周期有关。头痛型癫痫呈发作性。嗜铬细胞瘤阵发性高血压发作时,头痛突起突止。

6.头痛的加重和缓解　颅内占位病变者在用力、运动、咳嗽、打喷嚏、解便时头痛加重,有时在特殊头位时能缓解。鼻源性头痛在感冒后加重,体位引流后缓解。精神性头痛的发生和加重与精神创伤、情感因素有关。低颅压头痛于立位、坐位时加重,卧位时减轻。

7.头痛的伴随症状　急性头痛伴发热、呕吐主要见于各种细菌性脑膜炎,病毒性脑炎及脑脓肿等;慢性头痛伴喷射性呕吐时多见于颅内占位病变及颅内高压;头痛伴颈硬或强迫头位可见于蛛网膜下腔出血、颅后凹肿瘤、第四脑室肿瘤;头痛伴眩晕见于颅后凹和脑干病变及内耳病变;长期间歇性头痛伴惊厥需注意癫痫的可能性;头痛伴脑神经麻痹征见于脑干肿瘤、炎症及脑疝;突然剧烈头痛随即昏迷见于脑血管畸形或动脉瘤突然破裂出血。

【检查项目】

1.体格检查

(1)生命体征的改变:注意意识改变、呼吸、脉搏、血压、体温、心率、瞳孔等生命体征变化。

(2)神经系统检查:重点注意颅内压增高体征、锥体束征、脑膜刺激征。

(3)其他:系统检查常规检查眼、耳、鼻、咽喉、口腔有无病灶。眼底有无视盘水肿,然后进行系统体检。

2.实验室检查　只有怀疑有颅内感染、颅内出血时才考虑腰椎穿刺,进行脑脊液常规、生化和病原学检查。操作前应常规检查眼底,有视盘水肿时,须先使用20%甘露醇静注减低颅内压,然后才能用细针仔细慢放少量脑脊液以供检查。

3.影像学检查　如颅骨平片、经颅多普勒(TCD)、CT、MRI或MRA等。疑及颅内占位性病变、血管或出血性病变时考虑。

【临床思维】

1.脑器质性疾病

(1)中枢神经系统感染:如细菌性(或化脓性)脑膜炎和病毒性脑炎。临床表现为发热、恶心、呕吐。大多有不同程度的意识障碍。可能有脑膜刺激征、锥体束征。

(2)颅脑损伤:头颅外伤后头痛,严重者伤后立即出现意识障碍。有锥体束征,蛛网膜下腔出血患者多有明显的脑膜刺激征。头颅 CT、MRI 多能协助诊断。

(3)颅内占位性病变:头痛常为发作性,发作频率和严重程度呈进行性加重,可为局限性或全头胀痛;伴有日益加重的呕吐,清晨更严重;早期意识障碍可不明显。婴儿可见前囟隆起、头围增大及颅缝分离;可见视盘水肿,但病程早期可不明显。根据颅内占位性病变的部位,可有惊厥、共济失调、偏瘫或锥体束征等定位体征。后颅凹占位病变或早期枕骨大孔疝者,可有颈项强直。头部 MRI、CT 可明确诊断。

2.颅脑非器质性疾病

(1)偏头痛:发病与遗传因素有关,多见于女孩、并与月经周期有关。长期反复的发作性头痛。是小儿时期复发性头痛中最常见的病因。幼儿期以无先兆(普通型)偏头痛多见。年长儿则以有先兆(典型)偏头痛较常见。大多先兆表现为视觉异常,厌食、恶心、呕吐,有时精神心理状态异常。不超过数分钟。头痛的严重性、频率与持续时间因人而异。小儿时期多见双侧额顶部痛少见单侧头痛。两次发作之间正常。头痛发作时常伴有自主神经症状,表现为面色苍白,头晕,出汗,畏光、闭目。呕吐后或短时睡眠后头痛好转、消失。临床常见的是非特异性血管性头痛,有时病程长,但预后大多良好。

婴幼儿时期偏头痛可表现为"周期性呕吐"。极少数儿童"良性阵发性眩晕"、"交替性偏瘫"或"偏头痛伴眼肌麻痹"。脑电图及影像学检查正常。

(2)紧张性头痛:可能与学习紧张有关,体力活动不加重头痛。可分为发作性和慢性两种类型。多次发作,每次头痛发作的持续时间在30分钟以上。慢性型患者平均每月头痛频度15天以上。发作中可有畏光、畏声,但不伴呕吐。脑超声、脑电图或头颅影像学检查正常。

3.颅脑外疾病

(1)眼部疾病:疼痛多在前额部,有时向枕后放射,持续性胀痛,有时较剧烈,看书或集中视力后头痛加重。常见于屈光不正(散光、近视、远视)、眼内压增高。

(2)鼻窦炎:为学龄儿童头痛的常见原因,头痛部位与同侧鼻窦炎一致,有一定时间性,可随体位变化,可有放射,如上颌窦炎患儿有额部疼痛,晨起较轻,午后逐渐加重,弯腰低头时加重;额窦炎及前筛窦炎的头痛则多在额部或眉间,有时放射到颞部,晨起加重,中午减轻,低头时加重。应作详细的耳鼻喉科检查,以协助诊断。

(3)中耳炎:多有外耳道流脓或耳部疼痛病史。头痛为反射性,与患耳同侧。详细的耳鼻喉科检查可协助诊断。

(4)颈部疾病:疼痛多在枕后,与颈项疼痛同时发生,呈放射性头痛,可持续数月不止,时轻时重。颅颈交界部位有压痛,有头颈部活动受限。可见于颈部皮肤或皮下组织炎症、颈肌损伤或炎症、颈椎病变等。

【处置原则】

头痛的原因十分复杂,分器质性和功能性,或两者重叠,因此必须查明原因,再进行病因和对症治疗。

1.一般治疗

(1)保持环境安静,减少声、光对患儿的刺激。非颅内器质性病变通过休息、睡眠,头痛可减轻或消失,器质性头痛绝对卧床休息,减少头部搬动。

(2)疲劳、情绪波动是头痛的诱发因素,故应尽量避免。必要时使用镇静药、镇痛药。

(3)观察头痛的性质、部位、持续时间及使用镇静药或卧床休息后头痛是否减轻。

(4)颅内高压者可抬高床头,以减轻患儿恶心、呕吐,并防止误吸呕吐物。呕吐时头偏向一侧,观察呕吐物的性质和量。

(5)保持大便通畅,不宜剧烈咳嗽,以免加重头痛。

2.病因治疗　感染发热所致头痛,必须首先控制感染。颅内占位病变所致者,应查明病变性质,然后给予相应的病因治疗。五官疾病所致者,须治疗原发疾病。

3.对症治疗　热性头痛可用解热镇静药布洛芬和罗通定等镇痛药。功能性血管性头痛可用山莨菪碱、地巴唑口服。中枢性高热可用溴隐停。

4.偏头痛的治疗　常用药物有麦角胺咖啡因、阿司匹林、吲哚美辛、布洛芬抑制前列腺素合成酶,非类固醇药、赛庚啶、苯噻啶、苯乙肼、普萘洛尔、氟桂利嗪等。

5.各类脑膜炎的治疗

(1)细菌性脑膜炎

①流脑:A群菌首选磺胺嘧啶,0.2g/(kg·d),首剂给加倍量,静注、肌注或口服,同用等量碳酸氢钠,疗程5～7天。B群菌选用青霉素,20万U/(kg·d),静脉滴注或肌内注射。对SD、青霉素过敏者,改用氯霉素,50～100mg/(kg·d)。重者可三者联用。

②肺炎链球菌性脑膜炎:首选青霉素40万～80万U/(kg·d),3～4周。疗效不好时,需注意耐药菌株的可能性。次选氯霉素或头孢菌素,如头孢拉定、头孢呋辛、头孢曲松。

③流感杆菌性脑膜炎:首选氨苄西林,0.2～0.3g/(kg·d),静脉注射,2～3周。次选氯霉素。重者两者合用。20%的菌株对氨苄西林已耐药。可改用阿洛西林,或加服头孢克洛40mg/(kg·d)口服。

④金黄色葡萄球菌性脑膜炎:首选苯唑西林或其他耐酶半合成新型青霉素,如氯唑西林,0.2g/(kg·d),静注,疗程8周以上。过敏者改用头孢菌素,或杆菌肽肌注1500U(/kg·d),重者新青霉素、红、氯霉素三联应用。

⑤大肠埃希菌性脑膜炎:首选氨苄西林加阿米卡星,5～7.5mg/(kg·d),疗程4周以上,耐药者可改用哌拉西林、美洛西林、头孢呋辛、头孢曲松、头孢哌酮钠静滴。

⑥溶血性链球菌性脑膜炎:首选青霉素,2～3周。

⑦铜绿假单胞菌性脑膜炎:首选羧苄西林或美洛西林。耐药者可改用阿米卡星、磺苄青霉素或妥布霉素,以及第三代头孢菌素头孢曲松、头孢哌酮钠、头孢他啶、头孢泊肟,静滴3周以上。

⑧细菌不明脑膜炎:采用青、磺、氯三联治疗,大部分有效。或用新青霉素、氟氯西林、青霉素三联治疗。或一开始即用三代头孢曲松或头孢他定、头孢泊肟、头孢唑肟。新生儿细菌性脑膜炎可选用氨苄西林加头孢氨噻肟或头孢唑肟静滴3周。泰能用于极重型。

(2)结核性脑膜炎:开始的强化治疗阶段可用异烟肼(INH),20mg/(kg·d),利福平(RFP),15mg/(kg·d)或利福定(RFD),4mg/(kg·d)及链霉素(SM),20mg/(kg·d),为期3个月。也可选用INH,RFP及乙胺丁醇(EMB),25mg/(kg·d),3～6个月。同时用泼尼松1～2mg/(kg·d),2～3个月。或地塞米松5～10mg/d,静脉滴注2周。巩固治疗用INH15mg/(kg·d),18～24个月,并加RFP或EBM。

(3)新型隐球菌性脑膜炎

①两性霉素B或两性霉素脂质体:每日剂量由0.05～0.1mg/kg开始,逐渐递增至1mg/(kg·d)。临用时先用蒸馏水新鲜配制,再加入葡萄糖或右旋糖酐液中缓慢静滴,6～8小时滴完,疗程3个月。此药不良反应大,刺激性大,应有计划地选用较大静脉滴注,每次更换部位,防止漏至皮下,药输完后宜加少量葡萄糖再滴之。用药前注射氯丙嗪可防呕吐。加滴氢可的松可减少发热反应和静脉炎。加滴甘露醇、碳酸氢钠可防治肾脏损害和肾小管酸中毒。因该药脑脊液中浓度低,严重病例需加用鞘内注射,开始每次0.025～0.05～0.1mg,渐增至0.5～1mg/次,浓度为1mg/3～5ml(同时用地塞米松2mg),并需来回用脑脊液稀释后缓慢注入,每2～5天1次,直至脑脊液完全正常。曲菌和毛霉菌脑膜炎亦可用此药治疗。合并肺部新隐球菌病时可用两性霉素B雾化吸(0.125%)。

②球红霉素:剂量1～4mg/(kg·d),静脉滴注。

③氟胞嘧啶(5-FC):通过透过酶干扰真菌之DNA合成而起抑菌作用。口服后90%吸收,每次50mg/kg,6小时口服1次,血浓度可达75～90mg/L,脑脊液中的浓度为血浓度之64%～80%。剂量为0.1～0.2g/(kg·d),3个月为1个疗程。

④咪唑类:目前主张首选氟康唑,5～10mg/(kg·d)静滴或口服4～8周,脑脊液浓度高达60%～80%。

（4）病毒性脑膜脑炎

①抗病毒治疗：重型病毒性脑炎（如单纯疱疹脑炎），可考虑用化疗以抑制病毒核酸的复制及其繁殖，首选阿昔洛韦 30mg/（kg·d），静脉滴注，或更昔洛韦 10mg/（kg·d），静脉滴注 7 天。

②免疫疗法：干扰素每次 100 万～300 万 U，肌内注射，5～7 天；干扰素诱导剂聚肌胞每次 1mg，肌内注射，5 天；转移因子 1～2ml，三角肌内侧皮下注射，5 天 1 个疗程，以后每周 1～2 次；免疫核糖核酸 1～3ml，皮下注射（近淋巴结处），每天 2 次；免疫球蛋白每次 2.5，静滴 3～5 天；胸腺素 1g/（kg·d），肌内注射或胸腺肽每次 10mg，肌内注射。

（5）钩端螺旋体脑膜炎：青霉素 80 万 U，每天 2 次，肌内注射，总剂量为 1200 万～1600 万 U。可辅以皮质激素和扩张血管药（如 5％碳酸氢钠、右旋糖酐、烟酸、樟柳碱等），以防治闭塞性脑动脉炎。

（6）脑血吸虫病：吡喹酮总剂量 60mg/kg，分 2 天服完。必要时疗程增至 6 天，疗效优于呋喃丙胺和锑剂。

（7）脑肺吸虫病：吡喹酮或硫双二氯酚 50mg/（kg·d），20～30 天 1 个疗程。

（8）脑囊虫病：吡喹酮或阿苯达唑 20mg/（kg·d），10 天为 1 个疗程。必要时手术切除脑囊肿。

（9）脑包虫病：吡喹酮或甲苯咪唑 10mg/（kg·d），连服 3 天。

（10）脑型疟疾：氯喹 5mg/（kg·d）静脉注射或肌内注射，每天 3 次。第 2 天，第 3 天减半量。清醒后进行根治性服药，如使用伯氨喹啉 0.5g/（kg·d），7 天为 1 个疗程。

（11）阿米巴脑膜脑炎的治疗：甲硝唑或替硝唑、奥硝唑，10mg/（kg·d），静脉滴注或口服 7～10 天 1 个疗程。必要时用两性霉素 B。

（陈柏谕）

第四节　癫痫

癫痫是一组由已知或未知病因所引起，脑部神经元高度同步化，且常具有自限性的异常放电所导致的综合征。癫痫以反复、发作性、短暂性、通常为刻板性的中枢神经系统功能失常为特征。由于异常放电神经元的位置不同，放电扩展的范围不同，患者的发作可表现为感觉、运动、意识、精神、行为、自主神经功能障碍或兼而有之。每次发作称为癫痫发作，持续存在的癫痫易感性所导致的反复发作称为癫痫。

【病因】

癫痫的病因是复杂的，有遗传性的、结构异常或代谢因素，其中结构异常可为获得性的，如肿瘤、感染、外伤等，也可为遗传相关的，如神经皮肤综合征、皮质发育不良，还有一些不明原因的。

【临床表现】

1.发作性症状符合癫痫的基本特点，即发作性和重复性。发作性是指症状的出现和消失均非常突然，持续时间短，数秒至数分钟；重复性指的是第一次发作后，经过不固定的间隔会有第二次以至多次相同的发作。

2.完整的病史包括发作史（包括首次发作的年龄、发作频率、发作诱因、先兆、发作的详细过程、持续时间）、出生史、生长发育史、热性惊厥史、家族史、其他疾病史。有时难鉴别者需要参考发作期视频脑电图协助诊断。

【辅助检查】

1.临床疑似继发性癫痫者　应常规进行血常规、尿常规、大便常规、血氨、血乳酸、微量元素检查和遗传代谢筛查(尿有机酸分析、血氨基酸分析、酰基肉碱及染色体等);血液生化检查及肝、肾功能等检查。

2.疑似颅内感染者　应行 CSF 检查。

3.脑电图　均应进行脑电图检查,其对癫痫有诊断意义,并有助于确诊、定位、分类和鉴别诊断,以及与非癫痫发作性疾病相鉴别。必要时做各种诱发试验,如过度换气、闪光刺激、睡眠及药物诱发等。

4.神经影像学检查　有助于明确病因。CT 及 MRI 可明确颅内钙化、畸形、占位病变、血管异常及脑发育异常(如灰质异位和脑回异常)等。单光子发射断层扫描(SPECT)和阳电子发射断层扫描(PET)可检测脑血流(CBF)和脑代谢率(CMR)的功能,可找出癫痫发作期低代谢率的癫痫起源区。小婴儿在必要时可先做头颅 B 型超声检查。

5.神经心理评估　根据患儿癫痫的类型、发病年龄及共患症进行相应的神经心理评估,其中包括有儿童智能、儿童发育、儿童行为、儿童情绪及人格等方面。

【诊断】

结合患儿的病史、临床表现和辅助检查,癫痫的诊断需要具备 3 个要素:①至少 1 次的癫痫发作;②能够增加发作可能性的脑部持久性病变,即具有反复癫痫发作的倾向;③伴随的状态,如长期癫痫发作导致的神经心理和社会功能等诸多方面的影响。

完整的癫痫诊断需要明确发作类型(部分性或全面性)、癫痫综合征、病因、癫痫造成的身体或心理的损伤。

【鉴别诊断】

1.晕厥　是短暂全脑灌注不足导致短时间意识丧失和跌倒,偶可引起肢体强直阵挛性抽动或尿失禁。常有头晕、恶心、眼前发黑和无力等先兆,跌倒较缓慢,面色苍白、出汗,有时脉搏不规则。单纯性晕厥发生于直立位或坐位,卧位也出现发作提示痫性发作。晕厥引起意识丧失极少超过 15s,以意识迅速恢复并完全清醒为特点,不伴发作后意识模糊。

2.假性癫痫发作　如癔症发作,可有运动、感觉和意识模糊等类似癫痫发作症状,常有精神诱因,具有表演性,视频脑电图有助于鉴别。

3.发作性睡病　可引起猝倒,易误诊为癫痫。根据发作合并有不可抑制的睡眠、睡眠瘫痪、入睡前幻觉及可唤醒等可以鉴别。

4.低血糖症　血糖低于 2mmol/L 时可产生局部癫痫样抽动或四肢强直发作,伴意识丧失,常见于胰岛 B 细胞瘤或长期服降血糖药物的非胰岛素依赖型糖尿病患者,病史有助于诊断。

【治疗】

治疗目的是控制癫痫发作,改善患者生活质量。

1.一般治疗

(1)护理:有发作预兆的患者,将患者扶至床上,来不及就顺势使其躺倒,防止意识突然丧失而跌伤,迅速移开周围硬物、锐器,减少发作时对身体的伤害。将缠有纱布的压舌板放在患者上、下磨牙之间,以免咬伤舌头。使患者平卧,松开衣领,头转向一侧,以利于呼吸道分泌物及呕吐物排出,防止吸入气管引起呛咳及窒息。平时养成良好的生活习惯,保证充足睡眠,避免过度劳累。注意锻炼身体,提高健康水平,预防上呼吸道感染等疾病。

(2)营养管理:由护士对患者的营养状况进行初始评估,记录在《住院患者评估记录》中。总分≥3 分,有营养不良的风险,需在 24h 内通知营养科医师会诊,根据会诊意见采取营养风险防治措施;总分<3 分,每周重新评估其营养状况,病情加重应及时重新评估。

(3)疼痛管理:由护士对患者癫痫发作伴肢体痛等疼痛情况进行初始评估,记录在《住院患者评估记录》和《疼痛评估及处理记录单》中。评估结果应及时报告医师,疼痛评分在 4 分以上的,应在 1h 内报告医师,医师查看患者后,联系麻醉科医师会诊。未进行药物治疗及物理治疗的患者,疼痛评分为 0 分,每 72 小时评估 1 次并记录;疼痛评分 1～3 分,每 24 小时评估 1 次并记录;疼痛评分 4～6 分,至少每 8 小时评估一次并记录;疼痛评分≥6 分,至少每小时再评估 1 次并记录。对有疼痛主诉的患者随时评估。

(4)心理治疗:甚为重要,鼓励患儿参加正常的活动和上学,以增强他们的自信心。

2.药物治疗　药物治疗对控制本病至关重要。临床上应用抗癫痫药物治疗的总原则为:控制癫痫发作且不产生明显的不良反应。

(1)第 1 次发作原则上不予治疗,需要结合脑电图所见以及脑部有无器质性疾病和患者的态度。

(2)2 次以上的癫痫发作,可以开始抗癫痫药物(AEDs)治疗;但不能诊断癫痫的发作(如热性惊厥、酒精或药物戒断后发作等),不主张应用抗癫痫药物治疗。

(3)根据癫痫发作和癫痫综合征类型选择用药,缓慢增加药量,根据疗效和安全性,结合既往用药情况调整。由专科医师进行长期随访,决定剂量调整、何时减药停药。有条件时应测定药物血浓度以调整剂量。

(4)注意抗癫痫药物的不良反应,定期检查肝、肾功能和血常规。定期测定药物血浓度可减少毒性反应,提高疗效。长期服用抗癫痫药物可引起营养物质的相对缺乏,因此应及时补充维生素 D、维生素 K。

(5)抗癫痫药物的种类

①苯巴比妥:对所有年龄的全身性强直性发作、阵挛性发作,强直-阵挛性发作均有良效,对简单部分性发作及精神运动型发作效果良好,可控制癫痫持续状态。常用维持量为 2～6mg/(kg·d),全日量分 1～2 次口服,需 12d 达稳态。其抗癫痫有效血药浓度为 65～172μmol/L(15～40μg/ml)。中毒血药浓度为＞50mg/L。不良反应一般较轻,最常见的不良反应是嗜睡,常在治疗开始时明显,大多在 1～2 周能耐受。有些儿童服用后,表现为兴奋不安、活动过多。久用可产生耐受性和依赖性。因其对认知能力、行为的影响,现在临床上少用于首选。

②丙戊酸:属广谱药物,对各型癫痫发作均有效,尤其对原发性全身性发作、失神、肌阵挛、少年肌阵挛均可首选。对部分性发作、全身性发作也有效;对失张力发作、强直性发作、Lennox-Gastaut 综合征稍差。临床常用剂量为 15～60mg/(kg·d),分 2～3 次口服。有效血浓度为 349～698μmol/L,中毒血药浓度为＞150mg/L。不良反应有中毒性肝炎、厌食、恶心、食欲差、嗜睡、眩晕、震颤、共济失调、复视、脱发、肥胖、白细胞计数减少、谷丙转氨酶升高、谷草转氨酶升高(多于服药后数月内出现)等。

③卡马西平:是简单部分性发作尤其是复杂部分性癫痫的首选药物。对全身强直-阵挛性发作及混合型的疗效同苯妥英钠,对肌阵挛和失神发作效果不佳。口服剂量 10～30mg/(kg·d)。用药后 3～4d 可达稳态血浓度。其抗癫痫有效血浓度为 17～51μmol/L。中毒血浓度为＞12mg/L。不良反应多发生于开始用药前几天。消化系统反应如恶心、呕吐、胃肠不适、腹痛;中枢神经系统反应有眩晕、嗜睡、运动失调、复视、头痛等。中毒表现为震颤、颜面潮红、抽搐、皮疹、再生障碍性贫血等。严重的不良反应有 Stevens-Johnson 综合征、中毒性表皮坏死溶解症。

④氯硝西泮:也称氯硝安定。对各型癫痫均有效,作用比地西泮和硝西泮至少强 5～10 倍,尤其对失神发作和肌阵挛发作效果显著。对失张力发作、Lennox 综合征也有效。静脉注射用以治疗癫痫持续状态,可使脑电图的癫痫样放电立即停止。口服剂量开始小量,逐日增加,开始剂量为 0.01～0.03mg/(kg·d),每天 2～3 次口服,维持量为 0.05～0.2mg/(kg·d)。不良反应有倦乏、运动失调、肌无力、行为异常、肝功能异常、健忘、白细胞计数减少、呼吸抑制等。用药超过 1～3 个月可产生抗癫痫作用的耐受性(疗效降低)和依赖性,突然停药可加剧癫痫发作。

⑤硝西泮:主要用于婴儿痉挛症、肌阵挛发作、失张力发作、不典型失神发作和反射性癫痫。常用剂量

为 0.25～1mg/(kg·d)，最大量＜2mg/(kg·d)，分 3 次口服。开始用小量，逐渐加量。主要不良反应有镇静、嗜睡、呼吸抑制、肌张力低下及共济失调。

⑥托吡酯：对单纯部分性发作、复杂部分性发作、继发性强直-阵挛性发作均有效，也可用于治疗 Lennox-Gastaut 综合征。单药口服治疗时每天 1～2 次，小量开始，从 0.5～1mg/(kg·d)开始，每周或每 2 周增加 1mg/(kg·d)，直至 5～8mg/(kg·d)。常见不良反应有头晕、疲倦、头痛、思维异常、无汗、共济失调等，大多出现在快速加量期。

⑦拉莫三嗪：对儿童为广谱抗癫痫药，对所有发作类型均有效，尤其对失神、非典型失神和失张力发作效果好，对 Lennox-Gastaut 综合征也有效。初始剂量为 0.3mg/(kg·d)，每日 1 次或分 2 次服用，连服 2 周，接着增加剂量至 0.6mg/(kg·d)，每日 1 次或分 2 次服用，连服 2 周。此后每 1～2 周增加 1 次剂量，每天最大增加量为 0.6mg/(kg·d)，直至达到最佳疗效。通常达到最佳疗效的维持量为每天 1～10mg/kg，每日 1 次或分 2 次服用，每日最大剂量为 200mg。若与丙戊酸合用，初始剂量为 0.15mg/(kg·d)，每日服用 1 次，连服 2 周；随后 2 周每日 1 次，每次 0.3mg/kg。此后，应每 1～2 周增加剂量，最大增加量为 0.3mg/kg，直至达到最佳的疗效。通常达到最佳疗效的维持量为 1～5mg/(kg·d)，单次或分 2 次服用。常见不良反应有困倦、皮疹、呕吐和发作频率增加，还有复视、共济失调、头痛、情绪障碍和攻击行为等。

⑧奥卡西平：抗癫痫作用同卡马西平，起始的治疗剂量为 8～10mg/(kg·d)，分为 2 次给药。每隔 1 周增加每天的剂量，每次增量不要超过 10mg/(kg·d)，最大剂量为 46mg/(kg·d)。不良反应包括嗜睡、皮疹、头痛、头晕、复视、恶心、呕吐和疲劳。

⑨左乙拉西坦：属于全面性抗癫痫药物，起始治疗剂量是每次 10mg/kg，每日 2 次。单次剂量可增加至 30mg/kg，每日 2 次。剂量变化应以每 2 周增加或减少 10mg/kg，每日 2 次。不良反应有嗜睡、敌意、神经质、情绪不稳、易激动、食欲减退、乏力和头痛。

(6)癫痫持续状态：指出现 2 次或多次的癫痫发作而在发作间期患者的意识状态不能恢复到基线期水平，或者癫痫发作持续 30min 或更长时间。癫痫持续状态应在 30min 内终止发作，一般选用静脉药物治疗。

①地西泮为首选药物，每次 0.3～0.5mg/kg，可于 15min 后反复给药。也可选用劳拉西泮和苯妥英钠。

②丙戊酸 15～30mg/kg 静脉注射后改 1mg/(kg·h)静脉维持。

③水合氯醛灌肠。

④癫痫持续状态后的维持给药：苯巴比妥 5mg/kg，肌内注射，每 8 小时 1 次。尽早开始根据癫痫综合征及发作选择口服 AEDs，一般通过鼻饲给药，达到有效血药浓度后，逐渐停用肌内注射苯巴比妥。

3.病因治疗　继发于脑肿瘤、脑炎、脑血管病等疾病的癫痫，在药物治疗的同时，应去除病因。

4.手术治疗　对于药物难治性癫痫，特别是有明确结构异常的患儿，可以考虑进行术前综合评估。

5.生酮饮食　对于药物难治性癫痫，尤其是儿童复杂性肌阵挛癫痫，特别检测到有丙酮酸脱氢酶缺乏、葡萄糖转运蛋白缺乏的异常时，可以考虑应用此方法。

6.预防

(1)积极治疗，减少和控制癫痫发作。

(2)避免癫痫诱发因素，如疲劳、暴饮暴食、失眠、情绪激动、感染发热、惊恐等。

(3)长期规律服用合适的抗癫痫药物，直至完全控制 2～3 年考虑减停抗癫痫药物，防止过早停药而出现反复。

（张芙蓉）

第五节　脑性瘫痪

脑性瘫痪是指出生前到出生后1个月以内各种原因所致的非进行性脑损伤。症状在婴儿期内出现，主要表现为中枢运动障碍及姿势异常，并伴有智力低下、癫痫、行为异常或感知觉障碍。

【诊断要点】

引起脑性瘫痪（简称脑瘫）的脑损伤为非进行性，引起运动障碍的病变部位在脑部，症状在婴儿期出现；有时合并智力障碍、癫痫、感知觉障碍及其他异常。诊断时应除外进行性疾病所致的中枢性运动障碍及正常小儿暂时性的运动发育迟缓。

1.脑瘫的早期诊断　脑瘫的早期诊断能够使患儿得到更好的康复治疗。康复专家和多数儿科医师提倡用各种量表早期发现脑瘫和可能转化为脑瘫的"中枢性协调障碍"的综合征，以争取早期治疗和康复，减少残疾。一般说对非专科医师诊断3个月内的脑瘫较为困难，有人建议6月龄后再诊断脑性瘫痪才比较有把握。诊断的"高龄化"也有误诊、延误诊断和延误治疗等问题。

2.临床表现　临床表现多种多样，由于类型、受损部位不同而表现各异。

（1）运动障碍

①运动发育落后：表现在粗大运动和精细运动均落后于同龄小儿，且主动运动减少。

②肌张力异常：是脑瘫患儿的特征，表现为肌张力增高见于痉挛型；肌肉松软见于肌张力低下型；变异性肌张力不全见于手足徐动型。

③姿势异常：多种多样，姿势异常与肌张力异常和原始反射延迟消失有关。

④反射异常：其重要的一个特征是原始反射延缓消失，保护性反射减弱延缓出现。痉挛性脑瘫可出现腱反射亢进或活跃。

（2）临床分型

①痉挛型：以锥体系受损为主，多呈痉挛性瘫痪，最多见。此型还可按部位分为单瘫、双瘫、三肢瘫、偏瘫、四肢瘫。

②不随意运动型：以锥体外系受损为主，不随意运动增多，表现为手足徐动、舞蹈样动作、肌张力不全、震颤等。

③共济失调型：以小脑受损为主。

④肌张力低下型：往往是其他类型的过渡形式。

⑤混合型：有以上各型两种及两种以上表现。

（3）其他表现：除运动障碍外，常合并其他运动功能异常

①智力低下：智力低下是脑瘫患儿最常见的合并障碍，占全部脑瘫患儿的30%～60%，以痉挛型常见，不随意运动型少见。

②癫痫：占脑瘫患儿的25%～50%，以痉挛型多见，不随意运动型少见。

③其他：还常合并眼部疾患、听力障碍、语言障碍等。

3.量表　各类发育量表如：Gesell、Bayley、Denver、Peabody、CDCC、NABA 等均可评价与正常儿童的差异，从中筛选出发育迟缓的患儿，进一步进行是否为脑瘫的评估和诊断，其中某些量表配有相应的运动发育训练方案，可作为康复训练的参考。该类量表敏感性较好，但不能单独作为诊断依据，不宜作为疗效判别工具。另有一类评定脑性瘫痪的量表如：粗大运动功能评定表（GMFM）及儿童残疾评定表（PEDI）主

要用来评价脑瘫的治疗效果,其中,MFM 是公认的脑性瘫痪标准评定方法;但此类量表用于诊断时其敏感性较低,不能发现轻度脑性瘫痪。

【检查项目】

1.早期的特殊检查　头颅 B 超、CT、MRI 对了解有无脑瘫的病因和判断预后有一定帮助,发现脑室周围白质软化意义较大,脑电图和诱发电位对判断有无合并癫痫和感知觉障碍有意义,其他特殊检查通常用来排除遗传代谢性疾病、全身性疾病和神经系统退行性疾患。特殊检查对脑瘫诊断本身不能提供是或否的答案,仅仅能提供间接证据和排他性依据。

2.体检重点

(1)一般情况:包括意识状态、智力、精神发育、特殊体位、营养状态等。

(2)脑神经检查:包括额纹、视力、视野、眼球运动、眼球震颤、眼裂、鼻唇沟、软腭、腭垂、伸舌、转颈运动、耸肩。

3.运动检查　包括肌容积、肌张力、肌力、共济运动、姿势、步态、不自主运动。一般把肌力分为 0～5 级。

0 级:完全瘫痪,无任何肌肉收缩活动;

1 级:可见轻微肌肉收缩,但无肢体移动;

2 级:肢体能在床上移动但不能抬起;

3 级:肢体能抬离床面但不能对抗阻力;

4 级:能做部分对抗阻力的运动;

5 级:正常肌力。

4.感觉检查

(1)浅感觉:包括痛觉、触觉和温度觉。痛觉正常者可免去温度觉测试。

(2)深感觉:位置觉、音叉震动觉。

(3)皮质感觉:闭目状态下测试两点鉴别觉,或闭目中用手辨别常用物体的大小、形态、轻重等。

5.反射检查

(1)深反射:包括肱二头肌腱反射、肱三头肌腱反射、桡侧骨膜反射、膝腱反射、跟腱反射。腱反射亢进和踝阵挛提示上运动神经元疾患。恒定地一侧性反射缺失或亢进更有定位意义。腱反射减弱或消失提示神经、肌肉、神经肌肉接合处或小脑疾病。

(2)浅反射:包括角膜反射、咽反射、腹壁反射、提睾反射等。腹壁反射要到 1 岁以后才比较容易引出,最初的反应呈弥散性。提睾反射要到出生 4～6 个月后才明显。

(3)病理反射:包括巴彬斯基征、卡道克征、戈登征和奥本海姆征等。检查和判断方法同成人。正常 2 岁以下婴儿可呈现阳性巴宾斯基征,多数表现为蹬趾背伸,但少有其他足趾的扇形分开。检查者用拇指紧压婴儿足底也可引出同样的阳性反应。若该反射恒定不对称或 2 岁后继续阳性提示锥体束损害。

6.脑膜刺激征　包括颈强直、屈髋伸膝试验(Keming 征)和抬颈试验(Brudzinski 征),检查方法同成人。

7.辅助检查

(1)血清生化、细菌学、酶学及免疫学检查(电解质、血糖、血氨、血气分析、血培养、血沉、病毒抗体、肌酶谱)。

(2)脑脊液检查(压力、常规、生化、免疫球蛋白),

(3)神经电生理检查(脑电图、神经传导速度、各种诱发电位、肌电图)。

（4）影像学检查（头颅、脊髓的 CT 与 MRI）。

（5）脑血管造影。

（6）周围神经和肌肉活检。

【临床思维】

1.应通过相关特殊检查排除相应的疾患，如：遗传代谢性疾病、全身性疾病和神经系统退行性疾患等。

2.脑性瘫痪症状和体征一般是不进展的，要高度警惕有变化的症状和体征。

3.间隔多次评估是确定诊断排除其他神经系统进行性疾患的最好方法。

4.脑性瘫痪诊断本身只是一个症候群，对明确的颅内疾患如脑白质发育不良、脑积水、各种脑畸形等，应以相应的疾病诊断为主。

5.发育迟缓：发育迟缓是指包括粗大运动、精细运动、视觉、听觉、语言、交往能力、情感及生活能力等某些方面的发育明显迟于正常同龄儿，且不能用营养不良等现患其他疾病解释的综合征。要注意某些正常小儿因各种原因可有暂时性运动发育迟缓，发育迟缓在各方面可以不均衡，出现某些方面发育异常，而其他方面基本正常的"发育分离"现象。对轻中度运动发育迟缓中的可疑者，可详细追问喂养史、病史和相关家庭环境情况可能有所帮助。对有中度以上运动发育迟缓，但暂时无明确姿势异常证据的患儿，一般不能诊断为脑性瘫痪，可在必要的康复训练的同时进一步随访观察。

6.智力低下：智力功能明显低于同龄水平和对社会环境日常要求的适应能力有明显的缺陷，两者同时存在，而且发生在发育期。因小儿智力检测和社会能力检测存在着明显的年龄障碍（尤其智力低下双重标准中的社会适应能力），智力发育与运动发育等其他方面的发育常常有发育分离现象，故对低龄儿应慎重诊断"智力低下"。

7.遗传性痉挛性截瘫：本病多有家族史，缓慢进展，无智能障碍。

8.先天性肌张力不全：肌张力低下，肌腱反射消失，无智能障碍，也无不自主运动和其他锥体束损害症状。

9.小脑退行性变：其共济失调的表现随年龄增长而加剧。

【处置原则】

应早期发现，早期治疗，按小儿运动发育规律，循序渐进，促进运动发育，抑制异常运动和姿势。利用各种有益手段对脑瘫患儿进行全面综合治疗。除针对运动治疗外，对合并的语言障碍、智力低下、癫痫行为异常也需进行干预，还要培养患儿日常生活、社会交往、将来从事某种职业的能力。脑瘫的康复是一个长期的过程，短期的住院治疗不能取得良好的效果，许多治疗需在家庭里完成，故需家长和医生密切配合，共同制定培训计划，评估培训效果。

1.功能训练　是治疗脑瘫的主要手段，一旦确诊脑瘫，应立即进行功能训练。包括：

（1）躯体训练：主要训练粗大运动，特别是下肢的功能，可采用机械的、物理的手段，改善残存的运动功能，抑制异常的姿势反射，诱导正常的运动。

（2）技能训练：主要训练上肢和手的功能。

（3）语言训练：包括发言训练、咀嚼吞咽功能训练，学会用鼻呼吸并训练小儿听力及视力，如有听力障碍要及早安装助听器，有视觉障碍的也应及时纠正。

2.矫形器的应用　在功能训练中，常需用一些辅助器和支具，纠正小儿异常姿势，抑制小儿异常反射。合适的矫形器还有抑制异常反射的作用。

3.物理治疗　包括水疗和电疗。患儿在水中能产生更多的自主运动，肌张力得到改善。对呼吸有调整作用，有利于改善语言障碍儿的语言能力。

4.手术治疗　主要适用于痉挛型脑瘫患儿,目的在于矫正畸形、改善肌张力、恢复或改善肌力平衡。手术包括肌腱松解或延长术、选择性脊神经后根切断术、骨关节手术等。

5.药物治疗　目前尚未发现治疗脑瘫的特效药,可使用小剂量的安坦缓解手足徐动,改善肌张力。痉挛型可试用力奥来素缓解肌张力,不要反应为困倦、全身肌张力低下与呼吸抑制。

（张芙蓉）

第六节　颅内高压

【概述】

颅内压力(ICP)是指颅腔内各种结构,即脑组织、脑血管系统及脑脊液所产生压力的总和,简称颅压或脑压,一般用腰椎穿刺测得的脑脊液压力表示。通常所说的颅内压,是指在水平侧卧位身体松弛的状态下,经腰椎穿刺接上一定内径的测压管所测得的压力。测压管(玻璃管或塑料管)以内径 $2\sim3mm$ 为宜,太细易有毛细作用使压力偏高,太粗则脑脊液流出过多而使压力偏低。颅内压的个体差别较大。一般正常成人颅内压为 $70\sim180mmH_2O[(mmH_2O)\times98.07=Pa]$。压力在 $180\sim200mmH_2O$,可认为可疑的颅内压增高;如超过 $200mmH_2O$,为颅内压增高;低于 $50mmH_2O$,为病理性低颅压,$50\sim70mmH_2O$ 之间为可疑的低颅压。小儿颅内压一般 $40\sim100mmH_2O$,新生儿颅内压为 $10\sim14mmH_2O$,青春期前后颅压达到成人相似水平。

颅腔的内容物主要由三部分组成,即脑、血液和脑脊液。在正常状态下,这三部分的总容积是近于恒定的,其中任何一部分的数量改变必将由其余的一部分或两部分的相应改变代偿之,以防止对颅内压的明显影响。如果变化过于剧烈,出现失代偿,则出现颅压异常。常见影响颅压的因素如下。

(一)脑脊液的分泌压和流动阻力

当脑室系统发生急性闭塞时,在高达 $700mmH_2O$ 的压力下,脑脊液仍然产生,说明存在脑脊液分泌压。脑脊液在流通过程中也受到一定的阻力,与脑脊液的产生和维持也有一定关系。

(二)流体静力因素

在水平侧卧位时,腰部脑脊液的压力与小脑延髓池和脑室者相等。坐位时腰部椎管脑脊液压可高达 $375\sim550mmH_2O$,此时小脑延髓池的压力常呈负压,顶部的压力也呈明显负压。

(三)静脉血压

静脉内的压力是产生和维持脑脊液压的主要因素之一,全身静脉血压和颅脊腔内静脉血压都影响脑脊液压力。椎管静脉丛的任何压力改变皆以同等程度反映于脑脊液压,例如胸腔内压力升高(如咳嗽和用力)时,脑脊液压也以同等程度增高,这是因为增高的胸内压力经椎静脉扩展到椎静脉丛并阻碍颅内静脉的回流而影响脑脊液吸收。腰部椎管静脉丛经穿过椎间孔的腰静脉回流至下腔静脉,当以手压迫腹(脐)部时,因阻碍下腔静脉血液的回流,使椎管静脉丛充盈,从而使脑脊液压增高。

脑脊液压较颅内静脉窦的血压高约 $5\sim10mmH_2O$。当压迫颈静脉时,颅内静脉窦内压力升高,脑脊液压同时升高,临床上腰椎穿刺时常用的压颈试验即是颅内压受静脉压增高直接影响的实际应用。心力衰竭所致循环淤血,或胸腔上部或纵隔占位病变压迫上腔静脉者,颅内静脉窦血栓引起闭塞,皆可由于静脉血液回流阻碍而引起颅内压增高。

(四)动脉血压的影响

动脉血压的突然改变,无论升高或降低,皆引起颅内压相应改变。变化的程度与血压改变的速度与程度密切相关。动脉血压改变较缓或较轻时，由于脑部动脉阻力的相应调整，对颅内压的影响较小。相反，如血压变化急剧时，则处于失代偿状态，颅内压常明显升高。

【病因和发生机制】

上述颅腔内三种内容物（脑、血液和脑脊液）体积的增大与颅内占位性病变均可引起颅内压增高。因此引起颅压高的主要因素是以下 4 类：①脑脊液增多，见于交通性与非交通性脑积水；②血液增多，如脑血管扩张或出血；③脑组织体积增大，如脑水肿；④颅内占位性病变，如血肿、肿瘤与脑脓肿等。常见原因可归纳为以下 6 大类：①外伤性；②血管性如出血性或闭塞性脑血管病；③炎症性如脑炎与脑膜炎等；④先天性如婴儿脑积水或狭颅症等；⑤颅内肿瘤；⑥全身性疾病如窒息、肺炎或中毒性痢疾引起的中毒性脑病。这些疾病可由于上述四种因素之一种或多种因素而产生颅内压增高。颅内压增高的发病机制是由于上述各种因素导致颅内容积代偿失调，相关的各种因素如下：

（一）脑脊液增多

可由于脑脊液分泌增多或循环障碍所致，以后者常见，病理生理改变表现为脑积水。脑积水可分为交通性与非交通性两类。交通性脑积水者脑脊液能从脑室系统流入蛛网膜下腔，脑脊液的循环障碍发生在蛛网膜下腔；非交通性脑积水也称阻塞性脑积水，阻塞发生在脑室系统，脑脊液不能流入蛛网膜下腔。单纯脑脊液产生过多可见于脉络丛乳头瘤、维生素 A 缺乏或过量，以及儿童服用四环素等，临床一般不引起严重脑积水。

（二）颅内血容量增加

各种原因所致的颅内血容量增加均可导致颅压高。常见的疾病包括：脑外伤所致的脑血管扩张；蛛网膜下腔出血（脑血管畸形或其他原因所致）；颅内静脉窦血栓；动脉和静脉血压升高等。

（三）脑组织容积增加

主要由于脑水肿即过多的水积蓄于脑实质内所致。脑水肿是临床上各种危重症最常见的中枢神经系统并发症，也是颅内压增高的各种因素中最常见者。其原发病以感染性疾病最多。根据病变的范围不同，脑水肿的部位亦有所不同。窒息、心跳呼吸骤停及中毒性脑病等表现为弥漫性的脑水肿；局灶性病变（脑瘤、血肿、脓肿与脑挫裂伤等）则引起病灶周围脑水肿。根据发生机制脑水肿可分为以下几类。

1.血管源性脑水肿　见于脑外伤、脑瘤与颅内炎症等。由于血脑屏障发生障碍，血浆蛋白、液体与某些离子外溢于细胞外间隙，引起细胞外水肿。病理特点是水肿液中蛋白质增多，细胞间隙增宽，水肿以白质为主。

2.细胞毒性脑水肿　见于各种原因引起的脑缺血缺氧（呼吸循环暂停及休克等），系细胞代谢障碍所引起。由于脑组织缺血缺氧，引起细胞膜的损害与细胞渗透调节的紊乱，从而引起细胞内水肿。细胞毒性脑水肿的特点为细胞内水肿，细胞内水分、Ca^{2+} 与 Na^+ 增多并肿胀，细胞间隙缩小，脑灰白质均受累。

3.间质性脑水肿　常见于非交通性脑积水，脑脊液通过受损的室管膜进入脑室周围的白质，特别是额叶的白质。间质性脑水肿的特点是脑脊液聚积在室管膜周围白质的细胞外水肿。

4.渗透压性脑水肿　见于急性水中毒、低渗性脱水、急性低钠血症、中枢神经系统感染并发的抗利尿激素异常分泌综合征等。由于血浆渗透压降低，水分大量内流形成细胞内水肿。

（四）颅内占位性病变

主要包括颅内肿瘤、血肿和脓肿，是颅内压增高的常见原因之一。颅内占位性病变引起颅内压增高的机制主要包括：①病变本身引起颅内容积增多；②继发性脑脊液循环障碍；③病变周围脑水肿。由于颅压调节的容积代偿功能，小的占位性病变一般不引起颅内压增高的临床症状；但由于颅内容积代偿是有限的，仅为整个颅内腔的 5%～10%，因此如占位性病变较大时则出现失代偿。占位性病变是否导致颅压高还与其病变生长速度及部位有关。增长速度越快则颅压增高越突出;中线附近的占位性病变由于容易引起脑脊液循环障碍,因此更易导致颅压高。

【临床表现】

除原发病的相应表现外,颅内压增高的主要表现有头痛、呕吐和视乳头水肿(见于持续时间较长者),称为颅内高压三主征。

(一)头痛

是颅内压增高最常见的症状,可能是由于脑膜、神经或血管受牵拉所致,发生率大约为80%～90%。头痛程度差异较大,一般病初时较轻,以后逐渐加重,并呈持续性头痛。头痛的特点是持续性痛、阵发性加重,清晨时加重,用力、咳嗽、弯腰或低头活动时常使头痛加重。头痛部位多在额部、颞部、眼眶或枕部,与病变部位无关。头痛程度随颅内压的增高而加重。急性颅内压增高时头痛常很剧烈。

(二)呕吐

约2/3病例出现呕吐,常出现于头痛剧烈时,可伴有恶心。典型表现为喷射性呕吐,呕吐与进食关系不大而与头痛剧烈程度有关。第Ⅳ脑室和后颅凹的病变较易引起呕吐。儿童头痛常不显著,呕吐有时是唯一表现。

(三)视乳头水肿

是颅内压增高最重要的客观体征,发生率大约为60%～70%。表现为视神经乳头充血,边缘模糊不清,中央凹陷消失,视乳头隆起,静脉怒张。它出现的时间并不确定,颅内压增高的早期,一般不出现视乳头水肿;婴幼儿由于囟门未闭及颅缝分离,也常无视乳头水肿;急性颅内压增高视乳头水肿较少出现。在视乳头水肿的早期,虽有典型的眼底改变,但视力一般没有明显障碍。如颅内压增高持续存在或继续发展,视野检查可发现生理盲点扩大,中心视力暗点及阵发性黑矇。病情再进一步发展,可发生继发性视神经萎缩,视乳头出现苍白,视力开始明显减退直至失明。

(四)其他表现

颅内压增高还可引起头昏、耳鸣、烦躁不安、嗜睡、复视、意识障碍、头皮静脉怒张、血压增高、脉搏徐缓以及一侧或双侧展神经的不全麻痹等。小儿慢性颅压增高常见头颅增大、颅缝增宽或分裂以及囟门饱满隆起,头颅叩诊时呈破壶音(Macewen征)等表现。颅内压增高严重时,可有生命体征的变化:血压升高、脉搏变慢和呼吸减慢,是颅内压增高的危险征兆,提示有发生脑疝之危险。

(五)脑疝

各种原因引起的颅内压增高,都可以导致脑组织由压力高的部位向压力低的部位移位,形成脑疝,颅内局灶占位性病变引起颅内压增高者更容易发生脑疝。最常见的脑疝有两类:①小脑幕切迹疝,幕上的脑组织(颞叶的海马及钩回)通过小脑幕切迹挤向幕下,又称海马钩回疝;②枕骨大孔疝,幕下的小脑扁桃体及延髓经枕骨大孔疝入椎管内,又称小脑扁桃体疝。脑疝不仅使疝入的脑组织受压,而且还会压迫邻近结构,使血液循环和脑脊液循环受阻,进一步加重颅内高压,最终危及生命。

1.小脑幕切迹疝　主要表现包括:①颅内压增高症状:剧烈头痛,频繁呕吐,程度较脑疝前加重,常伴烦躁不安;②意识改变:可由嗜睡、昏睡到浅昏迷以至深昏迷;③瞳孔改变:系患侧动眼神经受到压迫牵拉所致,早期病侧瞳孔略缩小,光反应稍迟钝,随后逐渐散大,直接及间接光反应消失,晚期因中脑动眼神经核受压麻痹引起双侧瞳孔散大,光反应消失;④运动障碍:表现为对侧偏瘫。脑疝继续发展可引起四肢瘫痪,甚至出现去大脑强直;⑤生命体征改变:表现为血压、脉搏、呼吸及体温的改变。初期血压升高,严重时忽高忽低,脉搏减慢,呼吸不规则,有时面色潮红、大汗淋漓,有时转为苍白、汗闭,体温可高达41℃以上,也可出现体温不升,最后呼吸、循环衰竭死亡。

2.枕骨大孔疝　常见于后颅凹病变,一般较小脑幕切迹疝更急、更快、预后更差。急性枕骨大孔疝主要特点为剧烈头痛,反复呕吐,突然昏迷,双瞳孔先变小后变大。很快出现呼吸障碍,呼吸慢、不规则或出现呼吸暂停.血压上升,脉搏变快,此时循环障碍不如呼吸障碍明显,呈现出呼吸障碍与循环障碍的分离现象,是急性枕骨大孔疝死亡前的特征性表现。慢性者除有头痛、呕吐和视乳头水肿外,尚有后枕部疼痛及反射性颈肌强直,后者是慢性枕骨大孔疝的重要特征之一。脑疝可因腰穿及放出脑脊液过快、过多而诱发及加重,应予注意。

【诊断】

颅内压增高根据进行性头痛、呕吐和视乳头水肿,一般可做出诊断。应注意早期颅内压增高和婴幼儿视乳头水肿不一定出现,儿童的头痛主诉有时不明显,呕吐可能是唯一的主诉,对小儿的反复头昏、呕吐及头围增大应考虑颅内高压的可能。如有视乳头水肿,则颅内压增高的诊断基本可以确定。由于病人的自觉症状常比视乳头水肿及头颅X线片中的改变出现要早,故对症状明显的病人不能单凭视乳头正常而排除颅内压增高的可能。根据病史和体征初步诊断后应选择性进行以下辅助检查,进一步明确颅内压增高的有无及程度,同时寻找引起颅内压增高的病因。

(一)神经影像学检查

头颅CT检查安全、方便、无创伤,可以了解有无颅内占位性病变或其他病变、中线是否移位以及脑室是否受压变形,有无脑实质饱满、脑沟消失、外侧裂变窄或消失等脑水肿征象。

头颅MRI能够更准确地检查出颅内病变,特别是对脑干和后颅凹的病变优于CT,对脑梗死等急症可在病程早期发现异常。

(二)头颅X线片

可提供参考信息。提示颅内压增高的特征包括颅缝裂开、脑回压迹加深以及蛛网膜颗粒压迹增大加深,蝶鞍扩大,鞍背及前后床突的吸收或破坏等。此外,颅骨的局部破坏或增生,钙化松果体的移位,病理钙斑等的存在可提示病变的大体性质及方位。

(三)脑血管造影检查

主要用于明确有无脑血管病变。对高度怀疑脑血管畸形的患儿可选择该项检查。

(四)腰椎穿刺

可直接测量颅内压明确诊断,同时可化验脑脊液,对病因诊断提供依据。脑脊液血性或变黄应考虑有颅内出血;脑脊液混浊或白细胞增多或病原学检查阳性提示有颅内炎症。腰椎穿刺需注意:①有诱发脑疝的危险,因此对颅内压客观体征已很明显的病人禁忌腰椎穿刺检查。临床怀疑颅压高,为了除外颅内感染等病因而确需腰穿检查时,应先脱水治疗,待颅压稳定后再行检查。②有椎管梗阻时经腰穿测压并不能准确代表颅内压。

【治疗】

(一)一般处理

1.密切观察　病人的意识、瞳孔、血压、呼吸、脉搏及体温的变化,掌握病情发展的动态,及时采取措施。病情稳定者要及时进行原因检查和治疗。

2.吸氧　有助于降低颅内压。

3.保持体液、电解质和酸碱平衡　液体入量限于 $1000ml/(m^2 \cdot d)$。含1/3~1/5张含钠液,记录尿量,入量应少于出量。

4.保持呼吸道通畅　对意识不清及咳痰困难者要做气管切开术,防止因呼吸不畅而使颅内压进一步增高。

5.控制惊厥　可给予地西泮(安定)每次 0.3～0.5mg/kg,静脉注射,半小时后可重复一次。对于反复发作或惊厥持续状态者,可酌情给予苯巴比妥钠或苯妥英钠静脉注射。

(二)降颅压治疗

1.内科治疗　常用药物如下。

(1)20%甘露醇:0.25～1.5g/kg,静脉推入,每 4～6 小时一次。5～30 分钟发挥作用,15～90 分钟达最大效力,作用持续 3～6 小时。

(2)甘油:常用 10%甘油盐水 0.25～1.0g/kg 静注,或 0.5～2.0g/kg 口服,每 6～8 小时一次。15～30 分钟开始作用,静注后 30 分钟及口服后 60～80 分钟达最大作用。

(3)肾上腺皮质激素:常用地塞米松 0.2mg/kg 静注,每 6 小时一次。6～8 小时起作用,12～24 小时达高峰。

(4)戊巴比妥:通过降低脑代谢和脑血流使颅压降低。作用迅速,无反跳,不增加颅内出血的危险性。该药必须在密切监护下进行,以免因过深的昏迷产生各种并发症。起始量 3～5mg/kg 静注,30 分钟后每 1～3 小时追加静注 1～3mg/kg,直至脑电图显示电抑制。

(5)冬眠低温疗法:有利于降低脑代谢率减少脑组织的氧耗量,减缓脑水肿的发展,起到脑保护的作用。

(6)过度通气:通过面罩或气管插管给予机械通气,使 $PaCO_2$ 下降至 20～25mmHg(2.7～3.3kPa),可使脑血管收缩,脑血流减少而降低颅内压。

2.外科治疗　严重急性颅内压增高,可进行脑室内、蛛网膜下腔、硬膜下或硬膜外等多种形式穿刺减颅压,必要时置入导管,以便进行随时处理及监测。必要时进行颅骨开窗减压。对于慢性颅内高压,可根据情况采用脑脊液腹腔分流术治疗,有明显疗效,可降低严重视力损害等并发症发生率。

(三)病因治疗

如感染应给予抗生素,硬膜下或硬膜外积液应及时抽出,脑脓肿、肿瘤或其他占位病变的相应手术治疗等。

(陈柏谕)

第七节　颅内出血

颅内出血(ICH)又称为出血性脑血管病或出血性卒中,系因脑血管破裂使血液外溢至颅腔所致。根据出血部位的不同,ICH 可分为脑出血、蛛网膜下腔出血和硬膜下出血等。国外文献报道 15 岁以下儿童脑出血和蛛网膜下腔出血的发病率为 2.5/10 万。无论何种原因所致的小儿 ICH,其临床表现有颇多相似之处,但预后则视不同病因而有很大差异,且诊断与治疗是否及时也是直接影响预后的关键因素。

【病因】

许多血液病、脑血管发育异常及颅内外其他病变均与小儿 ICH 的发生有关,其病因可以是单一的,亦可由多种病因联合所致。

(一)脑血管畸形

脑动静脉畸形是儿童时期 ICH 的常见原因之一,可分为先天性、感染性与外伤性。先天性脑血管畸形包括血管瘤和动静脉瘘,前者系因血管壁中层发育缺陷所致,见于末梢小动脉分叉处,直径达 6～15mm 的动脉瘤易发生破裂出血;后者系因动、静脉系统间毛细血管发育缺陷使动、静脉间直接吻合而成短路,以致病区动脉扩大而成动脉瘤样畸形,并压迫其周围脑组织,易破裂出血,以 Calen 静脉畸形多见。感染性脑动静脉畸形如颅内细菌性或真菌性动脉瘤,系感染性心内膜炎的感染栓子所致;人类免疫缺陷病毒感染也可导致小儿颅内动脉瘤的发生。外伤性脑动静脉畸形较少见,仅发生于海绵窦,因颈内动脉位于此处,故外伤可致颈动脉-海绵窦瘘。

其他类型的脑血管畸形有毛细血管扩张、海绵状血管瘤、软脑膜静脉及毛细血管的畸形、脑底异常血管网(Moya-moya 病)等。

(二)血液病

血液病是小儿脑血管病的重要病因,在尸检的血液病例中有 50% 发现自发性脑出血。血友病患儿中 2.2%~7.4% 发生 ICH。小儿特发性血小板减少性紫癜病例中发生 ICH 者占 10%。其他如白血病、再生障碍性贫血、溶血性贫血、弥散性血管内凝血、凝血障碍等血液病,以及抗凝疗法的并发症,均可发生 ICH。

(三)颅内其他原因

包括颅脑外伤,颅内肿瘤,脑动脉炎,中毒性脑病等。

(四)颅外其他原因

包括维生素 K 缺乏症,维生素 C 缺乏症,肝病,高血压,感染或结缔组织病等其他各种原因所致的 ICH。

(五)新生儿颅内出血原因

新生儿颅内出血(NICH)有其特殊的病因,主要发病因素为两大方面,即产伤及缺氧引起,前者正逐渐减少,后者有增加趋势。NICH 的发病率依不同的检测及统计方法不同而不同,其中在孕周<34 周、出生体重<1500g 的未成熟儿高达 40%~50%。

(六)其他

尚有部分小儿 ICH 的原因不明。找不到病因的脑出血称为小儿特发性脑出血。有文献报道尸检发现小儿特发性脑出血系由微小动脉瘤样血管畸形破裂所致,因此并非真正的原因不明。只是因这种动脉瘤太小,用 CT 扫描和脑血管造影等神经影像学检查不能发现而已。

【临床表现】

(一)脑出血

系指脑实质内血管破裂所致的出血。常见于大脑半球,幕下脑出血(小脑或脑干)较少见。发病前可有外伤以及过度兴奋等诱因。起病较急,常见表现有突发头痛,呕吐,偏瘫,失语,惊厥发作,视物模糊或偏盲,感觉障碍,血压、心率及呼吸改变,意识障碍等。重症患儿一般均有明显的生命体征的改变,并易伴发消化道出血、心肺功能异常以及水电解质紊乱,特别严重者可伴发脑疝死亡。血肿破入蛛网膜下腔者常有明显的脑膜刺激征。脑室出血常表现为深昏迷,四肢软瘫,早期高热,双瞳孔缩小,去脑强直样发作。

(二)原发性蛛网膜下腔出血

原发性蛛网膜下腔出血是指非外伤性原因所致的颅底或脑表面血管破裂,大量血液直接流入蛛网膜下腔;而继发性者是由于脑出血后,血流穿破脑组织而蔓延至脑室及蛛网膜下腔所致。小儿蛛网膜下腔出血比成人少见。因动脉瘤以及动静脉畸形等血管异常所致者以 6 岁以上年长儿较多见,且有随年龄增长而逐渐增多的趋势。

常起病急剧,主要表现为血液刺激或容量增加所致的脑膜刺激征和颅内高压征,如颈项强直、剧烈头痛以及喷射性呕吐等。半数以上病例出现意识障碍、面色苍白和惊厥发作。病初 2~3 日内常有发热。大脑凸面血管破裂所致的蛛网膜下腔出血,若病变部位靠近额叶及颞叶时,常可出现明显的精神症状,可表现为胡言乱语、自言自语、模仿语言和摸空动作等。可伴发血肿或脑梗死而出现局灶性神经体征,如肢体瘫痪及颅神经异常等。眼底检查可见玻璃体下出血。

(三)硬膜下出血

婴幼儿多见。通常分为小脑幕上和小脑幕下两种类型,前者最常见,多因大脑表面的细小桥静脉撕裂出血所致;后者多由于小脑幕撕裂所致。硬膜下出血所形成的血肿大多发生于大脑顶部,多数为双侧,但出血程度可不对称。临床表现差异很大。位于大脑半球凸面的硬膜下出血,若出血量很小,可无明显症状;若出血量较大,则可出现颅内压增高、意识障碍、惊厥发作或偏瘫、斜视等局灶体征,甚至继发脑疝导致死亡。幕下硬膜下血肿通常出血较多,往往迅速出现昏迷、眼球活动障碍、瞳孔不等大且对光反射消失、呼吸不整等脑干受压症状,病情进展极为迅速,多在数小时内呼吸停止而死亡。

(四)NICH

主要包括脑室周围-脑室内出血、小脑出血、原发性蛛网膜下腔出血和硬膜下出血四种类型。脑室周围-脑室内出血主要发生于胎龄较小的未成熟儿,源于室管膜下的生发层毛细血管破裂所致,多于生后24～48小时内发病,多数起病急骤,进行性恶化,生后不久即出现深昏迷、去脑强直与惊厥,多于数小时内死亡;但少数开始时症状亦可不典型,可有意识障碍、局限性"微小型"惊厥、眼球运动障碍以及肢体功能障碍等,症状起伏,时轻时重,多能存活,但易并发脑积水。小脑出血可因压迫脑干而出现四肢瘫痪、呼吸浅表以及反复窒息发作等,均于病后36小时内死亡。新生儿蛛网膜下腔出血临床表现与出血量有关,轻微出血时可无任何症状与体征,仅有血性脑脊液,常见于早产儿;出血较多时,常于生后2～3天出现嗜睡和惊厥,可致出血后脑积水,多见于足月儿;大量出血较罕见,病情严重,生后不久即死亡。新生儿硬膜下出血临床表现与前面所谈到的硬膜下出血相类似。

【诊断】

任何小儿出现上述临床表现时均应考虑到ICH的可能性。如有出血性疾病史或有外伤等诱因,而无明显颅内感染表现,更应注意本病。应及时选择以下辅助检查确诊。

(一)一般检查

ICH时可有贫血,血沉加快,周围血白细胞数增加,如为白血病所致时可见幼稚细胞。任何原因所致的脑出血,均可出现一过性蛋白尿、糖尿及高血糖等变化。

(二)颅脑CT

是确诊ICH的首选检查,可精确判断出血部位及范围,并可估计出血量及查见出血后的脑积水。唯脑干的少量出血可出现假阴性。

(三)颅脑B超

适用于前囟未闭的婴幼儿。对ICH的诊断率较高,且可在床边进行,具有方便、安全、经济等优点,并可进行动态观察,以随时了解血肿及脑室大小的变化。

(四)磁共振血管成像或脑血管造影

是明确出血原因和病变部位最可靠的方法。尤其是脑血管造影即可确定诊断,还可进行介入治疗。但需搬动病人,检查时间也较长,一般于病情稳定后进行,或适用于病情危重、需急诊手术者的术前检查。

(五)脑电图

脑出血时行脑电图检查可发现出血侧有局限性慢波灶,但无特异性。

（六）脑脊液检查

适用于蛛网膜下腔出血的诊断，如发现均匀血性脑脊液，除外穿刺损伤即可明确诊断。鉴别方法可将穿出的脑脊液连续分装三个试管静置数分钟，如观察到脑脊液颜色均匀一致而无凝块，其上清液变黄，隐血试验阳性，提示腰穿前即有出血，非腰穿时损伤所致。在新生儿尚可借助脑脊液内有无含铁血黄素巨噬细胞而予以区别，若有则为新生儿蛛网膜下腔出血。血性脑脊液可持续1周左右，离心后上清液的黄染逐渐加重。另有脑脊液压力增高，蛋白多增多，糖正常或稍低。但如有严重颅内高压表现，或临床怀疑其他部位的ICH，则应暂缓腰穿检查，以免诱发脑疝。

（七）硬膜下穿刺检查

适用于幕上硬膜下出血的诊断，对新生儿和前囟门尚未闭合的婴幼儿在前囟的侧角进行硬膜下穿刺即可确诊。在正常情况下，针头进入硬膜下腔，无液体流出或只能流出几滴澄清的液体。若有硬膜下血肿则可流出含有大量蛋白质的、红色或黄色的水样液体。为明确硬膜下血肿是否为双侧性，对前囟门的两侧均应穿刺。对新生儿穿刺后流出0.5ml以上的液体即有诊断意义。

（八）病因学检查

应结合病史与临床表现进行相应检查，如血象、凝血功能以及骨髓穿刺等，以鉴别出血原因。

【治疗】

ICH治疗原则是迅速控制出血，适时进行外科手术治疗，预防并发症与后遗症。治疗选择通常分为三类：使病情稳定的综合治疗，尽力治疗出血本身，以及降低再出血风险的方法。

（一）稳定治疗

稳定治疗措施包括优化呼吸管理、控制体循环高血压、防治癫痫发作和针对颅内压增高的医学管理等。脑水肿的处理可用肾上腺皮质激素，如颅内压增高较明显可静脉推注脱水剂或利尿剂。ICH急性期应绝对卧床，保持安静，不宜搬动，避免引起血压增高和颅内压增高的因素。如因特殊情况如急诊检查和手术治疗等，需要搬动病人，应保持头部固定。还应保持水电解质平衡及足够的热量供给。

另外，针对蛛网膜下腔出血患儿来说，控制血管痉挛后可能收到一定的疗效。因为蛛网膜下腔的血液和血凝块可引起脑动脉的炎症反应和脑水肿，可释放促血管痉挛物质而引起血管痉挛。

（二）手术治疗

早期手术清除血肿，适用于出血量大，有严重脑实质损害症状或出现脑疝危险症候的病例。而对于一般出血病例，需要待病人病情稳定后再实施手术治疗，包括清除血肿和对局部畸形血管的处理等，通常以发病后2周左右为宜。目前尚无明显证据显示幕上实质内血肿外科手术摘除术对任何年龄都有效。Mendelow及其同事研究显示，在1033名非外伤性幕上出血的成人随机试验中，在血肿发生24小时内进行血肿取出术对病人无明显受益。另外一项小样本研究，给予了较早（小于4小时）血肿取出术的11名病例中，有4例因为再出血给予了暂停早期血肿清把除手术。也有无对照研究证据显示，在选择人群中血肿清除可能缓解脑疝发生。这种外科手术对于小脑出血以及大脑半球较大范围出血病灶病人可能获益更多。

反复腰穿放脑脊液适用于脑室及蛛网膜下腔出血患者，可减少脑积水的发生，并可迅速缓解蛛网膜下腔出血所引起的颅内高压，减轻脑膜刺激症状。但如果患儿头痛剧烈、呕吐频繁或极度烦躁，甚至已出现脑疝的早期征象，则应禁忌腰穿，以免诱发脑疝。

硬膜下穿刺适用于硬膜下出血的治疗，前囟未闭时尤为适用。一般可每日或隔日穿刺1次，穿刺成功后应让液体自动流出，不应抽吸，每次引流量不宜过大，一般不超过15ml，否则可能诱发再出血。可穿刺10~15次，液体量不多者逐渐延长间隔并停止穿刺。

（三）病因治疗

纠正出血的危险因素能够减少额外出血。脑血管畸形的手术处理可以防止再次破裂出血。动脉瘤和动静脉畸形（AVMs）采用外科或血管内闭塞治疗对于许多病人来说是非常有效的，但是放射外科学针对儿童 AVMs 病灶太小或很难用外科手术方法解决的病例，应用越来越多。数个较大的回顾性研究报道，放射外科学是非常安全而且对于治疗儿童 AVMs 是明显有效的。

对凝血缺陷和血液系统疾病的治疗可减少继发性出血的危险。血小板计数在 $200 \times 10^9/L$ 以上时脑出血很少发生。即使血小板数很低，在没有创伤的情况下，自发性颅内出血极少见。获得性同种免疫血小板减少症患者的脑出血通常伴有全身性病毒感染，可能是由于感染刺激机体产生大量的抗血小板抗体，导致血小板减少。对于血小板减少症患者应及时输注血小板或新鲜血，避免服用阿司匹林或其他抗血小板药物，或是避免可能导致头部外伤的刺激。同样，Ⅶ因子缺乏患儿通过补充Ⅶ因子可减少或预防外伤性颅内出血。对于血友病患者应输注Ⅷ因子，晚发性维生素 K 缺乏应输注维生素 K 和凝血因子复合物或新鲜血等。

（四）康复治疗

ICH 患儿在病情好转后即应进行医学康复训练，包括物理治疗、作业治疗和语言治疗等。还应辅以针灸、推拿、理疗以及高压氧等，以减轻神经损害后遗症。同时可给予心理支持和行为治疗。在康复治疗过程中，患儿和家长都应参加。

儿童 ICH 治疗和评估推荐如下：

1. Ⅰ级推荐

（1）对于非外伤性脑出血患儿，当非侵入性检查不能确定原因时，应该进行全面的危险因素评估，包括常规脑血管造影，从而在再次脑出血发生前确定可治疗的危险因素（Ⅰ级，C 水平证据）。

（2）严重凝血因子缺乏症患儿需要接受凝血因子替代治疗（Ⅰ级，A 水平证据）。

（3）先天性血管异常患儿有发生反复脑出血的危险，这种损害应该予以及时识别和矫治。同样，其他可治疗的脑出血危险因素也应该及时矫正（Ⅰ级，C 水平证据）。

（4）脑出血病人的稳定治疗包括呼吸治疗、控制血压、控制癫痫发作和降低颅内压（Ⅰ级，C 水平证据）。

2. Ⅱ级推荐

（1）对于无临床症状的颅内动脉瘤病人，有必要每 1～5 年应用颅脑 MRA 进行追踪随访（Ⅱa 级，C 水平证据）。当病人出现可以用颅内动脉瘤解释的临床症状时，即使颅脑 MRA 未发现颅内动脉瘤，也应考虑采用 CT 血管造影（CTA）或导管血管造影（CA）检查（Ⅱb 级，C 水平证据）。

（2）治疗脑血管痉挛对 SAH 患者有利（Ⅱb 级，C 水平证据）。

3. Ⅲ级推荐

（1）对于大多数大脑幕上血肿病人，不主张外科手术治疗（Ⅲ级，C 水平证据）。然而，对于可能发生脑疝或颅内压很高的患者，应该进行外科手术治疗。

（2）尽管有证据表明镰状细胞病（SCD）患者周期性的输血会造成缺血性梗死，但没有证据表明镰状细胞病患者周期性的输血能够减少 ICH 的发生率（Ⅲ级，B 水平证据）。

【预后】

ICH 的预后与其发病年龄、病因、出血部位及出血量大小等有关。脑动静脉畸形易反复出血，复发者病死率较高；如血液流入脑室系统与蛛网膜下腔后，易致脑脊液循环通路阻塞，吸收障碍，产生脑积水。脑动脉瘤破裂常产生脑实质内出血，80％以上的病例于早期死亡，幸存者多留有神经系统后遗症。继发于全身性疾病的 ICH 预后与原发病、出血部位及其产生的病理反应有关。

NICH 预后与其出血类型有关。脑室周围—脑室内出血的近期预后与出血量大小有关,出血量越大,并发脑积水的发生率或病死率越高;远期随访,出血量大者多发生严重智能减退和运动功能障碍等。小脑出血预后差,出生后不久即死亡。新生儿蛛网膜下腔出血主要系静脉破裂所致,出血量较小,大多预后良好;少数也可因先天性颅内动脉瘤破裂所致,病情多危重,预后较差,病死率高达 40%。幕上硬膜下出血预后相对较好,而幕下硬膜下出血预后差。

(陈柏谕)

第八节　化脓性脑膜炎

【疾病概述】

化脓性脑膜炎(简称化脑),系由各种化脓菌感染引起的脑膜炎症。以发热、呕吐、头痛、烦躁,并伴有脑膜刺激征及脑脊液改变为主要临床特征。小儿,尤其是婴幼儿常见。自使用抗生素以来其病死率已由 50%～90% 降至 10% 以下,但仍是小儿严重感染性疾病之一。其中脑膜炎双球菌引起者最多见,可以发生流行,称流行性脑脊髓膜炎,临床表现有其特殊性。

【临床特点】

1.病史　应注意有无上呼吸道感染、发热史或其他部位的化脓性感染史,如肺炎、败血症、中耳炎、鼻窦炎、或脑脊液耳漏、脑脊液鼻漏等。

2.症状与体征

(1)症状:临床以发热、头痛、呕吐、嗜睡、谵妄、颈强直、昏迷等为主要特征。

(2)体征:①前驱期。常有上呼吸道感染或皮肤感染等引起的非特异性症状,如发热、咽痛、咳嗽、皮肤疖肿等。②全身性感染中毒表现。常见倦怠、烦躁、哭闹、食欲减退或拒食等。严重者出现中毒性休克或弥漫性血管内凝血的症候。③中枢神经系统表现。一般于发病后 1～2d 出现典型表现,高热、剧烈头痛、喷射性呕吐、易激惹等,甚至昏迷。稍大儿童常出现典型脑膜刺激征——颈强直,凯尔尼格征、布鲁津斯基征阳性。多数病人出现惊厥。婴幼儿常见前囟隆起、骨缝裂开等颅内压增高征。

不同年龄段患儿临床表现各有特点:①新生儿及 3 个月以下婴儿临床表现极不典型。体温可高可低,甚至体温不升,常有拒食、吐乳、嗜睡、惊惕、尖叫、惊厥、面色青灰、前囟饱满或隆起等,脑膜刺激征出现较晚。②3 个月～2 岁的小儿有发热、呕吐、烦躁、易激惹、惊厥、精神萎靡、嗜睡或昏迷。颈强直,前囟膨隆,出现脑膜刺激征。③2 岁以上小儿症状及体征渐趋典型,除头痛外,尚有背痛,关节肌肉疼痛等主诉,脑膜刺激征明显。

3.症状加重及缓解因素

(1)加重因素:免疫力降低、受凉、营养不良等。

(2)缓解因素:休息、增强营养等。

4.并发症　常见并发症有硬脑膜下积液、脑室炎。后遗症有脑积水、智力减退等。

【诊断】

1.诊断标准

(1)起病前有化脓性感染史。

(2)起病急,发热、呕吐,中枢神经系统功能紊乱,脑膜刺激征阳性,颅压升高等,重者可发生脑疝,甚至呼吸衰竭,或可引起休克。

(3)实验室检查:①白细胞总数及中性粒细胞比例明显增高。②脑脊液压力增高,外观浑浊或为脓样。细胞数明显增多,中性粒细胞占绝大多数,糖含量减低,蛋白显著增加。脑脊液涂片可检得病原菌。

2.疗效判定治愈   体温恢复正常,疾病的所有症状都消失,未留下后遗症。白细胞的数量,脑脊液的常规检查结果都恢复正常。好转:病症消失或者已经开始好转,外周的血白细胞数量正常,脑脊液基本正常或者已经往好的方面发展。未愈:患者的症状明显没有改变,外周白细胞数量仍然非常高,脑脊液异常。

【辅助检查】

1.血常规   白细胞总数明显增多,可达$(20\sim40)\times10^9/L$以上,以中性多核细胞为主。但金黄色葡萄球菌性脑膜炎时白细胞总数可正常或稍低,有明显核左移现象,并有中毒颗粒出现。

2.血培养   有病原菌生成。

3.脑脊液检查   脑脊液压力明显升高,外观浑浊,为脓样。白细胞总数明显增多,达$(0.5\sim1)\times10^9/L$以上,分类以中性多核细胞为主。蛋白增高,糖和氯化物减少。涂片或培养能找到相应的致病菌。肺炎双球菌脑膜炎在晚期病例可表现为蛋白-细胞分离现象。

4.皮肤淤点涂片   流脑患者做此项检查,可找到脑膜炎双球菌。

5.免疫学检查   对流免疫电泳、乳酸凝集试验及协同凝集试验对流脑的快速诊断阳性率均在80%以上;间接血凝、血凝抑制试验、荧光抗体染色、放射免疫测定等均有助于快速诊断。

【治疗】

1.一般治疗   保证营养、水。电解质供给;昏迷患儿应注意保持呼吸道通畅;婴儿应每隔$2\sim3d$测头围1次。

2.病因治疗   凡已确诊或高度疑似的患儿,应立即给予抗生素治疗,以早期、足量、足疗程为原则。根据病原菌种类选择敏感且能透过血脑屏障的抗生素,进行静脉给药。治疗$3\sim5d$,观察疗效,再决定更换药物或调整剂量。

(1)病原菌未明或疾病初期:新生儿化脑,病原菌常考虑葡萄球菌、大肠埃希菌等,另外要注意近来条件致病菌感染也有上升趋势。婴幼儿及年长儿首选抗生素仍以青霉素、氨苄西林或氯霉素较多,以后可根据细菌培养及药敏试验结果进行调整。用法:青霉素40万$\sim$60万$U/(kg \cdot d)$,分3次静脉滴注;氨苄西林$150\sim300mg/(kg \cdot d)$。分$2\sim3$次静脉滴注;氯霉素$60\sim100mg/(kg \cdot d)$(总量不超过$2g/d$),分$2\sim3$次静脉滴注。

(2)病原菌明确:可根据药敏试验及临床情况评价选择抗生素。某些肺炎球菌菌株对青霉素耐药,B型流感嗜血杆菌菌株因产生β-内酰胺酶和乙酰转移酶对氯霉素、氨苄西林产生耐药,使头孢菌素成为治疗耐药菌株化脑的首选药物,尤以第三代头孢菌素既能较快通过血脑屏障又有较强的杀菌作用。对青霉素、氨苄西林及磺胺类药产生耐药的脑膜炎球菌性脑膜炎,也可选用第三代头孢菌素,或与氯霉素联用。第三代头孢菌素常用剂量:头孢噻肟$100\sim200mg/(kg \cdot d)$。分次静脉滴注;头孢曲松(菌必治)$75\sim100mg/(kg \cdot d)$,1/d,静脉滴注。

(3)新生儿化脑:原多为大肠埃希菌、B族溶血性链球菌感染,可选氨苄西林和第三代头孢菌素联用;铜绿假单胞菌感染可选头孢噻肟和氨基糖苷类抗生素联用;李斯特菌感染可选用青霉素、氨苄西林、氨基糖苷类抗生素或磺胺类药。

(4)抗菌治疗疗程:如抗感染治疗$3\sim5d$以上,病情无好转迹象,需考虑耐药菌株感染的可能,应及时更换药物。疗程长短可参考临床表现,脑脊液检查结果,机体的免疫功能,有无并发症及迁徙性感染等因素。大多数疗程为$3\sim4$周。

3.糖皮质激素治疗   糖皮质激素应在抗生素应用的稍前或同时使用,选地塞米松$0.6mg/(kg \cdot d)$,分4

次静脉滴注,可连用 4d,以降低颅内高压,减轻脑水肿。

4.并发症治疗　硬脑膜下积液应穿刺放液,少量积液可自行吸收,液量多者常需反复穿刺。一般 1～2 周即愈,若 3～4 周内经反复穿刺而积液仍不减少,应考虑囊腔剥离手术治疗,以免脑组织受压过久而萎缩。硬脑膜下积脓时可局部注入抗生素。脑室管膜炎应进行脑室内注射抗菌药物,颅压明显增高者可采用脑室穿刺侧脑室控制引流。婴儿化脑应常规进行双侧硬膜下穿刺。有积液者每次每侧放液量不超过 15ml,隔日 1 次直至积液消失。穿刺无效时考虑手术治疗。

5.对症治疗　颅内压增高适当给予脱水药,及时处理过高热、惊厥及呼吸、循环衰竭。

【注意事项】

1.保持情绪稳定,减轻对疾病恐惧,积极配合治疗。

2.保持病室安静,避免声光刺激,以免诱发癫痫发作。

3.视物模糊,精神混乱时,专人陪伴,防止受伤。

4.应用磺胺类药物治疗时,多饮水,以利药物排泄。

5.加强营养,进食高蛋白、易消化、富含纤维素食物,预防便秘。

6.保持皮肤口腔卫生,勤洗会阴,预防泌尿系统感染。

(张芙蓉)

第九节　流行性脑脊髓膜炎

【概述】

流行性脑脊髓膜炎(以下简称为流脑)是由脑膜炎双球菌引起的急性化脓性脑膜炎,为急性呼吸道传染病。主要临床表现为发热、头痛、呕吐、皮肤黏膜淤点、淤斑及脑膜刺激征。重者可有败血症性休克和脑膜脑炎。脑脊液可呈化脓性改变。

【临床特点】

1.病史　在冬春季节和流行地区内,儿童患病者最为多见。有些患者在发病前 7 天有明显密切接触史。

2.症状与体征　潜伏期为 1～10d,短者仅为数小时,多为 2～3d。

(1)普通型:约占 90%。按病情可分为上呼吸道感染期、败血症期和脑膜炎期,但不易严格区分。

①上呼吸道感染期:有发热、咽痛、鼻炎和咳嗽等上呼吸道感染症状。部分病人有此期表现。

②败血症期:常无前驱症状,恶寒,高热,头痛,呕吐,乏力,肌肉酸痛,神志淡漠等。70%病人出现淤点、淤斑。

③脑膜炎期:多与败血症期症状同时出现。发病后 24h,除高热及毒血症外,主要表现为中枢神经系统症状:剧烈头痛、呕吐,可呈喷射性,烦躁不安,脑膜刺激征阳性:出现颈强直、布鲁津斯基征和凯尔尼格征阳性。颅压增高明显者有血压升高、脉搏减慢等。严重者可进入谵妄、昏迷。婴幼儿多不典型,除高热,拒食,烦躁,啼哭不安外,惊厥,腹泻及咳嗽较成人多见。前囟未闭者大多突出,而脑膜刺激征可能不明显。

(2)暴发型:病情凶险,进展迅速,6～24h 内即可危及生命。

①休克型:又称暴发型脑膜炎球菌败血症。起病急骤,寒战、高热或体温不升,严重中毒症状,短期内(12h 内)出现遍及全身的广泛淤点,淤斑,迅速扩大,或继以淤斑中央坏死。休克为重要表现:面色灰白,唇及指端发绀,四肢厥冷,皮肤花斑状,脉细速,血压下降;易并发弥漫性血管内凝血(DIC)。多无脑膜刺激

征,脑脊液检查多无异常。

②脑膜脑炎型:主要表现为脑实质炎症和水肿。除有高热、头痛和呕吐外,可迅速陷入昏迷,频繁惊厥,锥体束征阳性;血压持续升高。球结膜水肿。部分病人出现脑疝(小脑幕切迹疝,枕骨大孔疝)。有瞳孔不等大,对光反应迟钝或消失。可出现呼吸不规则,快慢深浅不一或骤停,肢体肌张力增强等。

③混合型:同时具备休克型和脑膜脑炎型的临床表现,此型最为凶险,治疗亦较困难。预后差,病死率高。

(3)轻型:临床表现为低热、轻微头痛、咽痛等上呼吸道感染症状;皮肤黏膜可有少量细小出血点;亦可有脑膜刺激征。脑脊液可有轻度炎症改变。咽培养可有脑膜炎双球菌。

3.症状加重及缓解因素

(1)加重因素:年龄以 2 岁以下,反复惊厥,持续昏迷者,治疗较晚或治疗不彻底者。

(2)缓解因素:休息、增强营养等。

4.并发症　包括继发感染,败血症期播散至其他脏器而造成的化脓性病变以及脑膜炎本身对脑及其周围组织造成的损害。

(1)继发感染以肺炎多见,尤多见于老年与婴幼儿。其他有压疮、角膜溃疡及因小便潴留而引起的尿道感染等。

(2)化脓性迁徙性病变有中耳炎、化脓性关节炎、脓胸、心内膜炎、心肌炎、眼炎、睾丸炎及附件炎等。

(3)脑及其周围组织因炎症或粘连而引起的损害有动眼神经麻痹、视神经炎、听神经及面神经损害、肢体运动障碍、失语、大脑功能不全、癫痫、脑脓肿等。慢性病人,尤其是婴幼儿,因脑室孔或蛛网膜 F 腔粘连以及间脑膜间的桥梁静脉发生栓塞性静脉炎,可分别发生脑积水和硬膜下积液。

【诊断】

1.诊断标准

(1)疑似病例:①有流脑流行病学史。冬春季节发病(2～4 月为流行高峰),1 周内有与流脑病人密切接触史,或当地有本病发生或流行;既往未接种过流脑疫苗。②临床表现及脑脊液检查符合化脓性脑膜炎表现。

(2)临床诊断病例:有流脑流行病学史。临床表现及脑脊液检查符合化脓性脑膜炎表现,伴有皮肤黏膜淤点、淤斑。或虽无化脑表现,但在感染中毒性休克表现的同时伴有迅速增多的皮肤黏膜淤点、淤斑。

(3)确诊病例:在临床诊断病例基础上,细菌学或流脑特异性血清免疫学检查阳性。

2.疗效判定治愈　体温恢复正常,疾病的所有症状都消失,没有留下后遗症。白细胞的数量,脑脊液的常规检查结果都恢复正常。好转:病症消失或者已经开始好转,外周的血白细胞数量正常,脑脊液基本正常或者已经往好的方面发展。未愈:患者的症状明显没有改变,外周白细胞数量仍然非常高,脑脊液异常。

【鉴别诊断】

1.血象　白细胞总数明显增加,一般在(10～20)×10⁹/L,中性粒细胞升高在 80%～90%。

2.脑脊液检查　病初或休克型病人,脑脊液外观多为澄清,细胞数、蛋白和糖量尚无改变,可表现为压力增高。典型的流脑脑膜炎期,压力常增高至 200mmH₂O 以上,外观呈浑浊米汤样甚或脓样;白细胞数明显增高至 1×10⁹/L 以上,并以多核细胞增高为主;糖及氯化物明显减少,蛋白含量升高。

3.细菌学检查

(1)涂片:取皮肤淤点处的组织液或离心沉淀后的脑脊液做涂片染色。查见有革兰阴性肾形双球菌,阳性率为 60%～80%。

(2)培养:取淤斑组织液、血或脑脊液,进行培养。应在使用抗菌药物前培养。

4.血清免疫学检查　常用对流免疫电泳法、乳胶凝集试验、反向间接血试验、ELISA 法等进行抗原检测,主要用于早期诊断,阳性率均在 90％ 以上。

【治疗】

1.普通型的治疗

(1)病原治疗:尽早应用敏感并能透过血脑屏障的抗菌药物。①青霉素 G:尚未发现明显耐药。为治疗流脑首选抗菌药物,宜大剂量使用,以使脑脊液含量达到有效浓度。儿童:20 万～40 万 U/(kg・d),分 3～4 次静脉滴注。②氯霉素:儿童 40～50mg/(kg・d)分次静脉滴注;疗程 5～7d。重病人可联合应用青、氯霉素。在应用过程中应注意其对骨髓造血功能的抑制作用。③头孢菌素:首选头孢曲松钠。12 岁以上儿童:2～4g/d,分 1～2 次静脉滴注。儿童:75～100mg/(kg・d)。疗程均为 3～5d。应用过程中,应注意二重感染的发生。

(2)对症治疗:应保证热量及水电解质平衡。高热时可用物理降温和药物降温;颅内高压时予 20％ 甘露醇 1～2g/kg,快速静脉滴注,根据病情 4～6h 1 次,可重复使用,应用过程中应注意对肾脏的损害。

2.暴发型流脑的治疗

(1)休克型治疗

①尽早应用抗菌药物:可联合应用青、氯霉素,或头孢曲松钠,用法同前,但首剂应加倍。

②迅速纠正休克。扩充血容量及纠正酸中毒治疗:最初 1h 内儿童 10～20ml/kg,快速静脉滴注。输注液体为 5％碳酸氢钠液 5ml/kg 和低分子右旋糖酐液。此后酌情使用晶体液和胶体液,24h 输入液量儿童为 50～80ml/kg,其中含钠液体应占 1/2 左右,补液量应视具体情况。原则为"先盐后糖、先快后慢"。根据监测血 pH 值或 CO_2 结合力,用 5％碳酸氢钠液纠正酸中毒。血管活性药物应用:在扩充血容量和纠正酸中毒基础上,正确使用血管活性药物以纠正异常的血流动力学改变和改善微循环,常用的药物为山莨菪碱、多巴胺、间羟胺等。

③DIC 的治疗。如皮肤淤点、淤斑迅速增多及扩大融合成大片淤斑,且血小板急剧减少,凝血酶原时间延长,纤维蛋白原减少时应高度怀疑有 DIC,宜尽早应用肝素,剂量为 0.5～1.0mg/kg,加入 10％葡萄糖液 100ml 静脉滴注,以后可 4～6h 重复一次。应用肝素时,用凝血时间监测,调整剂量。要求凝血时间维持在正常值的 2.5～3 倍为宜,如在 2 倍以下,可缩短间隔时间,增加剂量,如超过 3 倍,可延长间隔时间或减少剂量。如有明显出血,可输入有肝素抗凝的新鲜血。肝素治疗持续到病情好转为止。

④肾上腺皮质激素的使用。适应证为毒血症症状明显的病人。有利于纠正感染中毒性休克。氢化可的松儿童剂量为 8～10mg/(kg・d)。静脉注射,一般不超过 3d。

(2)脑膜脑炎型的治疗

①抗生素的应用:同上。

②及时发现和防治脑水肿、脑疝:治疗关键是及早发现脑水肿,积极脱水治疗,预防发生脑疝。可用甘露醇治疗,用法同前,此外还可使用白蛋白、呋塞米、激素等药物治疗。

③防治呼吸衰竭:在积极治疗脑水肿的同时,保持呼吸道通畅,必要时气管插管,使用呼吸器治疗。

(3)混合型的治疗:此型病人病情复杂严重,治疗中应积极治疗休克,又要顾及脑水肿的治疗。因此应在积极抗感染治疗的同时,针对具体病情,有所侧重,二者兼顾。

【注意事项】

1.早期发现病人,就地隔离治疗。

2.流行期间做好卫生宣传,应尽量避免大型集会及集体活动,不要携带儿童到公共场所,外出应戴口罩。

3.给予营养丰富、清淡、易消化的饮食,少量多次,以减少呕吐。高热、呕吐频繁者可静脉输入足量液体,昏迷者采取鼻饲进食。

(张芙蓉)

第十节　流行性乙型脑炎

【概述】

流行性乙型脑炎(简称乙脑,JE)是由乙型脑炎病毒所致的中枢神经系统急性传染病。经由蚊虫媒介而传播。有严格的季节性,流行于6～10月,集中于7、8、9三个月,10岁以下儿童最易感染。临床上以突然起病,高热、头痛、呕吐、嗜睡或昏迷、惊厥为特征。

【临床特点】

1.病史　患者多无乙脑疫苗接种史,无乙脑病史。

2.症状与体征　乙脑的潜伏期多为10～14d,少数病例可<1周,或>3周。乙脑临床表现的轻重与发病的先后有关:在乙脑流行的3个月中,初期和末期的病例临床表现较轻,预后也较好;在流行高峰期发生的病例则临床症状较重,预后也差。根据乙脑的病程及病情,临床通常按以下分期和分型。

(1)病程分期:典型病例可按病程分期。

①初期:为起病的最初3～4d,相当于病毒血症。发热和神志改变是本期的主要临床表现:高热、寒战、精神不振、嗜睡、头痛和呕吐;部分病例可呈现颈强直,凯尔尼格征、巴宾斯基征及布鲁津斯基征阳性,婴儿可有前囟饱满;少数病例在发病后2d内即可出现惊厥、甚至昏迷。

②极期:大多数乙脑患儿在发病3～4d后进入极期,病情突然加重,体温进一步增高,神志改变加重,转入昏迷或半昏迷;反复、频繁抽搐,多为四肢、全身的强直性抽搐或四肢的强直扭曲性抽搐。由于频繁抽搐和上呼吸道阻塞导致缺氧和脑部本身病变等原因,脑水肿不断加重,引致中枢性呼吸衰竭,可见呼吸表浅、暂停、节律不整、潮式呼吸、叹息样呼吸、双吸气、下颌呼吸等;严重时发生脑疝,出现两侧瞳孔大小不一或散大,呼吸突然停止而死亡。

③恢复期:在发病后10d左右大多数患儿病情不再加重而进入恢复期。体温在3～5d内逐渐下降至正常,抽搐由减轻至停止,神志逐渐清楚,病理反射消失。少数病例仍可持续发热,也可仍有神志不清、吞咽障碍、四肢僵硬、失语、失明、耳聋等。

④后遗症期:若乙脑发病后1年仍有神经系统症状、体征或精神异常,应视为后遗症。其发生率约为30%,多为智力发育障碍、多动、癫痫发作等。

(2)病情分型:病情的分型通常以极期中的一些主要临床症状为依据,如发热的高度,神志的改变,抽搐的性质和频繁程度,以及有无呼吸衰竭等。

①轻型:体温不高过39℃,可有轻度嗜睡、头痛、呕吐,神志始终清楚,无抽搐及呼吸困难,无颅内压增高及脑膜刺激症状。病程在一周左右,无后遗症。

②普通型:多数乙脑患儿发热39～40℃,有头痛、呕吐等颅内压增高的表现,有明显嗜睡或半昏迷,可有抽搐,脑膜刺激征明显,病理反射阳性。病程多在10d左右,一般无后遗症,部分病例在恢复期仍有轻度精神神经症状。

③重型:持续40℃以上高热,昏迷、反复抽搐伴持续性肢体强直。颅内压增高和脑膜刺激征明显,有明显的呼吸困难和缺氧表现。病程多在2周以上,多数病例有后遗症。

④极重型:持续发热 40～41℃,持续或反复惊厥,深度昏迷,四肢强直,中枢性呼吸衰竭,痰多导致上呼吸道阻塞,病死率达 50% 以上,存活者均留有后遗症。

3.症状加重及缓解因素

(1)加重因素:合并有营养不良,免疫力低下。

(2)缓解因素:休息、增强营养等。

4.并发症　肺部感染最为常见,因患儿神志不清,呼吸道分泌物不易咳出,导致支气管肺炎和肺不张。其次有枕骨后压疮、皮肤脓疖、口腔感染和败血症等。

【诊断】

(一)诊断术语

本病简称乙脑、乙型脑炎,俗称大脑炎。

(二)诊断标准

1.诊断标准　根据流行病学资料、临床症状和体征以及实验室检查结果的综合分析进行诊断,但确诊则需要依靠抗体检查或病原分离。

(1)流行病学:在乙脑流行区居住,在蚊虫叮咬季节发病或发病前 25 天内在蚊虫叮咬季节到过乙脑流行区。

(2)临床症状和体征

①急性起病,发热头痛、喷射性呕吐、嗜睡,伴有脑膜刺激征。

②急性起病,发热 2～3d 后出现不同程度的意识障碍,如昏迷、惊厥、抽搐、肢体痉挛等中枢神经系统,或发展至中枢性呼吸循环衰竭。

(3)实验室检查

①脑脊液:压力增高,呈非化脓性炎症改变:外观清亮,蛋白轻度增高,糖与氯化物正常,白细胞增高,多在(0.05～0.5)×10⁹/L,早期多核细胞为主,后期单核细胞为主。

②一个月内未接种过乙脑疫苗者,血或脑脊液中抗乙脑 IgM 抗体阳性。

③恢复期血清中抗乙脑 IgG 抗体或中和抗体滴度比急性期有 4 倍以上升高者,或急性期抗乙脑 IgG 抗体阴性,恢复期阳性者。

④乙脑病毒分离:从脑脊液、脑组织、血清分离乙脑病毒阳性。

(4)病例分类

①疑似病例:(1)+(2)①或(2)②;

②临床诊断病例:疑似病例+(3)①;

③确诊病例:疑似病例或临床诊断病例+(3)②或(3)③或(3)④。

2.疗效判定治愈　临床症状消失,血象、脑脊液、脑电图恢复正常,不遗留任何后遗症;好转:临床症状消失,血象、脑脊液、脑电图有所恢复,部分患者留有肢体功能障碍及智力障碍等后遗症。

【鉴别诊断】

1.血象　白细胞计数一般在(10～30)×10⁹/L,中粒细胞增至 80% 以上,核左移,嗜酸性粒细胞可减少。

2.脑脊液检查　外观澄清或微浑,白细胞计数增加,多数在(0.05～0.5)×10⁹/L,个别病人可达 1×10⁹/L 以上,或始终正常;在病初以中性粒细胞占多数,以后逐渐以淋巴细胞为多。蛋白稍增加,糖含量正常或偏高,氯化物正常。

3.血清学检查

(1)补体结合试验:多在发病第 3 周才出现阳性,故对早期诊断意义不大。多采取双份血清,即初期及恢复期各 1 份,如第 2 次血清补体结合抗体效价上升 4 倍以上,即为阳性。

(2)血细胞凝集抑制试验:阳性率比补体结合试验高,而且发病第 1 周即出现阳性,但有假阳性反应出现,故难作为诊断的依据。

(3)中和试验:必须采取双份血清,第 2 次血清抗体中和指数高于第 1 次,才有诊断价值。

(4)特异性 IgM 抗体检查:初次感染者于第 4 天体内出现,2～3 周内达高峰,可作早期诊断微量免疫荧光法检测,特异 IgM 的阳性率高达 97%。

4.病毒分离　发病初血液或脑脊液分离病毒可阳性。死后 6h 内脑组织穿刺分离病毒可阳性,可作回顾性诊断。

(1)中、重度病人可用地塞米松,婴幼儿每次 2.5mg,儿童每次 5mg,2～4/d,静脉推注,疗程 3～5d;或氢化可的松每次 5mg/kg 加入 10% 葡萄糖溶液中,静脉滴注。

(2)必要时予氢溴酸东莨菪碱每次 0.02～0.03mg/kg,或山莨菪碱每次 0.5～1mg/kg,以 5% 葡萄糖溶液稀释后,每隔 15～30min 静脉缓注 1 次;阿托品首次用量 0.5～1mg,以后 0.5mg 静脉注射,每隔 15～30min1 次。以上各药可和洛贝林交替使用。

4.恢复期及后遗症的处理

(1)药物治疗:选用能量合剂、复方磷酸酶片、醋谷胺、肌苷、维生素等促进脑细胞代谢和血管神经功能恢复的药物。甲氯芬酯、醒脑静等苏醒剂能促使昏迷早日苏醒,并防止并发症及后遗症。兴奋不安者可用地西泮、氯氮䓬或氯丙嗪;震颤、多汗、肢体强直,可用苯海索每次 1～2mg,口服,2～3/d。或用东莨菪碱或左旋多巴,亦可使用盐酸金刚烷胺。肌张力低者,可用新斯的明。

(2)针刺疗法:①神志不清、抽搐、烦躁不安者取大椎、安眠、人中、合谷、足三里。②上肢瘫痪者取安眠、曲池透少海,合谷透劳宫;下肢瘫痪者取大椎、环跳、阳陵泉透阴陵泉。③失语取穴大椎、哑门。④震颤取穴大椎、手三里、间使、合谷、阳陵泉。

(3)超声波疗法:应用超声波机每日治疗 15～20min,双侧交替,疗程 2 周,休息 3d,可反复数疗程,亦有一定疗效。

【注意事项】

1.灭蚊是预防本病的根本措施,纱窗、蚊帐、蚊香等防蚊措施也极为重要。

2.10 岁以下儿童都要注射乙脑灭活疫苗。有条件的成人能作预防注射则更好。

3.夏秋季为流行季节,此时如有突然起病、高热、呕吐、嗜睡、昏迷等症状的应立即送医院就诊。医生建议做腰椎穿刺检查时应积极配合。

4.仅有发热、轻度头痛、神志清醒的轻型病人,可隔离于阴凉的房间内,给予冰袋降温以及口服阿司匹林退热,并补充液体。亦可用中药金银花、连翘、菊花各 15g 煎服,每日 1 剂,连服 5～7d。

(张芙蓉)

第十一节　脑脓肿

脑脓肿是中枢神经系统局灶性化脓感染相对常见的类型之一,特别是社会经济状况欠佳的人群,仍然是一个严重问题。脑脓肿在任何年龄均可发病,以青壮年最常见。脑脓肿中 1/4 发生于儿童,发病高峰为

4～7岁。新生儿革兰阴性菌和B组溶血性链球菌脑膜炎伴发脑脓肿较多见，婴幼儿脑脓肿相对少见。在某些高危群体发病率明显增加，如先天性心脏病、免疫缺陷或邻近感染者。随着影像诊断技术的进步，临床对这类局灶感染的认识越来越深入。本病治疗虽很困难，但经过及时而恰当的治疗，仍可能获得较好的预后。而诊断或治疗不当会导致严重的不良后果，甚至死亡。

【病因】

大多数微生物（如细菌、真菌或寄生虫）均可引起中枢神经系统局灶性化脓性感染。引起脑脓肿的最常见的细菌是链球菌、葡萄球菌、肠道细菌和厌氧菌。多数脑脓肿为混合性感染。链球菌和革兰阴性细菌，例如枸橼酸杆菌、沙门菌、沙雷菌属、变形杆菌、肠菌属和脆弱类杆菌属等，是引起新生儿脑脓肿的常见细菌。新生儿B组溶血性链球菌和枸橼酸杆菌脑膜炎时伴发脑脓肿的可能性非常高，故对于治疗不顺利的病例一定要常规进行CT、MRI或B超检查，以除外脑脓肿。在慢性中耳炎或粒细胞缺乏症的患者，绿脓杆菌感染的发病率增加。

在先天性或获得性中性粒细胞缺陷、骨髓移植术后或HIV感染的患者，脑脓肿的发生率明显增加，大多数由真菌引起。常见的真菌是念珠菌和曲霉菌；隐球菌通常引起脑膜炎，但也可引起脑脓肿。芽生菌、组织脑浆菌和球孢子菌等也偶可引起脑脓肿。其他可引起脑脓肿的致病微生物包括溶组织阿米巴、棘阿米巴、血吸虫、并殖吸虫和弓形体。各种蠕虫蚴体，如粪性圆线虫、旋毛虫以及豚囊虫等也偶可移行至中枢神经系统引起脑脓肿。

不同部位和类型的脑脓肿病原体有所不同。额叶脑脓肿常见病原是微需氧葡萄球菌、厌氧菌和肠杆菌。头颅创伤引起的脑脓肿常见的病原是金黄色葡萄球菌和链球菌。中耳乳突炎并发的颞叶脑脓肿，以及隐源性脑内小脓肿（直径在1～1.5cm以下，常见于顶叶），常见病原包括厌氧菌、需氧链球菌和肠杆菌。先天性青紫型心脏病、心内膜炎、化脓性血栓性静脉炎、败血症以及骨髓炎等血行播散引起的脑脓肿大多沿大脑中动脉分布，致病菌包括微需氧链球菌、厌氧菌及金黄色葡萄球菌等。

【发病机制】

脑脓肿的形成按其机制，可分为血行播散、邻近感染灶蔓延和隐源性感染几类。

（一）血行播散

是儿童脑脓肿的常见原因。心、肺及皮肤等部位的感染灶均可通过血循环波及脑部。青紫型先天性心脏病常伴血液浓缩，易发生血栓或脓栓，是小儿血源性脑脓肿的最常见诱因，尤以法洛四联症引起的多见。感染性心内膜炎患儿也易于发生血源性脑脓肿。慢性化脓性肺部疾病，如肺脓肿、脓胸和支气管扩张症也是重要的诱因。菌血症的严重程度和持续时间是是否发生脑脓肿的重要因素。脑脓肿可作为外周化脓性感染（如骨髓炎、牙齿、皮肤及消化道等）引起的菌血症或败血症的转移灶出现。隐源性脑脓肿找不到原发感染灶，实际上也多属于血源性。

（二）邻近组织感染灶的直接蔓延

邻近感染灶（常见如中耳、鼻窦、眼眶和头面皮肤）的蔓延是脑脓肿的第二个常见诱因。中耳、乳突炎和鼻窦感染是邻近蔓延的最常见感染部位，以耳源性脑脓肿尤为多见。大多数病例的邻近感染蔓延是通过早已存在的解剖通道蔓延，但也可通过血栓性静脉炎或骨髓炎扩散。细菌性脑膜炎患者在发生严重的组织损伤时也可能导致脑脓肿的形成。脑部手术或脑室内引流偶可并发脑脓肿。头颅穿通伤，因骨碎片或异物进入脑部可引起局部感染。

（三）隐源性感染

实质上是血源性脑脓肿的隐匿型，原发感染灶不明显，机体抵抗力弱时，脑实质内隐伏的细菌逐渐发展为脑脓肿。

　　成人脑脓肿以邻近组织感染灶的直接蔓延为主,尤以耳源性最多见,约占 2/3。继发于慢性化脓性中耳炎及乳突炎。脓肿多见于额叶前部或底部。血源性脑脓肿约占脑脓肿的 1/4。多由于身体其他部位感染,细菌栓子经动脉血行播散到脑内而形成脑脓肿。脑脓肿多分布于大脑中动脉供应区、额叶及顶叶,有的为多发性小脓肿。外伤也是成人脑脓肿常见原因。多继发于开放性脑损伤。

　　脑脓肿的发生过程大致可分三期:①急性脑炎期:感染波及脑部引起局灶性化脓性脑炎,局部脑组织出现水肿、坏死或软化灶;②化脓期:炎性坏死和软化灶逐渐扩大、融合,形成较大的脓肿,脓腔外周形成不规则肉芽组织,伴大量中性粒细胞浸润,脓肿周围脑组织重度水肿;③包膜形成期:病变逐渐局限形成包膜,一般在病程 1~2 周即可初步形成,3~8 周形成较完整。在婴幼儿由于对感染的局限能力差,脓肿常较大而缺乏完整的包膜。脑脓肿如破入脑室则形成化脓性脑室炎,引起病情突然恶化,高热、昏迷,甚至死亡。

【临床表现】

　　脑脓肿临床症状受许多因素影响。脓肿的部位不同可出现不同的症状和体征。通常额叶或顶叶脓肿可长时间无症状,只有在脓肿增大产生明显占位效应或波及关键脑功能区(如感觉及运动皮质)时才会出现症状和体征,致病菌的致病力和宿主机体的免疫状态也可影响脑脓肿临床表现的急缓和轻重。脑脓肿的临床表现主要包括感染中毒表现、颅内压增高症候和局灶体征。在急性脑炎期主要表现为感染中毒症状,常见高热、头痛、呕吐、烦躁、易激惹和惊厥发作。如并发脑膜炎则症状尤著,并有典型脑膜刺激征。化脓期和包膜形成期主要表现为颅内压增高症候或局灶体征,体温正常或有低热。常见剧烈或持续性头痛、喷射性呕吐、意识障碍、血压升高、心率增快、视乳头水肿、头围增大或前囟膨隆以及局灶性惊厥发作等。局灶体征与脓肿部位有密切关系。额叶脓肿常见情感异常、淡漠或性格改变、失语;额顶叶脓肿可有对侧偏瘫或感觉障碍,局灶性惊厥发作常见;小脑脓肿可见共济失调、眼球震颤、眩晕以及肌张力低下等。

　　脑内小脓肿,即直径在 1~1.5cm 以下的脑脓肿,常见于顶叶,临床表现大多轻微。多数病例以局灶性感觉或运动性癫痫发作起病,个别可有颅内压增高表现,局灶性体征少见。

【辅助检查】

(一)常规检查

　　血常规检查对中枢神经系统局灶性化脓性感染的诊断通常无特殊意义。大约 50% 的脑脓肿患儿外周血白细胞轻度增多,伴发脑膜炎的患者白细胞明显增高($>20\times10^9$/L),可有核左移(杆状核超过 7%)。C 反应蛋白对于鉴别颅内化脓性疾病(如脑脓肿)和非感染性疾病(如肿瘤)有一定的价值。C 反应蛋白升高较白细胞增多或血沉加快对颅内脓肿的提示更敏感,但无特异性。血培养阳性率较低(约 10%),但如阳性则对诊断有特异性意义。

(二)脑脊液检查

　　稳定期脑脓肿脑脊液多无明显异常,可有蛋白轻度升高,白细胞稍高或正常,糖轻度降低,压力多数升高。在病程早期,特别是并发脑膜炎症明显者,脑脊液可有显著异常。由于脑脓肿大多并发颅内压增高,腰椎穿刺引起的并发症明显增加;因此不应将腰椎穿刺列为脑脓肿的常规检查。如临床怀疑脑脓肿,应首先行神经影像学检查确诊。在除外颅内压增高之前,禁忌腰椎穿刺。脑脊液培养阳性率不高,在同时存在脑膜炎或脑脓肿破溃至蛛网膜下腔时培养的阳性率增高。

(三)神经影像学检查

　　CT 和 MRI 是诊断脑脓肿的首选检查。可使病变早期诊断,准确定位,并直接用于指导治疗。随着 CT 和 MRI 的应用,脑脓肿的死亡率下降了 90%。一般脑脓肿的典型 CT 表现是:①脓腔呈圆形或类圆形低密度区;②脓肿壁可呈等密度或稍高密度环状影,增强扫描呈环状强化,壁厚一般 5~6mm;③脓肿周围脑组织水肿,呈广泛低密度区,多表现为不规则指状或树叶状;④脓肿较大者见占位效应。脓肿直径一般为 2～5cm。值得注意的是尽管上述表现可高度怀疑脑脓肿,但其他病变(如肿瘤、肉芽肿,吸收中的血肿或梗死)也可有类似的 CT 表现。此外,CT 异常一般在出现临床症状后数天表现,病初 CT 正常并不能排除脑脓肿,对高度怀疑者应复查。

MRI 比 CT 更敏感,更特异,病变可更早被检出,有些 CT 检测不到的微小病灶 MRI 亦可清晰显示,并可准确地鉴别脑脊液和脓液,可协助判断脓肿破裂。因此 MRI 被认为是鉴别颅内化脓性感染的首选诊断性检查。此外,MRI 对随诊治疗效果也能提供帮助,获得脑脓肿治疗是否有效的 CT 信息需 1 年时间,而 MRI 的变化在 2 个月内即可确定。

【诊断与鉴别诊断】

如患儿有外周化脓性病灶,特别是中耳炎、乳突炎、皮肤感染或败血症,或有青紫型先天性心脏病或感染性心内膜炎,或有开放性颅脑损伤等病史,一旦出现中枢神经系统症候,即应考虑脑脓肿的可能性,及时进行 CT 或 MRI 检查可明确诊断。隐源性脑脓肿由于缺少上述外周感染史,临床诊断较为困难,确诊仍依赖神经影像学检查。

脑内小脓肿多表现为局灶性癫痫发作,因此对于原因不明的局灶性癫痫患儿,应常规进行增强 CT 扫描,有条件者行 MRI 检查,以排除脑内小脓肿的可能性。脑内小脓肿的诊断要点是:①隐匿起病,多无明确感染史;②无明显感染中毒症状;③以局灶性癫痫发作为首发及主要症状,常无明显局灶体征;④脑脊液化验多属正常,或仅有压力或蛋白轻度升高;⑤CT 平扫脓腔显示不清,脓腔与周围脑水肿界限模糊,表现为 2～5cm 大小的不规则低密度区,CT 值 5～27H。增强扫描后呈团块状强化,少数呈环状,强化影直径 <1.5cm,多数居于低密度区周边;⑥多数位于幕上近皮层区,以顶叶最为多见,大多为单发。

需要与脑脓肿鉴别的疾病很多,包括感染性和非感染性两类疾病。许多颅内感染性疾病的临床和实验室表现与脑脓肿相似,例如脑膜炎、脑炎(大多由病毒引起)、脑外脓肿、(如硬膜下或硬膜外脓肿)以及颅内静脉窦感染。颅骨骨髓炎的症状和体征也可与脑脓肿相似。结核性脑膜炎、结核瘤或结核性脓肿。中枢神经系统内多发性结核瘤可无症状,也可仅表现为局灶性癫痫发作,与脑内小脓肿相似。偶见结核瘤液化形成脓肿,此时很难与脑脓肿鉴别。单发或多发团块状病变的另一病因是脑囊虫病,酷似脑脓肿或小脓肿,应予鉴别。应与脑脓肿鉴别的非感染性疾病包括脑血管意外、静脉窦血栓以及中枢神经系统肿瘤等。

【治疗】

脑脓肿的治疗包括内科或外科疗法,确诊后应尽快决定治疗方案。多数病例需行内、外科联合的治疗方法。

(一)内科治疗

单纯内科治疗的适应证包括:①病情稳定,无严重颅压增高的体征;②脓肿大小在 2～3cm 以内;③病程在 2 周以内,CT 或 MRI 检查提示脓肿包膜尚未形成;④多发性脓肿;⑤有手术禁忌证,如脓肿深在或位于危险区,或患儿身体状况不适合手术等。

内科治疗系指以抗生素应用为核心,包括对症治疗、支持治疗和病情监护等措施在内的综合性疗法。治疗原则与其他类型的中枢神经系统感染相同,以下重点介绍抗生素的应用。

治疗脑脓肿的抗生素选择主要依据可能的致病菌及其对所采用的抗生素是否敏感,以及抗生素在感染部位是否能达到有效浓度等因素。既往青霉素(或氨苄西林)加氯霉素或甲硝唑常用于治疗与青紫型先天性心脏病、中耳炎及鼻窦炎有关的脑脓肿。近年临床经验表明,头孢三嗪或头孢噻肟加甲硝唑可能是治疗与中耳炎、乳突炎、鼻窦炎或青紫型先天性心脏病有关的脑脓肿的最好的经验性联合用药。如果怀疑葡萄球菌(如头颅穿透伤、脑室腹膜分流术以及瓣膜修复术并发心内膜炎引起的脑脓肿),主张选用万古霉素加第三代头孢菌素(也可用甲硝唑)。对于证实有绿脓杆菌感染或有免疫功能缺陷的患者,建议使用头孢噻甲羧肟加万古霉素作为初始的经验治疗。如果原发病是脑膜炎,由于抗青霉素的肺炎球菌的增多,一般使用万古霉素加头孢三嗪治疗。在新生儿,由于肺炎球菌感染很少见,建议首选头孢三嗪加氨苄西林。

抗生素治疗的疗程个体差异很大。如为单发性脓肿,经外科完全切除或引流效果较好,大多数病例经3～4周治疗即可。如果临床和放射学检查示病情改善较慢,建议全身应用抗生素至少4～6周。

(二)外科治疗

对不符合上述单纯内科治疗标准的患者应进行外科治疗以取得尽可能好的结果。外科治疗常用两种方法:脑立体定向穿刺抽脓或脓肿切除。在CT引导下穿刺抽脓一般安全、准确、快速且有效,并发症和死亡率低。引流脓液病原学检查可快速明确致病菌并进行药敏试验,从而避免经验选用抗生素的潜在危险。缺点是某些病例需要反复吸脓,这样会造成更多的组织损伤和出血。手术切除脑脓肿的适应证如下:①真菌或蠕虫脓肿,病人对药物治疗无效;②后颅窝脓肿;③多腔性脓肿;④穿刺吸脓效果不佳。

虽然脑脓肿最经典的治疗是单纯的抗生素治疗或外科手术切除,但临床有很多选择,应根据脓肿的部位、大小、分期、囊壁厚度及全身情况等综合考虑,确定最适宜的治疗方案。在外科治疗方面,多数专家认为手术切除治疗较穿刺和引流术的平均死亡率和并发症(尤其是继发性癫痫)明显降低。对于一般状况良好,能安全地度过脑脓肿的脑炎期、化脓期和包膜形成早期者,主张行显微外科切除术,包括那些位于功能区和多发的脑脓肿患儿。综合评价,定位准确,选择适当的手术入路,精细操作,能安全、完全的切除病灶,达到治愈的目的。

【预后】

由于早期诊断和治疗水平的提高,儿童脑脓肿的死亡率由既往的30%下降至5%～15%。大约2/3的脑脓肿患者可完全恢复而不留后遗症,存活者中10%～30%并发癫痫发作。其他神经后遗症包括偏瘫、脑神经麻痹(5%～10%)、脑积水、智力或行为异常等。

(陈柏谕)

第十二节 病毒性脑炎

【概述】

病毒性脑炎是由多种病毒引起的脑实质受损的中枢神经系统感染性疾病。当病毒进入人体后,首先进入血液,引起病毒血症,随后可侵入全身器官或中枢神经系统;亦可由病毒直接侵犯中枢神经系统。发生病毒性脑炎时,常引起神经细胞的炎症、水肿、坏死等改变,出现一系列临床表现。当炎症波及脑膜时,则称为病毒性脑膜炎。其中以单纯疱疹病毒性脑炎最为常见。某些类型仍有较高的病死率和致残率,除肠道病毒性脑炎外,其他类型可遗留语言、运动、意识、智力方面的障碍及癫痫等后遗症。

【临床特点】

1.病史 乙型脑炎、麻疹脑炎、脊髓灰质炎等传染性中枢神经系统感染可有相应流行病史,或阴性预防接种史。

2.症状

(1)前驱症状:半数以上患儿有发热、畏寒、头痛、咳嗽等上呼吸道感染症状,其次为恶心、呕吐、腹痛、腹泻等胃肠道症状,少数患儿有精神萎靡、嗜睡等。

(2)神经精神症状:大多数患儿最先出现的是精神症状和意识障碍。精神障碍表现为:行为紊乱、兴奋躁动、缄默、违拗、木僵、消极行为、呆滞和被动等(行为和动作障碍);言语思维散漫、猜疑、夸大、迫害妄想、胡言乱语,言语减少、重复刻板言语等(言语和思维障碍);情绪兴奋不稳定、号哭、痴笑、惊恐、精神幼稚等(情感障碍);幻视、幻听、幻嗅、错觉等(感知障碍);其他尚有定向障碍、记忆障碍、虚构、注意力涣散、痴呆、大小便不能自理等。意识障碍表现为:淡漠、迟钝、嗜睡和程度不同的昏迷;绝大多数病人有大小便不能控制,其中一部分见于意识障碍的患儿,但有的患儿意识清楚。

(3)运动症状:数病例有癫痫发作,以大发作为最多见,部分患儿呈持续状态,其次是杰克逊癫痫及肌肉阵挛发作,小发作少见,部分患儿有 2 种以上类型发作。有些病例有肢体瘫痪,其中大部分为偏瘫,其余为单瘫和四肢瘫痪。少数病例有舞蹈动作及扭转痉挛或共济失调。

(4)脑神经损害:小部分患儿有脑神经损害症状,其中以视盘水肿较多见。其次为动眼神经麻痹、面神经麻痹、单侧或双侧展神经麻痹。个别患儿有视神经萎缩、听力减退、舌咽神经、舌下神经麻痹及眼球震颤。

(5)伴随症状:有些病毒性脑炎可伴随全身表现,如单纯疱疹病毒性脑炎可有口周、角膜疱疹或周身皮损,新生儿期可播散全身;腮腺炎病毒性脑炎常有腮腺、下颌下腺及睾丸肿大;肠道病毒性脑炎可有腹泻、麻疹样、水疱样或细小淤点样皮疹等。

3.体征　神经系统检查表现为大脑半球广泛受累,亦即假延髓性麻痹的症状和体征。患儿强哭强笑,掌颏反射亢进,出现唇反射、下颌反射、角膜下颏反射等。多数病人有腱反射亢进,双侧巴宾斯基征阳性。少数病人有定位体征,表现在四肢或半身的轻重不同程度的瘫痪、失语等。亦有见锥体外系统受累的症状和体征,如异常运动等。少数病人可有癫痫发作,有的出现去大脑强直状态,可有颅内压力增高的症状和体征,表现在头痛、呕吐和视盘水肿。

4.症状加重及缓解因素
(1)加重因素:免疫力降低、受凉、营养不良等。
(2)缓解因素:休息、增强营养、加强体质等。

5.并发症　常见并发症有肺炎、心肌炎、心包炎及中耳炎等。后遗症有脑神经麻痹、失语、肢体瘫痪、癫痫等;性格与精神改变、注意力不集中、不自主小运动、智力减退亦不少见。

【诊断】

1.诊断标准　病毒性脑炎的诊断必须综合分析流行病学、临床表现和各种实验室资料,才能获得较正确的结论。目前通常的诊断条件是:

(1)临床上有疑似病毒感染所致脑实质受损征象。

(2)脑脊液有或无炎症性改变,均查不到细菌(包括结核、真菌等)感染的证据。

(3)脑电图呈弥散性异常(有些可局灶化),脑部扫描、造影、CT 等检查无占位性病变征象(单纯疱疹病毒脑炎和某些局灶性脑炎除外)。

(4)血清抗体滴度明显增高(特别是恢复期比急性期高 4 倍以上)。

(5)脑脊液查到病毒抗原或特异性抗体。

(6)脑组织发现病毒。

一般认为(1)～(4)项为临床诊断依据。

2.疗效标准　治愈:神志清,症状体征完全消失;显效:神志转清,遗留轻度的智力及肢体运动功能障碍,日常生活可以自理;有效:神志转清,遗留明显的智力及肢体运动功能障碍,日常生活大部分不能自理;无效:植物人状态,甚至死亡。

【辅助检查】

1.外周血象检查　外周血白细胞增高,半数病人可增高 10 倍以上,以中性粒细胞增高为主,个别病者可增至 $25×10^9/L$ 以上,也有少数降低。

2.脑脊液检查　半数病人脑脊液压力、细胞数及生化检验均正常,部分病例脑脊液压力增高,最高者可达 3.29kPa 以上。脑脊液细胞数在 $(0.05~0.1)×10^9/L$,偶可高达 $(0.5~1)×10^9/L$,以淋巴细胞为主。多数病者蛋白质轻度增高,但在 1.0g/L 以下。糖及氯比物多数正常,偶可轻度降低。

3.脑电图检查　80%~90% 的病者可有弥漫性异常,或在弥漫改变的基础上出现颞、额叶的局灶性改变,常为多形高波幅慢波,以 δ 波为主。

4.头颅 CT 检查　可见两侧大脑半球散在界限清楚的低密度影,造影剂亦不能增强。

5.头颅 MRI 检查　在 T_2 加权像上可见两侧大脑半球散在高信号区,但与脑室不相连,以资与多发性硬化相区别。

6.病毒学检查　测定患儿血、脑脊液双份血清抗体,比较恢复期和急性期病毒抗体滴度的变化,如有 4 倍以上增高,则有诊断意义。急性期测定病毒的特异性 IgM 抗体,有助于早期诊断。

【治疗】

1.一般治疗

(1)卧床休息,避免精神刺激。注意口腔卫生及皮肤护理,防止发生肺炎、泌尿系统感染、压疮等。

(2)注意饮食,给予充分的营养,对昏迷者应及时鼻饲流质饮食(频繁抽搐及胃肠出血者慎用)。

(3)保持水、电解质平衡。应用脱水剂者应计出入量,定时查血清电解质成分,防止液体过多或不足及电解质紊乱。

(4)昏迷患者保持侧卧位,每 2 小时翻身、拍背、吸痰 1 次。有尿潴留者,可行手法排尿,即用拇指揉压关元穴,多能成功,必要时留置尿管。

(5)必要时给予少量输血、清蛋白或复方氨基酸,以提高机体抵抗力。

2.抗病毒治疗

(1)阿糖胞苷:抑制 DNA 多聚酶,阻碍 DNA 病毒复制,用于水痘带状疱疹病毒、单纯疱疹病毒及巨细胞病毒的感染。剂量:1~8mg/(kg・d),静脉注射或静脉滴注。连用 3~5d。

(2)阿糖腺苷:抑制 DNA 及 RNA 的多聚酶,对单纯疱疹病毒最有效。剂量:10~15mg/(kg・d),6~12h 内静脉滴注完,用 3~5d。不良反应有恶心、呕吐、造血功能障碍等。此药难溶于水,输液量较大时伴有颅内高压的脑炎病人不利。

(3)阿昔洛韦:为一种高效广谱的抗病毒药物。是目前治疗单纯疱疹病毒脑炎最理想的药物,其抗疱疹病毒作用远强于过去所使用的其他抗病毒药物,且不良反应轻,对巨细胞病毒、EB 病毒也有抑制作用。剂量为 5~10mg/kg 体重,静脉滴注(每次须滴 1h),1~3/d,连用 10~21d 或根据病情而定。单纯疱疹病毒对阿昔洛韦可产生耐药性。不良反应为谵妄、震颤、皮疹、血尿,转氨酶暂时性升高等。

(4)利巴韦林:0.5~1g/d,小儿 20~30mg/(kg・d),静脉滴注,连用 7~10d。

3.肾上腺皮质激素治疗　一般用地塞米松 15~20mg 加糖盐水 500ml 静脉滴注,每日一次,10~14d,以后改口服泼尼松,逐渐减量。

4.对症治疗

(1)对高热患者,宜将室温降至 27~30℃。可应用安乃近、吲哚美辛(消炎痛)、阿司匹林等退热药,但对体温调节中枢紊乱者效果不著。中枢性高热可采用物理降温,但应注意以患者不出现寒战或局部肌肉收缩为宜。

(2)对惊厥者,应从高热、缺氧、呼吸道梗阻、脑水肿、低钠血症等方面分析原因,采取针对性措施。抗惊厥药物常用地西泮(安定)10～20mg 静脉注射,也可用水合氯醛、苯巴比妥(鲁米那)等。对癫痫持续状态者,可用地西泮(安定)100mg 加糖盐水 500ml,于 12h 内缓慢静脉滴注完毕或根据发作情况控制滴速。

(3)脑水肿是引起惊厥、呼吸衰竭的根本原因。可用 20％甘露醇 1～2g/kg,每 3～8h1 次,静脉加压注射,疗程为 5～7d。对低蛋白血症伴脑水肿者可用清蛋白。对低钠血症引起的脑水肿患者,可选用 3％ NaCl 12ml/kg 体重或 5％NaHCO₃ 6ml/kg 体重,先静脉输注半量,余量根据病情决定。

(4)精神症状的处理,可采用氯丙嗪、氯普噻吨(泰尔登)、奋乃静及氟哌啶醇等,开始用小剂量逐渐增至能控制症状为止。

(5)对昏迷无咳嗽吞咽反射或呼吸道分泌物增多者,应考虑行气管切开。对呼吸衰竭尚有自主呼吸者,可用呼吸兴奋剂洛贝林(山梗菜碱)、尼可刹米(可拉明)等。呼吸停止或明显通气不足者则需用人工呼吸器。

5.高压氧治疗　急性期及恢复期均可采用高压氧治疗。

6.手术治疗　伴有颅内压增高而药物治疗无效或出现脑疝者,可做脑室引流颞肌下减压或去骨瓣术。

7.恢复期治疗　注意营养,积极配合理疗、体疗,以促进肢体功能的恢复。有 5％～20％的病人残留不同程度的后遗症,因此积极早期进行康复治疗很有必要,包括功能、语言、智力、生活自理能力等方面的训练。癫痫者应长期服用抗癫痫药物。

【注意事项】

1.病毒性脑炎患儿多数有程度不同的意识障碍,部分患儿还伴有严重的惊厥或惊厥持续状态发作,尤其是脑干脑炎,由于呼吸道分泌物较多,患儿很容易因误吸导致吸入性肺炎的发生。因此,保持呼吸道通畅,密切观察呼吸情况(如呼吸频率、深浅、节律等)是患儿能否度过脑炎急性期的关键环节。护理人员要经常给患者吸痰,变换体位,病程长者,还要经常拍背以防。肺炎及肺不张。要经常巡视病人,如发现呼吸不规则,瞳孔大小及对称性不符,则提示脑疝的可能。对有高度危险患儿主张及早行气管插管或机械通气。

2.发热者应及时给予物理降温,如冷敷、温水擦浴或多饮水等,大量出汗应及时擦干和更换衣裤、床单被套,做好皮肤护理。持续高热物理降温效果不明显时,按医嘱加用药物降温,同时补充水分,以防脱水。降温处理后 25～30min 复测体温,体温降至正常后仍监测 3d,同时给予高热量、易消化饮食。

3.发生惊厥时,病室要保持安静,患儿取头侧平卧位,及时吸出咽喉部的痰,保持呼吸道通畅。惊厥时可用开口器或用纱布包裹的压舌板垫于上下齿之间,防止舌及口唇咬伤,要详细记录惊厥发生的情况、时间及次数。

4.如患儿出现烦躁不安、嗜睡、双目凝视、感觉过敏、脑膜刺激征等,应及时通知医生做相应处理。如患儿出现头痛、恶心、喷射性呕吐,则为颅内压增高的典型表现。而对不能诉说的患儿,一旦出现脑性尖叫、频繁呕吐、抽搐等,也提示颅内压增高,应采取降颅内压措施,迅速降低颅内高压,防止脑水肿、脑疝的发生。将患者头部抬高 15°～30°,有利于颅内血液回流。床边备好急救器材及药品,以便随时使用。

5.在使用甘露醇时随时观察局部有无渗液。要注意的是,甘露醇在保存过程中如室温过低易出现结晶,有结晶的药液不能使用,因此当病房内有脑炎及抽搐的病人时,要提前检查药物的性状,以备抢救时使用。

(张芙蓉)

第十三节　瑞氏综合征

瑞氏综合征(RS),又名脑病伴内脏脂肪变性,由澳大利亚小儿病理学家 Reye 等于 1963 年首先报道,以急性脑病和肝脏脂肪变性为主要临床特征。RS 是儿科的一种危重疾患,常在前驱病毒感染后发生,服用水杨酸制剂和其发病密切相关。常见表现为急性颅内压增高、意识障碍和惊厥等脑病症状,并出现肝功能异常、低血糖、高氨血症和其他代谢紊乱。多数病例预后不良,因严重颅内压增高及脑疝致死,或遗留严重的神经系统后遗症。近年来国内外报告确诊病例很少。这一方面可能和水杨酸应用减少有关,更主要的则是临床对遗传代谢病的认识和诊断水平提高的结果。很多符合 RS 临床诊断条件的患儿,最后确诊为脂肪酸或其他代谢障碍,实际上为"类 Reye 综合征"。已证实可表现为瑞氏综合征的遗传代谢病包括尿素循环障碍、某些亚型糖原累积病、原发性肉碱缺陷、遗传果糖不耐症、甲基丙二酸血症、3-羟-3-戊二酶血症及脂肪酸 B 氧化缺陷等。

【流行病学】

美国 18 岁以下人群发病率为 0.1/10 万～0.88/10 万,部分地区发病率曾高达 2.4/10 万～8.4/10 万。20 世纪 60 年代以来,美国疾病控制中心(CDC)登记病例数达 3000 例以上,死亡率达 26%～42%。从 1967—1973 年,年报告病例数为 11～83。在 1974—1983 年,报告病例明显增加,其中仅 1979—1980 年就达 555 例。此后由于慎用阿司匹林,发病人数逐渐下降,死亡率也下降至 10%～20%,目前 Reye 综合征已经十分罕见。近年来 RS 在澳大利亚和新西兰等国也几乎消失。我国自 1973 年以来,广州、上海、福建、贵州、北京及湖南等地均有 RS 的报道,迄今已报道 200 余例,其中约 100 例经尸检证实。与欧美 RS 的临床特点不同,国内报告的 RS 患儿不一定有病毒感染病史,与阿司匹林的应用也无明显相关。

【病因和发病机制】

RS 的病因和发病机制迄今未明。研究发现 RS 病人存在线粒体形态异常,肝脏线粒体内酶活性降低,而线粒体外酶活性保持正常,血清中线粒体型 GOT 增加,尿中二羧酸增加,提示存在急性脂肪酸 B 氧化紊乱。临床观察也发现 RS 的症状类似于伴有线粒体异常的遗传代谢疾病,而线粒体抑制剂或毒素(如柳酸盐及棘皮油等)可引起类似的临床病理改变。因此多数学者认为本病与病毒感染或其他因素诱发的线粒体损伤有关。国外证实本病的发生与 B 型流感和水痘等病毒感染的流行有关。

【病理】

RS 的病理改变主要表现在脑和肝脏。

脑的病理改变主要是脑水肿。外观肿胀,重量增加,脑回变平,脑沟变浅、变窄。可见枕骨大孔或小脑幕切迹疝。光镜下可见神经元损伤,可能为脑水肿和脑缺血的继发性病变。电镜下可见弥漫性神经元线粒体肿胀。星形胶质细胞水肿,颗粒减少,并有空泡。

肝脏外观呈浅黄至白色,提示脂肪含量增加。光镜下可见肝细胞脂肪变性。电镜检查可见线粒体肿胀和变形,线粒体嵴可消失,肝细胞浆中可见许多细小的脂肪滴。肝活检发现上述典型的线粒体改变是确定诊断的重要病理依据。

【临床表现】

典型 RS 呈"双相期"疾病特征。患儿常先有前驱期感染(如流感),可伴低热、咳嗽及流涕等症状。3～7 天后突发高烧、频繁呕吐、惊厥和意识障碍(昏睡或昏迷)等脑病症状。重症常有呼吸节律不整等中枢性呼吸衰竭症状,危重者可出现去皮层或去大脑强直。常伴循环紊乱、低血糖或腹泻等症状。常伴肝脏肿大,质地韧或硬,一般不伴黄疸(表 13-13-1)。

表 13-13-1　临床表现

临床表现	Ⅰ级	Ⅱ级	Ⅲ级	Ⅳ级	Ⅴ级
意识	嗜睡	昏睡	昏迷	昏迷	昏迷
体位	正常	正常	去皮层强直	去大脑强直	肌张力弛缓
痛觉反应	明确反应	明确或不明确	迟钝	迟钝	消失
瞳孔对光反应	灵敏	迟钝	迟钝	迟钝	消失
眼-脑反射	正常	共同性偏斜	共同性偏斜	±	消失

根据病程进展,美国国立卫生研究院(NIH)于 1982 年将 RS 分为 5 级。一般于 1～2 天内由Ⅰ级进展至Ⅴ级,危重者多于起病后数日内死亡,重型 RS 来势凶猛,发展迅速,甚至在 24 小时内死亡。存活者于病情好转后多在 2～3 日内恢复。重型,特别是婴儿存活病例中,脑病后遗症可占 1/3～2/3,一般无肝脏后遗症。

【辅助检查】

1.肝功能　血清谷草转氨酶、谷丙转氨酶以及肌酸磷酸激酶(CK)在病后明显上升,多于 1 周内恢复正常。血氨明显增高,亦于 1 周内恢复。凝血酶原降低。

2.其他代谢紊乱　血清游离脂酸浓度上升。尿及血清中出现二羧酸。婴幼儿常出现低血糖。可出现低肉碱血症、低胆固醇血症、低脂蛋白血症和二羧酸血(尿)症。血乳酸及丙酮酸增高。

3.脑脊液　压力多明显增高,脑脊液常规检查大多正常,低血糖明显者糖含量相应降低。

4.肝活检　可发现典型的 RS 肝病表现。

【诊断】

目前临床最常用的标准为美国疾病控制中心(CDC)所制定的诊断标准。主要包括:①急性非炎症性脑病(意识障碍,CSF 除外中枢神经系统感染,或组织学证实)。②血清 GOT、GPT 增高 2～3 倍以上,血氨增高,急性脂肪肝。可伴有血乳酸及丙酮酸增高,凝血酶原降低,CK 升高,婴幼儿常出现低血糖。③除外其他类似疾病,如急性中毒、遗传代谢病以及急性重型肝炎等。如符合上述临床诊断标准而未做肝活检或尸检者称为临床诊断的 RS(CRS)。如果肝活检或尸检符合 RS 诊断标准,则称之为确诊的 RS(DRS)。

RS 的症状可发生于很多类似于 RS 的疾病。因此需鉴别除外的疾病很多,如急性中枢神经系统感染、中毒性脑病以及遗传代谢病等。由于上述 RS 诊断标准是非特异性的,甚至光镜呈"急性脂肪肝",也无特异性,因此应尽可能行肝活检,电镜下观察肝细胞线粒体的改变以确定诊断。肝活检应争取在起病后 4～5 日内进行,尸检标本不适于线粒体形态学或有关代谢的检查。

【治疗】

本病预后不良,早期认识轻症患儿并给予及时治疗是争取改善预后的关键。一旦出现严重的意识障碍则有很高的死亡率,幸存者也往往出现严重的神经系统后遗症。迄今对 RS 的治疗尚缺乏特效疗法,以病情监护以及维持内环境稳定、降低颅内压、止惊、控制低血糖和凝血障碍等对症治疗为主。控制致命的脑水肿最为关键,可合用甘露醇、呋塞米及皮质激素。适量输入葡萄糖和胰岛素,补充肉碱及瓜氨酸有助于缓解肝病进展。

(张芙蓉)

第十四节　重症肌无力

【概述】

重症肌无力(MG)是神经肌肉接头间传递功能障碍所致的慢性疾病,与自身的免疫异常有关,所以又认为是一种自身免疫性疾病。患病者轻则眼睑下垂、复视或斜视,眼球转动不灵;重则四肢无力、全身倦怠、颈软头倾、吞咽困难、饮水呛咳、咀嚼无力、呼吸气短、语言障碍,生活不能自理,甚至呼吸困难发生危象。

【临床特点】

1.病史　与遗传、免疫功能低下等因素有关。

2.症状与体征

(1)症状:①眼睑下垂,晨轻晚重,眼睑下垂多伴有复视、斜视、视物不清,眼睑闭合不全,眼球活动受限。②四肢无力:难以连续高举双臂,或难以连续蹲下与站起,或难以连续握拳与展开,故生理功能下降。③颈软,抬头无力与咀嚼无力,呼吸气短、无力,吞咽不利等症状互相关联,而与吞咽困难相关的症状有发音不清、声音嘶哑、饮水呛咳、咀嚼无力等。

(2)体征:眼肌麻痹、肢体肌耐力减弱,疲劳试验阳性,对受累肌肉反复做同一动作或连续叩击某一反射,可见反应逐渐减弱或不能。

(3)儿童重症肌无力(MG)分型

①少年型重症肌无力(JMG)。临床最常见。除发病年龄不同外,与成人 MG 病理及发病机制均相同。起病多在 2 岁以后,最小年龄 6 个月,平均年龄 3 岁。女多于男。肌无力特点:休息后好转,重复用力则加重,并有晨轻暮重现象。JMG 分为:眼肌型:最多见,患儿仅表现眼外肌受累症状,而无其他肌群受累的临床和电生理表现。首发症状是单侧或双侧上睑下垂,可伴眼球活动障碍,从而引起复视、斜视。重症者双眼几乎不动。全身型:躯干及四肢受累,可伴眼肌或延髓性麻痹。轻者步行或上阶梯极易疲劳,重症者肢体无运动功能,常有呼吸肌及延髓性麻痹。患儿腱反射多减弱或消失,无肌束震颤及明显肌萎缩,感觉正常。脑干型:有明显吞咽、咀Ⅱ爵及言语障碍,除伴眼肌受累外,无躯干及肢体受累。

②新生儿暂时性重症肌无力。患重症肌无力母亲所生新生儿约 1/7 患本病。母亲的乙酰胆碱受体抗体(AchR-Ab)通过血胎盘屏障进入胎儿血循环,作用于新生儿神经肌肉接头处 AchR 而表现出 MG 临床特征。患儿生后数小时至 3d 内,出现全身肌张力低下、哭声弱,吸吮、吞咽、呼吸均显困难,腱反射减弱或消失;患儿很少有眼肌麻痹。如未注意家族史,易与围生期脑损伤、肌无力综合征等相混淆。肌注甲基硫酸新斯的明后,症状明显减轻。重复神经刺激(RNS)检测对确诊有重要意义。患儿血中 AchR-Ab 可增高。轻症可自行缓解,2～4 周完全恢复。重症者如不治疗,可在数小时内死于呼吸衰竭。

③先天性重症肌无力(CMG)。发生于母亲未患重症肌无力所娩出的新生儿或小婴儿。血中无 AchR-Ab,常有阳性家族史。患儿在宫内胎动减少,出生后表现出肌无力,哭声微弱,喂养困难,双睑下垂,眼球活动受限等症状或体征。早期症状并不严重,故确诊较困难。少数患儿可有呼吸肌受累。病程一般较长,胆碱酯酶抑制剂有效,但对眼肌麻痹效果较差。CMG 主要由四种缺陷引起:乙酰胆碱合成缺陷、乙酰胆碱释放障碍、胆碱酯酶缺乏、终板 AchR 缺陷。

3.症状加重及缓解因素

(1)加重因素:呼吸道感染,药物使用不当(抗胆碱酯酶药停用、过量,皮质类固醇、卡那霉素、链霉素等）。

(2)缓解因素:避免劳累,心情愉快。

4.并发症　肌无力危象、胆碱能危象和反拗危象。

【诊断】

1.诊断标准

(1)受累骨骼肌无力,朝轻暮重。

(2)肌疲劳试验阳性。

(3)药物试验阳性:新斯的明,每次 0.04mg/kg,肌内注射。新生儿 0.1～0.15mg,儿童常用量 0.25～0.5mg,最大量不超过 1mg。观察 30min,肌力改善为阳性。

(4)肌电图重复电刺激:低频刺激(通常用 3Hz)肌肉动作电位幅度很快地递减 10％以上为阳性。

(5)血清抗乙酰胆碱抗体阳性。

(6)单纤维肌电图:可见兴奋传导延长或阻滞,相邻电位时间差值延长。

以上 6 项标准中,第(1)项为必备条件,其余 5 项为参考条件,必备条件加参考条件中的任何一项即可诊断。

2.疗效判定　临床痊愈:临床症状和体征消失,能正常生活、学习和工作,停用一切治疗重症肌无力的药物,3 年以上无复发。临床近期痊愈:临床症状和体征消失,能正常生活、学习和工作,停用一切治疗重症肌无力的药物或药量减少 3/4 以上,1 个月以上无复发。显效:临床症状和体征有明显好转,能自理生活、坚持学习或轻工作,治疗重症肌无力药物的药量减少 1/2 以上,历时一个月以上无复发。好转:临床症状和体征有好转,生活自理能力有改善,治疗重症肌无力的药物用量减少 1/4 以上,历时一个月以上无复发。无效:临床症状和体征无好转,甚至有恶化。

【辅助检查】

1.新斯的明试验:是目前诊断重症肌无力的最简单方法。儿童用量:肌内注射甲基硫酸新斯的明每次 0.0125mg/kg。肌力在注射后 20～30min 明显改善时,为阳性反应,可确诊。药效一般可维持 50min,60min 以后药效逐渐消失,回复原状。为防止新斯的明的毒蕈碱样反应,需同时肌注阿托品 0.5～1mg。

2.免疫功能检查:可有异常。

3.血清胆碱酯酶、免疫球蛋白、乙酰胆碱受体抗体效价测定升高。

4.胸部 X 线片或 CT 检查:可有胸腺大或肿瘤。

5.心电图可异常。

6.电生理检查:感应电持续刺激受累肌肉反应迅速消失。肌电图(EMG):重复频率刺激,低频刺激有波幅递减,高频刺激有波幅递增现象,如递减超过起始波幅 10％以上或递增超过 50％以上的为阳性。肌电图检查是诊断重症肌无力的重要依据,尤其延髓型,不以眼睑下垂为首发症状的患者,新斯的明无法观察眼睑的变化,因此进行肌电图检查十分必要。

【治疗】

1.抗胆碱酯酶(ChE)药物

(1)新斯的明:①溴化新斯的明,5 岁以内 0.5mg/(kg・d),5 岁以上 0.25mg/(kg・d),每 4 小时 1 次,逐渐加量,一旦出现不良反应则停止加量。10～20min 生效,持续 3～4h,极量为 0.1g/d。作用时间短,胃肠道不良反应明显。②甲基硫酸新斯的明,每岁 0.05～0.1mg 或每次 0.025mg/kg,皮下注射、肌内注射、静脉滴注。作用较迅速,但持续时间短(2～3h)。一般用于诊断和急救。

(2)溴吡斯的明:化学结构类似新斯的明,但毒性仅为其 1/8～1/4,治疗量与中毒量距离大,作用时间

3.5～4.5h。且对延髓支配肌、眼肌的疗效比新斯的明好。5 岁以内 2mg/(kg·d),5 岁以上 1mg/(kg·d),逐渐加量,一旦出现反应则停止加量。分 3～4 次口服,极量为 0.36g/d,10～30min 出现疗效。

(3)依酚氯铵:0.2mg/(kg·d),静脉注射,先注射 1/5 量,如无反应再注射余量。20～30s 发生作用,持续 2～4min。仅用于诊断及确定危象的性质。

2.免疫治疗

(1)胸腺摘除术:术后有效率(完全缓解与好转)44%～90%。特别对非胸腺瘤术后缓解好转率较高;但 75%～80% 胸腺瘤可恶变,仍应尽早切除。对 15 岁以上的全身型 MG,胸腺摘除术是常规治疗方法,术后继续用泼尼松 1 年。有胸腺瘤者可静脉滴注地塞米松或环磷酰胺后进行手术切除,但疗效比胸腺增生和正常者差,术后需进行放射治疗和长期免疫抑制药治疗。无胸腺瘤的眼型 MG,即使肢体肌电图(EMG)阳性,也非胸腺切除术适应证。

(2)激素疗法:激素疗法的适应证为:①病程在 1 年以内各型 MG;②单纯用抗 ChE 药物不能控制的 MG;③单纯眼肌型 MG;④已行胸腺摘除术,但疗效不佳或恶化的 MG;⑤MG 胸腺摘除术术前准备。具体疗法:①泼尼松长期维持疗法。泼尼松 1～2mg/(kg·d)小剂量开始逐渐增加,症状明显缓解后,持续服用 8～12 周后逐渐减量,至每日或隔日顿服,总疗程 2 年。②大剂量甲泼尼龙冲击疗法。甲泼尼龙 20mg/(kg·d)静脉滴注 3d;再以泼尼松维持治疗。其优点是起效时间和达最佳疗效时间比泼尼松长期维持疗法短。适用于肌无力危象,胸腺摘除术前准备。应有气管切开和辅助呼吸的准备。如病情严重,应服用大剂量抗 ChE 药物,在开始大剂量激素治疗时适当减少抗 ChE 药剂量,以减少一过性肌无力加重现象。

(3)其他免疫抑制疗法:①环磷酰胺,2mg/(kg·d)分 2 次服用。多半于 2 个月内见效,有效率为 73%。EMG 证明治疗有效。应注意白细胞减少、出血性膀胱炎、口腔炎、恶心、呕吐、皮疹和脱发等不良反应,疗程不超过 12 周,以免损伤性腺。②嘌呤拮抗药:硫嘌呤 1.5mg/(kg·d),分 1～3 次口服。硫唑嘌呤 1.5～3mg/(kg·d),分 2 次口服。③环孢素:5mg/(kg·d),8～16 周后增至 10mg/(kg·d),分 2 次口服。4 周见效,8～12 周明显改善。④血浆置换法:去除 ACh 受体抗体,见效快,显效率几乎是 100%,但疗效持续短,价格昂贵,仅用于重症。不良反应有低血压、出血和电解质紊乱。⑤大剂量静注丙种球蛋白:0.4～0.6g/(kg·d)静脉滴注,4～6h 输完,连续 5d 为 1 个疗程。急性或复发病例有效率 75%～100%。显效较快,绝大多数在 3～10d 见效,最短者次日即见效;缓解后维持 20～120d,大多 40～60d。间断 3～4 周重复用药,可能有更长的缓解期。因价格昂贵,主要用于 MG 危象,或其他治疗无效者。

3.辅助性药物

(1)氯化钾片剂或 10% 氯化钾溶液:2～3g/d,分 2～3 次口服。

(2)螺旋内酯胶囊:2mg/(kg·d),分 2～4 次口服。

(3)麻黄碱片剂:每次口服 0.5～1.0mg/kg,3/d。

4.换血疗法 对新生儿一过性肌无力有呼吸困难者可考虑换血疗法。

5.肌无力危象与胆碱能危象的处理 各种危象发生时,首要的抢救措施是保持呼吸道通畅,必要时气管切开辅以人工辅助呼吸。同时根据危象的类型予以处理,如为肌无力危象需用新斯的明 1mg 肌内注射或静脉滴注,然后在依酚氯铵试验的监护下每隔 0.5h 注射 0.5mg,至病情好转后改为口服。如考虑为胆碱能危象,立即停用抗胆碱酯酶药物,并静脉注射阿托品直至症状消失,以后在依酚氯铵试验阳性后再慎用抗胆碱酯酶药。

【注意事项】

1.重症肌无力患者应避免服用以下药物

(1)异丙嗪、地西泮、安乃近氯丙嗪、乙醚、麻醉肌松药、吗啡、氨基苷类药物(慎用)、普鲁卡因(慎用)。

（2）庆大霉素、链霉素、四环素、卡那霉素、土霉素、多黏菌素、杆菌酞、妥布霉素。

（3）箭毒、琥珀胆碱。

（4）胸腺素、卡增舒、免疫增强剂（慎用）、秉宁克通（慎用）。

（5）奎尼丁、奎宁、冬眠宁、普鲁卡因胺、奋乃静。

（6）不要随便给儿童重症肌无力患者服用市面出售的各种自称含有增强免疫作用的口服液。

（7）蟾酥及中成药，如六神丸、喉疾灵等、珍珠层粉（慎用）。

2.合并感染时，尤其合并肺部感染者，可使重症肌无力患者病情加重或诱发危象的出现，所以正确的选用抗生素很重要。

3.在重症肌无力危象抢救时中西医结合为最佳。

4.如果患者发热，可选用以下退热药：口服百服宁、复方阿司匹林或泰诺林。如果肌内注射可用柴胡针剂。感冒一般服 VC 银翘片、小儿速效感冒颗粒等中成药治疗比较好。

（陈柏谕）

第十五节　进行性肌营养不良

【概述】

进行性肌营养不良（PMD）是一组遗传性肌肉变性病，临床以缓慢进行性加重的对称性肌无力和肌萎缩为特征，可累及肢体和头面部肌肉，少数可累及心肌。根据遗传方式、发病年龄、萎缩肌肉的分布、有无假性肥大、病程及预后，可分为不同临床类型。包括假肥大型（Duchenne 型和 Becker 型）、肢带型、面肩肱型、远端型、眼肌型、眼咽型等多种类型，多有家族史。

【临床特点】

1.病史　有家族遗传史。

2.症状与体征　多为男性患病，起病多在 3～5 岁。运动发育迟缓，行走缓慢，呈"鸭步"态，不能维持直立姿势，易跌倒。下肢近端肌群受累最重，上楼困难，蹲下后难站起。自仰卧位起立时需先翻呈俯卧位，再用双手支撑下肢，逐渐伸直躯干而勉强站立，称 Gower 征。假性肌肥大多见于腓肠肌。肩胛带肌群受累出现"翼状肩"，面肌受累呈"肌性面容"，吞咽肌受累有吞咽、呼吸、语言困难，部分有心肌病变。晚期严重肌萎缩主要见于四肢近端和躯干，同时有关节挛缩。脊柱前屈，膝反射消失，皮肤感觉正常，智商较低。按照典型的遗传形式和主要临床表现，可将肌营养不良症分为下列类型。

（1）进行性假肥大性肌营养不良（Duchenne 型）：为性连锁隐性遗传，最常见。肌无力从下肢开始，继而波及上肢乃至全身。3 岁左右起病；4 岁时已有典型鸭步；5 岁后 Gower 征阳性并腓肠肌假性肥大；8 岁后出现肌挛缩逐渐完全不能行走；晚期全身消瘦，卧床不起，常因心肺功能障碍死亡，平均 14～18 岁死亡，少数能达 20 余岁。

（2）贝克肌营养不良（Becker）型：为性连锁隐性遗传，起病年龄稍晚，学龄期发病。可先出现腓肠肌假性肥大数年，然后才有其他症状。病情发展较缓慢，多数于 20～30 岁尚能行走，对寿命影响不大。

（3）肢带型：为常染色体隐性遗传，又称肩-肱型。以 10～30 岁期起病较常见。临床上首先影响骨盆或肩胛带而致上楼困难或举臂不能过肩。少数可有腓肠肌假性肥大。不侵犯面肌。

（4）面肩肱型：常染色体显性遗传，成人中常见此型。青春期起病，首先影响面部和肩胛带肌肉，病程进展缓慢，肢体远端一般不受累。

（5）眼肌型：为常染色体显性遗传，可于任何年龄发病。临床表现以眼睑下垂为首发症状，以后逐渐出现全部眼外肌麻痹，多为双侧对称性，故复视与斜视很少见。也可合并面肌、颈肌及肢体近端肌群受累。

（6）远端型：为常染色体显性遗传，2 岁以内发病，早期以肢体远端受累为主，肌萎缩明显。手指伸肌受累严重，下肢远端受累较重时则出现足下垂，有时也可累及肢体近端肌群，一般到 18 岁后停止进展。

（7）强直性肌营养不良：常染色体显性遗传。临床表现为双手、前臂、小腿肌肉强直、肌痛和无力，叩击肌肉后出现肌肉强直而不易松弛。常有手足下垂、面部表情呆滞或强笑面容。有时合并有白内障、心功能不全等。

3.症状加重及缓解因素

（1）加重因素：免疫力降低、受凉、营养不良等。

（2）缓解因素：休息、增强营养、加强体质等。

4.并发症　晚期，四肢挛缩，活动完全不能。常因伴发肺部感染、压疮等于 20 岁之前丧生。智商常有不同程度减退。半数以上可伴心脏损害，心电图异常。早期心肌肥大，除心悸外一般无症状。

【诊断】

1.诊断标准

（1）主症：缓慢进行性的、对称性肢体近端肌萎缩和无力，呈翼状肩、鸭步、肌病面容或假性肥大等征象，但无肌肉压痛。Gower 征阳性。

（2）多在儿童和青少年期发病，常有家族遗传史。

（3）尿肌酸增加，肌酐减少，血清肌酸磷酸激酶和乳酸脱氢酶等增高，血和尿肌红蛋白增高。

（4）肌电图：可见自发电活动增多，轻收缩时显示多相波明显增多，电位时限缩短，波幅降低，并有病理干扰相。

（5）肌肉活检：可见肌纤维肿胀或萎缩、变性，大量脂肪和结缔组织增生。

2.疗效判定　显效：症状明显改善，肌酶系列指标下降＞20％；有效：症状有改善，肌酶系列指标下降＜20％；无效：症状无改善，肌酶系列指标无变化；恶化：症状加重，肌酶化验升高。

【辅助检查】

1.肌电图　呈肌源性损害，表现为收缩时平均动作电位幅度减低。间歇期缩短。多相电位中度增高，心电图有心肌病变表现。

2.血清酶学检查　肌酸磷酸激酶（CPK）是本病诊断最敏感的指标。正常时在 50U 以下。在本病进展期显著升高，甚至达数百至 1000U 以上。假性肥大型此酶活性升高最为明显。血清醛缩酶、谷草转氨酶与乳酸脱氢酶、丙酮酸激酶等活性均有增高，可协助诊断。

3.肌组织活检　肌肉颜色异常呈黄色或淡灰红色。镜下可见肌纤维减少、变性，横纹消失或伴玻璃样变以及结缔组织、脂肪组织增生等。

4.基因诊断　可在产前、发病前及对携带者做出确诊。

【治疗】

1.一般治疗

（1）合理饮食：应给予高动物蛋白、适量糖类和低脂肪饮食。

（2）防治继发感染：由于肌肉无力、活动减少，本病极易继发感染，以呼吸道感染最为常见，晚期病例尤为突出。应鼓励病人活动，对卧床不起者注意加强护理，防止压疮。已发生继发感染者应积极给予针对性治疗。

（3）体疗与理疗：适当的体育锻炼，充分的被动运动及推拿、按摩等措施虽不能治愈本病，但能够延缓病程的进展,防止关节挛缩。

2.药物治疗

(1)非特异性营养药:三磷腺苷、辅酶 A、维生素 E。

(2)别嘌醇:据报道对相当病例有效。用法:50～100mg,口服,3/d,3 个月为 1 个疗程。

(3)糖皮质激素:泼尼松 5mg,口服,2～3/d,3 个月为 1 个疗程。

(4)加兰他敏:2.5mg,肌内注射,1～2/d,1 个月为 1 个疗程,可间断反复应用。

(5)胰岛素葡萄糖治疗:正规皮下注射胰岛素,第 1 周 4U/d,第 2 周 8U/d,第 3 周 12U/d,第 4 周 16U/d。于每日清晨注射胰岛素后 th 内口服葡萄糖 50～100g。有效者可于间隔 2～3 个月后重复治疗 1 个疗程。

3.手术矫形　晚期病例已发生跟腱挛缩而加重行走困难者,可行跟腱延长术;对只能取坐位的病人应给予脊柱支架,以推迟脊柱畸形的发生。

4.肌细胞移植　近年来已开展了将免疫相容的供者成肌细胞移植到患儿的研究,即将成肌细胞注射到患儿的胫前肌、肱二头肌等,注射数月后,患儿肌力有不同程度增加。

【注意事项】

1.鼓励患者坚定信心,主动配合治疗,主动进行身体锻炼,使身体的各方面功能保持良好的状态,为治愈打好基础。

2.要鼓励患者多到户外活动,多和别人交流。

3.保护患者身体各部位肌肉的弹性和各关节的自由活动度。防止肌肉因得不到锻炼而萎缩,关节不活动而变形。一个原则应该是患者能走就不让患者坐轮椅,能坐轮椅就不要躺在床上。

4.在病情发展过程中,要加强被动运动及按摩。卧床不起者要防止压疮和肺部感染的发生。

5.患者应以高蛋白饮食为主。疾病初起属实证者,当以凉性食物为主,多食蔬菜水果,少食油腻之品;日久以虚为主者,应适当多食鱼类、蛋类、鸡肉、猪瘦肉、牛肉、羊肉等"血肉有情之品",但也不可太过,以免损伤脾胃;慎用滋补,所谓"虚不受补",可食用具有健脾和胃作用的食物,如山楂、薏苡仁、鸡肫、陈皮等,直至脾胃调和后再适当进补为宜。

6.应对家族史作分析和测定血清 CPK 以及分析基因,及早发现携带者,做好婚姻、遗传和优生的宣传教育。

（张芙蓉）

第十六节　格林-巴利综合征

格林-巴利综合征(GBS)又称急性感染性多发性神经根炎也称急性炎症性脱髓鞘性多神经根病,本病首先由 Landry 在 1859 年报道,1916 年由 Guillain 和 Barre 又报道了 2 例,并指出脑脊液中蛋白细胞分离现象是本病的特征。目前认为 GBS 是由体液和细胞免疫共同介导的急性自身免疫性疾病,可发生于任何年龄,临床特点为急性弛缓性对称性肢体瘫痪,腱反射消失,不同程度的周围性感觉障碍,病情严重者出现延髓病变和呼吸肌麻痹。脑脊液改变为蛋白-细胞分离现象。治疗主要包括一般治疗和免疫治疗。

GBS 终年发病,可发生于任何年龄,男女均可受累,其发病率约为每年 0.6/10 万～4/10 万。

【病原】

病因不清,但研究显示空肠弯曲杆菌(4%～66%)、巨细胞病毒(5%～15%)、EB 病毒(2%～10%)以及肺炎支原体(1%～5%).这些前驱感染与临床各亚型无特异的相关性。此外,文献报道还与单纯疱疹和带状疱疹病毒,流感 A 和 B、流行性腮腺炎、麻疹、柯萨奇、甲型和乙型肝炎病毒,天花和人类免疫缺陷病毒等感染有关。

【发病机制】

GBS 的发病机制目前仍不十分清楚,主要有以下几种:

(一)感染

GBS 患者多数有前驱感染,但严重轴索变性多见于空肠弯曲杆菌感染后,而严重感觉受损多见于巨细胞病毒感染后。目前空肠弯曲杆菌及 GBS 的相关性引起广泛关注,空肠弯曲杆菌(CJ)是引起急性胃肠炎的主要病原,也是最常见的 GBS 的前驱感染源。通过对不同 CJ 血清型:0:1、0:2、0:4、0:10、0:19、0:23、0:36 和 0:41 的脂多糖的核心寡糖(Os)的化学分析,结果显示其结构与人体神经节苷脂 GM1、GD1a、GDa、GD3 和 GM2 相似。

微生物的某些结构与宿主的某些结构具有共同表位,感染后针对病原微生物的保护性免疫反应在神经组织引起交叉反应,破坏神经结构功能或引起功能改变,这是所谓的"分子模拟"学说。此外,微生物还可以作为多克隆激活剂刺激 B 细胞增殖,产生抗体;直接参与细胞因子释放,协同免疫反应;通过所谓"微生物超抗原"激活 T 细胞的寡克隆反应;破坏免疫活性细胞,干扰免疫调节机制,造成自身免疫反应。

GBS 的发病除了与感染源的特性有关,还与患者的免疫状况有关。

(二)抗神经节苷脂抗体

许多研究表明,GBS 各亚型中可出现相对特异的抗神经节苷脂抗体,其中最典型的是 Miller-Fisher 综合征(MFS)。90%的 MFS 患者具有抗 GQ1b 和 GT1a 神经节苷脂抗体(IgG);在所有 GBS 亚型中都发现存在抗 CM1 抗体(IgG 型),但是与脱髓鞘型 GBS 相比,急性运动性轴索型神经病(AMAN)和急性运动一感觉性轴索型神经病(AMSAN)患者中抗 GM1 抗体更常见。

抗神经节苷脂抗体是否直接参与发病机制至今尚无定论。许多实验显示抗 GM1 抗体可以导致离子通道功能异常,AMAN 的一个早期表现就是郎飞结上的补体被激活。可能的作用机制是抗神经节苷脂抗体直接作用于郎飞结或结旁的受体,通过激活补体,导致离子通道的改变。

(三)细胞免疫

T 细胞可能参与大部分或全部亚型的 CBS 发病机制。T 细胞对任何一种髓鞘蛋白 P2、P0 和 PMP22 都有反应,并足以引发实验性自身免疫性神经炎。急性期患者的体液循环中发现有激活的 T 细胞,它能上调基质金属蛋白激酶,经血-神经屏障,写同族的抗原结合识别。对 T 细胞的这些特异性反应的研究目前仍处于初步阶段。

(四)其他

有报道疫苗接种(多为流感疫苗、肝炎疫苗以及麻疹疫苗)、遗传及微量元素代谢异常(锌、铜、铁等)参与了 GBS 的发病机制。

【病理学】

最近的研究表明 GBS 包括许多不同的亚型,主要有急性炎症性脱髓鞘型多发性神经根病(AIDP)、急性运动性轴索型神经病(AMAN)、急性运动-感觉性轴索型神经病(AMSAN)和 Miller-Fisher 综合征(MFS),其中 90%以上 GBS 患者为 AIDP 型。各亚型的临床及病理特征各异,但最主要的病理改变为周围神经中单核细胞浸润和节段性脱髓鞘。

（一）急性炎症性脱髓鞘型多发性神经根病（AIDP）

病理改变主要为炎症性脱髓鞘改变伴局灶和弥漫性淋巴细胞浸润及大量富含脂质的巨噬细胞，运动和感觉纤维均受累。该病主要累及神经根（尤其是运动神经根）以及邻近的神经丛。髓鞘神经纤维早期可见的损害是髓鞘外层的空泡样变，但是受累纤维外层以及施万细胞表面的补体激活现象更早出现。因此有学者推测，抗体通过与施万细胞膜表面的表位结合，而激活补体，随着补体的激活，触发了一系列改变，髓鞘空泡样变、崩解以及被巨噬细胞吞噬。

（二）急性运动性轴索型神经病（AMAN）

病理改变轻微，且无炎症表现。神经纤维的主要改变是运动轴索变性，累及背侧及腹侧神经根和外周神经。免疫病理及电镜研究显示 AMAN 的最初免疫损害出现在郎飞结上。

（三）急性运动感觉性轴索型神经病（AMSAN）

病理改变过程是补体激活，巨噬细胞与神经结接触，轴索周围间隙被打开，巨噬细胞游走其中；紧接着发生轴索皱缩，部分患者可发生轴索变性。郎飞结和感觉神经都有广泛损害。这些病理改变过程与 AMAN 相似。

（四）MillerFisher 综合征（MFS）

有关其病理改变报道较少，一般认为其病理改变与 AIDP 相似。

【临床表现】

（一）急性炎症性脱髓鞘型多发性神经根病（AIDP）

90％以上 GBS 为此型患者，可累及各年龄患者。该型症状出现较快，常在数天内发病，也可呈暴发性。最常见的表现是进行性、上升性、弛缓性瘫痪，伴轻至中度感觉障碍，或者伴有脑神经麻痹（呈下降型），严重患者可发展为延髓麻痹，并导致严重并发症；最易受累的为第Ⅶ、Ⅸ、Ⅹ 对脑神经，其次为Ⅱ、Ⅴ、Ⅻ 对脑神经。严重者 24～48 小时内发生呼吸肌麻痹，需立即机械通气。

感觉障碍包括麻木感、蚁行感、针刺感，以及烧灼感。通常无排尿或排便障碍。本病的自主神经系统损害常见，可有交感和副交感神经功能不全的症状，病人常有手足少汗或多汗、窦性心动过速，以及血压不稳定，可有一过性大、小便潴留或失禁。

下列指标提示临床呼吸衰竭：疾病进展较快，延髓功能障碍，双侧面肌无力，自主神经功能异常。与呼吸衰竭有关的肺功能指标为：肺活量＜20ml/kg，最大吸气压＜30cmH$_2$O，最大呼气压＜40cmH$_2$O，或肺活量、最大吸气压及最大呼气压下降超过 30％。

（二）急性运动轴索型神经病（AMAN）

临床表现为急性瘫痪，不伴感觉障碍，恢复较慢，患者在恢复期早期常出现腱反射亢进。

（三）急性运动-感觉型轴索型神经病（AMSAN）

该型多见于成人，是一严重的轴索破坏性亚型。表现为运动和感觉功能同时受损，其恢复更慢。感觉障碍包括麻木感、蚁行感、针刺感以及烧灼感。

（四）Miller-Fisher 综合征（MFS）

临床特征为不同程度的眼外肌麻痹、共济失调及腱反射消失。MFS 是 GBS 的一个变异型，为动眼神经原发受损，在某些患者可有脑干或者小脑直接受损。一般 MFS 患者很少累及肢体肌力、自主神经功能以及除动眼神经外的脑神经。MFS 尚可有周围性和中枢性听力系统及周围性平衡系统受损，表现为听力下降，平衡功能失调。当患者出现延髓麻痹及自主神经功能异常，可能提示预后不佳。极少数患者可复发，即一次患病后，经过相当长的无症状期，再次出现 MFS，其临床表现与第一次相似，有学者认为复发可能与 HLA-DR,有关。

小儿 CBS 特点:①前驱症状除腹泻外以不明发热多见;②肢体瘫上下肢多不对称;③脑神经麻痹少见;④感觉障碍少见;⑤早期肌萎缩少于成人;⑥病情变化快,但预后较成人佳;⑦脑脊液蛋白,细胞分离较成人不典型。

空肠弯曲杆菌(CJ)感染后的 GBS 主要表现为:①更严重的病情;②更大程度的轴索变性;③更不良的预后;④儿童发病率高;⑤更大比例的特定 HLA 型;⑥与抗神经节苷脂抗体更紧密的联系和发病的季节性。

【诊断】

(一)临床症状

1996 年 NomuraK 等总结了 GBS 的 7 大特征,其中前 5 条为临床特征:

1.患者在神经系统症状出现前 1~3 周往往有前驱感染,最常见的是咽痛、鼻塞、发热或空肠弯曲杆菌感染引起的胃肠炎。

2.呈对称性瘫痪。一般先有双下肢无力,逐渐加重和向上发展。

3.腱反射消失。

4.症状及体征在数天至 2 周内迅速进展,接着进入稳定期,最后逐渐恢复至正常,约需数月之久。

5.大多数患者可恢复功能。通常在进展停止后 2~4 周,也有经过几个月后才开始恢复。

6.脑脊液中蛋白增高,白细胞数不高,呈蛋白-细胞分离现象。

7.运动神经传导速度减慢,以及 F 波消失。

(二)实验室检查

1.脑脊液检查 蛋白-细胞分离现象是本病特征之一。患者发病数天后蛋白含量开始上升,蛋白含量最高峰约在发病后 4~6 周,多数病人细胞数正常。患者脑脊液中可发现寡克隆区带。

2.电生理学检查

(1)AIDP:脱髓鞘性改变,神经传导速度明显减慢,F 波消失,有作者认为 H 反射消失是早期诊断 GBS 的较敏感的指标。上肢感觉神经动作电位(SNAP)振幅减弱或者消失,异常 F 波也是早期 GBS 的异常指标。

(2)AMAN:神经传导速度正常或轻微异常,复合运动动作电位(CMAP)振幅下降,提示为轴索受损,但无脱髓鞘改变。

(3)AMSAN:轴索受损同 AMAN。

(4)MFS:脱髓鞘改变同 AIDP。

3.抗体检测 CBS 患者血清中可出现多种抗神经节苷脂 GM1、GMa、GD1a、GD1b 及 GQ1b 的抗体,一般采用 ELISA 法检测。许多学者就是否这些抗体与 GBS 亚型存在相关性做了研究。除了抗 GQ1b 抗体确定与 MFS 密切相关外,其他 CBS 临床亚型及相对应的特异性的抗体尚未完全确定。

抗体及其可能相关的 GBS 亚型:

(1)抗 GM1 抗体:约 30% AIDP 患者出现此抗体,非特异性。

(2)抗 GD1a 抗体:在中国 AMAN 患者中,此抗体具特异性,但其敏感性为 60%~70%。

(3)抗 CQ1b 抗体:90% 的 MFS 患者出现此抗体。

(4)抗 GalNAc-GD1a 抗体:此抗体与前驱空肠弯曲杆菌感染相关,研究表明伴有此抗体的 CBS 患者可出现快速进展,非常严重的肌无力(以远端肌群为主)。但很少有感觉消失、感觉异常以及脑神经受累。

(5)抗 G1a 及抗 GM1b 抗体:CBS 患者出现这种抗体需警惕延髓麻痹的发生。

（三）诊断标准

Asbury(1990年)修订的新的诊断标准提出 GBS 的必要条件如下：

1.诊断必须的特征

(1)超过一个以上的肢体进行性运动性力弱。

(2)腱反射丧失，但如果其他特征满足诊断，远端腱反射丧失而肱二头肌腱反射和膝反射减低也可诊断。

2.高度支持诊断的特征

(1)临床特征

1)进展：症状和体征迅速出现，到4周时停止进展。

2)相对对称。

3)感觉症状和体征轻微。

4)脑神经受累。

5)通常在进展停止后的2～4周恢复，也有经过几个月后才开始恢复，大部分患者功能上恢复正常。

6)自主神经功能紊乱：心律失常，体位性低血压，高血压。

7)神经症状出现时没有发热。

8)变异型：①神经症状发生时发热。②伴有疼痛的严重的感觉障碍。③进展超过4周，有的患者可出现轻微的反复。④进展停止但不恢复或遗留有永久的功能缺损。⑤括约肌障碍，通常括约肌不受累，但在疾病的开始时有一过性膀胱括约肌障碍。⑥中枢神经系统受累偶尔发生。包括不能用感觉障碍解释的严重的共济失调、构音障碍、伸性足趾反射和不明确的感觉平面，如果其他症状符合，不能否定 GBS 的诊断。

(2)高度支持诊断的脑脊液特征

1)脑脊液蛋白含量在发病的第一周即可升高，以后的连续测定都有升高。

2)脑脊液白细胞数为 $10\times10^6/L$ 或以下。

3)变异型：发病后1～10周内无蛋白含量增高。白细胞为 $11\times10^6/L\sim50\times10^6/L$。

(3)高度支持诊断的电生理特征：大约80%的患者有神经传导减慢或阻滞的证据。传导速度通常低于正常的60%，但为斑片样受累，并非所有神经都受累。远端潜伏期延长可达正常的3倍。F波是反应神经干近端和神经根传导减慢的良好指标。大约20%的患者传导正常。有时发病后数周才出现传导的异常。

【治疗】

治疗应采取综合性措施。

（一）一般治疗

良好的一般治疗的基本条件是仔细观察心肺功能，防止长期不能活动的并发症出现、镇痛和鼓励病人。

最重要的是观察呼吸肌的力量，最方便的床旁方法是测肺活量，对高危患者应每隔2小时监测一次肺活量，当肺活量下降至 15ml/kg 时，即使患者未出现低氧血症，也需进行机械通气。患者一般不给予镇静剂或神经肌肉阻滞剂。定期复查胸片至关重要，支气管肺炎是最常见的并发症。

因为 GBS 患者发生自主神经系统并发症比较多且比较严重，所有患者从诊断之日起均应给予持续心电监护和血压监测，以便及时处理。

据研究，病程最初几天如果单纯给予静脉补液，会相继出现营养衰竭及组织改变。因此对那些发病5天内不能吞咽的患者需给予营养支持。

对患者的护理非常重要，至少每2小时需给病人翻一次身。勤翻身可避免褥疮及因长期卧床导致的深静脉栓塞及肺栓塞等并发症。

疼痛是 GBS 常见的症状,可能与多种因素有关,如神经根炎及神经炎,不能活动等造成的肌肉疼痛和痛觉过敏。经皮神经刺激器治疗可能有效,偶尔有必要应用吗啡类药物。短期应用大剂量肾上腺皮质激素有时也有效。

患者可能出现情绪方面的改变,所有的医护人员都要经常鼓励患者,安慰患者恢复虽然缓慢但可以完全恢复。

患者在入院后的 1~2 天内即可进行理疗,肢体做被动锻炼,但应避免骨折。

(二)免疫治疗

由于 GBS 是急性自身免疫性疾病,因此 GBS 的主要目标是抑制这种免疫反应,以防止对周围神经的进一步损害和使髓鞘有时间再生。

1.大剂量静脉应用免疫球蛋白　总剂量为 2g/kg,分 5 天用完,即每天 400mg/kg。据报道大剂量静注免疫球蛋白应用于重症 GBS,可以降低气管插管及机械通气的需要,缩短患者在 ICU 的时间,以及促进其功能恢复。约 10% 的早期治疗患者在治疗 10 天左右会出现反复,可再次给予初始剂量进行治疗。一般认为如果在症状出现的 3 周以后再进行免疫治疗则无效。大剂量免疫球蛋白的禁忌证为以前对免疫球蛋白过敏或存在 IgA 型抗体。

2.血浆置换　血浆置换可在 7 天内进行,分别在第 1、3、5、7 天每次置换血浆约 50ml/kg。据报道,轻型患者 2 次血浆置换即可,而中、重度患者,4 次血浆置换较为适合。6 次血浆置换并不比 4 次有效。血浆置换的主要问题是:开放静脉通路较难,中央导管的设置、维持或感染问题以及心血管症状主要是低血压,后者常与血浆置换的过程有关。进行血浆置换的同时,宜应用大剂量肾上腺皮质激素以减少抗体的继续产生和防止疾病的反跳。血浆置换的禁忌证为严重感染、心律失常、心功能不全或有凝血系统疾病。

3.肾上腺皮质激素治疗　肾上腺皮质激素治疗 GBS 的疗效尚有争议。有学者认为大剂量肾上腺皮质激素冲击疗效好,能抑制 B 细胞产生抗体,同时减轻神经组织水肿,方法为甲泼尼龙,开始剂量为 15mg/(kg・d),3~5 天后改为口服泼尼松,4 周后减量,总疗程为 6~7 周。有报道指出肾上腺皮质激素与静脉注射丙球蛋白联合应用疗效显著。

4.其他治疗方法　包括电针疗法,光量子疗法,激光疗法。

总之,GBS 的治疗以综合疗法为宜。

【预后】

GBS 的患者预后较好,约 85% 的幸存者完全恢复功能,死亡率大约为 4%~15%。许多因素可造成 GBS 的预后不良,这些因素包括:存在其他严重内科疾病,GBS 发作呈暴发性及重型,CMAP 幅度明显下降,以及空肠弯曲杆菌前驱感染。

(张芙蓉)

第十四章　小儿常见急、危重症及鉴别诊断

第一节　发热

发热是指机体在致热源作用下或体温调节中枢发生障碍时,产热增加和(或)散热减少,体温超过正常范围。儿童正常肛温 36.9~37.5℃,腋温为 36~37℃,正常温度个体略有差异。儿童新陈代谢旺盛,体温与青壮年相近,但高于老年人;一般清晨体温最低,下午至傍晚最高,一天内波动<10℃;儿童夏季体温稍高,喂奶、餐后、运动、哭闹、室温过高及衣被过厚等均可使体温稍微升高。由于腋表测温方便简单,不易引起交叉感染及意外,目前儿科临床多采用腋表测温,测量时间为 5 分钟,当环境温度过低或者患儿循环障碍时,腋表所测体温偏低,需采用肛表测温 2 分钟。

【发热机制】

(一)致热源性发热

1.内源性致热源　又称白细胞致热源,如白介素-1、肿瘤坏死因子和干扰素等,通过血-脑脊液屏障直接作用于体温调节中枢的体温调定点,使调定点上移,体温调节中枢重新发出冲动,一方面骨骼肌阵缩(表现为寒战)使产热增多,另一方面交感神经兴奋使散热减少。这一综合调节使产热大于散热,导致发热。

2.外源性致热源　种类繁多,包括各种病原微生物病原体(如细菌、真菌、病毒及各种细菌毒素等)、炎性渗出物及无菌性坏死组织、抗原抗体复合物、某些类固醇物质、多糖体成分及多核苷酸、淋巴细胞激活因子等。外源性致热源常为大分子,不能通过血-脑脊液屏障,而是激活血液中的中性粒细胞、单核-巨噬细胞系统及嗜酸性粒细胞等,使其产生内源性致热源而发热。

(二)非致热源性发热

1.体温调节中枢直接受损　颅脑外伤、出血和炎症等。

2.产热过多的疾病　如癫痫持续状态和甲状腺功能亢进等。

3.散热减少的疾病　汗腺、广泛性皮炎和心力衰竭等。

【病因】

(一)根据热度分类

通常以腋表测量为准。

1.低热(37.3~38℃):常见于夏季热等。

2.中度热(38.1~38.9℃):常见干结核等。

3.高热(39.0~41.0℃):常见于感染和败血症等。

4.超高热(≥41℃):常见于中枢调节障碍等。

（二）根据热型分类

小儿热型不如成人典型，常见热型有稽留热、弛张热、间歇热、波状热、回归热和不规则热等 6 种。随着抗生素及肾上腺皮质激素治疗对热型干扰，目前已经很难见到典型热型。故其诊断与鉴别诊断价值较小。

（三）根据热程分类

1.短期发热　发热持续时间在 2 周以内。在儿科常见，大多数属于感染性发热，多伴有局部症状及体征，结合实验室指标及影像学检查诊断不难。常见于病毒感染等。

2.长期发热　持续时间≥2 周。主要由于非感染性因素导致，非感染性疾病有免疫性疾病（川崎病、系统性红斑狼疮、药物热、皮肌炎、结节性多动脉炎、血清病和炎性肠病等）、恶性肿瘤（白血病、淋巴瘤等）、甲状腺功能亢进、风湿性疾病、尿崩症及夏季低热等。在诊断非感染性疾病之前必须排除感染性疾病，如结核病（包括肺外结核）、链球菌感染后综合征和感染后低热、慢性感染性病灶或小脓肿等。

3.慢性发热　发热时间超过 1 个月。原因与长期发热相似。

（四）根据病因分类

1.感染性发热　病毒、细菌、支原体、衣原体、立克次体、螺旋体、真菌和寄生虫等病原引起的全身或局灶性感染。呼吸系统感染占首位（上呼吸道感染、扁桃体炎、咽喉炎、支气管炎和肺炎等），其次为肠道感染（病毒性、细菌性肠炎等）、泌尿系统感染（尿路感染、肾盂肾炎等）、中枢神经系统感染（脑炎及脑膜脑炎等）、心血管系统感染（感染性心内膜炎、心包炎等）、肝胆系统感染（病毒性肝炎、肝脓肿和胆管炎等）等。还可见于咽后壁脓肿、肛周脓肿等，传染性单核细胞增多症、脓毒症或败血症等也不少见，其他感染如结核、伤寒、风疹、麻疹、幼儿急疹、EB 病毒（EBV）感染和巨细胞病毒（CMV）感染等也可引起发热。近年来，手足口病、禽流感及甲型 H1N1 流感等传染病常需在发热门诊中加以鉴别，疫苗预防接种引起的发热也明显增加。

2.非感染性发热

（1）无菌性炎症：组织细胞坏死吸收及组织蛋白分解导致吸收热。常见机械、物理或化学性损伤，血管栓塞所致缺血性坏死，恶性肿瘤（白血病、恶性淋巴瘤、神经母细胞瘤、恶性组织细胞疾病和朗格汉斯组织细胞增生症等），溶血反应和肌肉溶解综合征等。

（2）免疫性疾病：有类风湿性关节炎、川崎病、系统性红斑狼疮、血清病、风湿热、白塞病、药物热、皮肌炎、结节性多动脉炎、血清病和炎症性肠病等。

（3）产热增加或散热减少相关疾病：捂热综合征、广泛性皮肌炎、烧伤及无汗性外胚层发育不良等散热障碍，暑热症、严重脱水及心力衰竭所致血液循环障碍，惊厥、癫痫持续状态常因产热较多而散热滞后引起一过性体温升高，小婴儿长期摄入蛋白质过多、高热能饮食及甲亢。

（4）自主神经功能紊乱：属于功能性低热范畴，自主神经功能紊乱可影响正常体温调节过程，使机体产热大于散热，体温升高，临床出现低热和其他自主神经功能紊乱的表现。①原发性低热：可持续数月至数年，体温波动多在 0.5℃ 以内；②感染后低热：体温调节中枢功能尚未完全恢复正常所致，常出现在病毒、细菌等感染性疾病痊愈后；③夏季低热：仅发生于夏季，秋凉后自行消退，每年反复，连续数年后可自行消失，多见于营养不良或大脑发育不全婴幼儿；④生理性低热：剧烈运动、精神紧张及月经前低热等。

（5）累及体温调节中枢：特点是高热无汗及退热药无效，常见于重度安眠药中毒、颅脑损伤、大脑发育不全、中毒性脑病、脑炎后遗症、小婴儿脱水热、高钠血症（垂体性或肾性尿崩症等）和慢性间脑综合征。

（6）其他：药物中毒（阿托品、阿司匹林、苯丙胺和咖啡因等）、输液反应及免疫缺陷病等。

【诊断思路】

发热可见于多种疾病,鉴别主要依靠病史采集、全面的体格检查及实验室辅助检查。

(一)了解流行病学资料

重视收集患儿年龄、患病季节、居住地、感染病接触史、预防接种史等流行病学资料和机体免疫情况。不同年龄感染性疾病发生率不同,年龄越小,发生细菌感染的危险性越大,新生儿12％～32％为严重感染所致。对发热患儿应注意询问周围有无传染病或感染源接触史,如结核、肝炎、手足口病及麻疹患者接触史,有无死禽、鸽子接触,蚊虫叮咬,去过血吸虫疫源地等。对于一些机体免疫状态低下的患儿,如营养不良、慢性消耗性疾病、免疫缺陷病、长期服用免疫抑制剂、化疗及器官移植后等,发生细菌感染、严重感染和机会致病菌(真菌、卡氏肺孢子菌等)感染的风险越大。

(二)关注发热过程特点

发热的临床过程一般有三个阶段。

1.体温上升期　①骤升型:体温在几小时内达39～40℃或以上,常伴有寒战,儿童易发生惊厥。常见于疟疾、大叶性肺炎、败血症、流行性感冒、急性肾盂肾炎、输液或某些药物反应;②缓升型:体温逐渐在数日内达高峰,多不伴寒战。如伤寒、结核和布氏杆菌病等。

2.高热期　此期体温已达到或略高于上移的体温调定点水平,不再发生寒战,皮肤血管由收缩转为舒张,皮肤发红并灼热,呼吸加深变快,开始出汗。

3.体温下降期　此期表现为出汗多、皮肤潮湿。①骤降型:体温在数小时内下降,如疟疾、急性肾盂肾炎、大叶性肺炎及输液反应等;②渐降型:在数天内恢复正常。如伤寒及风湿热等。

(三)注意伴随症状

1.呼吸系统症状　呼吸系统感染是小儿发热最常见疾病,常有流涕、咽痛、声音嘶哑、咳嗽、喘息和咳痰等。

2.消化系统症状　发热伴有恶心、呕吐、腹泻、腹痛等消化系统症状者需注意根据腹部及全身表现鉴别外科急诊(如阑尾炎、急性腹膜炎和急性胰腺炎等)。注意鉴别是否为全身性疾病(免疫缺陷病和恶性肿瘤等)或肠外感染(呼吸系统感染、其他感染抗生素使用后菌群失调及神经系统疾病等)在消化系统的表现。大便常规、轮状病毒抗原、大便培养、腹部彩超、腹部X线片、淀粉酶和脂肪酶等有助于进一步鉴别诊断。

3.神经系统症状　发热伴抽搐、呕吐、头痛、昏迷、意识障碍等常提示中枢神经系统疾病感染(如脑炎、脑膜炎、重症手足口病脑炎和中毒性脑病等)。需要注意的是先发热后昏迷常见于流行性脑炎、脑膜炎及暑热症等,先昏迷后发热则多见于巴比妥类药物中毒或颅内出血、颅脑外伤等。发热伴硬瘫见于中枢神经系统感染,发热伴软瘫或周围性瘫见于脊髓灰质炎和急性感染性多发性神经根炎。脑电图、格拉斯评分、神经系统MRI及腰椎穿刺等有助于诊断。

4.泌尿系统症状　发热伴尿频、尿急、尿痛或脓尿多为尿路感染。发热伴血尿、肾区扣痛应考虑尿路结石合并感染。发热伴剧烈腰痛、大量脓尿或肾衰竭表现需高度怀疑肾乳头坏死。肾功能、尿常规、尿培养、泌尿系彩超、泌尿系造影及CT等检查有助于诊断。

5.血液系统症状　发热伴出血、贫血、肝脾淋巴结肿大常见于败血症、白血病、恶性组织细胞疾病及重症肝炎等。血常规、骨髓穿刺、肝功能、血脂全套、铁蛋白和血培养等有助于鉴别诊断。

6.其他症状　发热伴皮疹见于手足口病、麻疹、幼儿急疹和川崎病等。关节红肿热痛者见于骨髓炎、类风湿性关节炎、关节炎和败血症等。

(四)辅助检查

1.常规检查　①血常规:白细胞增高或降低提示感染,三系改变可提示重症感染和血液系统疾病如白血病、淋巴瘤、恶性组织细胞疾病等,尤其是细胞形态学检查中幼稚细胞的出现,对儿童急性白血病诊断很重要。异形淋巴细胞增高对诊断传染性单核细胞增多症十分重要。②大便常规及大便病原学、大便培养检查(肠炎、炎症性肠病和伤寒)。③尿常规(尿路感染和泌尿系肿瘤)。

2.病原学 血培养(败血症);各种病毒抗原、抗体及 DNA 检查(如麻疹、手足口病、EBV、CMV 和疱疹病毒等)。

3.感染标志物 血沉(感染性疾病中血沉多为轻、中度增快,而风湿性疾病、肿瘤性疾病则为重度增快);CRP(感染、炎症反应、结缔组织病和肿瘤等);PCT(超过 2.5ng/ml 常提示细菌感染,在某些应激状态如捂热综合征患儿可明显升高)。

4.明确感染部位 肺炎(呼吸道病毒抗原抗体检查、胸部 X 线检查、痰培养、血气分析及纤维支气管镜检查);结核病诊断(结核 T 细胞斑点试验,结核菌素实验,痰培养、胸片、胸部 CT 及纤维支气管镜检查);结缔组织疾病(抗核抗体;类风湿因子;狼疮全套、各关节部位 X 线片及彩超)。血液系统疾病(骨髓穿刺:长期发热且血象异常者需骨髓穿刺,必要时需多次淋巴结活检。淋巴结肿大临床情况较好,外周血有一过性白细胞减少者尽早进行淋巴结活检,对亚急性坏死性淋巴结炎的诊断十分重要)。

(付印强)

第二节　剧烈啼哭

剧烈啼哭是婴幼儿对来自体内外的不良刺激引起不适的一种本能反应。2 岁以下由于不能用语言表达或语言表达能力不成熟而以啼哭的方式来表达要求和痛苦。如婴儿受到饥饿、困乏、需排尿或排粪便等内在生理刺激,或外界冷、热、湿、痒、疼痛、疾病或精神上的刺激都可引起哭闹。哭闹常为家长就医的唯一主诉。临床上因啼哭来就诊的婴幼儿,特别是时间长或阵发性剧烈啼哭的患儿,一定要仔细检查,找出病因,及时处理。

【发生机制】

1.正常肺部在呼气末时,尚余留着相当(80%～90%)的空气在肺泡内,即使短暂的停止吸气,肺内循环的血液仍可将此存留肺内的氧气带入血液中,不会导致发绀,故肤色不会改变。

2.啼哭是一种拖长的呼气而无吸气,在剧烈啼哭时,肺内的空气被用力地排出体外,余留在肺内的氧气存留量有限,虽然会掺杂着间断的吸气动作,但相对于呼气明显少了,导致血液中含氧量降低。

3.啼哭时胸壁及腹部肌肉用力挤压肺脏,肺内压力升高,肺血管压力升高,肺内血流减少,血液获氧能力减少。外加部分缺氧血流未经肺泡带氧直接回心,掺入全身动脉血流中(右向左分流),会使躯干四肢的血液含氧量锐减。

【病因】

(一)生理性啼哭

为达到某种要求的啼哭。患儿哭声有力,除哭闹外无其他异常表现。多属生理现象。

1.饥饿性啼哭 在餐前发生,抱起婴儿时头转向母体一侧,做吸吮动作,喂奶后啼哭可安抚。如喂奶时啼哭,牛奶喂养者应注意奶头大小可能不合适致吸吮困难,母乳喂养时注意是否由于母乳分泌过多或不足导致不能及时下咽或下咽过少等。

2.环境刺激不适 如尿不湿大小便过多,衣物过多、过少、粗糙或不洁性刺激,常有接触皮肤表面皮疹、红痒等。过强的声、光刺激,口渴、睡眠不足、体位不当、饮食改变、食物过冷过热、喂养不当致咽气过多、陌生人接触、大小便前及不良习惯(喜抱)等。在去除外界刺激后啼哭缓解。

3.要挟性啼哭　常发生在 2 岁以上幼儿,哭声洪亮或时高时低,常因要求未被满足而哭闹,可伴有自暴行为,不予理睬可自行停止。

4.生理性夜啼　多见于 4 个月以内婴儿,6 个月后可自行缓解,表现为昼眠夜哭,特别在一些住院患儿,白天输液时睡眠较多,夜晚则兴奋、喜抱。应排除病理性不适所致夜啼,包括与活动性佝偻病相鉴别。婴幼儿睡眠环境改变、被服过重、过冷过热、睡眠时被惊吓等也可引起夜啼。

(二)病理性啼哭

引起身体不适或疼痛的各种刺激、伤害、疾病所引起的哭闹,以腹痛、耳痛、头痛及口腔痛最为常见。病理性哭闹发生前期常有烦躁不安的表现,啼哭常较剧烈且持续,处理不及时往往会带来严重后果,其常见原因见表 14-2-1。

表 14-2-1　病理性哭闹的常见原因

头、面部疾病	颅骨骨折、硬脑膜下血肿、角膜擦伤、中耳炎、外耳道疖肿、口腔炎或口腔溃疡等
神经系统疾病	脑炎、脑膜炎、颅内出血或颅脑外伤等
心血管疾病	心功能不全、心动过速或心律失常等
胃肠道疾病	胃肠道积气、肠道感染或功能紊乱、肠套叠、嵌顿性疝、肛裂等
泌尿系统疾病	泌尿道感染、睾丸扭转或尿路结石等
骨骼、关节损伤	骨折、关节脱位等
肠寄生虫病	蛔虫病、蛲虫病
药物中毒	误服药品或药物过量造成的中毒
其他	眼、咽、喉部、鼻腔、外耳道或阴道异物或炎症刺激性疼痛,新生儿甲状腺功能亢进,婴儿脚气病、低钙血症、恶性肿瘤等

(三)婴幼儿剧烈啼哭的几种常见疾病

1.肠套叠　是婴幼儿病理性啼哭最常见的疾病。患儿表现为阵发性剧烈啼哭,多伴有面色苍白、屈腿,每次发作数分钟,发作后可入睡或玩耍如常。以后反复发作,次数越多,持续时间越长,间歇期越短。病程中常伴有呕吐、血便,腹部可扪及腊肠样包块。肛查、腹部 B 超及空气灌肠有助于诊断。

2.婴幼儿阵发性腹痛　多见于 4 个月内小婴儿,起病常在出生后 1~2 周,多在喂奶或傍晚发生。表现为阵发性啼哭、烦躁不安,严重者可产生阵发而规律的剧烈啼哭,持续数分钟至数十分钟而转为安静入睡。排气或排便后可缓解,原因可能为更换饮食或进食糖类过多致肠积气有关。肠痉挛是其常见原因,需与肠套叠鉴别。

3.嵌顿疝　具有肠梗阻的表现特点。检查腹股沟是否有疝囊突出可明确。

4.肠道感染　各种肠炎、阑尾炎、胰腺炎及腹腔淋巴结肿大引起的腹痛,均可引起啼哭。多伴有腹泻、发热及呕吐等。大便常规、病原学检查和腹部彩超检查可鉴别。

5.寄生虫感染　蛔虫、蛲虫等寄生虫感染,常发生在农村儿童,特别是学爬后的婴幼儿。

6.新生儿破伤风　啼哭具有特征性,且是最早出现的症状。患儿因咀嚼肌痉挛而不能吸乳而啼哭,但哭不成声,喂奶时患儿有想吃又不能吃而继续啼哭的症状。其主诉往往是长时间啼哭,拒乳。患儿拒抱或转换体位时哭闹加剧,并伴有发热、牙关紧闭及苦笑面容。

7.低钙血症　注意询问有无户外活动、鱼肝油添加史,有无缺钙表现,低血钙及钙剂治疗有效可鉴别。

8.意外　骨折、烫伤等。

9.重症　气道阻塞、缺氧、颅高压及心力衰竭等。

【诊断思路】

原则为在排除生理性啼哭各种因素基础上,积极查找病因。注意发病情况,如发病年龄、起病缓急、发生哭闹的时间和环境等,注意哭声的高低、强弱及发作特点(持续或反复发作或持续加阵发),了解哭闹前、中和停后的表现及伴随症状。

患儿在进食 4 小时或午夜啼哭要考虑饥饿。在进食时啼哭或一会儿吸吮一会儿哭闹要考虑鼻塞、口腔炎等影响吸吮所致,或因先天性心脏病、肺部感染或严重贫血、先天性喉气管重度软化等无力吸吮而啼哭。排便时啼哭要注意肠炎、肛裂、尿道口炎及尿道畸形等。脑性啼哭或脑性尖叫(高调尖叫声或哭声发直的啼哭)多为脑部疾病所致,如颅内出血、胆红素脑病及脑膜炎等;哭声嘶哑需考虑喉炎、喉头水肿或白喉等。哭声嘶哑而低调者,还见于声带损伤或甲状腺功能减退的患儿,猫叫样哭声提示染色体异常;哭声细小提示疾病严重、衰弱无力或先天性肌肉弛缓综合征。

临床病史询问需注意一些伴随症状。如出现呕吐、腹泻、发热、面色苍白等应考虑腹部疾病,出现流涎、进食过热食物剧烈啼哭、发热、咳嗽应考虑口腔溃疡、化脓性扁桃体炎及咽峡炎等上呼吸道感染。体格检查要注意面色、神态;体表及口腔、耳、鼻和咽喉部等有无炎症、损伤及异物;囟门有无隆起;心肺有无异常。更应仔细检查腹部体征,既要耐心又要细心地等待患儿安静时抓紧检查。若因患儿哭闹一时检查不够满意,必须待患儿安静后再次检查。尤其要注意有无腹部包块、嵌顿疝及明显压痛点,必要时作直肠指检。此外,还应认真检查神经系统体征。实验室及其他检查包括血、尿、粪便常规检查,胸部、腹部 X 线透视,肠道造影检查等。必要时进行头颅 CT 检查。

(付印强)

第三节　昏迷

昏迷是脑高级神经活动严重抑制和衰竭的一种特殊病理状态,是意识障碍的最严重阶段,临床表现为短暂性或持续性的意识活动丧失、觉醒状态丧失及运动、感觉和反射等功能障碍。

【发生机制】

人体觉醒状态的维持主要依靠大脑皮质的正常意识活动及位于延髓、脑桥、中脑及丘脑网状结构的上行性网状激活系统的正常运行。研究证实,大脑一侧或局限性大脑病变一般不会引起昏迷,只有严重的广泛的大脑受损,颅内外各种病变累及上行网状激活系统的任何环节才可引起意识障碍,严重者导致昏迷。在昏迷早期,中枢神经系统可能仅有生化改变,随病情进展,结构性损害则愈加明显,出现明显脑充血和水肿,颅内压增高,甚至发生脑疝。各种病因导致的脑细胞能量代谢障碍和神经元细胞膜通透性障碍在昏迷的发生发展中具有重要影响。

【病因】

昏迷的病因很多,即可由中枢神经系统病变引起(占 70%),又可以是全身性疾病的后果,如急性感染性疾病、内分泌及代谢障碍、心血管病、中毒及电击、中暑、缺氧、高原病等。一般可分为全身性疾病和中枢神经系统疾病,亦可分为感染性疾病或非感染性疾病。儿童昏迷以中枢神经系统感染最多见。

(一)按病变部位分类

1.中枢神经系统疾病

(1)中枢神经系统感染性疾病:最常见,如细菌、病毒、真菌和寄生虫等病原微生物所致的各种脑炎、脑膜炎、脑膜脑炎和脑脓肿等。

(2)中枢神经系统非感染性疾病:脑血管疾病:脑出血、脑栓塞和脑梗死等;颅脑损伤如新生儿缺血缺氧性脑病、颅内出血、新生儿胆红素脑病和脑外伤等;脑占位性病变如脑肿瘤、脑水肿和脑疝等;癫痫大发作。

2.全身性疾病

(1)急性重症感染:如败血症、重症肺炎及斑疹伤寒等引起的中毒性脑病。

(2)内分泌代谢性疾病:内分泌疾病如低血糖症、高血糖症、糖尿病酮症酸中毒、甲状腺功能减退症及甲状腺危象等;尿毒症、高氨酸血症、肝性脑病、肺性脑病和胰性脑病等;严重缺氧如窒息、阿斯综合征及高山性昏迷等;水电解质和酸碱平衡紊乱如高钠血症、低钠血症、严重高氯性酸中毒、严重低碱性碱中毒及低钙血症等。

(3)中毒及意外:镇静药、解热镇痛药、抗精神病药、阿托品、颠茄类、吗啡及酒精等过量或误服;工业毒物如一氧化碳、氰化物及苯中毒等;杀虫剂如有机磷、有机氯等;植物及其种子如曼陀罗、白果及苦杏仁等中毒;蜂蜇、蛇咬中毒等。意外包括中暑、日射病、溺水、触电、雷击和异物窒息等。

(4)其他:如高血压、瑞氏综合征、惊厥后昏迷和法洛四联症等。

(二)按发生方式分类

1.突然发生的昏迷

(1)暴发性感染:中毒性菌痢和暴发性流行性脑脊髓膜炎等。

(2)头部外伤:脑震荡、颅骨骨折和颅内出血等。

(3)脑血管意外:脑血管栓塞、血栓形成和脑出血等

(4)急性中毒:镇静药、麻醉药、有机磷、CO 和食物中毒等。

(5)心律不齐、心源性脑缺氧综合征。

(6)气温改变、中暑或寒冻。

2.逐渐发生的昏迷

(1)中枢神经系统疾病:脑炎、结核性脑膜炎、脑脓肿和癫痫等。

(2)代谢性疾病:糖尿病和低血糖病等。

(3)肝肾功能不全、尿毒症、肝性脑病和电解质紊乱等。

(4)其他疾病晚期:如白血病和恶性肿瘤等。

(三)按发病年龄分类

不同年龄其昏迷的病因不一,其发病率也不一样。按照发生率高低顺序排列的常见昏迷原因见表 14-3-1。

表 14-3-1　不同年龄其昏迷的病因

婴儿	幼儿	学龄期儿童
中枢神经系统感染	脑外伤	脑外伤
急性中毒性脑病	惊厥后	急性中毒性脑病
瑞氏综合征	中枢神经系统感染	瑞氏综合征
脑外伤	急性中毒性脑病	中枢神经系统感染
惊厥后	瑞氏综合征	代谢性脑病
代谢性脑病	代谢性脑病	各种中毒
各种中毒(包括休克所致者)	各种中毒	

【诊断思路】

昏迷的鉴别诊断,首先应解决是不是昏迷,昏迷的病因是什么,故昏迷的鉴别诊断包括了昏迷状态的鉴别和昏迷病因的鉴别。

(一)昏迷状态的鉴别

1.假性昏迷 是意识并非真正丧失,但不能表达和反应的一种精神状态。它包括癔症性不反应状态、木僵状态和闭锁综合征。

(1)癔症性不反应状态:①患者常伴有眼睑眨动,对突然较强的刺激可有瞬目反应甚至睁眼反应,拉开眼睑有明显抵抗感,并见眼球向上翻动,放开后双眼迅速紧闭;②感觉障碍与神经分布区域不符,如暴露部位的感觉消失,而隐蔽部位的感觉存在;③脑干反射如瞳孔对光反射等存在,无病理反射;④脑电图呈觉醒反应;⑤暗示治疗可恢复常态。

(2)木僵状态:①睁眼存在;②可伴有蜡样屈曲、违拗症等,或谈及患者有关忧伤事件时,可见眼角噙泪等情感反应;③夜深人静时可稍有活动或自进饮食,询问时可低声回答;④脑干反射存在;⑤脑电图正常。

(3)闭锁综合征:①睁眼反应存在,能以睁眼或闭眼表示"是"或"否"和周围人交流;②第Ⅴ脑神经以上的脑干反射存在,如垂直性眼球运动、瞳孔对光反射存在;③脑电图多数正常。

2.醒状昏迷 是觉醒状态存在、意识内容丧失的一种特殊的意识障碍。临床表现为语言和运动反应严重丧失,而皮质下的大多数功能和延髓植物功能保存或业已恢复,自发性睁眼反应及觉醒-睡眠周期等都存在。可见于去皮质状态、无动性缄默及植物状态。

(1)去皮质状态:临床表现为意识内容完全丧失,患者对自身及外界环境毫不理解,对言语刺激无任何意识性反应,常伴有去皮质强直、大小便失禁。觉醒-睡眠周期保存或紊乱,觉醒时患者睁眼若视,视线固定有瞬目,或眼球无目的转动,茫无所知。皮质下植物功能的无意识活动存在,咀嚼、吞咽动作、呼吸及循环功能正常,角膜反射、瞳孔对光反射不受影响。可伴有不自主哭叫,对疼痛刺激有痛苦表情及逃避反应。

(2)无动性缄默症:主要表现为缄默不语,四肢不能运动,疼痛刺激多无逃避反应,貌似四肢瘫痪。可有无目的睁眼或眼球运动,睡眠-觉醒周期可保留或有改变,如呈睡眠过度状态。伴有自主神经功能紊乱,如体温高、心跳或呼吸节律不规则、多汗、皮脂腺分泌旺盛、尿便潴留或失禁等,无锥体束征。一般肢体并无瘫痪及感觉障碍,缄默、不动均由意识内容丧失所致。

(3)植物状态:①对自身或环境毫无感知,且不能与周围人接触;②对视、听、触或有害刺激,无持久的、重复的、有目的或自主的行为反应;③不能理解和表达语言;④睡眠-觉醒周期存在;⑤下丘脑和脑干功能保存;⑥大小便失禁;⑦脑神经(瞳孔、眼脑、角膜、眼-前庭和咽)和脊髓反射保存。

3.晕厥 是一种急起而短暂的意识丧失,常有先兆症状,如视觉模糊、全身无力、头昏眼花及出冷汗等,然后晕倒,持续时间很短,一般数秒钟至1分钟即可完全恢复。

4.失语 完全性失语尤其伴有四肢瘫痪时,对外界的刺激均失去反应能力。如同时伴有嗜睡,更易误认为昏迷。失语患者给予声光及疼痛刺激时能睁开眼睛,能以表情等来示意其仍可理解和领悟,表明其意识内容存在,或可见到喃喃发声,欲语不能。

5.发作性睡病 通常在不易入睡的场合下,如行走、进食、上课或某些操作过程中,发生不可抗拒的睡眠,每次发作持续数秒钟至数小时不等。发作时瞳孔对光反射存在,且多数可被唤醒。

(二)昏迷的分度

1.首先判断有无意识障碍

(1)嗜睡:最轻的意识障碍,是一种病理性倦睡,患者陷入持续的睡眠状态,可被唤醒,并能正确回答和做出各种反应,但当刺激去除后很快又再入睡。

（2）意识模糊：是意识水平轻度下降，较嗜睡为深的一种意识障碍。患者能保持简单的精神活动，但对时间、地点、人物的定向能力发生障碍。

（3）昏睡：是接近人事不省的意识状态。患者处于熟睡状态，不易唤醒。虽在强烈刺激下（如压迫眶上神经，摇动患者身体等）可被唤醒，但很快又再入睡。醒时答话含糊或答非所问。

2.再判断昏迷程度

（1）浅昏迷：是指意识大部分丧失，无自主运动，对声、光刺激物反应，但对疼痛刺激可出现退缩反应或痛苦表情，角膜反射、瞳孔对光反射、眼球运动、吞咽及咳嗽反射等可存在。

（2）中昏迷：是指对周围事物及各种刺激均无反应，对于剧烈刺激可出现防御反射。角膜反射减弱，瞳孔对光反射迟钝，眼球无转动。

（3）深昏迷：是指全身肌肉松弛，对任何刺激均无反应，深、浅反射均消失（表 14-3-2）。

表 14-3-2　昏迷程度判断

昏迷程度	对外界的刺激反应	自发动作	生理反射	生命体征
浅昏迷	对周围事物及声、光等刺激反应，对强烈疼痛刺激可有回避动作及痛苦表情，但不能觉醒	有较少无意识自发动作	角膜反射、瞳孔对光反射、眼球运动、吞咽、咳嗽反射等可存在	无明显改变
中昏迷	对外界的正常刺激均无反应，对强烈激的防御反射减弱	自发动作很少	角膜反射、瞳孔对光反射减弱，大小便潴留或失禁	稍有改变
深昏迷	对任何刺激均无反应	全身肌肉松弛，无任何自主运动	眼球固定，瞳孔散大，各种反射消失，大小便多失禁	明显改变，呼吸不规则，血压或有下降

（三）昏迷分期

临床上，根据上述标准诊断颇为困难，美国耶鲁大学制定的小儿昏迷分期标准（4期）对评定患儿昏迷程度更为简便实用：①Ⅰ期：轻刺激时自发运动增多，但对简单命令无任何反应；②Ⅱ期对疼痛刺激有躲缩动作，虽不能唤醒，但有自发动作；③Ⅲ期：自发性或剧痛时出现去大脑（伸展）姿势，对光反射仍然可保持；④Ⅳ期：四肢松软，对疼痛刺激无反应，无深腱反射及瞳孔对光反射，无自主呼吸。

（四）昏迷评分

国内儿科临床常根据改良的 Glasgow 昏迷评分法分度，正常 15 分，13～14 分为轻度昏迷，9～12 分为中度昏迷，<8 分为重度昏迷，低于 3 分为脑死亡。见表 14-3-3。

表 14-3-3　改良的 Glasgow 昏迷评分法

功能测定	<1 岁	≥1 岁	评分
睁眼	自发	自发	4
	声音刺激时	语言刺激时	3
	疼痛刺激时	疼痛刺激时	2
	刺激后无反应	刺激后无反应	1
最佳运动反应	自发	服从命令动作	0
	因局部疼痛而动	因局部疼痛而动	5
	因痛而屈曲回缩	因痛而屈曲回缩	4

续表

功能测定	<1 岁	≥1 岁	评分
	因疼痛而呈屈曲反应（似去皮层强直）	因疼痛而呈屈曲反应（似去皮层强直）	3
	因疼痛而呈伸展反应（似去大脑强直）	因疼痛而呈伸展反应（似去大脑强直）	2
	无运动反应	无运动反应	1

最佳语言反应	0～23 个月	2～5 岁	5 岁	
	微笑，发声	适当的单词，短语	能定向说话	5
	哭闹，可安慰	词语不当	不能定向	4
	持续哭闹，尖叫持续哭闹，尖叫	语言不当	3	
	呻吟，不安	呻吟	语言难于理解	2
	无反应	无反应	无反应	1

（五）综合判断

昏迷的病因诊断与鉴别诊断有赖于充分的病史询问、详细的体格检查及结合准确的实验室数据、影像学检查综合分析与判断。通常根据昏迷患儿病史、伴发症状、体征等可做出昏迷程度的评定和原发病诊断，然后根据意识障碍功能定位生理解剖知识按照定位诊断步骤，综合分析可以观察到的体征来确定昏迷患儿的病灶所在，再结合实验室检查诊断可明确。

1.病史询问　详细询问患儿家属现病史非常重要，常包括①昏迷起始及被发现；②昏迷的现场所见；③昏迷发生年龄与季节；④既往史（有无癫痫及其他慢性病或目前正在治疗的其他疾病）；⑤有无药物过敏史或中毒（药物品种、剂量及误服等）；⑥有无颅脑外伤。

2.伴随症状和体征　应注意体温（低体温、超低体温或发热）、呼吸形式、脉搏（快慢、节律及强弱等）、皮肤（注意苍白、发绀、黄疸、出血点、淤斑、皮疹及外伤等）、血压、瞳孔（大小、形式及对光反射）和眼底改变等。常见疾病伴随症状可见：①昏迷伴发热，先发热后意识障碍见于重症感染性疾病；先意识障碍后发热，见于脑出血、蛛网膜下腔出血及巴比妥类药物中毒等。②昏迷伴有肢体瘫痪、瞳孔不等大及病理反射阳性，多为脑血管疾病、颅内血肿等。③昏迷伴有瞳孔缩小，见于有机磷中毒、脑干出血、巴比妥类药物及吗啡、海洛因等中毒；昏迷伴有瞳孔扩大，见于颠茄类、酒精、氰化物等中毒及癫痫、低血糖、颅内高压、脑疝晚期或阿托品类中毒。④昏迷伴有脑膜刺激征，见于脑膜炎、蛛网膜下腔出血等。⑤昏迷伴有低血压、心律失常，多见于休克、内脏出血及心肌梗死等。⑥昏迷伴有口腔异味，如糖尿病酮症酸中毒有烂苹果味，尿毒症有尿味，肝性脑病有肝臭味，有机磷中毒为大蒜味，酒精中毒为酒味。⑦昏迷伴皮肤黏膜改变，出血点、淤斑和紫癜等可见于严重感染和出血性疾病；口唇呈樱桃红色提示一氧化碳中毒。患儿肌张力、颅内压改变、神经系统定位体征及反射等可鉴别原发性颅内疾病与全身性疾病所致昏迷，见表 14-3-4。

表 14-3-4　原发性颅内疾病与全身性疾病昏迷判断

	原发性颅内疾病	全身性疾病
神经定位体征	有	无
肌张力、腱反射	异常	减弱
病理反射	存在	不明确
颅内高压症	存在	早期无，晚期可出现

　　3.实验室检查　根据病史、体格检查提供的线索,进行必要的相关实验室检查,如血常规、尿液分析、大便常规、CRP、PCT、脑脊液检查、血气分析、血糖、血氨、电解质、尿素氮、肝功能、凝血功能、串联质谱、气相色谱-质谱检查血、尿代谢产物、心脏彩超、脑电图、头颅 CT、MRI 及脑血管造影等。

(付印强)

第四节　惊厥

　　惊厥是小儿神经系统最常见的症状,是儿童时期常见的急诊与重症,是急诊室的一个复杂事件,尤以在婴幼儿多见,6 岁以下的发生率约为 4%～6%,较成人高 10～15 倍。其特征是患儿的行为改变,由皮层神经元异常过多活动所致,临床出现肢体节律性运动(抽搐)或伴随昏迷。又称"抽搐",俗名"抽风"或"惊风",表现为阵发性四肢和面部肌肉抽动,多伴有两侧眼球上翻、凝视或斜视、神志不清,有时伴有口吐白沫或嘴角牵动、呼吸暂停、面色青紫等,与受累脑组织的部位和范围有关,发作时间多在 3～5 分钟之内,有时反复发作,甚至呈持续状态。有些抽搐具有潜在危及生命风险。一般短暂的抽搐几乎对大脑没有明显影响,越来越多的证据证明重复、短暂惊厥发作对儿童早期有持续作用效应,任一持续很久的惊厥都会损伤脑组织,因此长程抽搐尤其是癫痫持续状态则可能导致永久神经系统损害。

　　【病因】

　　婴幼儿大脑皮层发育未臻完善,其发育的早期是易损期,表现为兴奋性活动为主,分析鉴别及抑制功能较差,故容易发生惊厥;神经纤维髓鞘还未完全形成,绝缘和保护作用差,受刺激后,兴奋冲动易于泛化;免疫功能低下,血-脑脊液屏障功能差,各种感染后毒素和微生物容易进入脑组织;某些特殊疾病如产伤、脑发育缺陷和先天性代谢异常都是造成婴幼儿期惊厥发生率高的原因;各种原因所致脑细胞功能紊乱,神经元兴奋性过高突然大量异常超同步放电,通过神经下传引起骨骼肌的运动性发作,可以是脑干、脊髓、神经肌肉接头和肌肉本身的兴奋性增高,可以是体内电解质改变,也可以是情绪改变(如癔症)。惊厥任何季节均可发生。

　　1.根据有无发热　小儿惊厥可伴发热也可不伴发热。

　　高热惊厥是指小儿在呼吸道感染或其他感染性疾病早期,体温升高>39℃时发生的惊厥,并排除颅内感染及其他导致惊厥的器质性或代谢性疾病。发生率在 3% 左右,各年龄期(除新生儿期)小儿均可发生,以 6 个月～4 岁多见,单纯性高热惊厥预后良好,大约 30% 会复发,其中半数会有第三次发作,发作时间越早,越可能复发,复杂性高热惊厥预后则较差。凡热性惊厥的患儿,发病年龄、发热程度、惊厥发作时间及惊厥发作形式等不具备单纯性高热惊厥特点时,就可考虑为复杂型高热惊厥,年龄多<6 个月或>6 岁。全身性惊厥持续的时间多在 15 分钟以上,低热时也可出现惊厥,发作形式可以是部分发作或全身性发作,在同一次疾病过程中(或在 24 小时内)惊厥发作 1 次以上,惊厥发作后可有暂时性麻痹综合征等异常神经系统体征。热退后 1～2 周做脑电图仍可有异常,伴有癫痫家族史患儿或第一次高热惊厥前即有脑部器质性病变者较易发展为癫痫。

　　不伴有发热者,多为非感染性疾病所致,除常见的癫痫外,还有水及电解质紊乱、低血糖、药物中毒、食物中毒、遗传代谢性疾病、脑外伤和脑瘤等。

　　2.根据有无感染　惊厥的原因按感染的有无可分为感染性及非感染性两大类;并可按病变累及的部位进一步分为颅内病变与颅外病变。

　　(1)颅内感染:见于脑膜炎、脑炎和脑脓肿等。病毒感染可致病毒性脑炎、乙型脑炎;细菌感染可致化脓性脑膜炎、结核性脑膜炎和脑脓肿；真菌感染可致新型隐球菌脑炎等；寄生虫感染如脑囊虫病、脑型疟疾、脑型血吸虫病和脑型肺吸虫病。小婴儿宫内感染（TORCH 感染）、巨细胞病毒感染也可以出现惊厥。

（2）颅外感染：脓毒症、重症肺炎、急性胃肠炎、中毒型细菌性痢疾、破伤风、百日咳及中耳炎等急性严重感染，由于高热、急性中毒性脑病及脑部微循环障碍引起脑细胞缺血、组织水肿可导致惊厥。

（3）颅内疾病：常见于颅脑损伤（如产伤、脑外伤）、颅脑缺氧（如新生儿窒息、溺水）、颅内出血（如晚发性维生素 K_1 缺乏症、脑血管畸形）、颅内占位性疾病（如脑肿瘤、脑囊肿）、脑发育异常（如先天性脑积水）、脑性瘫痪及神经皮肤综合征、脑退行性病变（如脱髓鞘脑病、脑黄斑变性）和其他如各种脑病（如胆红素脑病）、脑白质变性等。

（4）颅外疾病：癫痫大发作、婴儿痉挛症、代谢异常（半乳糖血症、糖原病和遗传性果糖不耐受症等先天性糖代谢异常；尼曼-匹克病、戈谢病、黏多糖病、脑白质营养不良等先天性脂肪代谢紊乱；苯丙酮尿症、枫糖尿病、组氨酸血症及鸟氨酸血症等先天性氨基酸代谢失调病；铜代谢障碍如肝豆状核变性）、中毒（儿童误服毒物、一氧化碳、有机磷农药、有机氯杀虫剂、灭鼠药、金属铅与汞、毒蕈、曼陀罗和苍耳子）、食物（白果、苦杏仁）、药物或药物过量（阿托品、樟脑、氯丙嗪、异烟肼、类固醇、氨茶碱和马钱子等）、水电解质紊乱（严重脱水、低血钙、低血镁、低血钠和高血钠）、急性心功能性脑缺血综合征、高血压脑病（急性肾炎、肾动脉狭窄等）、Reye 综合征、脑或脑膜白血病、撤药综合征、红细胞增多症、维生素 B_1 或 B_6 缺乏症、癔症性惊厥和肝肾衰竭等。

3.根据部位　小儿惊厥可为局灶性和全身性发作。并按照意识状态可有意识正常和意识丧失两种情况。单纯局灶性发作没有意识改变，复杂局灶性发作患儿有意识改变，包括凝视或斜视、咂嘴、走神及吃衣角等。全身性多为癫痫发作。

4.根据病程　可以分为急性症状性惊厥和远期症状性惊厥发作两类。

急性症状性惊厥多伴发热，首先需要考虑脑膜炎；低血糖可引起急性惊厥，血钠异常与惊厥有关，低血钙和低血镁可导致肌肉痉挛；头部受伤时 15％ 可发生创伤性惊厥，冲击性惊厥多发生在创伤后 1 小时内；出血性和缺血性中风都可表现为惊厥，许多药物可引起惊厥（包括麻醉药、抗生素、抗胆碱药、抗痉挛药、抗抑郁药、抗心律失常药、抗组胺药、抗精神药物、抗肿瘤药物和 B 阻滞剂等），撤药惊厥常发生在停药 48 小时内。

远期症状性惊厥发作主要由先天性脑畸形、神经皮肤异常引起，也可继发于新生儿脑梗死、缺氧缺血性脑病或新生儿脑膜炎。

5.根据年龄　可以分为新生儿惊厥和儿童惊厥。

新生儿惊厥发生概率高，症状无特异性，呼吸暂停、持久的注视分离、咀嚼或肢体运动可能是唯一表现。儿童惊厥需要确定其发作类型。

【诊断思路与策略】

1.确定确实发生了惊厥　惊厥发作前少数可有先兆。如见到下列临床征象的任何一项，应警惕惊厥的发作：极度烦躁或不时"惊跳"、精神紧张、神情惊恐，四肢肌张力突然增加，呼吸突然急促、暂停或不规律，体温骤升、面色剧变等。惊厥大多数为突然发作。

惊厥发作的典型临床表现是意识突然丧失，同时急骤发生全身性或局限性、强直性或阵挛性面部、四肢肌肉抽搐，多伴有双眼上翻、凝视或斜视。局部以面部（特别是眼睑、口唇）和拇指抽搐为突出表现，双眼球常有凝视、发直或上翻，瞳孔扩大。惊厥发作每次为期数秒至数分钟不等。部分患儿发作后肌肉软弱无力、嗜睡，甚至醒后仍然乏力。

不同部位肌肉的抽搐可导致不同的临床表现：咽喉肌抽搐可致口吐白沫、喉头痰响，甚至窒息；呼吸肌抽搐可致屏气、发绀,导致缺氧;膀胱、直肠肌和腹肌抽搐可致大小便失禁;严重的抽搐可致舌咬伤、肌肉关节损害及跌倒外伤等。

2.完整的病史是诊断惊厥的重要步骤　有什么原因导致发作,发作前在做什么,发作时有无意识改变及大小便失禁,发作多长时间,是否有记忆等。注意有无发热及发作经过,既往有无类似发作、家族惊厥史或癫痫史,详细询问外伤史、围产期病史及生长发育史等,从中寻找病因线索。在年龄方面,新生儿期首先考虑急性缺氧缺血性脑病、颅内感染或代谢紊乱(低血糖、低血钙、低血镁、维生素 B₆ 缺乏症或依赖症等);婴儿期多考虑原发性癫痫、脑炎、代谢紊乱或全身性感染;年龄较大的高血压惊厥患儿,应检查尿液以除外急性肾小球性肾炎。测量血压不能忽略,有低血压者考虑休克;神经系统检查应注意眼底改变、颅透光检查、脑膜刺激征、颅内高压症和脑脊液检查等。

实验室检查除血、尿、便常规检查及脑脊液检查外,生化检查判断有无低钙血症、低镁血症、低血钠、高血钠、低血糖、酸中毒、酮病、尿毒症及各种先天性代谢异常,颅脑超声对发现颅内病变有很大价值,脑电图、剥夺睡眠脑电图、24 小时脑电图、视频脑电图及不同的诱发试验有一定意义,必要时可作颅脑 X 线平片、CT 及 MRI 等神经影像学检查。

3.确定惊厥的分型并识别相关诱发因素　有无发热、感染、头部创伤、先天畸形、发育落后、神经系统异常、中毒、全身相关疾病、水电解质紊乱及使用药物等。细致的体检极为重要,有些特征性的体征,如头围、囟门、颅缝、头部叩诊、有无定位症状及局部血管杂音等更不应忽视。是否伴有发热及热度、观察患儿神志状况、意识障碍的深浅程度及持续时间长短,检查呼吸和循环功能。

4.准确判断需要鉴别的状态

(1)新生儿震颤是新生儿运动反射发育不完善的表现,常有全身或局部的快速颤抖,可由突然的触觉刺激诱发,不伴有异常的眼或口、颊运动,一般在生后 4～6 周消失。

(2)活动睡眠期眼球转动及呼吸不规则:常在入睡开始或将近觉醒时出现,眼球在合拢的眼睑下转动,有节奏的嘴动,面部微笑或怪相,头部和肢体伸展或扭动,清醒后消失,也可出现肌阵挛,早产儿可出现呼吸暂停。

(3)癔症性抽搐:见于年长儿,女多于男,有情感性诱因,可表现为强直性惊厥,持续时间较长,不会发生跌倒和跌伤,无舌咬伤和大小便失禁,面色无改变,瞳孔不扩大,意识不丧失,无发作后睡眠,脑电图示正常。

(4)晕厥:神经性暂时性脑血流减少可致晕厥,多在疲倦、紧张、受恐吓、突然站立时发生。发作时面色苍白、出汗、手脚发冷、心跳缓慢、血压下降、肢体痉挛及意识短暂丧失。

(5)屏气发作:多在 6～12 个月龄起病,发作前先有啼哭,后有屏气、呼吸暂停、发绀、短暂强直或阵挛,脑电图无异常。

(付印强)

第五节　发绀

发绀是皮肤黏膜浅表毛细血管血液中还原血红蛋白增多(＞50g/L)或变性血红蛋白增多(高铁血红蛋白含量超过血红蛋白总量的 15％),导致皮肤和黏膜呈青紫色的一种表现。常发生在皮肤较薄、色素较少和毛细血管较丰富的部位,如唇、指(趾)、甲床等,也称为发绀。皮肤有异常色素沉着者可致假性青紫,青紫不会发生于黏膜,压之不褪色。

【发生机制】

正常人血液含血红蛋白 15g/dl,能携带 20vol/dl 的氧,即 100ml 血液能带氧 20ml,即 100％氧饱和度。正常情况下从肺毛细血管流经左心至体动脉的血液,氧饱和度为 96％(19vol/dl),而静脉血液的氧饱和度为 72％～75％(14～15vol/dl)。毛细血管内还原血红蛋白超过 50g/L(5g/dl)时(血氧未饱和度超过 6.5vol/dl),皮肤黏膜可出现发绀。血红蛋白浓度正常的患者,动脉氧饱和度(SaO_2)＜85％时出现发绀。若患者吸入氧能满足 120g/L 血红蛋白氧合时,从病理生理角度认识机体并不会缺氧;但患者血红蛋白达 180g/L 时,虽然 SaO_2＞85％亦可出现发绀;而严重贫血(Hb＜60g/L)者虽然 SaO_2 明显降低,但常不能显示发绀。因此,临床出现发绀与否并不能全部确切反映动脉血氧下降情况。

【病因】

(一)血液中还原血红蛋白增加(真性发绀)

1.中心性发绀　表现为全身性,除四肢及颜面外,也累及躯干和黏膜的皮肤,但受累部位的皮肤是温暖的。发绀的原因多由心、肺疾病引起呼吸功能衰竭、通气与换气功能障碍、肺氧合作用不足导致 SaO_2 降低所致。

(1)肺性发绀:即由于呼吸功能不全、肺氧合作用不足所致。常见于各种严重的呼吸系统疾病,如喉、气管、支气管的阻塞,肺炎、阻塞性肺气肿、弥漫性肺间质纤维化、肺淤血、肺水肿、急性呼吸窘迫综合征、肺栓塞及原发性肺动脉高压等。

(2)心性混合性发绀:由于异常通道分流,使部分静脉血未通过肺循环进行氧合作用而入体循环动脉,如分流量超过心输出量的 1/3,即可出现发绀。常见于发绀型先天性心脏病,如法洛四联症和 Eisenmenger 综合征等。

(3)大气氧分压低:如高原病和密闭缺氧等。

2.周围性发绀　常由于周围循环血流障碍所致。表现为肢体末端与下垂部位发绀和皮肤发冷,若给予按摩或加温,可使皮肤转暖,发绀可消退。

(1)淤血性周围性发绀:常见于引起体循环淤血、周围血流缓慢的疾病,如右心衰竭、渗出性心包炎、心脏压塞、缩窄性心包炎、血栓性静脉炎、上腔静脉阻塞综合征及下肢静脉曲张等。

(2)缺血性周围性发绀:常见于引起心排出量减少的疾病和局部血流障碍性疾病,如严重休克、暴露于寒冷中和血栓闭塞性脉管炎、雷诺病、肢端发绀症及冷球蛋白血症等。

(3)混合性发绀:中心性发绀与周围性发绀同时存在。可见于心力衰竭等。

(二)血液中存在异常血红蛋白衍生物

异常血红蛋白血症(变性血红蛋白血症)

(1)高铁血红蛋白血症:由于各种化学物质或药物中毒引起血红蛋白分子中二价铁被三价铁所取代,使之失去与氧结合能力。当血中高铁血红蛋白量达到 30g/L(3g/dl)时可出现发绀。常由磺胺类、伯氨喹、亚硝酸盐、硝基苯、苯胺等药物或化学物质中毒所致,也可因大量进食含有亚硝酸盐的变质蔬菜引起(称"肠源性青紫症")。临床特点是发绀急骤出现,氧疗青紫不退,抽出的静脉血呈深棕色,暴露于空气中也不能转变为鲜红色,只有静脉注射亚甲蓝或大剂量维生素 C 方可使发绀消退。分光镜检查可证实血中高铁血红蛋白存在。

(2)先天性高铁血红蛋白血症:自幼即有发绀,有家族史,身体状况较好。无心肺疾病及导致异常血红蛋白的其他原因。①遗传性 NADH 细胞色素 b5 还原酶缺乏症:该酶先天性缺乏时,不能将高铁血红蛋白转变为正常血红蛋白,血中高铁血红蛋白增多,可高达 50％,属于染色体隐性遗传疾病,发绀可于出生后即发生,也可迟至青少年时才出现。②血红蛋白 M 病:是常染色体显性遗传性疾病,属异常血红蛋白病,系构成血红蛋白的珠蛋白结构异常所致,这种异常血红蛋白不能将高铁血红蛋白还原为正常血红蛋白而引起发绀。

(3)硫化血红蛋白血症:为后天获得性,服用某些含硫药物或化学品后,血液中硫化血红蛋白达到 5g/L (0.5g/dl)即可发生发绀。一般认为本病须同时有便秘或服用硫药物在肠内形成大量硫化氢为先决条件。发绀的特点是持续时间长,可达数月或更长时间,血液呈蓝褐色,用分光镜检查可证实血中硫化血红蛋白存在。

【诊断思路】

(一)病史询问

1.发绀出现时间　发绀开始出现的时间与疾病存在一定关系。早期发绀(出生1周内)见于完全性大动脉错位、有心室发育不良、肺动脉瓣闭锁或严重狭窄、三尖瓣下移畸形或闭锁、单心室、完全性肺静脉畸形引流等,晚期发绀(出生1周后)常见于肺动脉瓣闭锁伴室间隔缺损、严重肺动脉瓣狭窄、左心室发育不良综合征、主动脉缩窄伴 VSD、主动脉瓣狭窄、法洛四联症或其他复杂畸形等。

2.相关病史　有无心肺疾患及其他与发绀有关的疾病史;是否出生及幼年时期就发生发绀;有无家族史;有无相关药物、化学物品及变质蔬菜摄入史和在持久便秘情况下过食蛋类或硫化物病史等。

3.伴随症状　急性发绀伴意识障碍见于某些药物或化学物质急性中毒、休克、急性肺部感染、急性肺水肿等;发绀伴杵状指(趾)提示病程较长,见于发绀型先天性心脏病及某些慢性肺部疾病;发绀伴呼吸困难见于重症心、肺疾病、气胸及大量胸腔积液等。

(二)体格检查

1.发绀的程度　重度全身性发绀多见于血液中异常 Hb 增多所致的化学性发绀和早期发绀类 CHD;慢性肺心病急性加重期和晚期发绀类 CHD 患者因常伴有继发性红细胞增多症而表现为明显发绀;急性出现的发绀多不伴红细胞增多,发绀表现一般较轻;伴有休克或贫血的发绀可能症状更不明显;真性红细胞增多症患者的发绀常为紫红色或古铜色;肺性发绀吸氧后可减轻或消失,而心性混血性发绀则不受吸氧影响。

2.发绀的分布　中心性发绀与周围性发绀不仅在发生机制上不同,而且在临床表现及发绀分布上也存在区别。中心性发绀常呈普遍性分布,累及全身皮肤和黏膜;周围性发绀仅出现于血液循环障碍的部位,尤其是肢体末端。痉挛性血管病变所导致的发绀一般呈两侧对称性分布,尤以双手手指明显,双足或足趾较轻;血管闭塞性疾病(如血栓闭塞性脉管炎、闭塞性动脉硬化症等)常呈非对称性分布,主要累及单侧下肢。另外,有一些疾病引起的发绀呈特殊分布形式,如风湿性心脏病二尖瓣狭窄时常以口唇和双颊部发绀明显(二尖瓣面容),PDA 并 pH 引起的发绀以下肢或躯干明显(差异性发绀),完全性大血管错位伴 PDA 而有 pH 时头部及上肢发绀明显。

(三)实验室检查

1.动脉血气分析　对发绀原因鉴别、患者缺氧程度判断及治疗方法选择能提供较大帮助。

2.心肺功能检查　肺功能检查可了解患者是阻塞性通气功能障碍还是限制性通气功能障碍;心功能检查(超声或单光子发射型计算机断层显像)可发现潜在的心功能不全;心脏 X 线、心电图、超声心动图(包括超声学造影、循环时间测定及心导管检查或选择性心血管造影)结合应用,可帮助判定患者心脏疾病的性质及其心功能损害程度。

3.纯氧吸入试验　有助于鉴别肺性发绀与心性混血性发绀。

4.血液检查　对发绀较重而一般情况尚好、心肺检查不能解释发绀原因者,应进行血液特殊检查,以确定有无异常血红蛋白存在。高铁血红蛋白血症患者的静脉血呈深棕色,暴露于空气中或轻微振荡后不转为鲜红色,加入氰化钾或维生素C后变为鲜红色。硫化血红蛋白血症患者的静脉血呈蓝褐色,在空气中振荡后不变为红色,且不能被氰化物所还原。低浓度亚甲蓝还原试验、分光镜检查是确定异常血红蛋白血症较特异的诊断方法。

(付印强)

第六节　呼吸困难

呼吸困难是指患者主观上感觉空气不足,呼吸费力,客观上表现呼吸运动用力,严重时可出现张口呼吸、鼻翼扇动、端坐呼吸、甚至发绀、呼吸辅助机参与呼吸运动,并且可有呼吸频率、深度与节律的改变。呼吸困难是呼吸功能不全的一个重要症状。

【发生机制】

有多种因素参与呼吸困难的发病机制。肋间肌肌梭或腱梭中有参与呼吸困难形成的感受器,当呼吸负荷增加时造成肌梭内外肌纤维的排列紊乱,刺激肌梭中的感受器,并通过肋间神经和脊髓传入大脑,使患儿产生呼吸费力的感觉。间质性肺疾病、肺血管病和肺水肿时可引起肺毛细血管的张力和肺间质内液体变化,刺激呼吸中枢兴奋呼吸肌以增加呼吸强度时亦可发生呼吸困难。缺氧、高碳酸血症和酸中毒可以刺激中枢或外周的化学感觉器,引起通气量的增加,刺激肋间肌肌梭或腱梭中的感受器,患儿出现呼吸困难。

呼吸困难最常见的原因是组织缺氧,凡是参与氧的交换、转运及组织利用等多个环节的器官或系统出现病变时都可能发生呼吸困难。代谢因素如酸中毒时pH下降刺激呼吸中枢,也会发生呼吸困难。

【病因与分类】

1.呼吸系统疾病　呼吸器官的疾病引起通气和呼气功能不良,肺活量减少,缺氧和氧分压降低,二氧化碳分压升高,表现出呼吸费力。

(1)限制性呼吸困难:由于肺膨胀受限、肺不能够充分扩张而出现的呼吸困难,严重的胸廓骨骼畸形、严重的肥胖、胸壁水肿、连枷胸、张力性气胸、胸腔积液、膈疝及腹膨胀等疾病可导致肺扩张受限。

(2)阻塞性呼吸困难:主要是呼吸道阻力增加引起的通气障碍。大气道阻塞常见的病因有先天畸形、气道异物、急性感染、肿瘤、过敏及反射性刺激性喉痉挛等。小气道阻塞常见原因有先天畸形、支气管麻痹、支气管狭窄、迷走血管、气道异物、气管食管瘘、喉协调无能、胃肠反射、感染、肿瘤、过敏及反射性支气管痉挛等。

(3)混合性呼吸困难:其病因有肺实质的先天畸形、肺气肿、肺出血、肺水肿、ARDS、肺纤维化、支气管扩张、肺膨出、各类肺炎、肺栓塞及肺高压等。

2.肺外疾病

(1)心源性呼吸困难:先天或后天性心脏病所致的心功能不全、青紫型先天性心脏病及心脏压塞等:主要由于左心和(或)右心衰竭引起,左心衰竭所致呼吸困难较为严重。常见呼吸困难有端坐呼吸及夜间阵发性呼吸困难。左心衰竭引起的呼吸困难:在活动或气促时加重,休息时减轻或缓解,仰卧时加重,坐位时减轻,病情危重时患儿常为端坐呼吸体位。可发生阵发性呼吸困难,特别是夜间阵发性呼吸困难,而衰竭的左心不能接受这种增加的前负荷。其次是由于卧位时呼吸用力增加。端坐呼吸有时发生于其他心血管疾病,如心包积液。

(2)神经肌肉疾病:先天性肌弛缓、肌萎缩及重症肌无力等;中枢神经系统感染、脑损伤、颅内肿瘤、镇静剂过量和破伤风等。

（3）血液病性呼吸困难：血红蛋白异常所致：血红蛋白下降：各种贫血使红细胞携氧减少；血红蛋白变性：CO 中毒，氰化物中毒同样使红细胞携氧减少。

3.全身因素

（1）中毒：①某些疾病过程中出现机体酸碱失常，如急、慢性肾衰竭、DMK 和肾小管酸中毒时，血中酸性代谢产物增多，出现酸中毒大呼吸；②毒物中毒，如某些药物或化学物使呼吸受抑制，呼吸频率、节律改变；③急性感染或急性传染病时，由于体温升高和毒性代谢产物的影响，刺激呼吸中枢。

（2）精神因素性呼吸困难：重症颅脑疾患致颅内压升高、供血减少，刺激呼吸中枢，使呼吸变慢变深，且常伴呼吸节律的氧耗量增加、呼吸中枢受刺激或各种原因引起的潮气量减少。新生儿＞40 次/分，婴幼儿＞30 次/分，年长儿＞24 次/分，称为呼吸增快；呼吸频率减少为呼吸中枢受抑制的表现，见于颅内压升高、镇静剂过量、尿毒症及肝性脑病等。深大呼吸见于代谢性酸中毒；呼吸变浅见于呼吸肌麻痹、肺气肿等。

4.呼吸节律　呼吸节律不规则多因呼吸中枢兴奋性降低所致，见于中枢神经系统的感染、血液循环障碍性疾病及药物中毒等。

【呼吸困难的伴随症状及体征】

1.发作性呼吸困难伴哮鸣音，为哮喘或心源性哮喘；急性发作伴发热、声音嘶哑的见于急性喉炎，进食进饮时突然发作性呛咳提示气道异物，骤然发作的严重呼吸困难要注意大块肺栓塞、气胸的可能。

2.伴一侧胸痛见于大叶性肺炎、急性渗出性胸膜炎、肺梗死、气胸、急性心肌梗死及支气管肺癌等。

3.伴发热多为呼吸系统感染，见于肺炎、肺脓肿、肺结核及咽后壁脓肿，年龄稍大的患儿可为大叶性肺炎等。

4.伴咳嗽和脓痰见于慢性支气管炎、阻塞性肺气肿并感染、化脓性肺炎、肺脓肿等，伴大量泡沫样痰，见于急性左心衰竭和有机磷中毒。

5.呼吸困难伴昏迷则见于原发或继发性中枢神经系统病变。

6.气胸、胸腔积液时气管偏向健侧，肺不张气管偏向患侧。患侧胸廓萎陷多为肺不张，主要由于左心和（或）右心衰竭引起，左心衰竭所致呼吸困难较为严重。新生儿可能为先天性肺发育不全。肺部叩诊为过清音是肺过度膨胀、肺气肿、单小叶肺气肿、肺含气囊肿或气胸时，新生儿肺膨胀过度而叩诊浊音提示有羊水吸入。肺局部性浊音提示肺不张、肺实变、包裹性脓胸或肿瘤等。叩诊肝脏上界上移见于同侧肺不张、膈疝时，肝脏下界触诊下移时要注意肺气肿、气胸的可能。

【辅助检查】

合理选择并适当评估相应检查对于鉴别诊断有十分重要的意义。血气分析是呼吸困难时最重要的检测项目，尤其是患儿有深大呼吸、呼气有烂苹果味时做血气分析和查血糖、尿酮体；小儿呼吸困难大部分是由呼吸系统疾病引起的，胸部 X 线检查对其诊断有很大价值，如在肺炎、肺结核、肺水肿、气胸、胸腔积液及肺发育不良等均有特征性表现，对心脏病的诊断亦有帮助。且胸部 CT 扫描对慢性肺弥散性病变及纵隔病变的诊断有其特殊意义，可较清晰地判断病变的部位和程度，疑气道阻塞时亦可行螺旋 CT 加三维重建可显示喉、气管、支气管异物或肿物的直接和间接征象，直观地了解异物的位置及与周围组织关系；支气管纤维镜检查可直接观察气管内黏膜病变或取出气管异物及行组织病理学检查、细胞学检查、病原体鉴定等，对明确呼吸困难原因有重要意义；慢性肺部疾病患者年龄较大并能合作的患儿可行肺功能检查，可帮助明确呼吸功能障碍的性质和程度；心电图及超声心动图检查有助于诊断心源性呼吸困难，超声波还有助于判断病变的部位、大小及性质。

（付印强）

第七节　咯血

咯血是喉及喉以下呼吸道任何部位的出血,经口腔排出。咯血可表现为痰中带血丝、血与痰液混合、血凝块或大量鲜血。

【发生机制】

1.肺部微血管通透性增加　肺部感染、缺氧和中毒等可直接(病原体及其代谢产物)或间接(血管活性物质)损伤微血管使其通透性增加,红细胞渗入肺泡引起少量咯血。

2.支气管或肺血管壁血管破裂　异物、外伤和侵袭性医疗操作等可直接损伤支气管或肺血管壁,空洞型肺结核、支气管扩张症或动脉瘤时,病变直接侵犯血管而破裂出血。

3.肺血管压力升高　可见于原发性肺动脉高压及左心衰肺动脉高压等各种原因引起的肺血管压力增高,达到一定程度,红细胞通过血管壁向肺泡内渗透、出血咯血。

4.凝血功能障碍　感染性休克所致DIC、血液系统疾病(白血病、血友病)等所致凝血功能障碍,咯血是全身出血的表现之一。

5.肺血管活性物质代谢障碍　肺部参与某些血管活性物质(前列腺素、5-羟色胺、血小板活性因子和血管紧张素等)的代谢。肺部病变可直接影响这些因子的合成、释放与灭活,进而影响血管的舒缩效应,肺血管血小板聚集、微血栓形成而致咯血。

【病因】

1.气管、支气管疾患　儿童时期引起咯血的常见气管、支气管疾患包括支气管扩张症、支气管内膜结核和气管炎等。

2.肺部疾患　主要包括肺炎链球菌肺炎、金黄色葡萄球菌性肺炎、肺炎杆菌性肺炎、肺结核和肺脓肿等。由肺寄生虫病、肺真菌病、肺淤血、肺栓塞、肺囊肿、肺部肿瘤、特发性肺含铁血黄素沉着症、肺出血-肾炎综合征、肺弥漫性间质纤维化和肺间隔症所致咯血少见。新生儿时期,肺出血多见于早产儿、极低出生体重儿、新生儿呼吸窘迫综合征及其他严重新生儿疾患。

3.心血管疾患　常见于二尖瓣狭窄,其次为先天性心脏病所致肺动脉高压或原发性肺动脉高压,还可见于各种原因所致的左心衰、肺栓塞、肺动-静脉瘘和肺血管炎。

4.血液病　新生儿出血症、血友病、白血病、血小板减少性紫癜、再生障碍性贫血和DIC等。

5.其他　急性传染病如流行性出血热、肺出血型钩端螺旋体病等,自身免疫性疾病如结节性多动脉炎、系统性红斑狼疮和Wegene,肉芽肿等。青春期女性患儿如存在气管、支气管子宫内膜异位症,可随月经变化而出现周期性咯血。

6.特发性咯血　10%~20%的患儿经各项检查均不能发现原发疾病,称为特发性咯血。

【诊断思路】

(一)区别咯血与呕血

临床上需要重点与经由消化道排出的呕血相区别,常根据下表相鉴别(见表14-7-1)。

(二)注意咯血的性质

肺结核、支气管扩张、肺脓肿和出血性疾病所致咯血量较大,其颜色为鲜红色,铁锈色血痰可见于肺炎球菌所致的大叶性肺炎,也可见于肺吸虫病,肺炎克雷伯菌肺炎可出现砖红色胶冻样痰,二尖瓣狭窄所致咯血多为暗红色,浆液性粉红色泡沫痰见于左心衰竭,黏稠暗红色血痰见于肺栓塞。

表 14-7-1 咯血与呕血的区别

鉴别要点	咯血	呕血
病因	呼吸系统疾病:肺结核、支气管扩张、肺炎、肺脓肿;心血管疾病:二尖瓣狭窄、肺动脉高压	消化系统疾病:消化性溃疡、肝硬化、急性糜烂性出血性胃炎、胆道出血、坏死性小肠结肠炎
出血前驱症状	呼吸系统表现:咽部痒感、胸闷、咳嗽	消化系统表现:上腹部不适、恶心、呕吐等
出血方式	咯出	呕出
血液颜色	多为鲜红	多为暗红色、棕色,大量出血时为鲜红色
血液中混杂物	痰和泡沫	食物残渣和胃液
酸碱度	碱性	酸性
黑便	一般无,若吞下较多血液时可有	有,为柏油样
出血后症状	血痰可持续数日	呕血停止后黑便仍可持续数日
肺部 X 线和体征	肺部病变,常有啰音	肺部无病变和阳性体征

(三)咯血的分度

咯血量与病因或病变性质有关,而与病变范围或病变严重程度并不一定平行。少量咯血常见于急、慢性气管/支气管炎症或肺炎;大量咯血主要见于空洞型肺结核、支气管扩张和慢性肺脓肿,支气管结石或肿瘤少有大咯血,主要表现为持续或间断性痰中带血。

1.Ⅰ度 痰中带血,失血量少于有效循环血量的 5%,外周血红细胞计数及血红蛋白无明显改变。

2.Ⅱ度 一次或反复加重的咯血,失血量达到有效循环血量的 5%～10%,外周血红细胞计数及血红蛋白较前下降 10%～20%。

3.Ⅲ度 大口咯血,口鼻喷血,失血量大于有效循环血量的 15%,血压下降,外周血红细胞计数及血红蛋白较出血前降低 20% 以上。

(四)临床特点

1.年龄 新生儿时期可见于各种危重症所致新生儿肺出血,婴幼儿时期可见于先天性支气管肺畸形或发育不良、肺囊性纤维化等,年长儿咯血主要见于气管/支气管炎症、支气管扩张症、肺结核、特发性肺含铁血黄素沉着症和支气管黏膜非特异性溃疡等。青春期女性出血周期性咯血应考虑气管/支气管子宫内膜异位症。

2.伴随症状 咯血伴发热、胸痛、咳嗽、咳痰首先考虑肺炎,肺结核和肺脓肿等呼吸系统疾病,咯血伴活动性青紫、呼吸困难时,应注意存在心血管系统疾患(二尖瓣狭窄、先天性心脏病合并肺动脉高压等),咯血伴皮肤、黏膜出血须注意血液病(新生儿出血症、血友病、白血病、血小板减少性紫癜、再生障碍性贫血和DIC)、自身免疫性疾病(结节性多动脉炎、系统性红斑狼疮和 Wegener 肉芽肿等)及某些急性传染性病(流行性出血热、肺出血型钩端螺旋体病)存在。

3.呼吸系统疾病 气管/支气管炎、肺炎是小儿咯血常见原因,肺结核、支气管扩张症、肺脓肿及特发性含铁血黄素沉着症也可出现咯血。气管/支气管炎及支气管肺炎一般有发热、咳嗽、咳痰,可有咯血(痰中带少量血丝),不持续、不反复,胸片表现为肺纹理增粗和紊乱时为支气管炎,肺部出现斑点状或云絮状阴影时为支气管肺炎,典型大叶性肺炎一般起病较急,有发热、咳嗽、咳铁锈色痰和肺部啰音等临床表现,X线提示肺叶或肺段实变阴影;在支气管扩张患儿,多数具有反复咳脓痰和咯血病史,高分辨率 CT 或 MRI 可显示支气管管腔扩大,纤维支气管镜检查或局部支气管造影可明确扩张部位。典型肺结核患儿有午后低热、盗汗、乏力和体重减轻等结核中毒症状,结合胸片、PPD 试验等辅助检查可确诊;肺脓肿多为金黄色葡萄球菌或阿米巴原虫感染,破溃后可出现咳浓痰和咯血,胸部 X 线和 B 超可发现肺部病灶,脓肿穿刺和脓液分析培养可确诊,小儿若存在慢性咳嗽喘鸣、呼吸困难、间断发作性少量咯血、小细胞低色素性贫血(贫血程度与咯血不成比例)时,应警惕特发性含铁血黄素沉着症可能。

4.心血管疾病 二尖瓣狭窄是心血管系统引起咯血的最常见原因,左心衰竭、动静脉瘘和某些先天性心脏病(法洛四联症和室间隔缺损等)合并肺动脉高压时也可出现咯血。临床上可根据有无心力衰竭、心脏扩大及心脏杂音等,结合 X 线征象及超声心动图检查等明确诊断。其他如肺淤血、肺栓塞、肺真菌病、肺原虫及肺泡炎等也可引起咯血,可根据相应临床表现、相关辅助检查进行诊断。

5.全身性疾病 当出现严重感染、血小板明显下降及凝血功能异常时,咯血可为弥散性血管内凝血全身性出现的一部分。咯血伴有发热、肝脾肿大及三系改变时需要警惕白血病,咯血伴有血小板减少时考虑血小板减少性紫癜,对于长期反复不明原因发热或蝶形红斑、光过敏及其他脏器损伤等表现的患儿要考虑系统性红斑狼疮等。

(五)辅助检查

1.痰液检查 包括肉眼观察痰液颜色,如红色、粉红色或褐色提示含有血液,粉红色泡沫痰见于肺水肿,近年来流行的手足口病出现粉红色泡沫痰时提示病情危重。铁锈色痰见于大叶性肺炎,果酱样痰见于肺吸虫病,脓血痰见于支气管扩张;痰涂片、细菌及真菌培养、病毒检测等均有助于病因诊断。

2.血液检测 主要查血常规、凝血功能。

3.影像学检测 包括胸部透视、胸片、胸部 CT 和仿真支气管 CT 等。动脉造影有助于发现动脉瘤、有无血管栓塞,并对栓塞进行治疗。

4.纤维支气管镜 可以明确出现部位及原因并进一步止血治疗,多用于一般止血效果不佳,诊断不明确的患儿,近年来床旁纤维支气管镜的开展对咯血患儿诊疗起着非常重要的作用。

(付印强)

第八节 腹胀

腹胀是一种主观感觉,自觉全腹部或局部胀满感,亦可为通过客观检查而发现的全腹部或局部胀满。正常小儿的腹部外形略显膨隆,形成"锅状腹",在婴幼儿期更为明显。腹部的大小可用腹围来衡量,测量方法为使小儿处于仰卧位,用皮尺经脐绕腹一周的长度。婴儿期腹围与胸围近似,随着年龄增大,腹围逐渐小于胸围。若小儿腹围大于胸围,提示有腹胀。视诊可见腹壁高于剑突与耻骨联合平面。正常情况下,脐在腹部正中,上下相等,左右对称。脐与腹壁相平或稍凹陷。腹胀在儿科疾病中常见且为不具特异性的症状和体征,可出现在各年龄组患儿,并涉及内、外科多系统疾病。

【发生机制】

1.胃肠道胀气 小儿腹胀以胃肠胀气为主,由于胃肠道内产气过多或排气障碍而发生腹腔胀气。一般胃肠道内的气体主要来源于哭闹、吸吮或鼻塞等吞咽的大量气体,和消化道内经细菌作用产生的气体;在肺炎患儿存在呼吸功能障碍时,静脉血二氧化碳分压高于肠腔内二氧化碳分压,气体可向肠腔内弥散,发生腹胀。肠腔内气体在消化过程中部分被肠壁吸收,部分经肛门排除。当肠道发生炎症或蠕动变慢、甚至麻痹及梗阻时,则影响其吸收,发生胀气。

2.肠管蠕动功能障碍 正常肠管蠕动使肠道内气体和液体随时被吸收或向下推进。交感神经兴奋对肠蠕动有抑制作用。当重症患儿如重症肺炎、肠炎或脓毒症等交感神经过度兴奋,抑制肠蠕动而发生肠麻痹,发生腹胀。

3.腹腔积液 腹腔内集聚过多的液体,当进入腹腔内的液体速度超过腹膜吸收的速度,则形成腹水。小儿腹水常见原因是低蛋白血症,此外如肝硬化、腹腔内炎症或肿瘤均可使腹腔内液体增加,超过一定限度引起腹胀。

4.腹腔内占位性病变 巨脾、卵巢囊肿、肿瘤或肾盂积水等占据腹腔内一定位置,压迫肠道,影响排气,均可引起腹胀。

【病因】

患儿主观感觉、腹围改变,腹腔内容物变化及腹部肌肉的运动,构成腹胀的病理生理四个因素,独立或联合起作用引起腹胀。生理情况下婴幼儿常见腹胀可由哭闹、进食时吸吮大量气体或食物不消化所致。而引起腹胀的病因较多,不同系统的疾病都有可能引起腹胀,见表14-8-1。

表 14-8-1 引起腹胀的不同系统病因

	常见病因
胃肠道疾病	慢性胃炎、胃溃疡、胃下垂、胃扩张、幽门梗阻、肠结核、痢疾、各型肠梗阻、习惯性便秘、胃肠神经官能症、胃肠道肿瘤、胃肠道穿孔等
肝胆系统及胰腺	急慢性肝炎、婴儿肝炎综合征、肝硬化、慢性胆囊炎、胆石症、胰腺炎、肝胆及胰腺肿瘤等
腹膜疾病	急性腹膜炎、结核性腹膜炎等
感染性重症疾病	败血症、重症肺炎、伤寒、严重脓毒症等
心血缸管疾病	心力衰竭、肠系膜动脉硬化症、肠系膜动脉梗死症等,心绞痛或心律失常亦可引起反射性腹胀
其他	术后肠麻痹、低钾血症、肺气肿、哮喘病、吸收不良综合征、脊髓病变、药物反应、慢性盆腔炎、结缔组织疾病、甲状腺功能减退症、乳糜腹等

1.感染性腹部疾病 急性胃肠炎、急慢性肝炎、急慢性胰腺炎、细菌性痢疾、原发性腹膜炎、消化道穿孔、肠道/胆道感染引起的继发性腹膜炎、气腹、急性坏死性小肠结肠炎、肠套叠、蛔虫毒素反应、幽门/肠梗阻和慢性萎缩性胃炎等。

2.非感染性腹部疾病 先天性巨结肠、先天肥厚性幽门狭窄、胃翻转、肛门直肠畸形、乳糜腹、肾积水、胆总管囊肿、急性胃扩张、胃轻瘫、假性肠梗阻、肠易激综合征、功能性便秘、肠扭转、脾曲综合征、小儿痉挛症、腹部肿瘤、尿潴留、血管栓塞和腹水等。

3.腹外疾病 重症肺炎、重症脑炎、伤寒、脓毒症或感染性休克等可以导致腹胀。非感染性因素包括窒息、创伤、急性中毒、药物作用、结缔组织病、脊髓病变、心绞痛或心律失常亦可引起反射性腹胀、肿瘤、电解质紊乱(低钾)、心力衰竭、缩窄性心包炎、先天性甲状腺功能减退等。

4.小儿肠痉挛 多见于3~4个月以下的婴儿,其发生可能与小儿中枢神经系统发育不完善、肠道功能不成熟、喂养食品及方法不当或寒冷饥饿等因素有关。患儿突发阵发性腹部绞痛,以脐周明显,发作时因小儿不能诉说,则以突发哭闹、烦躁不安表达。腹部检查全腹胀,腹肌紧张,可历时数分钟至数十分钟缓解入睡,间歇期如正常儿一样。应与外科疾病肠套叠、肠扭转及腹膜炎鉴别。必要时做腹部透视、胃肠钡餐、空气或钡餐灌肠等检查。

5.肠套叠 80%发生于2岁以下小儿,病因不清,以腹痛、血便、呕吐、腹胀及肿块为表现,严重者可呈现全身衰竭状态。腹部B超可见横切面"同心圆"或靶环状影,纵切面"套筒"块影。

6.先天性巨结肠　由于结肠远端无神经节细胞,直肠或结肠远端持续痉挛,粪便淤积近端结肠,以致肠管扩大肥厚而形成巨结肠。临床表现为胎便排出延缓、顽固性便秘和腹胀,呕吐、营养不良和发育迟缓,直肠指检壶腹部空虚,拔出后可排出恶臭气体及大便。

7.肠易激综合征　由精神、遗传、感染、食物、肠道分泌及蠕动功能紊乱等多因素引起的慢性、反复发作的,以肠道运动功能障碍为主,无器质性病变的肠道功能紊乱综合征。临床表现为腹痛、腹胀、腹泻、便秘及肠鸣音增强等。

8.假性肠梗阻　为肠道肌肉神经病变,引起消化道运动功能障碍,临床表现为恶心、呕吐、腹胀、腹痛等肠梗阻表现,病程持久者可引起营养不良,并影响生长发育。临床可由于肠平滑肌或神经系统病变或者EB病毒、巨细胞病毒、肠道病毒等病毒感染所致。常无机械性肠梗阻证据。

【诊断思路】

(一)了解患儿的特点

1.年龄特点　年龄不同,出现腹胀的原因也不一样,新生儿及小婴儿有腹胀应考虑胃肠道畸形、幽门梗阻、先天性巨结肠及严重感染等,小儿腹胀以胃肠胀气为主,一般胃肠道内的气体主要来源于吞咽下的气体及消化道内经细菌作用产生的气体。先天性肥厚性幽门狭窄患儿常于出生后2~4周出现症状。

2.性别特点　如遇女童发热、腹痛、下腹胀、排尿痛及排尿困难,应注意尿道感染。对青春期后女性患儿应注意妇科疾病引起的腹胀。

3.食物特点　进食过量豆类、花生、薯类等食物易引起腹胀。若患儿有乳糖酶缺乏、乳糖不耐受或食物过敏的患儿接触过敏源也可引起腹胀。

4.病程特点　对急性起病,时间短者需要考虑肠套叠、肠梗阻、消化道穿孔、腹膜炎或重症感染等所致,而反复腹胀,病程长的患儿需要考虑如肠易激综合征,肾病综合征,结缔组织疾病,营养性、肝性、肿瘤性、代谢性疾病等所致腹水。

(二)观察腹胀的形状

1.视诊

(1)腹胀范围:要注意是全腹胀、中腹胀、下腹胀、偏左或偏右侧的腹胀。引起全腹胀的内科病多见于胃肠炎、感染、中毒或电解质紊乱引起的肠麻痹;全腹胀常见的外科原因是低位性肠梗阻、气腹、血腹、腹腔感染及各种原因引起的腹水。全腹胀呈均匀圆形隆起,而脐部凹陷,应考虑肥胖或胃肠胀气、麻痹性肠梗阻等。若脐部凸起则多为腹水或腹内肿物。局限性腹胀常与该部位的脏器有关,如先天性胆管扩张症常表现右上腹的局限性腹胀。右上腹胀见于肝、胆肿大,中上腹胀胃肠道疾患,左上腹胀常由脾肿大、急性胃炎、功能性消化不良、肝硬化、幽门梗阻、胃扩张或血液系统等引起,下腹胀见于尿潴留,右下腹胀可能为阑尾周围脓肿。

(2)胃肠道蠕动:胃型及蠕动波提示幽门或十二指肠近端梗阻;小肠型常表示相应部位的小肠梗阻;先天性巨结肠则表现为沿结肠走行的宽大结肠型。

2.触诊　腹部触诊时要注意有无压痛及压痛部位。因年幼儿不能用语言表达,而年长儿因有惧怕心理不能如实表达,所以在判断腹部压痛时,要注意观察患儿对触压腹部的反应,以此判断有否压痛。压痛部位可协助判断原发病器官,如胰腺炎时左上腹压痛,胆囊炎时右上腹压痛,阑尾炎时右下腹压痛。肌紧张和反跳痛是腹膜炎的表现,往往提示存在外科疾病,但个别内科疾病也可致腹肌紧张,如糖尿病并发酮症酸中毒,应注意鉴别。触诊对腹部占位病变的诊断很有帮助,可了解囊性包块张力、实性肿物质地及表面光滑度,还可了解包块与脏器的关系,以确定肿物来源。

3.叩诊　腹部叩诊可提示腹胀是由气体、液体还是实性物引起。叩诊时气体为鼓音,液体为浊音,实性物为实音。少到中量气体位于肠腔内或腹腔,常需结合其他辅助检查确定,大量气腹可致肝浊音界消失而提示诊断。中量腹水时叩诊可发现移动性浊音。

4.听诊　腹部听诊对鉴别机械性肠梗阻或麻痹性肠梗阻意义最大,机械性肠梗阻时肠鸣音亢进,并可听到气过水音;而麻痹性肠梗阻时肠鸣音减弱或消失。如果发热腹胀患儿,发展为腹壁发红,并伴腹部压痛和肌紧张,肠鸣音消失,往往提示肠穿孔的可能。

(三)注意伴随症状

1.腹胀伴腹痛　伴剧烈腹痛时应考虑急性胆囊炎、胰腺炎、肠梗阻、急性腹膜炎.肠系膜血管栓塞或血栓形成、肠扭转、肠套叠等病变的可能。腹胀伴肠型或异常蠕动波多见于肠梗阻,如胃部有振水音时,多考虑为胃潴留或幽门梗阻。

2.腹胀伴呕吐　多见于幽门梗阻、肠梗阻等病变,其次可见于肝胆道及胰腺病变,功能性消化不良及吞气症等功能性病变有时也可发生呕吐。

3.腹胀伴嗳气　常见于吞气症性消化不良,慢性萎缩性胃炎、溃疡病及幽门梗阻等。腹胀伴肛门排气增加多见于食物在肠道发酵后结肠内气体过多、肠易激综合征等。

4.腹胀伴便秘　见于习惯性便秘,肠易激综合征(便秘型),肠梗阻,先天性巨结肠等。

5.腹胀伴腹泻　多见于急性肠道感染,肝硬化,慢性胆囊炎、慢性胰腺炎,吸收不良综合征等。

6.腹胀伴发热　多见于伤寒,急性肠道炎症,肠结核,结核性腹膜炎及败血症、脓毒症等。

(四)辅助检查

1.实验室检查　血常规、CRP、血沉及降钙素原等检查可提示患儿是否存在全身、肠腔内、腹腔或脏器的感染。尿、便常规可鉴别是否为尿路或肠道感染。对腹水患儿应首先通过腹水常规检查,确定为漏出液或渗出液。有时通过腹腔穿刺抽出少量液体即可确诊为炎症、出血、消化道或胆道穿孔。另外,腹腔肿瘤或转移瘤时,可在穿刺液中找到肿瘤细胞。

2.X线腹部立位片　由于正常新生儿和小婴儿腹部存在生理积气,因此无论气体增多或减少均提示可能存在病变。肠梗阻时腹部立位片可显示阶梯状液平面,直肠或结肠无气提示完全性肠梗阻;腹腔渗液增多,肠绊张力低,可能为绞窄性肠梗阻。腹部立位片如显示有腹下游离气体,可确诊胃肠道穿孔。因此,当怀疑肠梗阻胃肠道穿孔时应首选腹部立位片。腹部CT检查对因腹部肿物或肿瘤引起的腹胀具有诊断意义。CT检查不仅可测量肿物大小,还可确定肿物为实性或囊性,确定囊壁的厚度及囊内容物大概情况。但CT检查为静态图像,对功能方面的显示常不如B超。

3.腹部B超　B超检查易于显示软组织(如肝、脾)、液体、肾积水及胆总管囊肿、腹腔脓肿等囊性病变。对发现腹部占位性病变,并确定其性质及其与腹腔脏器的关系非常有意义。彩色多普勒可显示脏器血液供应和脉管系统形态,并可提示血流方向和速度,与CT和腹平片比有独到之处。在肠套叠早期,腹部B超比X线片更为敏感,并能为急性阑尾炎提出诊断依据。

(付印强)

第九节　黄疸

黄疸是一种症状和体征,由于胆红素代谢障碍而引起血清内胆红素浓度升高而造成皮肤、巩膜、黏膜等组织及某些体液黄染的一种表现。正常血清总胆红素(STB)含量少于 $17.1\mu mol/L$。当含量为 $17.1\sim34.2\mu mol/L$ 时为隐性黄疸;$34.2\sim171\mu mol/L$ 时为轻度黄疸;$171\sim342\mu mol/L$ 时为中度黄疸;$>$

$342\mu mol/L$ 为重度黄疸。

【发生机制】

（一）胆红素形成过多

各种原因引起的红细胞破坏过多、胆红素在体内形成过多和超过肝脏处理胆红素的能力、大量未结合胆红素在血中积聚而发生黄疸，包括溶血性与非溶血性两大类。大量溶血时，红细胞破坏释放的大量血红蛋白即成为胆红素的来源；非溶血性的胆红素形成过多则多见于无效造血而产生过多胆红素。造血功能紊乱时，较多的血红蛋白在骨髓内未成为成熟的红细胞时就发生分解，无效造血增强，旁路胆红素生成过多导致旁路高胆红素血症，包括同族免疫性溶血、红细胞形态异常、红细胞酶缺陷、血红蛋白病、红细胞增多症、体内出血、感染、肝肠循环增多、维生素 E 缺乏和低锌血症、药物所致溶血等。

（二）肝脏胆红素代谢障碍

1.肝细胞对胆红素摄取障碍　肝细胞胞浆膜蛋白结合胆红素的作用较强，胆红素与白蛋白结合进入肝细胞，某种抗体削弱此膜蛋白的作用而使其发生摄取障碍，Y 蛋白和 Z 蛋白为胞浆载体蛋白，在胆红素进入肝细胞后，与之相连而运送至滑面内质网。当 Y 蛋白或 Z 蛋白含量和转运能力下降时，血中未结合胆红素即可增高。

2.肝细胞对胆红素结合障碍　胆红素被肝细胞摄取后，在滑面内质网由葡萄糖醛酸转移酶（UDPGT）催化，与葡萄糖醛酸结合。当此酶含量减少或活性降低，未结合胆红素转化为结合胆红素减少，某些激素如孕酮、胰泌素、地塞米松等可增加 UDPGT 活性，而睾酮则使之减弱。某些药物如利福平、新霉素亦可抑制此酶活性，而巴比妥类药物可诱导此酶活性加强。

3.胆红素排泄障碍

（1）肝内排泄障碍：肝细胞内结合胆红素与胆固醇、胆汁酸盐、卵磷脂、水及电解质组成胆汁，通过高尔基复合体和微绒毛，分泌到毛细胆管。由于先天性或获得性原因导致肝细胞胆汁排泄障碍，结合胆红素排入毛细胆管受阻。常见于各种类型肝炎（乙型肝炎病毒、巨细胞病毒、风疹病毒和 EB 病毒感染等病毒性肝炎等）、先天性代谢障碍和先天性遗传病等。

（2）肝外排泄障碍：胆汁由胆管排入肠道受阻，导致阻塞上部的胆管内大量的胆汁淤积，胆管扩张，压力升高，胆汁通过破裂的小胆管和毛细胆管而流入组织间隙和血窦，引起血内胆红素增多，产生黄疸。见于先天性胆道闭锁、先天性胆总管囊肿等。

【病因】

按照发病机制可以分为溶血性黄疸、肝细胞性黄疸和胆汁淤积性黄疸；按解剖学可分为肝前性、肝性和肝后性黄疸；从治疗角度分为外科黄疸和内科黄疸；根据胆红素性质分为以非结合胆红素增高为主和以结合胆红素增高为主的黄疸。见表 14-9-1。

表 14-9-1　常见黄疸类型

黄疸类型	发病机制		常见疾病
高未结合胆 红素黄疸	肝前性 黄疸 胆红素生 成过多	溶血性	先天性：①红细胞膜缺陷：遗传性球形红细胞增多症、椭圆形红细胞贫血；②酶异常：红细胞缺乏葡萄糖-6-磷酸脱氢酶和谷胱甘肽合成酶；③血红蛋白异常：廉状细胞性贫血、地中海贫血等 获得性：①血型不合所致溶血；②DIC；③溶血尿毒综合征；④阵发性夜间血红蛋白尿；⑤与感染、理化、毒药物及恶性疾病有关的免疫性溶血
		非溶血性	旁路性高胆红素血症：严重贫血；先天性骨髓性卟啉病等

续表

黄疸类型		发病机制	常见疾病
高结合胆红素黄疸	肝性黄疸	肝细胞对胆红素摄取障碍	①肝细胞受损:病毒性肝炎、毒药物中毒;②新生儿发育未完善;③Gilbert综合征
		肝细胞对胆红素结合障碍	①肝细胞受损:病毒性肝炎、毒药物中毒;②新生儿肝内 UDP 葡萄糖醛酸基转移酶生成不足;③母乳性黄疸;④Lucey- Driscoll 综合征;⑤Crigler-Najjar 综合征
		肝细胞对胆红素排泌障碍	①Dubin- Johnson 综合征;②Rotor 综合征;③α₁ 抗胰蛋白酶缺乏性肝病;④家族性肝内胆汁淤积性黄疸;⑤病毒性肝炎或药物
		肝细胞对胆红素摄取、结合及分泌混合性障碍	①肝细胞性黄疸:病毒性肝炎、感染(先天性梅毒、弓形虫、巨细胞病毒、风疹病毒及某些细菌感染)、中毒(包括物理、化学、生物因素)、某些先天性代谢病(半乳糖血症、酪氨酸血症、肝豆状核变性)等各种原因所致的肝损害;②新生儿生理性黄疸;③药物性黄疸
	肝后性黄疸	胆道阻塞性-梗阻性黄疸	肝胆结石、寄生虫、胆道炎症、肿瘤或先天性畸形等使胆道狭窄或阻塞

【诊断思路】

(一)鉴别皮肤黄染

首先要确定是否有黄疸,应在充足的自然光线下进行检查。应注意皮肤、口唇和睑结膜的颜色,有无抓痕,有无淤斑、淤点、肝掌及蜘蛛痣等,有无淋巴结肿大,腹部有无压痛、反跳痛、腹肌紧张,有无肝脾肿大,有无水肿、腹水,有无意识障碍及肌张力改变。

由溶血引起的黄疸皮肤呈柠檬色,伴有睑结膜苍白;肝细胞损害所致黄疸呈浅黄色或金黄色,慢性肝病可见肝病面容、肝掌和蜘蛛痣等;胆汁淤积性黄疸呈暗黄、黄绿和绿褐色,有时可见眼睑黄瘤。见表 14-9-2。

表 14-9-2 皮肤黄染分类

皮肤黄染	黄疸所致	胡萝卜素增高所致	服用药物所致
原因	溶血、感染等各种黄疸病因	食用含胡萝卜素的蔬菜或果汁;停食后黄染消失	长期服用带黄色素的药物,如阿的平、呋喃类等
首发部位	首巩膜,硬腭后部	及软腭黏膜上手掌,足底,前额以及鼻部皮肤	皮肤
巩膜特点	近角巩膜缘处黄染轻,黄色淡,远角巩膜缘处黄染重	一般不出现巩膜或口腔黄染	近角巩膜缘处黄染重,离角巩膜缘越远,黄染越轻
胆红素	升高	不高	不高

(二)明确黄疸类型

母乳性黄疸是指发生在健康足月的母乳喂养儿中的以未结合胆红素为主的非溶血性高胆红素血症,常紧接生理性黄疸而发生,亦可在减轻后又加重,即胆红素峰值常在生后 7~14 天出现,黄疸持续 2~3 周甚至2～3个月才消退。婴儿除黄疸(皮肤色黄而鲜亮)外完全健康,吃奶好,尿便正常,体重增长满意。停母乳3～5天,胆红素明显下降。其机制可能与母乳内含有抑制 UDP-葡萄糖醛酸基转移酶活性或促使胆红素肝肠循环的物质有关。

　　不同类型黄疸其治疗方法及预后差异很大。感染所致胆汁淤积性黄疸,应积极抗感染治疗,去除病菌,清除内毒素血症是最重要的措施;药物所致淤积性黄疸首先是立即停药,一般在停药后数周内清退,但有少数慢性病例需数月或一年以上黄疸才能消退,无须特殊治疗;而对于自身免疫性胆管疾病需要根据不同类型选择合理方法,如 PSC 在糖皮质激素和青霉素胺效果不明显,需要外科手术、人工肝移植等。因此,黄疸类型的区分显得至关重要,临床常根据病史、体格检查结合辅助检查综合分析,明确黄疸类型,找出黄疸原因。见表 14-9-3、14-9-4。

表 14-9-3　黄疸的鉴别

	溶血性黄疸	肝细胞性黄疸	胆汁淤积性黄疸
病史特点	多有引起溶血因素、家族史、类似发作史	肝炎接触史、输血史、肝损药物应用史	反复发作或进行性加重
皮肤瘙痒	无	肝内胆汁淤积患儿可出现	常有
消化道症状无	明显	轻重不一	
腹痛	急性大量溶血时有	可有肝区隐痛	多较明显
肝脏	可稍大,软,无压痛	肝大,急性肝炎时质软,明显压痛;慢性时质硬,压痛不明显	多不肿大,可有压痛
血常规	贫血、网织红细胞增多	可有贫血、白细胞下降及血小板减少	白细胞增多
总胆红素	增加	增加或明显增加	增加或明显增加
非结合胆红素	增加	增加	增加
结合胆红素	正常,后期可增加	增加	明显增加
结合胆红素/总胆红素	＜ 15%	＞ 30%	＞ 50%
尿中胆红素	阴性	阳性或阴性	强阳性
尿中胆素原	增多	不定	减少或无
粪中胆素原	增多	多无改变	减少或消失
丙氨酸转氨酶	正常	明显增加	正常或轻度增加
碱性磷酸酶	正常	可增高	明显增高
T-谷氨酰转肽酶	正常	可增高	明显增高
凝血酶原时间	正常	延长,不易被维生素 K 纠正	延长,能被维生素 K 纠正
胆固醇	正常	轻度增加或降低	明显增加
絮状实验	正常	阳性	多为阴性
血浆蛋白	正常	白蛋白降低、球蛋白增加	正常
特殊检查	骨髓象、溶血实验	肝组织活检	B 超、CT、ERCP

表 14-9-4　肝内胆汁淤积和肝外阻塞性黄疸的鉴别

检测指标	肝内胆汁淤积	肝外阻塞
病因	肝炎、药物、胆管炎等	结石、肿瘤等
黄疸与症状关系	症状缓解黄疸出现	黄疸加重、症状也重
肝脏	轻～中度肿大	中～重度肿大
GPT、GOT	升高	升高不明显
ALP	升高不明显	升高明显
ALP 同工酶	ALP-Ⅱ增高	ALP-Ⅶ增高
GGT	升高不明显	升高明显
5′-核苷酸酶	升高不明显	升高明显
脂蛋白-X	增高＜200mg	增高明显＞300mg
总蛋白	降低	正常
γ球蛋白	升高	正常
血清铁	升高	正常或偏低
凝血酶原时间	维生素 K 不能纠正	维生素 K 能纠正
B 超	肝内、外胆管不扩张肝内、外胆管扩张	胆囊不大,可有肝、脾肿大胆囊可增大,可见结石或肿瘤

（三）重视病程过程

1.询问详细病史　详细了解黄疸患儿发病急缓,黄疸持续还是呈间歇性发作,是否进行性加重,有无肝炎接触史、输血史及毒物接触史,既往有无类似病史,是否有家族遗传病史。

2.了解年龄特点　婴儿期黄疸常见有新生儿生理性黄疸、先天性胆管闭塞、先天性溶血性和非溶血性黄疸、新生儿肝炎等。儿童期考虑病毒性肝炎、先天性溶血性及非溶血性黄疸。

3.观察起病方式和病程　一般急骤出现的黄疸常见于急性肝炎、胆囊炎和大量溶血;黄疸缓慢或较隐匿发生时,多为癌性黄疸或溶血性黄疸和先天性非溶血性黄疸。急性病毒性肝炎的黄疸一般在1～2周达高峰,1～2个月内消退;胆石症的黄疸往往呈间歇发作,黄疸呈波动性;原发性胆汁性肝硬化、继发性胆汁性肝硬化及遗传性高胆红素血症的黄疸可持续数月至数年;慢性溶血性黄疸在急性溶血危象时可迅速出现深度黄疸。

4.是否有发热　肝胆系统有急性化脓性感染时常有高热、寒战,而且常发生在上腹剧烈绞痛之后。病毒性肝炎在黄疸出现前常有低热,少数患者可发生高热,但持续时间一般不超过2周。肿瘤组织坏死或继发感染也可引起发热。溶血性黄疸多先有高热,随即出现黄疸。尿或粪颜色的改变:急性溶血时有酱油色尿,粪便颜色加深;肝细胞性黄疸时尿色加深,粪便颜色浅黄;胆汁淤积性黄疸时尿如浓茶,粪便为浅灰或陶土色。

5.注意伴随症状

(1)皮肤瘙痒:胆汁淤积性黄疸常有明显皮肤瘙痒,且持续时间较长;肝细胞性黄疸可有皮肤瘙痒;溶血性黄疸一般无皮肤瘙痒。

(2)腹痛:隐痛多见于病毒性肝炎;右上腹阵发性绞痛多见于胆结石或胆道蛔虫;病毒性肝炎常在黄疸

出现前不久出现厌食、饱胀等消化不良表现,而肿瘤患者在黄疸出现前多有较长时间消化不良。

6.了解用药史　尤其注意肝损害药物。

(四)依靠必要的辅助诊断

1.胆红素与尿胆原检查　血清胆红素测定有助于判断有无黄疸、黄疸程度及鉴别黄疸的性质。溶血性黄疸尿液不含胆红素,肝细胞性和梗阻性黄疸尿中胆红素均呈阳性反应。急性大量溶血时尿液中尿胆原显著增加,慢性少量溶血时尿胆原含量变化不大,肝细胞性黄疸时尿液尿胆原可增加,肝内胆汁淤积时尿胆原则可减少甚至消失。粪中尿胆原:胆汁淤积性黄疸时可见下降,结石性梗阻常为不完全性,而癌性梗阻则可完全性。长期粪中尿胆原减少,提示癌性黄疸。

2.血液检查　血常规、网织红细胞计数、外周血涂片、红细胞脆性试验及溶血实验等有助于诊断溶血性黄疸。血清酶学对黄疸的病因诊断可有一定帮助,肝细胞坏死时主要是转氨酶升高,胆汁淤积时以碱性磷酸酶(ALP)和 γ-谷氨酰转肽酶等升高为主。血胆固醇、胆固醇酯反映肝细胞的脂质代谢功能以及胆系的排泄功能。维生素 K 在肝细胞内能促使凝血酶原形成,肝细胞性黄疸时凝血酶原的形成减少,凝血酶原时间延长,梗阻性黄疸时凝血酶原时间也可延长。正常人血清胆汁酸含量不超过 $10\mu mol/L$,肝胆疾病时胆汁酸代谢发生紊乱,肝细胞对胆汁酸与胆红素摄取和排泄机制不同,在非结合型高胆红素血症(如 Gilbert 综合征)及溶血性黄疸时,并不存在胆汁酸潴留,故有助于黄疸鉴别。

3.免疫学相关检查　慢性活动性肝炎时 IgG 明显增高,原发性胆汁性肝硬化时 IgM 显著上升,肝外梗阻时免疫球蛋白则为正常。甲胎蛋白(AFP)检测有助于肝癌及遗传代谢性病的相关诊断。自身抗体测定(如抗线粒体抗体、抗平滑肌抗体、抗 Smi1h 抗体和抗脂蛋白抗体)有助于自身免疫性肝损伤的诊断。

4.影像学检查　B超检查对肝脏的大小、形态、肝内有无占位性病变、胆囊大小及胆道系统有无结石及扩张、脾脏有无肿大、胰腺有无病变等有较大的帮助。腹部平片可发现胆道结石和胰腺钙化。胆道造影可发现胆管结石,并可判断胆囊收缩功能及胆管有无扩张。CT 对显示肝、胆、胰等病变及鉴别引起黄疸的疾病较有帮助。MRI 具有较高的软组织分辨率,能更清楚的显示病变的部位和性质。

5.经十二指肠镜逆行胰胆管造影(ERCP)和经皮肝穿刺胆管造影(PTC)　两者都可以显示胆管梗阻的部位、梗阻程度以及病变性质、ERCP 创伤小,可经造影区别肝外或肝内胆管阻塞的部位。也可了解胰腺有无病变。PTC 能清楚显示整个胆道系统,可区分肝外胆管阻塞与肝内胆汁淤积性黄疸,并对胆管阻塞的部位、程度及范围有所了解。

6.其他　放射性核素检查:通过注射放射性核素或其标志物,利用组织间放射性核素浓度差异提示病变部位,了解肝有无占位性病变。肝穿刺活检对疑难黄疸病例的诊断有重要的帮助,尤其对遗传性非溶血性黄疸的鉴别诊断更有价值,对肝内胆管扩张及凝血机制障碍者不宜进行。剖腹探查经多项检查不能明确诊断及怀疑恶性病变时可考虑剖腹探查。

(付印强)

第十节　呕血与便血

呕血是指上消化道疾病(指屈氏韧带以上,包括食管、胃、十二指肠、肝、胆、胰腺疾病)或全身性疾病引起上消化道出血,血液经口腔呕出,色鲜红、咖啡色或暗红,常伴有黑便。便血是指血液由消化道自肛门排出体外,色可呈鲜红、暗红或柏油状,便血多提示下消化道出血,尤其结肠和直肠的出血。上消化道大量出血时,由于血液有轻泄作用,会缩短排泄时间,使得大便呈鲜红色。少量出血不造成粪便颜色改变,需经隐血试验确诊称为隐血,出血量一般为每天 5ml 以下。

【发生机制】

1.黏膜损伤　各种原因所致消化道黏膜炎症、糜烂、溃疡,均可因充血、水肿、红细胞渗出或溃疡侵蚀血管而出血。如严重感染、休克、大面积烧伤等可发生应激反应,使胃黏膜发生充血、组织能量代谢异常或胃黏膜发生缺血、组织能量代谢异常或胃黏膜上皮细胞更新减少等改变,从而导致胃黏膜糜烂或溃疡而出血。

2.毛细血管通透性增加　严重感染、中毒、缺氧或变态反应可致胃肠道毛细血管通透性改变,引起消化道黏膜渗血。

3.血管性病变　结缔组织病如系统性红斑狼疮、皮肌炎、结节性多动脉炎病变累及上消化道时可引起出血。毛细血管病变如过敏性紫癜、维生素 C 缺乏、遗传性毛细血管扩张症也可引起出血。

4.破裂出血　门静脉高压、肝胆外伤及肿瘤破裂等出血入消化道。

5.出血或凝血功能障碍　先天性或后天性凝血因子缺乏、血小板减少或功能障碍等导致消化道出血。

【病因】

(一)呕血

1.消化道疾病

(1)食管疾病:食管静脉曲张破裂出血、反流性食管炎、食管憩室炎、食管异物、支气管-食管瘘、食管贲门黏膜撕裂(Mal-lory-Weiss 综合征)及食管裂口疝等。

(2)胃及肠道疾病:消化性溃疡、出血性坏死性肠炎、肠结核、克罗恩病、溃疡性小肠结肠炎、炎症性息肉、新生儿出血性小肠结肠炎、痢疾、肠伤寒、梅克尔憩室、肠套叠、肠旋转不良中肠扭转、家族性腺瘤样息肉、肛裂、胃、小肠多发性血管瘤及胃淀粉酶变等。

(3)肝、胆道疾病:肝硬化门脉高压可引起食管和胃底静脉曲张破裂出血、肝脓肿、肝动脉瘤破裂出血,胆囊、胆道结石,胆道蛔虫、胆道肿瘤破裂入血流入十二指肠,造成呕血。

(4)胰腺疾病:急慢性胰腺炎合并脓肿或囊肿,胰腺癌破裂出血。

2.全身性疾病　新生儿自然出血症、危重症应激状态、严重脓毒症、休克、重症肺炎及严重创伤等造成应激性溃疡,常出现胃肠黏膜大面积糜烂而致急性消化道出血。临床表现为呕血和便血,常提示危重症患儿预后不良。血液系统疾病如血友病、血小板减少性紫癜、过敏性紫癜、白血病及恶性贫血等也可引起消化道出血。尿毒症患儿病情发展过程可有胃肠出血。弥散性血管内凝血(DIC)出现消化道栓塞时,胃肠道黏膜坏死,可引起消化道出血。肝功能衰竭、肠道子宫内膜异位症、湿疹和 PLT 减少伴免疫缺陷综合征(WAS)等也可引起呕血。

(二)便血

1.下消化道疾病

(1)小肠疾病:肠结核、肠伤寒、急性坏死性肠炎、钩虫病、克罗恩病、肠道肿瘤、小肠血管瘤、空肠憩室炎或溃疡、梅克尔憩室炎或溃疡、肠套叠等。

(2)结肠疾病:急性细菌性菌痢、阿米巴痢疾、血吸虫病、溃疡性结肠炎、结肠憩室炎、结肠息肉及缺血性结肠炎等。

(3)直肠肛周疾病:先天性血管畸形、血管退行性病变及遗传性毛细血管扩张症 3 型等。

2.消化系统　相关疾病胆道、肝脏相关疾病出血,经肠道排泄,视出血量和速度不同表现为便血或黑便。

3.全身性疾病　白血病、血小板减少性紫癜、血友病、遗传性毛细血管扩张症、维生素 C 缺乏、维生素 K

缺乏、肝脏疾病、尿毒症、流行性出血热及败血症等。

【诊断思路】

(一)迅速判断是否消化道出血

1.排除消化道以外的出血

(1)呼吸道出血:肺结核、支气管扩张、钩体病、支气管肺癌和二尖瓣狭窄所致大量咯血时,可吞咽入消化道而引起黑便。

(2)口、鼻及咽喉部出血:注意询问病史和局部检查。

(3)进食引起黑便:如动物血制品、碳粉、含铁剂的药品、治贫血药物及治疗胃病的含铋剂药物等,通过询问病史即可鉴别。

(4)新生儿吞入母血:分娩过程中吞入母血或因母亲乳头裂口出血,患儿吮吸时吞下,大便或呕吐物中可有血迹。

2.判断消化道出血部位

(1)插胃管抽吸胃内容物:如果胃吸出物有血,则出血部位在上消化道,如果胃吸出物无血,则下消化道出血的可能性更大,但不能排除出血已终止的上消化道疾病。

(2)呕血与黑便的关系:呕血与黑便是上消化道出血的主要症状,有呕血者必伴有黑便,而有黑便者未必伴有呕血。病变在幽门以上,特别是当出血较多者,常有呕血;病变在幽门以下者,如短期内大量出血,血液反流入胃,也可引起呕血。如果出血量少而缓慢,则单纯出现黑便。

3.确定便血来源　肛门、直肠下段出血常为鲜红血便或血液附着在成形粪便的表面;结肠上段出血时,血液常与粪便均匀混合,呈酱红色,小肠出血如血液在肠道内停留时间较长,可排出柏油样大便,若出血量多,排出较快,也可排出暗红色血便。少量鲜红色便血或鲜红色血附着于粪便表面者,多为直肠或左半结肠疾病出血,如痔、肛裂、息肉、溃疡及肿瘤等;排便后有鲜红色血液滴下,甚至呈喷射状出血者,多见于痔、肛裂,也可见于直肠息肉及直肠癌;血与粪便相混杂,且伴有黏液者,多为慢性结肠炎、息肉或肿瘤;黏液血便或脓性黏液血便者,应考虑溃疡性结肠炎、痢疾和肠道血吸虫病等。

4.出血量判断

(1)轻度:出血量≤10%,血压正常,Hb≥100g/L,一般无临床症状。

(2)中度:出血量≥10%～20%,影响血压脉搏,Hb 60～90g/L,有头晕、软弱无力及口干等症状,突然起立可产生重度晕厥。

(3)重度:出血量≥20%～25%,即可出现休克,Hb<60g/L。慢性出血时超过总血容量1/3才显出循环衰竭症状和体征。需要注意的是在急性失血早期,红细胞和血红蛋白下降可能不明显,组织液渗入血管内使血液稀释,一般需要3～4个小时以上才能反映出失血的程度。从呕血和黑便的情况看,呕血者比单纯便血者出血量大,呕鲜血者比呕暗红色血出血量大,大便红色者比黑便者出血量大,大便次数多而黑便稀薄较大便次数正常黑白尚成形者的出血量大。

5.明确是否为活动性出血　有以下情况需要考虑活动性出血:

(1)反复呕血或转为呕鲜红血;黑便次数增多,或转暗红色、柏油样便,肠鸣音活跃。

(2)鼻胃管内不断有血性液体引出。

(3)周围循环衰竭的临床表现治疗后无好转或继续恶化。

(4)红细胞计数、血红蛋白计数进行性下降,输血后也无明显增高或增高后短期内再次下降。

(5)补液扩容后尿量正常,但尿素氮持续增高。

(6)内镜、核素扫描、血管造影等检查提示活动性出血。

（二）不同年龄段呕血或便血的病因

注意患儿年龄特点：消化性溃疡中，十二指肠溃疡多见于年长儿，胃溃疡多见于小婴儿；炎症性肠病多发生在 10～16 岁学龄儿；炎症性息肉 4～5 岁多见；肠伤寒患儿年龄越小症状可能越不典型；肠套叠多发于婴幼儿；肠旋转不良中肠扭转多发生于出生后 3 周内，70％出现高位梗阻；新生儿自然出血症常在初生 2～6 天发病，由于体内维生素 K 缺乏，患儿可有全身多部位出血，甚至出现颅内出血，而消化道出血最常见，而且出血量较大。过敏性紫癜多发于 3～7 岁，男性多于女性。女性儿童注意月经史、注意呕血或便血有无周期性以排除子宫内膜异位症。反复便血患儿注意询问家族史，如家族性腺瘤样息肉为常染色体显性遗传病，常有家族发病史。不同年龄段呕血或便血的病因如下：

1.新生儿

（1）上消化道：吞入母血、牛奶不耐受症。

（2）下消化道：坏死性小肠结肠炎、肠重复畸形、肠套叠、先天性巨结肠。

（3）全身性疾病：新生儿自然出血病、应激性溃疡。

2.婴儿

（1）上消化道：反流性食管炎、应激性溃疡、胃炎、出血性疾病、Mallory-Weiss 综合征。

（2）下消化道：坏死性小肠结肠炎、细菌性肠炎、肠套叠、肠道畸形。

（3）全身性疾病：DIC、应激性溃疡、肝衰竭。

3.幼儿

（1）上消化道：细菌性胃肠炎、胃十二指肠溃疡、胃炎、反流性食管炎、Mallory-Weiss 综合征。

（2）下消化道：肛裂、肠套叠、炎症性肠病、血管畸形、过敏性紫癜、息肉、寄生虫病。

（3）全身性疾病：血液系统疾病应激性溃疡、DIC、肝衰竭尿毒症。

4.年长儿

（1）上消化道：胃十二指肠溃疡、炎症、食管胃底静脉曲张、反流性食管炎、胆道出血、Mallory-Weiss 综合征、胰腺炎。

（2）下消化道：细菌性肠炎、炎症性肠病、息肉、痔。

（3）全身性疾病：血液系统疾病、免疫系统疾病、应激性溃疡、DIC、肝衰竭、尿毒症。

（三）询问重要病史

1.了解患儿喂养史　排除较大或尖锐的物体进入消化道引起出血。

2.腹痛患儿　注意询问腹痛的次数、间隔时间及伴随症状

有慢性、节律性上腹痛史，常提示出血最大可能是消化道溃疡，尤其是出血前疼痛加剧，而出血后疼痛减轻或缓解，且多见于冬春季节，有利于溃疡病的诊断。

3.腹泻患儿　注意询问大便次数、颜色、性状、便血的量及是否有脓性黏液等。有无呕吐，呕吐物的性状；有无溃疡病、鼻出血及服药史。

4.其他　皮肤有无出血点及紫癜，口鼻腔是否有血迹及活动性出血，腹部是否有包块、腹胀、压痛、肌紧张及肝脾肿大等。

（四）重视临床表现

1.出血前有剧烈的上腹部绞痛伴发热、黄疸者，应考虑胆道出血的可能。伴有血便、腹胀、呕吐、肠梗阻应考虑肿瘤、肠梗阻、肉芽肿、肠套叠及肠结核等。

2.继发于过度紧张和劳累、严重创伤、大手术后、严重感染和服消炎镇痛药后的消化道出血，最可能是急性胃黏膜病变应激性溃疡出血。

3.有慢性肝炎、血吸虫病、肝硬化或肝癌,并且肝、脾肿大者,消化道出血最可能的原因是食管胃底静脉曲张破裂,最常见为呕吐大量鲜红色血液。

4.慢性隐匿性消化道出血,伴有慢性失血性贫血者,胃肠道出血伴有食欲减退和体重减轻者,应考虑胃肠道肿瘤。伴有吞咽困难的呕血多起源于食管癌或食管溃疡。

5.便血伴有腹痛者,应考虑炎症性肠病、憩室炎、肠管病变和出血坏死性肠炎等。伴有血便、发热,应考虑感染性肠炎、肠结核、肠伤寒、坏死性小肠炎及血液系统疾病等。

6.剧烈呕吐时,呕吐物先为胃内容物而后为血性液体时,应考虑食管贲门黏膜撕裂。便血伴有皮肤、黏膜或其他器官出血者,需考虑血液系统疾病、急性传染病、重症肝病和慢性肾衰竭等。

7.新生儿便血常伴有发热、腹胀及呕吐等全身症状考虑出血性小肠结肠炎。此外,伴有剧烈腹痛,发病急骤,迅速发生腹胀、肠麻痹及休克,见于肠系膜上动脉栓塞。

(五)辅助检查

1.常规检查　大便镜检可发现肠道炎症的病理成分、寄生虫卵等。血便在镜下无红细胞时应做潜血试验,大便隐血试验阳性说明有出血,动态观察有助于了解出血是否停止。血红蛋白及红细胞计数有助于了解失血程度,但在失血早期变化不明显。凝血功能障碍所致便血,应做凝血酶、凝血酶原时间的检查。肝功能、肝炎全套检查等有助于食管胃底静脉曲张破裂、胆道出血及肝硬化等诊断。考虑血小板减少性紫癜、白血病及再生障碍性贫血应进行骨髓穿刺检查。CRP、PCT、血沉及血常规等有助于肠伤寒、肠结核和炎症性肠病等所致出血的诊断。当消化道出血时,因血红蛋白分解产物在肠道被吸收,可出现肠源性氮质血症,血尿素氮有助于诊断。腹部超声检查对肝病、胆囊及肠道疾病及肝脾肿大有很大价值。

2.特殊检查　胃镜、结肠镜、双气囊小肠镜、胶囊内镜、腹部放射性核素^{99m}Tc扫描及小肠多层螺旋CT血管成像(CTA)、逆行主动脉造影检查是不明原因消化道出血的重要辅助诊断方法。

(1)急诊纤维胃镜检查:出血后24~48小时内进行急诊胃镜是首选的诊断手段,绝大多数患者可明确病因及出血部位,检查中可及时实施局部出血灶的止血处置。一般胃黏膜小血管出血呈间歇性,此时应先用1%碳酸氢钠反复洗胃至液体较清澈时再行胃镜检查。检查时注气使黏膜皱褶展开,认真窥视各个部位,尽可能减少漏诊。

(2)直肠镜和乙状结肠镜检查可直接窥视直肠及乙状结肠的病变情况,发现内痔、息肉、溃疡及肿瘤等,并可取标本做镜检和活组织检查。纤维结肠镜可观察到深部结肠病变。放射性同位素扫描对怀疑梅克尔憩室或肠重复畸形因异位胃黏膜引起出血者可用。

(3)选择性血管造影:是一种安全而有效的诊断措施,适用于内镜检查无阳性发现或不适宜作内镜检查者,不但可显示出血病灶,对血管畸形也有诊断价值。

(4)钡餐检查为上消化道出血的诊断方法之一。双重对比钡餐造影对食管静脉曲张出血、消化性溃疡及胃癌有较大诊断价值,多在出血3天后及病情稳定后进行。

(5)放射性核素显像:利用静脉注射锝99m(^{99m}Tc)胶体金标记的红细胞来显示胃肠活动性出血的部位。对于上述各种方法仍然无法明确诊断且有消化道持续活动性出血的患儿需要外科剖腹探查以明确诊断。

(付印强)

第十一节　血尿

血尿是指尿液中红细胞数超过正常含量。新鲜清洁中段尿10ml,离心沉淀(1500r/min,5min),取沉渣一滴置于载玻片上于高倍镜下观察,红细胞>3个/HP;尿沉渣红细胞计数>8×10^6/L(8000个/ml);尿 Addis 计数红细胞>50万/12h。需连续3次以上才可诊断为病理性血尿。血尿是儿科常见病症之一,98%的血尿是由泌尿系统疾病引起,2%的血尿是由全身性疾病或泌尿系统邻近器官病变所致。

【发生机制】

1.免疫机制介导的肾小球基底膜损伤　免疫复合物或原位复合物沉积于肾小球,激活补体引起免疫炎症损伤导致肾小球基底膜断裂通透性加,红细胞渗出出现血尿。

2.肾小球基底膜结构异常　如薄基底膜肾病、Alport 综合征。

3.肾血管的损伤　如高尿钙症的钙微结晶、结石、肿瘤、感染、药物及创伤等对肾小管、肾间质、尿路等组织血管的直接破坏引起血尿。

4.肾静脉血流动力学改变　如左肾静脉压迫综合征因肾静脉受压导致肾静脉压力增高,肾脏淤血、缺氧,在肾盏与周围的静脉丛之间形成异常交通而发生血尿。

5.其他出血性疾病　因出血机制障碍引起全身性出血,包括血友病、血小板减少性紫癜及新生儿自然出血症等。

【病因】

(一)肾脏疾病

1.肾小球性血尿

(1)原发性肾小球疾病:急性肾小球肾炎(感染后肾小球肾炎,如链球菌和病毒感染引起的肾小球肾炎)、急进性肾小球肾炎、慢性肾小球肾炎、局灶节段性肾小球硬化、膜增生性肾小球肾炎、Alport 综合征(遗传性肾炎)、膜性肾病、抗肾小球基底膜病及 IgA 肾病(如 Berger 病)等。

(2)继发性肾小球疾病:系统性红斑狼疮、过敏性紫癜肾炎、Wegener 肉芽肿、结节性多动脉炎、肺出血-肾炎综合征、溶血尿毒综合征、镰状细胞肾病、HIV 肾炎、乙肝相关性肾炎及风湿性肾炎等。

2.非肾小球性血尿

(1)小管间质性:肾盂肾炎、间质性肾炎、急性肾小管坏死、肾乳头坏死及肾钙化。

(2)血管性:左肾静脉受压综合征(胡桃夹现象)、血管瘤及动、静脉栓塞。

(3)结晶尿:钙盐、草酸盐、尿酸结晶及结石损伤尿道引起的血尿。

(4)血红蛋白尿:镰状细胞肾病或镰状细胞体质、镰状细胞血红蛋白 C 病。

(5)解剖学异常:先天性多囊肾、游走肾、肾下垂、肾旋转不良、输尿管扭曲、肾盂积水、VATER 综合征、vonHippel-Lindau 综合征、Zellweger 综合征、肿瘤(肾胚胎瘤、肾盏血管肿瘤、Wilms、横纹肌肉瘤和血管肌脂瘤)、肾创伤、息肉及憩室。

(6)感染:膀胱炎、尿道炎及肾结核。

(7)其他:特发性高钙尿症。

(二)全身性疾病

1.出血性疾病　白血病、再生障碍性贫血、血小板减少性紫癜、过敏性紫癜、血友病、弥散性血管内凝血及新生儿自然出血症等。

2.感染性疾病　败血症、流行性出血热、流脑、肺炎支原体、结核杆菌及肝炎病毒感染引起的肾炎。

3.心血管疾病　充血性心力衰竭、感染性热、猩红热、钩端螺旋体病、丝虫病、伤寒、传染性单核细胞增多症、暴发性心内膜炎、急进性高血压、肾动脉栓塞和肾静脉血栓形成等。

4.营养性疾病　维生素 C 缺乏症、维生素 K 缺乏症等。

5.免疫性疾病　皮肌炎、类风湿关节炎、系统性硬化症、系统性红斑狼疮、结节性多动脉炎、风湿性肾炎及过敏性紫癜等。

6.过敏性疾病　饮食过敏如牛奶或菠萝过敏等。

（三）其他

1.肾毒性药物如卡那霉素、庆大霉素、杆菌肽、水杨酸制剂、磺胺类、吲哚美辛、甘露醇.苯妥英钠、乌洛托品、松节油、汞剂、砷剂和盐酸氯胍等均可引起肾损害产生血尿。汞、铅、镉等重金属对肾小管的损害。环磷酰胺引起的出血性膀胱炎。抗凝剂如肝素过量也可出现血尿。

2.遗传性毛细血管扩张症、特发性高钙尿症及剧烈运动引起的一过性血尿。

【诊断思路】

（一）明确是否为真性血尿

1.排除引起隐血试验阳性的疾病或因素　血红蛋白尿或肌红蛋白尿（尿液外观呈葡萄酒样均匀透明，离心后颜色不变,潜血检测呈阳性反应,但镜下不见红细胞）、血便、月经血污染、外阴道炎、损伤及肛裂出血等。

2.排除隐血试验阴性的疾病或因素

（1）药物:如氯喹、去铁胺、布洛芬、山梨醇、甲硝唑、呋喃妥因、非那吡啶、酚酞:吩噻嗪、利福平、大黄、苯妥英钠、柳氮磺胺吡啶和水杨酸盐等。

（2）染料:甜菜、黑莓、食物色素（如苯胺）和蜂蜜。

（3）代谢物:如尿黑酸、黑色素、高铁血红蛋白、尿酸盐、卟啉和酪氨酸代谢紊乱症等。

（二）注意血尿的特点

按含血量分为肉眼血尿和镜下血尿,一般当尿红细胞$>2.5\times10^9$/L（1000ml 尿中含 0.5ml 血液）即可出现肉眼血尿,颜色与尿液的酸碱度有关,中性或弱碱性尿液颜色呈鲜红色或洗肉水样,酸性尿呈浓茶样或烟灰水样。按排尿过程分为初始血尿,终末血尿和全程血尿;按持续时间分为暂时性血尿、反复发作性血尿和持续性血尿;按临床意义分为生理性血尿和病理性血尿。

（三）分析有关临床特点

排除假性血尿后,应根据病史、临床表现、体格检查及实验室检查综合判断是否为全身性疾病引起的血尿,进一步明确为何种疾病;对已经排除全身性疾病者则进一步判断泌尿系统出血部位,区别肾小球性血尿和非肾小球性血尿。

1.年龄和性别　婴儿期以先天畸形、肾肿瘤及溶血尿毒综合征多见。儿童期以急性肾衰竭、先天畸形和高钙尿症多见。青壮年期以泌尿系感染、结石和肾下垂多见。男性以结石、结核、肿瘤和前列腺疾病多见。女性以结核、肾下垂、肿瘤和感染多见。

2.既往病史　有无过敏性紫癜、乙型肝炎、皮肌炎、类风湿关节炎、系统性硬化症、系统性红斑狼疮、结节性多动脉炎和风湿性肾炎等。注意前驱感染与血尿发作间的时间关系,如急性链球菌感染后肾炎常有明确的前驱感染史,且血尿发生于感染后 7~14 天,IgA 肾病多在呼吸道感染同时或 1~2 天内出现血尿。

3.接触及近期用药史　居住地及周围有无重金属污染、化工厂,家中有无重金属、毒性化学物质丢失,如水银体温计、杀虫剂、消毒剂、鼠类接触史等。有无应用肾毒性药物卡那霉素、庆大霉素、杆菌肽、水杨酸制剂、磺胺类及氨基糖苷类抗生素等。

4.家族史　婴幼儿和儿童患者有血尿时,要详细询问家族史。包括薄基底膜肾病、Alport 综合征、肾脏肿瘤、溶血尿毒综合征、狼疮性肾炎、多囊肾及泌尿系结石等。有血尿家族史应考虑薄基底膜肾病、高钙血症和高尿酸血症。

5.注意伴随症状

(1)血尿为茶色或可乐色,伴有水肿、高血压和蛋白尿提示急性肾炎综合征。伴有夜尿增多,贫血显著时应考虑慢性肾小球肾炎。合并乳糜尿见于丝虫病和慢性肾盂肾炎。

(2)新近有上呼吸道、皮肤或胃肠道感染提示急性肾小球肾炎,特别是急性链球菌感染后肾小球肾炎,其次要考虑 IgA 肾病。伴尿路刺激征,无明显原因的发热、排尿困难提示泌尿系统感染。有皮疹或关节症状者提示系统性红斑狼疮、过敏性紫癜性肾炎及类风湿性关节炎。伴有低热、盗汗、消瘦等症状考虑肾结核。

(3)肾区绞痛、叩痛提示肾结石。血尿伴尿流中断见于膀胱和尿道结石。腹部肿块提示肾积水、多囊肾、肾肿瘤及静脉血栓。

(4)有头痛、视力改变、咳泡沫样血痰等提示高血压、充血性心力衰竭。伴有听力异常应考虑 Alport 综合征,伴感觉异常应考虑 Fabry 病。伴肺出血考虑肺出血-肾炎综合征。伴有出血、溶血、循环障碍及血栓症状应考虑 DIC 或溶血尿毒综合征。出现无法解释的淤斑、血尿时要考虑到虐待儿童的可能。

(5)无明显伴随症状时,应考虑左肾静脉受压综合征(胡桃夹现象)、特发性高钙尿症、尿路息肉、憩室、肾结核、肾癌或膀胱癌早期。

(四)判断出血部位

1.尿三杯试验　在患儿一次持续排尿过程中分别收集初、中、终三段的尿液于三杯中送检。第一杯红细胞增多为前尿道出血,第三杯红细胞增多则为膀胱基底部、前列腺、后尿道或精囊出血;三杯均有出血,即全程血尿,则为膀胱颈以上部位出血,即来自肾脏或输尿管。

2.鉴别肾小球性与非肾小球性血尿

(1)肉眼观察:尿中发现血凝块、血丝支持非肾小球性血尿,咖啡色或浓茶色尿支持肾小球性血尿。

(2)尿沉渣红细胞形态学检查:若以异形红细胞为主则提示肾小球性血尿(相差显微镜下>30%)。以均一性为主者则提示非肾小球性血尿。

(3)尿蛋白:如离心尿上清中尿蛋白>++,定量>1g/24h 则提示病变在肾小球。

(4)尿红细胞指标:尿中红细胞平均体积(MCV)<72fl 且呈小细胞分布,则说明血尿来源于肾小球,此法敏感性为 95%,特异性为 96%,且可克服检测者主观误差;尿中红细胞容积分布曲线(肾小球性者高峰在低容积区且呈偏态分布);尿中红细胞电泳肾小球性者为(20.64±1.72)秒,非肾小球性者为(27.27+1.66)秒。

(五)结合辅助检查明确

辅助检查有助于血尿病因的寻找。一次性出现的孤立性镜下血尿而无任何临床表现者可不诊断,要求该患者在 1~2 周内复查 2~3 次尿常规,若无血尿可不予处理。

1.肾小球性血尿病因检查

(1)24 小时尿蛋白定量及定性分析:尿蛋白成分分析中以高分子蛋白尿为主,多见于急、慢性肾小球肾炎及肾病综合征;小分子蛋白尿为主,提示间质性肾炎。

(2)血生化:如血沉快,ASO 增高,血清补体 C_3 下降考虑急性肾小球肾炎。血清补体 C_3 持续下降考虑膜性增生性肾炎。血沉、ASO 及血清补体 C_3 均正常,考虑家族性血尿。

(3)免疫性检查:单独血清 IgA 增高考虑 IgA 肾病,若 IgA、IgG 和 IgM 均增高可见于狼疮性肾炎和慢性肾炎。伴血 HBsAg(+)和(或)HBeAg(+),肾组织中有乙肝病毒抗原沉积,可诊断为乙肝病毒性肾炎。血 ANA、Anti-dsDNA、ANCA 阳性应考虑狼疮性肾炎。

(4)肾活检分析:对于持续镜下血尿超过半年,持续肉眼血尿超过 1 个月,有家族史,有腰痛伴随症状等,虽经各项检查仍未明确诊断者可考虑肾活检。活检标本除光镜检查外,应行免疫病理及电镜检查。

2.非肾小球性血尿病因检查

(1)尿培养:检测有无泌尿系感染,两次尿培养阳性,尿菌落数>10^5/ml考虑有泌尿系感染。尿培养检出结核杆菌,对诊断肾结核有重要价值,并可通过3次以上晨尿沉渣找抗酸杆菌,其阳性率为80%～90%,24小时尿沉渣找抗酸杆菌,阳性率为70%,进一步结合PPD、胸片及结核感染T淋巴细胞检查明确。

(2)尿钙/尿肌酐比值测定:筛查出高尿钙血症,24小时尿钙测定>4mg/kg或尿钙/尿肌酐>0.2即可诊断;B超可检查肾、膀胱形态、有无泌尿系结石、积液、肿物、畸形,左肾静脉受压综合征。

(3)尿液分析:包括患儿的同胞、父母;检查血清电解质、Cr、Ca,如果有结晶尿、尿石症或肾钙化症可检查24小时尿钙、尿肌酐、尿酸及革酸盐。

(4)全尿路影像学检查:可及时发现泌尿系结石,对于尿酸结石,X线检查阴性者可采用B超检查,对怀疑上尿路病变者,可行静脉肾盂造影(IVP),IVP阴性而持续血尿者应行B超或CT检查以排除小的肿瘤、小结石、肾囊肿以及肾静脉血栓形成。左肾静脉受压综合征可行彩色多普勒确诊。

（付印强）

第十二节　少尿与无尿

少尿是指24小时尿量少于250ml。不同年龄患儿少尿的诊断标准不一,新生儿<1.0ml/(kg·h),婴幼儿<200ml/(kg·h),学龄前儿童<300ml/(kg·h),学龄儿童<400ml/(kg·h)。无尿也称尿闭,指24小时尿量少于100ml,或者12小时完全无尿。

【发生机制】

尿量与液体的摄入量和丢失量有关,其中最为关键的是肾脏的排泄功能。婴幼儿肾脏调节能力弱,储备能力差,一般到1～2岁时才接近成人水平。

1.肾小球滤过功能障碍

(1)肾血流量减少:正常人肾血流量约占心排出量20%～30%,其中95%流经肾皮质,5%流经肾髓质。短粗的肾动脉与腹主动脉相连,故全身血压对肾灌注影响很大。休克、心力衰竭等使动脉血压降低或肾血管收缩时,肾血流量显著减少,肾小球滤过率降低,严重缺血甚至可使肾小管上皮细胞变性坏死,进而导致肾功能不全,发生少尿或无尿。

(2)肾小球有效滤过压降低:肾小球滤过压=肾小球毛细血管压-(血浆胶体渗透压+囊内压)。肾小球毛细血管压为全身血压的60%,大量失血或脱水等引起全身动脉压下降,肾小球毛细血管压随之下降;尿量梗阻、肾小管阻塞及肾间质水肿压迫肾小管时,肾小球囊内压升高,导致肾小球有效滤过压下降。血浆胶体渗透压作用不大,但其降低会引起组织液生成增多,循环血量减少,进而通过肾素-血管紧张素系统导致肾小球入球小动脉收缩,使肾小球毛细血管压下降。

(3)肾小球滤过面积减少:肾单位大量破坏时,肾小球滤过面积减少,使肾小球滤过率减少,出现少尿或无尿。

(4)肾小球滤过膜通透性改变:在肾小球毛细血管袢之间,存在一种由系膜细胞和系膜基质组成的特殊间充质,称为肾小球系膜,其具有调节入球小动脉和出球小动脉的收缩作用,当滤过膜受损时,可导致少尿。

2.肾小管功能障碍　水的重吸收是通过肾小管,主要是近端小管完成的。肾缺血或肾中毒时可引起肾小管严重的损伤,肾小管上皮细胞变性、坏死、脱落、肾小管基底膜断裂,脱落的上皮细胞引起肾小管堵塞,造成管内压升高和肾小管扩张,致使肾小球有效滤过压降低和少尿。

3.肾缺血-再灌注损伤　肾缺血再灌注时,细胞内钙通道开放,钙离子内流造成钙超负荷,使局部产生大量氧自由基,同时,巨细胞浸润、肾小管细胞参与免疫炎症反应,共同作用使肾小管发展成不可逆性损伤。

4.血管内凝血　败血症、创伤、休克及新生儿窒息、肾小管收缩、细胞毒素和免疫反应的抗原抗体复合物等引起一系列反应,激活凝血系统和抑制纤溶系统,导致肾脏内毛细血管内凝血。

【病因】

1.肾前性

(1)低血容量、大量失血和失液:①胃肠液丢失如腹泻、呕吐和胃肠减压;②渗透性利尿、使用利尿剂和肾上腺功能不全;③皮肤失液如烧伤、大量出汗;④第三间隙失液如胰腺炎、腹膜炎、挤压伤和肾病综合征。

(2)心脏排血功能下降:新生儿窒息、先天性心脏病、心肌病、各种休克、心脏压塞和急性肺梗死等各种原因所致的心功能不全、严重心律失常、心肺复苏术后体循环功能不稳定,正压机械通气或呼气末正压通气等。

(3)肾血管病变:肾血管狭窄或炎症、长期卧床不起所致肾动脉栓塞血栓形成、高血压危象及肾缺血导致急性肾衰等。

2.肾性

(1)肾小球病变:重症急性肾炎、急进性肾炎和慢性肾炎、急性链球菌感染后肾炎、肾病综合征、肺出血-肾炎综合征、狼疮性肾炎、紫癜性肾炎、乙肝血管性肾炎和脓毒血症性肾损害等。

(2)肾小管病变:急性间质性肾炎包括药物性和感染性间质性肾炎;生物毒或重金属及化工毒物所致的急性肾小管坏死;严重肾炎肾炎并肾乳头坏死。

3.肾后性

(1)各种原因引起的机械性尿路梗阻:如结石、血凝块或坏死组织阻塞输尿管、膀胱进出口或后尿道。

(2)尿路受压:如肿瘤、腹膜后淋巴瘤、特发性腹膜后纤维化和腹水等。

(3)其他:输尿管手术后、结核或溃疡愈合后瘢痕挛缩,肾严重下垂或游走肾所致肾扭转、神经源性膀胱等。

【诊断思路】

1.掌握详细的病史　了解发病时年龄,婴幼儿要特别询问是否食用含三聚氰胺的奶粉。有无感染性心内膜炎、法洛四联症、川崎病、肾病综合征、肿瘤、结核及肾结石等基础疾病。用过何种药物、疗程长短,有无腹泻、呕吐、发热、失水、外伤及手术等。有无脱水表现,腹部是否触及包块,有无腹痛,膀胱过度充盈或空虚,外生殖器有无畸形,包皮是否过长、过紧等。

2.注意伴随症状

(1)伴黄疸、发热、贫血等溶血表现,要考虑溶血所致缺血性肾损伤。

(2)<4岁急性起病,有腹痛、呕吐、腹泻、血便等胃肠炎或上呼吸道前驱感染,伴有血小板减少、微血管病性溶血性贫血需要考虑溶血尿毒综合征。

(3)有前驱感染史,伴水肿、血尿、高血压要考虑急性肾炎综合征,在短期内持续少尿或无尿要考虑急进性肾炎。

(4)有感染症状,伴腰痛、肾区叩痛要考虑肾盂肾炎。

(5)对于反复发作的红眼病,伴不同程度发热、皮疹.肌炎和乏力等考虑特发性急性间质性肾炎。

现代临床儿科疾病综合诊治

（6）在脱水或肾病综合征基础上，突然剧烈腰、腹痛，需要考虑肾静脉血栓形成。

（7）有感染性心内膜炎、法洛四联症、川崎病等肾动脉阻塞的致病因素，剧烈持续上腹痛及腰痛、脊肋角压痛，发热等需考虑急性肾动脉阻塞。

（8）有肾损害药物服用史，伴皮疹、关节痛、肌肉痛、肝损害及肺损害等脏器损伤表现者，需要考虑药物性肾损害。

（9）存在尿路梗阻因素，临床上突起少尿或无尿，伴腹痛、膀胱区饱胀，需要考虑下尿路梗阻。

3.分析年龄与疾病的关系

（1）新生儿少尿或无尿：可能肾分泌较晚，尿酸结晶阻塞或泌尿道畸形如肾缺如、输尿管狭窄及尿道隔膜等。

（2）婴幼儿少尿或无尿：脱水是最常见病因，严重脓毒症合并肾衰竭，其他如泌尿系畸形、盐类结晶、包皮垢阻塞，药物如氨基糖苷类、磺胺类结晶等损害，食物如三聚氰胺奶粉后出现肾输尿管泥沙状结石可阻塞输尿管导致尿闭。

（3）年长儿少尿或无尿：常见为脱水、各种原发性或继发性肾脏疾病、肾衰竭、下尿路感染及药物因素等导致，也可见尿道异物、外伤及不明原因的肾功能不全。

4.快速判断是否发生肾衰竭

少尿或无尿是肾衰竭一个非常重要的临床表现，患儿尿量急剧减少及肾功能急性恶化时应考虑急性肾衰竭，进一步鉴别是肾前性、肾性还是肾后性急性肾衰竭。见表14-12-1。

表 14-12-1　肾前性与肾性肾衰竭的鉴别

指标	肾前性	肾性
脱水征	有	无或有
尿沉渣	偶可见透明管型、细颗粒管型	粗颗粒管型和红细胞管型
尿比重	>1.020	<1.%
尿渗透压	>500mOsm/L	<350mOsm/L
尿肌酐/血肌酐	>40	<20（常<5）
肾衰指数	<1	>1
尿钠	<20mmol/L	>40mmol/L
滤过钠排泄分数	<1%	>1%
中心静脉压	<50mmHg	正常或增高
补液试验	尿量增加	无效
利尿试验	有效	无效

5.辅助检查

（1）常规检查：血常规、电解质、肝功能和肾功能检查。

（2）尿液检查：尿常规注意有无磺胺类结晶及其他盐类结晶，尿比重、尿渗透压、肾功能等鉴别肾前性、肾性肾功能不全所致尿闭。尿比重、管型有助于肾前性或肾性少尿判断。尿白蛋白、尿 IgA、β_2 微球蛋白、α_2 微球蛋白、视黄醇结合蛋白和肌球蛋白等增多提示肾小管功能障碍。

（3）血液检查：泌尿系感染时注意检查 CRP、血沉、降钙素原等感染标志物，进行中段尿培养。抗 O、补体 C_3 有助于链球菌感染后肾小球肾炎。免疫学如狼疮全套、乙肝全套等有助于继发性肾脏病诊断。

462

（4）肾脏穿刺及病理检查：有助于肾性少尿中各种原发性疾病的判断。

（5）腹部及泌尿系影像学检查：X线、CT、MRI及B超检查腹部有无包块，双肾大小，有无肾脏缺如、髓质分离等畸形，有无尿路结石及膀胱充盈情况，X线检查查看尿路结石等，必要时做静脉肾盂造影排除泌尿道畸形。

（付印强）

第十三节　水肿

水肿是过多的液体在组织间隙积聚。根据水肿波及的范围分为全身性水肿和局部水肿，根据水肿发生的部位可分为脑水肿、肺水肿、喉头水肿和下肢水肿等，根据水肿发生原因分为心性水肿、肾性水肿、肝性水肿、炎性水肿、营养不良性水肿、淋巴性水肿和特发性水肿（原因不明）等。

【发生机制】

正常人体液容量和组织液容量是相对恒定的，这种恒定依赖于机体对血管内外液体交换平衡和体内外液体交换平衡的完善调节。当平衡失调时，就是水肿发生的基础。

（一）血管内外液体交换平衡失调

维持组织液的生成和回流动态平衡的主要因素包括有效流体静压（25mmHg）、有效胶体渗透压（17mmHg）和淋巴回流等，任何因素失调都可能成为水肿发生的重要原因。

1.毛细血管流体静压增高　常见原因为静脉压增高，见于全身或局部淤血，如右心衰竭引起的全身性水肿、左心衰竭引起的肺水肿、肝硬化时引起的腹水及局部静脉受阻时（如静脉内血栓形成、肿瘤或瘢痕压迫静脉壁等），常伴有淋巴回流增加，排除增多的组织间液。若组织间液的增多超过了淋巴回流的代偿程度，就会发生水肿。

2.有效胶体渗透压降低　血浆胶体渗透压下降或组织间液胶体渗透压升高均可导致有效胶体渗透压下降，从而引起毛细血管动脉端滤出增多和静脉端回流减少，导致液体在组织间隙积聚。

（1）血浆蛋白浓度降低：血浆胶体渗透压的高低取决于血浆蛋白含量，尤其是清蛋白的含量。引起水肿的血浆清蛋白临界浓度约20.0g/L，主要原因有：①蛋白质摄入不足：如禁食、肠胃道消化吸收功能障碍；②蛋白质丢失：如肾病综合征或肾炎引起大量尿蛋白，蛋白质丢失性肠病，严重烧伤、创伤使血浆蛋白从创面大量丢失等；③蛋白合成减少：如肝实质严重损害（肝功能不全、肝硬化等）或营养不良；④蛋白质分解代谢增强：见于慢性消耗性疾病，如慢性感染、恶性肿瘤等。

（2）组织间液中蛋白质积聚：主要有微血管滤出蛋白增多、组织分解代谢增强以及炎症等，造成组织间液中蛋白质的增多超过淋巴引流速度，也见于淋巴回流受阻时。

（3）微血管壁通透性增高：含大量蛋白质的血管内液体渗入组织间液中，使组织间液胶体渗透压升高，降低有效胶体渗透压，促使溶质及水分在组织间隙积聚。见于各种炎症，包括感染、烧伤、冻伤、化学伤及昆虫咬伤和过敏性疾病等，多种炎症介质，如组胺、5-羟色胺、缓激肽、激肽、前列腺素、白三烯和胶原酶等使微血管壁的通透性增高。这类水肿液的特点是所含蛋白量较高，可达3g%～6g%。

（4）淋巴回流受阻：当淋巴管阻塞使淋巴回流受阻时，可使含蛋白的淋巴液在组织间隙中积聚而引起水肿。这类水肿液所含蛋白量较高，可达4g%～5g%。

（二）机体内外液体交换平衡失调

1.肾小球滤过率下降　①广泛肾小球病变，如急性肾小球肾炎、炎性渗出物和内皮细胞肿胀或慢性肾小球肾炎肾单位严重破坏,肾小球滤过面积明显减少等;②有效循环血容量明显减少,如出血性心力衰竭、肾病综合征及脓毒性休克等使有效循环血容量减少。

2.肾小管对钠、水重吸收增强　①心房钠尿肽减少,肾小球滤过分数增加,血容量、血压和血钠含量等均可影响 ANP 释放;②醛固酮分泌增多(见于出血性心力衰竭、肾病综合征及肝硬化腹水)和灭活减少(常见于肝硬化患儿);③抗利尿激素分泌增加,激活肾素-血管紧张素系统,导致下丘脑-神经垂体分泌和释放 ADH 增加。

【病因】

(一)全身性水肿

1.心源性水肿　为全身性凹陷性水肿,与体位有关。主要见于充血性心力衰竭和缩窄性心包炎。若有发绀或心脏杂音则容易想到先天性心脏病,但某些无分流性先天性心脏病如心内膜弹力纤维增生症,由于无心脏杂音则易忽略,故水肿的患儿要注意心脏的听诊及叩诊,发现可疑线索尽早行心脏超声、心电图及胸片等检查,以便确定诊断。维生素 B,缺乏症婴儿早期可表现夜啼、少食、精神差和膝反射消失,较大儿童可诉手足麻木感,可出现全身水肿、心衰乃至尿少,尿液检查无血尿和蛋白尿,据此可与肾性水肿鉴别。

2.肾源性水肿　水肿先发生于组织松弛的部位,下行发展至足。肾炎性水肿往往指压痕阴性,主要是肾小球滤过率下降、球-管失衡致钠、水潴留所致,患儿是高血容量状态,严重者可发生循环充血。肾病性水肿往往呈凹陷性,主要是血浆蛋白低下引起血浆胶体渗透压降低所致,毛细血管内外水分分布异常,患儿多是低血容量状态,严重者可发生低血容量性休克。慢性肾炎的水肿则以血浆胶体渗透压下降为主要因素。

3.肝源性水肿　以腹水为主要表现,常发生于重型肝炎、胆汁淤积性肝硬化及胆总管闭锁等疾病。肝硬化患儿由于肝静脉回流受阻及门脉高压,滤出的液体主要经肝包膜渗出并滴入腹腔;同时肝脏蛋白质合成障碍使血浆白蛋白减少,醛固酮和抗利尿激素等在肝内灭活减少可使钠、水潴留,均为肝源性水肿发生的重要因素。

4.营养性水肿　常由于喂养不当、摄入不足、吸收不良以及结核、肿瘤等消耗性疾病造成低蛋白血症所引起。水肿发生较慢,其分布一般是从组织疏松处开始,当水肿发展到一定程度之后,低垂部位如两下肢水肿表现明显。

5.结缔组织病　①过敏性紫癜患儿累及皮肤可出现血管神经性水肿,累及关节时可以出现关节腔浆液性积液,累及肾脏时表现为水肿;②川崎病患儿急性期可出现手足硬性水肿,有光泽感及木实感,指(趾)呈梭状;③系统性红斑狼疮由于免疫复合物性血管炎导致血管通透性增高所致,可能发生胸腔积液、腹腔积液,也可能发生面部及踝部轻度水肿,若发生狼疮性肾炎则水肿更明显;④皮肌炎累及上眼睑的紫色水肿,逐渐可累及颜面、四肢及全身,起病缓慢;⑤硬皮病水肿发生于早期,指压痕不明显,皮肤张力高,有光泽感,似乎涂抹一层胶水样感觉,以后逐渐硬化,累及心脏时可出现心包积液。

6.内分泌性水肿　皮质醇增多症、原发性醛固酮增多症、甲状腺功能减退(非凹陷性水肿)及甲状腺功能亢进均可有全身性水肿表现。

7.蛋白丢失性胃肠病所致水肿　大量蛋白从胃肠道丢失可导致低蛋白性水肿。凡是不明原因的低蛋白血症,伴有胃肠道疾病的临床表现,排除肝、肾疾病所致的营养不良或消耗性疾病,即应疑及本病。

8.其他　新生儿硬肿症、极低出生体重儿、早产儿维生素 E 缺乏、摄食盐或输注含钠液过多、注射动物血清特别是马血清后导致血清病均可引起全身性水肿。

(二)局部性水肿

1.炎性水肿　发生机制主要是毛细血管通透性增高所致。病因包括感染、蜂窝组织炎、化学性刺激、物理性刺激(烧伤烫伤)及生物学刺激(蚊虫叮咬)。

2.淋巴性水肿　由于淋巴管回流障碍所致。原发性淋巴性水肿原因不明,可发生在一侧下肢,也可发生在其他部位,皮下组织中有扩张和曲张的淋巴管。继发性多为肿瘤、手术、感染等造成淋巴管受压或阻塞而引起。

3.血管神经性水肿　发生于皮下疏松组织或黏膜的局限性水肿,往往伴有瘙痒,是Ⅰ型变态反应引起毛细血管通透性增高所致。为暂时性、局限性、无痛性皮下黏膜下水肿,好发于上唇及咽喉、颈部,严重者喉部水肿可致窒息。

4.静脉阻塞性水肿　常发生于肿瘤压迫、静脉血栓形成等,使静脉回流受阻。

5.局部外伤性水肿　局部软组织损伤及骨折后可出现伤区肿胀疼痛,局部多有淤血。

6.药源性水肿　肾上腺皮质激素、睾酮、雌激素、胰岛素、硫脲类、钙拮抗剂及甘草等药物摄入后影响水钠排泄或代谢导致水肿。水肿发生在用药后,停药后不久消失,常常局限于双下肢。

【诊断思路】

(一)详细询问病史

1.水肿发生的时间　川崎病、硬皮病水肿常出现在疾病早期,而系统性红斑狼疮、过敏性紫癜累及肾脏引起的水肿则出现相对较晚,EB病毒感染所致水肿也常见发病早期出现,肾源性水肿常在晨起时眼睑水肿明显,神经源性肺水肿在手足口病Ⅲ期,脑水肿常出现在病情急性期。

2.水肿发生的诱因　患儿是否有钙拮抗剂、雌激素或类固醇等药物服用史,情绪是否激动,是否为月经期,是否有感染、营养不良等诱因。

3.水肿发生的部位

(1)水肿发生于单侧下肢常见于下肢深静脉血栓、静脉闭塞及淋巴管阻塞。

(2)水肿限于双侧下肢常见于神经性水肿、药源性水肿、肥胖、高血压、月经期、贫血及特发性水肿等,水肿仅仅局限于双下肢胫骨下缘见于甲状腺功能亢进。

(2)水肿仅发生于上肢及面部常见于上腔静脉阻塞综合征。

(4)水肿发生于眼睑及颜面部,以早晨起床时最明显见于肾性疾病,常见肾炎。

(5)水肿初发生于下肢,而后蔓延至全身常见于心源性水肿、肝源性水肿、肾源性水肿、重度贫血、重度营养不良及黏液性水肿等疾病。

(6)水肿仅发生于下肢及腰骶部常见于下腔静脉阻塞综合征、截瘫、长期卧床及营养不良等疾病。

(二)正确判断水肿

1.水肿范围　在全身性水肿出现凹陷前已经有组织液增多,并可达原体重的10%,称为隐性水肿,需要注意体重改变。注意心包积水、胸腔积水、腹腔积水及脑积水等患儿。

2.水肿性质　鉴别凹陷性水肿和非凹陷性水肿、炎性水肿和非炎性水肿。

3.水肿液特点　根据蛋白含量的不同分为漏出液和渗出液。

4.水肿严重程度　临床上可分为四级,以"＋"表示。"＋"水肿局限于足踝小腿;"＋＋"水肿涉及全下肢;"＋＋＋"水肿涉及下肢、腹壁及外阴;"＋＋＋＋"全身水肿,有时伴有腹水。根据水肿程度分为轻、中、重三度。轻度水肿仅发生于眼睑、眶下软组织、胫骨前及踝部皮下组织,指压后可出现组织轻度凹陷,平复较快;中度水肿全身疏松组织均有可见性水肿,指压后可出现明显的或较深的组织凹陷,平复缓慢;重度水肿身体低垂部皮肤紧张发亮,甚至可有液体渗出,有时可伴有胸腔、腹腔、鞘膜腔积液。临床上应当迅速判断及治疗危及患者生命的严重疾病如急性肺水肿、急性左心衰竭及喉头水肿等。迅速缓解水肿伴随的症状如呼吸困难、心悸、气短等。见表14-13-1。

表 14-13-1　心源性水肿与肾源性水肿的鉴别

	肾源性水肿	心源性水肿
开始部位	从眼睑、颜面开始波及全身	从足部开始,向上波及全身
发展快慢	发展常迅速	发展较缓慢
水肿性质	软而移动性大	比较坚实,移动性小
伴随症状	伴有其他症状如高血压、血尿、蛋白尿、管型尿、眼底改变等	伴有心脏杂音、心影增大、肝大、静脉压高等

(三)结合辅助检查

1.常规检查:常规对水肿患者进行血常规、尿常规、大便常规、肝功能、肾功能、血脂全套、血浆白蛋白、心肌酶及电解质等检查。

2.怀疑为心源性水肿应做心电图、超声心动图、胸片和血浆 B 型脑钠肽检查,必要时做心肌核素和冠状动脉造影等检查。

3.怀疑为肾源性水肿应做补体检查、抗"O",尿蛋白测定、尿红细胞形态、尿比重、尿管型、内生肌酐清除率及肾脏 B 超等检查。

4.肝源性水肿应做肝炎全套、凝血功能、腹部 B 超检查,必要时做消化道造影及腹部 CT 等检查。

5.内分泌性水肿应做肾脏及肾上腺 B 超、甲状腺 B 超、NCTH、皮质醇、甲状腺功能、醛固酮、血浆肾素活性、血尿儿茶酚按等项测定,必要时做肾上腺 CT 及 MRI、脑垂体 CT 及 MRI 等检查。

6.怀疑淋巴水肿时,可选择血中检测微丝蚴和病变皮肤活组织检查、淋巴管直接、间接或闪烁造影以及 CT、MR 或 B 超、核素淋巴显影等。

(付印强)

第十四节　皮疹

皮疹是一种皮肤病变,从单纯的皮肤颜色改变到表面隆起或发生水疱等多种表现形式,多呈片粒红,有时会痒。其种类和发病原因较多。感染时病原体或其毒素直接或间接造成皮肤、黏膜的损害,使得毛细血管扩张,通透性增加,导致渗出或出血所致。见于体表的叫外疹,见于体内如口腔黏膜的叫内疹。

【发生机制】

根据不同的原因,皮疹发生机制各异。感染时,病原体对皮肤细胞和微血管内皮细胞的直接作用,如疱疹病毒入侵皮肤,导致多核巨细胞和包涵体引发炎性反应而发生;细菌毒素可以直接引发,如猩红热和中毒性休克综合征;多形红斑型和荨麻疹型药疹时,抗原抗体反应导致迟发型变态反应,也有速发型变态反应,多为药物引发;还有系统性红斑狼疮和皮肌炎等疾病引发自身免疫反应。

按照皮疹形态的发生机制可以分为两类。①出血性皮疹:由毛细血管破裂后红细胞外渗到真皮内所致,压之不褪色;②充血性皮疹:局部皮肤真皮毛细血管扩张、充血所致,压之可褪色。

【病因】

(一)感染性皮疹

1.病毒感染　由病毒感染导致皮肤黏膜病变。不同病毒对组织的亲嗜性有差别,如疱疹病毒有嗜神经及表皮特性,可引起带状疱疹等;人类乳头瘤病毒有嗜表皮特性,可引起各种疣;麻疹病毒呈泛嗜性,除引起皮肤病变外,还可导致全身广泛组织损伤。不同病毒感染所引起的皮损存在很大差别,可表现为新生物型(如各种疣)、疱疹型(如单纯疱疹)、红斑发疹型(如麻疹)。儿童常见病毒性皮疹有水痘、带状疱疹、单纯疱疹、麻疹、风疹、手足口病、幼儿急疹、传染性单核细胞增多症、柯萨奇及埃可肠道病毒感染、疱疹性咽峡炎、传染性软疣、疣状表皮发育不良和登革热等。

2.细菌感染　细菌可分别引起皮肤感染性病变(如疖)、中毒性病变(葡萄球菌烫伤样皮肤综合征)和免疫介导性病变(如超抗原诱发或加重特应性皮炎、银屑病)等。根据细菌种类分为球菌性皮肤病和杆菌性皮肤病。前者主要由葡萄球菌或链球菌感染所致,多发生在正常皮肤上,称原发感染,主要疾病有疖、毛囊炎、化脓性汗腺炎、葡萄球菌性汗孔周围炎及多汗腺脓肿、蜂窝织炎、坏疽性蜂窝织炎、丹毒、葡萄球菌性烫伤样皮肤综合征、脓疱疮、猩红热、人类感染猪链球菌病;后者分为特异性感染(如皮肤结核、麻风)和非特异性感染(革兰阴性杆菌如变形杆菌、假单胞菌和大肠杆菌等),其中非特异性感染常发生在原有皮肤病变的基础上,又称继发感染。

3.真菌感染　感染途径可为接触、吸入或食入。少数真菌可直接致病,大多数真菌则在一定条件下致病,成为条件致病菌。根据真菌入侵组织深浅不同可分为浅部真菌和深部真菌。常见有头癣、脓癣、手足癣、体癣、股癣、花斑癣、念珠菌病、曲霉菌病、虫霉病、放射菌病、奴卡病、毛孢子菌病和毛霉病等。

4.其他　螺旋体感染主要为梅毒、回归热及钩端螺旋体病等;立克次体感染主要为落基山斑点热、恙虫病、斑疹伤寒、蜱传斑点热及立克次体痘等。原虫(利什曼、阿米巴、弓形虫)、蠕虫(血吸虫、猪囊虫尾蚴、淋巴丝虫病、盘尾丝虫病、蛲虫、钩虫、麦地那龙线虫病)、节肢动物(疥疮、恙螨皮炎、革螨皮炎、谷痒病、毛虫皮炎、甲虫皮炎、隐翅虫皮炎、毛囊虫病、蜂、蜘蛛、蝎、蚁、蜈蚣螫伤)、水生及其他动物(刺胞皮炎、水蛭、毒鱼等水生物咬伤、毒蛇咬伤)等均可引起皮疹。

（二）非感染性

1.药疹及其相关疾病　药疹发生与药物、机体等因素有关,严重者可引起药物超敏综合征、严重过敏反应及过敏性休克而死亡。任何药物在一定条件下部可能引起药疹,临床上常见的引起药疹的药物有:①抗生素类,多数可导致药疹,以青霉素和链霉素最常见;②解热镇痛类,如阿司匹林、对乙酰氨基酚等;③催眠药、镇静药与抗癫痫药,以苯巴比妥最多;④异种血清制剂及疫苗,如破伤风抗毒素、蛇毒免疫血清和狂犬病疫苗等;⑤各种生物制剂。甚至有报道甘露醇、酒精等也可引起皮疹。儿童药疹以发疹型多见,约占63.4%,其次为荨麻疹型,约占26.02%。过敏体质或家族过敏者易发生,大年龄患儿由于免疫系统趋于完善而易发生药疹,肝功能异常者易发生药疹。药疹机制包括免疫介导和非免疫介导,目前认为免疫介导机制大多为T淋巴细胞介导的反应,非免疫机制介导的机制(药物副作用、毒性作用、相互作用和光毒作用等)占药物性皮疹80%左右。

2.物理性皮疹　主要包括痘疮样水疱病、多形性日光疹、胶样粟丘疹、日晒伤、光化性痒疹、接触性皮炎、幼儿春季疹、痱子、鸡眼、冻疮、皲裂、尿布皮炎、夏季皮炎、红绀病和摩擦性苔藓样疹。

3.自身免疫性疾病　与遗传、感染及免疫异常反应有关,包括系统性红斑狼疮(SLE)、硬皮病、干燥综合征、类风湿关节炎、结节性多动脉炎及风湿热、川崎病和白塞病等。

4.变态反应性疾病　常见有湿疹、丘疹性荨麻疹、荨麻疹、脂溢性皮炎、自身敏感性皮炎、化妆品皮炎、口周皮炎和特应性皮炎等。

5.其他　血管性疾病、肿瘤性疾病及三氯乙烯等中毒等也可以引起皮疹。

【诊断思路】

全身或局部皮疹是很多疾病都可能出现的症状,临床工作中应掌握发疹性疾病的时间、季节、规律和特点,重视皮肤、黏膜的检查,进行综合分析以做出正确的诊断。

（一）了解流行病学资料

重视收集患儿年龄、患病季节、居住地、感染病接触史，关注个人史中喂养、进食、维生素摄入情况、疫苗接种及疫苗接种的反应，注意家族中有无同样疾患，询问过敏性家族史，如哮喘、过敏性鼻炎或荨麻疹史。

（二）注意年龄因素

新生儿出疹有新生儿毒性红斑、新生儿红斑狼疮综合征、先天性梅毒、湿疹、尿布疹、新生儿脓疱疹和新生儿粟丘疹等，有出血疹时注意维生素 K 缺乏症、DIC 和脓毒症等。婴幼儿皮疹常为感染性因素所致，幼儿急疹、麻疹、疱疹性咽峡炎和手足口病等多见。基础条件差、营养不良患儿要考虑真菌性皮疹。

（三）关注皮疹特点

记录皮疹发生部位、数目、大小、颜色、形状、表面及硬度，皮疹分布及排列对称与否，散在或者密布，条状/环状或不规则。皮疹边缘是否清楚或隆起，是否伴随痛觉、痒感等。

1.斑疹　为真皮内血管扩张，只有局部皮肤发红，与皮肤齐平，压之褪色，大小不等，可融合成片。见于斑疹伤寒、丹毒和环形红斑等。

2.丘疹　为局限性、实质性、边界清楚、直径＜1cm 的隆起性损害。可见于药物疹、麻疹、湿疹和猩红热等。

3.玫瑰疹　为一种鲜红色圆形斑疹，直径 2～3cm，为病灶周围血管扩张所致。检查时拉紧附近皮肤或以手指按压可使皮疹消退，松开时又复出现，多出现于胸腹部。为伤寒和副伤寒的特征性皮疹。

4.荨麻疹　为稍隆起皮肤表面的苍白色或红色的局限性水肿，为速发性皮肤变态反应所致，见于各种过敏反应。

5.斑丘疹　在丘疹周围有皮肤发红的底盘称为斑丘疹。见于风疹、猩红热和药物疹等。

6.紫癜　是皮肤或黏膜的毛细血管中血液渗出而淤积于组织内的表现。皮肤表面先有鲜红色的斑点，形态大小不等，指压不褪色，以后变紫而转青，最终变成棕黄色而消失。

7.疱疹　水疱高于皮肤，内有空隙，界限性的隆起，内含清晰或混浊的浆液，直径＜0.5cm 为水疱，直径＞0.5cm 者称大疱。脓疱是含有脓液的水疱，多由水疱并发感染所致，多见于水痘、冻伤、烧伤、手足口病、单纯疱疹和带状疱疹等。

8.风团　为真皮浅层急性水肿引起顶端平坦的隆起性皮损常突然发生，存在时间短暂，一般经数小时即消退，不留痕迹。

（四）注意皮疹的病因

水疱和大疱通常由细菌、病毒、立克次体或者药物过敏引发，为局部性和内含液体的隆起性损害。流行性脑脊髓膜炎、病毒性出血热等可引起淤点和淤斑。结节是局限性和实质性皮损，直径＞0.5cm。感染性皮疹有着复杂的临床表现，常有两种或两种以上的形态先后发生或者同时发生。药疹和丘疹性荨麻疹通常有多种形态的皮疹同时发生。细菌、病毒、真菌、药物过敏和自身免疫性疾病能够引起斑疹、丘疹和斑丘疹，多为皮肤黏膜的局限性色素改变，损伤与周围皮肤平齐、无隆起或者凹陷，丘疹增大和融合常常导致斑块的发生。表皮和真皮浅层的细胞增殖、代谢产物聚集和炎性细胞浸润能够导致丘疹的发生，为局部性隆起皮面的损伤，有红色、黄色、紫色或白色等颜色。

（五）重视伴随症状与体征

同一种疾病可以出现多种皮疹，不同疾病也可以出现同一种皮疹，皮疹是疾病过程中的一种表现。

1.出血性皮疹　对称分布伴有腹痛、血小板正常者诊断过敏性紫癜；伴血小板减少考虑减少性紫癜；在上胸部、腋下出现，结合冬春季发病、伴高热、惊厥、意识障碍考虑流行性脑脊髓膜炎；伴发热、贫血、肝脾淋巴结肿大考虑败血症或白血病;伴结膜充血、颈胸部潮红(三红),头、眼眶、腰痛(三痛),蛋白尿等肾损害,结合留下季节、疫情等考虑流行性出血热;出血性皮疹出血在指趾尖、甲床或结膜、唇黏膜,结合心脏病基础病史,有血管栓塞改变、心脏杂音改变或出现新的杂音,要考虑感染性心内膜炎。皮疹伴发热、咽痛、淋巴结肿大要考虑川崎病、传染性单核细胞增多症、幼年类风湿性关节炎;玫瑰疹伴高热、表情淡漠、相对缓脉、消化道症状考虑伤寒。水疱疹破溃后有焦痂形成见于恙虫病。丘疹中央凹陷、周边隆起有脱屑见于真菌感染。

2.充血性皮疹　伴发热、咽炎、杨梅舌、口周苍白圈可见于猩红热;口周或脐部充血性红斑迅速遍及全身并出现松弛性大疱似烫伤,伴发热、呕吐、腹泻等,考虑葡萄球菌性烫伤样皮肤综合征;盘形红斑、蝶形红斑伴光敏感、多脏器损伤时考虑 SLE;伴不规则发热、关节肿痛、肌痛、肌无力考虑皮肌炎;好发于小腿伸侧,对称性、疼痛性结节考虑血管炎性疾病;红斑疹或多形皮疹伴瘙痒、发热、有抗生素或其他药物使用史,考虑药物过敏;固定性红斑好发于皮肤黏膜交界处,如口周、外阴部,预后留有明显色素斑见于水杨酸盐、磺胺类药物过敏反应。

(六)结合辅助检查

1.血常规　外周血异性淋巴细胞超过 10% 考虑传染性单核细胞增多症;外周血白细胞减少、嗜酸性粒细胞减少或消失见于伤寒。

2.病原学检查　包括 EBV、CMV、EV71、柯萨奇病毒等病毒性抗体滴度及 DNA 检查、梅毒螺旋体、支原体、衣原体抗体等;PCT、CRP、血沉、内毒素、真菌-D 葡聚糖等间接病原学检查指标;取痰、尿液、粪便、脓液、口腔或阴道分泌物、血液、脑脊液、骨髓、各种穿刺液和活检组织等病原体培养。

3.其他　心脏超声检查鉴别感染性心内膜炎、川崎病等,ENA、抗核抗体、狼疮全套等辅助诊断 SLE,X 线关节片辅助诊断 Still 病、过敏源筛查,斑贴实验、过敏源筛查等辅助诊断接触性皮炎、职业性皮炎、手部湿疹和化妆品皮炎等。

(付印强)

第十五章　儿童健康评估

第一节　儿童体格检查

一、检查顺序

儿童的体格检查顺序应根据患儿的年龄大小、病情轻重以及合作程度灵活掌握。一般是安静时先数呼吸、脉搏,听心、肺,再进行腹部触诊;口腔、咽部、眼睛检查等对儿童刺激大,应当留在最后,有疼痛的部位也应放在最后检查;皮肤、四肢、躯干、全身淋巴结则随时可查。对学龄儿童(6岁以上)合作者,可按从上到下的顺序检查。

二、体格检查及评估的注意事项

1.患儿往往不能像成年人那样与医务人员配合,甚至大哭大闹。因此,在对患儿进行检查时必须设法取得合作,减少不良刺激,解除恐惧情绪,检查手法要轻柔快速。体检过程中不要过于严肃,可与儿童嬉逗,分散其注意力,稍大患儿还可边检查边表扬鼓励。

2.检查过程中要注意保暖,不要过多暴露身体部位以免着凉,检查者双手要温暖。对年长儿要注意保护隐私,理解他(她)的害羞心理和自尊心。

3.对急症或危重抢救病例,应先重点评估生命体征和与疾病有关的部位,全面的体格检查评估最好在病情稍稳定后进行,也可边抢救边检查。

4.为防止交叉感染,接触患儿前后均应清洗双手或使用快速手消毒剂。

5.注意对患儿情况的动态评估。对患儿的评估除入院时的全面评估外,要根据病情适时进行体检和评估,及时发现病情变化。

三、一般状况评估

进入病房时即观察患儿的神志、表情、眼神、发育营养状况、皮肤色泽、对周围事物的反应、体位、行走姿势和语言能力等。

四、一般测量

包括体温、脉搏、呼吸、血压、身长、体重、头围、胸围等。

（一）体温

根据儿童的年龄和病情选用恰当的体温计及测温的方法。

1.玻璃体温计　最常见的体温计是玻璃体温计，它可使随体温升高的水银柱保持原有位置，便于使用者随时观测。由于玻璃的结构比较致密，水银的性能非常稳定，所以玻璃体温计具有示值准确、稳定性高的特点，还有价格低廉、不用外接电源的优点。但玻璃体温计的缺陷也比较明显，易破碎，存在水银污染的可能；测量时间比较长，对急重病患者、老人、婴幼儿等使用不方便，读数比较困难等。

（1）腋下测温法：最常用，也最安全、方便，但测量的时间偏长，将消毒后的体温表水银头放在儿童腋窝中，将儿童上臂紧压腋窝，保持5～10分钟，36～37℃为正常。

（2）口腔测温法：准确方便，将消毒后的体温表水银头放在舌下，保持3～5分钟，37℃为正常，适用于神志清楚且能配合的6岁以上儿童。

（3）肛门内测温法（玻璃肛温表）：测温时间短、准确，但由于对肛门的刺激以及大便对体温计的污染等原因，该方法已不常用。肛门内测温法具体操作为儿童取侧卧位，下肢屈曲，将已涂上润滑剂的肛表水银头轻轻插入肛门内3～4cm，保持3分钟，36.5～37.5℃为正常，休克患儿可采用此方法。

2.电子式体温计　利用某些物质的物理参数（如电阻、电压、电流等）与环境温度之间存在的确定关系，将体温以数字的形式显示出来，读数清晰，携带方便。其不足之处在于示值准确度受电子元件及电池供电状况等因素影响，不如玻璃体温计准确。套上一次性体温计塑料套，按下启动键，将电子体温计置于舌下（测口温）或腋窝（测腋温），待蜂鸣声响后，取出体温计读数。

3.耳式体温计　是通过溯量耳朵鼓膜的辐射亮度，非接触地实现对人体温度的测量。只需将探头对准内耳道，按下测量钮，仅有几秒钟就可得到测量数据，非常适合急重病患者、老人、婴幼儿等使用。

4.片式体温计　这种体温计长6～7cm、宽0.5cm左右，上面布满了一些附有数字的排列整齐的圆点。在进行体温测试后，某一数值以下的圆点会全都变暗，而其余圆点颜色不变，使用者即可根据上述变化确定体温。这种温度计价格不高，体积较小，便于携带和储存，本身污染非常小，特别适用于医疗机构，可以一次性使用，避免交叉感染。

（二）呼吸和脉搏

应在儿童安静时进行。儿童呼吸频率可通过听诊或观察腹部起伏，也可将棉纤维少许置于儿童鼻孔边缘，观察棉纤维的摆动，同时观察呼吸的节律和深浅。一般选择较浅的动脉如桡动脉来检查年长儿的脉搏，婴幼儿则采用心脏听诊或检查股动脉搏动，要注意脉搏的节律和强弱。儿童的呼吸、脉搏与年龄有关，年龄愈小频率愈快。不同年龄儿童呼吸次数和心率的正常值见表15-1-1。注意哭闹、精神紧张、进食、活动时脉搏会明显增加，故最好在儿童睡眠或安静时检测。

（三）血压

测量血压时应根据不同年龄选择不同宽度的袖带，袖带的宽度为上臂长度的1/2～2/3。袖带过宽，测得的血压值较实际值偏低；过窄，则较实际值为高。新生儿多采用多普勒超声监听仪或电子监护仪测量血压。不同年龄儿童血压的正常值可用公式推算：收缩压（mmHg）＝80＋（年龄×2）；舒张压＝收缩压×2/3。（mmHg与kPa的换算为：mmHg测定值÷7.5＝kPa值）。

表 15-1-1　各年龄段儿童呼吸、脉搏（次/分钟）

年龄	呼吸	脉搏	呼吸∶脉搏
新生儿	40～45	120～140	1∶3
<1 岁	0～40	110～130	1∶3～1∶4
1～3 岁	25～30	100～120	1∶3～1∶4
4～7 岁	20～25	80～100	1∶4
8～14 岁	18～20	70～90	1∶4

（四）身高（长）

是指从头顶到足底的全身长度。3 岁以下仰卧位测量身长，3 岁以后立位测量身高。新生儿出生时身长平均为 50cm。出生后第 1 年身长平均增长约 25cm，上半年增长比下半年快，其中前 3 个月增长 11～12cm。第 2 年增长速度减慢，平均为 10cm，到 2 岁时身高约 85cm。2 岁后身高稳步增长，平均每年增加 5～7cm，进入青春期后身高加速增加。

2～12 岁身高（长）估算公式为：身高（cm）=年龄×7+70（cm）。

（五）体重

晨起空腹排尿后或进食后 2 小时称体重为佳。称体重时应脱去衣物，不能脱衣者应减去衣服的重量，以求测值准确。婴儿用盘式杠杆秤测量；1～7 岁幼儿用坐式杠杆秤测量；7 岁以上儿童用站式杠杆秤测量。病情不允许站或坐的患儿，可由成人抱着测量后，减去成人重量获得。

儿童体重粗略估计公式为：

1～6 个月：体重（kg）=出生时体重（kg）+月龄×0.7（kg）

7～12 个月：体重（kg）=6（kg）+月龄×0.25（kg）

2～12 岁：体重（kg）=年龄×2+7（或 8）（kg）

（六）头围

经眉弓上方、枕后结节绕头一周的长度为头围。测量头围时，儿童取立位或坐位，测量者用左手拇指将软尺 0 点固定于儿童头部右侧眉弓上缘，右手使软尺紧贴头皮（头发过多或有小辫子者应将其拨开）绕枕骨结节最高点及左侧眉弓上缘回至 0 点。读数记录至小数点后一位数。头围的增长与脑和颅骨的发育有关。出生时头圈为 33～34cm，1 岁时为 46cm，2 岁时为 48cm，5 岁时为 50cm，15 岁时 54～58cm。头围测量在 2 岁前最有价值。头围较小常提示脑发育不良，头围增长过快则提示脑积水等。

（七）胸围

沿乳头下缘水平绕胸一周的长度为胸围。测量胸围时，儿童取卧位或立位，两手自然平放或下垂，测量者一手将软尺 0 点固定于儿童一侧乳头下缘（乳腺已发育的女孩，固定于胸骨中线第 4 肋间），一手将软尺紧贴皮肤，经背部两侧肩胛骨下缘回至 0 点，取平静呼吸时的中间读数，或吸、呼气时的平均数，记录至小数点后一位数。出生时胸围比头围小 1～2cm，约 32cm。1 岁时头围与胸围相等，以后则胸围超过头围。

五、头部检查

（一）头颅

观察其大小、形状；前囟大小及紧张度，有无凹陷或隆起。应触摸小婴儿有无颅骨软化、血肿或颅骨缺损。囟门和骨缝的闭合反映颅骨的骨化过程,早闭见于小头畸形,晚闭多见于佝偻病、呆小病或脑积水。前囟饱满见于各种颅内压增高者,是脑膜炎、脑炎的重要指征;囟门凹陷多见于脱水或极度消瘦儿童。

(二)眼、耳、鼻

注意有无眼睑水肿、下垂、眼球突出、斜视、结膜充血、眼分泌物、角膜混浊、瞳孔大小、形状、对光反射等。检查双外耳道有无分泌物、局部红肿及外耳牵拉痛;若怀疑有中耳炎时,应用耳镜检查鼓膜情况。观察鼻形,注意有无鼻翼扇动,鼻腔分泌物及通气情况。

(三)口腔

注意观察口唇色泽有无苍白、发绀、干燥、口角糜烂和疱疹。口腔内颊黏膜、牙龈、硬腭有无充血、溃疡、黏膜斑、鹅口疮,腮腺开口处有无红肿及分泌物。牙齿数目,有无龋齿,牙龈有无感染。扁桃体有无增大和化脓。

六、颈部检查

颈部是否柔软,有无斜颈、颈蹼等畸形,颈椎活动情况;甲状腺有无肿大,气管位置;颈静脉充盈及搏动情况,有无颈肌张力增高或弛缓等。

七、胸部检查

(一)胸廓

注意有无鸡胸、肋骨串珠、肋膈沟等佝偻病表现。注意左右是否对称,有无心前区膨隆或肋间隙饱满、凹陷、增宽等,其他畸形如漏斗胸、桶状胸等。

(二)肺部

婴幼儿由于呼吸中枢发育不够成熟,易出现呼吸节律不齐。呼气性呼吸困难表现为呼气延长,可有喘息声,吸气性呼吸困难表现为吸气费力,可出现"三凹征",即胸骨上窝、肋间隙和剑突下吸气时凹陷。应注意听诊肺底、腋下、肩胛间区及肩胛下区有无异常,这些部位易发现早期肺炎的湿啰音。

(三)心脏

1.视诊　观察心前区是否隆起,心尖搏动强弱和搏动位置。

2.触诊和叩诊　注意心脏浊音界和有无震颤。

3.听诊　要特别注意胸骨左缘,各种心脏病的杂音在此区最明显。学龄前期及学龄期儿童常于肺动脉瓣区或心尖部听到功能性收缩期杂音或窦性心律不齐。

八、腹部检查

新生儿应观察脐部有无出血、炎症、渗出和脐带是否脱落,婴幼儿有无脐疝。检查腹部有无压痛时主要看儿童表情,不能完全依靠儿童的回答。判断结果时应注意年龄特点,新生儿腹壁较薄,正常时亦可有肠型及肠鸣音亢进;正常婴幼儿肝脏可在肋缘下 1~2cm 处触及,柔软无压痛,6~7 岁后则不应在肋下触及。

九、脊柱和四肢检查

观察四肢有无畸形,如 X 形腿、O 形腿,手镯、脚镯样变;脊柱的生理弯曲有无改变,有无脊柱侧弯或后凸等。观察手、足指(趾)有无杵状指、多指(趾)畸形等。

十、会阴、肛门和外生殖器检查

观察有无畸形(如先天性无肛、尿道下裂、两性畸形等)和肛裂等;女孩阴道有无分泌物;男孩有无隐睾、包皮过长、过紧、鞘膜积液和腹股沟疝等。

十一、神经系统检查

根据病种、病情、年龄等选择必要的项目进行检查。

(一)一般检查

观察神志、面部表情、精神状态、反应灵敏度、动作语言能力、有无异常行为等。

(二)神经反射

儿童的反射包括终身存在的反射(即浅反射和腱反射)和暂时性反射(或称原始反射)。

1.浅反射　腹壁反射要到 1 岁后才容易引出;提睾反射要到出生后 4～6 个月才明显。

2.腱反射　从新生儿期已可引出肱二头肌、膝和踝反射。腱反射减弱或消失提示神经肌肉接头处或小脑疾病。腱反射亢进和踝阵挛提示上运动神经元疾患。

3.儿童时期暂时性反射　生后数月存在许多暂时性反射,随年龄增大,各自在一定的年龄消失。当它们在应当出现的时间内不出现,或在该消失的时间不消失,或两侧持续不对称都提示神经系统异常。临床经常观察的暂时性反射出现与消失的年龄见表 15-1-2。

表 15-1-2　正常儿童暂时性反射的出现和消失年龄

反射	出现年龄	消失年龄
拥抱反射	初生	3～6 个月
吸吮反射和觅食反射	初生	4～7 个月
掌握持反射	初生	3～4 个月
颈肢反射	2 个月	6 个月
支撑反射	初生	2～3 个月
迈步反射	初生	2 个月
降落伞反射	9～10 个月	终身

(三)脑膜刺激征

如颈强直、屈髋伸膝试验和抬颈试验。由于儿童不配合,要反复检查才能正确判定。婴儿由于生理性屈肌紧张,屈髋伸膝试验可阳性,抬颈试验在生后头几个月也可阳性。因此,在解释检查结果意义时一定要根据病情、结合年龄特点全面考虑。

(袁　强)

第二节　儿童营养状况评估

儿童营养状况评估是指对儿童从饮食中摄取的营养物质和机体生理所需之间是否适合进行评价。不合理的喂养或疾病因素可以造成儿童营养偏离,引起儿童营养性疾病。如因蛋白质和(或)热量不足引起的蛋白质-热量营养不良;各种维生素缺乏引起的疾病:如维生素 D 缺乏性佝偻病、维生素 A 缺乏性疾病(夜盲症、角膜软化症等)、维生素 C 缺乏症(坏血病)、维生素 B_1 缺乏症(脚气病)等;因矿物质缺乏引起的疾病:如营养性缺铁性贫血、锌缺乏、低钙性手足搐搦症、碘缺乏等;热量摄入过多引起体重超重或肥胖症等。完整的营养评估应包括营养摄入状况、临床检查及血液生化检查。

一、饮食摄入

儿童的饮食随年龄而不断变化,一般年龄越小应询问得越详细。

1.24 小时饮食记录　24 小时饮食记录是评估儿童每日营养摄入最常用的简便方法。请患儿及其家长回忆过去 24 小时,特别是某一天的饮食的种类和量。

2.每日饮食记录　为了获取儿童饮食摄入的准确信息,需要家长记录一段时间内每日的饮食状况。要求家长在儿童餐后立即记录,护士可提供相关表格以利于填写。

3.进食频率记录　进食频率记录可提供儿童在一段时间内主要营养物质的摄入次数,可对主要营养物质的摄取定量。

二、临床检查

涉及营养不良问题需结合临床,特别是检查皮肤、毛发、牙齿、牙龈、口唇、舌和眼睛,因为上皮和黏膜组织较早受累,对可疑患儿需结合饮食状况、体格测量及生化检查以确诊。

反映营养状况的重要指标有体重、身高、头围、皮褶厚度及上臂同。比较不同时期的体格测量指标,可了解儿童的生长速度。我国常用的体格生长评价方法有标准差法(均值离差法)、百分位法(中位数百分位法)、曲线图法、指数法等。

(一)按年龄的体重和年龄的身长(高)进行评价

1.标准差法　适合于正态分布状况,按年龄的体重、按年龄的身长(高)标准差评估,是我国目前儿童保健领域常用的体格评估方法。根据不同年龄、性别、固定分组,通过大量人群的横断面调查算出的均值(X)为基准值,以其标准差(s)为离散值,均值加减 1 个标准差包含 68.3％的总体,加减 2 个标准差包含了 95.4％的总体,加减 3 个标准差包含了 99.7％的总体。

2.百分位法　适合正态和非正态分布的状况。按年龄的体重、按年龄的身长(高)百分位评估法是世界上常用的方法。常分为第 3、10、25、50、75、90、97 百分位数。P3 代表第 3 百分位,P97 代表第 97 百分位,从 P3 到 P97 包括了全部样本的 95％,P50 即为中位数,约与标准差法的均值相当。

3.曲线图法　是将儿童的生长发育数值(体重、身长、头围等)作为纵坐标,以年龄为横坐标绘制成的曲线图。也可制订观察期限,记录身长(高)或体重的增加值,再绘成曲线。

4.指数法　用两项指标间相互关系作比较,如 BMI 指数法(即 Kaup 指数),即婴儿的体重与身长有一定的相互关系,身长短的婴儿,体重也轻。因此,婴幼儿只要其身长与体重平衡就可以了,仅用体重比标准轻或重来判断其营养状况是否有缺陷。Kaup 指数是用体重除以身长的平方再乘以 10 得出来的,其公式为:

$$Kaup\ 指数 = \frac{体重(g)}{身长(cm) \times 身长(cm)} \times 10$$

例如某 2 岁幼儿体重为 12000g,身长为 85cm,则:

$$Kaup\ 指数 = \frac{12000}{85 \times 85} \times 10 = 16.6$$

根据 Kaup 指数判断标准,指数达 22 以上则表示儿童太胖,20～22 时为稍胖,18～20 为优良,15～18 为正常,13～15 为瘦,10～13 为营养失调,10 以下则表示营养重度失调。但是,Kaup 指数仅适用于 3 个月～3 岁婴幼儿营养状况的评价。

(二)上臂围的增长

上臂围代表肌肉、骨骼、皮下脂肪和皮肤生长。在无条件测体重和身高的场合,可用测量左上臂围来筛查 1～5 岁儿童的营养状况:>13.5cm 为营养良好;12.5～13.5cm 为营养中等;<12.5cm 为营养不良。

三、生化检查

营养状况的常规检查包括血红蛋白、血细胞比容、转铁蛋白、白蛋白、肌酐和尿素氮等。还有许多生化检查有助于营养状况的评估,包括血、尿以及肝脏、骨骼、毛发和指甲等组织,但这些检查比较复杂,属非常规检查。

(鲁玉霞)

第三节 亲子关系评估

亲子关系在心理学中指父母与子女之间的相互关系。亲子关系是儿童社会化过程中最重要的关系之一。和谐而稳定的亲子关系对住院患儿的疾病恢复、身心发展起着尤为重要的作用。同时,亲子关系是一个双向互动的过程。住院患儿亲子关系的评估要点包括:

一、住院患儿气质的评估

气质是儿童出生后最早表现出来的一种较为明显而稳定的个人特征,是个体心理活动的稳定力特征。在儿童心理发展过程中,由于受外部环境的影响,特别是家庭因素的影响,可以把住院患儿的气质特征分为易养趋气质(行为比较有规律、适应快、容易抚育型)、难养型气质(活动无规律、适应性差、抚育困难型)、启动缓慢型气质(活动水平低、反应消极)及具有上述两种或三种气质类型的混合特点的中间型气质。

难养型和启动缓慢型住院患儿表现为对新刺激的反应是退缩或回避,对环境改变适应性慢,对外界刺激反应以负性情绪为主,造成治疗和护理困难,不利于患儿的生长发育。这需要医务人员和家属的综合干预。

二、家属亲子行为的评估

（一）一般情况

家属年龄、种族、文化程度、理解能力、对相关治疗和护理的配合程度；工作性质和家庭状况；陪伴时间和安排。

（二）父母教养方式

父母教养方式有关心理解、过分干涉、拒绝、惩罚 4 个等级。以患儿或家庭为中心的整体护理，注重护患、亲子间的多向交流。评估住院患儿家属的教养方式有助于提高对家属情绪、行为反应的预见性，指导他们以忍耐、温和、灵活、细致的方式，与患儿相处，避免对患儿的误解；也有利于减少住院环境中的紧张因素，为患儿创造良好的成长环境。

（三）父母对患儿的关怀程度

由于疾病和其他社会心理因素给住院患儿的父母造成很大的精神压力。在这种压力下，一部分家属的态度就会比较极端。可表现为对孩子患病不问不管，让孩子自生自灭的漠然态度；也可为因孩子患病而在生活中过度补偿、保护。这两种不当的做法，都会延缓住院患儿的身心发展。反之，住院患儿身心发展缓慢又更深地增加了家属的压力。长久之后，这种不良的亲子关系会造成严重的恶性循环。所以，护士指导住院患儿的父母建立稳定、正向的关怀尤为重要。

（四）家庭关系

评估住院患儿家庭的和谐程度包括，家庭组成（双亲或单亲）、父母关系、父母各自是否有独立的事业、父母身体健康程度等。

（五）父母的亲子行为

大多数住院患儿的父母对疾病知识了解很少，会感觉无所适从，不知道应该如何养育他们，更不知道应该如何与患儿进行亲子互动。护士应该评估父母的亲子行为是否适当，并给予指导。

评估亲子行为中，非常重要的互动表现为对应与轮流。在亲子互动中，如果住院患儿与父母的交往行为不能对应，就不能够形成有效的亲子交流。因此，住院期间，父母所谈、所做要对应住院患儿的行为和想法。在此基础上，增加与住院患儿之间的呼应，提高亲子互动质量。同时，在亲子互动过程中，注意给予住院患儿充分的反应和思考的时间，有意识地减少家属的指令，增加住院患儿的主动交往行为。

总之，亲密的亲子关系在患儿住院过程中起着尤为重要的作用。护士应该充分重视父母与住院患儿之间的关系，综合多种因素，帮助住院患儿的父母与他们的孩子建立起健康温暖、和谐稳定、亲密持久的亲子关系，促进住院患儿的身心发展。

（鲁玉霞）

第四节 住院患儿心理状态评估

一、评估患儿心理状态的注意事项

1.明确评估目的。

2.采用多种途径、多种指标收集资料。

3.灵活运用各种收集资料方法,如调查法、观察法、会谈法、作品分析法以及心理测验法。

4.静态评估与动态评估相结合。

5.将评估与指导相结合。

6.遵守职业道德。

二、住院患儿的特殊心理表现

(一)焦虑

1.对疾病的认识有限而产生情绪反应。

2.身体形象改变所致的情绪反应。

3.分离性焦虑。

(二)恐惧

1.疾病本身带来的痛苦和创伤而产生恐惧心理。

2.治疗限制了日常活动及对各种治疗的害怕。

3.陌生环境及对其缺乏安全感。

(三)行为退化

由于疾病带来的痛苦和折磨,都可使患儿出现退化行为,如尿床、撒娇、拒食、睡前哭闹等现象。学龄儿童因住院而被迫停学,如果适应不良,将会产生退化性行为,可能导致学习迟缓、态度退缩、有挫折感、对自己缺乏自信等结果。

(袁　强)

第十六章　住院儿童的护理

第一节　儿科健康评估的特点

一、资料收集

收集资料是护理评估的起始阶段,是护理程序的基础。资料来源可以来自患儿、家长与其他亲属、其他护理人员,也可来自病案记载及医学文献资料等。分为主观资料与客观资料。收集资料的方法有交谈、观察、体格检查及阅读与患儿疾病有关的资料。

儿科的病史资料采集、记录和体格检查在内容、程序、方法以及分析判断等方面具有自身的特点,故在要求上有别于成人。所以在收集评估患儿的健康情况时,要掌握小儿的身体和心理特点,运用多方面的知识,获得全面及准确的主客观资料,为护理工作打下良好的基础。

收集资料的方法有交谈,观察,体格检查及阅读病史资料。

(一)交谈

护理人员通过与患儿及其家长交谈来获取与患儿疾病有关的资料。也就是病史采集,病史采集要准确就要认真听,重点问,关键是要从患儿及家长提供的信息中发现对病情诊断有用的线索。在交谈过程中态度要和蔼亲切,语言要通俗易懂,避免使用医学术语,要注重与家长的沟通,要关心家长与患儿,以取得家长和孩子的信任。同时要尊重家长和孩子的隐私并为其保密。切不可先入为主,尤其不能用暗示的言语或语气来诱导患儿及家长的回答,这样会给诊断造成困难。当患儿病情危重时,先简单询问主要病史和有无过敏史,或边治疗边询问,且不可为采集病史而延误治疗。病史采集内容包括:

1.一般内容　准确记录患儿的姓名、性别、年龄(采用实际年龄:新生儿记录日龄、婴儿记录月龄、一岁以上记录几岁几个月)、民族、出生日期、入院日期、父母或抚养人的姓名、职业、年龄、文化程度、家庭住址及联系方式(如电话)、病史叙述者与患儿的关系。

2.主诉　即来院诊治的原因,用病史提供者的语言概括主要症状或体征及其持续的时间。例如:"间歇腹痛 3 天"、"持续发烧 5 天"。

3.现病史　为病历的主要部分。应详细描述此次患病的情况,包括主要症状、病情发展和诊治经过。要特别注意以下几点:①要仔细询问主要症状,注意症状的特征,有无伴随症状等;②有鉴别意义的症状包括阴性症状,也要询问并记录;③已经做过的检查和结果;④已经进行治疗的患儿要询问用药的具体情况等。⑤病后患儿的一般情况,如精神状态、吃奶或食欲情况、大小便、睡眠等以及其他系统的情况。

4.既往史　既往患病史:需详细询问既往患过与现病相似的疾病、患病时间和治疗结果;应着重了解有无传染病史,如过去曾患过麻疹而此次有发热、皮疹的患儿,在综合分析时应多考虑其他发热出疹性疾病;有无外伤及手术史;有无血液及其他血液制品输注史;认真了解有无药物或食物过敏史,并详细记录,以供治疗时参考。

5.个人史　包括出生史、喂养史、发育史、预防接种史。根据不同的年龄和不同的疾病在询问时各有侧重详略。

(1)出生史母孕期的情况;第几胎第几产,出生体重;分娩时是否足月、早产或过期产;生产方式,出生时有无窒息或产伤,Apgar评分情况等。对于新生儿和小婴儿、疑有中枢神经系统发育不全或智力发育迟缓等患儿更应详细了解围生期有关的情况。

(2)喂养史母乳喂养还是人工喂养或部分母乳喂养,以何种乳品为主,喂哺次数及量,断奶时间,添加其他食物的时间、品种及数量,进食及大小便情况。年长儿还应注意了解有无挑食、偏食及吃零食的习惯。了解喂养情况对患有营养性或消化系统疾病的儿童尤为重要。

(3)生长发育史包括体格生长和神经心理发育两方面。常用的生长发育指标有:体重和身高以及增长情况,前囟闭合及乳牙萌出的时间等;发育过程中何时能抬头、会笑、独坐、走路;何时会叫爸爸、妈妈。学龄儿童还应询问在校学习成绩和行为表现等。

(4)预防接种史对常规接种的疫苗均应询问,何时接种过何种疫苗,具体次数,有无反应。接种非常规的疫苗也应记录。

6.家族史家族中有无遗传性、过敏性或急慢性传染病患者;如有,则应详细了解与患儿接触的情况。父母是否近亲结婚、母亲分娩情况、同胞的健康情况(死亡者应了解原因和死亡年龄)。必要时要询问家庭成员及亲戚的健康状况、家庭经济情况、居住环境、父母对患儿的关爱程度和对患儿所患疾病的认识等。

(二)护理观察

患儿入院后,护士要通过视、听、嗅、触等方法观察患儿情况,尤其是对一些病情不明或家长表述不清病史的患儿,通过护理观察可以争取时间及时找到病因,抢救患儿生命。视诊要注意观察患儿意识神态、瞳孔大小、有无呼吸困难及休克体征、还要注意患儿身体特点、行为表现、体表有无伤痕等;听诊要注意患儿有无哭声、有无呼吸道梗阻、喘息等;通过嗅诊可以了解患儿有无农药中毒、糖尿病酮症酸中毒等;通过触诊可以感知患儿大动脉搏动、体温、皮肤湿度等情况。

(三)体格检查

目的是通过对患儿身体进行全面检查,对患儿进行健康功能评估,为制定护理计划提供依据。为了获得准确无误的体格检查资料,在检查时要创造一种自然轻松的气氛,以尽可能取得患儿的合作,而护理人员的表现是决定家长和孩子合作的主要因素。

1.体格检查的注意事项

(1)询问病史时就应该开始和患儿建立良好的关系。面对患儿要微笑,称呼患儿的名字或小名、乳名、用表扬语言鼓励患儿、或用手轻轻抚摸患儿可以使患儿消除紧张心理。也可用听诊器或其他玩具逗患儿玩要以消除或减少其恐惧,取得患儿的信任和合作。并同时观察患儿的面色、精神状态、对外界的反应及智力情况。

(2)为增加患儿的安全感,检查时应尽量让孩子与家长在一起,婴幼儿可坐或躺在家长的怀里检查,检查者顺应患儿的体位。

(3)检查的顺序可根据患儿当时的情况灵活掌握。由于婴幼儿注意力集中时间短,因此在体格检查时应特别记住以下几点:①安静时先检查心肺听诊、心率、呼吸次数和腹部触诊等易受哭闹影响的部位,一般在患儿开始接受检查时进行;②容易观察的部位随时查,如四肢躯干骨骼、全身浅表淋巴结等;③对患儿有刺激而患儿不易接受的部位最后查,如口腔、咽部等,有疼痛的部位也应放在最后检查。

(4)检查时态度和蔼,动作轻柔,冬天时双手及所用听诊器胸件应先温暖;检查过程中既要全面仔细,又要注意保暖,不要过多暴露身体部位以免着凉;对年长儿还要照顾他(她)们的害羞心理和自尊心。

(5)对急症或危重抢救病例,应先重点检查生命体征或与疾病有关的部位,全面的体检最好在病情稍稳定后进行,也可边抢救边检查。

(6)小儿免疫功能差,为防止交叉感染,检查前后均应清洗双手,使用一次性或消毒后的压舌板;检查者的工作衣和听诊器要勤消毒。

2.检查方法

(1)一般状况:在询问病史的过程中,要留心观察小儿的营养发育情况、神志、表情、对周围事物的反应、皮肤颜色、体位、行走姿势和孩子的语言表达能力等。由此得到的资料较为真实,可供正确判断一般情况。

(2)一般测量:包括体温、呼吸、脉搏、血压、身长、体重、头围、胸围等。

1)体温:可根据小儿的年龄和病情选用测温的方法:①腋下测温法:最常用,也最安全、方便,但测量的时间较长,易受影响。将消毒的体温表水银头放在小儿腋窝中,将上臂紧压腋窝,保持5~10分钟,36℃~37℃为正常;②口腔测温法:准确方便,保持3分钟,37℃为正常,适用于神志清楚且配合的6岁以上的儿童;③肛门内测温法:测温时间短、准确。小儿取侧卧位或俯卧位,下肢屈曲,将已涂满润滑油的肛表水银头轻轻插入肛门内3~4cm,测量3~5分钟,36.5~37.5℃为正常;1岁以内小儿、不合作的儿童以及昏迷、休克患儿可采用此方法;④耳内测温法:准确快速,不会造成交叉感染,但仪器贵。临床目前比较少用。

2)呼吸、脉搏:应在小儿安静时进行。小儿呼吸频率可通过听诊或观察腹部起伏而得,也可将少许棉花置于小儿鼻孔边缘,观察棉花纤维的摆动来计数。同时观察呼吸的节律和深浅。对年长儿一般选择较浅的动脉如桡动脉来检查脉搏,婴幼儿最好检查股动脉或通过心脏听诊来检测。要注意脉搏的速率、节律、强弱及紧张度。各年龄组小儿呼吸脉搏正常值见表16-1-1。

表16-1-1　各年龄小儿呼吸、脉搏(次数/分)

年龄	呼吸	脉搏	呼吸∶脉搏
新生儿	40~45	120~140	1∶3
≤1岁	30~40	110~130	1∶(3~4)
2~3岁	25~30	100~120	1∶(3~4)
4~7岁	20~25	80~100	1∶4
8~14岁	18~20	70~90	1∶4

3)血压:测量血压时应根据不同小儿年龄选择不同宽度的袖带,一般说来,袖带的宽度应为上臂长度的1/2~2/3。袖带过宽时测得的血压值较实际值偏低,过窄时则较实际值为高。新生儿多采用多普勒超声监听仪或心电监护仪测定血压。年龄越小,血压越低。不同年龄小儿血压的正常值可用公式推算:收缩压(mmHg)=80+(年龄×2);舒张压应该为收缩压的2/3。

(3)皮肤和皮下组织:应在自然光线下仔细观察身体各部位皮肤的颜色,有无苍白、黄染、紫绀、潮红、皮疹、淤点(斑)、脱屑、色素沉着,毛发有无异常,触摸皮肤的弹性、皮下组织及脂肪的厚度、有无水肿及水肿的性质。

(4)淋巴结:包括淋巴结的大小、数目、活动度、质地、有无粘连和(或)压痛等。颈部、耳后、枕部、腹股沟等部位尤其要认真检查,正常情况下在这些部位可触及单个质软的黄豆大小的淋巴结,表面光滑、活动、无压痛。

（5）头部

1）头颅:观察大小、形状,必要时测量头围;前囟大小及紧张度、有无凹陷或隆起;小婴儿要观察有无枕秃和颅骨软化、血肿或颅骨缺损等。

2）面部:注意有无特殊面容、眼距宽窄、鼻梁高低,注意双耳位置和形状等。

3）眼、耳、鼻:有无眼睑浮肿、下垂、眼球突出、斜视、结膜充血、眼分泌物、角膜混浊、瞳孔大小、对光反应。检查双外耳道有无分泌物、局部红肿及外耳牵拉痛;若怀疑有中耳炎时应用耳镜检查鼓膜情况。观察鼻形、注意有无鼻翼扇动、鼻腔分泌物及通气情况。

4）口腔

口唇色泽有无苍白、紫绀、干燥、口角糜烂、疱疹。口腔内颊粘膜、牙龈、硬腭有无充血、溃疡、粘膜斑、鹅口疮、腮腺开口处有无红肿及分泌物。牙齿数目及龋齿数。舌质、舌苔颜色。咽部检查时一手固定小儿头部使其面对光源,一手持压舌板,在小儿张口时进入口腔,压住舌后根部,利用小儿反射性恶心暴露咽部的短暂时间,迅速观察双扁桃体是否肿大,有无充血、分泌物、脓点、伪膜及咽部有无溃疡、充血、滤泡增生、咽后壁脓肿等情况。

（6）颈部:颈部是否软,有无斜颈、短颈或颈蹼等畸形,颈椎活动情况;甲状腺有无肿大;气管位置;颈静脉充盈及搏动情况;有无颈肌张力增高或弛缓等。

（7）胸部:

1）胸廓:注意有无胸廓畸形,如鸡胸、漏斗胸、肋膈沟、肋骨串珠等,有无桶状胸;胸廓两侧是否对称;呼吸运动是否正常;心前区有无隆起;有无肋间隙饱满、凹陷、增宽或变窄。触诊有无语音震颤、胸膜摩擦音。

2）肺:望诊应注意呼吸频率和节律有无异常,有无呼吸困难和呼吸深浅改变(吸气性呼吸困难时可出现"三凹征",即吸气时胸骨和锁骨上窝、肋间隙和剑突下凹陷;呼气性呼吸困难时可出现呼气延长)。触诊在年幼儿可利用啼哭或说话时进行。因小儿胸壁薄,叩诊声响比成人清,故叩诊时用力要轻,可用直接叩诊法(用两个手指直接叩击胸壁)。听诊时正常小儿呼吸音较成人响,呈支气管肺泡呼吸音,应注意听腋下、肩胛间区及肩胛下区有无异常,因肺炎时这些部位较易听到湿性啰音。听诊时尽量保持小儿安静,利用小儿啼哭后深吸气时容易闻及细湿啰音。

3）心:望诊时观察心前区是否隆起,心尖搏动强弱和搏动范围,正常小儿搏动范围在2～3cm之内,肥胖小儿不易看到心尖搏动。触诊主要检查心尖搏动的位置及有无,并注意震颤出现的部位和性质(收缩期、舒张期或连续性)。通过叩诊心界可估计心脏大小、形状及其在胸腔内的位置、心界叩诊时用力要轻才易分辨清浊音界线。3岁以内婴幼儿一般不扣心界,只叩心脏左右界:叩左界时从心尖搏动点处起由左向右叩,听到浊音改变即为左界,记录为第几肋间左乳线外或内几厘米;叩右界时先叩出肝浊音界,然后在其上一肋间自右向左叩,有浊音改变时即为右界,以右胸骨线(胸骨右缘)外几厘米记录。各年龄小儿心界参考表16-1-2。小儿心脏听诊应在安静环境下进行,听诊器的胸件要小。小婴儿第一心音与第二心音响度几乎相等;随年龄的增长,心尖部第一心音较第二音响,而心底部第二音超过第一音。小儿时期肺动脉瓣区第二音比主动脉瓣区第二音响(P2＞A2)。有时可出现吸气时第二心音分裂。学龄前期及学龄儿童常于肺动脉瓣区或心尖部听到生理性收缩期杂音或窦性心律不齐。

表 16-1-2　各年龄小儿心界

年龄	左界	右界
<1 岁	左乳线外 1～2cm	沿右胸骨旁线
2～5 岁	左乳线外 1cm	右胸骨旁线与右胸骨线之间
5～12 岁	左乳线上或乳线内 0.5～1cm	接近右胸骨线
>12 岁	左乳线内 0.5～1cm	右胸骨线

(8)腹部:望诊在新生儿或消瘦小儿常可见到胃肠型或胃肠蠕动波,新生儿要注意脐部有无炎症、分泌物、出血、脐疝大小。触诊应尽量争取小儿的合作,可让其躺在母亲怀里或在哺乳时进行,检查者的手应温暖、动作轻柔,如小儿哭闹不止,可利用其吸气时作快速叩诊。检查有无压痛主要观察小儿表情反应,不能完全依靠小儿回答。正常婴幼儿肝脏可在肋缘下 1～2cm 处扪及,柔软无压痛,6～7 岁后肋下多不能触及。小婴儿偶可触及脾脏和肾脏。叩诊可采用直接叩诊法或间接叩诊法,其检查内容与成人相同。小儿腹部听诊有时可闻及肠鸣音亢进,如有血管杂音时要注意杂音部位、性质和强弱。

(9)脊柱和四肢:注意有无脊柱侧弯或后凸等畸形、躯干与四肢比例和佝偻病体征,如"O"型或"X"型腿、手镯、脚镯样变;观察四肢活动是否受限,肌张力是否正常,手、足指(趾)有无杵状指、多指(趾)畸形等。

(10)外生殖器和会阴肛门:观察有无畸形(如尿道下裂、两性畸形),女孩有无阴道分泌物、畸形;男孩有无隐睾、鞘膜积液和腹股沟疝、包皮过长、包茎等;先天性无肛、肛裂、直肠脱垂。

(11)神经系统:根据病种、病情、年龄等选择必要的检查。

1)一般检查:观察小儿的神志、精神状态、面部表情、反应、动作语言能力、有无异常行为等。

2)神经反射:新生儿期特有的反射,如吸吮反射、拥抱反射、握持反射是否存在;有些神经反射有其年龄特点,如新生儿和小婴儿期提睾反射、腹壁反射较弱或不能引出,但跟腱反射亢进,并可出现踝阵挛;2 岁以下的小儿 Babinski 征可呈阳性,但一侧阳性,另一侧阴性则有临床意义。

3)脑膜刺激征:如颈部有无抵抗、Kernig 征和 Brudzinski 征是否阳性,检查方法同成人。如小儿不配合,要反复检查才能正确判定。正常小婴儿由于在胎内时屈肌占优势,故生后头几个月 Kernig 征和 Brudzinski 征也可表现为阳性。因此,在解释检查结果意义时一定要根据病情、结合年龄特点全面考虑。

3.体格检查记录方法　体格检查项目虽然在检查时无一定顺序,但结果记录应按上述顺序书写;不仅阳性体征应记录,重要的阴性体征结果也要记录。

二、护理诊断

护理诊断是一个人生命过程中的生理、心理、社会文化、发展及精神方面所出现的健康问题反应的说明,这些健康问题的反应属于护理职责范畴,可以用护理的方法来解决。儿科护理诊断就是将所有相关患儿资料进行综合评估,以确定患儿现存的健康问题,制定下一步的护理计划,为达到预期结果选择护理措施的基础,而预期结果应由护士负责制定。护理诊断要符合北美护理诊断协会通过的 128 项护理诊断。

在为患儿做护理诊断时要考虑到以下特点:患儿正处于生长发育过程中,为患儿做护理诊断时既要考虑疾病所造成的健康问题,也要考虑患儿是否有生长发育异常;患儿语音表达能力差,不能准确陈述病情,需要依靠家长描述病情,患儿缺乏自理能力,而家长因缺乏知识直接影响到对患儿的健康照顾,因此护理诊断就包括家长对患儿所患疾病的认识诊断。

三、护理计划

护理计划是针对护理诊断制定的具体护理措施。制定护理计划是为了正确指导护理行为,为记录患儿病情变化提供书面材料,也为护理人员提供互相沟通的工具。护理计划的制定有以下程序:

(一)设定优先顺序

应根据患儿健康问题的轻、重、缓、急,将多个护理诊断按紧迫性的次序进行排列。

1.排序原则

(1)优先解决直接危及患儿生命、需要立即解决的问题。

(2)按照马斯洛人类基本需要层次论进行排列,优先解决低层次需求,再解决高层次需求。

(3)在不违反治疗原则的基础上,优先解决主观上认为重要的问题,现存的问题优先解决,但不要忽视潜在、危险的问题。

2.排列顺序

(1)首优问题:威胁患儿生命、需要立即采取行动去解决的问题应排在首位,多是有关生命体征方面的问题。

(2)中优问题:虽不直接威胁患儿的生命,但也能导致身体上的不健康或情绪上变化的问题。

(3)次优问题:在护理过程中可稍后解决的问题。

(二)设定预期目标(预期结果)

护理预期目标是经过护理活动后期望患儿达到的健康状态。

1.陈述方式护理预期目标的陈述有5个部分:主语、谓语、行为标准、条件状语和评价时间。主语是护理对象时,可以省略。

2.分类护理预期目标分两类:7天内可实现的目标叫短期目标,需较长时间才能实现的目标叫长期目标。

3.陈述目标的注意事项

(1)目标的主语是患儿或患儿身体的一部分。

(2)陈述要简单明了,切实可行,属于护理工作范围。

(3)目标要有针对性,一个目标针对一个护理诊断。

(4)目标应具体,必须可观察和可测量。

(5)目标应与患儿医疗工作相协调。

(三)设定护理措施

护理措施是护士为帮助患儿达到预定目标所需采取的具体方法。通常围绕导致患儿健康问题的原因制定护理措施,因此制定措施是一个决策的过程。

1.内容 包括护理级别、饮食护理、病情及心理活动的观察、基础护理、检查及手术前后的护理、心理护理、功能锻炼、健康教育、执行医嘱、对症护理。

2.制定措施的类别有 ①依赖性护理措施:执行医嘱的具体措施;②独立性护理措施:在职责范围内,根据所收集的资料,经过独立思考、判断所决定的措施;③协作性护理措施:与其他医务人员合作完成的护理活动。

3.制定护理措施的注意事项 ①患儿的具体情况;②护理措施应针对护理目标;③护理措施应符合实际,体现个性化护理;④护理措施内容应具体、明确、全面;⑤护理措施应保证患儿的安全,患儿乐于参与;

⑥应有科学的依据；⑦应与医疗工作相协调。

四、实施计划

就是将设定的各项措施用于护理实践的具体行动,包括各式各样的护理活动。护士在护理实施过程中扮演多种角色,既是决定者、又是执行者,还是教育者和组织者。护士在实施过程中,既要收集患儿资料,又要评估患儿健康状况和对护理措施的反应,及时调整。还要及时记录护理活动包括活动内容、时间及家长反应。儿科护士还应有灵活应变能力,能及时根据患儿病情变化做出护理计划的调整,并要具备丰富的临床理论知识、熟练的操作技术及良好的人际关系。

五、护理评价

是护理程序的最后一个阶段,是将患儿的健康状况与设定的护理目标进行比较的护理活动。可以了解患儿恢复是否达到预期目标,患儿的要求能否得到满足。其实,护理评价一直存在于护理过程中,在每一项护理措施进行中,护士就一直不断在进行评价,最后一步的评价是对整个护理工作的全面检查。评价按实际情况分为目标完全实现、目标部分实现、目标未实现。如果发现目标未达到预期,要找到问题如资料是否充足,护理诊断是否确切,预期目标是否适当,要在护理工作中加以改进,重新评估,重新制定合理的护理计划并实施。

(鲁玉霞)

第二节　儿科基础护理

儿童阶段是一个连续生长发育的过程,不同年龄阶段的小儿在生理、病理和心理特点上各异,在发病原因、疾病过程和转归等方面与成年人更有不同之处,因此在疾病的治疗和护理上须充分考虑年龄因素。不同年龄小儿的表达能力不同,更增加了儿科医护人员在治疗和护理过程中观察和判断的难度。因小儿起病急,变化快,容易出现一个甚至多个器官或系统的病变,故医护措施既要适当、全面,又要仔细、突出重点;且在疾病的护理过程中较成年人更需要爱心、耐心和精湛的技术,任何一个不恰当的处理方法,都可能对小儿生理和心理等方面产生较长久甚至终身的不良影响。所以要求儿科护理工作者必须熟练掌握饮食、用药和诊治、心理等各方面的护理技术,使患儿身心顺利康复。

一、护理的原则

在疾病治疗过程中,儿科护理是极为重要的一个环节,许多治疗操作均通过护理工作来实施。良好的护理在促进患儿康复中起着巨大的作用。护理工作不仅仅是护士的工作,更应医护密切协作,关心患儿和熟悉护理程序,以提高治疗效果。

1.细致的临床观察　临床所观察到的患儿不典型的或细微的表现,都应考虑其可能存在的病理基础。如婴儿哭闹可以是正常的生理要求,也可能是病痛的表现方式,细致的观察是鉴别两者的关键。

2.合理的病室安排　病室要整齐、清洁、安静、舒适,空气新鲜、温度适宜。为提高治疗和护理的质量,可按年龄、病种、病情轻重和护理要求合理安排病房及病区：①按年龄分病区，如新生儿和早产儿病室、小婴儿病室、年长儿病室等；②按病种分病区，将同病种患儿集中管理，传染病则按病种进行隔离；③按病情分病房，重危者收住重症监护病室，恢复期病儿可集中与普通病室。

3.规律的病房生活　保证患儿充足的睡眠和休息，观察病情应尽量不影响患儿的睡眠，尽可能集中时间进行治疗和护理操作，按时进餐。

4.预防医源性疾病

（1）防止交叉感染：医护人员在接触患儿之前、后均要求洗手，病室要定时打扫、消毒。

（2）防止医源性感染：正确、规范地应用导尿、穿刺等各种治疗方法，定时检查消毒设施，预防感染的发生。

（3）防止意外的发生：医护人员检查、医疗患儿完毕后要及时拉好床栏，所用物品如体温表、药杯等用完即拿走，以免小儿摔伤、误食。喂奶喂药时要将患儿抱起，避免呛咳、呕吐引起窒息。

二、饮食护理原则

根据病情选择适当的饮食有助于患儿治疗和康复；不当的饮食可使病情加重，甚至危及生命。根据患儿年龄、病情和饮食习惯合理安排饮食。

1.乳品

（1）稀释乳：供新生儿和早产儿食用。

（2）脱脂奶：半脱脂或全脱脂奶，脂肪含量低，供腹泻患儿或消化功能差者短期食用。

（3）酸奶：牛乳加酸或经乳酸杆菌发酵成酸奶，其蛋白凝块小、易消化，供腹泻及消化力弱的患儿食用。

（4）豆奶：适用于乳糖吸收不良和牛乳过敏的小儿。

（5）无乳糖奶粉（不含乳糖，含蔗糖、葡萄糖聚合体、麦芽糖糊精、玉米糖浆）：对长期腹泻、有乳糖不耐受的婴儿应使用无乳糖奶粉。

（6）低苯丙氨酸奶粉：用于确诊为苯丙酮尿症的婴儿。

2.一般膳食

（1）普通饮食：采用易消化、营养丰富、热能充足的食物。

（2）软食：将食物烹调得细、软、烂，介于普通饮食和半流质饮食之间，如稠粥、烂饭、面条、馒头、肉末、鱼、菜羹等，使之易于消化，供消化功能尚未完全恢复或咀嚼能力差的患儿。

（3）半流质饮食：呈半流体状或羹状，介于软食和流质饮食之间，由牛乳、豆浆、稀粥、烂面、蒸蛋羹等组成，可另加少量饼干、面包，适用于消化功能尚弱，不能咀嚼吞咽大块固体食物的患儿。

（4）流质饮食：全部为液体，如牛奶、豆浆、米汤、蛋花汤、果汁、肉汤等，不需咀嚼就能吞咽，且易于消化吸收，适用于高热、消化系统疾病、急性感染、胃肠道手术后病儿，亦可用于鼻饲。流质饮食供热能与营养素均低，只能短期应用。

3.特殊膳食

（1）少渣饮食：纤维素含量少，对胃肠刺激性小，易消化，适用于胃肠炎、伤寒患儿。

（2）无盐及少盐饮食：无盐饮食每日食物中含盐量在 1g 以下，烹调膳食不另加食盐。少盐饮食则每天供给 2～3g 氯化钠，供心力衰竭和肝、肾疾病导致的水肿患儿食用。

（3）贫血饮食：每日增加含铁食物，如动物血、动物肝、各种肉类、木耳等。

（4）高蛋白膳食：添加富含蛋白质的食物，如鸡蛋、鸡、瘦肉、肝或豆制品等，适用于营养不良、消耗性疾病或手术患儿。

（5）低脂肪饮食：膳食中不用或少用油脂、肥肉等，适用于肝病患儿。

（6）低蛋白饮食：膳食中减少蛋白质含量，以碳水化合物如马铃薯、红薯、水果等补充热量，用于尿毒症、肝昏迷和急性肾炎的少尿期患儿。

（7）低热能饮食：普通饮食中减少脂肪和碳水化合物的含量，但要保证蛋白质和维生素的需要量，可选用鱼、蛋、豆类、蔬菜和瘦肉等，供单纯性肥胖症的小儿。

（8）代谢病专用饮食：如不含乳糖食物用于半乳糖血症患儿、糖尿病饮食等。

4.检查前饮食　在进行某些化验检查前对饮食有特别的要求，如：

（1）潜血膳食：连续3天食用不含肉类、动物肝脏、血和绿叶蔬菜等的饮食，用于消化道出血的检查。

（2）胆囊造影饮食：用高蛋白、高脂肪膳食如油煎荷包蛋等，检查前食用促使胆囊排空，以检查胆囊和胆管功能。

（3）干膳食：食用米饭、馒头、鱼、肉等水分含量少的食物，以利于尿浓缩功能试验和爱迪氏计数等检查。

5.禁食　因消化道出血或术后等原因暂时不能进食患儿，应注意静脉供给蛋白质、脂肪、热量并注意水、电解质平衡。

膳食护理是临床护理中一个重要环节，儿科护士应及时了解患儿膳食情况，做到按时进食，满足营养。还要注意以下几点：①正要断奶的患儿在住院期间要继续母乳喂养，待身体康复后再断奶；②能活动的患儿可以安排集体进餐，促进食欲；③注意食具要清洁消毒，食物温度适宜，进餐环境清洁、舒适；④治疗操作避免在患儿进餐前后进行，影响食欲；⑤及时与营养师交流，根据患儿情况调整饮食，并鼓励患儿进食，保证营养。

三、皮肤护理

皮肤是人体最大的器官是，同时也是人体的一道天然防御屏障，皮肤具有两个方面的屏障作用：一方面防止体内水分、电解质和其他物质的丢失，保持着人体内环境的稳定，在生理上起着重要的保护功能；另一方面阻止外界有害物质的侵入。同时皮肤还具有调节体温、吸收、排泄以及分泌等功能。如果其分泌的油脂及脱落的皮屑与灰尘、细菌混合形成脏物粘附与皮肤表面没有及时清洁，就可能导致皮炎。此外，皮肤分泌汗液虽可以降温，但呈酸性，久留于皮肤上，可导致皮肤被破坏，成为细菌侵入的门户，造成人体各种感染。所以，皮肤的清洁护理不但可以使儿童感觉舒适，还可以促进血液循环、新陈代谢、预防各种感染和褥疮的发生。

小儿皮肤较成人娇嫩，易损伤，如护理不当更易发生感染。因此，在护理小儿时动作要轻柔，指甲要减短防止损伤小儿皮肤。给小儿做皮肤护理时，要注意头颈、腋下、会阴等皮肤皱褶处。为减少皮肤刺激，最好采用小儿沐浴露或中性肥皂。要勤给小儿洗澡，预后要给予爽身粉保持皮肤干燥。小儿头部要经常清洗，最好留短发，头发也要经常梳理。内衣，内裤要勤换洗，尤其是呕吐、腹泻、出汗使衣服浸湿的小儿。勤换尿布，每次大便后，要用温水清洗并擦干，防止臀红的发生。每日要检查婴儿皮肤，及时发现有无出血、皮疹、皮肤损伤等异常情况。床铺要平整、干洁，经常更换体位，减少皮肤局部压迫，促进血液循环，防止褥疮发生。

四、住院患儿的心理反应与护理

小儿正处于生长发育的过程中,患病和住院可造成儿童身心创伤。疾病不但给小儿带来身体上的痛苦,而且医院陌生的环境以及各种治疗操作都使患儿产生恐惧,尤其是与父母分离,更使患儿产生焦虑不安。患儿住院时,由于年龄不同、所患疾病和病情不同、住院时间长短不同,因而对住院有不同的心理反应。因此,护士在对患儿实施整体护理中,应了解影响患儿适应住院的因素,观察患儿住院的身心反应,并针对各年龄阶段患儿的心理特点,采取相应的护理措施,认真做好心理护理,使患儿住院后能得到健康的身心发育。

(一)不同年龄阶段儿童对疾病和住院的理解

儿童对自己的身体和健康、疾病的联系等知识了解十分有限,对疾病的认识主要基于其认知发展水平,以及以往的经历。6个月后的婴儿能认识照顾者,当与父母分离,与陌生人接触时会感到焦虑。因此患病住院对儿童来说是一种创伤,在父母不能陪伴时可产生分离性焦虑。

1.运筹前期(2~7岁)此期儿童认为疾病是外来的,与自己无关。

幼儿和学龄前儿童开始了解疾病,但不知道患病的原因。他们常将两个不相关的事物赋予因果关系,认为外界事物和自己的不良行为是引起疾病的原因,如"疾病是由魔术变出来的"、"因为早上没有听妈妈的话,忘了吃鸡蛋,所以下午手指被扎破流血了"。此期儿童十分害怕自己的身体残缺不全和发生改变,害怕与父母分离和被抛弃。

2.具体运筹期(7~11岁)此期儿童认为疾病是外来的,是对自己的惩罚。

学龄儿童对身体各部分功能的了解开始增多,并且知道一些患病的真实原因,但还不能用特定的术语表达。由于学龄儿童已有一定的时间概念,知道父母会按时来看望他(她),因此,住院与父母分别时分离性焦虑程度会减低。

3.形式运筹期(11岁~成人)此期儿童认为疾病与器官功能不良有关。

青少年时期的儿童更了解疾病或受伤的生理和心理因素,知道疾病与某些器官功能不良有关,认识到心理或态度可影响健康状况或疾病的发生。因而对疾病的发生和治疗有一定的见解及自我控制能力。青少年更关注患病、受伤对身体形象的影响以及隐私,与同伴分离会给他们带来痛苦和不安。

(二)家庭对儿童住院的反应

家长对儿童患病住院的最初反应往往是否认态度,不相信自己的孩子会出现如此严重的健康问题;继而会感到内疚,认为是由于自己的过失而使小儿患病,尤其是由于照顾不周而引起的摔伤、烫伤等,或对小儿疾病开始时的症状不够重视等诸多原因怀有巨大的歉意;如果小儿病情较重,家长就会产生焦虑、抑郁和挫折感,对小儿的预后顾虑重重,对小儿的痛苦无比担忧,对自己能否胜任照顾者的角色表示怀疑,同时还担心昂贵的住院费用等。此时,往往导致正常家庭秩序和角色紊乱。医护人员应能理解家庭的各种反应,并为他们提供有关的知识和信息,帮助他们更好地应对和处理这些问题。

(三)影响患儿适应住院的因素(住院患儿主要的压力来源)

医院在儿童看来常被认为是最不安全、恐惧的场所,因为在医院里患儿将会接受一些疼痛性的检查、治疗及护理。因此,有许多因素可影响患儿住院的适应过程。

常见的因素(住院患儿主要的压力来源):

1.离开亲人接触陌生人、陌生环境及对其缺乏安全感　患儿住院时离开亲人,对医院和病房的环境、医护人员及病友均感陌生,易出现缺乏安全感的心理状况。

2.治疗限制了日常活动及对各种治疗的恐惧　住院改变了患儿的日常生活方式,吃的不是小儿所喜欢的食物,睡的不是小儿所熟悉的床,加之周围陌生的环境,使其无所属感。住院期间对患儿进行的各项治疗及检查,尤其是使用一些侵入性的医疗用具(如肛表、听诊器、注射器等),会使小儿感到害怕,治疗、检查愈多,患儿愈不能适应。

3.对疾病的认识有限而产生情绪反应　儿童因本身对疾病的认识能力有限,或因身体不适而产生情绪反应,有可能将疾病与惩罚联想在一起而导致焦虑、恐惧,甚至因不当的幻想而失眠、做恶梦,无法得到充分的休息。

4.疾病本身带来的痛苦、创伤　这些都影响着住院患儿的心理稳定,如易出现紧张、焦虑、恐惧等情绪表现,一般情绪不佳的患儿其适应能力也较差。

5.身体形象改变所造成的情绪影响　因病使患儿身体形象的改变,如药物副作用所造成的脱发、满月脸、水牛背等,易导致自卑情绪的产生,也给患儿带来适应困难。

6.中断学习　患儿因住院而中断学习,被迫失去该年龄阶段应有的学习知识与技能的机会,如果适应不良将会产生退化行为,可能导致学习迟缓、态度退缩、有挫折感,对自己缺乏自信等结果。

五、各年龄期住院儿童的心理反应与心理护理

(一)住院新生儿的心理反应与心理护理

1.心理反应　新生儿已具备了视、听、嗅、味及触等基本的认知功能,其中听、味、触觉已相当灵敏,具有了愉快和不愉快的情绪体验,如能满足其生理需要,一般较平静。新生儿的情绪反应常用哭声来表达。

2.护理要点　尽量由固定的护士进行全面护理,以建立护患间的信任感;提供适当的感觉-运动刺激;要有适当的环境刺激。在治疗、护理过程中应将各项护理操作集中进行,动作轻柔,善于观察患儿细微变化,善于体会患儿不同的哭声所表达的情感和需求,给予正确的护理。同时,要十分注意用亲切的目光注视患儿,给予身体上的抚摸,这样可使患儿获得满足、愉快和安全的情绪体验。近年来,开展的婴儿抚触是一种与患儿沟通交流的好方法,有助于稳定患儿的情绪,提高患儿的适应能力。

(二)住院婴儿的心理反应与护理

1.心理反应　婴儿期是小儿身心发育最快的时期,对住院的身心反应随月龄增加而有所不同。5个月以前的患儿,如生理需要获得满足,入院后较少哭闹,能够安静,即使与母亲分离,出现的焦虑尚不明显,但因住院而缺乏外界有益的刺激,感知觉和动作方面的发育会受到一定影响。此外,该阶段是婴儿和母亲开始建立信任感的时期,若患儿住院,此过程就会被迫中断。6个月后婴儿一般能认识自己的母亲,开始认生,对母亲或抚育者的依恋性日趋增加。故6个月~1岁的患儿住院反应较为强烈,主要表现为分离性焦虑。以哭闹表现与亲人分离的痛苦,对陌生环境与人持拒绝态度。

2.护理要点　护士应多与患儿接触,呼唤其乳名,使之对护士从逐渐熟悉到产生好感。尽量做到有固定的护士对患儿进行连续的护理,使患儿与护士能够建立起信任感,满足患儿的生理需要。尽可能留母亲在医院陪护,以减轻不良的心理反应,如果病情或其他特殊的原因,母亲不能陪护,护士应在治疗和护理的同时,尽可能多抚摸、拥抱、亲近患儿,以满足患儿的情感需求。另外,向家长了解并在护理中尽量保持患儿住院前的生活习惯,可以把患儿喜爱的玩具或物品放在床旁。对小婴儿要除给予抚摸、怀抱、微笑外,还应提供颜色鲜艳、声音适宜的玩具(如风铃、波浪鼓等)进行感知觉的刺激,协助其进行全身或局部的动作训练,使患儿获得正常的发育。

（三）住院幼儿的心理反应与护理

1.心理反应　幼儿对父母及其他亲人的爱护与照顾有着亲身的体验,住院后产生的心理变化比婴儿更为强烈。如为无陪伴医院或父母因故不能陪伴患儿,幼儿可认为住院是对自己的惩罚,担心遭到父母的遗弃,由此产生分离性焦虑。幼儿对医院环境、生活等各方面均不熟悉,担心自身安全受到威胁;同时受语言表达与理解能力的限制,在表达需要、与他人交往上出现困难,感到苦恼。幼儿末期开始发展其自主性,对住院限制自己的活动产生不满情绪等,各种心理反应使患儿拒绝接触医护人员。分离性焦虑具体表现有 3个阶段:

（1）反抗表现出侵略性、攻击性行为。如:用语言攻击陌生人"你讨厌、你走开!",对陌生人进行身体攻击(拳打、脚踢、口咬),试图逃跑找父母等。这些反抗行为可持续几小时甚至数天,哭吵直至精疲力竭,拒绝他人的劝阻和照顾。

（2）失望儿童感到没有希望找到父母,便停止哭泣,表现出明显的抑郁、悲伤、无活力。患儿的活动明显减少,并对周围事物表现出不感兴趣。此阶段易出现患儿逃避压力常用的行为方式即退行性行为,如吸吮自己的拇指或咬指甲、尿床、拒绝用杯子或碗,而用奶瓶等。患儿的身体状况可由于拒绝进水、进食或不愿参加活动等行为而受到伤害。

（3）否认住院时间长的患儿可进入此阶段。即把对父母的思念压抑下来,克制自己的情感,能与周围人交往,而且形成新的人际关系,表现得十分愉快。以满不在乎的态度对待父母亲人来院探望或离开。值得注意的是,这种行为是一种无可奈何接受或忍受与父母分离的结果,而不是获得满足的表现。儿童把对父母的感情全部压抑下来,以建立新的、很浅显的关系来应对痛苦和失落情绪。因此变得以自我为中心,将重要的情感依附于物质上。如果达到这个阶段,将对患儿心理产生极其不利、难以改变的不良后果。

2.护理要点　运用患儿能够理解的语言讲解医院的环境及生活安排,了解患儿表达需要和要求的特殊行为方式。熟练运用语言与非语言沟通技巧,多与患儿交流,以促进患儿语言能力的发展,达到互相理解。护士要注意自身举止行为,树立榜样,以良好的形象与心态去影响患儿。对患儿入院后出现的反抗、哭闹等行为应予以理解,允许其适当发泄不满。如果发现患儿有退行性行为时,不可嘲笑和指责,应努力帮助其恢复。护士除给予患儿抚摸、拥抱、爱抚之外,还可以保持一些患儿在家中的习惯,如带家人相片、画册等,常常能较好的对待父母的分离,掌握患儿的特殊爱好、非语言行为的意义、生活习惯、方言等,可使患儿有亲近感,提问及简单的应答,可以了解患儿的心理变化,给患儿讲故事、指点画片、倾听患儿述说是交流沟通的常用技巧。还有,在游戏中,能够表露出感情,而不致害怕周围事物。护士与患儿一起游戏,能增加患儿的信任,减轻不安心理。此外,要为患儿创造表现其自主性的机会,如自己洗手、穿衣、吃饭等,尽量满足其独立行动的愿望。

（四）住院学龄前患儿的心理反应与护理

1.心理反应　学龄前患儿如在住院后与父母分离,也会出现分离性焦虑,但因智能发展更趋完善,思维能力进一步加强,故表现多较为温和,如偷偷哭泣、难以入睡,并能把情感和注意更多地转移到游戏、绘画等活动中,来控制和调节自己的行动。此阶段患儿可有恐惧心理,缘于对陌生环境的不习惯,对疾病与住院的不理解,尤其惧怕因疾病和治疗而破坏了躯体的完整性。同时,怀疑被父母抛弃和受到惩罚。

2.护理要点　护士要表现出爱护、关心、尊重患儿,尽快熟悉患儿情况。介绍病房环境及其他住院患儿,帮助其减轻陌生感。还可以根据患儿病情组织适当游戏,目的有:①在治疗性游戏(当游戏起到应对恐惧和忧虑的作用时称为治疗性的游戏)中,以患儿容易理解的语言,讲解疾病治疗的必要性,使患儿明白疾病和住院治疗不会对自己的身体构成威胁,确信住院不是惩罚;②在游戏中尽量使患儿表达情感、发泄恐惧和焦虑情绪。如病情允许,应鼓励患儿适当进行自我护理,以帮助其树立自信心;③在游戏中进行健康教育,寓教于乐。

(五)住院学龄患儿的心理反应与护理

1.**心理反应**　此阶段患儿已进入学校学习,在儿童的心理发展上是一个重要的转折点,其中最大的变化是从原来以游戏为主的生活过渡到以学习为主的校园生活。学校生活在患儿心目中占有相当重要的位置,住院后产生焦虑的原因不是与父母分离而是与学校及同学、伙伴分离,害怕耽误了学习,感到孤独,担心会落后。由于对疾病缺乏了解,患儿忧虑自己会残疾或死亡;因怕羞而不愿意回答个人卫生方面的问题、不愿配合体格检查;有的患儿因自己住院给家庭造成严重的经济负担而感到内疚。此阶段患儿自尊心较强、独立性增加,有时尽管心理活动很多,但表现比较隐匿,努力做出若无其事的样子来掩盖内心的恐慌。患儿常产生的心理反应是恐惧不安、胆怯、悲伤、孤独等,较大患儿可有抑郁、焦虑、睡眠障碍、闷闷不乐等情绪表现。病重的患儿有怀疑、悲观、失望、痛苦及对死亡的探究等心理反应;长期患慢性病如肾脏病、血液病、糖尿病的患儿,其心理反应更为复杂,严重影响正常心理发育,出现心理发展偏差。

2.**护理要点**　护士要与患儿诚恳地交流,介绍有关病情、治疗和住院的目的,讲解健康知识,以满足其求知欲、解除患儿的疑虑,取得患儿的信任,密切护患间的关系。协助患儿与老师、同学经常保持联系,了解学校及学习情况。鼓励患儿与伙伴、老师通讯,允许伙伴来院探望。与患儿一起计划每日生活安排,根据病情组织多种活动,病情好转后应鼓励患儿每日定时学习,使其保持信心。进行体格检查及各项操作时,要做好解释工作,注意保护患儿的隐私,给患儿一定的自主、选择余地,采取必要的措施维护患儿的自尊。及时调整患儿情绪波动,尽可能创造轻松、愉快的环境,使其适应医院的生活,并保持积极、乐观、稳定的心理状态。对病重的患儿,护士要给予特别的理解与关爱,帮助其树立战胜疾病的信心;对患长期、慢性疾病的患儿,心理护理是长期的重要任务,可通过交流帮助患儿正视疾病,并关注其情绪变化,及时纠正心理偏差,取得家长合作支持。积极提供患儿自我护理和进行个人卫生的机会,发挥独立能力,引导患儿安心、情绪稳定地接受治疗。

(六)住院临终患儿的心理反应及护理

1.**心理反应**　面对小儿死亡是最困难、最痛苦的事情,心理护理的任务是帮助患儿如何面对死亡,协助家庭减轻失去小儿的痛苦。影响临终患儿心理反应的因素包括对疾病病情的理解、家长的情绪与行为、目前身体痛苦的程度、年龄、性格、个人责任及所采取的应对方式等。其中家庭对临终患儿的心理反应可经历5个阶段,即否认、震惊、愤怒、协议或磋商、抑郁和接受等;这5个阶段并不是直线式进行的,随着患儿病情出现反复,父母的心理反应也在反复变化,而且每个阶段持续的时间也不相同。

临终患儿心理反应与其对死亡的认识相关。婴幼儿尚不能理解死亡;学龄前儿童对死亡的概念仍不很清楚,常与睡眠相混淆,不知道死后不能复生,同时他们还会把死亡与自己的不良行为联系起来,认为死亡是一种惩罚。而且学龄前儿童最害怕与父母分开,因此,他们对死亡的恐惧是长眠不醒所带来的分离和孤独。只要父母在身边,就感到安全。学龄期儿童开始认识死亡,但7~10岁的小儿并不理解死亡的真正含义,仅仅认为死亡是非常可怕的事情,不能将死亡与自己直接联系起来。因此,对10岁以下的小儿来说,难以忍受的是病痛的折磨及与父母的分离,而不是死亡的威胁;如果能够减轻病痛,与亲人在一起,便能有安全感。随着心理的不断发展,10岁以后的儿童逐渐懂得死亡是生命的终结,不可逆转,对死亡有了和成人相似的概念,因此,害怕死亡及死亡前的痛苦。

2.**护理要点**　护理人员应采取措施尽量减少临终患儿的痛苦,如稳、准、轻、快的操作,及时满足其心理、生理需要等。护士应给父母提供护理患儿各个方面的指导。准许家长守护在患儿身边,参与适当的照顾,临死前儿童常希望得到身体的接触,应鼓励父母搂抱、抚摸患儿。同时,以耐心、细致的护理工作支持患儿。让患儿与护士建立信任感。结合10岁以后患儿对死亡的理解程度,要认真面对患儿提出的死亡问题并给予回答,但避免给予预期死亡时间。随时观察患儿心理情绪的变化,提供必要的支持与鼓励。

患儿死后,要理解、同情、关心家长的痛苦,在劝解、安慰家长的同时,尽量满足他们的合理要求。如同意家长在患儿身边停留一些时间;提供家长发泄的场所等。

(袁 强)

第三节 儿科常见症状的护理

一、发热

小儿发热,是小儿患病时常见的一种临床表现,也是儿科许多疾病的一个共同症状。体温的恒定是机体产热和散热的矛盾对立的统一,大脑皮层下丘脑的体温调节中枢调节产热和散热过程,并保持产热和散热的功能达到平衡。一般认为体温超过基础体温1℃以上是"发热"。正常小儿的肛温波动于36.5～37.5℃之间,舌下体温较肛温低0.3～0.5℃,腋下温度为36～37℃。正常体温可受内、外因素的影响而稍有波动,如剧烈运动、寒战、哭闹、气温的改变以及衣服的厚薄等皆能引起体温的变化。一般下午体温较清晨为高。不同个体的正常体温,略有差异。发热是人体抗病的一种正常反应,对小儿是有益的,医学研究证实发热是许多疾病初期的一种防御反应,可增强机体的抗感染能力,例如使对抗细菌的抗体产生增加;增强人体白细胞内消除毒素的酶活力及肝脏对毒素的解毒作用等等,抵抗一些致病微生物对人体的侵袭,还有免疫促进作用,抑制某些微生物的生长,使人体恢复健康。但发热对人体也有一定危害。若高热持续过久,可使人体内各器官、组织的调节功能失常,从而危害小儿的健康。对机体的不良影响主要表现在以下几个方面:①发热时,机体产生热量过多,必须加速散热,以尽可能调整体温,从而导致心率增快,体温升高1℃,心率加快15次/分。同时表皮血管扩张,需血量增多,加重心脏负荷;②发热使基础代谢率增快、耗氧量增多。体温升高1℃,基础代谢率增高13%;③高热还可使大脑皮层过度兴奋,小儿可表现为烦躁不安、头痛、甚至惊厥;也可引起大脑皮层的高度抑制,表现为谵语、昏睡、昏迷等。尤为婴幼儿表现突出,大部分婴幼儿高热时出现神志恍惚,还有部分婴幼儿出现高热惊厥,可对婴幼儿的大脑发育产生不良的后果;④高热还可影响患儿消化功能。有时胃肠道运动缓慢,患儿出现食欲不振、腹胀、便秘;有时胃肠道运动增强,患儿出现腹泻甚至脱水;⑤持续高热最终导致人体防御疾病的能力下降,这样不但不利于疾病恢复,反而增加了继发其他感染的危险。

(一)护理评估

1.发热的病因 引起发热的原因很多,可分感染性与非感染性两大类。感染性发热是各种病原体如细菌、病毒、肺炎支原体、立克次体、螺旋体、霉菌、原虫类、寄生虫所引起的感染,均可因病原体的代谢产物或其毒素作用导致发热。临床上可见于败血症、上呼吸道感染、阿米巴感染、疟疾、血吸虫病等。急性发热以上呼吸道感染最多见。非感染性发热可有①产热过多:由于机械性、物理性或化学性破坏组织时,使体内蛋白质代谢及其分解产物异常增多,如大手术后的组织损伤、骨折、肿瘤、溶血反应等。亦可见于由内分泌功能异常所引起,如甲状腺功能亢进;或抗原-抗体反应引起,如风湿热等;以及强烈肌肉运动如严重抽搐、剧烈运动、寒战等;②散热障碍如广泛性皮炎、鱼鳞病,或大面积烫伤造成的汗腺缺乏、大量失血或失水等;③体温调节功能失常:如大脑发育不全、暑热症等直接损害体温调节中枢,而致调节功能发生障碍,引起发热。

2.评估发热的热型及发热程度　注意热型有稽留热、弛张热、间歇热、不规则热。评估发热程度：低热（肛温在 37.8～38.5℃），高热（肛温超过 39℃），超高热（肛温超过 41.5℃），以及长期发热（发热持续 2 周以上）。

3.评估伴随症状　寒战常见于大叶性肺炎、败血症、急性胆囊炎、急性肾盂肾炎、流行性脑脊髓膜炎、疟疾、钩端螺旋体病、药物热、急性溶血或输血反应等；结膜充血常见于麻疹、流行性出血热、斑疹伤寒、钩端螺旋体病等；单纯疱疹口唇单纯疱疹多出现于急性发热性疾病，常见于大叶肺炎、流行性脑脊髓膜炎、间日疟、流行性感冒等；淋巴结肿大常见于传染性单核细胞增多症、风疹、淋巴结结核、局灶性化脓性感染、丝虫病、白血病、淋巴瘤、转移癌等；肝脾肿大常见于传染性单核细胞增多症、病毒性肝炎、肝及胆道感染、布氏杆菌病、疟疾、结缔组织病、白血病、淋巴瘤及黑热病、急性血吸虫病等；出血发热伴皮肤粘膜出血可见于重症感染及某些急性传染病，如流行性出血热、病毒性肝炎、斑疹伤寒、败血症等。也可见于某些血液病，如急性白血病、严重型再生障碍性贫血、恶性组织细胞病等；关节肿痛常见于败血症、猩红热、布氏杆菌病、风湿热、结缔组织病、痛风等；皮疹常见于麻疹、猩红热、风疹、水痘、斑疹伤寒、结缔组织病、药物热等；昏迷先发热后昏迷者见于流行性乙型脑炎、斑疹伤寒、流行性脑脊髓膜炎、中毒性菌痢、中暑等；先昏迷后发热者见于脑出血、巴比妥类中毒等。

（二）常见护理诊断

1.体温过高　与原发病或因年龄引起的体温调节无效有关。

2.有体液不足的危险　与发热不显性失水增加及摄入不足有关。

3.潜在并发症　有感染性休克、高热惊厥等。

（三）护理措施

1.病情观察　监测生命体征，精确记录体温，注意患儿热型变化。退热措施后观察有无体温骤降，如出现虚脱现象及时予以保暖。随时注意有无新的症状或体征出现，如神志改变、呕吐、腹泻、皮疹等。

2.一般护理　患儿卧床休息，衣被不宜过厚，以利散热。给予清淡、易消化、高热量、高蛋白质流食或半流。多饮水，饮水可补充因发热而蒸发的水分。饮水后出汗，水分的蒸发，可帮助退热。此外，排尿增多也可使部分热量由尿液带出，加速退热。若出汗较多，应及时擦干，以防感冒。必要时给予静脉输液。注意保持皮肤清洁，避免汗腺阻塞，勤洗浴，勤换衣。

3.降温措施　当体温在 38.5℃ 或以上时需对症治疗，若既往有高热惊厥史时更要及早给予处理。可采用物理降温或药物降温。

（1）物理降温：是利用物理学散热的对流、传导、蒸发等原理的退热方法，安全、简便而可靠，是首选的退热措施。主要有：放置冰袋、冷湿敷，乙醇擦浴（30％～50％乙醇），温水浴，冰盐水灌肠。注意在冰敷时，冰袋外需裹一层布，以防局部皮肤冻伤。酒精拭浴时，要注意不要拭浴头面及胸前。温水浴时，水温比患儿体温低，应用清水，在夏季发高热时，更适宜采用。当物理降温方法的疗效不佳时，可在医生的指导下，选用适当的退热药。

（2）药物降温：要根据医生的医嘱执行。常用方法有：25％安乃近滴鼻，对乙酰氨基酚，阿司匹林等。必要时使用亚冬眠疗法（氯丙嗪与异丙嗪各 0.5～1mg/kg）。药物降温要注意药物的一些不良反应，同一类药物间隔时间要超过 4 小时以上，阿司匹林在婴幼儿中要慎用。

（3）病因治疗：针对不同病因，按医嘱采取不同治疗。

（四）健康教育

告知家长患儿放热的原因，注意体温异常时的症状，要防止高热惊厥，教给家长一些简单的物理退热方法，不要擅自采用药物治疗。

二、哭闹

一切内外因素都可导致婴幼儿哭闹。由于婴幼儿缺乏语音表达能力当受到不良刺激出现不适感觉时就会出现哭闹。绝大多数哭闹是由非疾病因素所引起的,只有少部分由于疾病所导致。啼哭是小儿时期的一种本能反应,其常以哭闹表达要求或痛苦,因此哭闹就成为婴幼儿前往医院就诊的主要原因之一。

(一)护理评估

1.首先要评估哭闹的原因,①生理性哭闹:最常见原因为饥饿、口渴。此外还包括情绪变化、睡眠异常、断奶、过冷、过热、尿布潮湿、衣服不适、昆虫叮咬及要挟家长等。②病理性哭闹:凡能引起小儿不适或疼痛的疾病都可引起婴幼儿哭闹,以腹痛、头痛、口痛最为多见,其次是颅内疾病如颅内感染,颅内出血等,还可见于外伤,骨折引起的疼痛和其他系统疾病如中耳炎,皮肤瘙痒,白血病等。

2.要详细询问小儿病史,对患儿作全面的检查,尤其要注意男孩生殖器,女孩尿道口处,积极寻找病因,对因处理。同时要注意以下几点:

(1)哭闹的声调哭声宏亮多为受到惊吓所致;哭声低弱或呻吟多表示病情严重;哭声时大时小,并不时从指缝中偷偷观察大人反应者多为要挟性哭闹;哭声低沉而初则可见于甲状腺功能低下症。

(2)哭闹持续时间①生理性哭闹哭声有力、时间短、间歇期面色如常,去除原因后可停止;②病理性哭闹多呈持续性、反复性,不能用玩具逗引或饮水、进食等方法止哭。同时多有伴随症状。

(3)哭闹伴随症状及体征饥饿或口渴时可伴随有吸吮手指,啃拳的行为;尿湿时可有手抓会阴部或扯拉衣裤等动作;吵睡时哭声由大到小,眼睛时睁时闭,经过哄抱,哭声时断时续,渐渐变轻而入睡;要大便时哭闹常有憋气用力且满脸通红;出现腹痛时,患儿脸色苍白,出汗,双手握拳,双下肢向腹部蜷曲,体查腹部较紧张,按压时哭闹加剧并可出现呕吐,腹部包块,或血便等;当有感冒鼻塞引起呼吸不畅时,患儿在吃奶时烦躁哭吵,哭声断续和张嘴呼吸;中耳炎患儿哭闹时常伴摇头,不让触及患部,有时可见脓液流出;还有其他不明原因哭吵可能与白天睡眠过多、受到惊吓、环境变化等有关,要注意甄别。

(二)护理诊断

舒适的改变——与生理性或病理性的原因有关。

(三)预期目标

患儿的舒适程度得到改善,哭闹停止。

(四)护理措施

1.保持环境舒适如空气新鲜,室内温度、湿度适当,室内安静。

2.仔细观察哭闹的声调、持续时间、伴随症状及体征,认真分析原因。

3.根据引起哭闹的原因,给予患儿合适的护理如满足其生理要求,治疗疾病等。

4.当未找到原因时,护理人员要有耐心给予患儿关心和爱抚,可以语言安慰和身体抚摸,分散患儿的注意力以减轻其痛苦。也要注意向家长做好解释工作,安慰家长的不安,使家长配合寻找原因。

(五)健康教育

指导家长寻找患儿哭闹的原因,如为生理性哭闹要满足患儿生理需求,病理性原因要尽早到医院诊疗,及时消除病因。

三、腹痛

腹痛是小儿常见症状之一,可以为功能性腹痛,也可由器质性疾病引起,两者处理方法完全不同,要仔细鉴别。功能性腹痛是由于肠蠕动异常或肠痉挛引起的腹痛比如婴幼儿阵发性腹痛和肠痉挛症,前者可能与饮食不当有关,多表现为夜间阵发性哭吵;后者常见于儿童,呈周期性发作,原因可能与精神因素和自主神经功能紊乱有关。器质性疾病分腹腔外疾病和腹腔外疾病,腹腔外疾病可见于胸膜炎、心包炎、下叶肺炎、腹性癫痫、过敏性紫癜、铅中毒等。腹腔内疾病主要见于胃肠道疾病如胃肠炎、消化性溃疡、阑尾炎、肠梗阻等;腹内其他脏器如胆囊炎、胰腺炎、腹膜炎、肠系膜淋巴结炎;其他还可见于尿路结石,各种原因导致脏器破裂,年长女孩还可因妇科疾患导致腹痛。

（一）护理评估

腹痛的临床表现复杂,患儿语言表达能力差,不能准确叙述病情且不配合检查,因此要注意观察。

1.腹痛原因　有无进食不洁食物或过敏性食物史,有无外伤史,其他疾病史,有无环境污染中毒史和家族遗传史。

2.腹痛部位　腹部器质性疾病多有固定的部位,如阑尾炎位于右下腹,消化性溃疡位于上腹部。功能性腹痛位置多位于脐周且多不固定。

3.腹痛性质　分为持续性钝痛,阵发性绞痛,持续性疼痛伴阵发性加剧。

4腹痛程度　腹痛有轻有重,较轻者仅诉疼痛,较重时会出现表情痛苦,面色苍白,冷汗淋漓,辗转不安甚至在地上翻滚。

5.腹痛伴随症状及体征　观察患儿有无呕吐,腹泻,黄疸,发热,咳嗽,皮疹,血尿等。体查时仔细检查腹部有无腹肌紧张,压痛反跳痛,腹部包块等。

（二）护理诊断

腹痛——与各种病因有关

（三）预期目标

患儿腹痛缓解。

（四）护理措施

1.患儿最好卧床休息,并保持舒适体位,可采取下肢屈曲的仰卧位或侧卧位,并要保护患儿安全,疼痛剧烈时最好床边要有专人陪护,防止因疼痛发生意外如坠床。

2.护理人员要仔细,全面,反复观察病情变化,及时发现病情变化,及时报告医师。按时测量呼吸,脉率,血压等,做好护理记录。

3.保证营养患儿由于腹痛会出现进食少,消耗大,要给予营养丰富,易消化的食物。呕吐剧烈者和急腹症者应禁食,予以静脉营养。

4.针对病因进行治疗,一般诊断明确后去除病因多能较快缓解腹痛。对诊断不明者不宜予以强力镇痛药如吗啡,杜冷丁等,防止掩盖病情,延误治疗。可给予阿托品,强痛定适当缓解,但不宜过频使用。

5.要注意心理护理,耐心照顾并陪伴患儿,设法转移患儿对疼痛的注意力,可用讲故事,腹部触摸等方法解除患儿的紧张情绪。

（五）健康教育

指导家长对患儿病情进行观察,注意腹痛的性质,程度及伴随症状等,及时报告医护人员,根据患儿的病情给予饮食指导,不要擅自使用镇痛药物,以免延误治疗。

（袁　强）

第四节　小儿用药护理

一、小儿用药特点

药物治疗是防治疾病的一个重要手段,药物既有治疗的作用,也有很多如过敏反应、副作用和毒性作用等不良反应会对机体产生影响。生长发育中的小儿因器官功能发育尚不够成熟健全,对药物的毒副作用较成年人更为敏感。由于小儿疾病多变,选择药物必须谨慎、准确,更要求剂量精确,因此必须充分了解小儿药物治疗的特点,掌握药物的性能、作用机理、吸收代谢、毒副作用、适应证和禁忌证,以及精确的剂量和适当的给药途径和间隔时间。还要考虑小儿机体特点如肝脏的解毒能力、肾脏的排泄能力、先天遗传因素和药物的特殊性等。

(一)儿科药物治疗的特点

许多药物能通过胎盘进入胎儿体内,故孕母用药应严格选择。药物对胎儿的影响取决于孕母所用药物的性质、剂量、疗程的长短,且与胎龄有关,如妊娠 3 个月内,使用免疫抑制类药物可致胎儿发育畸形;应用黄体酮、雄激素、雌激素可导致胎儿性发育异常;肾上腺皮质激素可引起胎盘功能不足;应用氨基糖苷类(链霉素、庆大霉素、卡那霉素),可致胎儿耳聋、肾功能损害等。药物对新生儿的作用除直接用药影响外,还可因乳母用药通过乳汁而间接进入新生儿体内,新生儿肝、肾功能差,对药物解毒、代谢、排泄能力差,易造成药物在体内蓄积中毒:孕母临产用麻醉剂、镇静剂等,可引起新生儿呼吸中枢抑制;阿司匹林、催产素、磺胺药物可引起新生儿高胆红素血症。另外磺胺药物易在泌尿道内形成结晶,引起血尿、尿闭等。应用氯霉素剂量过大时,可在体内蓄积中毒引起"灰婴综合征";四环素可使乳牙黄染、牙釉质发育不良、骨骼生长障碍,故小儿不用;雄激素会使骨骼过早闭合,影响小儿身高的增长故慎用;婴幼儿期由于神经发育未完善,氨茶碱易引起过度兴奋,而鸦片类药物有明显的呼吸抑制作用,应慎用;婴幼儿对巴比妥类药物的耐受性较高,剂量按体重计算较成人偏大;此外家族中有遗传病史的患儿对某些药物的先天性反应异常要慎重,对家族中有药物过敏史者要慎用此类药物。

(二)药物选择

选择用药的主要依据是小儿年龄、病因和病情,同时要考虑小儿对药物的特殊反应和药物的影响。

1.抗生素　小儿容易患感染性疾病,故常用抗生素等抗感染药物。要根据不同病菌和不同部位正确选择抗生素。要熟悉抗生素的药理作用和用药指征,更要重视其毒副作用的一面。对个体而言,除抗生素本身的毒副作用而外,过量或过长时间使用抗生素还容易引起肠道菌群失衡,引起真菌或耐药性细菌感染;对群体和社会来讲,长时间地滥用广谱抗生素,容易导致微生物对药物的耐受性、进而对患儿的健康产生极为有害的影响。此外临床应用抗生素时必须注意其毒副作用,如氨基苷类导致肾毒性、氯霉素对造血功能的抑制作用等。

2.肾上腺皮质激素　具有抗炎、抗休克、抗过敏等作用。短疗程常用于过敏性疾病、重症感染等;长疗程则用于治疗肾病综合征、血液系统疾病、自身免疫性疾病等,在使用中必须重视其副作用:①长期使用可抑制骨骼生长,影响水、盐、蛋白质、脂肪代谢,也可引起血压增高和库欣综合征;②长期使用还可导致肾上腺皮质萎缩;降低机体免疫力使病灶扩散;③水痘患儿禁用激素,以防病情加重。

3.退热药　发热为小儿常见症状之一,一般使用对乙酰氨基酚和布洛芬,剂量不宜过大,可反复使用。

要注意不宜过早,过多使用,对婴幼儿应多采用物理降温及多饮水。婴儿不宜使用阿司匹林,以免发生 Reye 综合征。

4.镇静止惊药　在患儿高热、烦躁不安、惊厥等情况下可考虑给予镇静止惊药,可以使患儿安静休息,利于疾病恢复。常用药物有苯巴比妥、水合氯醛、地西泮等。

5.镇咳止喘药　婴幼儿呼吸道感染时多有咳嗽,并有痰且不易咳出。咳嗽时不首选镇咳药,多用祛痰药口服或雾化吸入,使分泌物稀释、易于咳出。哮喘病儿提倡局部吸入 β_2 受体激动剂类药物,必要时可用氨茶碱类,但要加强观察。但新生儿、小婴儿慎用。

6.止泻药与泻药　目前腹泻患儿不主张使用止泻药,以免减慢肠蠕动增加肠道内毒素的吸收,除用口服补液法防治脱水和电解质紊乱外,还可使用保护肠粘膜的药物或辅以含双歧杆菌或乳酸杆菌的制剂来调节肠道的微生态环境。小儿便秘一般不用泻药,多采用多食蔬菜等调整饮食来松软大便的方法,必要时可用开塞露等润滑剂协助通便。

7.乳母用药　阿托品、苯巴比妥、水杨酸盐等药物可经母乳影响哺乳婴儿,应慎用。

8.新生儿、早产儿用药　幼小婴儿的肝、肾等代谢功能均不成熟,不少药物易引起毒副反应,如磺胺类药、维生素 K_3 可引起高胆红素血症,氯霉素引起"灰婴综合征"等,故应慎重。

（三）给药方法

一般根据年龄、疾病及病情选择给药途径、药物剂型和用药次数,以保证药效和尽量减少对患儿的不良影响。在选择给药途径时要尽量选用患儿及其家长可以接受的给药方式。给药前要认真核对医嘱,给药后须密切观察药物反应。

1.口服法　是临床最常用的给药方法。婴幼儿用糖浆、水剂、冲剂等较合适,也可将药片捣碎后加糖水喂服,喂药时最好将小儿抱起或头略抬高,以免呛咳时将药吐出。年长儿可用片剂或药丸。病情需要时可采用鼻饲给药。

2.注射法　注射法多用于急重症患儿,优点是比口服法奏效快,但对小儿刺激大,造成患儿恐惧。使用前要给予解释和鼓励。肌内注射部位多选择臀大肌外上方,对不合作的患儿采用"三快"的注射方法,即进针快,注药快,拔针快,缩短时间,避免出现意外。肌内注射次数过多时可造成臀肌挛缩、影响下肢功能活动,故非病情必需不宜采用;静脉推注法多在抢救时应用;静脉滴注应注意药物浓度,根据年龄大小、病情严重程度控制滴速,可使用输液泵均匀输液。同时要防止药液外漏,保持静脉的通畅。

3.外用药　以软膏为多,也可用水剂、混悬剂、膏剂及粉剂等。使用时要适当约束患儿的手,防止小儿用手抓摸药物,误入眼、口引起药物中毒。

4.其他方法　雾化吸法常用与呼吸道疾病;灌肠法小儿采用不多,可用缓释栓剂;含剂、漱剂很少用于小龄儿,年长儿可采用。

二、药物剂量计算

儿科用药剂量较成人更须准确。可按下列方法计算:

1.按体重计算　是临床最常用、最基本的计算方法,可算出每日或每次需用量,计算公式:每日(次)剂量＝病儿体重(kg)×每日(次)每千克体重所需药量。例如某患儿体重 15kg 需静脉注射头孢唑啉每日两次,按每日注射 100mg/kg 剂量计算,每天需要注射 100mg×15(kg)＝1500mg,再分 2 次注射,每次 750mg;而临时对症用药如退热、镇静药等,则按每次剂量计算。病儿体重应以实际测得值为准。如无测量工具,可按照体重计算公式估算。年长儿按体重计算如已超过成人量则以成人量为上限。

2.按体表面积计算　　此方法较按年龄、体重计算更为准确,因其与基础代谢、肾小球滤过率等生理活动的关系更为密切,但计算过程相对复杂。小儿体表面积计算公式为:<30kg 小儿的体表面积(m²)=体重(kg)×0.035+0.1;>30kg 小儿体表面积(m²)=[体重(kg)-30]×0.02+1.05。也可按"小儿体表面积图或表"求出。

3.按年龄计算　　某些剂量幅度大、不需精确计算的药物,如营养类药物等,可按年龄计算,比较简单易行。

4.以成人剂量折算　　小儿剂量=成人剂量×小儿体重(kg)/50,此法仅用于未提供小儿剂量的药物,所得剂量一般都偏小,故不常用。

在临床应用时,无论采用上述任何方法计算的剂量,还必须与病儿具体情况相结合,才能得出比较准确的药物用量,如:新生儿或小婴儿肾功能较差,一般药物剂量宜偏小,但对新生儿耐受较强的药物如苯巴比妥,则可适当增大剂量;重症患儿用药剂量宜比轻症患儿大;需通过血脑屏障发挥作用的药物,如治疗化脓性脑膜炎的磺胺类或青霉素类药物,剂量要相应增大。就算是同一种药物,用药的目的不同,剂量也不相同,如阿托品用于解痉时只需常规剂量,而在抢救有机磷农药中毒时,剂量要比常规剂量大几倍到几十倍。同时要学会医嘱的药量与注射液量的换算。如将医嘱的药量换算为抽取注射用液量(即将医嘱中的mg 数转换为执行医嘱的 ml 数)即执行医嘱的 ml=医嘱中的 mg÷每支药的 mg×每支药的 ml。

如患儿需肌内注射地西泮 2mg,其制剂规格为 10mg/2ml/支,则注射药液量按公式计算为 2mg÷10mg×2ml=0.4ml。如为粉剂还需用合理的液体量冲化,便于计算抽液量。在实际工作中应灵活熟练地运用换算方法,但无论采用何种方法计算药物剂量时,都一定要认真仔细的核对,防止差错出现。

(袁　强)

第五节　常用儿科护理技术操作

一、测量体温

【目的】

1.观察体温的变化,判断体温有无异常。

2.动态监测体温变化,分析热型。

3.协助诊断,为预防、治疗、康复和护理提供依据。

【准备】

1.用物准备　　消毒体温计,消毒液纱布,秒表,记录本,笔。若测肛温,另备润滑剂,棉签,卫生纸。

2.小儿准备　　情绪稳定;测量前 30 分钟内避免下列相应活动:剧烈运动、进食、冷热饮、冷热敷、洗澡、灌肠等。

3.环境准备　　温湿度适宜、安静舒适、光线明亮。

4.护士准备　　衣帽整洁,洗手。

【操作步骤】

1.查体温计　　检查体温计无破损,并甩至 35℃以下。

2.核对解释　　核对小儿,向小儿及家长说明测量目的及操作过程中须配合的事项等。

3.测量方法　根据小儿年龄和病情而定。

(1)测口温:能配合的年长儿可测量口温。①将体温计水银端斜放于舌下热窝处;②嘱患儿闭唇含住体温计,用鼻呼吸,必要时用手托住体温计,勿用牙咬;③测量时间 3 分钟。

(2)测腋温:小婴儿可测量腋温。①协助取舒适卧位,暴露腋下,如有汗液则以干毛巾擦干腋下;②将体温计水银端放于腋窝处紧贴皮肤,协助患儿屈臂过胸夹紧体温计,不能合作者应协助其夹紧上臂;③测量时间 10 分钟。

(3)测肛温:肛温最准确,但对小儿刺激大。①协助取仰卧位,以一手抓其两脚踝部并提起,露出肛门;②用棉签蘸润滑剂润滑肛表水银端;③用手分开臀部,将肛表旋转并缓慢、轻轻地插入肛门内 3~4cm;④用手固定肛表,以防滑落或插入过深;⑤测量时间 3 分钟。

4.读数

(1)取出体温计,用消毒液纱布擦拭(肛表用卫生纸擦拭),准确读数。读数后,将体温计甩至 35℃ 以下放置在弯盘内。

(2)体温与病情不符时,应重新测量。确有异常应及时与医生联系。

5.整理记录　整理用物,安置患儿,做好记录。

【操作流程】

检查体温计→核对解释→测量方法根据小儿年龄和病情而定→测量→读数→整理记录。

【注意事项】

1.检查体温计是否完好,水银柱是否在 35℃ 以下。

2.禁忌证:①禁忌测口温婴幼儿、精神异常、昏迷、口腔疾患、口鼻手术、张口呼吸者。②禁忌测腋温腋下有创伤、手术、炎症,腋下出汗较多者,肩关节受伤或消瘦夹不紧体温计者。③禁忌测肛温直肠或肛门手术、腹泻、心肌梗死者。

3.保证安全,尽量设专人守护,防止意外。

4.咬破体温计时的处理方法:口温时,嘱病人勿用牙咬体温计若患者不慎咬破体温计时,首先应及时清除玻璃碎屑,再口服蛋清或牛奶,若病情允许,可服用粗纤维食物,加速汞的排出。

5.避免影响体温测量的各种因素:如剧烈运动、进食、冷热饮、冷热敷、洗澡、坐浴、灌肠等,若有上述情况应休息 30 分钟后再测量。

二、测量脉搏

【目的】

1.判断脉搏有无异常。

2.动态监测脉搏变化,间接了解心脏状况。

3.协助诊断,为预防、治疗、康复和护理提供依据。

【准备】

1.用物准备　秒表,记录本,笔,必要时备听诊器。

2.小儿准备　体位舒适,情绪稳定;测量前 30 分钟内无剧烈运动、紧张、恐惧、哭闹等活动。

3.环境准备　温湿度适宜、安静舒适,光线明亮。

4.护士准备　衣帽整洁,洗手。

【操作步骤】

1.核对解释　核对小儿,向小儿及家长说明测量目的及操作过程中须配合的事项等。

2.安置体位　取坐位或卧位,手腕伸展、放松,置于舒适扶托的位置上。

3.测量　应在安静时测量。年幼儿腕部脉搏不易扣及,可选择颈动脉或股动脉搏动,也可心脏听诊测得。

4.计数　一般情况,测量时间为 30 秒,将所测得数值乘以 2 即为脉率;异常脉搏、危重患儿应测 1 分钟;若脉搏细弱难以触诊时应测心尖搏动,即测心率 1 分钟。

5.整理记录　整理用物及床单位,做好记录。

【操作流程】

核对解释→安置体位→测量→读数→整理记录。

【注意事项】

1.不可用拇指诊脉,因拇指动脉搏动较强,易与患儿脉搏相混淆。

2.测脉搏前如患儿有剧烈运动、紧张、哭闹等活动,应安静 20～30 分钟再测。

3.测脉率时应同时观察脉搏节律、强弱等情况。

三、测量呼吸

【目的】

1.判断呼吸有无异常。

2.动态监测呼吸变化,了解病人呼吸功能情况。

3.协助诊断,为预防、治疗、康复和护理提供依据。

【准备】

1.用物准备　秒表,记录本,笔,必要时少许棉花纤维。

2.小儿准备　体位舒适,情绪稳定;测量前 30 分钟内无剧烈运动、紧张、恐惧、哭闹等活动。

3.环境准备　温湿度适宜、安静舒适,光线明亮。

4.护士准备　衣帽整洁,洗手。

【操作步骤】

1.核对解释　核对小儿,向小儿及家长说明测量目的及操作过程中须配合的事项等。

2.安置体位　舒适体位,精神放松,呼吸呈自然状态。

3.测量　应在安静时测量。

(1)年幼儿以腹式呼吸为主,故可按小腹起伏计数。

(2)呼吸过快不易看清者,可用听诊器听呼吸音计数,还可用少许棉花纤维粘贴鼻孔边缘,观察棉花纤维扇动计数。

(3)除呼吸频率外,还应注意呼吸节律及深浅度。

4.计数　一般情况,测量时间为 30 秒,将所测得数值乘以 2 即为呼吸频率;异常呼吸、危重患儿应测 1 分钟。

5.整理记录　整理用物及床单位,做好记录。

【操作流程】

核对解释→安置体位→测量→读数→记录。

【注意事项】

1.测量前如有剧烈运动、情绪激动等,应休息30分钟后再测量。

2.测量呼吸时应不使病人察觉。

四、测量血压

【目的】

1.判断血压有无异常。

2.动态监测血压变化,间接了解循环系统的功能状况。

3.协助诊断,为预防、治疗、康复和护理提供依据。

【准备】

1.用物准备　根据不同年龄选择不同宽度的袖带,听诊器,记录本,等。

2.小儿准备　体位舒适,情绪稳定;测量前30分钟内无剧烈运动、紧张、恐惧、哭闹等活动。

3.环境准备　温湿度适宜、安静舒适,光线明亮。

4.护士准备　衣帽整洁,洗手。

【操作步骤】

1.上肢肱动脉测量法

(1)核对解释:核对小儿,向小儿及家长说明测量目的及操作过程中须配合的事项等。

(2)安置体位:取坐位或卧位。血压计"0"点肱动脉、心脏处于同一水平。坐位:肱动脉平第四肋条;卧位:肱动脉平腋中线。

(3)卷袖露臂:选择健侧肢体测量,卷袖露臂,肘部伸直,掌心朝上。必要时脱袖,避免衣袖过紧影响血液。

(4)缠袖带:开启水银槽开关,驱尽袖带内空气,平整地缠于上臂中部,袖带下缘距肘窝2~3cm,松紧以放入一指为宜。

(5)戴听诊器:触摸肱动脉搏动,将听诊器胸件放于肱动脉搏动最明显的部位。

(6)充气:关闭气门,充气至肱动脉搏动音消失,再升高20~30mmHg。充气不可过快。

(7)放气:以每秒4mmHg的速度缓慢放气,同时注意汞柱所指的刻度。

(8)听音:当听诊器中出现第一声搏动音时,汞柱所指的刻度即为收缩压;随后搏动声继续存在并增大,直到真心声音突然减弱或消失,此时汞柱所指刻度即为舒张压。

(9)读数:眼睛的视线保持与水银柱弯月面同一水平,视线低于水银柱弯月面,读数偏高。反之,读数偏低。

(10)整理记录:安置患儿,整理用物;及时记录。

2.下肢腘动脉测量法

(1)体位舒适:取屈膝仰卧或俯卧位,脱去一侧裤腿,暴露测量部位。

(2)缠袖带:将袖带平整缠于大腿下部,袖带的下缘距离腘窝3~5cm。

(3)听音读数:将听诊器胸件置于腘动脉搏动处,听搏动音及读数同上肢。

【操作流程】

1.新生儿及小婴儿可用简易潮红法或多普勒超声诊断仪或心电监护仪测定。

2.年幼儿血压不易准确测量。

3.年长儿血压测量同成人:核对解释→安置体位→卷袖露臂→缠袖带→戴听诊器→充气→放气→听音→读数→整理记录。

【注意事项】

1.小儿血压正常值推算公式:收缩压(mmHg)=80(年龄×2),舒张压为收缩压的2/3。

2.如一侧肢体正在输液或实施手术不久,应选择对侧肢体测量。

3.患儿于运动、洗澡、情绪激动、紧张、吸烟后,应休息30分钟后再测量。

4.需要密切观察血压者应做到四定:定时间、定部位、定体位、定血压计。

5.如血压听不清或有异常时应重新测量,驱尽袖带内空气,使水银柱降至"0"点,休息片刻再测。

6.防止产生误差

(1)设备方面:①袖带过窄,测得的血压值偏高。②袖带过宽、橡胶管过长、水银量不足等,测得的血压值偏低。

(2)患儿方面:①手臂位置低于心脏、吸烟、进食、运动和膀胱充盈等,测得的血压值偏高。②手臂位置高于心脏,测得的血压值偏低。

(3)操作技术方面:①袖带缠得过松,测量者眼睛视线低于水银柱弯月面,测得的血压值偏高。②袖带缠得过紧松,测得的血压值偏低。③放气过快,听不清声音的变化;放气过慢,测得的舒张压偏高。

五、测量身高

【目的】

1.评价小儿骨骼发育及营养状况。

2.协助疾病的诊断。

【适应证】

生长发育阶段的小儿(青春期青少年除外)。

【准备】

1.用物准备　身长测量板(3岁以下)、身高计或固定于墙上的软尺或有身高测量杆的磅秤(3岁以上)、清洁布。

2.小儿准备　根据具体测量方法准备合适的体位。

3.环境准备　温湿度适宜、安静、整洁舒适,避免穿堂风。

4.护士准备　衣帽整洁,洗手。

【操作步骤】

1.核对解释　核对小儿,向小儿及家长说明测量的目的及操作过程中须配合的事项等。

2.测量

(1)婴幼儿测量法:

1)小儿脱去帽、鞋袜及外衣,仰卧在铺有清洁布的测量板地线上。

2)助手双手将小儿头扶正,面向上,头顶轻贴测量板顶端。测量者一手按住小儿双膝使其双下肢伸直,一手移动滑板紧贴小儿足底,并与底板相互垂直,读刻度至0.1cm。

3)整理好用物,准确记录测量结果。

(2)儿童测量法:

1)小儿脱去帽、鞋袜及外衣,直立于身高计或固定于墙上的软尺或有身高测量杆的磅秤上,两眼正视前方,两臂自然下垂,足跟靠拢,足尖分开约 60°,足跟、臀部和两肩胛和枕骨粗隆均接触立柱或墙壁或测量杆。

2)测量者移动身高计头顶板与小儿头顶接触,板呈水平位时读立柱上的数字(cm),记录至 0.1cm。

3)记录整理好用物,准确记录,以厘米为单位。

【操作流程】

婴幼儿测量法:核对解释→铺清洁布→安置卧位→头顶贴量板顶端→足根与底板垂直→读数→穿衣→记录。

儿童测量法:核对解释→脱鞋帽→直立位→平视、头顶贴量板顶端→读数→记录。

【注意事项】

1.测量数值应与前次身长(身高)比较。

2.婴幼儿易动,推动滑板时动作应轻快,并准确读数。

3.测量时应使小儿下肢充分伸展,以减少误差。

4.测量过程中,保证小儿安全、保暖、无损伤。

六、测量坐高

【目的】

1.评价新生儿生长发育状况。

2.协助疾病的诊断。

【适应证】

生长发育阶段的小儿(青春期青少年除外)。

【准备】

1.用物准备　量板或坐高计、笔、记录本等。

2.小儿准备　根据具体测量方法准备合适的体位。

3.环境准备　温湿度适宜、安静、整洁舒适。

4.护士准备　衣帽整洁,洗手。

【操作步骤】

1.3 岁以下小儿测顶臀长

(1)核对解释核对小儿,向小儿家长说明测量的目的及操作过程中须配合的事项等。

(2)安置体位协助小儿卧于量板上。

(3)测量测量者一手握住小儿小腿使其膝关节屈曲,骶骨紧贴底板,大腿与底板垂直;一手移动足板紧压臀部。

(4)读数记录量板两侧刻度相等时读数,记录至小数点一位数。

2.3 岁以上小儿用坐高计测坐高

(1)核对解释:核对小儿,向小儿及家长说明测量的目的及操作过程中须配合的事项等。

(2)安置体位:小儿坐于坐高计凳上,身躯先前倾使骶部紧贴靠量板,再挺身坐高,大腿靠拢紧贴凳面与躯干成直角,膝关节屈曲成直角,两脚平放与地面。

（3）读数记录:测量者移下头板与头顶接触,记录读数至小数点一位数。

【操作流程】

核对解释→安置卧位→测量→读数→记录。

【注意事项】

1.测量时注意左右对称,软尺轻轻接触皮肤。

2.如小儿出现哭闹或异常呼吸时,不要勉强测量,应及时观察处理。

3.测量过程中,保证新生儿的安全、保暖、无损伤。

4.测量方法正确、结果准确,记录及时。

七、测量头围

【目的】

1.评价新生儿生长发育状况。

2.协助疾病的诊断。

【适应证】

生长发育阶段的小儿(尤为2岁前婴幼儿)。

【准备】

1.用物准备　软尺、笔、记录本等。

2.小儿准备　准备合适的体位。

3.环境准备　温湿度适宜、安静、整洁舒适。

4.护士准备　衣帽整洁,洗手。

【操作步骤】

1.核对解释　核对小儿,向小儿家长说明测量目的及操作过程中须配合的事项等。

2.安置体位　协助小儿取立位或坐位。

3.测量　测量者用左手拇指将软尺0点固定于小儿头部右侧眉弓上缘,左手中、示指固定软尺与枕后粗隆,手掌稳定小儿头部,右手使软尺紧贴头皮(头发过多或有小辫者应将其拨开),绕枕骨结节最高点及左侧眉弓上缘回到0点。

4.读数记录　准确读出软尺所至刻度(头颅畸形者取最大径线);以厘米为单位准确记录,读数至小数点一位数。

【操作流程】

核对解释→安置体位→测量→读数→记录。

【注意事项】

1.测量时注意左右对称,软尺轻轻接触皮肤。

2.如小儿出现哭闹或异常呼吸时,不要勉强测量,应及时观察处理。

3.测量过程中,保证新生儿的安全、保暖、无损伤。

4.测量方法正确、结果准确,记录及时。

八、测量胸围

【目的】

1.评价新生儿胸廓、胸背肌肉、皮下脂肪及肺的发育程度。

2.协助疾病的诊断。

【适应证】

生长发育阶段的小儿。

【准备】

1.用物准备　软尺、笔、记录本等。

2.小儿准备　准备合适的体位。

3.环境准备　温湿度适宜、安静、整洁舒适。

4.护士准备　衣帽整洁,洗手。

【操作步骤】

1.核对解释　核对小儿,向小儿及家长说明测量目的及操作过程中须配合的事项等。

2.安置体位　取卧位或立位,3岁以上小儿不可取坐位。两手自然平放或下垂。

3.测量　测量者一手将软尺0点固定于小儿一侧乳头下缘(乳腺已发育女孩,固定于胸骨中线第4肋间),一手将软尺紧贴皮肤,经背部两侧肩胛骨下缘回到0点。

4.读数记录　取平静呼吸时的中间读数,或吸、呼气时的平均数;以厘米为单位准确记录,读数至小数点一位数。

【操作流程】

核对解释→安置体位→测量→读数→记录。

【注意事项】

1.测量时注意左右对称,软尺轻轻接触皮肤。

2.如小儿出现哭闹或异常呼吸时,不要勉强测量,应及时观察处理。

3.测量过程中,保证新生儿的安全、保暖、无损伤。

4.测量方法正确、结果准确,记录及时。

九、测量体重

【目的】

1.评价小儿体格生长和营养状况。

2.为临床儿科准确计算药量、输液量及热量提供重要依据。

3.协助疾病的诊断,了解病情的动态变化。

【适应证】

生长发育阶段的小儿(青春期青少年除外)。

【准备】

1.用物准备

(1)体重秤:①小婴儿用载重10～15kg的盘式杆秤测量;②1～3岁的幼儿用载重20～30kg的坐式杆

秤测量;③3～7岁的小儿用50kg的站式杆秤测量;④7岁以上儿童用载重100kg的(根据小儿的年龄)站式杆秤测量。

(2)其他清洁布、尿布、衣服或毛毯。

2.小儿准备　体重测量时脱去衣裤鞋袜,最好在晨起空腹排尿后或进食后2小时最佳;根据具体测量方法准备合适的体位

3.环境准备　温湿度适宜、安全、光线明亮。

4.护士准备　衣帽整洁,洗手。

【操作步骤】

1.核对解释　核对小儿,向小儿及家长说明测量目的及操作过程中须配合的事项等。

2.测量

(1)婴儿测量法

1)把清洁尿布铺在婴儿盘式杆秤的秤盘上,调节指针为零点。

2)脱掉婴儿衣服及尿布,将婴儿轻卧于秤盘中央,观察重量,准确读数至10g。

3)若婴儿体温偏低、病重或天气寒冷时,先称出婴儿的衣服、尿布及毛毯的重量,然后给婴儿穿衣,包好毛毯再测量,所测的体重减去衣物重量即是婴儿体重。

4)整理好用物,准确记录测量结果。

(2)儿童测量法

1)1～3岁小儿用坐式杆秤坐位测量,坐稳后观察重量准确读数。

2)3岁以上小儿站立于站板中央,两手自然下垂测量,准确读数不超过100g。

3)不合作或病重不能站立的患儿,由护理人员或家长抱着小儿称量。称后去掉患儿衣物重量及成人体重即为小儿体重。

4)整理好用物,准确记录测量结果。

【操作流程】

核对解释→调节磅秤指针→脱衣鞋帽及尿布→上秤→读数→穿衣→记录。

【注意事项】

1.测量过程中,掌握不同小儿的正确测量方法,严格按要求进行测量,保证数值准确,减少误差。

2.测量时最好在晨起空腹排尿后或进食后2小时最佳,称体重时脱去衣裤鞋袜后进行,并注意保暖。

3.称前必须校正至零点,测量时小儿不可接触其他物体或摇晃,计算体重时尽量准确地减去衣物等重量。

4.测量时应注意小儿安全,防止跌落。

5.如需每日测量体重,应固定在同一时间、同一磅秤进行,最好在每日早晨喂奶前、便后测量。

6.能正确判断所测得的数值在正确范围之间,如与前次数值差异较大时,应重新测量、核对。

十、给药法

(一)口服法

【目的】

药物治疗,防治疾病。

【适应证】

需口服药物治疗患儿。

【准备】

1.用物准备　治疗车、药盘、药卡、药物、药杯、小匙、滴管、研体、搅棒、毛巾、注射器、温开水。

2.患儿准备　婴幼儿需家长协助以配合操作。

3.环境准备　温湿度适宜,安静整洁,光线明亮。

4.护士准备　衣帽整洁,洗手、戴口罩;询问患儿用药史、过敏史及家族史。

【操作步骤】

1.核对检查核对服药卡、药卡、药物,做到"三查七对"。

2.备药婴儿服用片剂时需将药物研碎,用少量温白开水或糖浆溶解;水剂用注射器按量抽取;散剂用少量白开水或糖浆溶解。

3.核对解释携用物至床旁,核对解释,以取得合作。

4.安置体位婴幼儿喂药时可抱起在膝上,颌下围一毛巾,抬高头部。

5.协助喂药左手拇指按压下颌使之张口,右手用小勺或滴管沿着一侧口角颊部将药液喂入,松开左手使其闭合下咽。对于不合作的小儿可用左手拇指、食指分别按住其颊部和下颌部,使其张口,右手持药杯、药勺沿着一侧口角倒入少许药液,使其咽下。

6.服药后处理服药后可喂少许温开水,清洁口腔,清除口腔内药味。

7.整理记录服药后再次核对,观察患儿服药后反应,整理用物及床单元,记录给药剂量和时间。

【操作流程】

核对检查→备药→携用物至床旁→核对解释→安置体位→协助喂药→服药后处理→整理记录。

【注意事项】

1.遵医嘱给药,严格执行给药原则和查对制度。

2.用具需要清洗和消毒,清洁干燥处保存。

3.幼儿服药时,须自口角慢慢倒入少量药液,切勿过急、过快,以防药液呛入气管;啼哭时不可喂药,以免呛入气管或引起呕吐。

4.药物切忌与乳汁或食物混合喂服,也不可将药物放入奶瓶中吸吮,以防厌乳。

(二)肌内注射法

【目的】

药物治疗,以防治疾病。

【适应证】

不宜或不能口服、皮下注射、静脉注射且要求迅速发生疗效时。

【准备】

1.用物准备

(1)消毒治疗盘一套0.5%碘伏、无菌镊子及消毒液筒、无菌棉签。

(2)无菌注射器(具体型号依据药量而定)。

(3)医嘱单及注射卡。

(4)药物(遵医嘱准备)。

2.患儿准备　婴幼儿需家长协助以配合操作。

3.环境准备　温湿度适宜、整洁安静,光线明亮。

4.护士准备　衣帽整洁,洗手,戴口罩;询问患儿用药史、过敏史及家族史。

【操作步骤】

1.配药　在治疗室内按医嘱准备药物,正确配药,注意药物配伍禁忌。

2.核对解释　携用物到患儿床前,核对解释,以取得配合。

3.安置体位　婴幼儿需家长协助约束,退裤暴露臀部

4.定位　2岁以下婴幼儿选择臀中肌、臀小肌为注射部位,其定位方法有二:①三横指定位法取髂前上棘外侧三横指处(以患儿手指宽度为标准),常规消毒注射区皮肤;②示指中指定位法以护士的示指尖和中指尖分别置于髂前上棘和髂嵴下缘处,两指和髂嵴即构成一个三角区,其示指和中指构成的内角即为注射区。

5.消毒　常规消毒注射区皮肤。

6.穿刺固定　护士左手绷紧消毒区域外皮肤,右手握笔式持针,与皮肤呈90°垂直、快速进针,回抽确定无回血,固定针栓,推药。

7.拔针按压　药物推注毕,用无菌干棉签按压针眼处,迅速拔针。

8.整理记录　安抚患儿,协助穿好衣裤,整理用物及床单元;记录给药剂量和时间。

【操作流程】

备药→携用物至床旁→核对解释→安置体位→定位→消毒→穿刺固定→拔针按压→整理记录。

【注意事项】

1.严格执行三查七对制度、无菌技术操作。

2.长期注射患儿应更换注射部位,并用细长针头,深部注射;若有药液吸收不良或硬结出现,局部可湿热敷或理疗。

3.婴幼儿常不合作,注射时采用"三快法"即进针快、推药快、拔针快,以缩短哭闹挣扎时间,以免发生断针等意外;年长儿可采用"两快一慢法"即进针快、拔针快、推药慢。

4.若注射过程中针头折断,应保证患儿原位不动,固定局部组织,以防断针移位,并尽快用无菌血管钳夹住断端取出;如全部埋入肌肉应立即请外科医生处理。

(三)外用法

以软膏多见,有可用水剂、混悬剂、粉剂、膏剂等。根据不同的用药部位,可对患儿手进行适当约束,以免因抓摸等使药物误入眼、口而发生意外。

(四)其他方法

雾化吸入较常用,但需有人在旁照顾。灌肠给药采用不多,可用缓释栓剂。含剂、漱剂在小儿时期使用不便,年长儿可用。

十一、更换尿布法

【目的】

保持小儿臀部皮肤的清洁、干燥和舒适,预防皮肤破损和尿布性皮炎。

【适应证】

婴儿期的小儿。

【准备】

1.用物准备　清洁尿布及尿布桶,必要时备软毛巾、小盆和温水(有尿布皮炎时备 1:5000 高锰酸钾溶液);按臀部皮肤情况准备治疗药物(如鱼肝油、5%鞣酸软膏、氧化锌软膏、抗生素药膏、无菌敷料等)及烤灯(40W 鹅颈灯或红外线灯)。

2.环境准备　温湿度适宜,整洁安静,光线明亮,避免穿堂风。

3.护士准备　了解小儿诊断;观察臀部皮肤情况,估计常见的护理问题;操作前洗手。

【操作步骤】

1.核对解释　将清洁尿布折成合适的长条形,携用物至床旁。核对小儿,向小儿家长说明操作目的及操作过程中须配合的事项。

2.轻拭会阴及臀部　放下床栏,揭开盖被下端,解开尿布带,一手握住小儿双足并轻轻提起,暴露出臀部,另一手将污湿尿布上端两角洁净处由前向后轻拭会阴及臀部,并用其盖上污湿部分垫于臀下。

3.温水清洗　用温水洗净会阴及臀部,再用软毛巾轻轻拭干。

4.更换清洁尿布　用一只手握小儿双足并轻轻提起,抬高腰骶部,另一只手取下污湿尿布并向内卷折放入尿布桶内;再将清洁尿布一端垫于小儿腰骶部下面,用爽身粉涂于臀部,放下双足,尿布的另一端折到腹部,系好尿布带,松紧合适,拉平衣服,盖好被子,整理床单位。

5.臀红处理　有臀红时应用 1:5000 高锰酸钾溶液洗净臀部并拭干,暴露臀部或烤灯照射,并依据臀红程度涂以软膏(硼酸软膏、鱼肝油软膏、氧化锌软膏)和抗生素药物。

【操作流程】

核对解释→轻拭会阴及臀部→清洗臀部→更换清洁尿布→安置整理→臀红处理。

【注意事项】

1.选择质地柔软、透气性好、吸水性强的棉质清洁尿布,如为一次性尿布应型号合适。

2.动作应轻柔、迅速,避免小儿过度暴露,防止受凉感冒。

3.防止尿液浸湿脐部,应及时更换尿布。

4.臀红时应预防感染,并依据臀红程度,酌情处理。

5.尿布包扎应松紧合适,防止因过紧而影响小儿的活动或过松造成大便外溢。

6.操作中,严密观察小儿病情变化,如有异常及时处理。

十二、约束法

【目的】

1.限制小儿活动,以利诊疗。

2.保护躁动不安的小儿以免发生意外。

【适应证】

1.各种原因引起的躁动不安小儿。

2.不能配合治疗、护理操作的小儿。

【准备】

1.用物准备

(1)全身约束法应准备大毛巾或床单。

（2）手或足约束法应准备约束带。

（3）沙袋约束法应准备 2.5kg 沙袋（用便于消毒的橡皮布缝制）、布套。

2.护士准备　了解小儿病情；作好家长说服、解释工作；估计常见的护理问题。

【操作步骤】

1.核对解释　根据小儿具体情况选择合适的约束用物，携至床旁，核对小儿，作好家长说明、解释工作。

2.全身约束法

方法一：

（1）折叠大毛巾（或床单），达到能遮盖住小儿由肩至足跟部的宽度。

（2）放小儿于大毛巾中间，将大毛巾一边紧裹小儿一侧上肢、躯干和下肢，经胸、腹部至对侧腋窝处，再将大毛巾整齐地压于小儿身下。

（3）大毛巾另一边紧裹小儿另一侧手臂，经胸压于背下，如小儿活动剧烈，可用布带围绕双臂打活结系好。

方法二：

（1）折叠大毛巾（或床单）使宽度能盖住小儿由肩至足跟部。

（2）将小儿放在大毛巾一边紧紧包裹小儿手臂，并从腋下经后背到达对侧腋下拉出，再包裹对侧手臂，多余部分压在身下。

（3）大毛巾另一边包裹小儿，经胸压于背下。

3.手或足约束法

（1）将小儿手或足置于约束带甲端中间，将乙、丙两端绕手腕或踝部对折后系好，松紧度以手或足不易脱出且不影响血液循环为宜。

（2）将丁端系于床缘上。

4.砂袋约束法　根据砂袋约束固定的部位不同，决定砂袋的摆放位置。

（1）需固定头部、防止小儿转动时，用两个砂袋呈"人"字型摆放在小儿头部两侧。

（2）需保暖、防止小儿将被子踢开，可将两个砂袋分别放在小儿两肩旁，压在棉被上。

（3）需侧卧、避免小儿翻身时，将砂袋放于小儿背后。

【操作流程】

全身约束法：核对解释→叠大毛巾→放小儿于大毛巾中间→包裹→系带。

手或足约束法：核对解释→小儿手或足放于约束带中→系带→固定。

【注意事项】

1.结扎或包裹松紧适宜，避免过紧损伤小儿皮肤、影响血运，过松失去约束的意义。

2.保持小儿舒适的姿势，定时给予短时间的姿势改变，以减少疲劳。

3.在小儿约束期间，加强巡视，注意随时观察约束部位的皮肤颜色、温度，掌握血液循环情况。

十三、沐浴法

【目的】

1.保持小儿皮肤清洁、舒适，协助皮肤排泄，促进血液循环。

2.有利于睡眠和生长发育，增强抗病能力。

【适应证】

全身状况良好的婴儿,体表无伤口、无脐带脱落。

【准备】

1.用物准备

(1)浴盆:内备温热水(2/3 满),水温冬季为 38～39℃左右;夏季为 37～38℃,备水时水温稍高 2～3℃。

(2)棉布类:婴儿尿布、衣服、大毛巾、毛巾被及包布、系带、面巾 1 块、浴巾 2 块。

(3)护理盘:内备梳子、指甲剪、棉签、液体石蜡、50％乙醇、爽身粉、肥皂,必要时备 1％甲紫和 2％碘酊。

(4)必要时备床单、被套、枕套、磅秤等。

2.小儿准备　沐浴在喂奶前或喂奶后 1 小时进行,以防呕吐和溢奶。

3.环境准备　关闭门窗,调节室温在 27℃左右。

4.护士准备　了解小儿病情、意识状态;测量体温,检查全身皮肤情况,估计常见的护理问题;操作前洗手。

【操作步骤】

1.核对解释　核对小儿,向小儿家长说明操作的目的及操作过程中须配合的事项。

2.做好小儿准备　备齐用物。

3.测量体重并记录　抱起婴儿,脱衣,用毛巾包裹婴儿全身,测量体重并记录。

4.擦洗面部　用面巾从内眦向外眦擦拭眼睛,然后擦耳,最后擦脸部,擦时禁用肥皂;用棉签清洁鼻孔。

5.擦洗头部　抱起婴儿,左手托住头颈部,拇指与中指分别将婴儿双耳廓折向前方轻轻按住,堵住外耳道口,左臂及腋下夹住臀部及下肢,将头接近浴盆边;右手搓皂洗头、颈、耳后,用清水冲洗干净,毛巾擦干。

6.小儿入浴盆　左手握住婴儿左肩及腋窝处,使其头颈部枕于操作者前臂;右手握住婴儿左腿靠近腹股沟处,使其臀部位于护士手掌上,轻放于水中。

7.依次清洗全身　松开右手,用浴巾淋湿婴儿全身,抹肥皂按顺序依次清洗颈下、胸、腹、腋下、臂、手、会阴、臀部、腿、足,再用右手从婴儿前方握住婴儿左肩及腋窝处,使其头颈部俯于操作者右手臂,左手抹肥皂清洗婴儿后颈部及背部,用水冲净。在清洗过程中,护士左手始终将婴儿握牢,随洗随冲净,洗净皮肤皱褶处。同时,观察皮肤有无异常情况。

8.小儿出浴盆　洗毕,迅速将婴儿依照放入水中的方法抱出,用大毛巾包裹全身并将水分吸干。

9.男女婴特殊处理　将女婴大阴唇分开,用棉签蘸清水或石蜡油由上至下轻轻擦洗;男婴则将包皮后推,暴露尿道外口,用棉签蘸清水或石蜡油环形擦洗,干净后再将包皮恢复原状。

10.涂爽身粉　在皮肤皱褶处(颈部、腋窝、腹股沟)撒上少许爽身粉。

11.整理　穿衣,系尿布,必要时修剪指甲,抱回病室。

【操作流程】

核对解释→量体重并记录→擦洗面部、头部→婴儿入浴盆→依次清洗全身→出浴盆→婴特殊处理→涂爽身粉→整理。

【注意事项】

1.动作轻快,减少暴露,注意保暖。

2.水温适宜,防止烫伤;水和肥皂不可入耳、眼内。

3.沐浴全过程要注意观察婴儿全身及四肢活动情况,保护脐带,防止感染,浴后脐带进行消毒处理。

4.应在婴儿喂乳前或后 1 小时进行,以防止呕吐或溢乳。

5.婴儿头顶部的皮脂结痂不可用力清洗,可涂液体石蜡浸润,次日予以清洗。

(曹丽霞)

第十七章　小儿康复治疗

第一节　概述

　　现代康复医学是一门新兴的、独立的医学学科。目前，WHO 已将医学分为保健医学、预防医学、临床医学和康复医学四个领域。康复医学科是在康复医学理论指导下从事康复医疗服务的临床科室。康复医学的发展，特别是近年来早期康复和专科康复的发展，使得康复医学和治疗医学的关系更加密切。从医疗时间上看，康复医疗不再仅是临床医疗的延续，而应尽早和临床医疗同时进行。从医疗空间或范围上看，康复医学已深入传统临床治疗医学的各专科领域，形成了如神经康复学、骨科康复学、儿科康复学、老年病康复学等专科康复学。

　　康复医学是研究如何对伤、病、残所致的功能障碍进行评估、治疗、训练以达到改善或重建患者身、心、社会功能目的的一门学科。从康复医学的治疗手段来看，它涉及功能解剖学、运动生物力学、医用物理学、认知心理学、社会学、行为学、工程学、营养学、神经科学、骨伤病学、老年病学、内科学、疼痛学、高压氧、医学、中药学、针灸学、推拿学、医疗气功等各学科的庞大的学科群。康复医学的服务方式是一个多学科介入、立体交叉服务模式，是一门应用型的、新兴的医学学科。

　　随着社会的进步和发展，单纯的"生物医学模式"有其片面性，它没有考虑心理和社会因素在人们的健康和疾病中的作用。生物一心理一社会医学模式的产生就是必然的。在新的医学模式下，临床医学研究就必须从生物、心理和社会这三个方面去了解、体察患者，制定出合乎实际的诊断和治疗方案。新医学模式的建立将促使医学更全面地探明人类的心理变化和躯体疾病之间的内在联系，更深刻地揭示人类为战胜疾病与维护健康而斗争。

　　康复医学是"预防医学、保健医学、临床医学、康复医学"这一最新医学模式的重要组成部分。前三者是生物学模式，而后者则充分体现了"生物-心理-社会"整体化的医学模式。因此，医学模式的转变也是"与时俱进"地和社会的发展相适应，而"康复"概念不断丰富、充实、完善的过程与医学模式的转变也是相协调一致的。

　　康复医学的目的是通过物理疗法、运动疗法、生活训练、技能训练、言语训练、心理咨询及中国医学康复手段等多种手段，使病伤残者尽快地得到最大限度地恢复，使身体残留部分的功能得到最充分地发挥，达到最大可能的生活自理、劳动和工作等能力，为病伤残者重返社会打下基础。

　　康复不仅针对疾病，而且着眼于整个人，着眼于从生理、心理、社会及经济能力等方面进行全面的康复。康复包括医学康复（利用医学手段促进康复）、教育康复（通过特殊教育和培训促进康复）、职业康复（恢复就业能力取得就业机会）及社会康复（在社会层次上采取与社会生活有关的措施，促使残疾人能重返社会），其最终目标是提高残疾人生活素质，恢复独立生活、学习和工作的能力，使残疾人能在家庭和社会过有意义的生活。为达到全面康复,不仅涉及医学科学技术,而且涉及社会学、心理学、工程学等方面的技术和方法。

多年来,很多人把康复看成是一种医学以外的附属性活动,认为康复与社会工作、职业训练有关,也有人认为康复就是通常所见的中医按摩、理疗,很多家长会觉得康复治疗只是一种辅助治疗方法,打针吃药才是"正统",这些观点都是不正确的。如今,康复医学已经发展成为一门以运动疗法为主的独立医学学科,尤其是对包括脑瘫在内的神经、运动功能障碍患者有独特疗效。

（袁　强）

第二节　康复治疗的适应证

大量临床实践证明,许多疾病通过康复手段治疗更好。对高危新生儿(新生儿窒息、缺氧缺血性脑病、部分剖宫产儿、颅内出血、难产分娩儿、早产及低体重儿、病理性黄疸等),各种小儿神经系统疾病(各种脑膜炎、脑炎、其他原因所致脑损害等)的后遗症,如结合早期药物、高压氧、智能、体能训练等综合治疗,均有良好的效果。尤其是对脑瘫、各种神经损伤、发育行为落后、口腔功能障碍、语言功能障碍、先天性斜颈等进行康复治疗更为重要,可以使之达到或尽量接近正常儿童的智能、体能水平。

康复医学的重点是脑损伤所致的发育障碍,可疑发育障碍,运动、精神和智能落后的儿童,包括智力低下、脑性瘫痪、癫痫、行为情感性疾病和认知性疾患如语言障碍、学习障碍、听力障碍、视力障碍、自闭症等。

康复训练的内容包括:运动功能训练、感觉功能训练、平衡功能训练、协调功能训练、手功能训练、认识功能训练、语言功能训练。其中,最常用也应最早开始的是运动功能训练。这是因为,运动功能是最早发育的,是其他能力发展的基础。如果一个孩子运动功能障碍,不会翻身,四肢不会运动,他怎么去接触环境、认识环境,学习生活经验、学习认知呢?

（袁　强）

第三节　康复治疗的方法

疾病与患者,患者与社会,是一个整体,即内环境与外环境的协调和统一,内在因素和外在因素是相互作用、相互依存。提高对整体治疗水平认识,治疗就有坚实基础。疾病发生、发展因素是复杂的,治疗手段也不应该是单一的或一成不变的,否则就不能奏效。因此,制订治疗方案,应是注重多因素、多层次的整体治疗,其中包括对患者自身治疗、家庭治疗、医院治疗、社会治疗等,只有这样方能取得满意疗效。

一、物理疗法（PT）

物理疗法是应用声、光、电、磁、力等物理因素治疗疾病,主要用于疾病的预防、治疗及促进病后机体康复。包括物理疗法、体育疗法、运动疗法。物理疗法与药物、手术、营养、放射等疗法一样,都是现代治疗学的重要组成部分。理疗与这些疗法相比,具有实施简单易行、收效快、无痛苦、副作用少、疗效持久的优点。

（一）水疗（水中运动疗法）

利用水温和水波冲撞的温度刺激、机械刺激和化学刺激,有利于患儿全身痉挛的缓解,使异常肌张力得到改善,维持和扩大关节活动度,纠正挛缩。另外,可通过水的浮力减轻患儿的负重,使患儿克服重力影响,发展自我控制能力,提高平衡能力,产生正常运动。局部或全身温水浴,可以改善循环,增加关节活动度,有助于达到缓解痉挛、降低肌张力和增强肌肉松弛剂的疗效。尤其对于小儿还可增加训练的兴趣,树立自信心,改善情绪,对于智力、语言、个性的发展都有很大的好处。

(二)电疗

应用电流或电磁场预防和治疗疾病的方法称为电疗法。包括直流电及直流电药物离子导入疗法、低频电疗法、中频电疗法及高频电疗法。电刺激可防止肌肉结缔组织的变厚,预防肌肉挛缩及纤维化。根据患者神经损伤程度调节波形、脉宽、间隙、刺激强度等,能刺激受累肌肉节律性收缩,促进局部血液循环,从而延缓受累肌萎缩,抑制肌肉纤维化,促进神经再生和神经传导功能的恢复。

直流电疗法具有镇静、止痛、消炎、促进神经再生和骨折愈合,调整神经系统和内脏功能,提高肌力和肌张力等作用;低频脉冲电流有兴奋神经肌肉组织,刺激神经再生,增强肌力,防止肌肉萎缩,松解软组织粘连,促进局部血液及淋巴循环,降低感觉神经的兴奋性,缓解肌肉痉挛,镇静、镇痛、催眠及暗示治疗作用;中频电疗法具有镇痛、促进血液和淋巴循环和兴奋骨骼肌的作用;高频电疗法具有镇痛、改善血液循环、消炎作用,降低肌张力,解除肌痉挛,加速组织生长修复及治疗癌症作用。

(三)超声波

利用每秒振动频率在 20kHz 以上的声波作用于人体达到治疗疾病、促进康复的方法。超声波有单纯超声波治疗、超声药物透入治疗、超声雾化治疗及超声与其他治疗联合的疗法,如超声-间动电疗法、超声-中频电疗法和超声-直流电疗法等。超声波治疗主要是通过声波的机械作用、热作用和理化作用对机体产生治疗作用,利用不同频率、不同波形的交替变化,起到疏通经络的作用。可改善血液循环和局部营养,消炎消肿,促进组织代谢。

(四)运动游戏疗法

即感觉统合疗法,是将感觉、知觉、运动以及运动协调性整合在一起进行综合训练的方法。通过运用特制的感觉统合训练器材,由治疗师设定不同的感觉统合游戏来训练儿童的本体感觉、平衡感觉、机体与地心引力之间的协调能力,前庭感觉等多种感觉能力的强化整合,以达到促进大脑发育、身体协调能力、运动平衡能力、增强自信心等综合能力提升的功效。

(五)作业疗法(OT)

包括功能训练、心理治疗、职业训练及日常生活训练方面的作业疗法。作业疗法常使用功能性作业疗法和儿童患者作业疗法,目的是改善上肢的活动能力和手部运动的灵巧性等,提高日常生活能力,使患者能适应个人生活、家庭生活及社会生活环境。作业疗法包括手指灵活性、协调性、手眼协调、双手协调、粗大/精细抓握能力、日常生活自理能力训练等。作业疗法的内容有插板、拼图、串珠、绘画、日常生活技能训练器等。通过作业疗法可以调节患儿的神经系统功能,改善机体代谢,增强肌力和关节活动度,改善运动协调性,增强身体的平衡能力,并能提高注意力、记忆力和思维能力。

二、语言治疗

语言是人类沟通交流的工具。语言的产生必须有一定的理解能力、认知能力为基础,且构音器官(唇、舌、软腭、喉等)功能要正常,它们之间的任何一环出现障碍均会影响儿童的语言理解和表达能力。语言治疗就是进行语言发育迟滞和运动性构音障碍训练,提高语言能力和交往能力。

语言治疗包括:语言理解训练(颜色/大小/形状配对、常见实物的理解、动词/名词/形容词的理解、数与量的匹配等);语言表达训练(听、说、读、写等);构音器官功能训练(唇力度、舌的灵活度、发音训练、口腔感觉等)。

三、心理治疗

对心理、精神、情绪和行为异常者进行个别或集体心理调整或治疗。

1.文体活动　治疗原理是根据小儿活泼好嬉戏的特性,通过游戏、体育比赛等形式调动患儿情绪和主动性来提高身体的协调性、灵活性,以促进全身心的功能改善。

2.音乐疗法　通过听觉和触振动觉接收及传导的方式,使人体感知音乐,达到身心治疗目的。用音乐对患儿心理和生理功能的影响来训练和矫正患儿的生理缺陷,缓解和调节患儿情绪,改善患儿精神生活,诱发躯体的运动。

3.认知训练　内容主要包括注意力、想象力、空间思维能力、逻辑推理能力等。认知训练主要针对脑性瘫痪的儿童、多动症及注意力缺失的儿童、智能发育落后的儿童、自闭症的儿童等。

4.生物反馈　用于降低肌张力和缓解情绪紧张,并能提高注意力。

5.行为治疗　利用心理学的理论和技术,直接改变或改善被治疗者的行为的方法。常用的治疗方法有正性强化法、负性强化法、惩罚法、消退法、代币治疗、示范法等。

四、康复工程

利用矫形器、假肢及辅助器械等以补偿生活能力和感官的缺陷。用特殊装置,如矫形器、支具的配戴等或人工方法,帮助改善肢体功能或替代已受损的功能,如长短下肢矫形器、拐杖、轮椅等。

五、康复护理

如体位处理、心理支持、膀胱护理、肠道护理、辅助器械的使用指导等,促进患者康复,预防继发性残疾。康复护理为巩固患儿的治疗和训练效果,提高其生活自理能力,如脱穿衣裤鞋袜、刷牙洗漱、独立进餐、大小便自理、防止并发症等,是不可缺少的环节。

六、社会康复

社会康复是使患儿获得社会生活能力,促进全身心发展而给予的物质和精神素质方面的帮助和培养,其目的在于使患儿将来能在社会上获得经济上的自立,而根据患儿的能力或潜能进行某些适当的专业技能培训的康复措施,是全面康复的重要组成部分,此项康复主要是针对大龄脑瘫儿或智能落后儿童。

另外还要注意患儿家人的培训,充分发挥家人作用,使其密切配合治疗。在形式上可个别指导或办学习班等,教给家长康复知识。

七、传统治疗

我国传统医学的中药、针灸、按摩、点穴、手法矫形等方法对各种原因引起的神经损伤及慢性疾病具有确切的疗效,操作相对简便且有广泛的群众基础。针灸疗法如毫针、电针、水针、指针、耳针、穴位埋线等,与单纯能力训练对比,疗效明显优于对照组。针灸疗法在治疗儿童脑瘫康复中起到了相当重要的作用。在临床应用中,针灸疗法也与物理疗法、语言疗法及感觉统合训练、引导式教育等主要的西方医学康复手段密切结合,以最大可能地促使患儿康复。传统按摩起到按摩肌肉、活动关节、点压穴位、疏经活络以致调节全身功能的作用。神经疏通手法通过刺激皮肤神经纤维,增加肌肉对内外牵伸的反应,促进神经功能恢复。肢体功能锻炼能防止肌肉萎缩,增加血液循环。

八、对脑瘫及神经损伤常用的康复治疗技术

(一)Bobath 疗法

Bobath 疗法是通过抑制异常的姿势反射、肌张力及运动模式,易化(促通)各种正常的姿势反射、平衡反应,以建立和强化正常的姿势和运动。训练中,强调按照正常的运动发育顺序进行训练(如抬头-翻身-爬-坐跪-站-行走)。

Bobath 疗法又称神经发育疗法(NDT),是由英国 Bobath 夫妇集 30 年临床经验而创立的,已成为中枢神经系统损伤的主要疗法之一,被临床康复专业治疗师普遍接受和采用。

(二)PNF 技术

PNF 技术即本体感觉性神经肌肉易化技术,是以各种运动模式或姿势作为载体,通过治疗师的口令(听觉)、手法(触觉),并给予视觉刺激,即通过各种感觉输入来强化本体感觉刺激所产生的肌肉反应,促进患者学习和掌握正确的运动功能。

PNF 技术是由美国神经生理学专家 Kabat 和 Knoot(PT 师)历经 5 年研究开发的手法技术,先后在加拿大、美国等 10 多个国家推广,后来成为 PT 专业教学的主要内容。PNF 技术不仅可以提高人体肌肉的力量、耐力及控制力,而且能有效地调动人体协调功能,建立稳定与活动的平衡,进而改善和提高患者的日常生活能力。

(三)Rood 疗法

Rood 疗法是由美国具有物理治疗师和作业治疗师双重资格的 MargaretS.Rood 于 1940 年提出。其核心是通过确切的感觉刺激,可以诱发出特定的运动反应。Rood 疗法最初用于脑瘫患儿的治疗,后来推广用于任何有控制障碍(包括小儿多动症)的患者。此法包括有经皮轻刷、快刷、口腔冰冻的易化技术,通过叩打、振动、伸缩给关节肌肉肌腱的本体感受器刺激的促通技术,以及中温刺激或缓慢摇摆、轻叩、旋转的手法抑制技术等三部分。

(四)引导式教育法

引导式教育又称 Peto 疗法。它是 Peto 提出的,是指患儿所需要的各种训练治疗(粗大运动、感觉运动及日常生活技能)和特殊教育应由一人(又称引导者)全面、统一负责并实施。这一方法对全面康复患儿很有好处,但对治疗师(引导者)的要求较高。引导者不但要充当特教老师,还须具有康复治疗师的基础知识和基本技能。目前在国内已有不少康复机构采用此法。

(五)Vojta 疗法

Vojta 疗法主要是通过压迫刺激脑瘫儿身体的特定部位(诱发带),诱导患儿产生翻身和爬行两种反射性运动的方法。

(袁 强)

第四节　各种康复疗法的适应证

一、物理治疗的范围

急、慢性软组织损伤,如各种关节炎、骨质增生、肩周炎,颈、腰椎病;各种急慢性感染性疾病,如慢性腹泻、咽喉炎、小儿肺炎、慢性支气管炎、带状疱疹、关节炎、腱鞘炎、肠粘连等;各种神经损伤,如坐骨神经痛、面神经炎;各种皮肤病变,如皮肤各种感染、睑腺炎、耳廓囊肿、注射后硬结和疼痛;加速骨折愈合等的治疗。

二、运动疗法的适应证

神经系统疾病导致的运动障碍;软组织损伤、疼痛性疾病或关节挛缩;骨骼、肌肉系统疾病导致的运动障碍;循环系统的功能低下;内脏器官的功能低下;精神功能异常等。

三、作业疗法的适应证

作业疗法的治疗对象包括所有因疾病或创伤而导致的自理、工作或休闲娱乐活动等方面存在功能障碍的伤残者。例如:①中枢神经系统损伤:中风、脑瘫、脑外伤、脊髓损伤;②外周神经损伤;③骨骼运动系统损伤或术后:骨折、脱位、各种关节炎、关节置换术后;④任何由于手术而导致的或需要手术的功能障碍;⑤烧伤;⑥心肺疾患;⑦发育迟缓;⑧学习障碍;⑨老年痴呆;⑩任何影响精神功能的障碍:抑郁、精神分裂症。

四、感觉统合治疗适应证

身体协调能力差;注意力易分散、坐立不安、不听从指令;运动协调能力差;脾气暴躁、性格固执、胆小、害羞;发音不清晰;行走时容易碰撞到东西、危险意识差等儿童。

五、语言治疗

对失语、构音障碍及听觉障碍的患者进行训练,如听力及语言障碍儿童、精神发育迟缓、大脑发育不全、自闭症、构音器官功能障碍等儿童。

八、音乐疗法

在国外康复治疗中主要用于改善肌肉紧张痉挛所致运动障碍,减轻疼痛,改善脑功能及情绪认知功能和听觉言语学习等方面。体感音乐疗法可达到与常规运动训练相同的疗效,在使患者心身愉悦的同时,减少医务人员常规运动训练的工作强度和时间。

七、教育及心理治疗

多种行为障碍和情绪障碍、神经性厌食或呕吐、功能性遗尿或遗粪症、癫痫、注意缺陷多动障碍、学习障碍、智力低下、孤独症、弱智儿童及儿童心理障碍、社会退缩、支气管哮喘等。

八、传统的中医治疗

利用传统中医针灸、按摩、推拿等疗法,促进康复。适用于神经肌肉疾病、幼年类风湿关节炎、骨关节疾病、四肢的先天畸形、重症心身障碍儿的康复。特别对脑瘫儿童综合性治疗中是不可缺少的一项特色治疗方法,对促进脑瘫儿童脑部发育,提高语言理解表达能力,降低肌肉僵硬程度,改善剪刀步与尖足等异常姿势有明显的作用。

(鲁玉霞)

第五节　治疗效果

现代康复医学在概念和理论体系上对传统医学是一声革命,现代康复医学的核心思想是全面康复、整体康复,即不仅在身体上而且在身、心上使伤病残者得到全面康复。不仅要保全生命,还要尽量恢复其功能;不仅要提高其生活质量,使其在生活上自理,还要使其重返社会,拥有自己的职业并在经济上自立,成为有尊严、有品质、能自食其力又对社会有贡献的劳动者。康复作为一种概念应贯彻于医疗服务的全过程及各个领域。残疾的预防、早期诊断、早期康复以及门诊、住院和出院以后的整个康复治疗计划的制订都应体现全面康复的思想。

功能训练是提高患者的运动、感知、心理、语言交流、日常生活、职业活动和社会生活等方面的能力。全面康复即整体康复,是指在医疗、教育、职业和社会等领域内全面地进行康复,融入社会。即康复的最终目的是通过功能的改善和环境的改变而使人重返社会生活,履行社会职责,改善生活质量。即康复工作是为了帮助患者上述的各项能力得到补偿或重建,促使患者重新与社会结合。

对脑瘫,还包括智力低下、脑炎、脑外伤、脑病等各种脑疾病患者恢复期与后遗症以及周围神经麻痹等神经系统的多种疾病及听力语言障碍、心理行为障碍的患儿均可采用中西医结合的康复手段。

儿童康复训练疗法从国外传到我国,时间并不长。它的原理是:儿童是不断发育的,脑瘫儿童也同样,他们脑的各部分仍在继续发育,他们正在接触广泛的、形形色色的事物,正在经历一个不断学习的阶段,因此他们大脑的可塑性非常好,只要有足够完好的神经细胞存留下来,他们就可以学习从新的途径来处理各种情况和问题。国内外都有这样的孩子,当还是小婴儿时,他们的脑损伤很严重,有的甚至半脑被切除,但早期通过神经科医师和儿童发育医师及康复医师共同精心设计的、旨在促进其脑发育的康复训练方案的训练,在5~6岁时,他们的生活能力水平可以接近正常儿童。

全面有步骤的康复治疗后基本能达到:发展和改善患儿身体运动和感知觉功能;教会患儿掌握日常生活活动技能;培养心理素质;改善和发展认识能力;组织和指导参加社会活动。通过康复治疗可有效改善患儿的生活质量,减轻家庭及社会负担。

　　脑瘫患儿、脑外伤后遗症、脑炎及精神发育迟滞以及其他伴有肢体残疾的儿童,经中西医相结合,采用多种先进康复手段和运动疗法、作业疗法、语言疗法、手术治疗、平衡训练、肉毒素神经阻滞疗法、水疗、电疗、认知训练、文体治疗、针灸、按摩、康复护理、矫形器等多种康复治疗,可全面改善患儿的运动及协调能力,提高认知水平,增强自信心和自尊心,使患儿早日融入社会。

(鲁玉霞)

第十八章　心理治疗

第一节　概述

　　心理治疗又称精神治疗,是一种应用心理学的理论和技术,对精神和躯体疾病进行治疗的一种方法。

　　心理治疗是医师或其他专业治疗者通过语言、文字和周围环境的合理安排,对患者进行科学的启发、教育或暗示,促使患者认识所患疾病的本质,了解产生疾病的心理、生理和病理活动的规律及其相互关系,动员患者的积极性,促进机体的代偿功能,增加抗病的能力,在适当的医疗措施结合下,使病情好转或恢复。

　　心理治疗的目的:①使患者能认识到所患疾病的性质、程度及预后,改变治疗过程中的消极情绪;②消除患者对疾病的顾虑、焦急、悲观的情绪;③帮助患者改善病后与社会环境的不协调状态;④使患儿掌握防治疾病和巩固疗效的基本知识和具体措施。总之,心理治疗改变了传统的生活医学模式,充分地肯定了心理因素在有关疾病的预防、致病、治疗和预后中的重要作用;在治疗方面最大限度地调动患者主观能动性。

　　做好心理治疗的基本条件:①要建立医师与患者之间正常良好的关系,取得患者的充分信任,这样才能使患者诉说他的疾病、症状及引起的原因;②医师在了解及诊断疾病的过程中,首先要区分是功能性还是器质性,二者之间有无相互关系,分析产生症状的原因,然后确定哪一个症状为治疗的主攻方向,确定用哪一种方法进行治疗;③做好家庭人员工作,使他们了解病情,并与医务人员密切配合,创造良好的气氛,提高心理治疗的效果。

　　心理治疗过程中要处理好几个关系:①与药物治疗的关系。不应该强调心理治疗而忽视药物治疗,有些药物治疗本身也起到心理治疗的作用,有时二者合用效果更佳。②与社会治疗的关系。要有一个比较合理的学习环境及工作环境,如质量较好的幼儿园、教师。③与精神卫生的关系。应向家长介绍一些精神卫生的常识,如情绪、睡眠、饮食等对心理的影响。

　　心理治疗的选择要有针对性、目的性、计划性,避免盲目性。不同的疾病有不同的治疗方法,同一种疾病可以先后用几种心理治疗的方法。心理治疗师需要进行专业性培训。

(鲁玉霞)

第二节　心理治疗方法

一、支持性心理治疗

　　支持性心理治疗是最基本的心理治疗方法,广义而言,很多心理治疗方法都在不同程度上予以精神支持,如果提供的心理支持构成了治疗的主要内容,那么这种方法就称为支持性心理治疗。由于儿童各方面的能力都较差,对成人依赖较大,所以对他们的心理支持显得更为重要。

支持性心理治疗主要包括五个方面:①解释;②保证;③鼓励;④指导;⑤促进环境的改善。需要心理支持的情况很多,各种挫折、意外、疾病引起的胆小、紧张、焦虑、疑虑、恐惧、自卑和抑郁等不良情绪都可以通过心理支持得到一定程度的缓解,症状轻者可以获得明显的好转,但严重者在心理支持基础上还应采取其他的治疗方法。

心理支持以语言为主,对儿童应使用他们容易理解、接受的言语,如通俗的、拟人化的、比喻的方式。幼儿的文字语言表达和理解能力很差,对他们的心理支持要以表情、姿势和具体行动为主要形式,如和蔼的表情、镇静的神态、握手、拥抱、实际行动协助解决问题等。心理支持过程中要注意的以下几点:①心理支持的每个方面应该尽量实事求是,避免言过其实,虽然有时言过其实可以暂时有效,但将来迟早要出问题。②保证要态度明确、具体、可以实现,如果最终的目的难以实现,则划分为小的目标做保证,以加强孩子对成人的信任和自己的信心。③解释要简单明了,不要过多。过多的解释儿童不能接受,不仅没有必要,有时还会适得其反。④鼓励要结合具体处境和实际问题,含糊笼统的鼓励作用不大。鼓励的目的,一是加强孩子的自信和自尊,二是在孩子犹豫的时候敦促采取行动。⑤指导要具体,儿童容易遵守、完成。⑥发挥儿童自己的主动性,以免儿童产生强烈的依赖心理。

二、精神分析治疗

精神分析是通过特殊的治疗设置,运用精神分析技术,如分析阻抗、移情、反移情、释梦等,对患者潜意识的心理冲突和不成熟防御方式进行理解和调整,使患者领悟到心理障碍的症结所在,并逐步改变其认识和行为模式,从而达到缓解症状,促进患者人格成熟的心理治疗方法。现在应用的多为经过发展和改良的现代精神分析技术,称为"精神分析取向的动力性治疗"。

关于精神分析的基本理论,如潜意识、人格结构(本我、自我和超我)、内驱力、客体关系、心理结构发展、心理防御机制等,对许多神经症症状都给予了一定解释。精神分析中的客体关系理论认为,一个人在成年后是否具有与他人建立信任和友好关系的能力取决于早年生活中的客体关系,如强调母性角色和母子关系在精神障碍发病中的重要性。心理结构的发展与儿童成长发育过程密切相关,分为口欲期、肛欲期、生殖器期、潜伏期和青春期。内驱力中的性驱力(即力比多)贯穿于儿童发展的各时期,对其今后的人格、心理发展至关重要。

在治疗的过程中,由于儿童这一群体的特殊性,有必要和整个家庭一同合作。儿童的游戏、梦、绘画及故事,就如同成人的自由联想,是通向潜意识的途径,借由诠释儿童的潜意识,可以降低、释放儿童的焦虑和恐惧。对儿童进行精神分析的时候,游戏是一个不可缺少的工具。首先,环境设置应保持时间和空间的稳定性;其次,游戏室内儿童的玩具应以小、中性化和安全性为要义;其三,玩具的种类要适合儿童的年龄和性格特点。由于对语言的表达和理解等能力的限制,对儿童进行精神分析较成人更为困难一些。精神分析师首要的工作是要和儿童建立良好的医患关系,取得儿童的信任,借助丰富的游戏形式深入儿童的内心世界,使其的内心冲突外显化。同时和家长的合作也是必不可少的,因为儿童的心理障碍往往和家庭密切相关,但是一定要注意避免引起或加剧家长的自罪自责感。

三、行为治疗

行为治疗是以行为学习理论为基础,是一门将心理学中有关行为学习的理论应用于对行为问题治疗的技术。行为学习理论认为行为是通过后天的学习而获得的;不好的、不正常的行为是在不利的环境条件(包括周围的人)影响下,某种不适当学习的结果而且固定下来。行为学习理论的基本观点如:刺激一反应,行为的强化和替代性强化,社会学习理论,示范、榜样,结合认知调整行为等。

行为治疗就是通过学习和训练,矫正各种病态行为,或建立良好的行为,使个体能较好地适应社会环境,也即行为塑造。具体方法如:操作条件法、行为塑造、厌恶疗法、放松训练、系统脱敏、行为演练、生物反馈疗法、认知行为疗法等。行为治疗的一般原则和过程如下:①了解患者异常行为或适应不良或疾病产生的原因;②通过分析确定需要矫正哪一种行为作为行为治疗的目标,并收集好基础资料(如行为的程度、次数等)作为治疗前后的对比;③确定行为治疗的方法;④向患者说明行为治疗的目的、意义和方法,使患者了解,确立信心,密切配合;⑤记录行为治疗后的效果,如果效果不理想,必要时要调整治疗的方法。行为治疗时应减少或停用各种镇静药物,这些药物可以影响学习的过程。行为矫正是一个学习的过程,需要抚养者们建立起一致的规范和制约。家长应当在强化规范和加强与孩子积极的联系时克制自己的怒气。

儿童常用的具体方法:

(一)强化法(操作条件法)

可分为正强化(奖励)、负强化(惩罚)。它是矫正儿童不良行为、建立良好行为最常用的基本方法。

厌恶疗法是其中方法之一,即把戒除的行为或症状与某种不愉快的惩罚性刺激结合起来;亦即用痛苦的条件刺激来替代异常行为的快感,以达到减少或戒除这种行为的目的。在儿科中可用于单独行为的出现如咬指甲癖、吮拇癖;但不能把厌恶刺激当作一种惩罚性措施来使用。

确定要纠正的靶行为后,就可以采用以下3种措施,但事先应父母与子女双方以签订合同的方式给予保证以示慎重。①阳性强化。给小儿讲明如果不出现这种行为给以奖励,可以给代币,达到一定数量的代币后可以兑换奖品。对孩子良好的行为和进步予以奖励,可以是精神的和物质的,以精神的为主,如夸奖孩子、爱抚、去公园等。②惩罚。对不允许的行为予以惩罚,惩罚的手段可以为取消孩子感兴趣的事情(不让看电视、玩玩具等),惩罚中的另一措施为不理睬,即对其不良行为的出现不予理睬。惩罚要及时进行,不要拖延,不要因为可怜孩子而半途而废。③塑造新的行为如练字、画图、塑泥等来代替目前不良的行为,但塑造新的良好行为要有一个过程,塑造成功后效果巩固。

无论奖励还是惩罚都要适度,过于频繁会失去作用,奖励要多于惩罚。无效的惩罚可能导致不恰当的行为。偶尔用责骂和躯体惩罚也许可以控制孩子的行为,但会降低孩子的安全感和自尊心。威胁离开儿童或将儿童送出去也是有害的。积极地强化恰当的行为对控制孩子的行为才是很有效的。

(二)暂时隔离法

在该方法的执行过程中让孩子必须单独坐在一个枯燥乏味的地方(一间并不黑暗或吓人的房间中,但不是卧室,没有电视和玩具)呆一会,这是改变不当行为的好方法。暂时的隔离对孩子是一个学习的过程,最好用于当孩子出现一种或几种不恰当的行为时。暂时隔离的步骤如下:①一致同意孩子的错误应受到暂时隔离;②将错误解释给孩子;③隔离时间为每岁1分钟(最长5分钟),孩子时间到达之前擅自离开或不安静应再回去,重新开始记时,不超过3次;④当到了规定时间,抚养者要问孩子为什么被禁闭,问时不要发怒或指责,如果孩子不能回忆出正确的原因,可简单予以提示;⑤禁闭后,抚养者应及时表扬孩子好的行为。

(三)示范、榜样法

帮助儿童建立良好行为时,为儿童示范标准行为或树立榜样。抚养者(家长)首先应为儿童做榜样。以其他人物做榜样时,这个榜样应在孩子心目中有一定的威望。注意,不要随意将孩子与其他孩子比较。

幼儿可用娃娃做示范,如排便训练。孩子表现出排便训练的准备后,用娃娃教给孩子上厕所的过程,如果娃娃裤子是干的以及每一个步骤完成得好都给予娃娃积极的强化。然后让孩子反复用娃娃模仿该过程,用假扮父母的角色做强化物。最后,让儿童自己进行这些步骤,父母给予表扬和奖励。

（四）自主训练和进行性肌肉放松

自主训练是教儿童使用一系列的自我管理、重复性的暗示,培养儿童如何降低肌张力、降低自主神经的觉醒性,以及促进放松和舒适的主观感觉,包括对全身各部位的温暖、沉重和放松感觉的觉察和体验。进行性肌肉放松,教给患儿对特殊的肌肉群交替进行紧张-放松的过程,并将这种过程贯通全身,提高对肌紧张区域的分辨和控制能力。进行性肌肉放松和自主训练可改善儿童的睡眠问题,缓解头痛和焦虑相关症状。

腹式呼吸指导:将你的手放在你的腹部,想象你的腹部里面有一个气球,你呼吸的时候就在给这个气球充气,通过你的鼻子慢慢地呼吸,空气被吸进你的肺里,感觉腹部鼓起来就像气球在充气——慢慢吸气(数 3~4 下),呼吸的时候保持肩膀放松,张开你的嘴,呼气——感到腹部恢复原状,就像气球泄了气——慢慢呼气(数 6~8 下),在镜子前练习,看你是否能正确地呼吸,记住:你练习地越多,你就会做地越好。

（五）系统脱敏法

系统脱敏法是应用"抗条件作用"原理以解除患者与焦虑有联系的神经症等行为问题,如果在引起焦虑的刺激存在时,造成一个与焦虑不相容的反应,则能引起焦虑的全部或部分抑制,削弱刺激与焦虑之间的联系;亦即使用放松的方法以减弱患者对引起焦虑刺激的敏感性,鼓励患者逐渐地接近他所恐惧的事物,以至最后不再恐惧。系统脱敏法对儿童的害怕、恐惧症有很好的疗效,如恐惧动物、打雷、怕黑暗、怕上学等,也用于紧张性口吃。

主要原则是:将所恐惧的对象在不同情况下引起儿童害怕的程度进行分级,与儿童一起列出一个分级表,然后教儿童放松的方法,要求儿童在放松的状态下,从最低一级开始想象所害怕的事物,等到恐惧感消失,再逐步升级,直至达到中性的状态。放松的方法主要有:遵循指令进行肌肉放松,深呼吸放松,听音乐放松,通过形象化的描述激发愉快的情绪。后两种方法比较适合儿童。

例如,儿童看见猫就非常害怕。首先治疗师与孩子一起列出怕猫的分级表:看猫的卡通形象,看猫的写实图画,看大小、形象非常逼真的猫的图片,看逼真的图片并用手触摸,看逼真的猫玩具,远处看真实的猫,近处看真实的猫,伸手触摸猫背上的毛。然后,从引起害怕程度最轻的一级开始——看卡通猫,同时播放儿童喜欢的音乐。一边描述猫的可爱形象和故事,一边让儿童进行想象,直至儿童害怕消失并喜欢上这只卡通猫;进入上一级,看猫的写实图画,重复放松过程,直至害怕消失;依次升级,直到伸手摸真猫背上的毛也不再恐惧。

在系统脱敏的治疗过程中,每一级重复多次,并注意以下几点:帮助患儿建立信心,坚持治疗;在引起恐惧的对象存在时,不要回避,因为回避会使恐惧心理加重;每当一级通过,儿童的恐惧减轻,则给予鼓励或物质奖励。

（六）生物反馈治疗

生物反馈技术就是采用电子仪器(常是计算机辅助的)对生理过程进行测量和反馈,其目的是帮助患者意识到他们有控制躯体内部生理变化的能力,通过这种技术,他们可以学会在日常生活不借助生物反馈仪器而能控制这些生理变化。通常,生物反馈治疗的目的在于提高儿童患儿分辨和培养降低自主神经系统唤起水平的能力以及达到"放松"的主观感觉。达到这个目的就要教给患儿多种技术,包括觉察和控制呼吸、分辨和调节肌肉紧张水平、调节外周体温。

生物反馈仪能测量生理学指标,可以一次测量单项指标,也可以同时测量几项指标。这些指标包括肌肉活动水平(肌电图)、外周体温(皮肤温度)、心率(心电描记图)、呼吸(呼吸描记图)、脑电图和汗腺反应

（皮肤电活动）。研究表明儿童有能力控制多种生理反应,如手指温度、呼吸频率和节律及脑电活动。生理指标的持续和剧烈变化(如心率的改变)与儿童运用某一特殊的心理想象有关系。

采用游戏方式的计算机化生物反馈仪符合现代青少年的特点,这使得治疗更有吸引力,患儿更愿意参加。游戏式的生物反馈方法能提高患者参与治疗的愿望。通过富有挑战性的游戏、高品质的画面和音响可以吸引儿童的注意,最终达到预期的治疗效果(如降低肌肉紧张度,减缓膈式呼吸)。例如,在一个游戏中,为了控制宇宙飞船避免与小行星相撞,鼓励儿童绷紧和放松肌肉群。在另一个游戏中,让儿童看飞舞的蝴蝶,同时运用放松技术使手指温度升高,一旦升高就给予奖励。当温度达到了预先设定值,飞舞的美丽蝴蝶就落在了花上。

四、暗示与催眠疗法

暗示疗法就是医师通过给患者的积极暗示,使人体的生理活动、心理及行为状态发生改变,以达到消除或减轻疾病症状的一种治疗方法。

暗示能对人的生理和心理活动产生明显的影响,一个人在接受暗示后可以产生心率、四肢肌肉的活动状态、各种感觉等多方面的变化,甚至会发生一些近乎"神奇"的事情。暗示的方法多种多样,可以通过语言、文字、表情、手势等,可以在清醒状态下进行也可以在催眠状态下进行,可以他人暗示也可以自我暗示。从广义而言,任何解释、鼓励、安慰、语气、语调、权威性、医师的性别或年龄、治疗环境的适宜性、药品和治疗仪器的可靠性都带有暗示性。暗示贯穿整个治疗过程,而暗示疗法则更加科学、系统和规范。

暗示疗法要求患者有较高的被暗示性,儿童的被暗示性比成人高,因此更适合接受暗示治疗。暗示疗法对癔症、神经性(如焦虑、恐怖、厌食、疼痛)以及一些心身疾病有较好的疗效,有时甚至是戏剧性的好转。例如,一个平日受宠爱的孩子因要求没有被满足,就大闹不休,而后出现双下肢无力、不能行走的现象,父母十分着急,来到医院,医师对他进行各项有关检查未发现有器质性问题,就严肃地对孩子说:你的腿不能走路必须马上治疗,否则你以后就不能像原来那样跑跑跳跳、也不能上学了,我现在给你注射一针非常好的针,打完针你就能起来走路了。果然,一针打完,孩子马上就起来走路了,而实际上医师注射的针仅是一只普通钙剂。一些对人体无害的药品可以被用做安慰剂,如钙剂、维生素。在应用暗示疗法时,一定要表现出真诚的关心,并且注意谈话的艺术。

暗示疗法分为觉醒状态下的暗示疗法和非觉醒状态下的暗示疗法两大类;前者如对患者说"如果静脉注射药物(钙剂)后你咽部有发热的感觉,说明你的病有好转,下肢可以活动";后者是医师(或施术者)当患儿进入催眠状态后施行的暗示疗法。不论施行何种方法,其效果取决于个体对暗示的易感性及施术者的权威性。

催眠现象是人类一种特殊意识状态,在催眠状态下,暗示的语言引起的意象更有威力,作用到潜意识而且更加持久,所起的作用比清醒时更大,会顺从施术者的指令。根据人的这种心理特征实施催眠暗示的方法称为催眠疗法。催眠疗法不仅对某些心理性疾病有效,也可配合其他治疗方法对躯体性疾病进行治疗,因为这些疾病还需要外界的帮助。对儿童进行催眠诱导及暗示使用的语言要与其年龄相适应,使他们能接受或感兴趣。催眠治疗在小儿中的适应证主要为心理上的障碍、习惯性行为等。与成人相同,小儿进行催眠治疗首先对催眠诱导方法有反应,患儿对施术者有阳性反应,患儿至少有主动解决其问题的要求,患儿家长或家庭其他人员同意催眠治疗的计划;其次所用的催眠方法是无伤害的。

五、认知治疗

认知治疗是根据认知过程影响情感和行为的理论假设，通过认知和行为技术来改变不合理认知的一类心理治疗方法的总称。认知治疗时非常重视研究患者不合理的认知和思维方式，并且把自我挫败的行为看成是患者合理认知（指歪曲的、不合理的、消极的信念或观念）的结果，往往导致情绪障碍和非适应性行为。认知治疗的目的就是要矫正这些不合理的认知，使患者的情感和行为得到相应的改变。认知治疗对情绪障碍、神经性进食障碍及行为障碍有较好疗效，适用于有较好认知能力的儿童。

合理情绪行为治疗（REBT）是认知治疗中的一种重要学派。REBT 认为不合理的认知（信念、观念）产生不合理的情绪，导致消极、破坏性的行为。不合理的信念或观念常表现为任意推断、先占观念、主观猜测、扭曲，例如，有的人还没有行动，就担心失败，"他不理睬我，肯定是恨我"；过度引申或过度泛化，因为做错一件事就认为自己能力差或是坏孩子，"我打架了，我是坏孩子"，"我考试不及格，我是一个失败的人"；夸大或缩小，超价观念，青少年中常见过于担忧自己的外貌、举止而产生社交障碍，如"出色的人，样样都好"。适用于领悟能力较好的大龄儿童。

REBT 的两个目标：明白不合理信念或观念如何导致情绪和行为问题；如何动摇、消除不合理信念，代之以合理信念。治疗的基本步骤：①建立求助动机；②寻找与疾病有关的不合理认知模式，予以解释和否定；③发展和建立新的认知来替代不合理的认知模式；④练习将新的合理认知模式用于社会情景中，如用想象或实地练习；⑤重新评价自己，强化新的认知—情绪—行为模式。

例如一有"自私"心理的女孩，妈妈将自己衣服送入、对别人小孩关心就不高兴，以为妈妈不喜欢自己了，并不愿将自己东西与同学分享。告诉她与人分享说明自己有能力给予，比拿人家的要好，而且以后自己有困难别人也愿意帮助你。

将各种行为治疗技术如放松训练、游戏疗法、自语、强化法等，与认知治疗方法结合起来，达到改变情绪和行为的目的被称为认知行为治疗。如治疗儿童的经常性发怒、攻击行为、焦虑、抑郁等。

治疗发怒、攻击性行为的基本步骤：①识别发怒、攻击前的情绪；②识别引起发怒、攻击的情境/事件；③改变认知：识别不合理认知以及带来的结果，建立合理的认知并体会带来的结果，反复练习，最终用合理的认知替代不合理的认知；④发展行为技能：如学习"停下来想想"技术，同伴交往策略；⑤学习恰当的愤怒表达；⑥发展道德推理；⑦使用幽默化解愤怒。

六、游戏疗法

游戏疗法主要是通过游戏（如玩具、绘画、泥塑等），将儿童内心世界的活动表现出来，儿童的情感、思想和被压抑的愿望在游戏中可以轻松自由地得到表达和发泄，使医师或家长能从中了解孩子的病情，发现症结所在，然后用儿童能理解的语言和比喻进行分析、解释，最终达到治疗目的，如对儿童的恐惧症、缄默症、攻击行为等有较好的效果。由于儿童的言语表达和对语言理解、接受能力有限，他们日常的活动主要是游戏，通过游戏能反映出儿童无意识的内心冲突和幻想，所以采用游戏的方法是分析和治疗儿童尤其幼儿的心理行为障碍的一种较好途径。

按理论基础分，游戏治疗的学派有精神分析学派游戏治疗、结构性游戏治疗、关系治疗、行为治疗、沙箱治疗等。

游戏一般在室内进行，也可在室外，需要的玩具各种各样，如不同形象的娃娃、布袋玩偶、木偶、玩具车、积木、图画笔、橡皮泥等。玩具应是无危险的。

游戏疗法的进行一般有两种形式。其一是自发性游戏疗法,即非指导性的游戏,这种方法事先不规定特定的玩具,儿童可以自由地选择任何放在室内的玩具,鼓励和发挥儿童的主观能动性,使儿童在自由的游戏氛围中处理自己所存在的不良情绪和行为问题;其二是情景设定的游戏疗法,即指导性游戏,游戏中所使用的玩具由治疗人员选择放置,如娃娃之家,在娃娃之家中放置一些家具以及与儿童本身家庭成员数目和特点相同的玩具,让孩子玩,这样儿童很容易把自己家庭情况投射到游戏之中。两种方法的选择要根据治疗者的目的、经验和患儿的实际情况。

游戏治疗中的技术有运用玩偶治疗或多种艺术形式。

对儿童的游戏要持赞助和同情的态度,顺其自然,酌情予以适当的启发和协助,但不要向儿童说这是在让医师看病并说出所观察到的情况。儿童通过游戏所表现出的内心世界,一般多受家庭、幼儿园、学校的影响,所以在游戏进行同时要了解有关抚养教育、所经历事件情况及孩子的气质、个性特点。

七、家庭治疗

家庭治疗是以家庭为治疗单位对心理问题进行治疗的方法,把焦点放在家庭成员之间的关系上,而不是过分关注个体的内在心理构造和心理状态。

儿童青少年的诸多心理行为问题,实际上也与其生长的环境有着密切的关系。要解决他们的心理问题,家庭是不可忽视的重要背景,因而以家庭为治疗对象的心理治疗是非常必要的。家庭治疗有多种流派。

(一)多世代家庭治疗

认为了解一个家庭至少要分析三代以上,需要澄清患者与家庭之间情感的纠葛。由夫妻与孩子组成家庭的三角关系,孩子可能会被牵扯进夫妻冲突中。例如,如果一对夫妻存在着冲突不能解决,他们可能会把注意力转移到孩子身上,暂时搁置彼此的矛盾,而对孩子的过度关注造成孩子紧张不安或行为问题。所以,孩子的问题往往只是表面现象,需要解决的是家庭关系。

(二)结构式家庭治疗

该体系基于一些对家庭动力及其组织的假设,最核心的概念是家庭结构、次系统和边界。家庭结构式一组隐形的功能需求或规则,整合家庭成员彼此互动的方式。家庭由不同的系统组成,每个成员都可能同时属于几个不同的次系统(如夫妻次系统、抚养次系统、同胞次系统),家庭成员彼此是互动的,在不同的次系统中扮演不同的角色、进行不同的互动。个人的问题与家庭结构的不适应有密切的关系,例如,当孩子的要求被拒绝后,他可以安静地听父亲讲道理,但在母亲面前却大哭大闹。治疗过程是通过改变家庭动力和结构从而解决个人的行为问题和内心冲突。一个功能良好的家庭中,夫妻要共同组成和维护管理联盟。结构式家庭治疗通过重现和扮演建立正常的家庭结构,从而让家庭成员之间以自由的、非病理的模式彼此联系,达到治疗的目的。

(三)系统式家庭治疗

将家庭看成一个系统,将家庭成员看成是系统的组成部分,并认为家庭中每个成员都有自己认识事物的模式,称为内在构想,每个家庭成员的内在构想决定了其行为模式,反过来又受行为效果影响,形成环形反馈。个人的内在构想与外在行为会受到家庭其他成员的影响,反过来也影响其他成员,其间的关系同样是循环反馈式的而不是线性因果性的。无论是正常行为还是病态行为都是这种连环套式的循环反馈关系层层作用的结果。治疗师要帮助家庭将"问题"重新"情境化",通过"扰动",干扰家庭中正在起作用的模式,使家庭产生新的冲突,并通过重组获得新变化,产生新的规则和互动模式。治疗师在治疗中始终处于"中立"。

(四)人本主义家庭治疗

家庭中有各种潜能,治疗取向是把这些潜能激发出来,在治疗过程中强调沟通和对情绪的体验。例如,很多家长认为"孩子不能顶撞父母"、"听大人话才是好孩子",每个孩子从小就面临许多规定,这些规定限制了孩子的本能和情感表达。健康的家庭中规定不多但会一致使用,而且规定符合人性、具有弹性,家庭气氛开放、自由,家庭成员之间沟通良好,孩子既对家长有安全的依恋又独立。不良的家庭规定多、而且大都不合理,造成关系僵硬,孩子既无独立感又无法与家长建立安全的依恋。

此外,还有策略式家庭治疗、经验式家庭治疗、多世代家庭治疗等。

家庭治疗的每次治疗性会谈需要1小时左右,每周1次,以后可逐步延长至1个月或数月1次。每个疗程一般在6~10次。

(鲁玉霞)

第三节　儿科常见问题的行为治疗

一、遗尿症的行为治疗

治疗之前与患儿分析引起遗尿的种种原因以及有关的因素(例如晚上睡眠时间,睡前的入水量,白天的情绪及行为)等。医师向患儿说明自己完全有能力控制夜尿不致遗尿,白天如何训练膀胱的容量及膀胱括约肌的功能。做好一些基础记录如一般多少天遗尿一次,膀胱的最大容量等等。

(一)设计表格

登记遗尿发生的日期并由患儿分析有关的因素,膀胱最大容量,无遗尿的一天应做出记号以资鼓励。

(二)训练膀胱的容量及括约肌的功能

白天鼓励多喝水,但一直要到膀胱胀满感难以忍受时才排尿,逐步延长二次排尿的时间,每天记录其最大的排尿量,通过记录使患儿很敏锐的了解训练后的效果,使他知道自己有控制排尿的能力。当一次尿量达每公斤10ml时认为训练满意。每次排尿时尿时停,训练膀胱括约肌的功能,即使开始尿床,当意识到尿床时,括约肌立即收缩,不再继续排尿。

(三)逐步延长睡眠时间

在以往出现遗尿时间之前(如遗尿发生在晚上11时,则在10时半)用闹钟叫醒,使患儿清醒并排尿,连续数天形成习惯后逐渐延长闹钟叫醒的时间(如11时半,12时……)以达到延长睡眠时间及增加膀胱的容量。总治疗时间6~8周,以上情况记录在设计的表格上,让患儿知道其成绩是由他努力而取得的,实际上也是对患儿的一种奖励和强化。家长和医师对其进步给以赞扬并强化行为的改变。

二、口吃的心理治疗

造成口吃的原因有心理因素和生物学因素。针对心理因素,首先要消除紧张的情绪,创造一个愉快、轻松、安适的家庭环境。采用支持性心理治疗,帮助孩子树立信心,排除外界的压力,家庭要减少对他口吃的注意,不要责打、责骂,告诉旁人不要嘲笑或模仿,引导小儿放慢讲话的速度,降低音量。学习口吃矫正技巧,然后循序渐进练习。另外,采用系统脱敏法,逐渐克服在众人面前说话紧张的情绪。

三、儿童一般行为问题的心理治疗

(一)啃指甲、吸吮手指

对啃指甲、吸吮手指不能采取捆绑拇指或局部涂苦味等强制性手段,非但起不到治疗的目的,反使行为顽固化。首先应寻找原因,有针对性地去除导致这种行为的因素。此外,可以采用行为治疗中的不相容反应技术,即教会一种对抗行为以遏制不希望得到的行为,这种技术常与厌恶训练结合起来。例如,用糖果和其他强化物教患儿按音乐节奏拍手。当他完全学会按音乐的节奏拍手后,吮拇指的次数就减少,这两个步骤结合起来,逐渐可使吮拇指次数减少。

啃指甲、吸吮手指也可以用负性实践法纠正。有啃指甲、吸吮手指的小儿,以此项活动给自己带来安慰、欣快,而规定在半小时到 1 小时的时间内要反复做此项动作,这种强迫性的负性训练,不能使他感到安慰、欣快,反而认为是负担,产生厌恶感,实际上也是一种厌恶或者说是惩罚。经过反复的训练,使原有的不良行为消退。

(二)婴幼儿哭闹

在排除了病理性及生理上的需要后要研究一下是否由于不良的强化过程所造成。一般的家长对待婴儿的哭闹往往采取过多的怀抱、摇晃或不适当的注意,时间一久造成恶性循环。可以采用消退法矫正婴儿的哭闹,即撤除多余的注意,即使哭也不予理会(当然要排除病理及生理因素),经过一定时间的训练,可以使婴儿的哭闹行为消退。

(三)儿童退缩行为

可以通过暗示进行治疗,暗示语言:"儿童应该天真活泼、勇敢、合群、勤劳,而你却退缩、胆怯、不合群,这是一种无能的表现。你是一个勇敢的孩子,你今后不会再退缩、胆怯了,你会和小朋友们一起玩"。也可以用想象的办法,采用下列暗示语:"今天是儿童的节日,有机会让你去登台表演唱歌、舞蹈,你表演得很好,小朋友们都拍手鼓掌称好。表演结束后小朋友和老师向你祝贺。以后你不会再孤独了,你会与小朋友们相处很好,你的性格会开朗的"。必要时也可以用惩罚的方法暗示:"当你不遵守纪律、打人、骂人、不接受家长及老师教育时,你会感到手抖、发麻、头痛。如果你遵守纪律,手不会发抖、发麻,头也不痛"。经过一阶段治疗后行为改正,再进行催眠暗示解除:"你现在已经纠正了不良习惯,今后你的手不再发抖、发麻,头也不痛了"。

四、偏食的心理治疗

偏食在儿童中比较普遍,有些偏食的儿童是由于进食行为不良导致,可采取以下方法。

(一)家庭治疗

家庭中应创造一种良好的心理卫生环境。家长首先不应偏食,为子女做出榜样。避免在儿童面前讲一些与摄食行为有不良影响的言语或作任何的态度。对孩子的偏食不能迁就,除非对这种食物有过敏。儿童偶尔对某种食物不喜欢吃不能就此而认为他以后也不喜欢吃。对儿童应进行教育,说明偏食对健康的危害性,发挥儿童的自觉性,克服偏食的不良行为。

（二）行为治疗

1.脱敏治疗　　例如小儿不喜欢吃猪肉,可以先将少量肉与菜混合后用来包馄饨或饺子,如吃后无不良反应,下次逐渐增加肉的量。在吃馄饨或饺子时不要说明其中有猪肉。

2.阳性强化　　吃了猪肉(举例),即使是少量的,予以表扬或物质鼓励。

3.消退法　　如果拒食并大哭大吵,则冷处理,不予理睬,反复多次处理后,偏食行为可以纠正。

五、焦虑的认知行为治疗

与学习有关的焦虑基本过程如下:①询问家长和教师,确定焦虑是否由于期望过高引起,建立现实的期望;②主动性倾听孩子的诉说,表示理解他们的感受。

认知行为治疗的基本步骤:①确定目前的问题(焦虑的表现),如紧张、心情不好。②检查引起焦虑的消极的想法、自我评价,如认为"我考不好就全完了"、"我很笨",体会有这些想法所产生的感受、后果;避免片面强调作业或考试成功的重要性,应强调尽力作好,以及其他方面的能力。③寻找积极的想法、自我评价,如"我并不笨","这次没有考好但我还要继续努力"。④应用放松技术、想象技术,帮助儿童以放松、积极的态度对待问题。⑤思考解决方法,并帮助寻找好的学习方法、散步、听音乐等。⑥行动:试一试,看是否有效,无效则换一种。

六、睡眠障碍

自我放松策略对儿童入睡困难、失眠很有帮助。训练儿童在睡觉时用自我催眠形成积极的知觉构想和自语,使他们能够安静地入睡,并平稳地睡一夜。膈式呼吸和肌肉放松技术帮助儿童在入睡前降低交感神经的活动性,能够尽快从觉醒进入睡眠状态。

例如,一名5岁男孩,睡眠困难、夜间频繁地醒来并伴有恐惧的惊叫,夜间惊醒与噩梦有关,如梦到了鬼怪、狼之类的吓人情景。在治疗中,医师让他想象一个最喜欢的地方,他很容易地就做到了,沉浸于想象中并对最喜欢的地方做了描述。医师建议他每天晚上睡觉前练习自我暗示,这样即使半夜醒来也能依靠自己的能力很快入睡。并且,医师与患儿谈起他的"噩梦",并给这些梦一个结尾,在结尾都是患儿战胜了或是赶走了坏蛋。男孩接受了这些暗示,就诊结束时感觉自己有能力而且有信心取得胜利。经过治疗,这名男孩很快学会了自我催眠,并且用这个方法能帮助自己入睡,噩梦明显减少,直至不再有什么睡眠问题了。

（鲁玉霞）

参 考 文 献

1.张贤锋.实用儿科疾病诊断与治疗.吉林:延边大学出版社,2017

2.沈晓明,桂永浩.临床儿科学(第2版).北京:人民卫生出版社,2013

3.马沛然.儿科治疗学(第2版).北京:人民卫生出版社,2010

4.龚四堂.小儿内科疾病诊疗流程.北京:人民军医出版社,2013

5.施诚仁,金先庆,李仲智.小儿外科学(第4版).北京:人民卫生出版社,2010

6.中华医学会儿科学分会.新生儿疾病诊疗规范.北京:人民卫生出版社,2016

7.冯杰雄,魏明发.小儿外科疾病诊疗指南(第3版).北京:科学出版社,2013

8.万力生,刘琮.儿科首诊手册.北京:人民军医出版社,2011

9.郝晓洁,孙守军.儿科常见症状临床处置.北京:人民军医出版社,2012

10.罗嫚丽,严慧,张淑敏.儿科危急重症.北京:化学工业出版社,2013

11.杜贵胜,苏献恩,于文霞.实用小儿神经外科学.青岛:中国海洋大学出版社,2008

12.王孟清.儿科中西医诊疗套餐.北京:人民军医出版社,2013

13.赵伟光,王希明.中西医结合儿科常见病诊疗手册.北京:人民军医出版社,2007

14.中华医学会儿科学分会.儿科急诊与危重症诊疗规范.北京:人民卫生出版社,2016

15.庄思齐.儿科疾病临床诊断与治疗方案.北京:科学技术文献出版社,2010

16.马燕兰,曾伟.儿科疾病护理指南.北京:人民军医出版社,2014

17.王兰英,张远枝,张晓莉.儿科疾病诊疗程序.北京:军事医学科学出版社,2007

18.童笑梅,汤亚南.儿科疾病临床概览.北京:北京大学医学出版社,2012

19.古桂雄,戴耀华.儿童保健学.北京:清华大学出版社,2011

20.王咪咪,康小梅.儿科医案.北京:学苑出版社,2015